很老很灵的老偏方

——老祖宗传下来的灵丹妙药

常学辉　编著

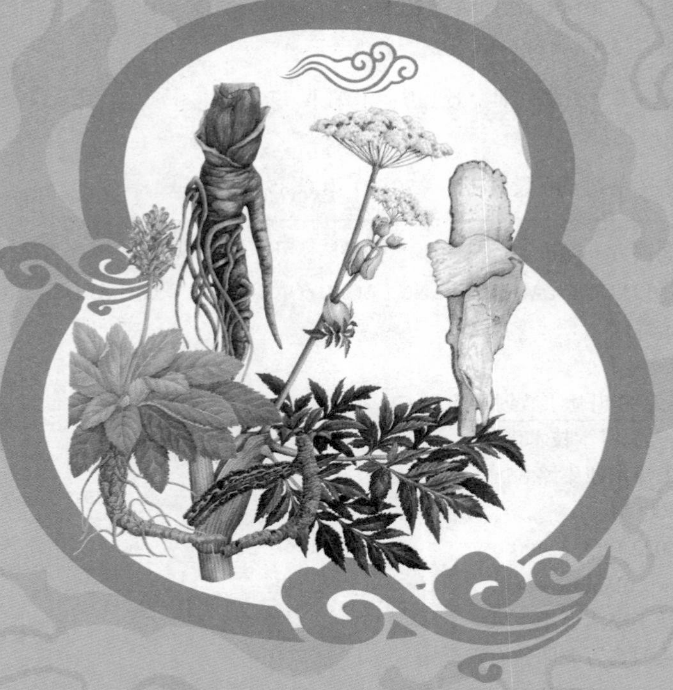

天津出版传媒集团
天津科学技术出版社

图书在版编目（CIP）数据

很老很灵的老偏方：老祖宗传下来的灵丹妙药 / 常学辉编著. —天津：天津科学技术出版社，2014.1（2024.3 重印）

ISBN 978-7-5308-8749-3

Ⅰ.①很… Ⅱ.①常… Ⅲ.①土方—汇编 Ⅳ.①R289.2

中国版本图书馆 CIP 数据核字（2014）第 068513 号

很老很灵的老偏方：老祖宗传下来的灵丹妙药

HENLAO HENLING DE LAOPIANFANG LAOZUZONG CHUAN XIALAI DE LINGDAN MIAOYAO

责任编辑：孟祥刚

责任印制：兰　毅

出　　版：天津出版传媒集团 / 天津科学技术出版社

地　　址：天津市西康路 35 号

邮　　编：300051

电　　话：（022）23332490

网　　址：www.tjkjcbs.com.cn

发　　行：新华书店经销

印　　刷：三河市万龙印装有限公司

开本 720×1 020　1/16　印张 27.5　字数 650 000

2024 年 3 月第 1 版第 5 次印刷

定价：78.00 元

前言

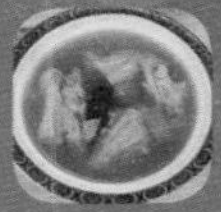

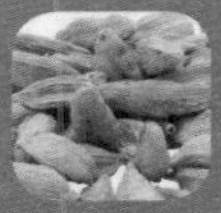

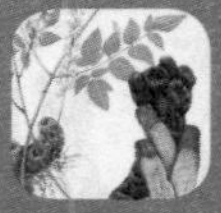

老偏方是历代医家和广大民众不断摸索、积累得来的经验方，不但能治疗各种小病、常见病，在关键时刻还能帮大忙，治疗、缓解各种突发性疾病，救人于危难之际。如利用蟾蜍酒治白血病，利用胡萝卜缨解砒毒等。有时，就连一些现代医学技术都治不了，花很多钱都治不好的疾病，利用偏方却能治好，而且经济实惠。

即使是在医学技术较为发达的现代社会，老偏方仍然具有巨大的实用价值，因为它材料易得、操作简便、花钱少又有实效，更适合普通老百姓采用。为使读者能够正确利用老偏方治病，我们搜集了散见于古今医籍、文献和报刊中的民间疗法，遍寻民间广泛流传的老偏方，广罗各民族独特的治病秘方，取其精华、弃其糟粕，精选出近3000个有效、简便、经济、实用的偏方。

本书共分为四篇，前三篇分别为食疗老偏方、中药老偏方以及外用老偏方。食疗老偏方的选材大多是药食俱佳的蔬果、肉禽水产等，患者多吃无妨，即便不能很快奏效，也有较好的辅助之功，属于标本兼治之法；中药老偏方多采自中医经常使用的简易疗方，药性平和，见效迅速；外用老偏方则体现中医“内病外治”之精髓，同样见效迅速，安全可靠。第四篇针对女性、男性、孕产妇、中老年人、儿童等五种人群，详细阐述了各人群的饮食注意事项，提供了不同的本草调养秘方，方便读者根据自己的需求，因人制宜，快速查找。

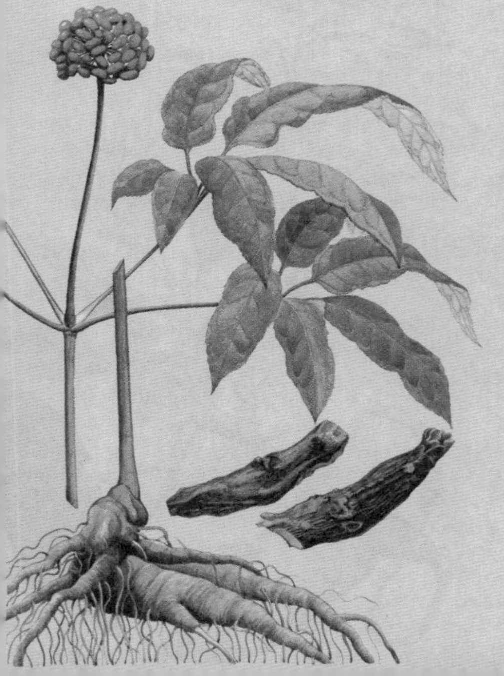

就偏方的来源而言，所收录的偏方选自古代医典，部分选自现代医家的临床验方，其余则是散落于民间的单方、验方，无一不是久经考验、效果不凡；就偏方的用料而言，大多是生活中常见之品。其中

涉及的一些中草药，在普通药店即可购得，使用起来十分方便；在具体编排方面，本书采取“以病统方”的原则，共收录现代常见病症上百种。为便于使用，按内科、外科、皮肤科、妇产科、男科及泌尿科、五官科等次序排列。鉴于中西医疾病命名方法之差异，本书所采用的病名不尽一致，从实际应用的角度出发，以西医病名为主，参用中医病名，以供读者应用时参考。每一方剂之下，皆分“配方”“用法”“功效”三项内容。部分偏方的功效，均在“偏方介绍”中说明。

需要强调说明的是，本书所辑录的偏方仅供广大读者朋友们参考，不能取代医院的专业治疗。尤其对于患有骨折、乙脑、呕血、惊厥、霍乱、肠梗阻等危重疾病的朋友，请一定要及时就医，在医生的指导下使用相关偏方，以取得更好的治疗效果，促进早日康复。

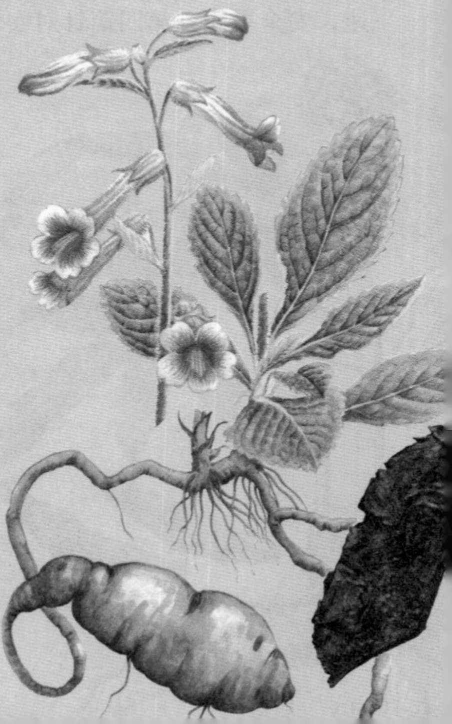

目录

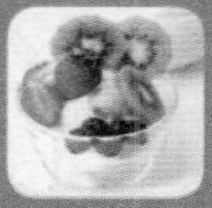

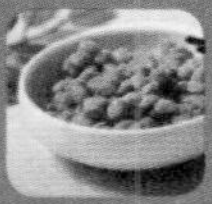

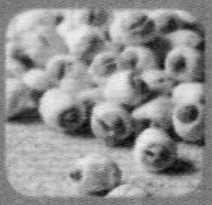

第一篇 食疗老偏方

内科

外科

皮肤科

妇产科

男科及泌尿科

目录

第二篇 中药老偏方

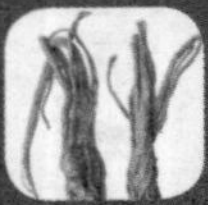

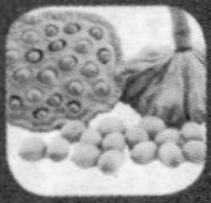

目录

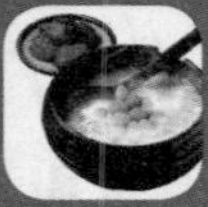
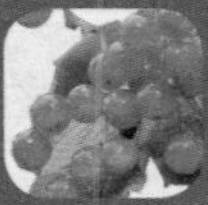
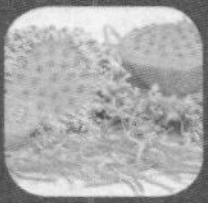

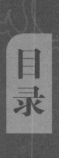

目录

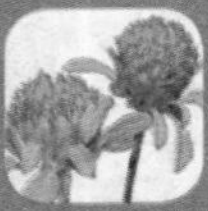

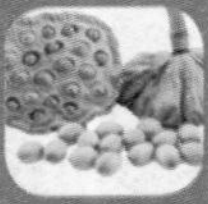

●男科及泌尿科

●五官科

第四篇 不同人群本草调养秘方

●适合女性的本草养生秘方

●适合男性的本草养生秘方

●适合孕产妇的本草养生秘方

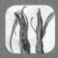

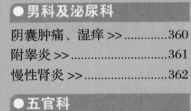

●适合中老年人的本草养生秘方

●适合儿童的本草养生秘方

目录

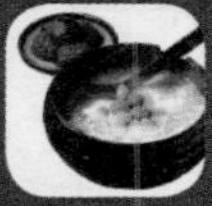
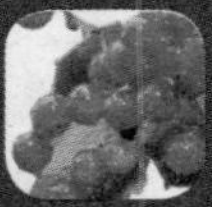
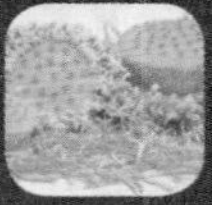

目录

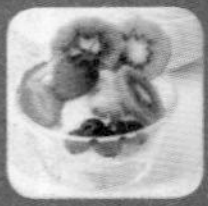
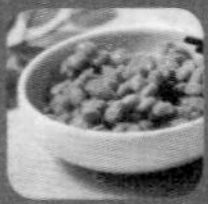
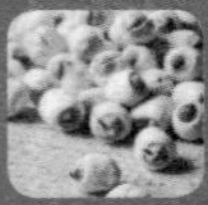

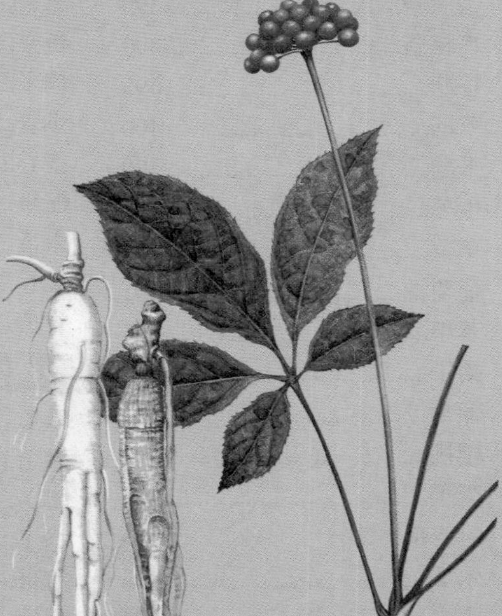

第一篇

食疗老偏方

中医药学素来就有“药食同源”一说，这说明食物不仅具有营养作用，且还能疗疾去病。中医对各科诸症都有独到的疗法，对于一些常见病、慢性病，通过巧妙运用蔬、果、肉、蛋等不同的食材制成食疗小偏方，既能养生又能去除疾病，强身健体，非常具有实用性。下面就为大家介绍这些针对各科常见病、慢性病的食疗小偏方，方便大家根据不同的病症和需求进行对症查找。

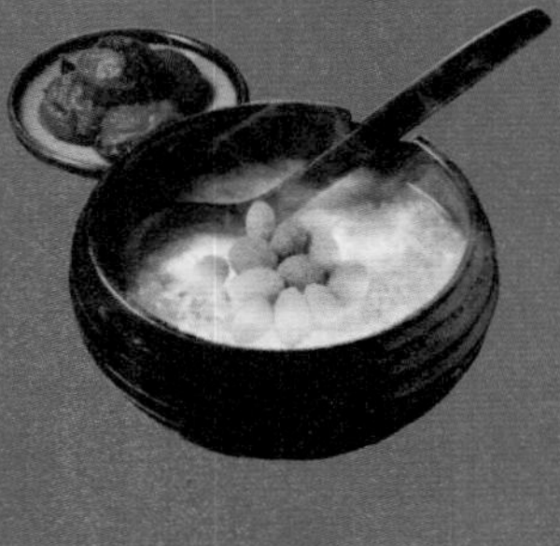

食疗偏方

内科

高血压 >>

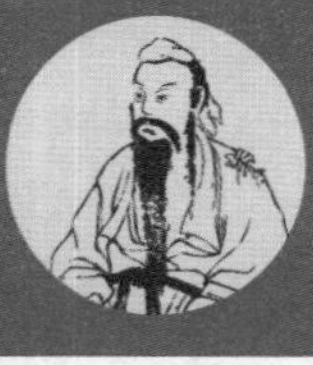

按西医的标准，成年人动脉血压收缩压≥ 18.7 千帕，舒张压≥ 12.0 千帕即为高血压。中医没有高血压的概念，只针对此病所引发的一系列症状治病。高血压的临床表现有情志失调、肝阳上亢、肾精不足、气血亏虚、痰浊中阻等，中医认为这些症状为风、火、痰、瘀、虚所致。

偏方01 发菜蚝豉粥

【用料】 发菜 3 克，蚝豉（即牡蛎肉）60 克，猪瘦肉 60 克，大米适量。

【做法】 发菜、蚝豉水发洗净，猪瘦肉剁烂制成肉丸。用砂锅加适量清水煮沸，加入大米，放进发菜、蚝豉同煲至大米开花为度，再放入肉丸煮熟，吃肉食粥。

【功效】 降压养颜。对高血压有食疗作用。

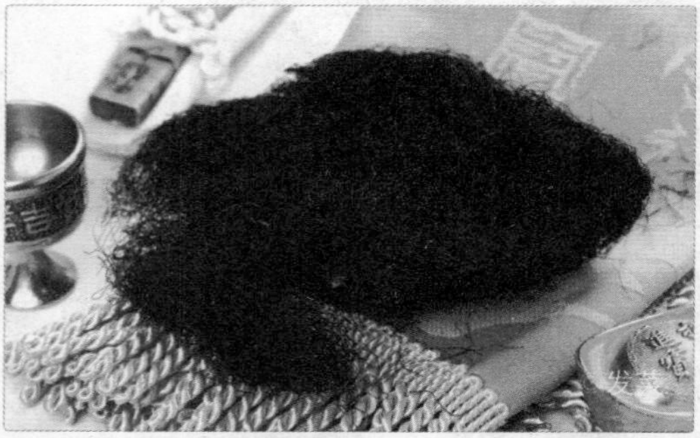

发菜

偏方介绍

发菜性寒，味甘，归肝、肾、膀胱经，可利小便，清热，软坚散结，理肠除垢，消滞降压。据中医书籍介绍，发菜对甲状腺肿大，淋巴结核、脚气病、鼻出血、缺铁性贫血、高血压和妇科病等都有一定的疗效。近年来研究发现，发菜还具有驱蛔虫、降血脂功效。它还有清肠胃、助消化的作用。

偏方02 松花蛋淡菜粥

【用料】 松花蛋 1 个，淡菜 50 克，大米 50 克，盐少许。

【做法】 松花蛋去皮、切块，淡菜浸泡、洗净，同大米共煮成粥，按个人口味加少许盐调味。可每日早晨空腹食用。

【功效】 清心降火。对高血压、耳鸣、眩晕、牙齿肿痛有食疗作用。

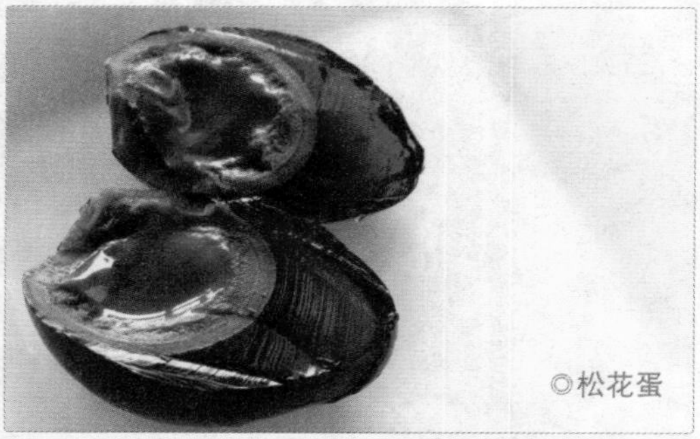

◎松花蛋

偏方介绍

松花蛋性凉，脂肪含量低，易消化，对高血压有较好的食疗作用；淡菜是贻贝科动物的贝肉，也叫壳菜或青口。性温，味甘咸，归肝、肾经，能补肝肾，益精血，消瘿瘤，治虚劳羸瘦、眩晕、盗汗、阳痿、腰痛、吐血、崩漏、带下、瘿瘤、疝瘕。中老年人体虚、气血不足、营养不良者宜食淡菜。

偏方03 玉米须煎饮

【用料】玉米须60克。

【做法】将玉米须晒干、洗净，加水煎服，每日饮3次。

【功效】降压利水。对高血压有较好的食疗效果。

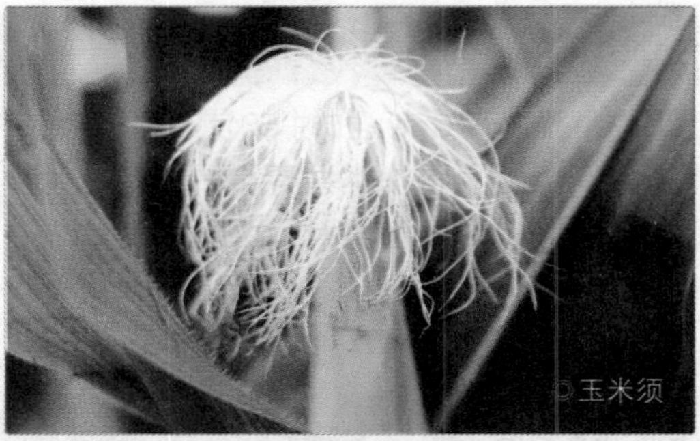
◎玉米须

偏方介绍

玉米须中含有大量钙、磷、铁等，并含有丰富的谷氨酸，可促进脑细胞的新陈代谢，有利于人体内的脂肪与胆固醇的正常代谢。对治疗高血压病及慢性肾炎，有很好的食疗作用。

偏方04 糖拌西红柿

【用料】鲜西红柿2个，白糖适量。

【做法】将鲜西红柿洗净、切块，蘸白糖，每日早晨空腹吃。

【功效】清热降压，止血。对血压高、眼底出血有食疗作用。

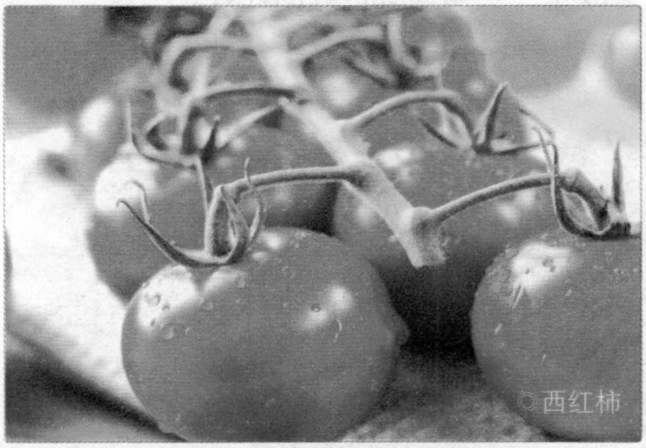
◎西红柿

偏方介绍

西红柿性凉，微寒，味甘、酸，归肝、胃、肺经。能清热止渴，养阴，凉血，具有生津止渴，健胃消食，清热解毒，凉血平肝，补血养血和增进食欲的功效。每天早晨选1～2个鲜熟西红柿空腹蘸白糖吃，降血压效果明显，特别适合中老年人（糖尿病患者不宜食用）。

偏方05 柿漆牛奶

【用料】柿漆（即未成熟柿子榨的汁）30毫升，牛奶1大碗。

【做法】牛奶热沸，倒入柿漆，分3次服。

【功效】清热降压。对高血压有较好的食疗效果，对有中风倾向者，可作急救方用。

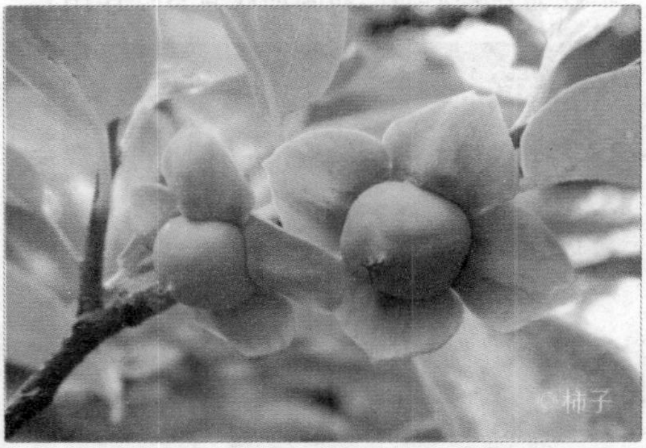
◎柿子

偏方介绍

柿子性寒，味甘、涩，有清热去燥，润肺化痰，软坚，止渴生津，健脾，治痢，止血等功能，可以缓解大便干结、痔疮疼痛或出血、干咳、喉痛、高血压等病症。所以，柿子是慢性支气管炎、高血压、动脉硬化、内外痔疮患者的天然保健食品。

偏方06 黑木耳柿饼

【用料】黑木耳6克，柿饼50克，冰糖少许。

【做法】以上用料加水共煮至烂。此方为1日服用量，久食有效。

【功效】清热润燥。对老年人高血压有较好的食疗作用。

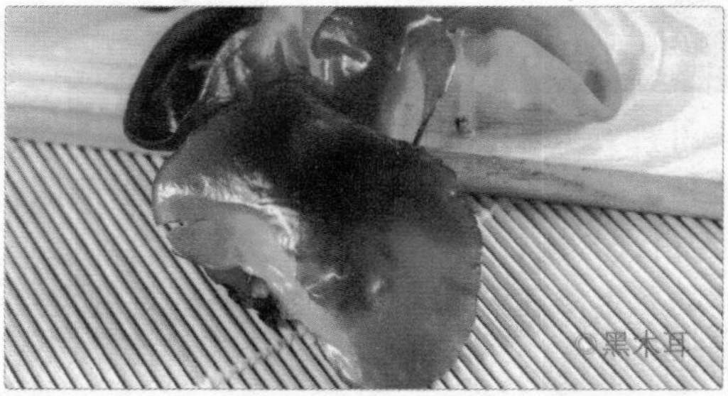
◎黑木耳

偏方介绍

黑木耳性平，味淡，归胃、大肠经。新鲜时软，干后成角质。水发木耳蛋白质极低，每百克含蛋白质1.5克。黑木耳有益气，止血，止痛，活血等功效，有良好的清滑作用，是矿山工人、纺织工人的重要保健食品，还具有一定的抗癌和治疗心血管疾病功能。

偏方07 海带薏米蛋汤

【用料】海带30克，薏米30克，鸡蛋3个，盐、食油、味精、胡椒粉适量。

【做法】薏米、海带洗净入高压锅，加水炖至极烂，连汤备用。铁锅置旺火上，放食油，将鸡蛋炒熟，加入海带、薏米汤，加盐、胡椒粉适量，起锅时加味精即可。

【功效】强心活血，对高血压有食疗作用。

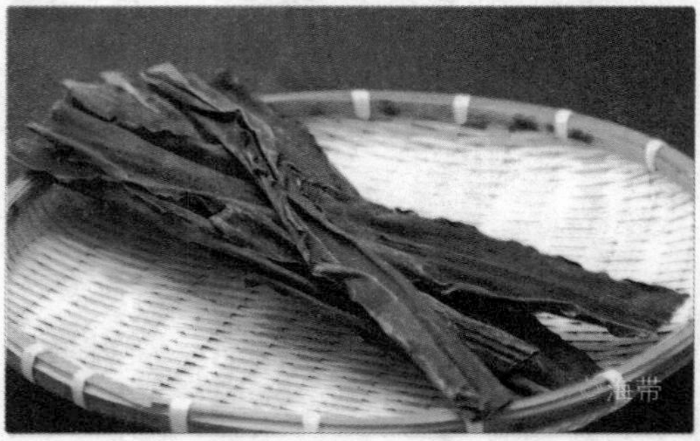
◎海带

偏方介绍

海带性寒，味咸，归脾、胃经。海带含大量的碘质，可用来提制碘、钾等，中医入药时叫"昆布"。所含的海带氨酸及钾盐、钙元素可降低人体对胆固醇的吸收，降低血压。海带中含有大量的多不饱和脂肪酸EPA，能使血液的黏度降低，减少血管硬化。

偏方08 蜂蜜芹菜汁

【用料】芹菜（棵形粗大者为佳）、蜂蜜各适量。

【做法】芹菜洗净，榨取汁液，以此汁加入等量的蜂蜜，加热搅匀，日服3次，每次40毫升。

【功效】平肝清热，祛风利湿。对高血压病之眩晕、头痛等有很好的疗效。

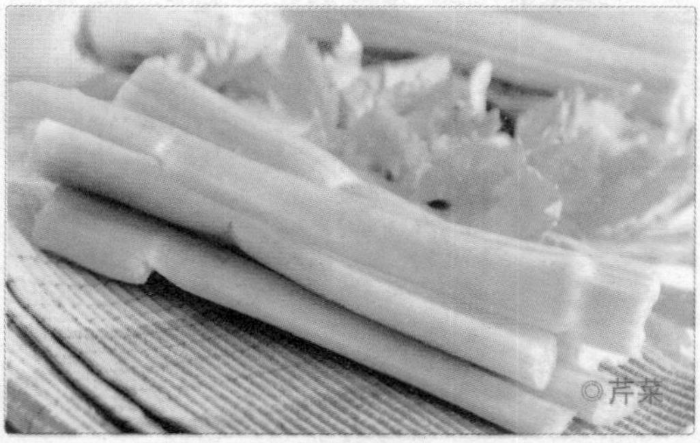
◎芹菜

偏方介绍

芹菜性平，味甘，有水芹、旱芹两种，功能相近，药用以旱芹为佳。旱芹香气较浓，又名"香芹"，亦称"药芹"。芹菜是高纤维食物,它经肠内消化作用能产生一种木质素或肠内脂物质，这类物质是一种抗氧化剂，常吃芹菜，能预防高血压、动脉硬化等病症。

偏方09 菊花酒

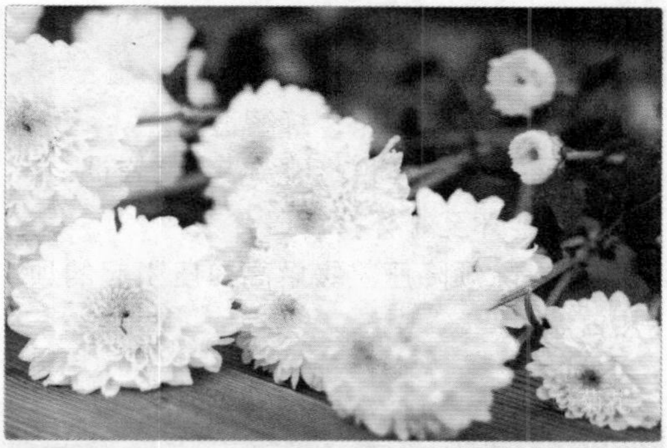

【用料】菊花、生地黄、枸杞根各1000克，糯米2500克，大曲适量。

【做法】上药共捣碎，加水10000毫升煮至5000毫升，用此药液再煮糯米2500克。然后再将细碎的大曲均匀地拌入糯米饭中，入缸密封，候澄清，日服3次，每服1盏。

【功效】对高血压病、糖尿病有食疗效果。

偏方介绍

菊花品种繁多，头状花序皆可入药，味甘苦，微寒，能散风，清热解毒。按头状花序干燥后形状大小，舌状花的长度，可把药菊分成4大类，即白花菊、雏菊花、贡菊花和杭菊花四类。肝肾阳虚、脾胃虚弱者均不宜用菊花。

偏方10 鱼肉玉兰球

【用料】草鱼肉200克，玉兰花15个，鸡蛋5个，味精、料酒、香油及盐适量。

【做法】草鱼肉去刺切碎，玉兰花切丝，两者混拌成泥。取蛋清，加适量香油、料酒、味精及盐。将鱼肉玉兰泥做成数个小球，蘸取蛋清后码盘，上蒸屉蒸5分钟即可。

【功效】对高血压之虚火上升者尤为适宜。

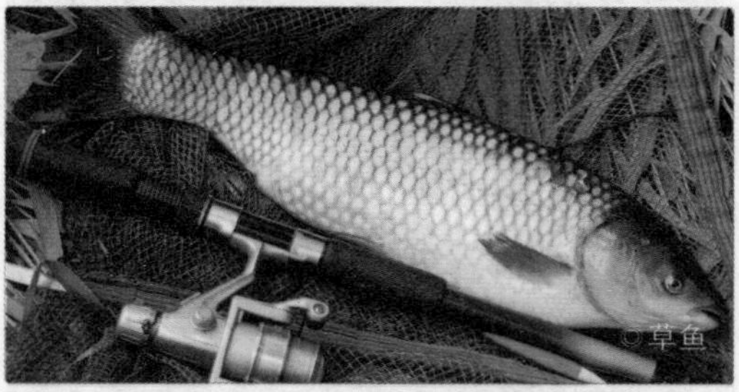

◎草鱼

偏方介绍

鱼肉含有叶酸、维生素B_2、维生素B_{12}等维生素，有滋补健胃，利水消肿，通乳，清热解毒的功效，对各种水肿、浮肿、腹胀、少尿、黄疸、乳汁不通皆有效；鱼肉含有丰富的镁元素，对心血管系统有很好的保护作用，有利于预防高血压、心肌梗死等心血管疾病。

偏方11 海蜇荸荠汤

【用料】海蜇150克，荸荠350克。

【做法】分别将海蜇和荸荠洗净，放入锅内，加水1000毫升，煎至250毫升。空腹顿服或分2次服用。

【功效】滋阴清热，降血压。对高血压有较好的食疗效果。

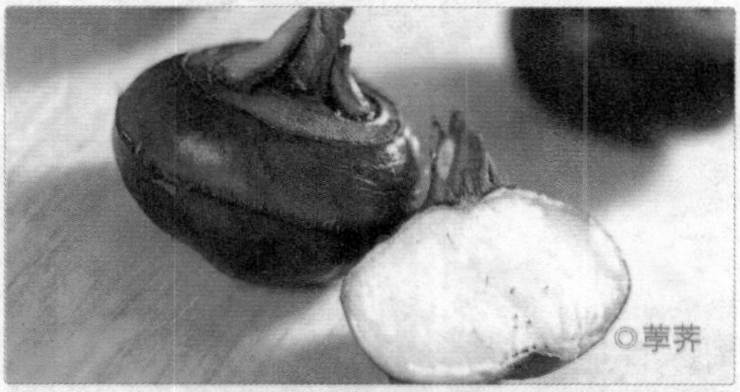

◎荸荠

偏方介绍

荸荠俗称马蹄，性寒，味甘，归肺、胃经。具有清肺热，生津润肺，化痰利肠，通淋利尿，消痈解毒，凉血化湿，消食除胀的功效。荸荠配合海蜇皮，能够消热去痰，降低血压。另外，荸荠汁加入鲜藕汁、梨汁、鲜芦根汁、麦冬汁，被称为"五汁饮"，"五汁饮"可用于生津消热、降低血压。

偏方12 鲜葫芦汁

【用料】鲜葫芦1个，蜂蜜适量。

【做法】将鲜葫芦捣烂绞笋，加蜂蜜调匀。每次服半杯至1杯，每日2次。

【功效】除烦降压。缓解高血压引起的烦热口渴。

偏方13 双花冲绿茶

【用料】菊花、槐花、绿茶各3克。

【做法】以上3味以沸水沏，待浓后频频饮用，平时可当茶饮。

【功效】清热散风。对高血压引起的头晕、头痛有较好的食疗作用。

偏方14 猪毛菜玉米须

【用料】猪毛菜45～90克，玉米须20～30克，地龙15克。

【做法】以上3味水煎分3次服。

【功效】对高血压有较好的食疗效果。

偏方15 黄瓜藤汤

【用料】干黄瓜藤1把。

【做法】干黄瓜藤洗净，加水煎成浓汤。每日2次，每次1小杯。

【功效】清热利尿。对高血压有较好的食疗作用。

偏方16 何首乌粳米粥

【用料】何首乌60克，粳米100克，大枣3枚，冰糖适量。

【做法】何首乌洗净，煎汁，去渣，加粳米和大枣煮成粥，加冰糖调味即可。

【功效】对高血压阴虚阳亢证有食疗效果。

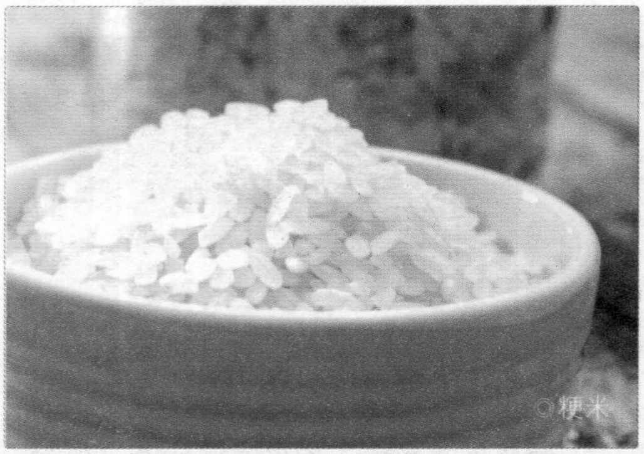

◎粳米

偏方介绍

粳米性平，味甘，归脾、胃经。具有养阴生津、除烦止渴、健脾胃、补中气、固肠止泻的功效。粳米能提高人体免疫功能，促进血液循环，从而可减少患高血压的机会。

偏方17 棕皮葵花盘汤

【用料】鲜棕皮18克，鲜葵花盘40克。

【做法】以上两味水煎服，每日1剂。

【功效】对高血压病有较好的食疗效果。

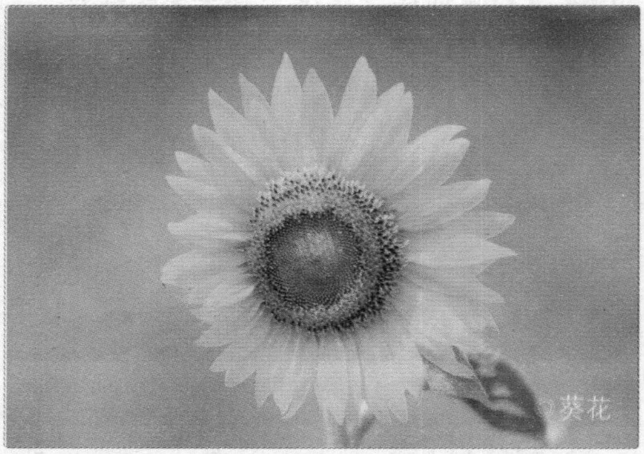

◎葵花

偏方介绍

葵花性平，味甘，葵花种子、花盘、茎叶、茎髓、根、花等均可入药。种子油可作软膏的基础药；茎髓可作利尿消炎剂；叶与花瓣可作健胃剂；果盘（花托）有降血压作用。

偏方18 芹菜红枣汤

【用料】鲜芹菜（下段茎）60克，红枣30克。

【做法】以上两味水煎服。日服2次，连服1个月。

【功效】健脾养血，平肝祛风。对高胆固醇血症、高血压等心血管疾病患者大有益处。

偏方19 向日葵子

【用料】向日葵子50克，芹菜根100克。

【做法】取生向日葵子，去皮，每日食。配服芹菜根捣烂取汁1杯，顿服。

【功效】适用于高血压之眩晕。

偏方20 花生叶汤

【用料】干花生叶40克。

【做法】干花生叶水煎，早、晚各服1次。

【功效】对高血压有较好的食疗效果。

偏方21 荞麦藕节汤

【用料】藕节3个，荞麦叶50克。

【做法】以上两味水煎服。

【功效】除热清积，化瘀止血。用于缓解高血压引起的眼底出血。

偏方22 柠檬荸荠汤

【用料】柠檬1个，荸荠10个。

【做法】以上两味水煎。可食可饮，常服有效。

【功效】对高血压有较好的食疗效果，对心肌梗死患者改善症状也大有益处。

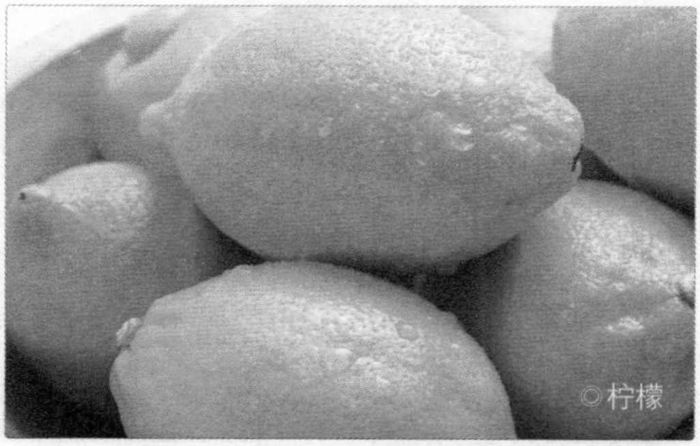

◎柠檬

偏方介绍

柠檬性平，味酸、甘，归肝、胃经。有化痰止咳，生津，健脾的功效，主治支气管炎、百日咳、维生素C缺乏症、中暑烦渴、食欲不振、怀孕妇女胃气不和、纳减、噫气等。

偏方23 猪肉枯草汤

【用料】猪瘦肉50克，夏枯草10克。

【做法】以上两味煲汤。日饮2次。

【功效】降压抑菌。用于缓解高血压之头痛、眩晕、口苦，对矽肺患者也有一定食疗效果。

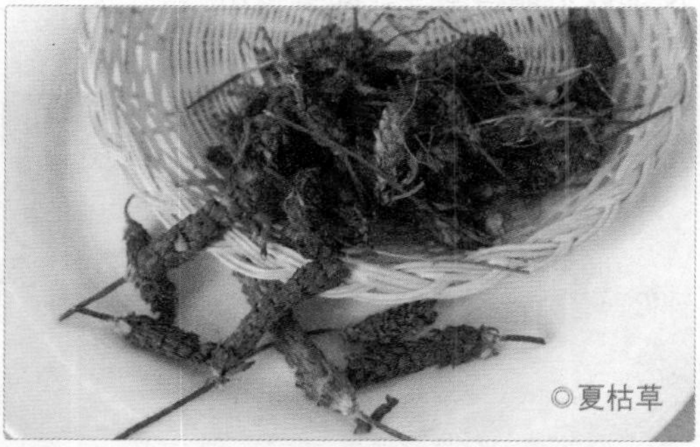

◎夏枯草

偏方介绍

夏枯草性寒，味苦、辛，归肝、胆经，具有清肝明目，散瘀消瘤，散结，利尿的功效。用于瘟病、乳痈、目痛、黄疸、淋病、高血压等病症，叶可代茶。

偏方24 香蕉西瓜皮

【用料】香蕉3只，西瓜皮60克（鲜品加倍），玉米须60克，冰糖适量。

【做法】香蕉去皮与西瓜皮、玉米须共煮，加冰糖调服，每日2次。

【功效】平肝，泄热，利尿，润肠。适用于肝阳上亢型高血压。

偏方25 山楂荷叶茶

【用料】山楂25克，荷叶10克。

【做法】上两味水煎，代茶饮。

【功效】降压降脂，对高血压病有较好的食疗效果。

偏方26 花椒鹅蛋

【用料】鹅蛋1个，花椒1粒。

【做法】在鹅蛋顶端打小孔，装入花椒，面糊封口蒸熟。每日吃1个蛋，连吃7天。

【功效】清热解毒。对高血压有较好的食疗效果。

偏方27 醋浸花生米

【用料】生花生米、醋各适量。

【做法】生花生米（带衣者）半碗，用好醋倒至满碗，浸泡7天。每日早晚各吃10粒。

【功效】清热活血。对高血压有较好的食疗效果。

偏方28 菠菜拌海蜇

【用料】菠菜根100克，海蜇皮50克，香油、盐、味精适量。

【做法】先将海蜇皮洗净切成丝，再用开水烫过，然后将用开水焯过的菠菜根与海蜇皮加以上调料同拌，即可食用。

【功效】平肝，清热，降压。

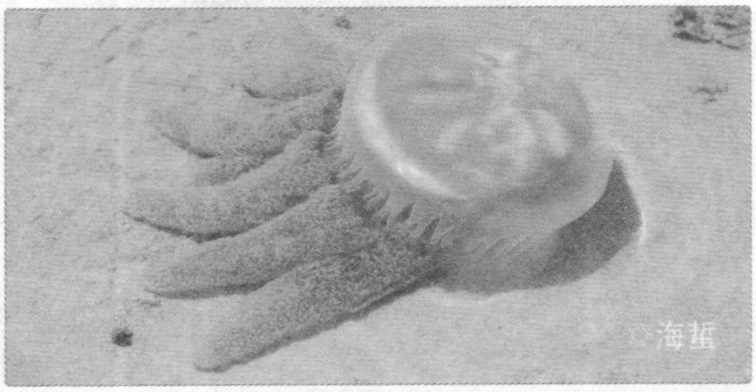

海蜇

偏方介绍

海蜇的营养极为丰富，同时还是一味治病良药。海蜇有清热解毒,化痰软坚,降压消肿之功效。加工后的产品，称伞部者为海蜇皮，称腕部者为海蜇头，商品价值海蜇头高于海蜇皮。

偏方29 茭白芹菜汤

【用料】鲜茭白100克，芹菜50克。

【做法】上两味水煎。每日早晚各服1次。

【功效】清热、降压、润肠。适用于高血压、心胸烦热、大便秘结等病症。

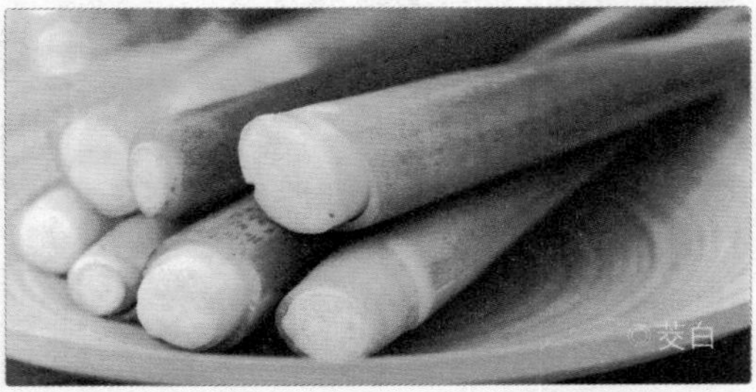

茭白

偏方介绍

茭白性寒，味甘，归肝、脾、肺经，具有解热毒，除烦渴，利二便的功效，用于烦热、消渴、二便不通、黄疸、痢疾、热淋、目赤、乳汁不下、疮疡等病症，脾虚泄泻者慎服。

食疗偏方

内科

低血压 >>

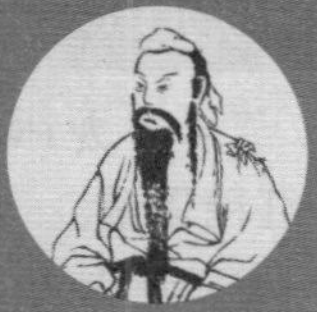

一般成人如收缩压低于12.0千帕，舒张压低于8.0千帕时即称为低血压。中医中认为，低血压多与先天不足、后天失养、劳倦伤正、失血耗气等有关。本病主要为脾肾两亏，清阳不升，髓海空虚所致，治疗上应注重温脾肾，升阳气。

偏方01 芪麻鸡

【用料】嫩母鸡1只，黄芪30克，天麻、陈皮各15克，黄酒10克，葱、姜、盐各适量。

【做法】嫩母鸡收拾干净后入沸水中汆水，凉水冲洗。将黄芪、天麻装入鸡腹内。入砂锅，加葱、姜、盐、黄酒、陈皮、适量水，文火炖至鸡烂熟即可。

【功效】益气补虚，对低血压有疗效。

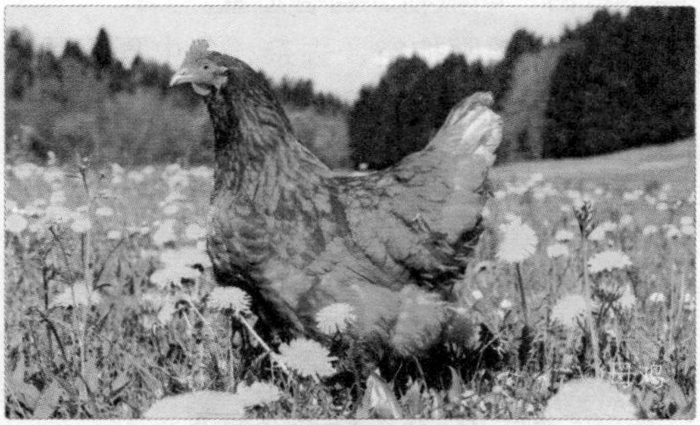

偏方介绍

鸡肉营养丰富，是高蛋白、低脂肪的健康食品。鸡肉性温，味甘，归脾、胃经，有温中益气，补精填髓，益五脏，补虚损的功效，可用于脾胃气虚、阳虚引起的乏力、胃脘隐痛、浮肿、产后乳少、虚弱、头晕等症，对于肾精不足所致的小便频数、耳聋、精少、精冷等、病症也有很好的辅助疗效。

偏方02 红枣羊肉汤

【用料】当归、红枣各50克，羊肉250克，生姜片15克，调料适量。

【做法】羊肉、生姜片、红枣文火熬成3碗，加入调料，另煎当归24毫升。将药液、羊肉汤分别依次饮用，每日分2次。

【功效】补益气血，对低血压性眩晕有较好的食疗效果。

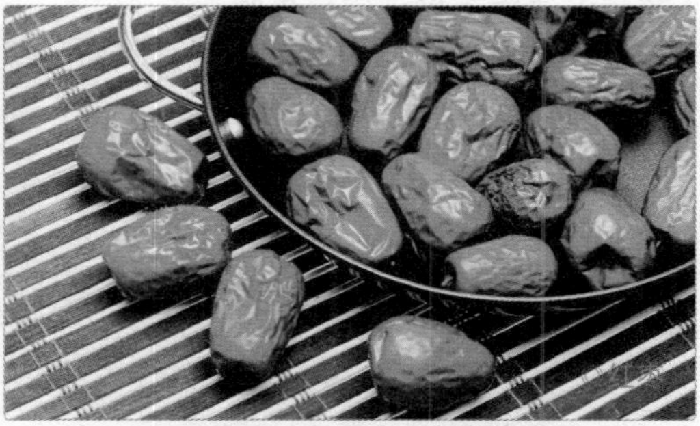

偏方介绍

红枣是传统的补品，营养丰富。红枣性温，味甘，归脾、胃经，具有补中益气，和中健脾，养血安神的功效，可用于食欲不振、大便溏稀、疲乏无力、气血不足、津液亏损、心悸失眠等。对慢性肝炎、肝硬化、贫血、过敏性紫癜等病症有较好疗效。

偏方03 龙眼粥

【用料】龙眼30克，小米50～100克，红糖适量。

【做法】将小米与龙眼肉同煮成粥。待粥熟，调入红糖。空腹食用，每日2次。

【功效】补益心脾，养血，用于因低血压而气血不足、失眠多梦者。

偏方04 当归姜片羊肉汤

【用料】羊瘦肉100克，当归、生姜各75克，大料与桂皮少许。

【做法】将上述所有材料加水适量，文火焖至肉烂熟，去药渣，食肉喝汤，每日2次。

【功效】对低血压有较好的食疗作用。

偏方05 三药鱼粥

【用料】人参、麦冬、五味子各5克，鱼1条约200克，糯米10克。

【做法】先将上述3药用水煎，取煎液；再把鱼刮鳞，去肚杂，与糯米用上述煎液煮粥。每周服2次，连服9周。

【功效】对气阴两虚型低血压有疗效。

偏方06 人参粥

【用料】人参末3克（或党参末15克），冰糖适量，粳米100克。

【做法】将人参末、冰糖、粳米同入砂锅，加水煮粥，食粥，早晚分食。

【功效】对低血压有较好的食疗作用。

偏方07 生姜

【用料】生姜适量。

【做法】生姜去皮洗净，生服。

【功效】缓解低血压引起的头晕、气短、自汗等症状。

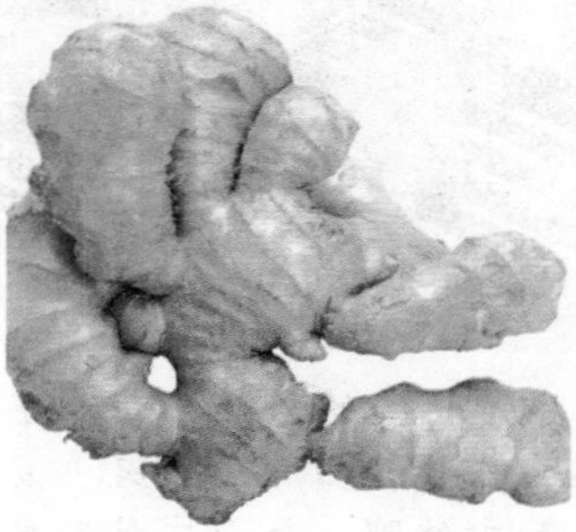

◎生姜

偏方介绍

常吃生姜对治疗低血压有好处，可在菜汤、豆腐汤、肉汤、鸡汤中多放些姜末，平时可饮用姜茶。

偏方08 虫草全鸭汤

【用料】鸭1整只，冬虫夏草12枚，料酒、姜、葱白、胡椒粉、盐各适量。

【做法】将鸭腹掏空、去杂，冬虫夏草置鸭腹中，加上述调料炖熟食之。

【功效】对低血压病有较好的食疗效果。

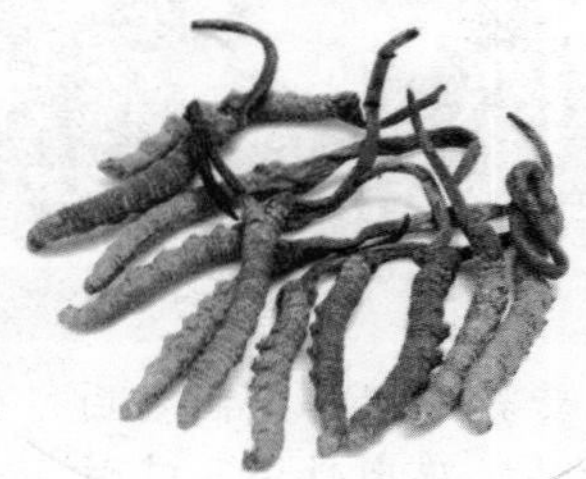

◎冬虫夏草

偏方介绍

冬虫夏草是一种传统的名贵滋补中药材，药性温和，体虚、血压低者食之有益。

食疗偏方

内科

高脂血症 >>

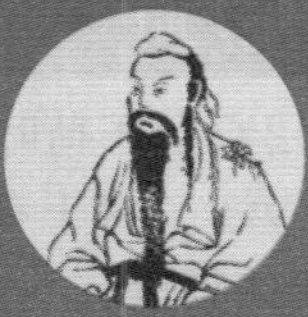

高脂血症是一种全身性疾病，是指血中胆固醇或三酰甘油过高或高密度脂蛋白胆固醇过低，现代医学称之为血脂异常。该病对身体的损害是隐匿、逐渐、进行性和全身性的。它的直接损害是加速全身动脉粥样硬化。

偏方01 山楂决明粥

【用料】山楂50克，炒决明子15克，白菊花10克，粳米100克，白糖适量。

【做法】决明子、白菊花一起加适量水煎煮2次，滤出药液，粳米洗净，山楂去核，加入药液中，加适量清水一起煮粥。粥成后加白糖，早晚各食1次。

【功效】对高脂血症、肥胖症有较好的疗效。

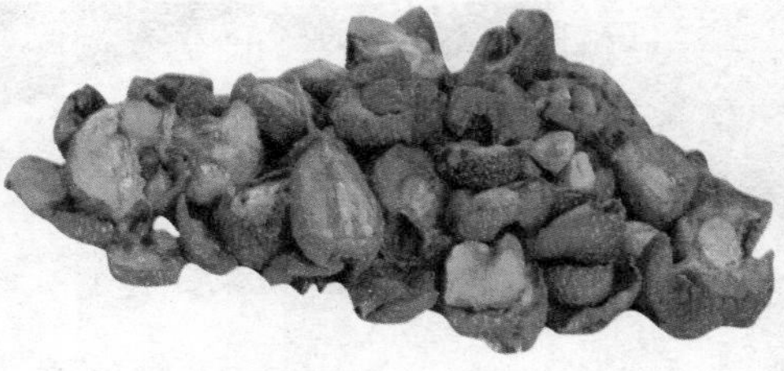

◎山楂

偏方介绍

山楂以果实入药，性微温，味酸、甘，归脾、胃、肝经。山楂含糖类、蛋白质、脂肪、维生素C、胡萝卜素、淀粉、苹果酸、枸橼酸、钙和铁等物质，具有降血脂、降血压、强心和抗心律不齐等作用。能促进消化，尤长于消除油腻肉食积滞，并兼入血分而有活血化瘀散肿之功能。

偏方02 黑芝麻桑葚糊

【用料】黑芝麻60克，桑葚60克，大米30克，白糖10克。

【做法】将黑芝麻、桑葚、大米分别洗净后，同放入罐中捣烂。砂锅倒入3碗清水，煮沸后加入白糖，待糖溶化、水再沸后，慢慢加入捣烂的以上三味食材，煮成糊状服食。

【功效】滋阴清热。有降低血脂的作用。

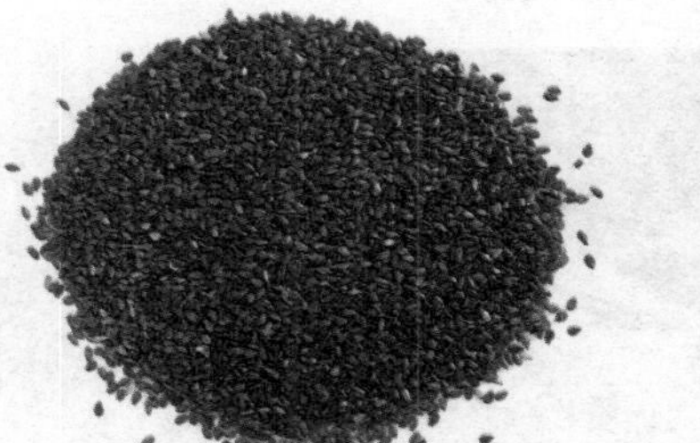

◎黑芝麻

偏方介绍

黑芝麻为胡麻科脂麻的黑色种子，含有大量的脂肪和蛋白质，还有糖类、维生素A、维生素E、卵磷脂、钙、铁、铬等营养成分，可以做成各种美味的食品。黑芝麻性平，味甘，归肝、肾、大肠经，主治补肝肾，益精血，润肠燥，用于治疗头晕眼花、耳鸣耳聋、须发早白、病后脱发、肠燥便秘。

偏方03 荷叶茶

【用料】干荷叶 9 克（鲜者 30 克）。

【做法】将干荷叶搓碎（鲜者切碎），煎水代茶频饮。

【功效】作为高脂血症的食疗方，能活血益脾，降脂消肿。

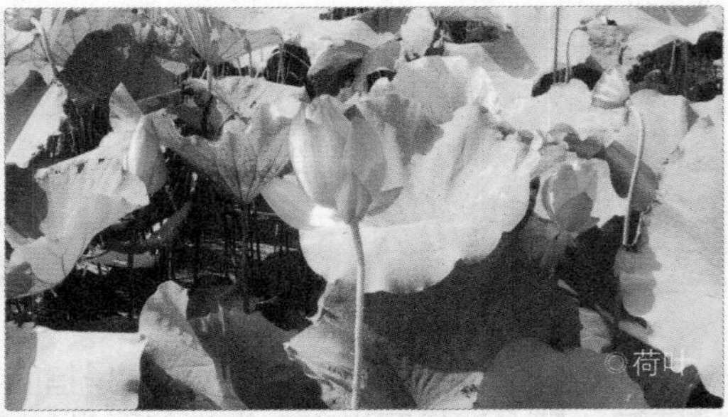
◎荷叶

偏方介绍

荷叶性凉，味苦辛，微涩，归心、肝、脾经。荷叶为睡莲科植物莲的叶。荷叶含有莲碱、原荷叶碱和荷叶碱等多种生物碱及维生素C、多糖，有清热解毒，凉血，止血的作用。善升清利湿，助脾胃，分清浊，散瘀血，适于高脂血症、高血压和肥胖症等病症。

偏方04 玉米粉粥

【用料】粳米 100 克，玉米粉适量。

【做法】将粳米洗净加水 500 克煮至米开花后，调入适量玉米粉，使粥成稀糊状，稍煮片刻即可。常食有益。

【功效】对高脂血症有食疗效果，能调中养胃，降脂健身。

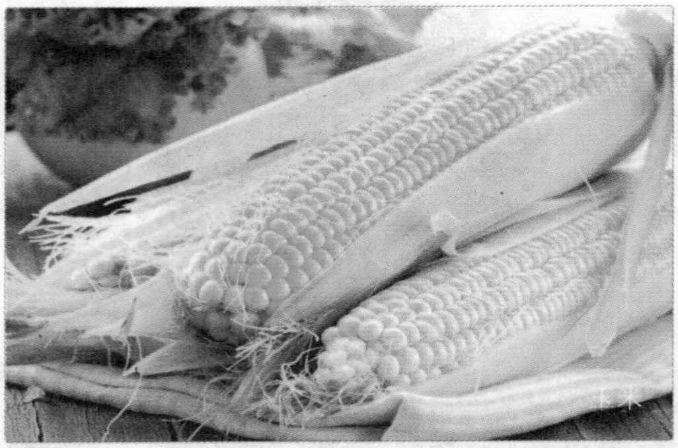
玉米

偏方介绍

玉米性平，味甘、淡，归肾、肝、胆经，善调中养胃，又能降脂。玉米对冠心病、动脉粥样硬化、高脂血症及高血压等都有一定的预防和治疗作用。所含的维生素E还可促进人体细胞分裂，延缓衰老。用玉米做粥食用，既可补中开胃，又有良好的降脂作用。

偏方05 双耳炒豆腐

【用料】木耳、银耳各 15 克，豆腐 300 克，鲜肉汤适量，油、盐、味精各适量。

【做法】水发木耳、银耳，收拾干净，入油锅略炒；豆腐切块入油锅稍煎，放双耳、鲜肉汤、盐、味精煮熟即可。

【功效】滋补气血，降血脂、血压。

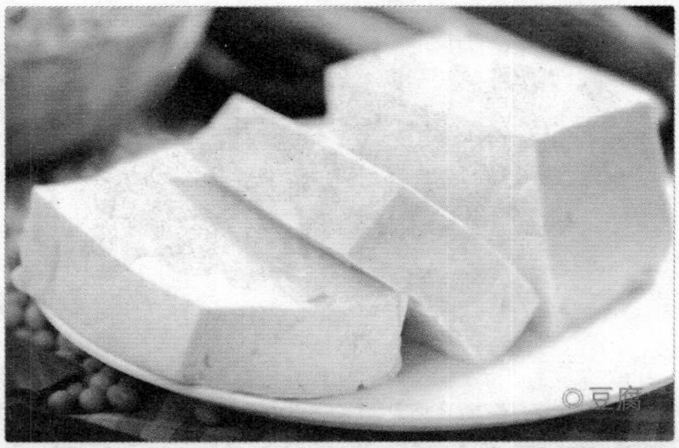
◎豆腐

偏方介绍

豆腐性凉，味甘，归脾、胃、大肠经。豆腐为补益清热的养生食品，常食之，可补中益气，清热润燥，清洁肠胃，更适于热性体质、口臭口渴、肠胃不清、热病后调养者食用。豆腐不含胆固醇，为高血压、高脂血症、高胆固醇症及动脉硬化、冠心病患者的食疗佳肴。

偏方06 山楂消脂饮

【用料】山楂 30 克，槐花 5 克，荷叶 15 克，草决明 10 克，白糖适量。

【做法】将前 4 味同放锅内煎煮，待山楂将烂时将其碾碎，再煮 10 分钟去渣取汁，调入白糖。频频饮。

【功效】对高脂血症引起的头晕、头痛有疗效。

偏方07 山楂菊银茶

【用料】山楂、菊花、银花各 10 克

【做法】先将山楂拍碎，以上 3 味共加水煎汤，取汁代茶饮。每日 1 剂。

【功效】祛脂减肥，对瘀热型高脂血症、肥胖症、高血压有较好的食疗效果，能缓解胸胁刺痛、头晕、咽干、心烦等症状。

偏方08 海带绿豆汤

【用料】海带 150 克，绿豆 150 克，红糖 150 克。

【做法】将海带浸泡，洗净，切块；绿豆淘洗净，以上二者共煮至豆烂，用红糖调服。每日 2 次，可连续食用。

【功效】清热，养血。对高脂血症有疗效。

偏方09 海带松

【用料】海带 200 克，香油、白糖、油、盐各少许。

【做法】泡发海带，收拾干净入锅煮透捞出，清水洗去黏液沥干，切细丝。锅内放香油，把海带丝稍加煸炒，略用油炸。当海带发硬、松脆时捞出沥油，加白糖、盐拌匀即可。

【功效】软坚化痰，对各型高脂血症均有效。

偏方10 香蕉茶

【用料】香蕉 50 克，茶水、蜂蜜各适量。

【做法】香蕉去皮研碎，加入等量的茶水中，加蜜调匀。每日服 2~3 次，当茶饮。

【功效】祛脂滑肠，对各型高脂血症均有较好的食疗作用。

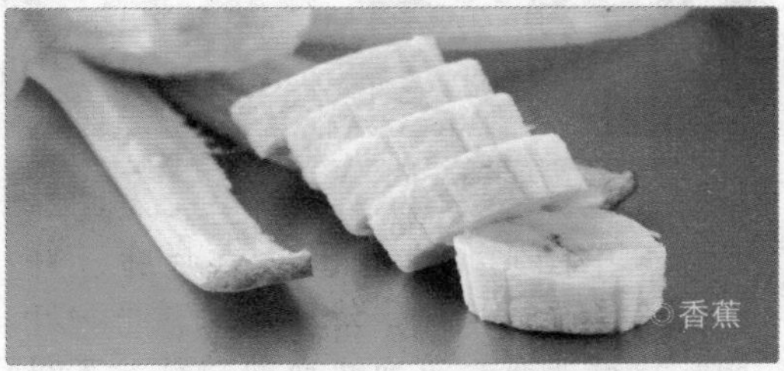

©香蕉

偏方介绍

香蕉性寒，味甘，具有较高的药用价值。主要功效是清肠胃，治便秘，并有清热润肺，止烦渴，填精髓，解酒毒，降血压、血脂等作用。

偏方11 猕猴桃

【用料】鲜猕猴桃。

【做法】鲜猕猴桃可洗净吃，亦可榨汁饮用，常食有益。

【功效】降血脂，有降低血胆固醇及三酰甘油的作用，可作为高脂血症病人的常食水果。

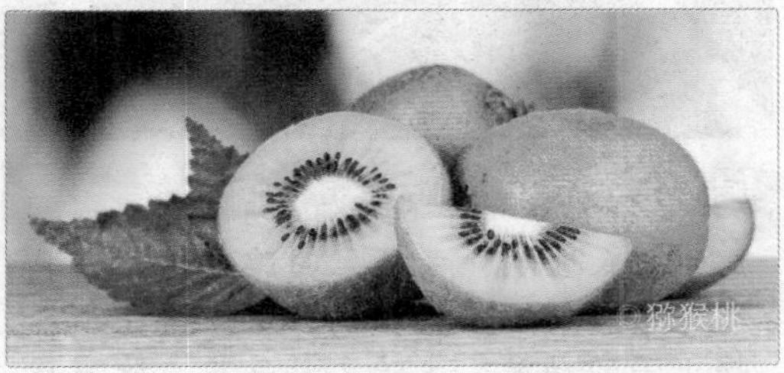

©猕猴桃

偏方介绍

猕猴桃性寒，味甘、酸，有解热、止渴、通淋、健胃的功效。对高血压、高脂血症、肝炎、冠心病、尿道结石有预防和辅助治疗作用。

食疗偏方

内科

糖尿病 >>

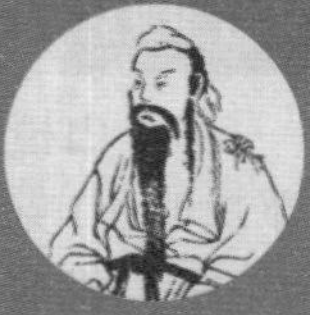

糖尿病是主要因胰岛素不足而引起的以糖代谢紊乱、血糖增高为主的慢性疾病。糖尿病患者早期无症状，晚期典型病例有多尿、多饮、多食、消瘦、乏力等症状。本病中医学属“消渴”范围。

偏方01 南瓜粥

【用料】南瓜 250 克，粳米 100 克。

【做法】南瓜切片，与粳米煮粥，日 1 剂，连服 1 个月。病情稳定后，可间歇食用。

【功效】对各型糖尿病有较好的食疗效果。

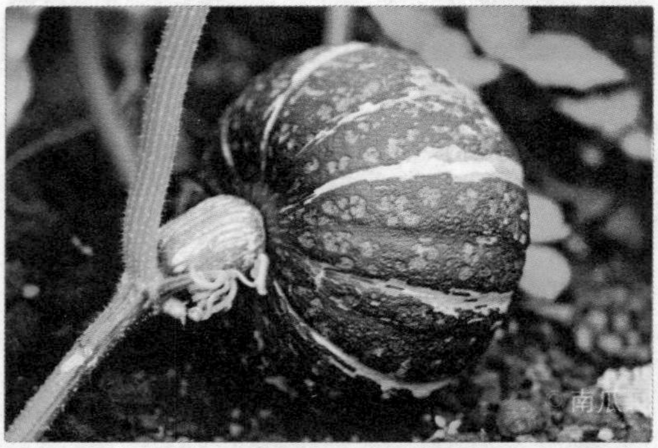

南瓜

偏方介绍

南瓜性温，味甘，归脾、胃经，具有补中益气，消炎止痛，解毒杀虫，降糖止渴的功效。主治久病气虚、脾胃虚弱、气短倦怠、便溏、糖尿病、蛔虫病等病症。南瓜中的果胶能调节胃内食物的吸收速率，使身体对糖类的吸收减慢，所含的可溶性纤维素能推迟胃内食物的排空，控制饭后血糖上升。

偏方02 桑叶螺肉汤

【用料】桑叶（鲜品）24 克，蝉蜕 6 克，田螺（鲜活）240 克，红枣少许。

【做法】田螺吐清泥沙，用水略煮后捞起，取肉去壳；红枣洗净去核；桑叶、蝉蜕略洗；全部用料入瓦锅，加适量清水，武火煮 20 分钟调味即可，随量饮汤吃肉。

【功效】适用于肝经风热型糖尿病。

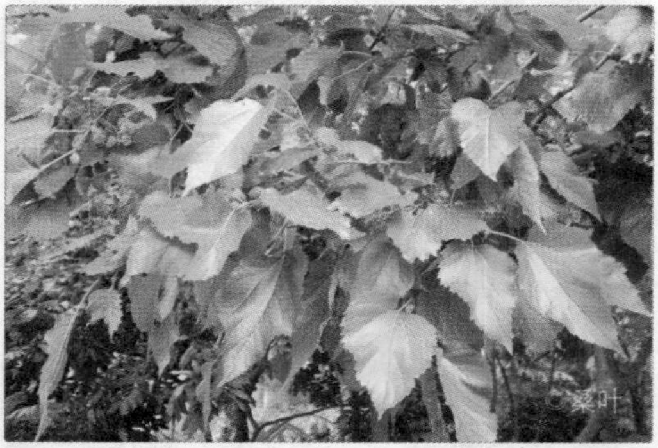

桑叶

偏方介绍

桑叶性寒，味甘、苦，归肺、肝经。具有疏散风热，清肺润燥，平抑肝阳，清肝明目，凉血止血的功效。可用于风热感冒、肺热燥咳、头晕头痛、目赤昏花等病症。桑叶含桑叶生物碱及桑叶多糖，能促进β细胞分泌胰岛素，而胰岛素可以促进细胞对糖的利用、肝糖原合成以及改善糖代谢，降低血糖。

偏方03 清蒸茶鲫鱼

【用料】鲫鱼500克，绿茶适量。

【做法】鱼去鳃及内脏，保留鱼鳞，鱼腹内填满绿茶，放盘中，上蒸锅清蒸，鱼熟透即成。淡食鱼肉，不加调料。

【功效】健脾祛湿，清热利尿，缓解因糖尿病而引起的饮水不止症状。

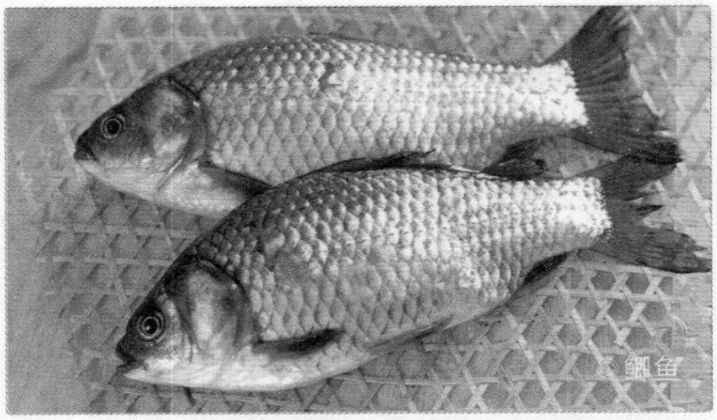
©鲫鱼

偏方介绍

鲫鱼性平，味甘，归脾、胃、大肠经，具有健脾，开胃，益气，利水，通乳，除湿之功效。鲫鱼所含的蛋白质质优、易于消化吸收，可增加糖尿病患者机体免疫力，有助于控制血糖。

偏方04 鸡内金菠菜根粥

【用料】鸡内金10克，鲜菠菜根250克，大米50克。

【做法】菠菜根洗净，切碎，加水同鸡内金共煎煮30～40分钟，然后下大米煮粥。每日分2次连菜与粥服食用。

【功效】止渴，润燥，养胃。用于缓解糖尿病引起的口渴等症状。

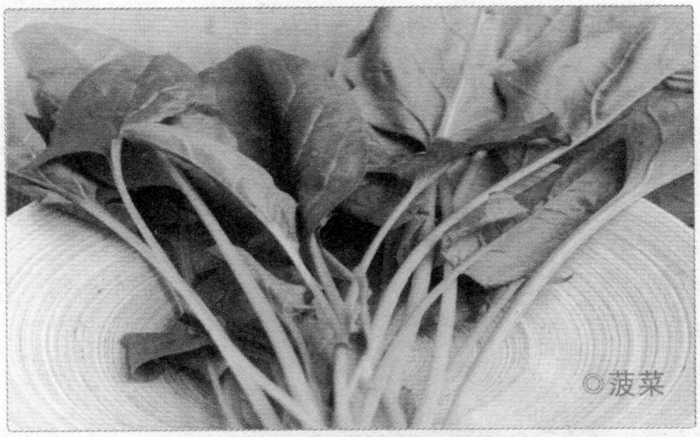
©菠菜

偏方介绍

菠菜性凉，味甘、辛，无毒，归肠、胃经。具有补血止血，利五脏，通血脉，止渴润肠，滋阴平肝，助消化的功能，主治高血压、头痛、糖尿病、目眩、风火赤眼、便秘等病症。菠菜烹熟后软滑易消化，适合老幼病弱者食用。

偏方05 山药玉竹白鸽汤

【用料】山药、玉竹、麦冬各30克，白鸽1只，调味料适量。

【做法】白鸽处理干净切块；山药、玉竹、麦冬洗净，全部用料放入瓦锅，加清水，煲2小时，加调味料调味即可。

【功效】对糖尿病引起的口渴、神疲乏力、形体消瘦等症状有一定食疗效果。

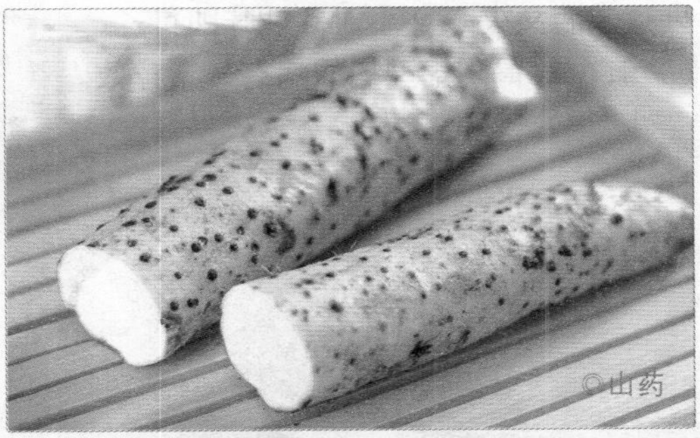
©山药

偏方介绍

山药性平，味甘，归脾、肺、肾经，具有补脾养胃，生津益肺，补肾涩精的功效，主治脾虚食少、久泻不止、肺虚喘咳、肾虚遗精、带下、尿频、虚热消渴。山药中所含的淀粉、蛋白质、维生素等对人体发育有极大帮助。

偏方06 豇豆汤

【用料】带壳豇豆（干品）100克。

【做法】带壳豇豆水煎。每日1剂，吃豆喝汤。

【功效】益气，清热。用于缓解糖尿病引起的口渴、小便多等症状。

偏方07 金煮玉

【用料】嫩笋、酱油、植物油、盐各适量。

【做法】将嫩笋削皮切成长方片，用酱油、盐浸泡一下即捞出。锅内放入植物油烧至八成热，下笋片煎炸成黄色即可。

【功效】益气，清热。对糖尿病有较好的食疗作用。

偏方08 山药猪肚丝

【用料】猪肚1个，葱、生姜、山药各适量。

【做法】将葱、生姜切碎，山药切片与猪肚（切丝）同炒，每日早晚进餐时食用。

【功效】对糖尿病有食疗功效，多食、多尿症状重者尤其适用。

偏方09 山药粥

【用料】山药40克，粳米60克。

【做法】将山药切成小块，加粳米和适量的水熬成粥。顿服，1日2次。

【功效】有降低血糖的作用，是糖尿病病人的食疗佳品。

偏方10 石斛瘦肉汤

【用料】鲜石斛30克，芦根15克，猪瘦肉30克，调味料适量。

【做法】鲜石斛、芦根去泥沙；猪瘦肉洗净，切块，全部用料入炖锅，加适量清水，武火煮沸后文火煮2小时，调味即可。

【功效】对胃阴虚型糖尿病有一定疗效。

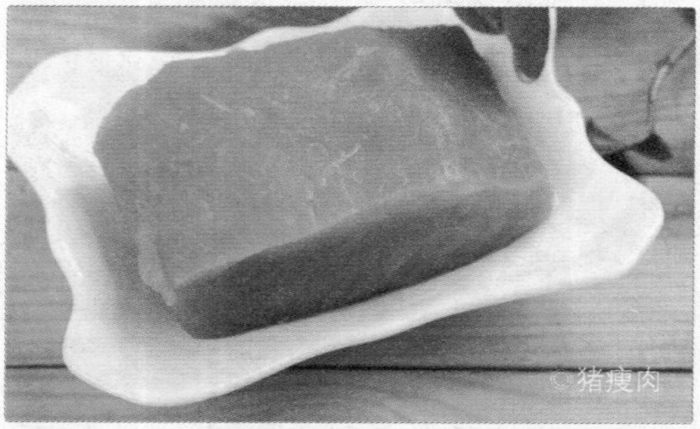

◎猪瘦肉

偏方介绍

猪肉性平，味甘、咸，无毒，归脾、胃、肾经。具有补肾养血，滋阴润燥之功效，主治热病伤津、消渴羸瘦、肾虚体弱、产后血虚、燥咳、便秘。

偏方11 黄连鲇鱼涎

【用料】黄连末、鲇鱼涎各适量，乌梅3～5颗。

【做法】用鲇鱼口里或身上的滑涎，同黄连末调和，捏成弹丸，晒干。每日3次，每次7粒，用乌梅煎汤送服。

【功效】清热，止渴。对糖尿病有食疗作用。

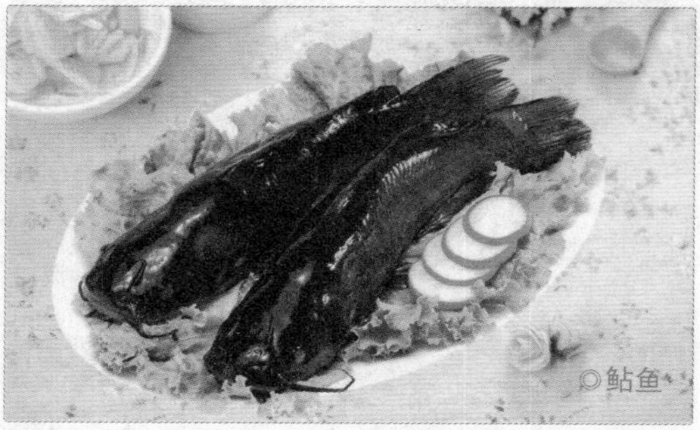

◎鲇鱼

偏方介绍

鲇鱼性温，味甘，归胃经，有补中益阳，利小便，疗水肿等功效。体虚、营养不良、乳汁不足、小便不利、水气浮肿者宜食。

偏方12 水蛇粥

【用料】水蛇、大米各适量。

【做法】水蛇与大米共煮粥，每日3次，连服2周。

【功效】因糖尿病而多饮、多食、多尿者宜用，有较好的食疗效果。

偏方13 鳅荷煎

【用料】泥鳅10尾，干荷叶适量。

【做法】泥鳅阴干，去头尾，烧灰，碾为细末，与等量干荷叶（研末）混合。每服10克，每日3次。

【功效】因糖尿病而口渴饮水无度者宜用，有一定食疗效果。

偏方14 黑木耳扁豆面

【用料】黑木耳、扁豆适量等份。

【做法】黑木耳、扁豆晒干，共研成面。每次9克，白水送服。

【功效】益气，清热，祛湿。对糖尿病有食疗作用。

偏方15 苦瓜粉

【用料】苦瓜（鲜品）500克。

【做法】苦瓜制成干粉冲服。每次10克，每日3次，连服2周。

【功效】对糖尿病有一定食疗功效。

偏方16 双瓜皮天花粉

【用料】西瓜皮、冬瓜皮各15克，天花粉12克。

【做法】上两味加水煎服，每日2次。

【功效】清热，祛湿，利水。对因糖尿病引起的口渴、尿浊等症有一定食疗作用。

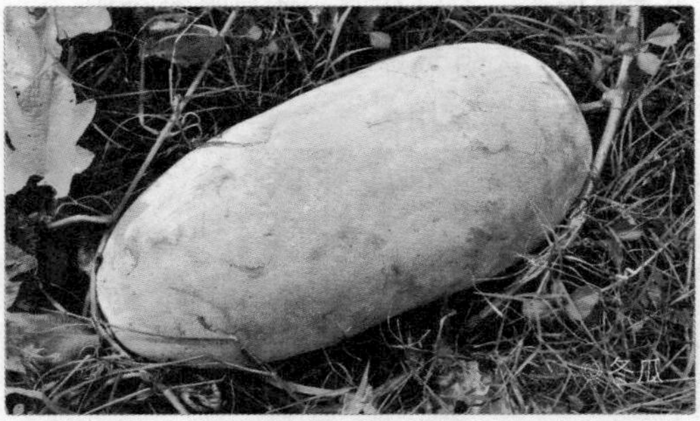

◎冬瓜

偏方介绍

冬瓜皮性微寒，味甘，归肺、脾、小肠经，具有清热利水，消肿的功效，适用于水肿、小便不利、泄泻、疮肿等病症。

偏方17 蘑菇汤

【用料】蘑菇适量。

【做法】用蘑菇煮汁饮服，常用。

【功效】对糖尿病有一定食疗功效。

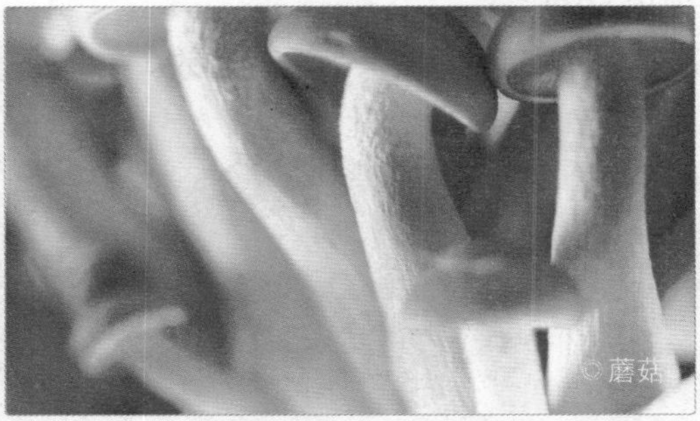

◎蘑菇

偏方介绍

蘑菇性凉，微寒，味甘，归肝、胃经。蘑菇具有益气开胃，托痘疹，抗癌，降血糖等作用，适宜于糖尿病、白细胞减少症、传染性肝炎、高脂血症、维生素B_2缺乏症等患者食用。

偏方18 苦瓜汤

【用料】苦瓜（鲜品）50 ~ 100克。

【做法】苦瓜洗净做汤食，每日2 ~ 3次。

【功效】对糖尿病有一定食疗功效。

偏方19 老鸭玉竹粥

【用料】老鸭1000克，玉竹45克，沙参30克，粳米100克，调料适量。

【做法】老鸭收拾干净入砂锅煮至烂熟，留汤，将老鸭去骨，肉切细丝，与玉竹、沙参入汤内同煮，去渣取汁，下粳米再煮成粥服用。

【功效】对各型糖尿病均有较好的疗效。

偏方20 猪脊汤

【用料】猪脊骨1具，红枣150克，莲子100克，甘草10克。

【做法】猪脊骨洗净、剁碎；红枣及莲子去核、心；甘草用纱布包扎。共入锅小火炖煮4小时。以喝汤为主，分顿食用。

【功效】缓解糖尿病引起的口渴、尿频等。

偏方21 枸杞蚕茧猪胰汤

【用料】猪胰1个，枸杞15克，蚕茧9克。

【做法】猪胰、枸杞、蚕茧加水适量，煮熟后服用。每日1剂，常食。

【功效】对因糖尿病引起的烦渴、小便频数等症状有一定食疗功效。

偏方22 猪胰薏米粥

【用料】猪胰1个，薏米50克（亦可取黄芪100克）。

【做法】猪胰和薏米共水煎服食。每日1剂，连用10天。

【功效】对糖尿病有一定食疗功效。

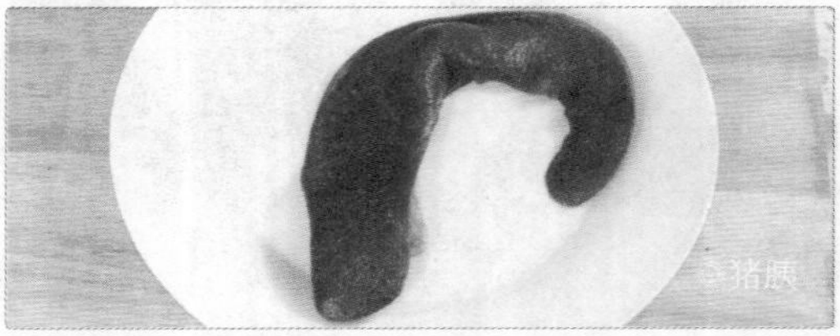

猪胰

偏方介绍

猪胰性平，味甘，无毒，归脾、肺经，具有健脾胃，助消化，养肺润燥，泽颜的功效。猪肺主治脾胃虚弱、消化不良、消渴（糖尿病）、肺虚咳嗽、咯血、乳汁不通、皮肤皲裂。

偏方23 枸杞粥

【用料】枸杞30 ~ 60克，粳米100克，豆豉少许，葱白、盐适量。

【做法】上述前3味同煮为粥，以葱白、盐等调味服食。1日2次，作早晚餐食用。

【功效】对肾阴亏虚型糖尿病有食疗功效，尿频多者尤其宜用。

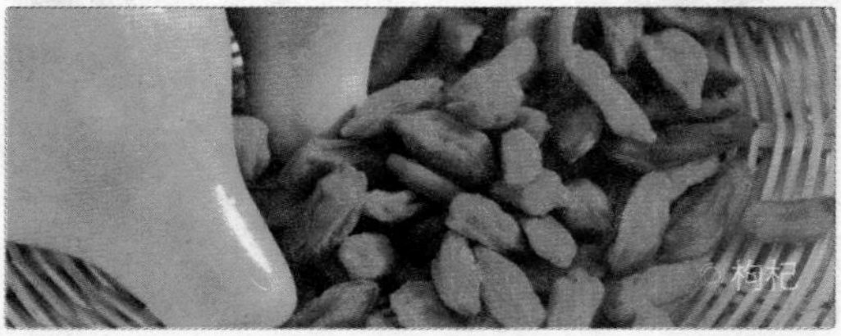

枸杞

偏方介绍

枸杞性平，味甘，归肝、肾、肺经，具有养肝，滋肾，润肺的功效。主治肝肾亏虚、头晕目眩、目视不清、腰膝酸软、阳痿遗精、虚劳咳嗽、消渴引饮。

偏方24 水烫葱头

【用料】鲜葱头100克，食用油少许。

【做法】将鲜葱头洗净，开水烫过，切细，加食油少许调味。佐饭食之，每日2次。

【功效】对糖尿病有一定食疗功效。

偏方25 糯米花汤

【用料】糯米爆成的米花50克，桑根白皮50克。

【做法】以上二者共水煎。日分2次服。

【功效】补中益气，清热。用于缓解糖尿病引起的口渴。

偏方26 煮玉米粒

【用料】玉米粒500克。

【做法】将玉米粒加水煎煮至粒熟烂。分4次服食。

【功效】清热，利尿，降低血糖。对因糖尿病而引起的尿味带甜、身有浮肿、尿量增多等有食疗效果。

偏方27 芹菜汁

【用料】芹菜500克。

【做法】芹菜洗净，捣绞汁煮沸或用芹菜煎水适量。日服2次。

【功效】对糖尿病有一定食疗功效。

偏方28 甘薯叶冬瓜汤

【用料】鲜甘薯叶150克，冬瓜100克。

【做法】鲜甘薯叶、冬瓜加水共煎汤。每日分2次服。

【功效】清热，利尿。对糖尿病有一定食疗效果。

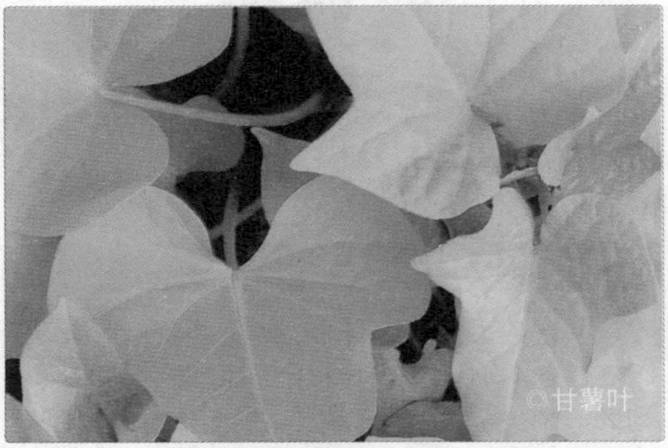

◎甘薯叶

偏方介绍

甘薯叶性平，味甘，无毒，味道有点儿像同属的蕹菜，但质地较为柔软。具有补虚益气、健脾强肾、益肺生津、补肾明目、抗癌、美容、延缓衰老的作用。

偏方29 蕹菜梗

【用料】蕹菜梗100克，玉米须50克。

【做法】将蕹菜梗、玉米须同水煎。常服。

【功效】对糖尿病有一定食疗功效。

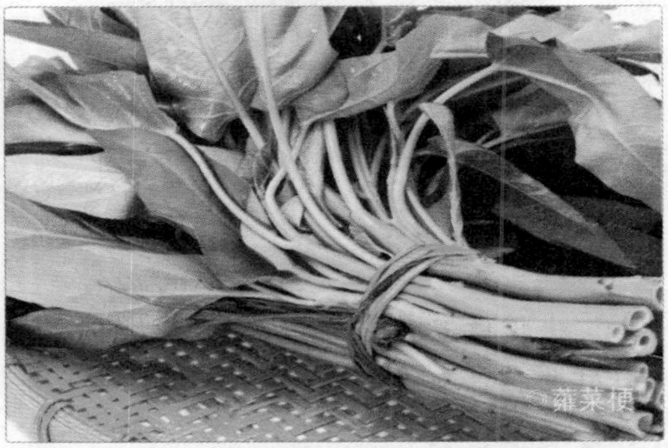

◎蕹菜梗

偏方介绍

蕹菜梗性平，味淡，归肾、肺、脾经，具有健脾利湿的功效，主治妇女白带、虚淋。蕹菜的粗纤维素的含量较丰富。食用蕹菜对糖尿病治疗有助益。

食疗偏方

内科

急、慢性肝炎 >>

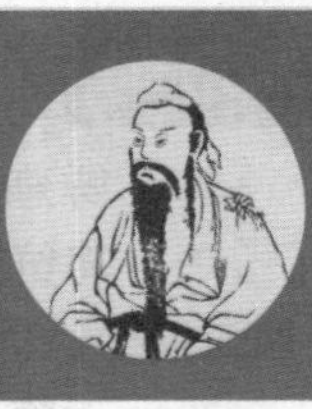

肝炎是指肝脏的炎症。它通常是指由多种致病因素——如病毒、寄生虫、化学毒物、药物、酒精等，侵害肝脏，使得肝脏的细胞受到破坏，肝脏的功能受到损害而致。肝炎可以引起身体内一系列不适症状，使肝功能指标异常。

偏方01 简易养肝粥

【用料】猪肝 100 克，玄参 15 克，粳米 100 克，调料适量。

【做法】将猪肝切成小块。用水煎玄参约 20 分钟，去渣取汁，加入猪肝、粳米同煮为粥，再根据个人口味加入调料即可服食。

【功效】对慢性肝炎有一定食疗功效。

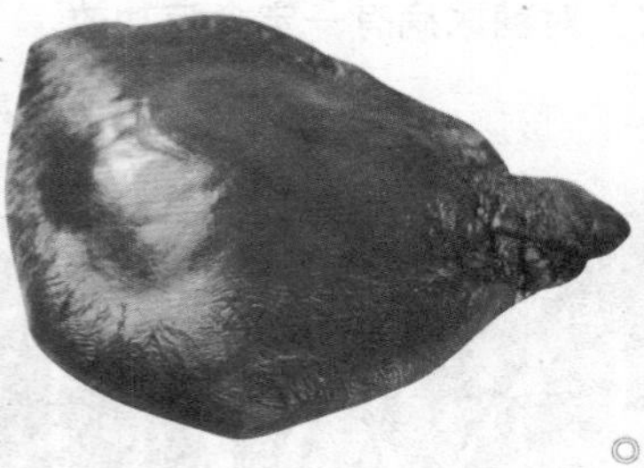

◎猪肝

偏方介绍

猪肝性温，味甘、苦，归肝经，有补肝明目，养血的功效，适用于血虚萎黄、夜盲、目赤、浮肿、脚气等病症。适宜气血虚弱、面色萎黄、缺铁性贫血患者食用；适宜肝血不足所致的视物模糊不清、夜盲、眼干燥症、小儿麻疹病后角膜软化症、内外翳障等眼病患者食用；同时也适宜癌症患者及化疗后的患者食用。

偏方02 枸杞麦冬炒肉末

【用料】猪瘦肉、枸杞各 30 克，麦冬 10 克，鸡蛋 5 个，花生油、盐、味精各适量。

【做法】枸杞洗净；麦冬煮熟切末；猪瘦肉切丁。鸡蛋隔水蒸熟,冷却切丁。锅内放油，下猪肉炒熟，加鸡蛋丁、枸杞、麦冬末炒匀，加盐、味精即成。

【功效】对慢性肝炎、早期肝硬化有疗效。

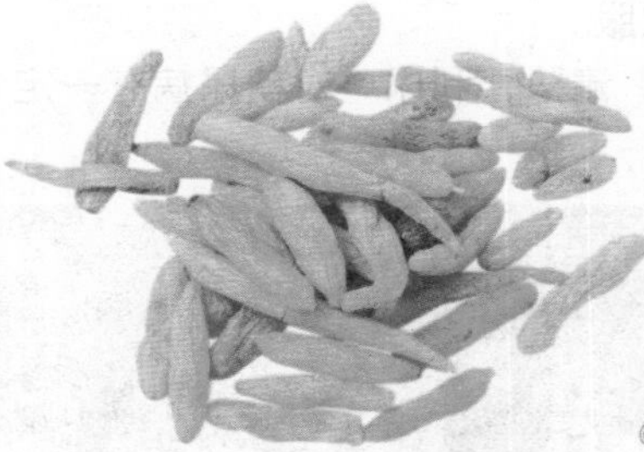

◎麦冬

偏方介绍

麦冬为百合科植物麦冬的干燥块根。麦冬性微寒、味甘、微苦，归心、肺、胃经。麦冬具有养阴生津，润肺清心的功效，可用于治疗肺燥干咳、阴虚痨嗽、喉痹咽痛、津伤口渴、内热消渴、心烦失眠、肠燥便秘。

偏方03 猪肝珍珠草

【用料】猪肝 60 克，珍珠草 30 克。

【做法】猪肝、珍珠草共煮煎熟。可食肝饮汤，日服 2 次。

【功效】清热，利尿。对防治病毒性肝炎，有较为明显的食疗功效。

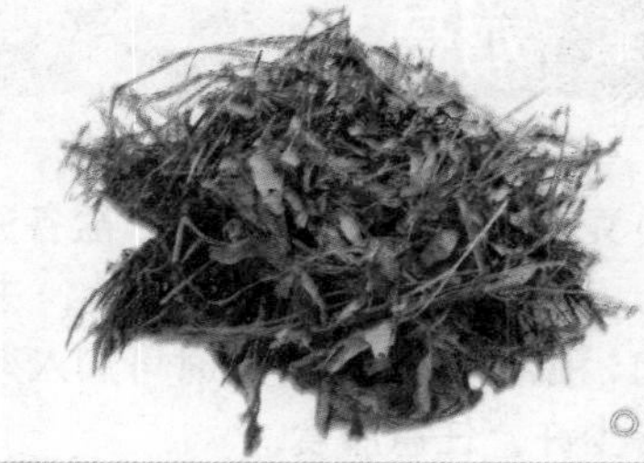

◎珍珠草

偏方介绍

珍珠草性凉，味微苦、甘，无毒，归肝、脾经。珍珠草具有清热利尿，明目，消积的功效。内服清热解毒，散气去积；外用能消毒退肿。珍珠草还对乙肝病毒有抑制作用，具有保护肝细胞及提高细胞免疫力功能的作用。

偏方04 米醋猪骨汤

【用料】米醋 1000 克，鲜猪骨 500 克，红糖 120 克，白糖 120 克。

【做法】将鲜猪骨、红糖、白糖置锅内以醋共煮（不加水），沸后 30 分钟取出过滤。饭后服，成人每次 30 ~ 40 毫升，小儿每次 10 ~ 15 毫升，每日 3 次，1 个月为 1 疗程。

【功效】对急慢性病毒性肝炎有一定疗效。

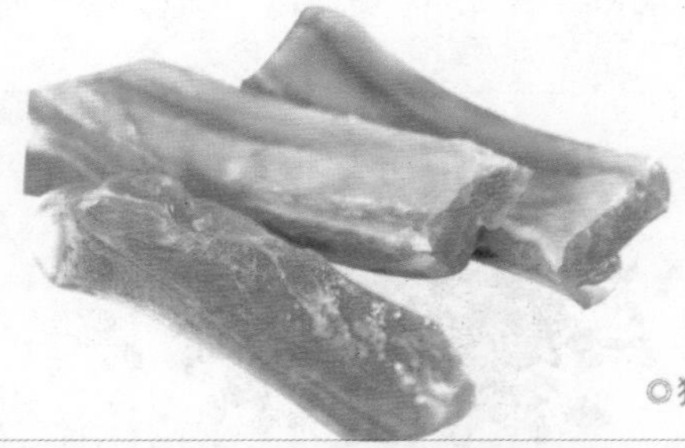

◎猪骨

偏方介绍

猪骨性温，味甘、咸，入脾、胃经。猪骨除含蛋白质、脂肪、维生素外，还含有大量磷酸钙、骨胶原、骨黏蛋白等，有补脾气、润肠胃、生津液、丰机体、泽皮肤、补中益气、养血健骨的功效。

偏方05 苹果银耳煲鹧鸪

【用料】苹果 500 克，银耳 1 朵，鹧鸪 2 只（净重共约 500 克），瘦肉 100 克。

【做法】苹果去核、洗净；银耳浸透，剪去根部。将洗干净的鹧鸪及瘦肉连同银耳、苹果放入煲内，注入清水猛火煲 20 分钟，改慢火煲 3 小时即可。

【功效】对酒精性肝炎、脂肪肝有疗效。

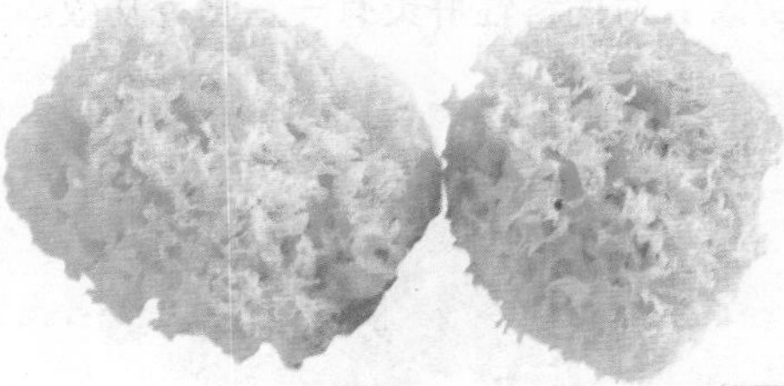

◎银耳

偏方介绍

银耳性平，味甘，归肺、胃、肾经，有强精、补肾、润肠、益胃、补气、和血、强心、滋阴、润肺等功效。能提高肝脏解毒能力，有保肝作用。本偏方可作为家庭常备饮品，经常饮酒人士，脂肪肝、酒精肝患者多食有益。

偏方06 鸡骨草粥

【用料】鸡骨草20克，红枣10枚，猪瘦肉100克，粳米100克，葱白、盐各适量。

【做法】鸡骨草洗净后加水煎汁，去渣，放猪肉、粳米同煮，粥将成时可加入葱白、精盐各少许，任意服食。

【功效】对肝胆湿热型肝炎有食疗功效。

偏方07 紫茄大米粥

【用料】紫茄子1千克，大米150克。

【做法】将茄子洗净，切碎，同大米共煮粥。服数日。

【功效】清热，祛湿。适用于黄疸型肝炎，有食疗功效。

偏方08 绿豆蒜泥冷饮

【用料】蒜50克，绿豆、白糖各适量。

【做法】蒜捣烂如泥，用绿豆汤加白糖适量，冷却后冲服，1日2次。

【功效】对慢性肝炎有食疗作用。

偏方09 糯稻秆汤

【用料】糯稻秆适量。

【做法】糯稻秆剪成3厘米长段，每次用100～150克,水煎。每日饮用2次,连用3天。

【功效】健脾益气，疏通肠胃，消积利尿。对迁延性肝炎有一定食疗功效。

偏方10 黄豆白菜干

【用料】黄豆60克，白菜干45克，茵陈30克，郁金9克，山栀6克，柴胡6克，通草6克。

【做法】黄豆与白菜干煎汤饮服，早晚另煎服茵陈等5味中药服。

【功效】对病毒性肝炎有一定食疗功效。

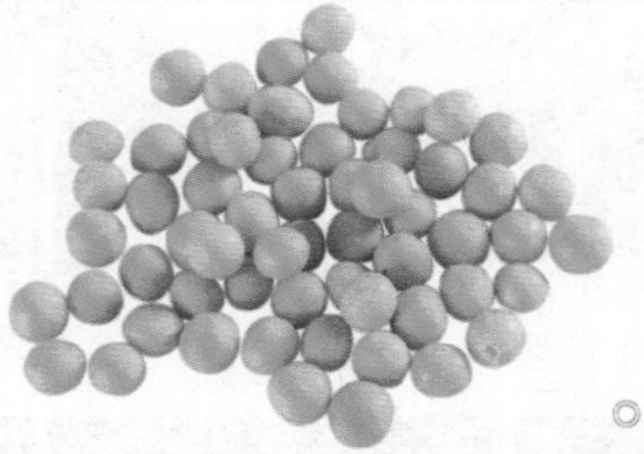

◎黄豆

偏方介绍

黄豆性平，味甘，能健脾利湿，益血补虚，解毒。黄豆脂肪富含不饱和脂肪酸和大豆磷脂，有保持血管弹性、健脑和防止脂肪肝形成的作用。

偏方11 西瓜小豆茅根汤

【用料】西瓜皮、赤小豆、白茅根各50克。

【做法】以上3味水煎取汁服。1日1次。

【功效】祛湿清热，适用于肝胆湿热型肝炎，对因肝炎引起的胁痛、口苦、胸闷纳呆、恶心呕吐、目黄身黄等症状有较好的食疗功效。

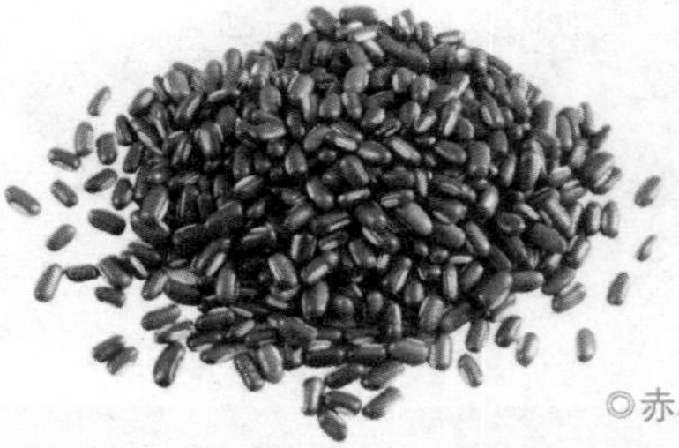

◎赤小豆

偏方介绍

赤小豆性平，味甘、酸，归心、小肠经，具有利水消肿，解毒排脓的功效。适用于水肿胀满、脚气浮肿、黄疸尿赤、风湿热痹、痈肿疮毒、肠痈腹痛等病症。

偏方12　泥鳅散

【用料】泥鳅若干尾。

【做法】将泥鳅烘干，达到可捏碎为宜，研细粉，每服15克，1日3次，饭后服。

【功效】清热利湿，适用于急性肝炎、慢性迁延性肝炎，有一定食疗功效。

偏方13　大头菜籽末

【用料】大头菜籽适量。

【做法】将大头菜籽晾干研末，以开水调服，每服15克，1日1次。

【功效】祛黄，适用于黄疸型肝炎，对因肝炎引起的胁痛、恶心、目黄身黄等症状有食疗功效。

偏方14　醋泡梨

【用料】陈醋、梨各适量。

【做法】将梨削去皮，浸于陈醋罐中。两三天后可食，常食有效。

【功效】适用于慢性肝炎，有一定食疗功效。

偏方15　蜂蜜猪胆汁

【用料】猪苦胆1枚，蜂蜜100克。

【做法】猪取苦胆汁同蜂蜜调匀，放锅内蒸20分钟。饮服。

【功效】清热，解毒，祛湿。对肝炎有食疗功效。

偏方16　炸蚕蛹

【用料】蚕蛹、植物油、盐、葱、姜、蒜各适量。

【做法】蚕蛹洗净，控干水分，锅内放植物油，烧热后下蚕蛹炸。倒出多余的油，稍留油底，加热炒葱、姜、蒜，放盐即成。

【功效】对肝炎有一定食疗功效。

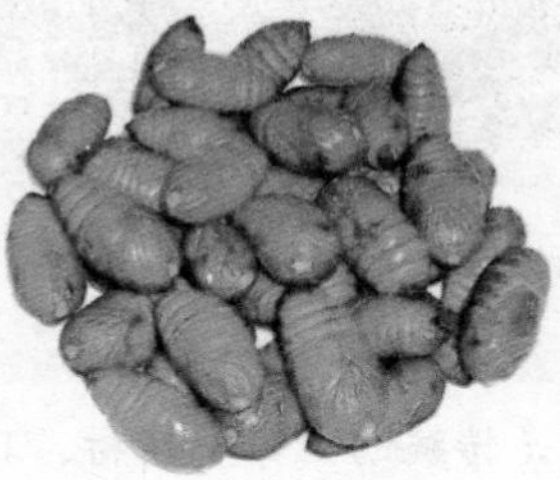

◎蚕蛹

偏方17　黄鳝芦根汤

【用料】黄鳝3条，芦根30克，桑寄生60克，油、盐各少许。

【做法】黄鳝去内脏，切段，洗净，与芦根、桑寄生加水同煨汤，以油、盐调味。

【功效】清热，利湿，补气，养血。对肝炎有一定食疗功效。

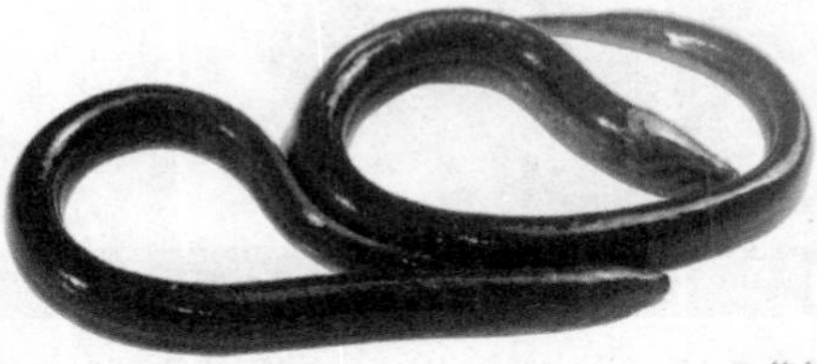

◎黄鳝

偏方介绍

蚕蛹中含有丰富的不饱和酸，具有消减人体内多余胆固醇的功用，经常食用，对于肝炎、心血管病及肝硬化等有辅助治疗之作用。

偏方介绍

黄鳝肉性温，味甘，归肝、脾、肾经。具有补气养血，温阳健脾，滋补肝肾，祛风通络等功效。民间用以入药，可治疗虚劳咳嗽、湿热身痒、痔瘘、肠风、耳聋等病症。

食疗偏方

内科

肝硬化 >>

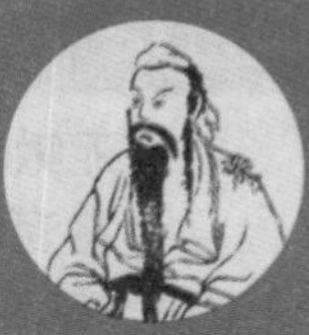

肝硬化是一种常见的由多种原因引起而影响全身的慢性疾病，饮食不节（如嗜酒），情志所伤（如劳累过度）或外邪入侵（如寄生虫感染）等都会导致病症的发生。肝硬化在中医中属于“胁痛”“积聚”“膨胀”等范畴，此病主要症状有恶心、呕吐、水肿、腹水、肠胃道出血、溃疡、肌肉软弱、大便失常等。

偏方01 李子蜜茶

【用料】鲜李子100克，蜂蜜25克，绿茶2克。

【做法】鲜李子剖开，加1杯水煮沸3分钟，加入绿茶、蜂蜜即可。每日1剂，分早、中、晚3次饮服。

【功效】疏肝止痛，健脾生津。适用于因肝硬化而导致的脘闷厌食、肝区隐痛、口渴乏力者。

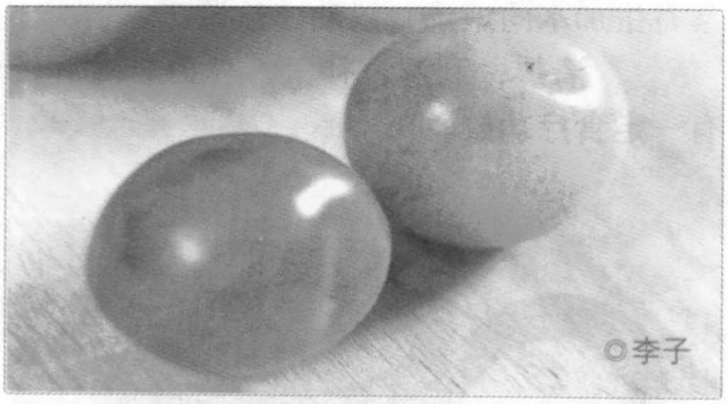

◎李子

偏方介绍

李子性凉，味甘、酸，归肝、肾经，具有清肝涤热，生津液，利小便之功效，适用于阴虚内热、咽干唇燥、津少口渴、水肿、小便不利等症。同时，新鲜李子肉中含多种氨基酸，能清肝利水，对治疗肝硬化腹水有帮助。还需注意的是，饮用此茶时，最好将李子扔掉，多食李子易伤脾胃，致腹泻。

偏方02 槟榔炖甲鱼

【用料】甲鱼1只，槟榔120克，大蒜10瓣，盐适量。

【做法】甲鱼、槟榔、大蒜均洗净，用清水炖熟，捞去槟榔，少加盐，一次服食完。

【功效】消食逐水，滋阴散结，补气助阳，杀虫化滞。对肝硬化腹水、肝脾肿大等，有一定食疗功效。

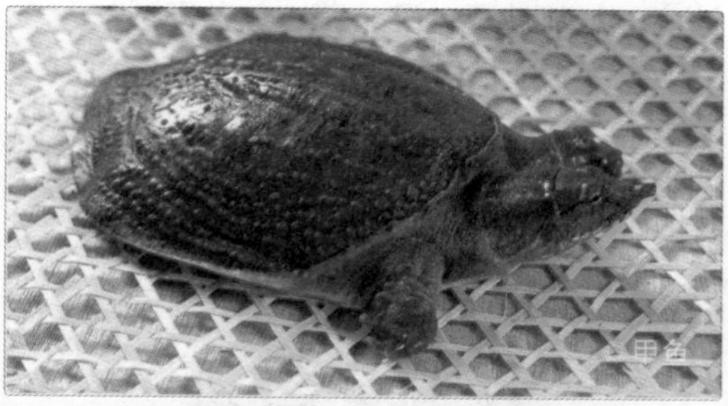

甲鱼

偏方介绍

甲鱼是传统的上等中药材，具有极高的药用价值。甲鱼肉性平，味甘，归肝经，具有滋阴清热，补虚养肾，补血补肝的功效，是滋阴补肾的佳品。甲鱼壳对肝硬化、脾肿大有治疗作用，还能调节免疫功能、提高淋巴细胞转化率、促进骨髓造血功能。甲鱼含蛋白质和脂肪较多，不容易消化吸收，一次不宜吃太多。

偏方03 赤小豆肉汤

【用料】猪前小腿肉 250 克，赤小豆 120 克。

【做法】猪前小腿肉去骨，与赤小豆同煮 2 小时，喝汤吃赤小豆，每日服 1 次。

【功效】适用于肝硬化患者，有一定食疗功效。

偏方04 红花鲤鱼汤

【用料】鲤鱼 1 条，红花子 30 克。

【做法】红花子捣碎，装入布袋，加水煮鲤鱼，以鱼刺脱落为度，喝汤吃肉，淡食。

【功效】软肝化瘀，对肝硬化有一定食疗功效。

偏方05 棉花根蒸猪肉

【用料】棉花根适量，猪瘦肉 200 克。

【做法】将棉花根刮去黑皮，用瓦焙干研末。猪瘦肉切片，用 6 克棉花根药末，与猪肉片拌匀，放碗中隔水蒸熟后服食。每日 1 次，连服 3 次，隔 10 日后再连服 3 日，可服 9 次。

【功效】对肝硬化有一定食疗功效。

偏方06 干葫芦瓜

【用料】干葫芦瓜（连瓜子）1 个，白米汤适量。

【做法】干葫芦瓜煅烧存性，研末，日饮 1 次，用白米汤送服。

【功效】对肝硬化兼有黄肿、臌胀者有一定食疗功效。

偏方07 陈皮柚汁饮

【用料】柚子 1 个，陈皮 9 克，红糖适量。

【做法】柚子去皮、核，绞汁，陈皮洗净，加红糖兑水同煎饮服。每日 1 剂。

【功效】补中缓肝，理气消食，活血化瘀。对肝硬化脘闷痞满、食少口臭者有食疗功效。

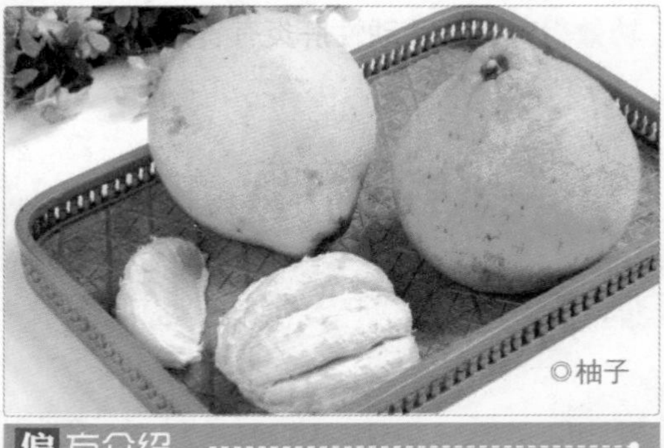

◎柚子

偏方介绍

柚子具有理气化痰、润肺清肠、补血健脾等功效，能治食少、口淡、消化不良等症，还能帮助消化、除痰止渴、理气散结。

偏方08 肉桂粥

【用料】肉桂 3 克，茯苓 10 克，桑白皮 5 克，粳米 50 克。

【做法】前 3 味药水煎 20 分钟，取汁去渣，与淘净之粳米同煮为粥。早餐温热顿服。

【功效】对因肝硬化而引起的水湿内阻、面色萎黄或发白等症状有食疗功效。

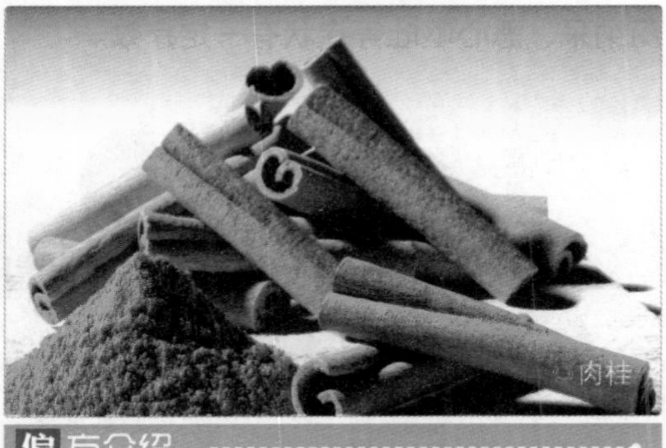

◎肉桂

偏方介绍

肉桂性大热，味辛、甘，归肾、脾、心、肝经。具有补火助阳，引火归源，散寒止痛，活血通经，暖脾胃，除积冷，通血脉的功效。

偏方09 山药龙眼甲鱼汤

【用料】山药片 30 克，龙眼肉 20 克，甲鱼 1 只（约 500 克）。

【做法】将甲鱼杀死，洗净去杂肠，与山药片、龙眼肉共入锅，加水 1000 毫升，清炖至烂熟，即可食用。每日早晚温热，吃肉喝汤。

【功效】滋补肝肾。对肝硬化有较好疗效。

偏方10 枸杞荷包蛋

【用料】枸杞 30 克，红枣 10 个，鸡蛋 2 个。

【做法】将枸杞、红枣洗净，放入炖锅中，加水适量，文火炖 1 小时，之后将鸡蛋敲开放入，候片刻使成荷包蛋即可食用。每日 2 次，吃蛋喝汤。

【功效】对肝硬化有一定食疗功效。

偏方11 冬瓜皮姜汤

【用料】冬瓜皮 15 ~ 30 克，生姜片 20 克。

【做法】将冬瓜皮、生姜片洗净，加适量水煎煮。当汤饮用。

【功效】对肝硬化有食疗功效。

偏方12 猪肚粥

【用料】猪肚、大米各 100 克，调味料适量。

【做法】猪肚洗净，加水适量，煮七成熟，捞出，改刀切成细丝备用。将大米、猪肚丝、适量猪肚汤（去油）同煮成粥，加入调味料后食用。

【功效】活血化瘀，对肝硬化有食疗功效。

偏方13 猪腰子甘遂酒

【用料】猪腰子 1 个，甘遂 9 克，黄酒适量。

【做法】将甘遂填入猪腰子中，置瓦上焙干，研为细末。1 次 4 克，1 日 1 ~ 2 次，黄酒送下。最少服 6 日。

【功效】对因肝硬化而引起的腹膨如鼓、脘闷纳呆、恶心呕吐等症状有一定疗效。

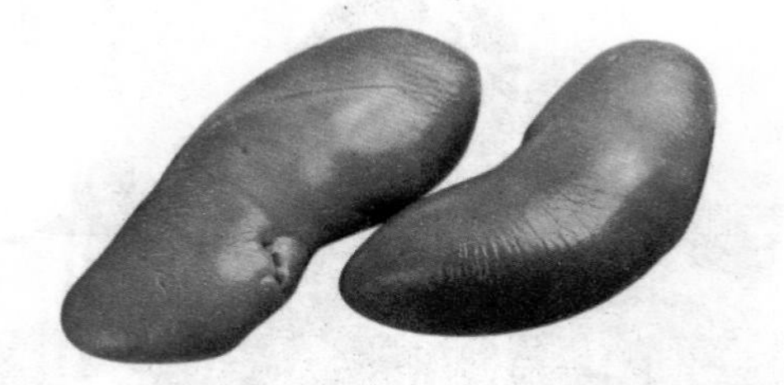

◎猪腰

偏方介绍

性平，味甘、咸。具有滋补肾脏、健肾补腰、和肾理气、补肾益精、利水等功效。

偏方14 赤小豆鲤鱼汤

【用料】赤小豆 500 克，活鲤鱼 1 条，玫瑰花 15 克，调味料适量。

【做法】将鲤鱼去肠杂，与其他两味共煮至熟烂，去花调味。分 2 ~ 3 次服食，每日或隔天 1 次，10 ~ 15 日为 1 个疗程。

【功效】对慢性活动性肝炎有食疗功效。

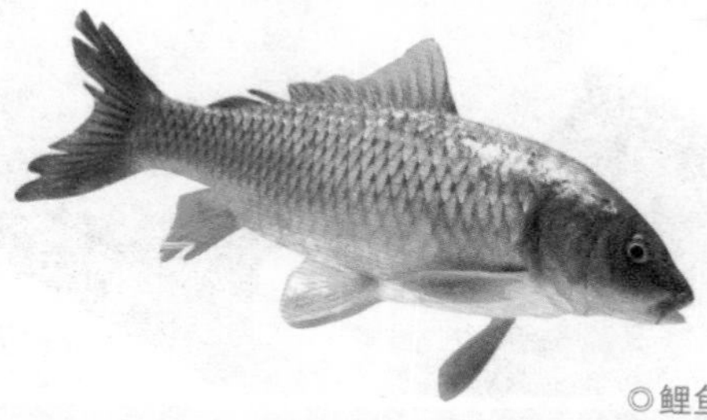

◎鲤鱼

偏方介绍

鲤鱼性味甘、平，无毒，入肝、胆二经。可辅助治疗各种水肿、腹胀、少尿、黄疸、孕妇胎动不安、乳汁不通等症。

食疗偏方

内科

冠心病 >>

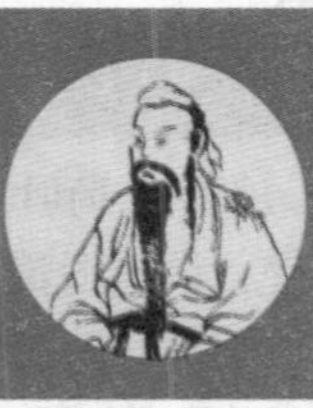

冠心病又称缺血性心脏病。本病多发生于40岁以上，男性多于女性，尤以脑力劳动者居多，包括心绞痛、急性心肌梗死等类型。中医认为冠心病是由于身体衰弱，脏腑功能虚损，阴阳气血失调，加之七情六淫的影响，导致气滞血瘀，胸阳不振，痰浊内生，使心脉痹阻而致。

偏方01 菊花炒鸡片

【用料】嫩鸡肉150克，菊花瓣50克，盐、油、味精、白糖、胡椒面、料酒、麻油、姜、葱、各适量。

【做法】嫩鸡肉切薄片，加以上调味料拌匀；菊花瓣洗净；葱切小片。锅内放油，下葱姜煸炒，倒入鸡片，加菊花瓣炒匀即可。

【功效】镇静祛风，对冠心病有疗效。

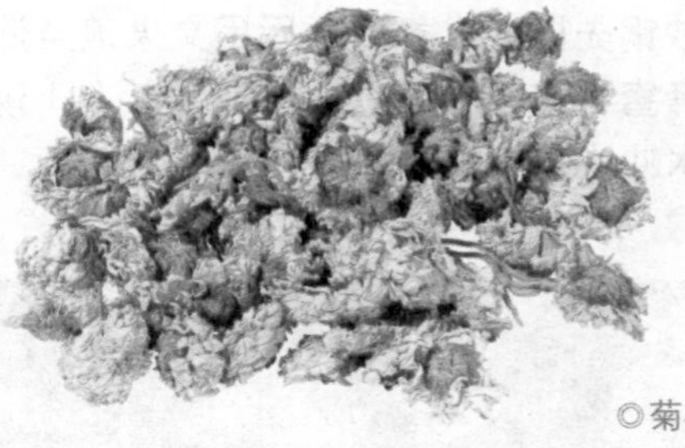

◎菊花

偏方介绍

菊花性微寒，味辛、苦、甘，归肺、肝经。能散风清热，平肝明目，有镇静、解热功效，可用于风热感冒、头痛眩晕、目赤肿痛，眼目昏花。菊花对扩张冠状动脉并增加血流量有明显功效。在烹饪这个食疗偏方时需注意，菊花下锅不宜过早，掌握好火候，动作要快。

偏方02 海带松

【用料】海带200克，香油、油、白糖、盐少许。

【做法】泡发海带，洗净入锅煮透捞出，清净，切丝。锅内放香油，放海带丝稍加煸炒，略经油炸，当海带松脆时捞出沥油，装盘，加入白糖、精盐拌匀即可食。

【功效】能预防高血压、冠心病。

◎海带

偏方介绍

海带性寒，味咸，入脾、胃经。海带含大量的碘质，含有丰富的矿物质，如钙、钠、镁、钾、磷、硫、铁、锌，以及硫胺素、核黄素、硒等人体不可缺少的营养成分。海带中含有大量的多不饱和脂肪酸EPA，能使血液的黏度降低，减少血管硬化，常吃海带能够预防心血管方面的疾病。

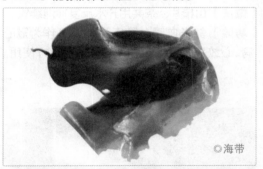

偏方03 荷叶米粉肉

【用料】荷叶5张，瘦肉200克，粳米150克，调料适量。

【做法】先将粳米炒至焦黄，瘦肉切成长尾，用调料浸泡1日，用荷叶包好蒸熟即可。

【功效】对冠心病有食疗功效。

偏方04 茶树根酒

【用料】老茶树根粗壮者30～60克，糯米酒适量。

【做法】糯米酒入瓦罐中，加水，用文火煎2次，取浓汁于晚睡前服，徐徐服完，30日为1疗程。可连用4～5个疗程。

【功效】对冠心病有较好的食疗功效。

偏方05 干姜酒

【用料】干姜末15克，清酒100毫升。

【做法】温清酒，清酒热后下干姜末。每次30克，每日1次。

【功效】对冠心病导致的胸闷憋气，阵发性心痛、心悸，面色苍白，倦怠无力等有较好的食疗功效。

偏方06 桃仁粥

【用料】桃仁10克，大米50克，糖适量。

【做法】先把桃仁洗净，捣烂如泥，用布包好，同大米一起入锅，加水同煮为粥，加少量糖调味。食粥，顿服，每日1次。

【功效】活血通经、祛瘀止痛，适用于冠心病、心绞痛、心肌梗死恢复期病人。

偏方07 山楂茶

【用料】山楂片30克，茶3克。

【做法】山楂片、茶共用开水反复冲泡续饮。

【功效】舒张血管，降压强心，可作为冠心病、心绞痛、心肌梗死恢复期的食疗方使用。

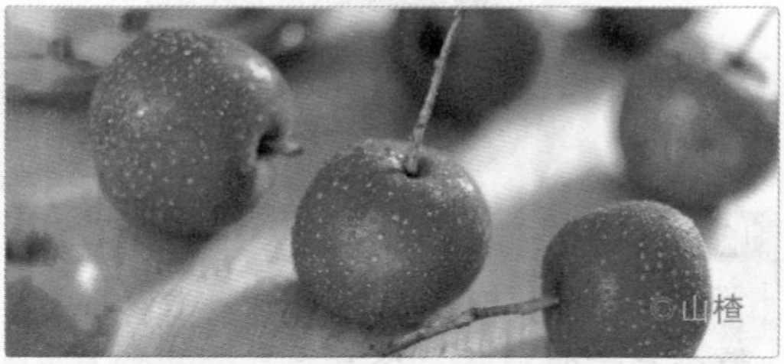

◎山楂

偏方介绍

山楂有扩张冠状动脉，舒张血管，降脂、降压、强心的作用。茶中所含咖啡因和茶单宁酸的协同作用，可防止人体内胆固醇的升高，扩张血管，有防治心肌梗死的作用。

偏方08 青柿蜜糊

【用料】七成熟青柿1000克，蜂蜜2000克。

【做法】青柿去蒂柄，切碎捣烂绞汁，汁入砂锅先以武火煮熟，后用文火煎至浓稠，加蜂蜜再熬至稠，停火冷却。每次1汤匙，开水冲饮，日服3次。

【功效】对冠心病、动脉硬化有疗效。

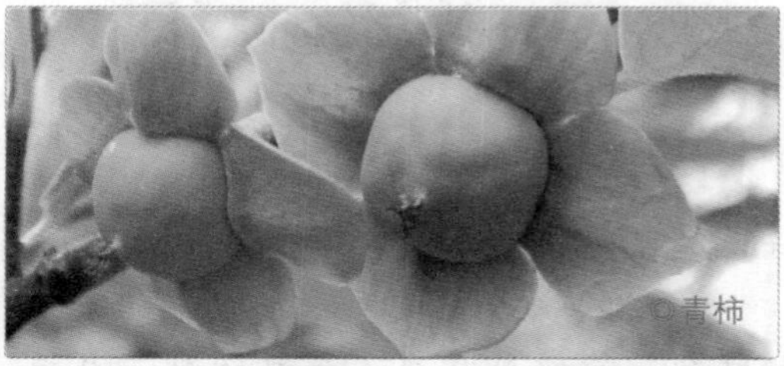

◎青柿

偏方介绍

青柿就是未成熟的柿子，性寒，味涩，归肺经。青柿中含丰富的糖分、果胶和维生素，能清热润肠，是高血压、动脉硬化患者的天然保健食品。但青柿中大量的单宁酸会影响身体对铁质的吸收，不宜多吃。

偏方09 香蕉糯米粥

【用料】香蕉3只，冰糖60克，糯米60克。

【做法】糯米淘洗干净，入锅加清水适量烧开，文火煎煮待米熟时，加入去皮、切块的香蕉和冰糖，熬成稀粥。每日1次，连续服用。

【功效】对防治冠心病有一定食疗功效。

偏方10 葡萄酒

【用料】葡萄酒（低度酒）。

【做法】每天用餐时适量酌饮葡萄酒。

【功效】对预防冠心病有一定食疗功效。

偏方11 双耳汤

【用料】白木耳、黑木耳各10克，冰糖5克。

【做法】白、黑木耳温水泡发，放入小碗，加水、冰糖适量，置蒸锅中蒸1小时即可。饮汤吃木耳。

【功效】滋阴益气，凉血止血。适于冠心病、血管硬化、高血压患者食用。

偏方12 丹参茶

【用料】丹参9克，绿茶3克。

【做法】将丹参制成粗末，与茶叶以沸水冲泡10分钟。每日1剂，不拘时饮服。

【功效】适用于冠心病、阵发性胸刺痛、胸闷气短等病症，有一定食疗功效。

偏方13 薤白粥

【用料】薤白15克（鲜品加倍），大米60克。

【做法】薤白洗净切碎，与大米同入锅，熬煮成粥。顿服，每日1次。

【功效】益气、散寒、通阳，常服对因冠心病而引起的胸闷不舒或心绞痛有一定食疗功效。

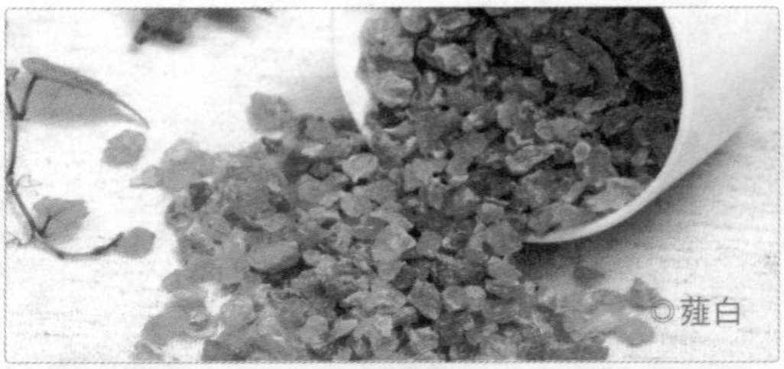

◎薤白

偏方介绍

薤白性温，味辛、苦，归肺、心、胃、大肠经。具有理气，宽胸，通阳，散结，导滞的功效，食用对心血管疾病有益处。

偏方14 醋泡花生

【用料】米醋、花生仁各适量。

【做法】以米醋浸泡优质花生仁，醋的用量以能浸透花生仁为度。浸泡1周后即可食用。每日早晚各吃1次，每次10～15粒。

【功效】通脉，降脂。对冠心病、高脂血症均有一定食疗功效。

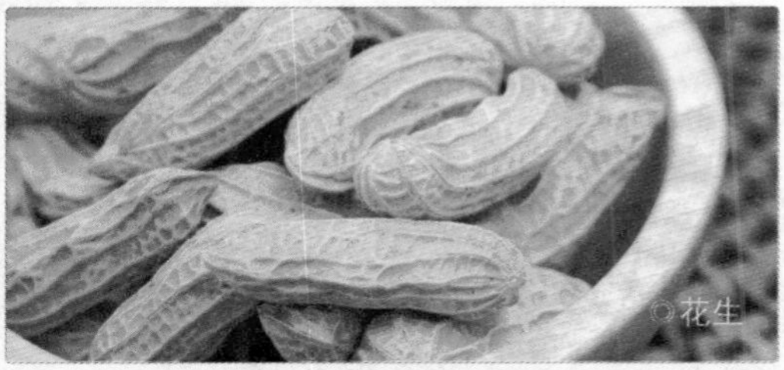

◎花生

偏方介绍

花生含有丰富的维生素E，它可以减少人体内血小板在血管壁的沉积。花生中含有丰富的可溶性纤维，它能减少体内胆固醇的含量，对防治冠心病有一定的作用。

偏方15 海参红枣汤

【用料】泡发海参40克，红枣5枚，冰糖适量。

【做法】先将海参煮烂，再加入红枣、冰糖，炖煮15～20分钟。每日早晨空腹服食。

【功效】适用于气阴两虚型冠心病，有一定食疗功效。

偏方16 猕猴桃荸荠汁

【用料】猕猴桃100克，荸荠50克，西瓜80克。

【做法】以上3味共同榨汁后饮用。

【功效】对防治冠心病有一定食疗功效。

偏方17 山楂双豆粥

【用料】山楂30克，白扁豆20克，韭豆30克，红糖40克。

【做法】将前3味分别洗净，同入砂锅，加适量清水，文火煎煮，豆烂后，放红糖调味即可，每日1剂。

【功效】经常服用有预防冠心病的功效。

偏方18 马齿苋韭菜包

【用料】马齿苋、韭菜等份，葱、姜、猪油、鸡蛋、盐、酱油各适量。

【做法】马齿苋、韭菜分别洗净，阴干2小时，切末。鸡蛋炒熟，弄碎与上末拌匀，加以上调味料调成馅，制成包子蒸熟食用。

【功效】清热祛湿，凉血解毒。

偏方19 香蕉蜂蜜茶

【用料】香蕉50克，茶水适量，蜂蜜少许。

【做法】香蕉去皮研碎，加入等量的茶水中，加蜜调匀当茶饮。

【功效】降压，润燥，滑肠。适用于冠心病、高血压、动脉硬化及便秘等病症，有一定食疗功效。

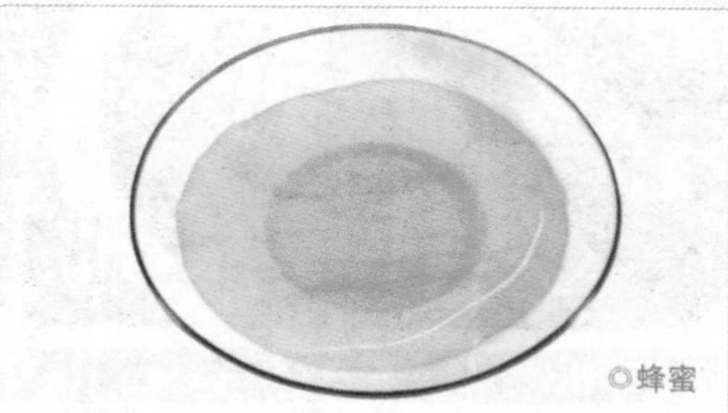

◎蜂蜜

偏方介绍

蜂蜜是很好的养生补品。每日服蜂蜜2或3次，每次2～3匙，有营养心肌、保护肝脏、降血压、防止血管硬化的效果。

偏方20 陈皮兔丁

【用料】兔肉200克，食用油100克，陈皮5克，干椒末、酱油、醋、盐各适量。

【做法】兔肉切丁加以上调味料拌匀。陈皮浸透切块。锅中放食用油，将兔肉丁和陈皮下锅炒，最后收汁，加醋即可。

【功效】补益心血、防治冠心病。

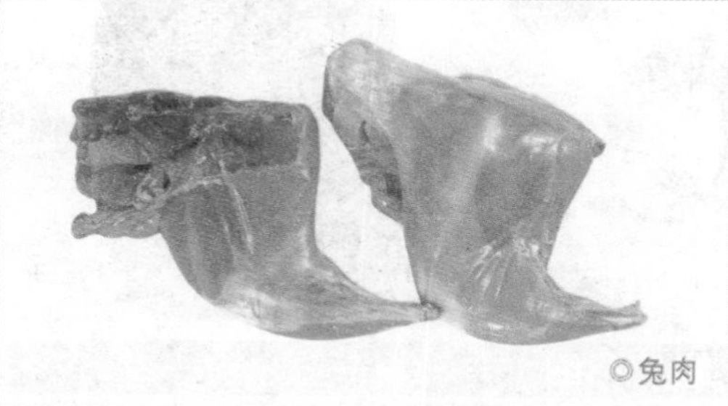

◎兔肉

偏方介绍

兔肉属于高蛋白质、低脂肪、低胆固醇的肉类，是肥胖者和心血管病人的理想肉食。

食疗偏方

内科

感冒 >>

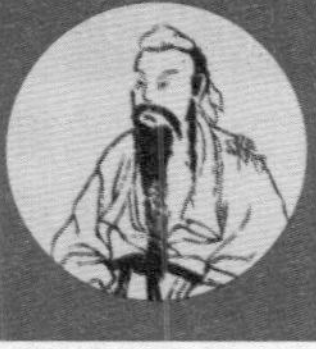

感冒是最常见的外感疾病，四季都可发生，尤以冬末初春为多。寒气较强引发的感冒为风寒感冒；火热邪气过强引起的为风热感冒；还有夏季常见的由湿邪造成的暑湿感冒。

偏方01 神仙粥

【用料】糯米 100 克，葱白、生姜各 20 克，食醋 30 毫升。

【做法】糯米煮粥，葱白、生姜捣烂后放粥内煮 5 分钟，沸后加醋，搅拌后立即起锅。趁热服下，上床覆被以助药力。每日早晚各 1 次，连服几次即愈。

【功效】发表解毒，祛风散寒。

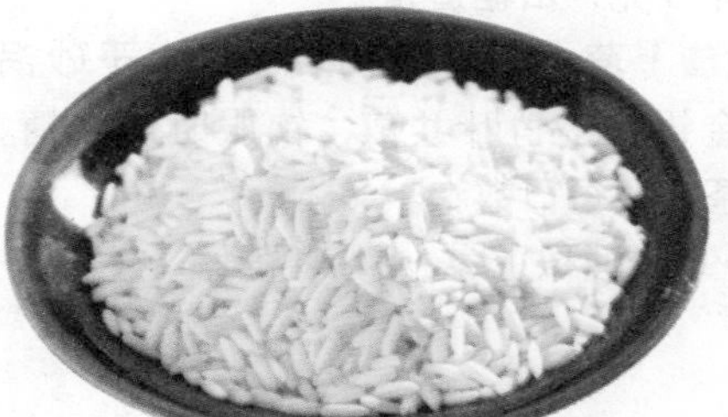

◎糯米

偏方介绍

糯米性温，味甘，归脾、胃、肺经，具有补中益气，止泻，健脾养胃，止虚汗，安神益心，调理消化和吸收的作用，对于脾胃虚弱、体疲乏力、多汗、呕吐者与经常性腹泻、痔疮、产后痢疾者有舒缓症状作用。糯米对于体虚产生的盗汗、血虚、头昏眼花也有改善的作用。

偏方02 葱豉黄酒汤

【用料】全葱 30 克,淡豆豉 20 克,黄酒 50 克。

【做法】先将淡豆豉放入砂锅内加水一小碗，煮 10 余分钟，再把洗净切段的全葱（带须）放入，继续煮 5 分钟。然后加黄酒，立即出锅。趁热顿饮，注意避风寒。

【功效】解表祛风，发散风寒。能改善感冒引起的发热、头痛、无汗、吐泻等症状。

◎大葱

偏方介绍

大葱性微温，味辛，具有发表通阳，解毒调味的作用。主要用于风寒感冒的恶寒发热、头痛鼻塞，阴寒腹痛，痢疾泄泻，虫积内阻，乳汁不通，二便不利等。大葱具有刺激身体汗腺，发汗散热之作用。同时，大葱含有挥发油，油中主要成分为蒜素，又含有二烯丙基硫醚、草酸钙。

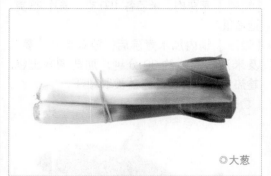

偏方03 冰糖鸡蛋

【用料】鸡蛋1个，冰糖30克。

【做法】将鸡蛋打入碗中，同捣碎的冰糖混合调匀。临睡前用开水冲服。

【功效】养阴润燥，清肺止咳。作为感冒的食疗方，能改善流清涕、咳嗽、发冷等症状。对小儿流鼻血亦有效。

偏方04 葱姜茶

【用料】葱白5根，姜1片，淡豆豉20克。

【做法】以上3味用砂锅加水1碗煎煮开。趁热顿服，然后卧床盖被发汗，注意避风寒。

【功效】解热透表，解毒通阳。适用于伤风感冒，用于感冒初起，能改善鼻塞、头痛、畏寒、无汗等症状。

偏方05 核桃葱姜茶

【用料】核桃仁25克，葱白25克，生姜25克，茶叶15克。

【做法】将核桃仁、葱白、生姜共捣烂，与茶叶一同放入砂锅内，加水一碗半煎煮。去渣一次服下，卧床盖被，注意避风。

【功效】解表散寒，发汗退热。

偏方06 西瓜西红柿汁

【用料】西瓜1/4个、西红柿2个。

【做法】西瓜取瓤，用纱布绞挤汁液。西红柿去皮，也用纱布绞挤汁液。二汁混合搅匀，代茶饮用。

【功效】清热解毒，祛暑化湿。适用于夏季感冒，能改善发热、口渴、烦躁等症状。

偏方07 草鱼汤

【用料】草鱼肉、米酒各150克，姜片25克，盐适量。

【做法】锅内加水煮沸后，放草鱼片、姜片及米酒一起炖约30分钟，加盐调味出锅。趁热食用，食后卧床盖被取微汗。

【功效】解表散寒，疏风止痛。

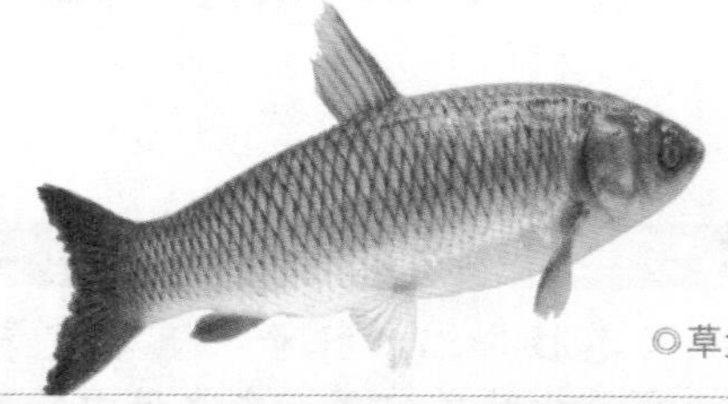

◎草鱼

偏方介绍

草鱼性温，味甘，无毒，归肝、胃经。具有暖胃和中、平降肝阳、祛风、治痹、截疟、益肠明目之功效。同时也具有暖胃和中、平降肝阳、祛风的功效，对感冒有疗效。

偏方08 萝卜甘蔗汤

【用料】萝卜、甘蔗各500克，金银花10克，竹叶5克，白糖适量。

【做法】萝卜与甘蔗切块，加水于砂锅内，下金银花、竹叶共煎，饮服时加白糖。可当茶饮，每日数次。

【功效】消积止躁，清热解毒。

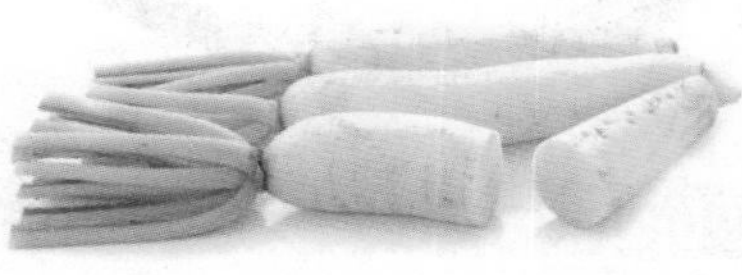

◎萝卜

偏方介绍

白萝卜性凉，味辛、甘，主治食积胀满、痰嗽失音、吐血、消渴、痢疾。具有消积滞、化痰止咳、下气宽中、解毒等功效，对感冒有疗效。

偏方09 绿豆茶

【用料】绿豆50克,绿茶5克,冰糖15克。

【做法】绿豆洗净，捣碎，同绿茶、冰糖放入碗内，用开水冲沏，约泡20分钟。代茶饮用。

【功效】清热解毒。适用于流行性感冒，能改善咽痛、咳嗽等症状。

偏方10 荸荠汁

【用料】荸荠适量。

【做法】将荸荠洗净，去皮，捣烂后裹以纱布绞挤汁液。以汁漱喉，徐徐咽下。每日数次，可连续漱服。

【功效】凉血解毒，清咽利膈。适用于风寒或虚火咽痛等病症,对感冒有食疗功效。

偏方11 白清汤

【用料】葱白4段,鸭蛋清2个,饴糖50克。

【做法】先将葱白及饴糖加水煮沸，倒入盛有鸭蛋清的碗中，搅匀。分2次热服。

【功效】养阴清热。对感冒引起的咳嗽、音哑、咽喉肿痛等症状有较好的食疗功效。

偏方12 萝卜橄榄汤

【用料】白萝卜200克，橄榄5枚。

【做法】将白萝卜洗净，切成小块，同橄榄共煮汤。日服6次，用量不限。

【功效】清热解毒。对治流行性感冒、白喉等病有一定食疗功效。

偏方13 银花山楂汤

【用料】银花30克,山楂10克,蜂蜜250克。

【做法】银花与山楂放砂锅内，加水烧沸，5分钟后将药液滤入碗内。再加水煎熬一次后滤出药液。将两次药液合并，放入蜂蜜搅匀。服用时温热，可随时饮用。

【功效】清热解毒，散风止痛。

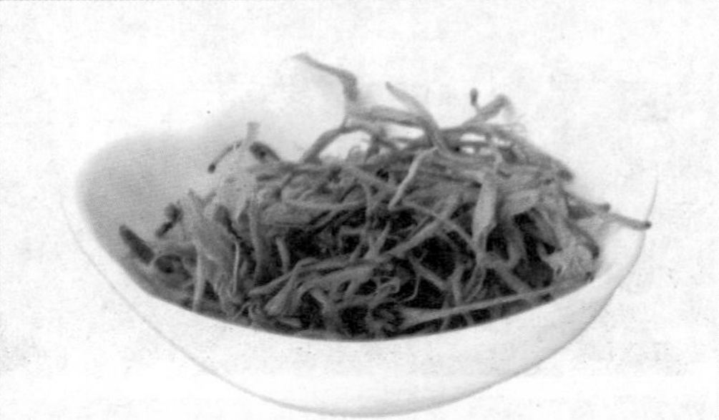

◎银花

偏方介绍

银花又名忍冬花，性寒，味甘，归肺、胃经，是清热解毒药品，可治疗温病发热，热毒血痢等。

偏方14 芦根汤

【用料】芦根50克，鲜萝卜200克，青橄榄7个，葱白7根。

【做法】鲜萝卜洗净、切块,同芦根、青橄榄、葱白共煮汤。代茶饮。

【功效】清热解表，宣通气机。对流行性感冒有不错的食疗效果。

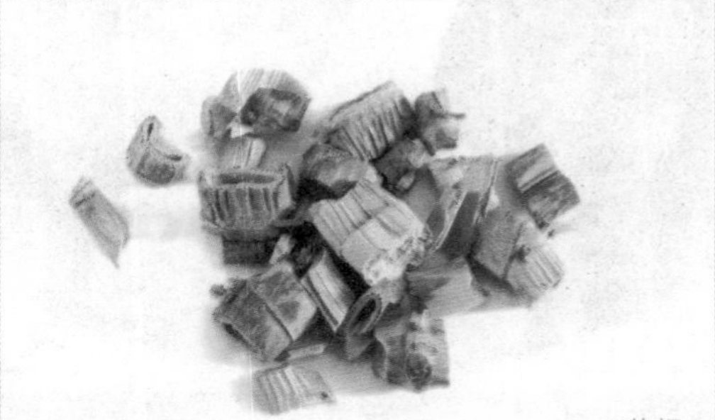

◎芦根

偏方介绍

芦根有清热生津、除烦的功效，对感冒有益处。

偏方15 橘姜茶

【用料】橘皮、生姜各 10 克，红糖适量。

【做法】橘皮洗净，姜洗净去皮，共水煎。饮时可加红糖 10 ~ 20 克。

【功效】辛温解表，解毒通阳。对治感冒有较好的食疗功效。

偏方16 白胡椒热汤面

【用料】挂面、白胡椒末、葱白各适量。

【做法】煮热汤面 1 碗，加入葱白及白胡椒面拌匀。趁热吃下，盖被而卧，汗出即愈。

【功效】辛温解表，消痰解毒。适用于风寒袭表引起的感冒，有较好的食疗功效。

偏方17 红糖乌梅汤

【用料】乌梅 4 个，红糖 100 克。

【做法】以上两味加水共煮浓汤。分 2 次服。

【功效】解表散寒，发汗退热。对感冒引起的发热、畏寒等症状有较为明显的食疗功效。

偏方18 黄酒煮荔枝

【用料】荔枝肉 30 克，黄酒适量。

【做法】用黄酒煮荔枝肉。趁热顿服。

【功效】通神益气，消散滞气。对气虚感冒有食疗功效。

偏方19 生大蒜

【用料】生大蒜 1 瓣。

【做法】将生大蒜瓣去皮，含于口中，生津则咽下，直至大蒜无味时吐掉，连续 3 瓣即可奏效。

【功效】辛温解表，解毒杀菌。用于感冒初起流清涕、风寒咳嗽等。

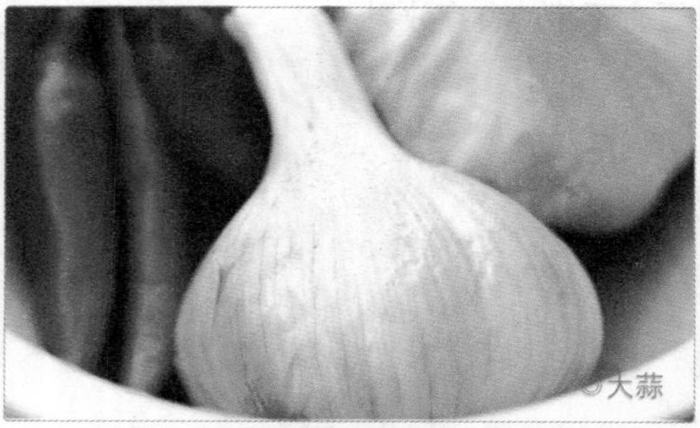

©大蒜

偏方介绍

大蒜性温，味辛，归脾、胃、肺经，能解毒杀虫，消肿止痛，止泻止痢，治肺病，驱虫，此外，还有温脾暖胃作用。可用于感冒、细菌性痢疾、阿米巴痢疾、肠炎、饮食积滞、痈肿疮疡的治疗。

偏方20 干白菜根汤

【用料】干白菜根 1 块，姜 3 片，红糖适量。

【做法】将干白菜根洗净，切片，加水、姜片、红糖共煎 1 碗。日服 3 次。

【功效】清热解毒。适用于流行性感冒，改善热多寒少的症状。

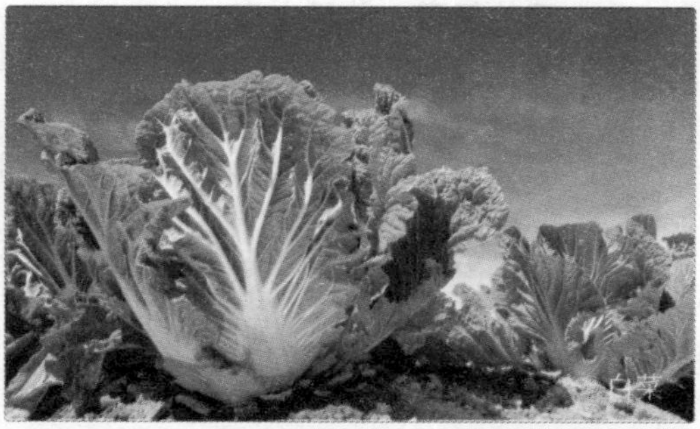

白菜

偏方介绍

白菜根性微寒，味甘，归肺、肝、胃、膀胱经，具有清热利水、解表散寒、养胃止渴的功效。

食疗偏方

内科

咳嗽 >>

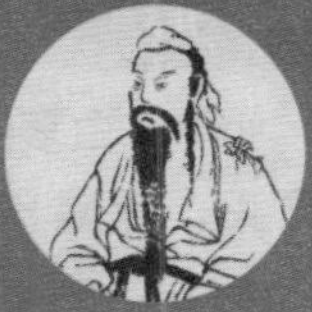

咳嗽是人体清除呼吸道内的分泌物或异物的保护性呼吸反射动作。虽然有其有利的一面，但剧烈长期咳嗽可导致呼吸道出血。正确区分一般咳嗽和咳嗽变异性哮喘，防止误诊。中医认为咳嗽是因外感六淫，脏腑内伤所致。治疗咳嗽应区分咳嗽类型，西药、中药皆可，但以食疗为最佳。

偏方01 冰糖燕窝粥

【用料】燕窝10克，大米100克，冰糖50克。

【做法】燕窝放温水中浸软，摘去绒毛污物，放入开水碗中继续涨发。大米洗净后入锅，加清水3大碗，旺火烧滚后改用文火熬煮。将发好的燕窝放入锅中与大米同熬约1小时，加入冰糖，待冰糖溶化后即可食用。

【功效】滋阴润肺，止咳化痰。

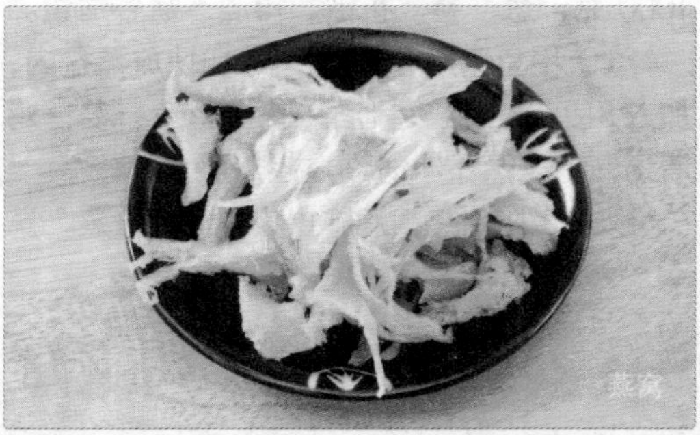

燕窝

偏方介绍

燕窝性平，味甘，归肺、胃、肾经，有养阴、润躁、益气、补中、养颜等五大功效，是上好的补品。能滋阴润肺，补脾益气，有补肺养阴、止肺虚性咳嗽等功效。对咳嗽痰喘、气促、久咳、痰中带血、咳血、咯血、支气管炎、潮热等病症有显著食疗效果。

偏方02 糖渍橘皮

【用料】鲜橘皮、白糖各适量。

【做法】鲜橘皮适量，洗净切丝，锅内加入橘皮丝及大约橘皮重量一半的白糖，添水没过橘皮，大火煮沸改用小火煮至余液将干时，将橘皮盛出放在盘内，待冷，再撒入大约橘皮重量一半的白糖，拌匀。食用。

【功效】润肺，燥湿，化痰，生津。

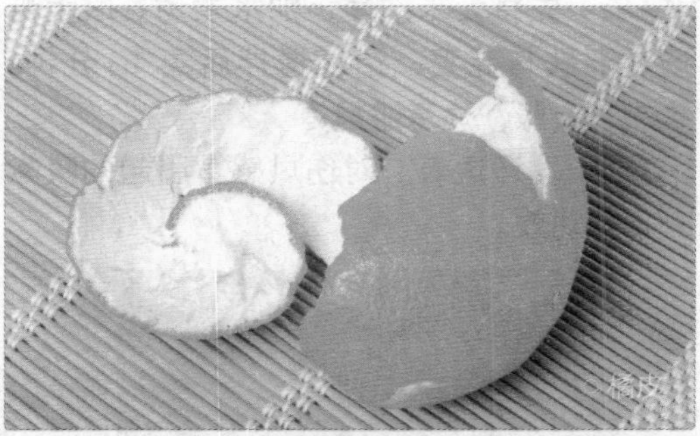

橘皮

偏方介绍

橘皮即陈皮，性温，味辛、微苦，归脾、肺经，有理气调中，燥湿化痰的功效，可用于治疗脾胃气滞，呕吐，或湿浊中阻所致胸闷、纳呆、便溏。橘皮苦温燥湿而能健脾行气，故常用于湿阻中焦、脘腹胀闷等症，可配伍苍术、厚朴同用。又善于燥湿化痰，为治痰多咳嗽的常用要药。

偏方03 麻黄胡椒蒸萝卜

【用料】白萝卜1个，白胡椒5粒，麻黄2克，蜂蜜30克。

【做法】将白萝卜洗净，切片，放入碗内，倒入蜂蜜及白胡椒、麻黄搅拌均匀，放入锅内共蒸半小时。趁热顿服,卧床见汗即愈。

【功效】发汗散寒，止咳化痰。

偏方04 羊蜜膏

【用料】熟羊脂、熟羊髓、白沙蜜各250克，生姜汁100毫升，生地黄汁500毫升。

【做法】熟羊脂入锅中煎至沸腾，然后放羊髓再沸，加白沙蜜、地黄汁、生姜汁，不停搅拌，微火熬数沸至成膏。

【功效】补虚润肺，祛风化毒。

偏方05 燕窝参汤

【用料】燕窝、西洋参各5克。

【做法】将燕窝用清水浸透，摘去杂物，洗净，晾去水气，同西洋参一起隔水炖3小时以上，饮汤。

【功效】养阴润燥，降火益气。对肺胃阴虚而致的干咳、潮热、盗汗等症状有疗效。

偏方06 双糖炖豆腐

【用料】豆腐500克,红糖、白糖各100克。

【做法】在豆腐上挖一个坑，用红、白糖将坑填满，放入碗内隔水炖30分钟。一次吃完，连服4次。

【功效】清热，生津，润燥。对咳嗽痰喘有食疗功效。

偏方07 芫荽大米汤

【用料】芫荽30克，大米100克，饴糖30克。

【做法】先将大米洗净，加水煮汤。取大米汤3汤匙与芫荽、饴糖搅拌后蒸10分钟。趁热一次服，注意避风寒。

【功效】发汗透表。对伤风感冒引起的咳嗽有食疗功效。

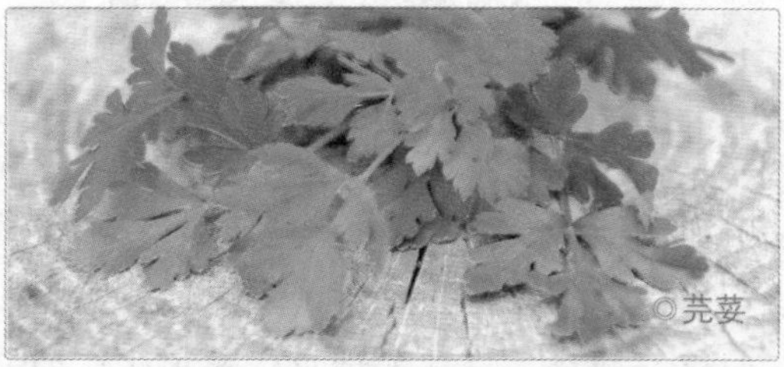

©芫荽

偏方介绍

芫荽又叫香菜，是常见的提味蔬菜，性温，味辛，归肺、脾经。具有发汗透疹，消食下气，醒脾和中的功效。主治风寒感冒、麻疹等病。

偏方08 甲鱼蒸贝母

【用料】甲鱼1只，川贝母5克，鸡清汤1000克，葱、姜、花椒、料酒、盐各适量。

【做法】甲鱼宰杀，处理干净，切块放蒸盆内，加入川贝母、盐、料酒、花椒、葱、姜，鸡清汤，上笼蒸1小时许。趁热服食。

【功效】滋阴清热，润肺止咳，退热除蒸。

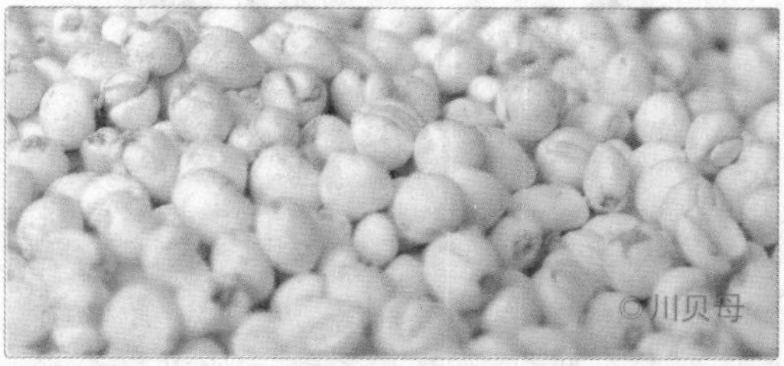

©川贝母

偏方介绍

川贝母性微寒，味苦、甘，归肺、心经，具有清热化痰止咳之功，可用于治疗痰热咳喘，咯痰黄稠之证；因又兼甘味，故善润肺止咳，治疗肺有燥热之咳嗽痰少而黏之证。

偏方09 杏仁止咳汤

【用料】北杏仁10克，芫荽5克，荸荠30克，羚羊角粉2克（冲服），生姜3克，冰糖适量。

【做法】将上述前5味材料同放锅内，加水煮汤，加少许冰糖即可。

【功效】清热解肌，宣肺止咳。

偏方10 雪梨百合汤

【用料】雪梨1个，百合25克，冰糖20克。

【做法】百合用清水浸泡一夜，次日将百合连同清水一起倒入砂锅内，再加半碗多清水，煮1.5个小时，待百合已烂时加已去皮、切块的雪梨和冰糖，煮30分钟即成。

【功效】肺虚久咳者食用有较好的疗效。

偏方11 排骨炖白果

【用料】小排骨500克，白果30克，黄酒、姜片、青葱末、盐适量。

【做法】小排骨加水适量，放黄酒、姜片，文火焖1.5小时。加入去壳白果、盐，再煮15分钟，加味精并撒青葱末。

【功效】止咳平喘，用于痰多咳嗽气喘。

偏方12 银耳鸭蛋汤

【用料】鸭蛋1只，银耳15克，冰糖25克。

【做法】银耳与冰糖共煮，等沸后打入鸭蛋。每日服2次。

【功效】滋阴清肺，生津止渴。能改善阴虚肺燥引起的咳嗽痰少、咽干口渴等症状，对咳嗽有一定食疗功效。

偏方13 芥菜姜汤

【用料】芥菜80克，生姜10克，盐少许。

【做法】将芥菜洗净后切成小块，生姜切片，加清水4碗煎至2碗，以盐调味。每日分2次服，连用3日见效。

【功效】宣肺止咳，疏风散寒。适用于风寒咳嗽，对头痛、鼻塞等症状有食疗功效。

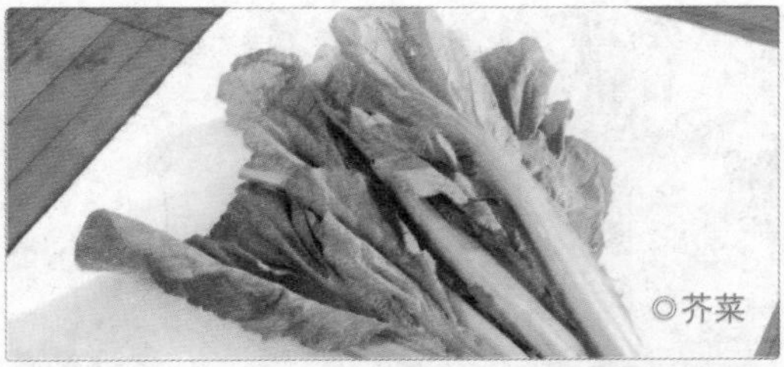

◎芥菜

偏方介绍

芥菜又名雪里蕻，性温，味辛，归肺、胃、肾经。可宣肺豁痰，温中利气，对治疗感冒有益处，主治寒饮内盛、咳嗽痰滞、胸膈满闷、耳目失聪、牙龈肿烂、便秘等病症。

偏方14 川贝炖雪梨

【用料】雪梨1个，川贝末6克，冰糖20克。

【做法】雪梨切开，其中间去核后放川贝末，然后再并拢，用牙签固定，碗中放水适量加冰糖，隔水炖煮30分钟，吃梨喝汤，每天1次，连服3～5天。

【功效】清热化痰，润肺止咳。

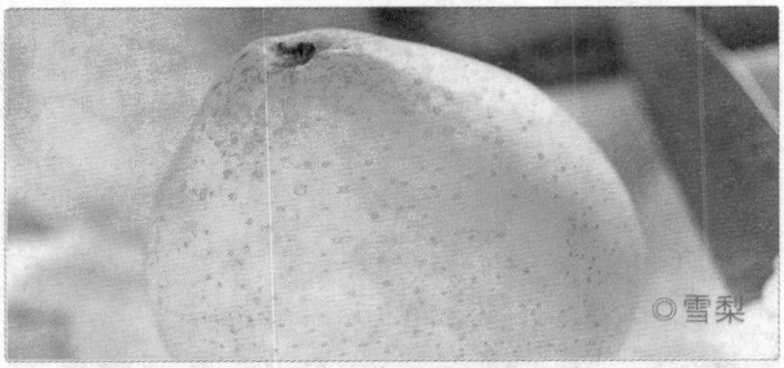

◎雪梨

偏方介绍

雪梨性寒，味甘，归肺经，具生津润燥、清热化痰之功效。因此，对急性气管炎和上呼吸道感染的患者出现的咽喉干、痒、痛，音哑，痰稠，便秘，尿赤均有良效。

偏方15 燕窝炖梨

【用料】燕窝 5 克，白梨 2 个，川贝母 10 克，冰糖 5 克。

【做法】燕窝用水浸泡备用，白梨挖去核心，将其他 3 味同放梨内，盖好、扎紧放碗中，隔水炖熟。服食。

【功效】对多年痰咳、气短乏力有疗效。

偏方16 糖水冲鸡蛋

【用料】白糖 50 克，鸡蛋 1 个，鲜姜适量。

【做法】先将鸡蛋打入碗中，搅匀。鲜姜绞取汁液备用，白糖加水半碗煮沸，趁热冲蛋，搅和，再倒入姜汁，调匀。每日早晚各服 1 次。

【功效】对久咳不愈有较好的食疗功效。

偏方17 萝卜炖猪肺

【用料】白萝卜 1 个，猪肺 1 个，杏仁 15 克。

【做法】以上 3 味加水共煮 1 小时。

【功效】清热化痰，止咳平喘。对久咳不止、痰多气促等有食疗功效。

偏方18 丝瓜花蜂蜜饮

【用料】丝瓜花 10 克，蜂蜜 15 克。

【做法】将丝瓜花洗净，放入杯内，加开水冲泡。盖上盖浸泡 10 分钟，倒入蜂蜜搅匀即成。每日饮 3 次。

【功效】清热止咳，消痰下气。对肺热咳嗽、喘急、气促等病症有较好的食疗功效。

偏方19 蜜枣扒山药

【用料】山药 1000 克，蜜枣 10 枚，板油丁 100 克，白糖 350 克，桂花汁适量。

【做法】以上前 3 味置大碗内蒸熟，撒白糖、桂花汁调匀食用。

【功效】补肾润肺，对肺虚久咳、脾虚腹泻、四肢无力等有食疗功效。

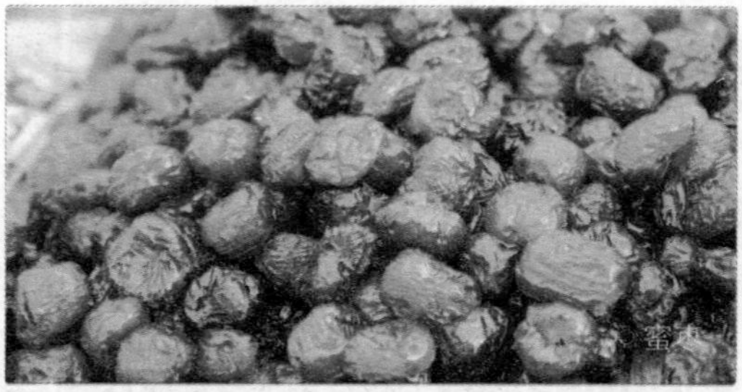

蜜枣

偏方介绍

蜜枣补血、健胃、益肺、调胃，对久咳肺虚等症有疗效。板油即生猪油，将生猪油切成丁即板油丁。

偏方20 鱼腥草汁冲鸡蛋

【用料】鱼腥草 30 克，鸡蛋 1 个。

【做法】将鱼腥草浓煎取汁，用滚沸的药汁冲鸡蛋 1 个，1 次服下，1 日 1 次。

【功效】清热、养阴、解毒。可以用于辅助食疗胸痛和肺热咳嗽等病症。

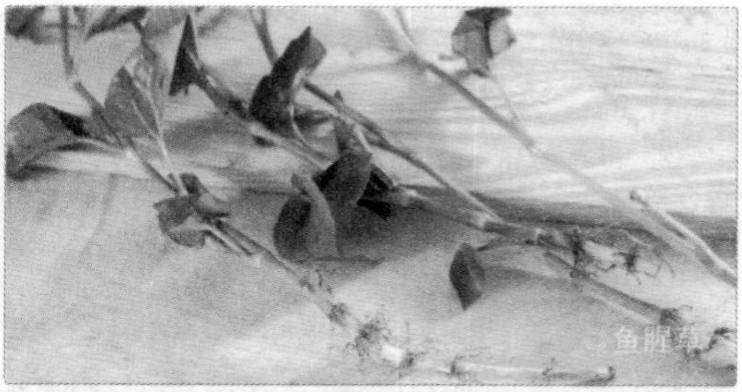

鱼腥草

偏方介绍

鱼腥草性微寒，味苦，归肺经、膀胱、大肠经，能清热解毒，排脓消痈，利尿通淋。对肺痈吐脓、痰热喘咳、热痢、痈肿疮毒、热淋有疗效。

偏方21 红糖姜枣汤

【用料】红糖30克，鲜姜15克，红枣30克。

【做法】以水3碗煎至剩一半。顿服，服后出微汗即愈。

【功效】祛风散寒。对伤风咳嗽、胃寒刺痛、产后受寒腹泻、恶阻等病症有食疗功效。

偏方22 蜂蜜蒸白梨

【用料】大白梨1个，蜂蜜50克。

【做法】先把大白梨去皮，挖去核，将蜂蜜填入，加热蒸熟。每日早晚各吃1个，连吃数日。

【功效】生津润燥，止咳化痰。适用于阴虚肺燥之久咳咽干、手足心热等症状。

偏方23 猪肉杏仁参汤

【用料】猪瘦肉50克，杏仁10克，北沙参15克。

【做法】以上3味共煎煮汤饮。日服2次。

【功效】清肺，化痰，生津。对咳嗽少痰、口渴咽干、咽痒等病症有一定食疗功效。

偏方24 罗汉果柿饼汤

【用料】罗汉果半个，柿饼3个，冰糖30克。

【做法】加清水两碗半共煮至1碗半，再下冰糖，去渣。1天分3次饮完。

【功效】清肺热，去痰火，止咳嗽。对小儿百日咳及痰火咳嗽等病症有较好的食疗功效。

偏方25 山药粥

【用料】山药30克，白糖少许。

【做法】将山药轧细过筛，调入凉水，边煮边搅，两三沸即成，加少许白糖调味。服食。

【功效】补脾止泻、补肾收摄。对劳伤咳喘、脾虚泄泻等有食疗功效。

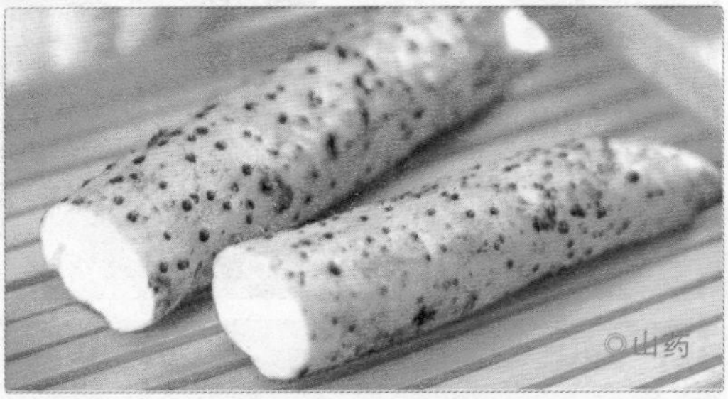

©山药

偏方介绍

山药营养丰富，是物美价廉的补虚佳品。山药性平，味甘，归脾、肺、肾经，具有补脾养胃，生津益肺，补肾涩精的功效。用于脾虚食少、久泻不止、肺虚喘咳、肾虚遗精、尿频等病症。

偏方26 竹沥粥

【用料】竹沥30毫升，粳米100克。

【做法】先煮粳米做粥，快熟的时候放入竹沥，搅匀。任意食用。

【功效】清热，豁痰，镇惊。对风热痰火、肺热咳嗽、痰多色黄等病症有较好的食疗功效。

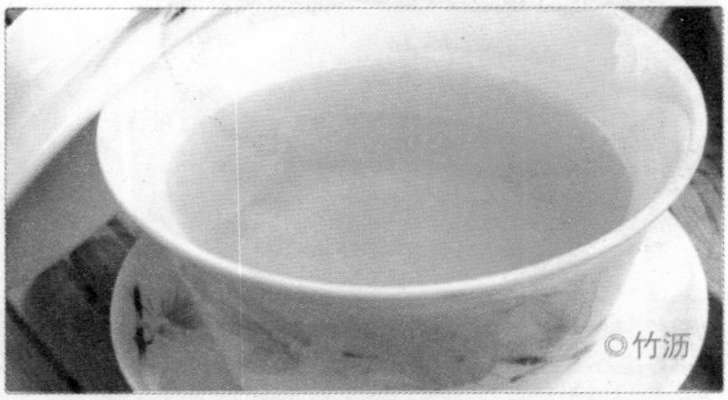

©竹沥

偏方介绍

竹沥性寒，味甘，归心、肝、肺经，是竹子经加工后提取的汁液，它是一种无毒无副作用的药、食两用天然饮品，是化痰、止咳、平喘的良药。

食疗偏方

内科

肺结核 >>

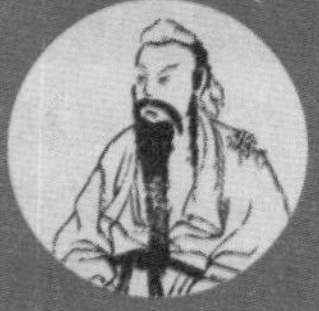

结核病是由结核杆菌引起的慢性传染病，可累及全身多个器官，但以肺结核最为常见。一年四季都可以发病，15岁到35岁是结核病的高发年龄。本病潜伏期为4～8周。由于劳损在肺，故中医称肺结核为“肺痨”。其发病在临床上多呈慢性过程，少数可急起发病。肺结核常有低热、乏力等全身症状和咳嗽、咯血等呼吸系统表现。

偏方01 鳗鲡炒大蒜

【用料】鳗鲡（白鳝）150 克，大蒜 2 头，葱、姜、油、盐各适量。

【做法】将鳗鲡开膛洗净，切段，大蒜去皮，洗净。将锅置于旺火上，加油烧热，放入鳗鲡煎炸至呈金黄色，下大蒜及葱、姜、盐料，加水 1 碗焖煮至鱼熟即成。

【功效】本方有抑制结核病菌的作用。

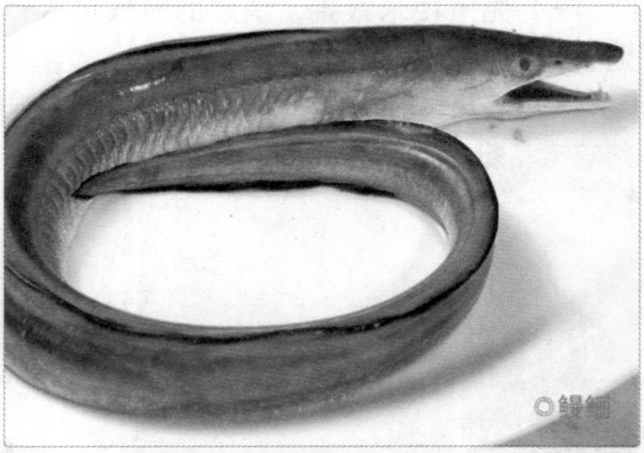

◎鳗鲡

偏方介绍

鳗鲡的肉、骨、血、鳔等均可入药，肉性平，味甘，有滋补强壮，祛风杀虫之功效。鳗鲡入药对治疗肺结核经久不愈而造成的身体虚弱、结核发热、赤白带下、风湿、骨痛、体虚等症有显著疗效。同时，鳗鲡也是久病、贫血、肺结核患者的良好营养品。

偏方02 蛤蜊肉炒韭菜

【用料】蛤蜊肉 100 克，韭菜 50 克，油、盐、酱油适量。

【做法】将蛤蜊用热水冲烫，去壳取肉，拣出肉上污物，再以冷水洗净，炒锅置于旺火上，加油烧热，下蛤蜊肉、韭菜及盐、酱油煸炒即成。

【功效】养阴，清热，润肺，常食有益。

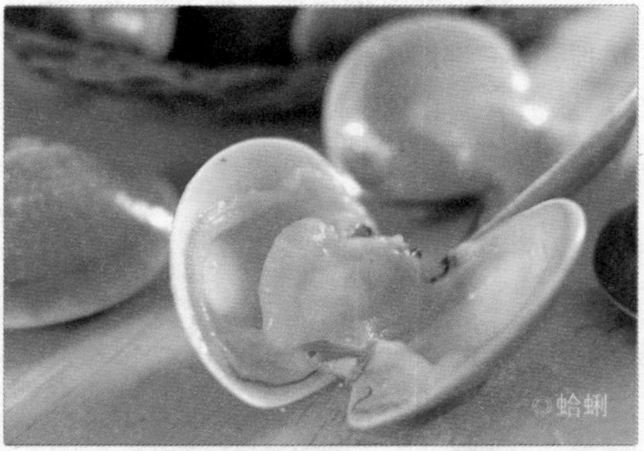

◎蛤蜊

偏方介绍

蛤蜊性寒，味咸，归肺、肾经，有滋阴、软坚、化痰的作用，可滋阴润燥，能用于五脏阴虚消渴、盗汗、干咳、失眠、目干等病症的调理和治疗，对淋巴结肿大、甲状腺肿大也有较好疗效。蛤蜊粉炒阿胶，研细末，每日15克，分2次服，温水送下，亦有上述功效。

偏方03 鸭梨萝卜膏

【用料】鸭梨、白萝卜各1000克，生姜、炼乳、蜂蜜各250克，黄酒少许。

【做法】鸭梨洗净去核，切碎。白萝卜、生姜洗净，切碎，分别挤汁。取萝卜汁、梨汁入锅熬至黏稠膏状，加姜汁、炼乳、蜂蜜及黄酒，文火熬片刻即成。每日早、中、晚服用。

【功效】清热润肺。用治肺结核之低热。

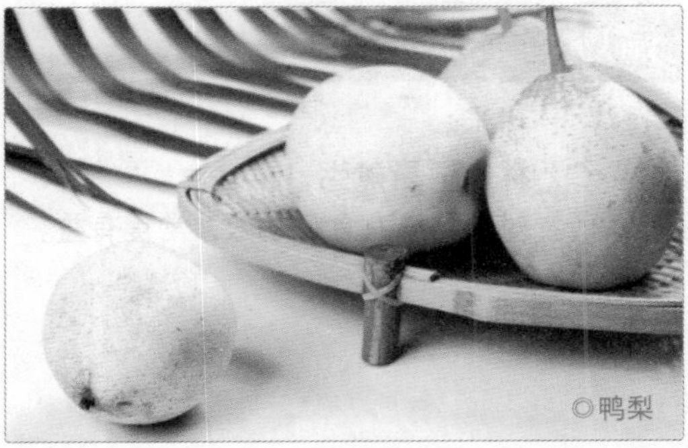

◎鸭梨

偏方介绍

鸭梨性凉，味甘、微酸，归肺、胃经，具有生津，润燥，清热，化痰，解酒的功效。所含的苷及鞣酸等成分，能祛痰止咳，对咽喉有养护作用。咳嗽痰稠或无痰者，咽喉发痒、干疼者，肺结核患者，肝炎、肝硬化患者，饮酒后或宿醉未醒者尤其适合吃鸭梨。

偏方04 卞萝卜蜜膏

【用料】卞萝卜1000克，明矾10克，蜂蜜100克。

【做法】明矾用水溶化，卞萝卜洗净，切碎，捣泥，以纱布挤压取汁，煮沸，改文火煎沸至黏稠加明矾水调匀，下蜂蜜至沸，凉凉，装瓶储藏。每次1汤匙，日服3次。

【功效】对肺结核引起的咯血有疗效。

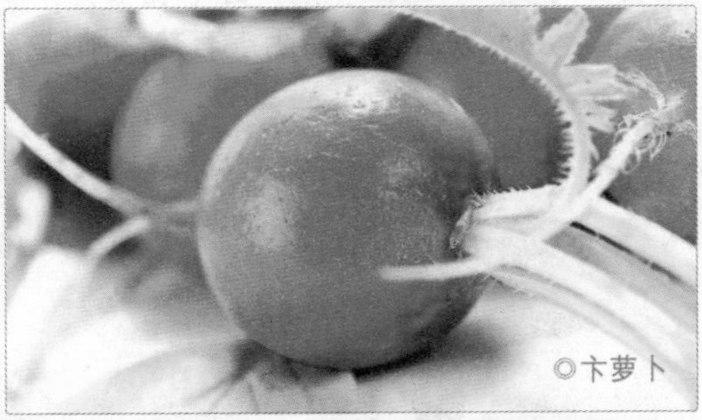

◎卞萝卜

偏方介绍

卞萝卜又称红皮白心圆萝卜，性微温，味甘、辛，归肺、胃经，具有清热、解毒、利湿、散瘀、健胃消食、化痰止咳、顺气、利便、生津止渴、补中、安五脏等功能。常吃卞萝卜可降低血脂、软化血管、稳定血压。

偏方05 五汁饮

【用料】白果汁、秋梨汁、鲜藕汁、甘蔗汁、山药汁、霜柿饼、生核桃仁、蜂蜜各120克。

【做法】霜柿饼捣膏，生核桃仁捣泥。蜂蜜溶化稀释，加柿饼膏、核桃仁泥、山药汁搅匀，稍微加热，趁温加入其余四汁搅匀，瓷罐储藏。每服1或2茶匙，开水和服。

【功效】清热降火，清心润肺。

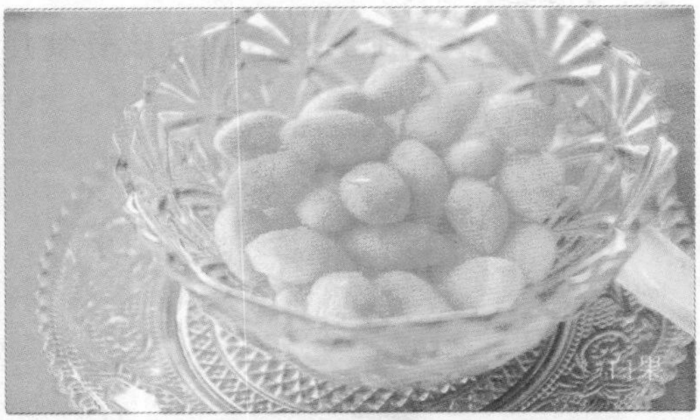

白果

偏方介绍

白果性平，味甘、苦、涩，有小毒，归肺、肾经。具有敛肺气、定喘咳的功效，对于肺病咳嗽及各种哮喘痰多者，均有辅助食疗作用。白果主治哮喘痰嗽、白带、白浊、遗精、尿频、无名肿毒、癣疮。

偏方06 秫米养肺粥

【用料】秫米。

【做法】秫米适量煮粥，常食之。

【功效】对肺结核有食疗功效，常食有益。

偏方07 沙参煮鸡蛋

【用料】沙参30克,鸡蛋2个,冰糖30克。

【做法】先将鸡蛋洗干净，将鸡蛋同沙参放入锅内，加清水两碗同煮，蛋熟后去壳再煨煮半小时，加冰糖调味，可饮汤食蛋。

【功效】养阴清肺，降火除热。对肺结核引起的咳嗽、咽痛等症状有食疗功效。

偏方08 马齿苋猪肉汤

【用料】生马齿苋30克，猪瘦肉适量。

【做法】以上二味煲汤，每日服用。

【功效】清热滋阴、润燥益气，对肺结核有较好的食疗功效。

偏方09 羊胆粉

【用料】羊胆1枚。

【做法】羊胆洗净后蒸食之。每日1枚，3个月为1疗程。若为了便于保存和食用，还可把羊胆焙干，研细，过筛，成为粉末，每日服1克。

【功效】清热解毒。有抑制结核菌作用。

偏方10 肺蒸贝母

【用料】猪肺1具，贝母15克，白糖60克。

【做法】将猪肺洗净，剖开一小口，纳入贝母及白糖，上笼蒸熟。切碎服食，每日2次。吃完可再继续蒸食。

【功效】清热，润肺。对治肺结核有食疗功效。

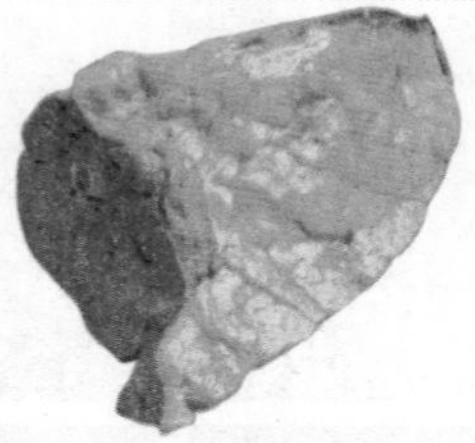

◎猪肺

偏方介绍

猪肺性平，味甘，归肺经，能补肺虚，润燥，止咳嗽。用于肺虚久咳短气或咳血。清洗猪肺时可将猪肺管套在水龙头上，充满水后再倒出，反复几次便可清洗干净。

偏方11 甲鱼汤

【用料】甲鱼肉250克，百部15克，地骨皮15克，生地黄40克，知母15克。

【做法】将甲鱼肉与以上4味中药同煮，煮熟后去药饮用。每日1剂，分早晚服食。

【功效】滋阴凉血。对治阴虚有热之肺结核有食疗功效。

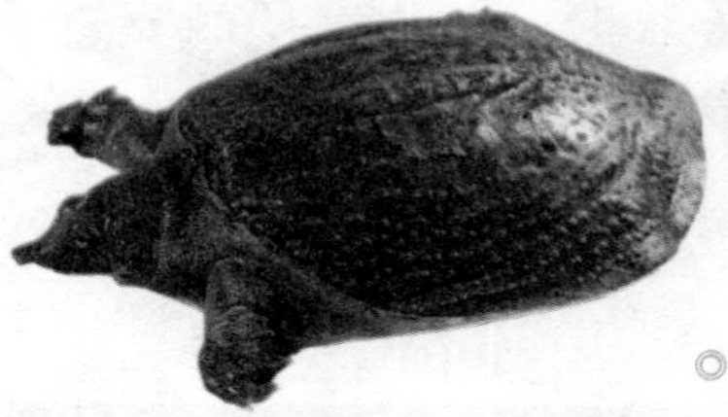

◎甲鱼

偏方介绍

甲鱼肉性平，味甘，归肝经，具有滋阴凉血、补益调中、补肾健骨、散结消痞等作用，可防治身虚体弱、肝脾肿大、肺结核等病症。百部有润肺下气止咳，杀虫的功效，对肺痨咳嗽有疗效。

偏方12 猪肝白及粉

【用料】猪肝，白及。

【做法】将猪肝切片，晒干，研成细粉，与相等量白及粉调匀。每服 15 克，每日 3 次，开水送下。

【功效】敛肺止血，消肿生肌。对治肺结核有食疗功效。

偏方13 甲鱼血

【用料】活甲鱼 1 只，黄酒适量。

【做法】取活甲鱼用竹筷刺其头部，待甲鱼嘴咬住竹筷后，用刀将其头剁下，取血，按 2 ∶ 1 的比例与黄酒混合，炖热。一次服下，隔日 1 次。1 个月为 1 疗程。

【功效】滋阴退热，益气补虚。

偏方14 黄花鱼鳔汤

【用料】黄花鱼鳔 20 克，淮山药 30 克。

【做法】共加水煎。每日服 1 次。

【功效】润肺，补气。适于肺结核病，有促进肺结核钙化的作用。

偏方15 鲍鱼壳汤

【用料】鲍鱼壳（即中药石决明）12 克，地骨皮 10 克，银柴胡 6 克。

【做法】鲍鱼壳碾碎与其余两味共煎汤。早晚空腹服。

【功效】熄风清热。对因肺结核而引起的低热不退有食疗功效。

偏方16 鸡蛋油

【用料】鸡蛋壳（皮）6 个，鸡蛋黄 6 个。

【做法】蛋壳研细，放入蛋黄搅匀，置于搪瓷或陶器内，于炭火上炒拌呈焦黑色，即有褐色之油渗出，将油盛在盖碗内备用。每次饭前 1 小时服 5 滴，每日 3 次。

【功效】滋阴养血，润燥利肺。

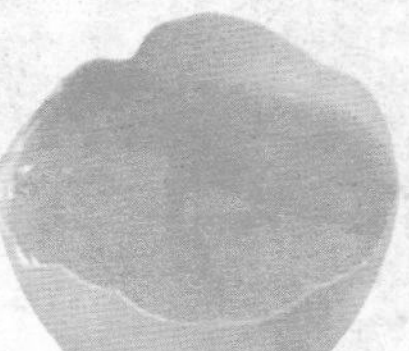

◎鸡蛋壳

偏方介绍

鸡蛋壳性平，味淡，需晒干，并研末成粉方可入药。能收敛，止痛，制酸，补钙，用于慢性胃炎、胃及十二指肠溃疡、佝偻病。同时，用鸡蛋壳碾成末外敷，有治疗创伤和消炎的功效。

偏方17 龟肉紫河车汤

【用料】龟 1 只（约 250 克），紫河车 1 具，盐少许。

【做法】龟去甲及内脏，紫河车洗净、去血丝，切碎共煮，加盐调汤。食用。

【功效】滋阴降火。对肺结核引起的阴虚潮热、手足心热、乏力等症有食疗功效。

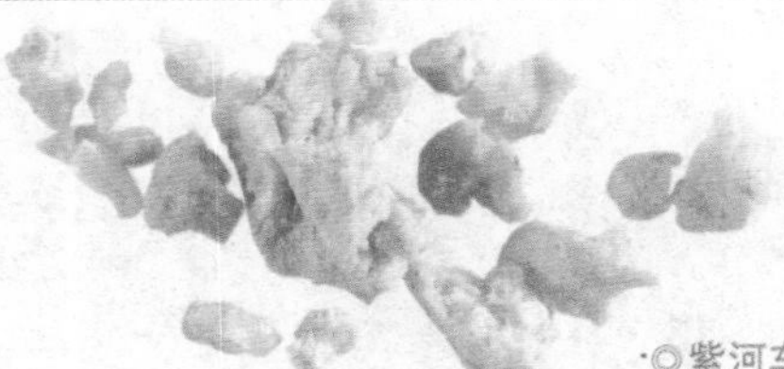

◎紫河车

偏方介绍

紫河车是健康产妇娩出之新鲜胎盘，亦称胎衣、胞衣。紫河车胎盘性温，味甘、咸，归肺、心、肾经。有补肾益精，益气养血的功效，对肺结核、支气管哮喘、贫血等亦有良效。

偏方18 糙糯米粥

【用料】糙糯米 100 克，薏苡仁 50 克，红枣 8 个。

【做法】以上 3 味按常法共煮做粥，早晚各服 1 次。

【功效】清热，利湿，排脓。对肺结核有食疗功效。

偏方19 鲜蚕豆荚

【用料】鲜蚕豆荚 250 克。

【做法】鲜蚕豆荚水煎。日服 1 次。

【功效】清热止血。对肺结核引起的咯血、尿血、消化道出血有食疗功效。

偏方20 藕汁人乳

【用料】藕汁 500 克，人乳、蜂蜜各 120 克。

【做法】上 3 味搅匀，上笼蒸 15 分钟。早晚各服 1 盅。忌饮茶水，渴时煎藕汤饮。

【功效】养阴止血。对肺痨吐血有一定食疗功效。

偏方21 南瓜藤汤

【用料】南瓜藤 100 克，白糖少许。

【做法】南瓜藤、白糖加水共煎成浓汁。每次服 60 克，每日 2 次。

【功效】清肺，通络。对治肺结核之潮热有食疗功效。

偏方22 银耳炖燕窝

【用料】燕窝 10 克，银耳 20 克，冰糖适量。

【做法】将燕窝和银耳用水浸泡至涨大而软，放入冰糖，蒸或隔水煮熟。食用。

【功效】滋阴清热，润肺止咳。对肺结核引起的干咳、潮热、盗汗、口干、手足心热、乏力等症有食疗功效。

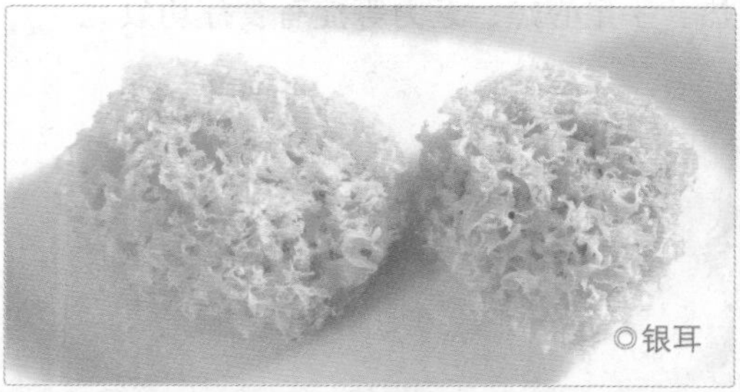

◎银耳

偏方介绍

银耳性平，味甘，归肺、胃、肾经，具有滋阴润肺、生津液、强精补肾、润肠益胃的功效。对肺结核引起的干咳、潮热、盗汗、口干、手足心热、乏力等症有食疗功效。

偏方23 黄精冰糖水

【用料】黄精 50 克，冰糖 40 克。

【做法】将黄精与冰糖共放炖盅内，加清水一碗，隔水炖 2 小时。每日饮汤 2 次。

【功效】补中益气，和胃润肺。对肺结核引起的痰中带血有食疗功效。

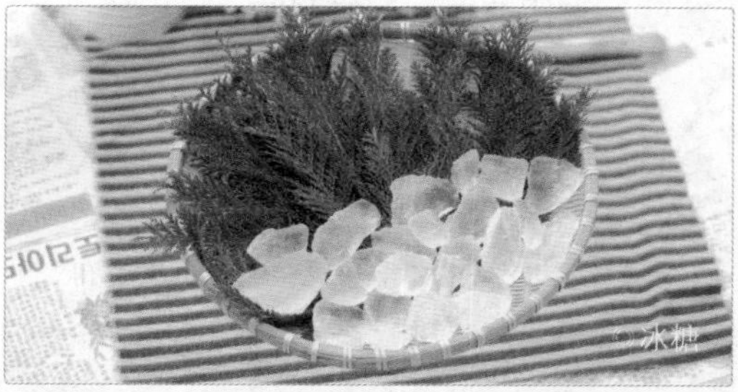

◎冰糖

偏方介绍

冰糖性平，味甘，无毒，归肺、脾经，具有润肺，止咳，清痰和去火的作用。能补中益气，和胃润肺，止咳化痰，主治肺燥咳嗽、干咳无痰、咯痰带血，也是泡制药酒、炖煮补品的辅料。

食疗偏方

内科

慢性支气管炎 >>

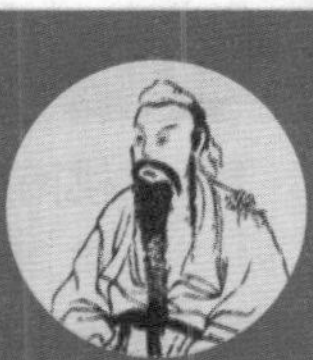

慢性支气管炎多于秋冬寒冷季节或气候多变之际因外感而发病，春暖后缓解，病程较长，反复发作，逐渐加重。其主要症状是咳嗽、咳痰、喘息或气短，尤以清晨或夜间为重，痰量多。粉尘、大气污染、长期吸烟、气候寒冷、过敏体质都是本病的发病诱因。

偏方01 蜜制山葡萄

【用料】山葡萄3份，蜂蜜2份。

【做法】山葡萄洗净晾干装罐，将薄竹板放在山葡萄上，压上一块鹅卵石，在罐内加蜂蜜，罐口密封，置于凉爽处。从“数九”的第一天开始，每日服用3~5次，连粒带水服，饭后服，至第二年开春服完。

【功效】对慢性支气管炎有食疗功效。

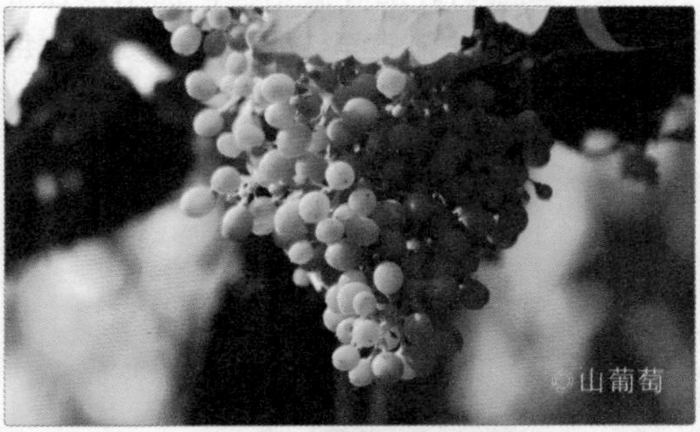

◎山葡萄

偏方介绍

山葡萄性平，味甘，归脾、肺经。具有补肝肾，益气血，开胃生津，利小便的功效。主治气血虚弱，肺虚咳嗽，心悸盗汗，风湿痹病，淋病，浮肿等症。肾炎、高血压、水肿患者，肺虚咳嗽、盗汗者，儿童、孕妇、贫血患者，神经衰弱、风湿性关节炎、四肢筋骨疼痛者，癌症患者尤其适合食用山葡萄。

偏方02 薏米猪肺汤

【用料】猪肺500克，薏米50克，料酒、葱、姜、食盐、味精各适量。

【做法】猪肺洗净加水适量，放料酒，煮七成熟，捞出切丁，同淘净的薏米一起入锅，加水，放葱、姜、盐、味精，武火烧沸，文火煨炖，米熟烂即可，可当饭吃。

【功效】经常食用有补脾肺，止咳的功效。

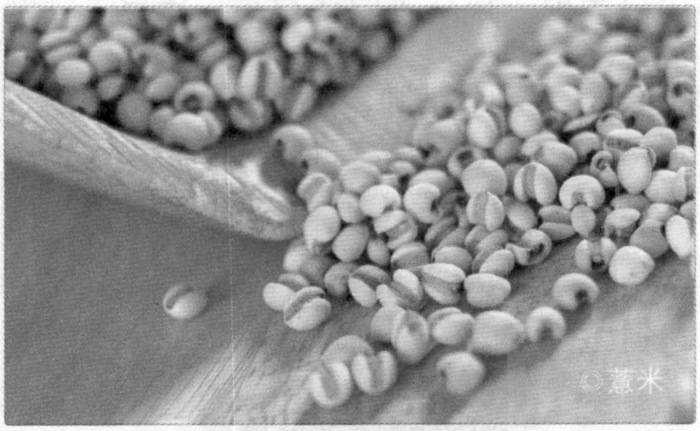

◎薏米

偏方介绍

薏米性微寒，味甘、淡，归脾、胃、肺经，有利水消肿，健脾去湿，舒筋除痹，清热排脓等功效，为常用的利水渗湿药。猪肺性平，味甘，归肺经，能补肺虚，润燥，止咳嗽，用于肺虚久咳短气或咳血。两者搭配，补脾肺，非常适用于慢性支气管炎患者服用。

偏方03 桃南瓜蒸五味子

【用料】桃南瓜1个,五味子3克,冰糖适量。

【做法】桃南瓜挖去种子，装入五味子、冰糖。蒸半小时,取出五味子。每日服1个。

【功效】对治慢性支气管炎有较好的食疗效果。

偏方04 甜杏仁梨

【用料】甜杏仁9克，梨1个。

【做法】将梨洗净挖一小洞，纳入甜杏仁，封口,加少许水煮熟。吃梨饮汤,每日1次。

【功效】润肺止咳。对慢性支气管炎咳喘、干咳无痰等病症有一定食疗功效。

偏方05 板栗烧猪肉

【用料】猪瘦肉500克，板栗250克，盐、姜、豆豉各少许。

【做法】板栗去皮，猪瘦肉切块，加入盐、姜、豆豉，加适量水红烧至熟烂即成。

【功效】润燥，化痰，和胃。对肺燥久咳、少痰之慢性支气管炎有一定食疗效果。

偏方06 玉兰露

【用料】玉兰叶、花、蕾共500克。

【做法】将玉兰叶、花、蕾加水1000毫升，经2次蒸馏,取蒸馏液250毫升。浓度为1:4即玉兰露。每日服1次，每次20毫升。

【功效】对治慢性支气管炎有较好的食疗效果。

偏方07 车前粳米粥

【用料】车前子30克，粳米100克。

【做法】将车前子用布包好后煎汁，再将粳米入车前子煎汁中同煮为粥，每日早晚温热食。

【功效】可利水消肿，养肝明目，祛痰止咳，适用于老年人慢性支气管炎。

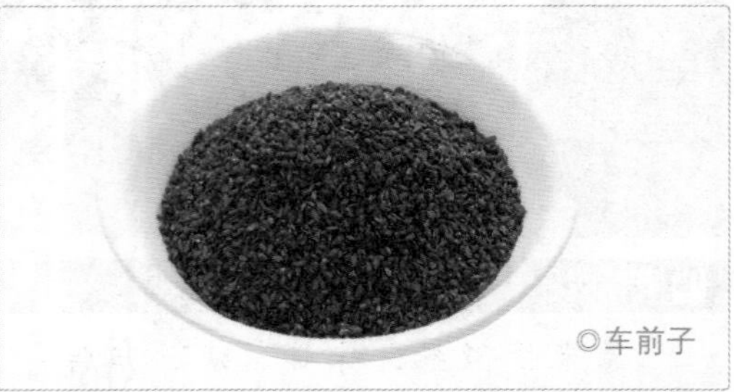

◎车前子

偏方介绍

车前子性微寒，味甘、淡，归肺、肝、肾、膀胱经，具有清热利尿，渗湿止泻，祛痰，镇咳，平喘的功效。粳米性平，味甘，能益脾胃，除烦渴，两者结合使用，对慢性支气管炎有一定疗效。

偏方08 饴糖笋瓜

【用料】笋瓜1个，饴糖(麦芽糖)、生姜汁适量。

【做法】笋瓜切碎加等量饴糖，加水入瓦罐中煮至极烂，去渣煮至浓稠后加生姜汁。每次服1匙，1日2～3次，开水冲服。

【功效】对治慢性支气管炎有较好的疗效。

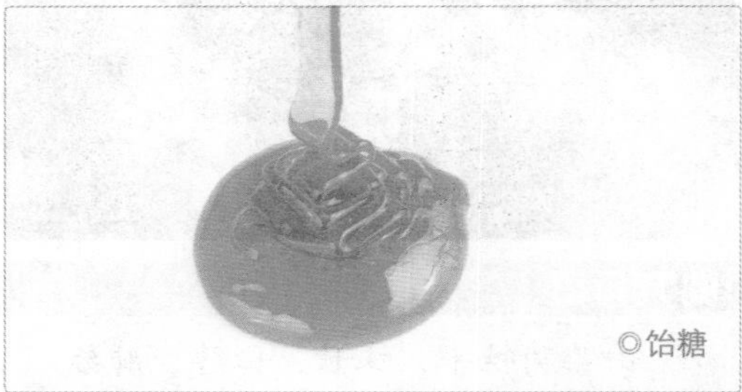

◎饴糖

偏方介绍

饴糖性温，味甘，能补中缓急，润肺止咳，解毒，对支气管炎有益。笋瓜补中益气，用于脾胃虚弱症，调理肠胃。两者结合使用，对慢性支气管炎有较好的疗效。

偏方09 蜂蜜鸡蛋羹

【用料】鸡蛋1个，蜂蜜40克。

【做法】先将蜂蜜用锅微炒，然后加水少许，煮沸后打入鸡蛋。每日早晚空腹各服1次，吃蛋饮汤。

【功效】补虚润肺。对慢性支气管炎有食疗功效。

偏方10 鸡苦胆汁白糖

【用料】鸡苦胆3个，白糖适量。

【做法】取鸡苦胆汁烘干，加入白糖拌和。每日分2次服，连服5天为1疗程。

【功效】清热，化痰，平喘。适用于慢性支气管炎咳嗽、哮喘，有较好的食疗效果。

偏方11 茄根红糖汤

【用料】茄子根、红糖各适量。

【做法】将茄根洗净，切碎，加水煎成浓汁，调入适量红糖。每服50毫升，日服2或3次，10天为1疗程，连服3疗程。

【功效】止咳化痰。对慢性支气管炎有一定食疗功效。

偏方12 海蜇萝卜汤

【用料】海蜇80克，白萝卜60克。

【做法】海蜇漂洗净，白萝卜洗净切丝，共加水三碗，煎至一半。每日分2次服完，连续服用2周即愈。

【功效】润肺，止咳，平喘。用治慢性支气管炎久咳。

偏方13 燕窝枸杞汤

【用料】冰糖150克，燕窝30克，枸杞15克。

【做法】燕窝处理干净后盛入碗内，加一小碗水蒸半小时，捞出，盛入另一碗内。取一大碗，放入冰糖及枸杞，加清水蒸半小时，连枸杞同倒入盛燕窝的碗内即成。

【功效】养阴润肺，清肺化痰。

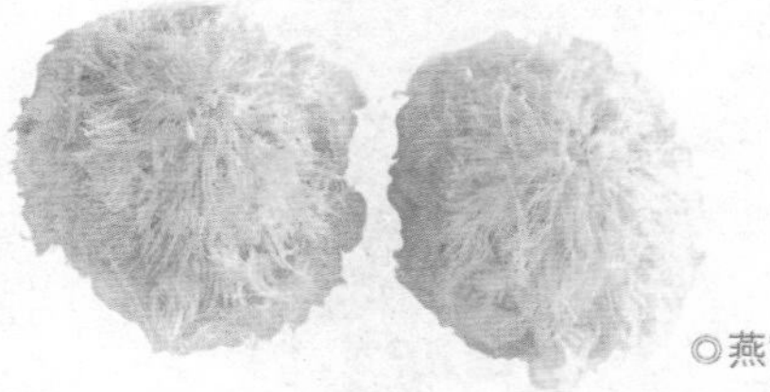

◎燕窝

偏方介绍

燕窝性平，味甘，归肺、胃、肾经，能滋阴润肺，补脾益气。对阴虚肺燥所致的咳嗽痰喘、气促、久咳、痰中带血、咯血、盗汗、潮热等有显著食疗效果。

偏方14 麒麟菜海带汤

【用料】麒麟菜、海带各50克，贝母15克。

【做法】以上3味共水煎。服食，每日早晚各1次。

【功效】清热消痰，软坚散结，止嗽平喘。用于支气管炎痰黏稠者，有较好的食疗效果。

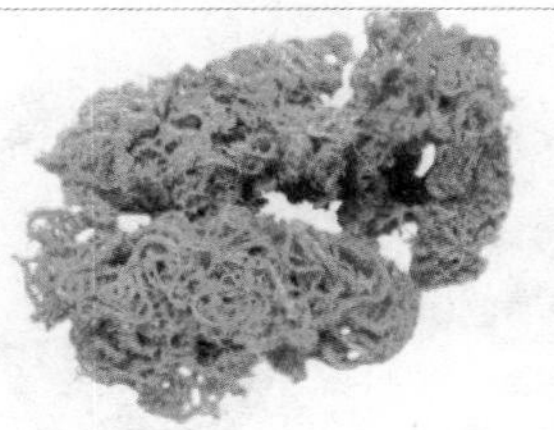

◎麒麟菜

偏方介绍

麒麟菜性平，味咸，归肺、肾经，能消痰，清热，化一切痰结、痞积、痔毒。主治咳嗽、瘿瘤、痔疮等病症，可用于支气管炎。

偏方15 清炖猪心

【用料】猪心1个，盐少许。

【做法】猪心放锅内加水炖，开锅后用文火炖熟，加少许盐。食肉饮汤，日服2次。

【功效】补虚养血。对支气管炎、惊悸、失眠、自汗等病症，有较好的食疗功效。

偏方16 柚子公鸡汤

【用料】柚子1个（来年陈物为佳，去皮留肉），公鸡1只。

【做法】鸡肉收拾干净，净柚子肉放入鸡腹内，隔水炖熟，饮汤吃鸡，每周1次。

【功效】具有温中益气，下气消痰的作用，适用于肺虚咳嗽的病人。

偏方17 冰糖炖向日葵花

【用料】向日葵花2朵，冰糖适量。

【做法】先将向日葵花去子，再加冰糖炖服。

【功效】对慢性支气管炎引起的咳喘有食疗功效。

偏方18 麻油鸡蛋

【用料】鸡蛋2个，麻油50克，醋适量。

【做法】鸡蛋打开放油锅内炸熟，再加醋煮。早晚各服1个。

【功效】对治慢性支气管炎有较好的食疗效果。

偏方19 秋梨膏

【用料】鸭梨20个，鲜藕1000克，生姜300克，冰糖400克。

【做法】熬汁后加入冰糖，浓缩成膏，早、晚分服。

【功效】对慢性支气管炎有一定食疗功效。

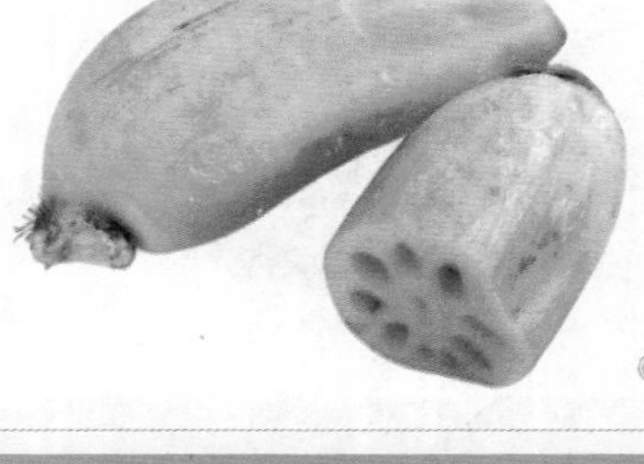

◎鲜藕

偏方介绍

生藕，药性甘、平，具有清热除烦，生津止渴，止呕的功效。熟藕，性味甘、性温，具有健脾止泻，开胃消食，养血补心，止渴生肌的功效。

偏方20 芥菜子萝卜子

【用料】芥菜子10克，萝卜子15克，橘皮10克，甘草10克。

【做法】以上4味共水煎。每日早晚空腹服用。

【功效】下气宽胸，燥湿化痰。对治慢性支气管炎有较好的食疗效果。

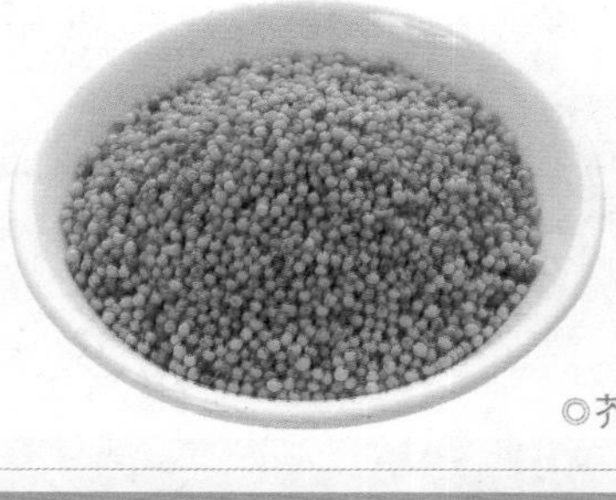

◎芥菜子

偏方介绍

芥菜子性温，味辛，归肺、胃经。干燥芥菜子无臭，粉末加水细研显强烈辛辣味，有利气，化痰，通络，抗菌和止痛的作用。

食疗偏方

内科

哮喘 >>

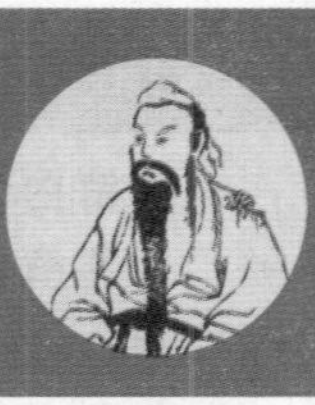

支气管哮喘简称哮喘，是一种以反复发作性咳嗽、喘鸣和呼吸困难为主要症状的疾病。人体呼吸道的进口，被大量的痰覆盖，阻碍了空气的进入有可能引发哮喘。哮喘以春秋季发病率较高，寒冷地区比温暖地区发病率高。遗传、饮食、粉尘、寒冷气候、长期吸烟都是哮喘的病因。

偏方01 苦杏仁粥

【用料】苦杏仁、桑白皮各10克，党参30克，鲜姜6克，红枣7枚，牛奶200毫升，粳米100克。

【做法】苦杏仁研末，加牛奶搅和滤取汁。另加水煎党参、桑白皮、鲜姜、红枣，去渣，下粳米煮粥，临熟时加杏仁汁食用。

【功效】清泻肺热，止咳平喘，下气宽胸。

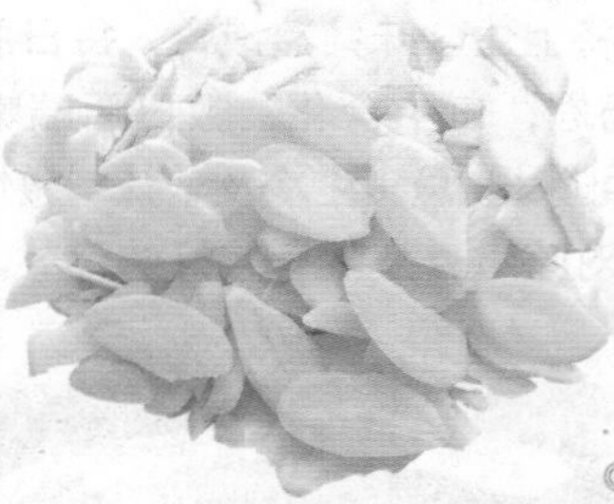

◎苦杏仁

偏方介绍

苦杏仁性温，味苦，归肺、脾、大肠经。苦杏仁主治咳逆上气，为滋养缓和性止咳药，能祛痰止咳、平喘、润肠、下气开痹。苦杏仁中含有苦杏仁苷，苦杏仁苷在体内能被肠道微生物酶或苦杏仁本身所含的苦杏仁酶水解，产生微量的氢氰酸与苯甲醛，对呼吸中枢有抑制作用，有镇咳、平喘作用。

偏方02 糖溜白果

【用料】水发白果150克，白糖100克，淀粉25克，清水250克，碱适量。

【做法】水发白果去壳入锅，加水和少许碱烧开，用炊帚刷去皮，捏去白果心，装入碗内，加清水蒸熟。锅内加清水，放白果、白糖，烧开，撇去浮沫，勾上芡，倒入盘内即成。

【功效】定痰喘，止带浊。

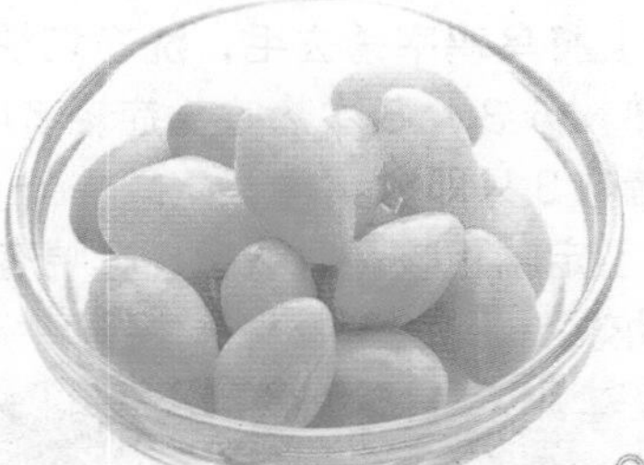

◎白果

偏方介绍

白果性平，味甘、苦、涩，有小毒，归肺、肾经，具有敛肺气，定喘咳的功效，对于肺病咳嗽、老人虚弱体质的哮喘及各种哮喘痰多者，均有辅助食疗作用。白果中含有的白果酸、白果酚，经实验证明有抑菌和杀菌作用，可用于治疗呼吸道感染性疾病。

偏方03 萝卜汁

【用料】鲜白萝卜500克。

【做法】将鲜白萝卜洗净带皮切碎，绞取汁。内服。连服5～7天见效。

【功效】化痰热，散瘀血，消积滞。对哮喘有食疗作用。

偏方04 红枣糯米粥

【用料】白果8枚，红枣10枚，糯米50克。

【做法】以上3味加适量的水煮粥服，分早晚2次服完，15天为1个疗程，可连服3个疗程。

【功效】润肺止咳，补中益气，和胃。适用于儿童、老年哮喘间歇期。

偏方05 大葱红糖水

【用料】大葱450克，红糖1000克。

【做法】大葱捣碎，同1000毫升水放入暖水瓶之中，过10小时左右用纱布过滤去渣，加入红糖调和。咳喘发作时服1匙。

【功效】对哮喘食疗效果较好，常服有益。

偏方06 南瓜麦芽膏

【用料】南瓜5个，鲜姜汁60克，麦芽1500克。

【做法】南瓜去子，切块，入锅内加水煮极烂成为粥状，用纱布绞取汁，再将汁煮剩一半，加入鲜姜汁、麦芽，以文火熬成膏。每晚服150克。

【功效】对多年哮喘者有食疗功效。

偏方07 陈醋煮乌鸡

【用料】乌鸡1只，老陈醋1500～2000克。

【做法】将乌鸡宰杀去毛，洗净切块以老陈醋煮熟。分3～5次热吃，症轻者吃1只，症重者吃3只即愈。

【功效】定喘止咳。对咳嗽、哮喘有较好的食疗功效。

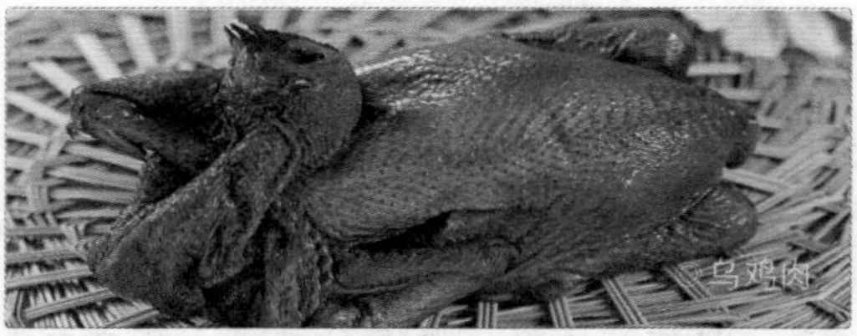

◎乌鸡肉

偏方介绍

乌鸡性平、味甘，具有滋阴清热，补肝益肾，健脾止泻等作用，对哮喘有益。乌鸡适合一切体质者，尤其对体虚血亏、肝肾不足、脾胃不健的人效果更佳。

偏方08 猪板油麦芽糖蜜膏

【用料】猪板油、麦芽糖、蜂蜜各120克。

【做法】将上述3味共熬成膏，每日服数次，每次1汤匙，口中含化，数日后喘嗽即止。常服，病可除根。忌食生冷及辛辣刺激性食物。

【功效】对咳嗽、痰喘有较好的疗效。

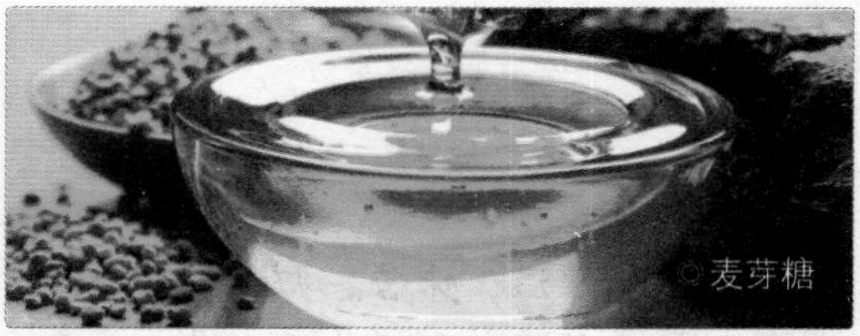

◎麦芽糖

偏方介绍

麦芽糖是禾本科植物大麦萌发时，淀粉酶将贮藏的淀粉分解所得的双糖。麦芽糖味甘，性微温，具有润肺，生津，去燥的功效，可用于治疗气虚倦怠、虚寒腹痛、肺虚、久咳久喘等症。

偏方09 五味鸡

【用料】母鸡1只，五味子50克。

【做法】母鸡收拾干净，纳五味子于鸡腹中，缝合严，置于炖盆中，加开水一大碗，加盖，以大火隔水炖至烂熟。吃鸡饮汤，分3次食完，连吃多次有效。

【功效】补肾益肺，敛汗生津。

偏方10 鲤鱼糯米粥

【用料】鲤鱼1条，糯米200克。

【做法】将鲤鱼去鳞，纸裹炮熟，去刺研末，同糯米煮粥。空腹食之。

【功效】平肺止嗽。对咳嗽、气喘等症，有一定食疗功效。

偏方11 柚子皮百合汤

【用料】柚子1个（约1000克重，去肉留皮），百合125克，白糖125克。

【做法】将上述几味加水60毫升，煎2～3小时。分3次服完，每日1次，每服3个柚子皮为1疗程。儿童减半。

【功效】补脾虚，清肺热，消痰涎。

偏方12 乌贼骨粉

【用料】乌贼骨500克，砂糖1000克。

【做法】放乌贼骨于锅内焙干，捣碎，研成粉末。加砂糖调匀，装入瓶内封存。成人每服15～25克，儿童按年龄酌减，每日3次，开水送服。

【功效】对哮喘有明显的食疗功效。

偏方13 核桃杏仁丸

【用料】核桃仁50克，苦杏仁50克，姜50克，蜂蜜适量。

【做法】核桃仁、苦杏仁用水浸泡，去皮。姜洗净切末。以上3味共捣烂，加蜂蜜做丸，捏成小丸粒。临睡前服，共分10次服完。

【功效】理虚润肺，止咳定喘。

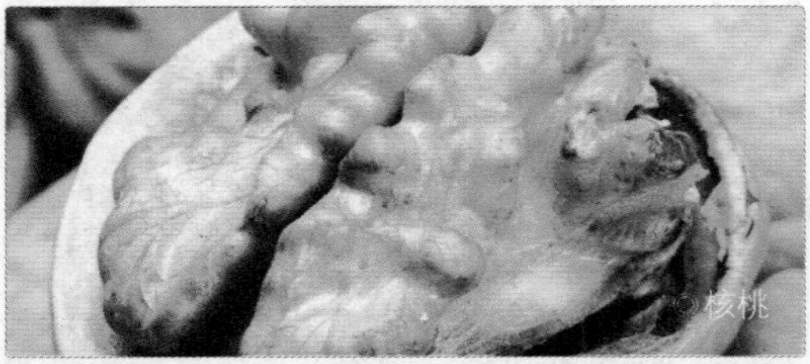

◎核桃

偏方介绍

核桃为胡桃科植物胡桃的干燥成熟种子，性温，味甘，归肾、肺、大肠经。具有补肾，温肺，润肠的功效，用于腰膝酸软，阳痿遗精，大便秘结等病症。镇咳平喘作用十分明显。

偏方14 鹌鹑蛋

【用料】鹌鹑蛋3个。

【做法】将鹌鹑蛋打破搅匀，沸水冲沏。长期服用有益。

【功效】补益气血。对支气管炎、哮喘、肺结核等病症，有一定食疗功效。

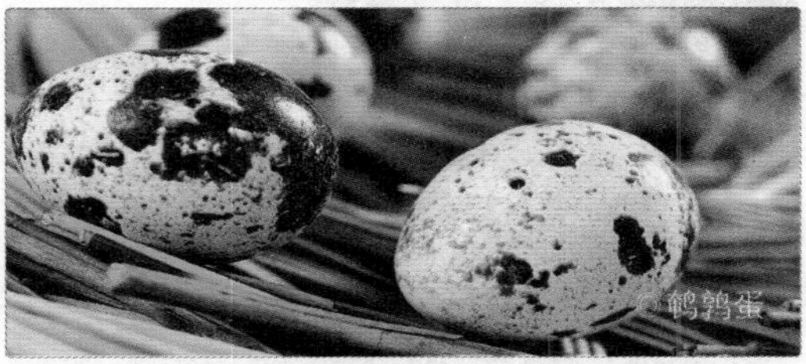

◎鹌鹑蛋

偏方介绍

鹌鹑蛋性平，味甘，归肝、肾经。鹌鹑蛋营养价值很高，对肺病、肋膜炎、哮喘、心脏病，神经衰弱有一定疗效。最适合体质虚弱，营养不良，气血不足者和少年儿童生长发育者食用。

偏方15 薏米百合汤

【用料】薏米 200 克，百合 50 克。

【做法】将上两味放入锅中，加水 5 碗，煎熬成 3 碗。分 4 次服，1 日服完。

【功效】清热散结、止咳化痰。对久咳胸痛、痰浓味臭、气促而喘有食疗作用。

偏方16 香橼饴糖

【用料】鲜香橼 1 ~ 2 个，饴糖（麦芽糖）适量。

【做法】将鲜香橼洗净，切碎，放于有盖的器皿中，加入等量的饴糖，隔水蒸数小时至香橼稀烂。每服 1 汤匙，早晚各 1 次。

【功效】理气宽中，化痰止咳，平喘。

偏方17 冰糖冬瓜盅

【用料】小冬瓜（未脱花蒂者）1 个，冰糖适量。

【做法】将冬瓜洗净，切去瓜的上端当盖，挖出瓜瓤不用，填入适量冰糖，盖上瓜盖，放锅内蒸。取水饮服，服 3~4 个即效。

【功效】对哮喘有一定食疗功效。

偏方18 桃仁粥

【用料】桃仁 10 克，粳米 100 克。

【做法】先用水将桃仁浸泡，去核桃衣，研汁，和粳米煮粥。食用。

【功效】补肺肾，和胃调中。对咳嗽、胸满气喘或支气管炎有食疗作用。

偏方19 浮小麦红枣汤

【用料】浮小麦 60 克，红枣 7 枚。

【做法】将上两味加水共煎服。

【功效】止咳平喘，敛汗。对寒热痰喘、大汗不止，有一定食疗效果。

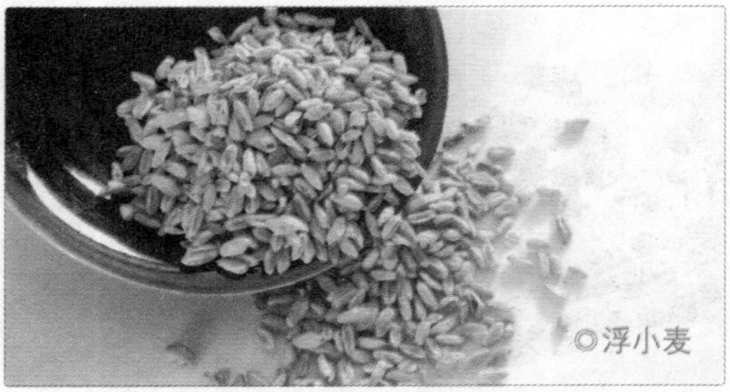

◎浮小麦

偏方介绍

浮小麦为干瘪、轻浮的小麦，水淘浮起者。浮小麦性凉，味甘，归心经。有治疗骨蒸劳热，止自汗盗汗的功效。

偏方20 黄花鱼胆煎剂

【用料】黄花鱼胆 1 个，虎耳草 25 克，山楂根 50 克，茶树根 50 克，红枣 5 枚。

【做法】以上 5 味共水煎。日服 1 剂。

【功效】润肺健脾。对支气管哮喘有较好的食疗功效。

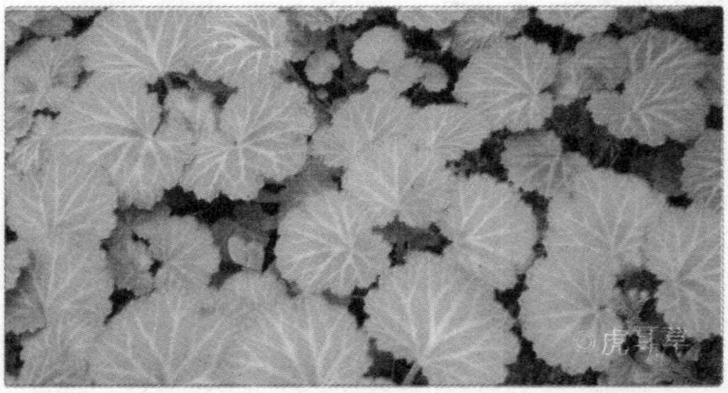

◎虎耳草

偏方介绍

虎耳草性寒，味微苦、辛，归肺、脾、大肠经。具有祛风消肿，凉血止血，清热解毒的功效。对风热咳嗽、肺痈、吐血、风火牙痛、哮喘有一定疗效。

食疗偏方

内科

胃痛 >>

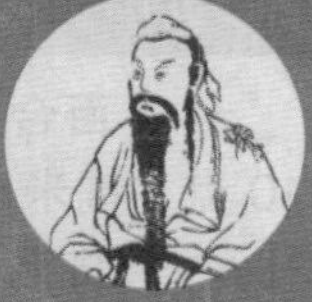

胃痛，中医又称胃脘痛，属于消化系统疾病。胃痛是很常见的毛病，几乎人人都有过。导致胃痛的原因有很多，包括工作过度紧张、饮酒过多、吃辣过度、食无定时、吃饱后马上工作或做运动、经常进食难消化的食物等。

偏方01 五香山药鸡

【用料】公鸡1只，山药1根，姜、花椒、肉桂、砂仁、白芷、玉果各3克，葱、酱油、盐各适量。

【做法】公鸡收拾干净切块，山药刮皮切块，其余药材装入纱袋，共置砂锅内，加入上述调味料，小火煨炖至肉烂，吃肉饮汤。

【功效】补脾祛寒，理气止痛。

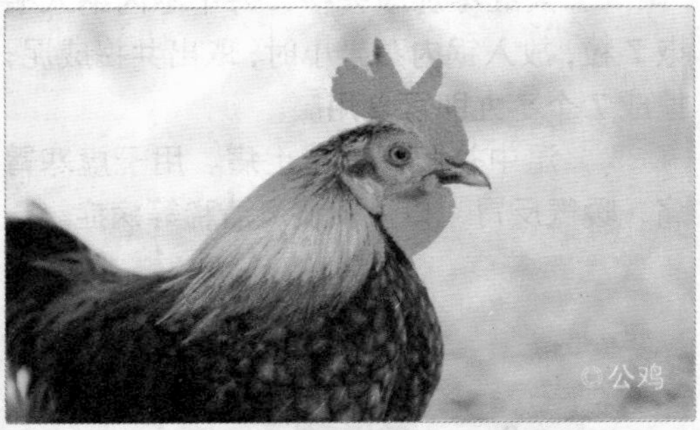

◎公鸡

偏方介绍

公鸡性温，味甘，归脾、胃经，具有温中益气，补精添髓的功效。山药性平，味甘，归脾、肺、肾经，具有补脾养胃，生津益肺，补肾涩精的功效，可用于治疗脾虚食少、肺虚喘咳、肾虚遗精、带下、尿频、虚热消渴等病症。对于脾虚食少，白带过多，胃痛等也有一定的疗效。两者搭配，能补脾祛寒，理气止痛。

偏方02 高粱黑豆枣

【用料】红高粱120克，黑豆60克，红枣30克，神曲适量。

【做法】红高粱、黑豆、神曲碾成末。红枣煮熟留汤。枣汤调和以上3味碾成的末，捏成饼，蒸熟，焙干，轧成末，置砂锅内炒成黄黑色，加蜜调为丸，每丸8克。晚饭后服4丸。

【功效】对胃痛、腹痛、腹泻有食疗作用。

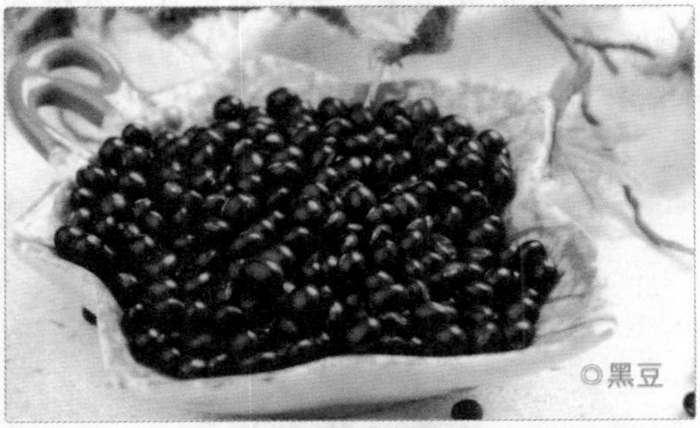

◎黑豆

偏方介绍

黑豆性平，味甘，归脾、肾经。具有消肿下气，润肺燥热，健脾利湿，补肾益阴，除热解毒的功效。黑豆含丰富的膳食纤维，可促进肠胃蠕动，能健脾胃，可预防便秘。黑豆与高粱一同食用，对消化不良、胃痛积食、小便不利等有食疗功效。

偏方03 百合糯米粥

【用料】百合 20 克，龙眼肉 10 克，陈皮 10 克，糯米 60 克，冰糖适量。

【做法】将百合、龙眼肉、陈皮、糯米加水煮粥，冰糖调味。

【功效】健脾补血，温中止痛。

偏方04 乌龟肉炖猪肚

【用料】乌龟肉200克,猪肚200克,盐少许。

【做法】将乌龟肉切块。猪肚洗净切作小块，共放锅内加水、盐炖煮至肉烂。每日分 3 次吃完。

【功效】补中益气，健脾胃。对改善胃病的嗳酸及疼痛效果较好。

偏方05 土豆粥

【用料】土豆（不去皮）250 克,蜂蜜少许。

【做法】将土豆洗净，切成丁，用水煮至成粥状。服时加蜂蜜。每日晨空腹食用，连服半个月。

【功效】和中养胃。用于胃脘隐痛不适。

偏方06 公鸡汤

【用料】公鸡 1 只,党参 30 克,草果 3 克,陈皮、桂皮各 5 克,干姜 10 克,胡椒 10 粒,葱、酱油、盐各少许。

【做法】公鸡收拾干净，连同其他各味加水共煮，鸡肉熟后过滤去渣。食肉饮汤。

【功效】健脾温中，对胃痛有食疗功效。

偏方07 高良姜粳米粥

【用料】高良姜 15 克，粳米 100 克。

【做法】先煎高良姜，去渣滤取汁，入粳米煮做粥食。

【功效】缓解疼痛。

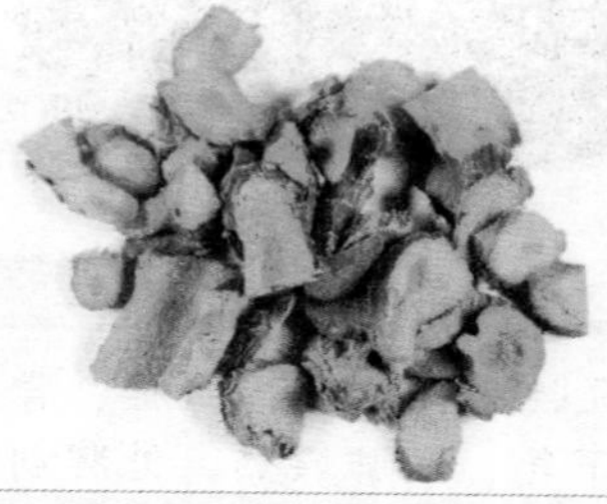

◎高良姜

偏方介绍

高良姜为姜科植物的干燥根茎。高良姜性热，味辛，归脾、胃经，具有温胃散寒，消食止痛的功效。可用于治疗脘腹冷痛、胃寒呕吐、嗳气吞酸等症。

偏方08 胡椒酿红枣

【用料】大红枣 7 枚，白胡椒 49 粒。

【做法】大红枣洗净去核，每个枣内纳入胡椒 7 粒，放入锅内蒸半小时，取出共捣成泥，捏成 7 个枣丸即可食用。

【功效】温中补脾，暖胃止痛。用于虚寒胃痛、嗳气反胃、口淡及痰涎清稀等病症。

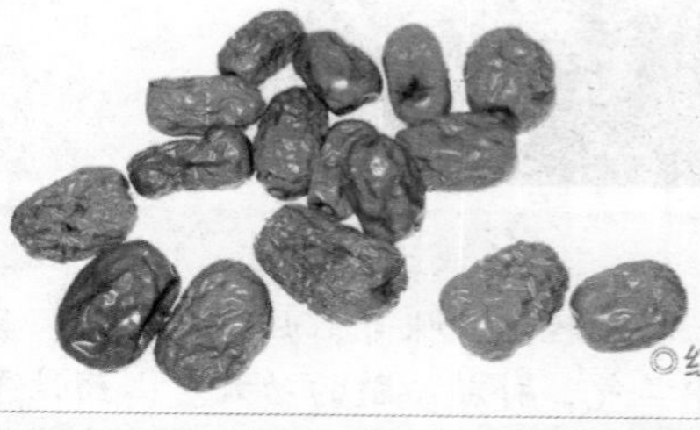

◎红枣

偏方介绍

红枣性温，味甘，归脾、胃经，具有补中益气，和中健脾，养血安神的功效，可用于肠胃病食欲不振、大便溏稀、疲乏无力、心悸失眠等病症。

偏方09 高粱根

【用料】高粱根 3 个。

【做法】将高粱根洗净，加水煎汤。每日饮 2 次。

【功效】温中健脾，利水。用于脾胃虚寒、消化功能弱所致的胃刺痛。

偏方10 猪肚胡椒

【用料】猪肚 1 个，胡椒 10 粒，醋适量，姜 5 片。

【做法】将猪肚用醋水反复洗净，纳入胡椒和姜片，隔水炖烂。每日早晚就饭吃。

【功效】温中下气，补脾调胃。用于胃痛已久、身体虚弱、饮食减少、日渐消瘦。

偏方11 椒盐火腿

【用料】火腿肉 25 克，花椒、盐、葱末、姜各少许。

【做法】火腿肉切片，加葱末、姜片，水适量，清蒸至熟烂。花椒炒焦加盐再炒，放于小盘内。以火腿肉蘸椒盐吃，分顿食。

【功效】用于胃痛、气滞腹痛、打呃等病症。

偏方12 核桃皮酒

【用料】未成熟绿核桃的皮 100 克，烧酒 400 克。

【做法】绿核桃的皮洗净，浸入烧酒瓶中，密封 10 天即成。每次饮 5 毫升，痛时服用。

【功效】镇静止痛。对于缓解胃痛，有明显效果。

偏方13 清炖鲫鱼

【用料】鲫鱼 250 克，生姜 50 克，橘皮 10 克，胡椒 2 克，黄酒 50 克，盐、葱、味精各适量。

【做法】鲫鱼收拾干净，生姜切片放鱼上，橘皮、胡椒包在纱布内，置于鱼腹内，加黄酒、盐、葱和水，隔水清炖半小时，加味精即成。

【功效】对胃痛、腹泻、腹痛有疗效。

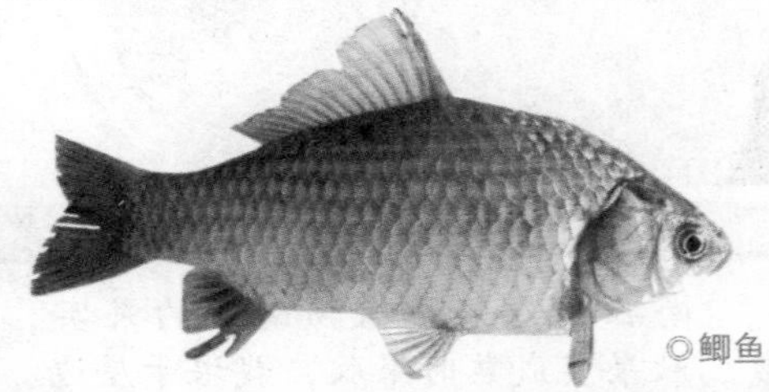

◎鲫鱼

偏方介绍

鲫鱼性平，味甘，归脾、胃、大肠经，具有健脾，开胃，益气，利水，通乳，除湿之功效，对脾胃虚弱、水肿、哮喘有很好的疗效。

偏方14 胡椒杏仁枣

【用料】生胡椒 10 粒，甜杏仁 5 个，红枣 3 枚。

【做法】红枣去核同生胡椒及甜杏仁共捣碎。服时，加入少量开水调成糊状。一次服下，每日 1 剂。

【功效】健脾和胃。用于脾胃虚寒引起的胃痛。

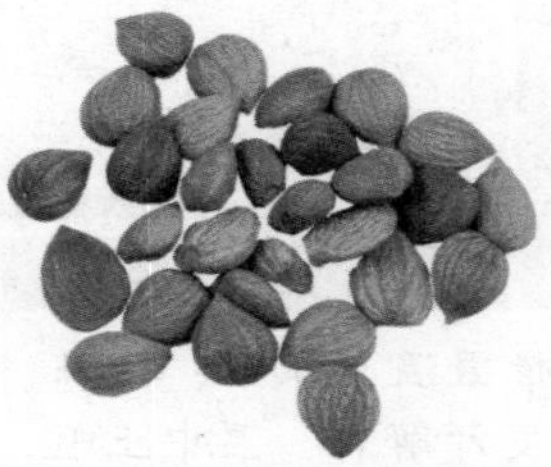

◎甜杏仁

偏方介绍

甜杏仁性平，味甘，归肺、脾、大肠经，能润肺，平喘，祛痰止咳，润肠，用于虚劳咳喘，肠燥便秘等病症，对脾胃虚寒引起的胃痛有一定的疗效。

食疗偏方

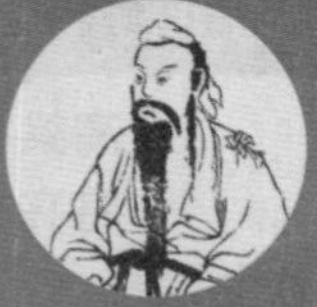

内科

慢性胃炎 >>

慢性胃炎属中医胃脘痛、痞满等病症范畴。慢性胃炎大多无明显症状，部分患者可出现上腹饱胀不适、胃脘隐痛、嘈杂嗳气、厌食恶心等。中医认为脾胃虚弱为其内在病因，饮食不节、情志所伤、劳逸过度为其发病的诱发因素。

偏方01 生姜红枣汤

【用料】生姜 120 克，红枣 500 克。

【做法】将生姜洗净切片，同红枣一起煮熟。每日吃 3 次，每次吃红枣 10 余枚，姜 1 ~ 2 片，吃时将原汤炖热，饭前饭后吃均可。数次后煮至枣汤渐甜，服用效果更佳。

【功效】健脾温胃。适用于脾胃虚寒型慢性胃炎。

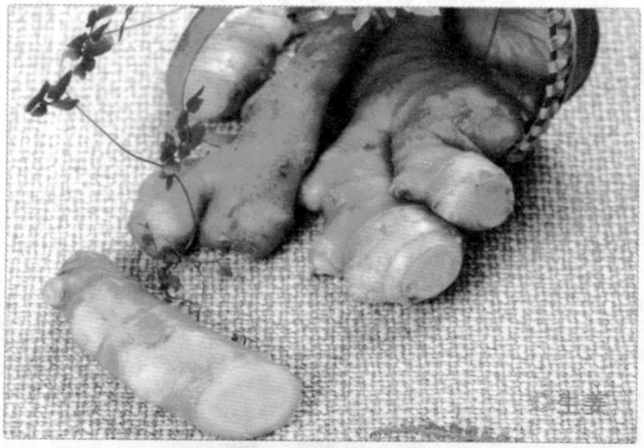

◎生姜

偏方介绍

生姜性微温，味辛，归肺、脾、胃经，具有发汗解表，温中止呕，温肺止咳，解鱼蟹毒，解药毒的功效。生姜为芳香性、辛辣味健胃药，有温暖，兴奋，发汗，止呕，解毒，温肺止咳等作用。红枣性温，味甘，归脾、胃经，具有补中益气、和中健脾、养血安神的功效。二者结合使用，功效更佳。

偏方02 清炒南瓜丝

【用料】嫩南瓜 750 ~ 1000 克，菜油 50 克，精盐、葱花各少许。

【做法】嫩南瓜洗净切丝，晾晒半天。锅内放菜油，烧热，倒入南瓜丝，旺火速炒 2 分钟，撒上精盐，颠翻炒匀，放入葱花，再颠翻两下，出锅即成。

【功效】对慢性胃炎有较好的食疗效果。

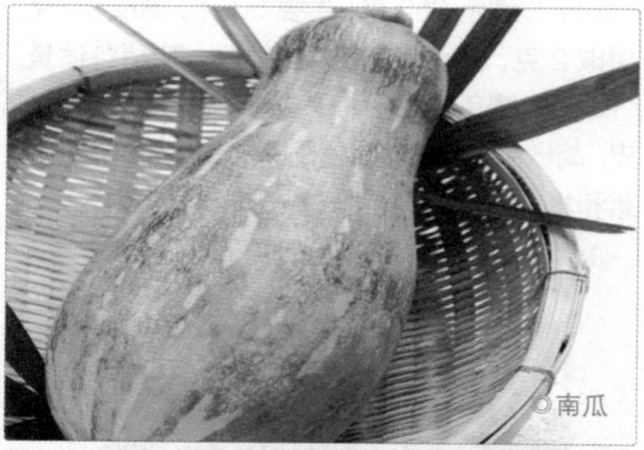

◎南瓜

偏方介绍

南瓜为葫芦科植物南瓜的果实，夏，秋果实成熟时采收，栽培于屋边、园地及河滩边，全国各地均有，南瓜性温，味甘，归脾、胃经，具有补中益气，消炎止痛，解毒杀虫，润肺益气，化痰排脓，治咳止喘，疗肺痈、便秘，并有利尿、美容等作用。

偏方03 姜韭牛奶羹

【用料】生姜25克，韭菜250克，牛奶250克。

【做法】生姜与韭菜洗净，捣汁，将汁放入锅中煮沸，再加入牛奶煮沸。趁热饮用，每日早晨饮1次，连日饮用。

【功效】补虚调胃，驱寒散滞。

偏方04 大米姜汤

【用料】大米100克，姜汁适量。

【做法】将大米用水浸泡后，用麻纸五六层包好，烧成灰，研细末。分早晚2次，饭前用姜汁水冲服。轻者1剂，重者连服3剂。服药后1周内以流食为主，勿食生冷油腻食物。

【功效】补中益气，调养脾胃。

偏方05 牛奶鹌鹑蛋

【用料】牛奶200毫升，鹌鹑蛋1个。

【做法】牛奶煮沸，打入鹌鹑蛋再沸即成。每日早晨空腹服1次，连续饮用。

【功效】补胃，益胃。对慢性胃炎有食疗作用。

偏方06 生姜花椒汤

【用料】生姜15克，花椒30粒。

【做法】上两味水煎服，每日1次，早晚分服。

【功效】健胃。对慢性胃炎有食疗作用。

偏方07 白胡椒小枣

【用料】白胡椒7粒，小枣（去核）7枚，鲜姜1块。

【做法】把白胡椒放入枣内，以文火烤呈焦黄色，与洗净的鲜姜同煎。每日1剂，服后捂被发微汗，效果最佳。

【功效】对慢性胃炎或寒性胃痛有疗效。

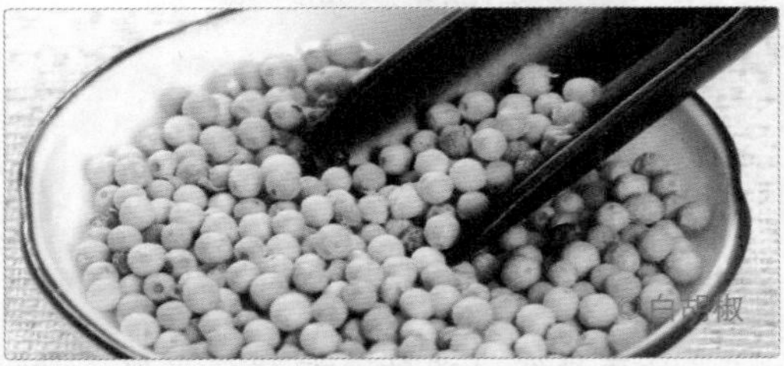

白胡椒

偏方介绍

白胡椒性温，味辛，归胃、脾、大肠经，具有健胃，温中散寒，下气，消痰，止痛的功效，用于脾胃虚寒、呕吐、腹泻等症。白胡椒对白带增多有一定的疗效，消化道溃疡、咳嗽咯血者慎食。

偏方08 生姜陈皮汤

【用料】生姜、陈皮各20克。

【做法】上两味水煎。每日2或3次分服。

【功效】健胃，解毒。用治慢性胃炎之胃痛、呕吐黏液或清水。

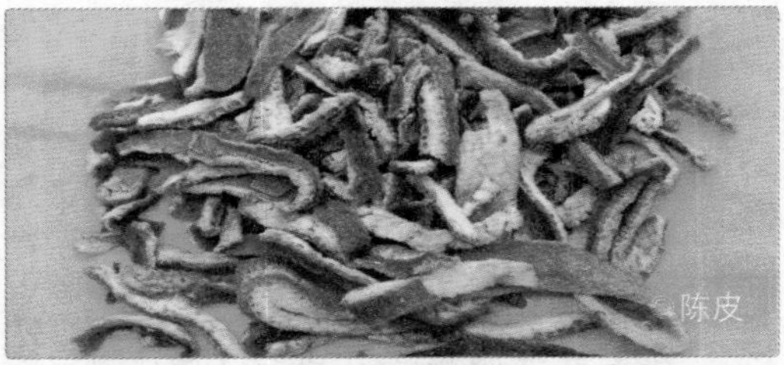

陈皮

偏方介绍

陈皮性温，味辛、微苦，归脾、肺经，有理气调中，燥湿化痰的功效，可用于治疗脾胃气滞、呕吐，或湿浊中阻所致胸闷、纳呆、便溏。

食疗偏方

内科

呕吐 >>

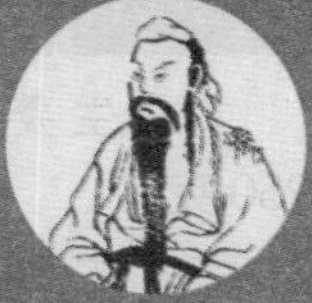

呕吐是指胃或食管内容物经食管、口腔吐出的现象。本病常伴有脘腹满闷不舒、厌食、反酸等。呕吐的诱因很多，如闻及特殊气味，饮食不节，情志不遂，以及寒暖失宜等因素，皆可诱发呕吐，或使呕吐加重。呕吐多偶然发生，但亦有反复发作者。

偏方01 溜猪大肠

【用料】猪大肠1挂，香油、黄酱、姜丝各适量。

【做法】猪大肠收拾干净，用线将肠两端扎紧，放锅内加水煮熟。熟后切成小段，加香油、黄酱、姜丝溜炒。可佐大米软饭吃，但不宜吃过饱。可连续吃5挂。

【功效】宽膈利胃。用于呃逆、呕吐等病症。

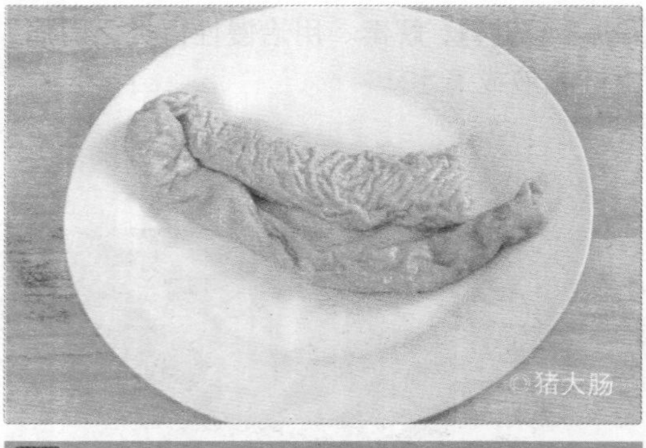

◎猪大肠

偏方介绍

猪大肠有润燥、补虚、止渴、止血之功效，可用于治疗虚弱口渴、脱肛、痔疮、便血、便秘等病症。适宜大肠病变者，如痔疮、便血、脱肛者食用；适宜小便频多者食用；感冒期间忌食；因性寒，凡脾虚便溏者亦忌食。

偏方02 甘蔗姜汁

【用料】甘蔗汁半杯，鲜姜汁1汤匙。

【做法】甘蔗汁是将甘蔗剥去皮，捣烂绞取的汁液。鲜姜汁做法与此同。将两汁和匀稍温服饮，每日2次。

【功效】清热解毒，和胃止呕。对妊娠反应、慢性胃病等引起的反胃吐食或干呕不止有食疗作用。

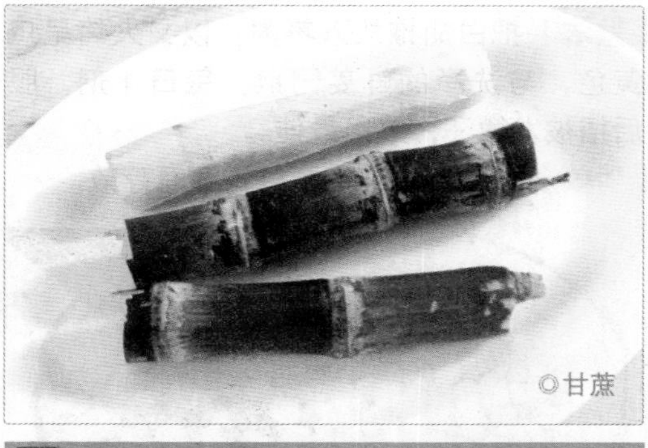

◎甘蔗

偏方介绍

甘蔗性寒，味甘，归肺、胃经。甘蔗属于“补益药”，具有清热、生津、下气、润燥、补肺益胃的特殊效果。甘蔗可治疗因热病引起的伤津，心烦口渴，反胃呕吐，肺燥引发的咳嗽气喘。甘蔗可治疗因热病引起的伤津，心烦口渴，反胃呕吐，肺燥引发的咳嗽气喘。

偏方03 萝卜蜂蜜

【用料】萝卜1个，蜂蜜50克。

【做法】将萝卜洗净切丝捣烂成泥，拌上蜂蜜。分2次吃完。

【功效】健脾，和中，养胃。改善恶心，呕吐状况。

偏方04 苍术鲫鱼末

【用料】活鲫鱼1条，苍术20克，绿矾10克。

【做法】活鲫鱼去肠杂，不动鱼鳞，将苍术及绿矾填入鱼腹，用黄泥裹封，烧干存性研末。以米汤送服，每次5克，每日2次。

【功效】调胃，实肠。对呕吐有较好的疗效。

偏方05 山楂陈皮健胃粥

【用料】山楂10克，陈皮5克，大米60克，盐少许。

【做法】将山楂、陈皮、大米加水煮粥，加盐少许调味后即可。

【功效】温中健脾，和胃降逆。

偏方06 芦根绿豆粥

【用料】绿豆100克，芦根100克，生姜10克，紫苏叶15克。

【做法】先煎芦根、生姜、紫苏叶，去渣取汁，入绿豆煮作粥。任意食用。

【功效】止呕利尿。用于湿热呕吐及热病烦渴、小便赤涩，并解鱼蟹中毒。

偏方07 豆腐白汤

【用料】豆腐2块，盐适量，味精少许。

【做法】豆腐切块，水开后下入锅，煮20分钟，加少许盐、味精即可食饮。

【功效】凉胃，止呕。用于饭后腹胀不舒、口苦发黏、舌苔厚、食无味或反酸嗳气，以及水土不服而引起的恶心、呕吐等。

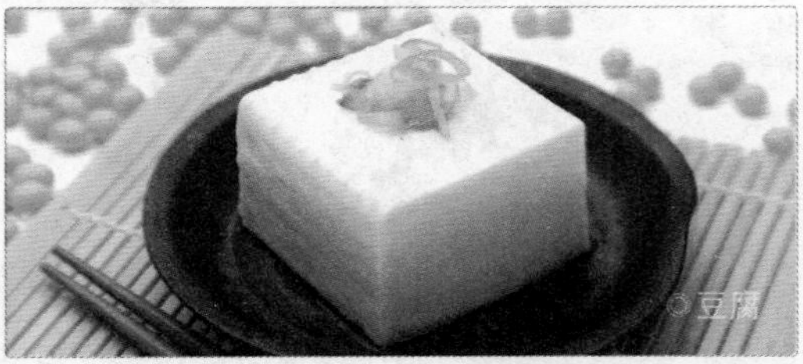
◎豆腐

偏方介绍

豆腐性凉，味甘，归脾、胃、大肠经，具有益中气，和脾胃，健脾利湿，清肺健肤，清热解毒，下气消痰的功效。豆腐一次不可过食，过食则可引发腹胀、恶心，这种不适可用菠萝解。

偏方08 黄酒鲫鱼汁

【用料】活鲫鱼180克，黄酒适量。

【做法】活鲫鱼去肠留鳞，捣烂绞汁。用黄酒冲服。

【功效】调胃，对呕吐有食疗作用。

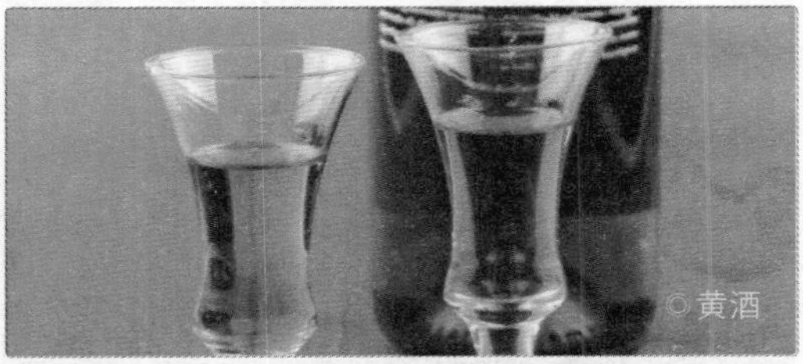
◎黄酒

偏方介绍

黄酒是中药上很重要的辅料，也称“药引子”。中药处方中常用黄酒浸泡、烧煮、蒸炙一些中草药或调制药丸及各种药酒，据统计有70多种药酒需用黄酒作酒基配制。

偏方09 生姜

【用料】生姜 50 克，水果糖 1 块。

【做法】将生姜洗净，在临行前口嚼服下，然后口里含 1 块水果糖。

【功效】健胃止呕。预防运动性呕吐，如晕车、晕船、晕机时的头晕目眩、恶心呕吐等。

偏方10 姜汁炖砂仁

【用料】鲜姜 100 克，砂仁 5 克。

【做法】鲜姜洗净切片，捣烂为泥，用纱布包好挤汁。将姜汁倒入锅内，加清水半碗，放入砂仁，隔水炖半小时去渣即成。

【功效】益胃，止呕。用于胃寒呕吐、腹痛、妊娠呕吐等。

偏方11 韭菜根捣汁

【用料】韭菜根。

【做法】韭菜根洗净，捣烂绞取汁约一小酒杯。用少许开水冲服。

【功效】健胃止呕。用于呕吐、恶心，有食疗作用。

偏方12 白胡椒汤

【用料】白胡椒、生姜、紫苏各 5 克。

【做法】上 3 味水煎服，每日 2 次。

【功效】健胃止呕。用于食荤腥宿食不消化引起的呕吐及腹痛。

偏方13 杧果

【用料】鲜杧果。

【做法】鲜杧果洗净后装入塑料袋，用绳扎紧袋口保鲜。生食。

【功效】益胃，止呕。可预防和治疗晕车呕吐。

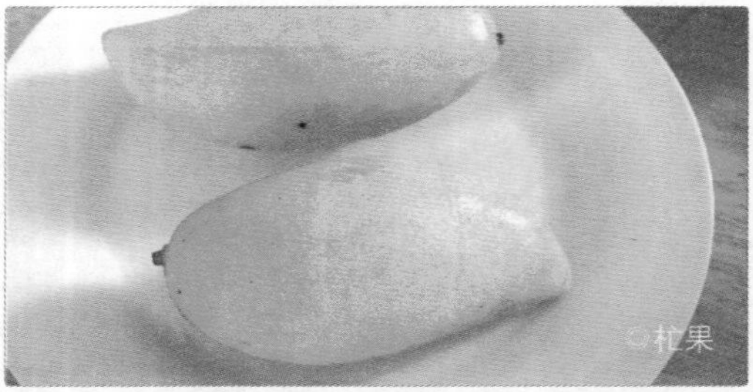

○杧果

偏方介绍

杧果性微寒，味甘、酸，归肺、脾、胃经，具有益胃止呕，解渴利尿的功效，用于治疗口渴咽干、食欲不振、消化不良、晕眩呕吐、咽痛音哑、咳嗽痰多、气喘等病症。

偏方14 龙眼酒

【用料】龙眼肉、上等白酒各适量。

【做法】将龙眼肉浸入上等白酒内百日。每顿饭后饮用。

【功效】壮阳益气，补脾胃。用于气虚水肿、脾虚泄泻、妇女产后浮肿、健忘、怔忡、自汗、惊悸、体倦、厌食等。

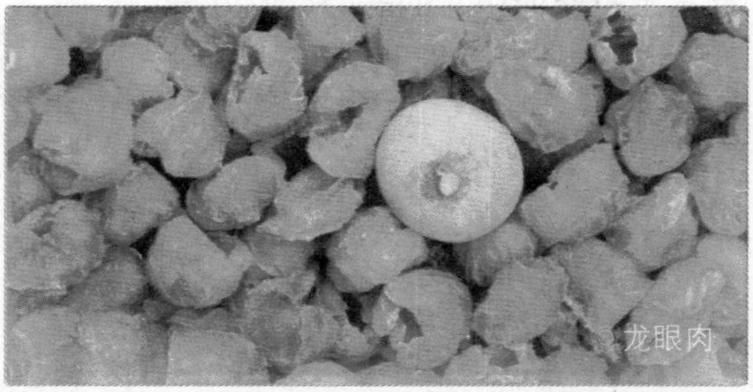

○龙眼肉

偏方介绍

龙眼肉即桂圆肉。龙眼肉性温，味甘，归心、肾经，具有补脾益胃，补心长智，养血安神的功效。龙眼肉用于治疗脾胃虚弱，食欲不振，或气血不足所致的体虚乏力，心脾血虚所致的失眠健忘、惊悸不安等症。

食疗偏方

内科

消化不良>>

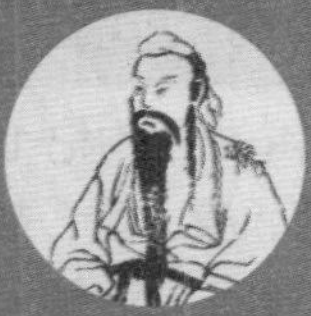

消化不良是一种临床症候群，是由胃动力障碍所引起的疾病，也包括胃蠕动不好的胃轻瘫和食管反流病。消化不良主要分为功能性消化不良和器质性消化不良。功能性消化不良属中医的“脘痞”“胃痛”“嘈杂”等范畴，其病在胃，涉及肝、脾等脏器，宜辨证施治，予以健脾和胃，疏肝理气，消食导滞等法治疗。

偏方01 胡萝卜炒肉丝

【用料】胡萝卜250克，猪肉100克，食油25克，葱、姜、香菜、盐、酱油、醋、味精、香油各适量。

【做法】胡萝卜洗净切丝，猪肉切丝。锅内加食油烧热，下葱姜丝，加肉丝翻炒，加胡萝卜丝和以上其他调味料，淋香油翻炒即成。

【功效】下气补中，健胃行滞。

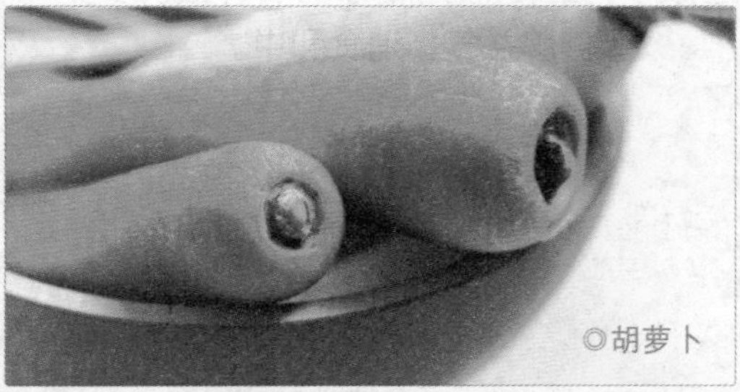

◎胡萝卜

偏方介绍

胡萝卜性平，味甘，归肺、脾经，具有健脾和胃，补肝明目，清热解毒，壮阳补肾，透疹，降气止咳等功效，可用于肠胃不适、便秘、久痢、饱闷气胀、夜盲症、性功能低下、麻疹、百日咳、小儿营养不良等病症。胡萝卜也适宜于皮肤干燥、粗糙，或患毛发苔藓、黑头粉刺、角化型湿疹者食用。

偏方02 山楂丸

【用料】山楂、淮山药各250克，白糖100克，蜜适量。

【做法】山药、山楂晒干研末，与白糖混合，炼蜜为丸，每丸重15克。每日3次，温开水送服。

【功效】补中，化积。用于脾胃虚弱所致的消化不良。

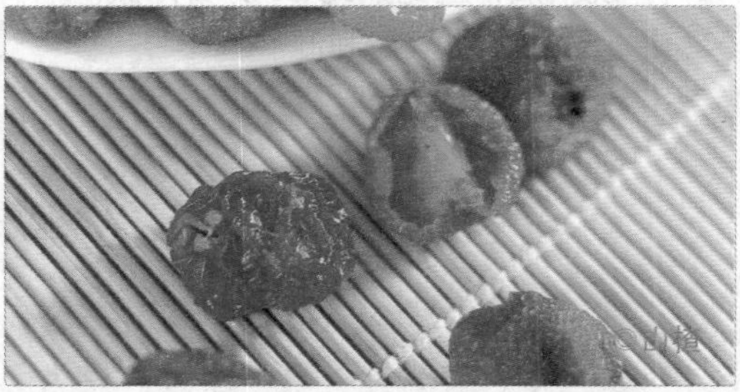

◎山楂

偏方介绍

山楂以果实作药用，性微温，味酸甘，归脾、胃、肝经。山楂能促进消化，尤长于消化油腻肉食积滞，并兼入血分而有活血化瘀散肿之功能。对肉积痰饮、消化不良、痞满吞酸、泻痢肠风、腰痛疝气、产后儿枕痛、恶露不尽、小儿乳食停滞等均有疗效。

偏方03 枸杞活鲫鱼

【用料】枸杞15克，活鲫鱼2条，香菜5克，葱、姜、醋、盐、味精、猪油、奶汤各适量。

【做法】活鲫鱼收拾干净，斜刀切十字花，香菜及葱切小段。锅烧热放猪油，下葱、姜，加水、奶汤、盐、醋，放鱼和枸杞，烧沸后中火炖15分钟，下香菜、味精即成。

【功效】对消化不良、精神倦怠等有食疗功效。

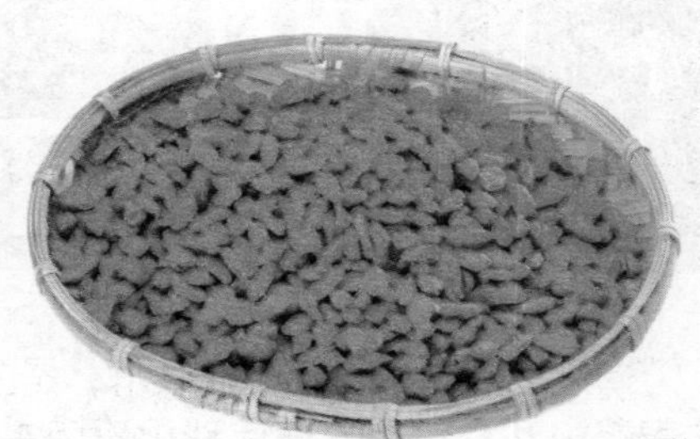

◎枸杞

偏方介绍

枸杞性平，味甘，归肝、肾、肺经，具有养肝，滋肾，润肺的功效。中医常用它来治疗肝肾阴亏、腰膝酸软、头晕、健忘、目眩、目昏多泪、目视不清、阳痿遗精、虚劳咳嗽、消渴引饮等病症。枸杞服用方便，可入药、嚼服、泡酒。

偏方04 豆蔻鱼

【用料】豆蔻6粒，鲫鱼2条，陈皮5克，盐、胡椒面、味精、葱、姜、猪油各适量。

【做法】鱼收拾干净，豆蔻研末，陈皮、姜、葱洗净切斜片。豆蔻末分装入2条鱼肚内，装在大盘内，鱼底放陈皮，上面撒上上述调味料，浇猪油，上笼蒸约20分钟即成。

【功效】健脾，益气，利湿。

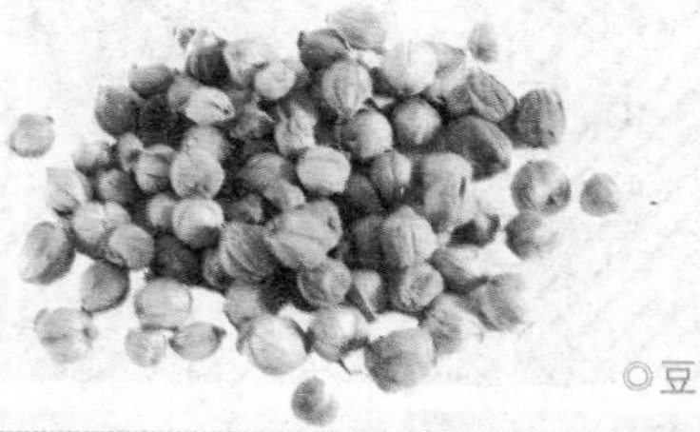

◎豆蔻

偏方介绍

豆蔻性温，味辛，归肺、脾、胃经，具有化湿消痞，行气温中，开胃消食的功效。胸闷腹胀、嗳气、舌苔厚腻者宜食。

偏方05 陈皮鸭

【用料】鸭1只，陈皮6克，胡椒粉、酱油、料酒、奶汤、鸡汤各适量。

【做法】鸭洗净煨炖，凉凉，拆去鸭骨后放在盆中，将炖鸭原汤、奶汤、鸡汤一起烧沸，加入以上调味料搅匀，倒入盆内，陈皮切丝放于鸭上，隔水蒸30分钟即成。

【功效】健脾益气，消食和中。

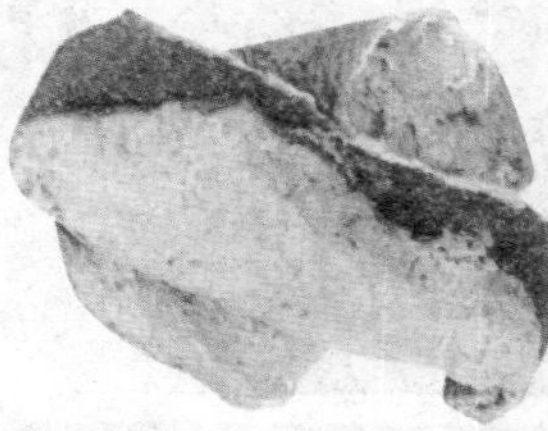

◎陈皮

偏方介绍

陈皮性温，味辛、微苦，归脾、肺经，有理气调中，燥湿化痰的功效，可用于治疗脾胃气滞所致的呕吐或湿浊中阻所致胸闷、纳呆、便溏。近代研究认为，陈皮中的挥发油有刺激性祛痰和扩张支气管的作用，对胃肠道平滑肌有温和的刺激作用。

偏方06 鸡血豆腐汤

【用料】鸡血500克，豆腐50克，青蒜花、盐、胡椒粉、香油、味精、醋、湿淀粉、料酒各适量。

【做法】锅内烧水，沸后放切丁鸡血和豆腐丁，加盐、料酒，再沸开后加湿淀粉，再开后加醋、胡椒粉、味精，撒上青蒜花，关火即成。

【功效】开胃进食，此汤必须饭前服用。

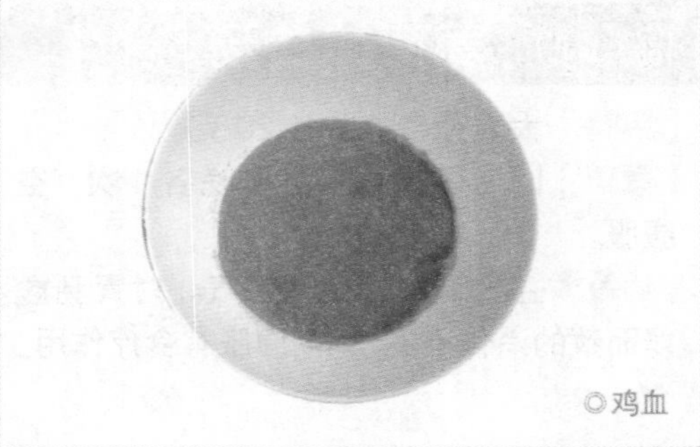
◎鸡血

偏方介绍

鸡血为雉科动物家鸡的血，宜临时采取，鲜用。鸡血性平，味咸，归心、肝经，具益血补虚，活血，解毒的功效。用于治疗贫血、妇女月经不调、崩漏失血或支气管炎、哮喘、慢性肝炎、痘疹不出，以及筋骨折伤等病症。鸡血有补血、养血之功。

偏方07 红茶糖

【用料】红茶50克，白砂糖500克。

【做法】红茶加水煎煮。每20分钟取煎液1次，加水再煎，共取煎液4次。合并煎液，以小火煎煮至煎液较浓时加白砂糖调匀。再煎熬至用铲挑起呈丝状时停火，趁热倒入盆中，稍冷将糖分成块。每饭后含食2块。

【功效】用于消化不良、胃痛不适等。

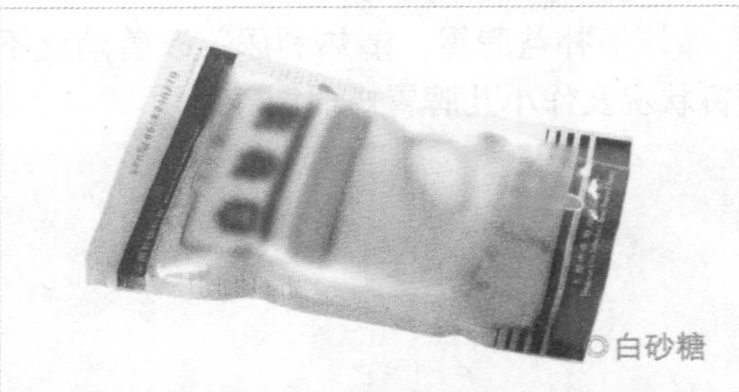
◎白砂糖

偏方介绍

白砂糖性平，味甘，归脾、肺经。具有润肺生津，止咳，和中益肺，舒缓肝气，滋阴，除口臭，疗疮，去酒毒，解盐卤毒的功效。糖尿病病人不宜直接食用白砂糖，最好是以甜味剂替代，如木糖醇。

偏方08 焖栗子鸡

【用料】板栗250克，鸡半只，盐、酱油各适量。

【做法】板栗去皮，鸡收拾干净，切块，加盐、酱油调味，置于砂锅内焖煮至板栗熟起粉即成。

【功效】健脾开胃，适用于食欲不振、消化不良、体倦乏力等虚证。

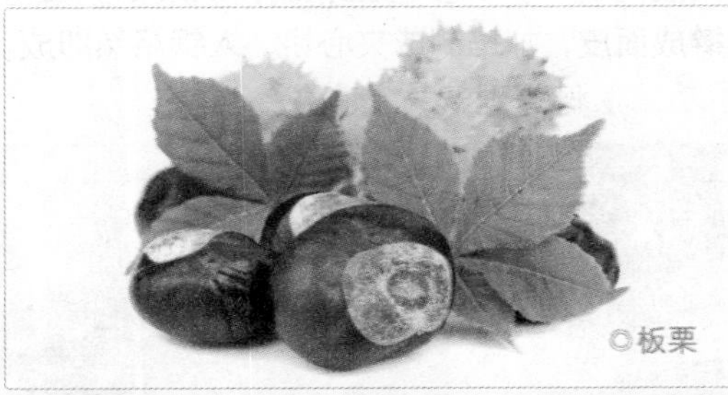
◎板栗

偏方介绍

板栗性温，味甘、咸，归脾、胃经，能补肾强腰，益脾胃，止泻。板栗含蛋白质、脂肪、淀粉、糖类、维生素B_1、脂肪酶等成分。用于治疗肾气虚亏，腰脚无力；脾胃虚弱或脾肾阳虚，便溏腹泻等症。生食不易消化，多食会产生滞气。

偏方09 麦芽神曲汤

【用料】大麦芽、神曲各20克。

【做法】以上两味水煎。早晚各1次，空腹服。

【功效】益气调中，化食下气。对胃肠虚弱而致的消化不良、饱闷腹胀有食疗作用。

偏方10 芡莲猪尾汤

【用料】猪尾1根，芡实75克，莲子75克，红枣7枚，酱油、盐少许。

【做法】猪尾收拾干净切小段，红枣去核，芡实、莲子、红枣放进砂锅，加水煎煮，水沸下入猪尾，煮2小时，放酱油、盐即成。

【功效】健脾，补肾，止泻，去湿。

偏方11 炖野鸭山药参

【用料】野鸭1只，淮山药50克，党参、生姜各25克，盐少许。

【做法】野鸭处理干净，同其他四味加水共炖，加盐少许。食鸭肉饮汤，每日2次。

【功效】平胃消食。用于肠胃虚弱而致的消化不良、食欲不佳。

偏方12 羊肉秫米粥

【用料】羊肉100克，秫米（高粱米）100克，盐少许。

【做法】羊肉切丁，同秫米共煮粥。

【功效】补虚开胃。用于脾胃虚弱而致的消化不良、腹部隐痛等症，有食疗作用。

偏方13 萝卜饼

【用料】白萝卜150克，面粉150克，猪瘦肉60克，姜、葱、盐、油各适量。

【做法】白萝卜洗净切丝，用油炒至五成熟。猪瘦肉剁碎，加萝卜丝和调料调成馅。面粉擀成面皮，加馅制成夹心饼，入锅烙熟即成。

【功效】健胃理气，消食化痰。

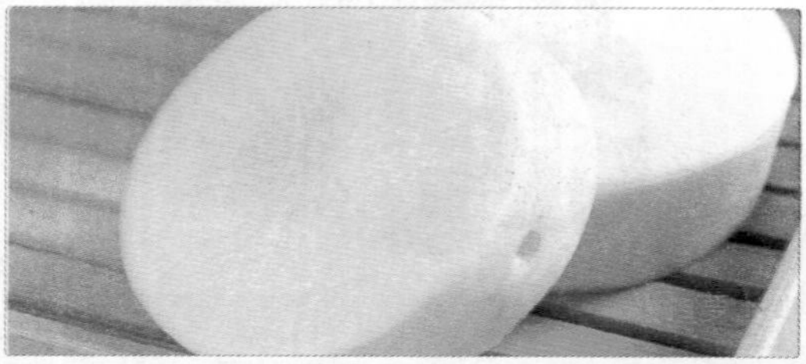

偏方介绍

白萝卜性平，味辛、甘，归脾、胃经，具有消积滞，化痰止咳，下气宽中，解毒等功效。白萝卜主治食积胀满、痰嗽失音、吐血、衄血、消渴、痢疾、偏头痛等。

偏方14 粟米山药糊

【用料】粟米（即小米）50克，淮山药25克，白糖适量。

【做法】粟米、淮山药按常法共煮做粥，后下白糖。每日食用2次。

【功效】补益脾胃，清热利尿。改善消化不良状况及作小儿脾胃虚弱调养之用。

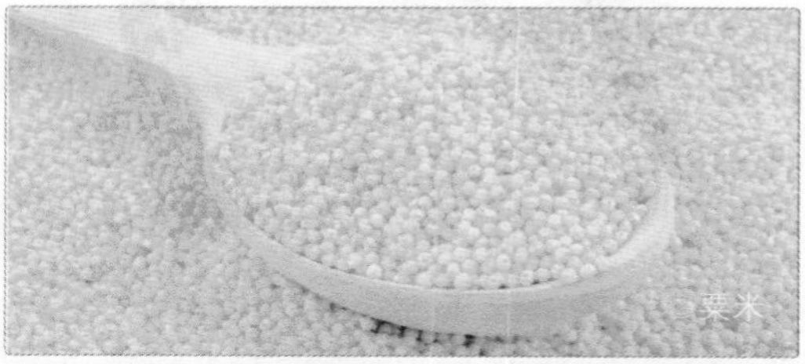
粟米

偏方介绍

粟米味甘、咸，性凉，具有益脾胃，养肾气，和胃，安眠，除烦热，利小便的功效。可用于脾胃虚热，反胃呕吐或脾虚腹泻；烦热消渴，口干；热结膀胱，小便不利等症。适宜失眠或体虚低热者食用。

偏方15 山楂麦芽汤

【用料】生山楂、炒麦芽各 9 克。

【做法】以上两味共水煎，饮汤。每日早晚各 1 次。

【功效】消滞开胃。对于食积腹胀、消化不良有很好的食疗效果。

偏方16 清拌蔓菁

【用料】蔓菁 200 克，酱油、醋各适量。

【做法】将蔓菁洗净切成细丝，放入开水锅内焯熟，沥干水分，倒入碗内，下酱油、醋拌食。

【功效】下气，开胃，消食，荤素皆宜，诸病无忌。蔓菁是十字花科植物，也叫芜菁、圆根、扁萝卜，味道鲜美，开胃消食。

偏方17 萝卜酸梅汤

【用料】鲜萝卜 250 克，酸梅 2 枚，盐少许。

【做法】将鲜萝卜洗净，切片，加清水 3 碗同酸梅共煮，煎至一碗半，加盐调味。

【功效】化积滞，化痰热，下气生津。用于食积、腹胀、胁痛、气逆等。

偏方18 五香牛肉

【用料】牛肉 1500 克，砂仁、陈皮各 5 克，生姜 25 克，桂皮 5 克，胡椒粉 5 克，葱、盐、酱油各适量。

【做法】锅内水沸后将上述材料同煮，再沸后转小火炖至肉烂，取牛肉切片食用。

【功效】对脾胃虚寒之厌食有食疗功效。

偏方19 苹果汤

【用料】苹果 2 个，猪瘦肉 200 克。

【做法】苹果切块，用两碗水先煮，水沸后加入猪瘦肉片，直煮至猪肉熟透。调味服食，久食有益。

【功效】生津止渴，润肠健胃。对肠胃不适及消化不良有食疗作用。

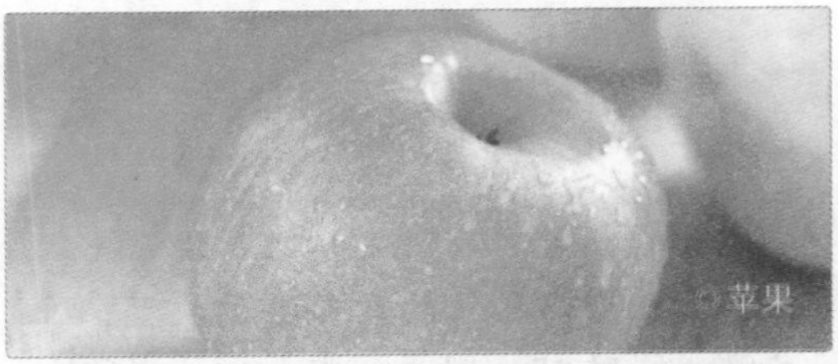

◎苹果

偏方介绍

苹果性平，味甘、酸，无毒，具有生津止渴，益脾止泻，和胃降逆，润肺除烦，健脾益胃，养心益气，润肠，止泻，解暑，醒酒等功效。吃苹果既能减肥，又能帮助消化。

偏方20 鸡肉馄饨

【用料】鸡肉 250 克，白面 150 克，油、盐、酱油、醋、味精各少许。

【做法】鸡肉剁成馅，加以上调味料拌匀。白面和水擀做面片，切三角块，以面包肉馅煮熟，盛于碗内，再加调料。空腹食之。

【功效】对脾胃虚弱、产后身虚有疗效。

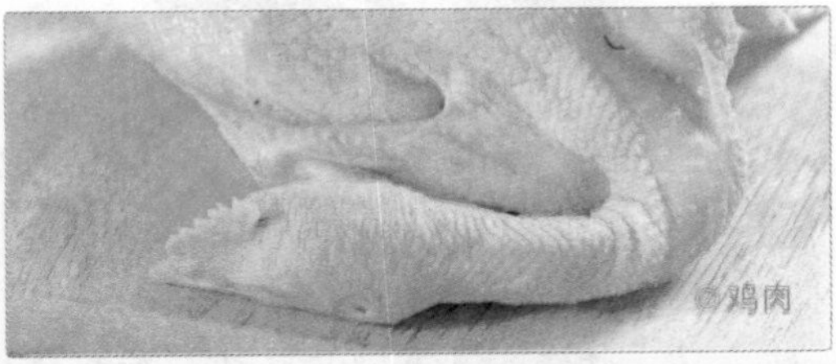

◎鸡肉

偏方介绍

鸡肉性微温，味甘，具有温中补脾，益气养血，补肾益精的功效。用于虚损羸瘦，病后体弱乏力；脾胃虚弱，食少反胃，腹泻；气血不足，头晕心悸，月经不调；脾虚水肿等病症。

食疗偏方

内科

胃及十二指肠溃疡 >>

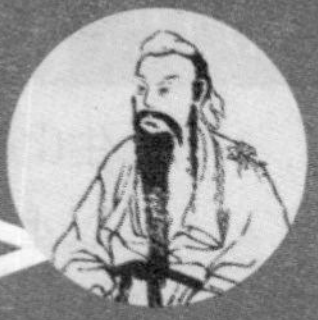

消化性溃疡主要指胃和十二指肠的慢性溃疡，一般认为胃液的消化作用是溃疡形成的基本因素，故取名消化性溃疡。胃及十二指肠溃疡最常见的症状为疼痛，多位于上腹部，疼痛常被描述为烧灼痛或饥饿感，病程具有长期性和反复性。忧思恼怒，劳倦过度，本身脾胃虚弱，或久病脾胃受伤，均可致胃及十二指肠溃疡。

偏方01 锅焦小白菜

【用料】深黄色锅焦1大碗，小白菜100克，虾米6克，猪油、细盐适量。

【做法】小白菜洗净切碎；将锅焦放入铁锅内，加水适量，中火烧开煮烂，放白菜心、虾米、猪油、细盐，再煮5分钟，盛碗。溃疡病人中餐食之甚宜。

【功效】消食止泻，有促进溃疡面愈合的作用。

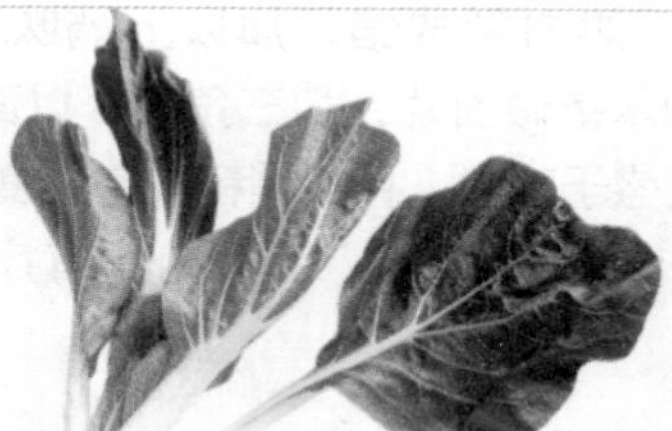

◎小白菜

偏方介绍

小白菜性凉，味甘、辛，无毒，归肺、胃、肝经。具有清热除烦，行气祛瘀，消肿散结，通利胃肠等功效；用于肺热咳嗽、身热、口渴、胸闷、心烦、食少便秘、腹胀等症。小白菜尤其适宜于肺热咳嗽、便秘、丹毒、漆疮、疮疖等患者及缺钙者食用。脾胃虚寒者不宜多食。

偏方02 土豆泥

【用料】土豆2000克。

【做法】土豆洗净捣泥，入布袋，放水反复揉搓出白色的粉质。将含淀粉的浆水倒入铁锅里，武火熬至水将干，改文火慢慢烘焦，使浆汁最终变成黑色的膜状物，取出研末，用容器贮存好。每日服3次，每次1克，饭前服。

【功效】对胃及十二指肠溃疡有食疗作用。

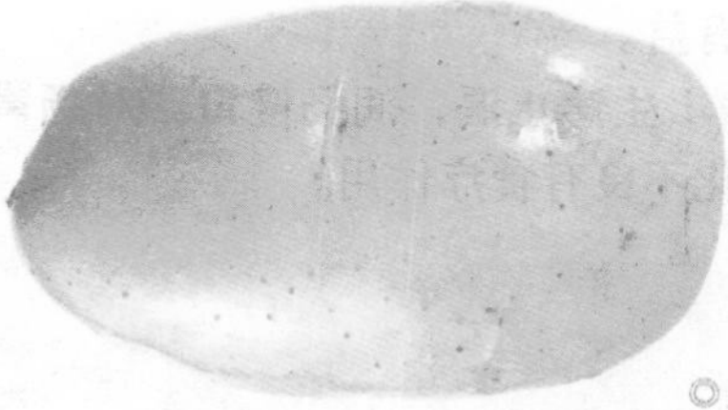

◎土豆

偏方介绍

土豆为茄科植物马铃薯的块茎。土豆性平，味甘，归胃、大肠经，具有和胃健中，解毒消肿，补脾益气，缓急止痛，通利大便的功效。可用于治疗脾胃虚弱，消化不良；肠胃不和，脘腹作痛；大便不利，胃痛，痈肿，湿疹，烫伤等病症。土豆含少量龙葵碱，能缓解胃肠平滑肌痉挛，减少胃液分泌。

偏方03 鸡蛋壳延胡索粉

【用料】鸡蛋壳、延胡索各等份。

【做法】以上两味共研细末。每次服5克，每日2次。

【功效】对胃及十二指肠溃疡引起的吐酸、疼痛有食疗作用。

偏方04 土豆汁蜂蜜

【用料】土豆汁100克，白及60克，诃子肉90克，枳实60克，蜂蜜500克。

【做法】先将3味中药共研成细粉，再加入土豆汁、蜂蜜搅拌均匀，装在容器内备用。1日3次,每次1匙。2周为1个疗程。

【功效】对各型胃及十二指肠溃疡有食疗功效。

偏方05 芦荟蜂蜜酒

【用料】芦荟叶、烧酒、蜂蜜适量。

【做法】取芦荟叶去刺，细捣，加其1倍量的烧酒和1/4烧酒量的蜂蜜，放置20天便成芦荟酒。芦荟酒越陈越好。1次1酒盅，1日服3次。

【功效】对十二指肠溃疡症有食疗功效。

偏方06 海蜇枣糖膏

【用料】海蜇500克，红枣500克，红糖250克。

【做法】上3味加水共煎成膏状。每次1匙，日2次。

【功效】清热，润肠。对胃及十二指肠溃疡有食疗作用。

偏方07 蜂蜜

【用料】蜂蜜适量。

【做法】每次饭前一个半小时或饭后3小时服用，坚持1疗程（2个月），效果明显。

【功效】润肠通便。对胃及十二指肠溃疡有较好的食疗效果。

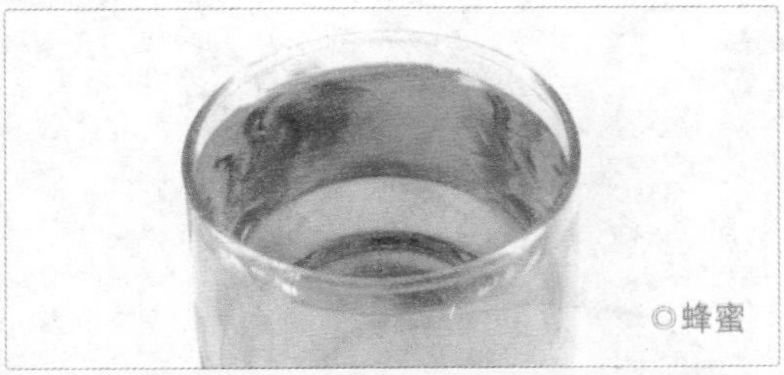

◎蜂蜜

偏方介绍

蜂蜜性平，味甘，是碱性食物，能补中缓急，润肺止咳，润肠燥，解毒。常服蜂蜜对于心脏病、高血压、眼病、痢疾、便秘、胃及十二指肠溃疡病等都有良好的辅助治疗作用。

偏方08 洋白菜汁

【用料】洋白菜（甘蓝、圆白菜、包心菜）。

【做法】将洋白菜洗净，捣烂取汁。每次饮半茶杯。

【功效】清热散结。对胃及十二指肠溃疡疼痛有食疗作用，也是胃癌的预防药。

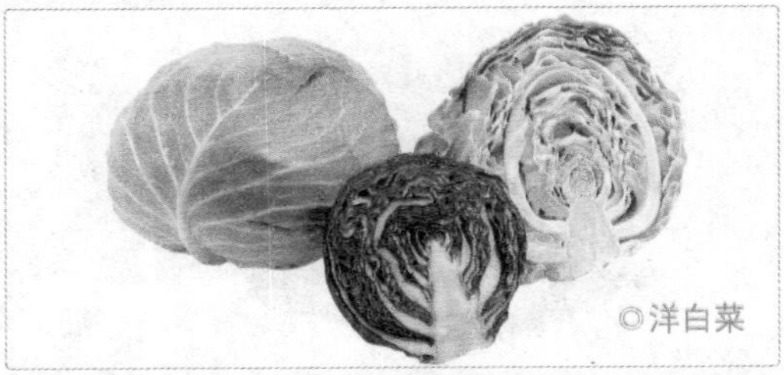

◎洋白菜

偏方介绍

洋白菜性平、味甘，归脾、胃经，具有补骨髓，润脏腑，益心力，壮筋骨，利脏器，祛结气，清热止痛的功效。洋白菜中含有某种“溃疡愈合因子”，对溃疡有着很好的治疗作用，能加速创面愈合。

偏方09 玫瑰花茶

【用料】干玫瑰花片 6 ~ 10 克(鲜品加倍)。

【做法】玫瑰花片冲入沸水。代茶饮。

【功效】理气解郁，疏肝健脾。对肝气郁结胁痛、胃溃疡及十二指肠球部溃疡等，有食疗功效。

偏方10 荷叶粉

【用料】荷叶适量。

【做法】荷叶阴干，焙烧存性，研成细粉。每日服 1 次，每次 1.5 克，连用数日。

【功效】养阴清热，散瘀止血。对胃及十二指肠溃疡有食疗作用。

偏方11 煨猪肚

【用料】猪肚 1 个,鲜姜 250 克,酱油少许。

【做法】将猪肚洗净,装入切成片的鲜姜,扎好,放入砂锅内用文火煨熟,然后去姜。猪肚切丝，拌酱油吃，汤亦同饮。每个猪肚分 3 天吃完，可连续吃 10 个。

【功效】温中养胃。对胃溃疡有食疗作用。

偏方12 茶叶白糖

【用料】茶叶、白糖各等份。

【做法】每次各取 120 ~ 300 克，加水煮数沸,沉淀去渣,贮于有盖瓶中,经 6 ~ 12 日，色如陈酒，结膜即可。如未结膜，经 7 ~ 14 日就可服用。每日早晚各 1 次，每次 1 汤匙，蒸热后服。

【功效】对消化性溃疡有食疗功效。

偏方13 砂仁肚尾

【用料】砂仁末 10 克，猪肚 1 具，胡椒粉、花椒、姜、葱、猪油、盐、料酒、味精各适量。

【做法】将猪肚洗净切片放入锅内煮沸，捞去浮沫，下入砂仁末、胡椒粉及葱、姜等调料，煨至肉烂汤浓。

【功效】对胃及十二指肠溃疡有食疗功效。

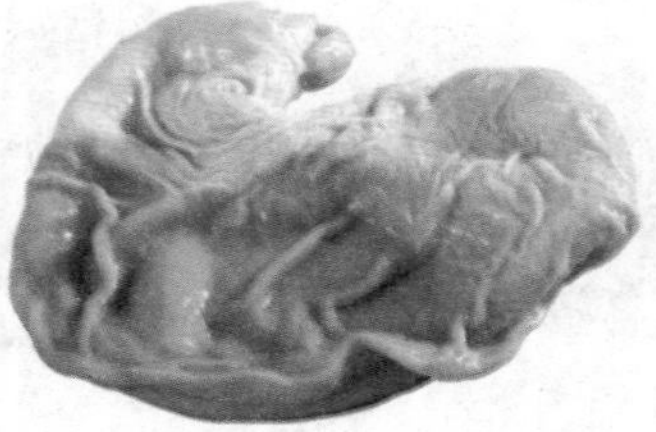

◎猪肚

偏方介绍

猪肚为猪科动物猪的胃，猪肚性微温，味甘，归胃经，具有健脾胃，补虚损，通血脉，利水，除疳的功效。用于虚劳羸弱、泄泻、下痢、消渴、小便频数、小儿疳积等病症

偏方14 香椿枣

【用料】香椿头 250 克，红枣适量。

【做法】将香椿头剪成碎末，捣烂。红枣捣如泥状与香椿头共调，捏成重 3 克的药丸。每次 2 丸，每日 2 次，温开水送服。

【功效】止血，燥湿，健脾，和胃。用于治疗胃及十二指肠溃疡。

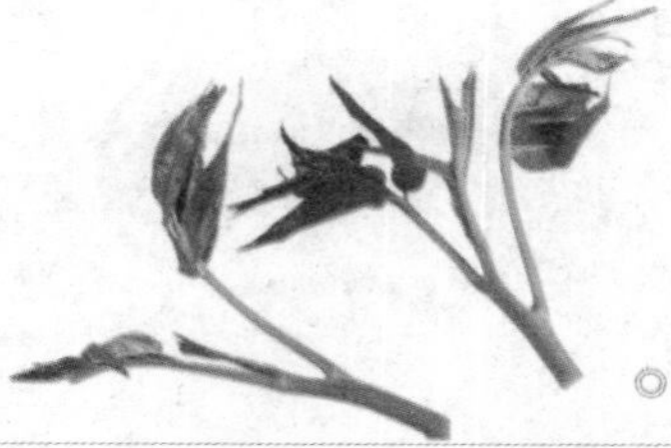

◎香椿头

偏方介绍

香椿头性凉，味苦，归肺、胃、大肠经，具有清热解毒，健胃理气，润肤明目，杀虫的功效。主治疮疡、脱发、目赤、风湿痹痛、胃痛、痢疾，肺热咳嗽等病症。

偏方15 陈皮鹿肉汤

【用料】鹿肉 120 克，胡椒 10 克，陈皮 6 克，生姜 15 克，油适量。

【做法】鹿肉洗净切块，入锅爆炒干，下油、生姜爆香取出。胡椒、陈皮、生姜与鹿肉一同入锅，武火煮沸后文火煮 1.5 小时即可。

【功效】温中助阳，散寒止痛。

偏方16 田七藕蛋

【用料】田七末 3 克，藕汁 30 毫升，鸡蛋 1 个，白糖少许。

【做法】将鸡蛋打破，倒入碗中搅拌。加入藕汁，下田七末、白糖，再与鸡蛋搅匀，隔水炖熟服食。

【功效】止血，止痛，散寒。

偏方17 牛奶蜂蜜

【用料】牛奶 250 克，蜂蜜 50 克，白及粉 10 克。

【做法】将牛奶煮沸，调入蜂蜜和白及粉。每日 1 次，经常服用收效。

【功效】温中补虚。对胃及十二指肠有一定食疗作用。

偏方18 饴糖乌贼骨

【用料】饴糖、乌贼骨、白及各 2 份，陈皮 1 份。

【做法】上 4 味除饴糖外，共研为细末。每次 5 克，用饴糖加开水调匀送服。

【功效】温中补虚，缓急止痛。对胃及十二指肠溃疡的胃脘痛有食疗功效。

偏方19 金橘根炖猪肚

【用料】金橘根 30 克，猪肚 150 克，盐等调料。

【做法】取盆栽的金橘的根洗净，猪肚切成尾块，加清水以文火炖煮至汤少汁浓，将盐等调料下入，饮汤食猪肚。

【功效】健脾开胃，行气止痛。对胃及十二指肠溃疡有食疗作用。

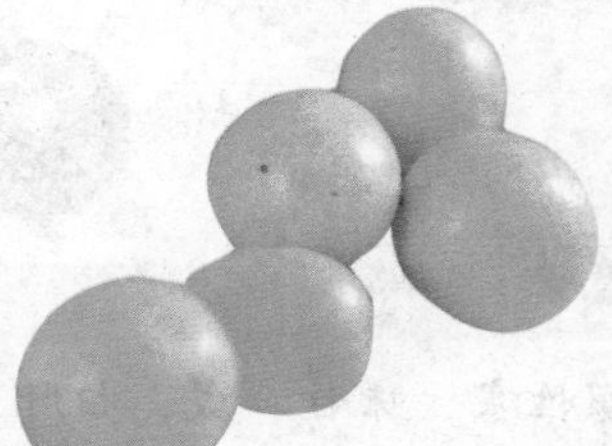

◎金橘

偏方介绍

金橘根性温，味辛、酸、苦，归脾、胃、肝经，具有行气，散结的功效。用于胃痛吐食、瘰疬、疝气、产后腹痛、子宫下垂。

偏方20 扒皮鱼

【用料】扒皮鱼适量。

【做法】将扒鱼皮剥去，削取鱼肉捣成糊，用纱布挤汁。生饮，每日 1 ~ 2 汤匙。

【功效】对十二指肠溃疡、消化道出血有食疗功效。

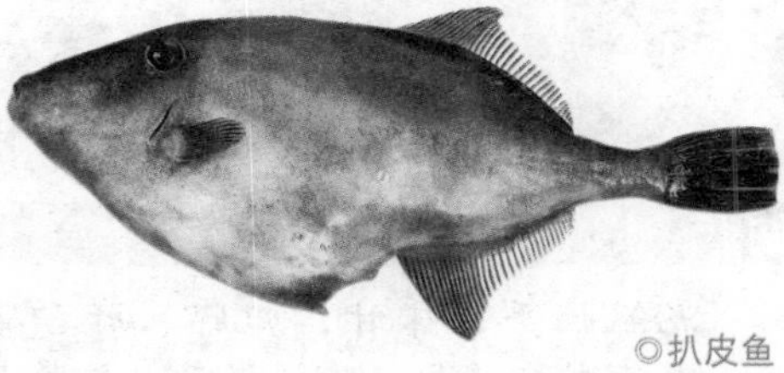

◎扒皮鱼

偏方介绍

扒皮鱼的学名是绿鳍马面鲀（革鲀科），为我国重要的海产经济鱼类之一。扒皮鱼肉可治疗胃病、乳腺炎、消化道出血等。它的皮则可制成明胶。

食疗偏方

内科

黄疸 >>

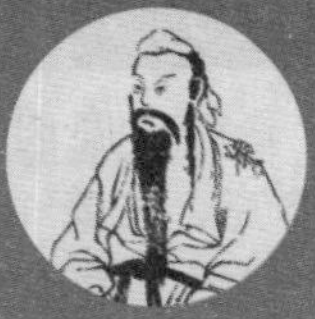

黄疸又称黄瘅，是以目黄、皮肤黄、小便黄，兼有寒战、高热、头痛、呕吐等症状的一种病症。黄疸主要的病因有肝、胆、脾、胃功能失调，寒湿阻遏，湿热蕴蒸，瘀血阻滞，以及气机郁滞。

偏方01 泥鳅炖豆腐

【用料】泥鳅5条，豆腐1块，盐、食油、味精各少许。

【做法】泥鳅放清水中，滴几滴食油，让泥鳅吃油及清水后，排出肠内粪便。取出同切块的豆腐炖熟，加盐及味精调味，即可食用，每日2次。

【功效】除热祛湿。对黄疸有食疗作用。

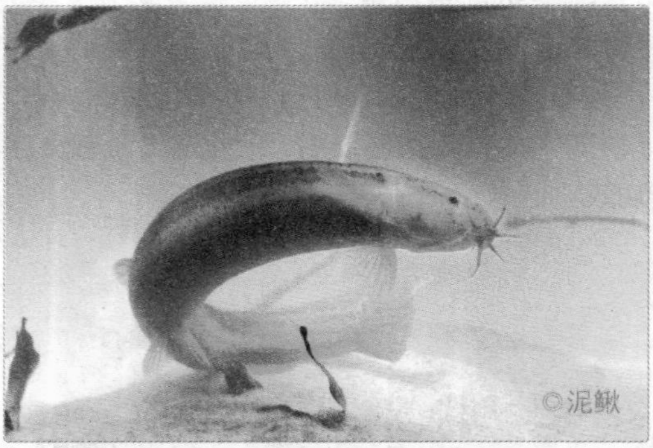

◎泥鳅

偏方介绍

泥鳅性平，味甘，归脾、肝、肾经，具有补中益气，除湿退黄，益肾助阳，祛湿止泻，暖脾胃，疗痔，止虚汗之功效。泥鳅所含脂肪成分较少，胆固醇更少，属高蛋白低脂肪食品，适宜老年人及有心血管疾病、急慢性肝炎、黄疸之人食用，尤其是急性黄疸型肝炎患者更适宜，可促进转氨酶下降。

偏方02 大田螺汤

【用料】大田螺10～20个，黄酒半小杯。

【做法】大螺放于清水中漂洗干净，捣碎去壳，取螺肉加入黄酒拌和，再加清水炖熟。饮其汤，每日1次。

【功效】清热利湿，通便解毒。用于湿热黄疸、小便不利及水肿。

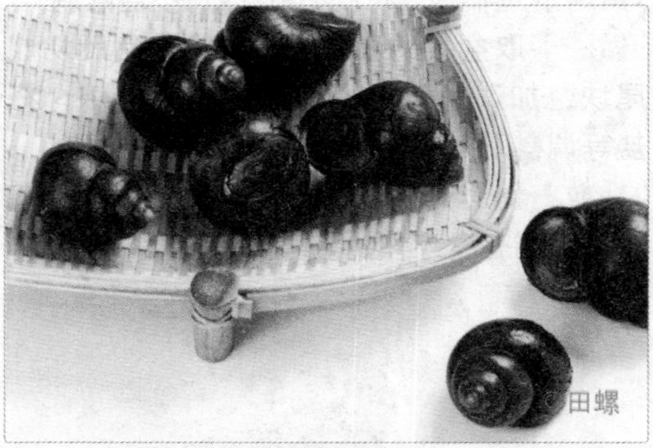

◎田螺

偏方介绍

田螺性寒，味甘、咸，归肝、脾、膀胱经，能清热利水，除湿解毒，用于热结小便不通、黄疸、脚气、水肿、消渴、痔疮、便血、目赤肿痛、疔疮肿毒。因田螺性大寒，故风寒感冒期间忌食，女子行经期间及妇人产后忌食。

食疗偏方

内科

腹泻 >>

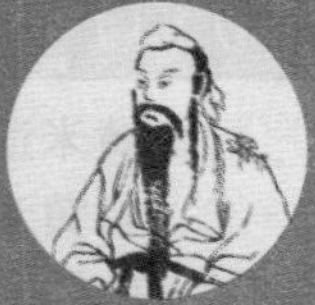

腹泻亦称泄泻，是以腹痛、排便次数增多，便质稀薄，甚则水样为主要表现的病症，多发于夏秋。古人以大便溏薄而势缓者为泄，大便清稀如水而直下者为泻。此病多见于急、慢性肠炎、过敏性肠炎、胃肠功能紊乱、肠结核等病。

偏方01 鲫鱼羹

【用料】鲫鱼1000克，荜茇、缩砂仁、陈皮、胡椒、泡椒各10克，油、蒜、葱、盐、酱油各适量。

【做法】鲫鱼收拾干净，在鱼腹内装入陈皮、砂仁、荜茇以及以上调味料。锅内放油烧热，放鲫鱼煎，加水炖煮成羹，空腹食之。

【功效】用于脾胃虚寒之慢性腹泻、痢疾等。

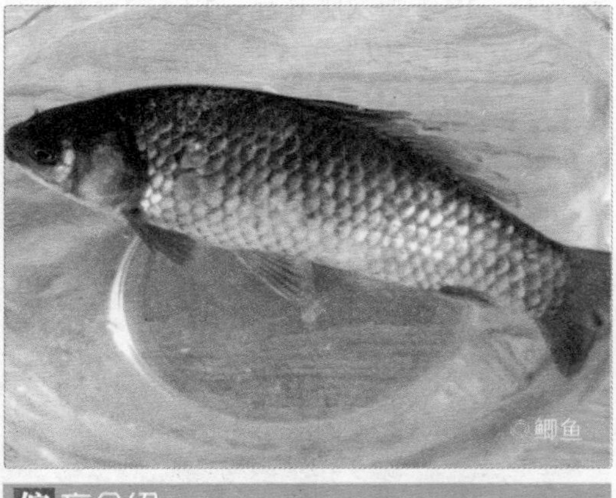

鲫鱼

偏方介绍

鲫鱼性平，味甘，归脾、胃、大肠经，具有和中补虚，健脾开胃，除湿利水，补中生气，温胃进食等功效，用于少食乏力、呕吐、腹泻、脾虚水肿、小便不利、乳汁减少、便血、痔疮出血等病症。值得注意的是，在感冒发热期间则不宜多吃鲫鱼。

偏方02 核桃扁豆泥

【用料】核桃仁10克，扁豆150克，黑芝麻10克，白糖100克，猪油80克。

【做法】扁豆煮熟捣成泥。黑芝麻炒香研末。锅内放猪油，倒入扁豆泥翻炒，放白糖炒至不粘锅底，再放黑芝麻、核桃仁，混合炒片刻即成。

【功效】对脾虚久泻有一定食疗功效。

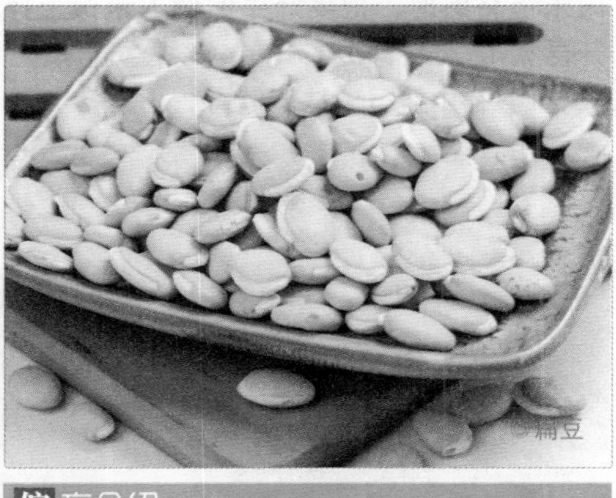

扁豆

偏方介绍

扁豆性微温，味甘，归脾、胃经，能健脾和中，消暑化湿。可用于脾虚泻下、暑湿吐泻、脾虚呕逆、食少久泄、水停消渴、赤白带下、小儿疳积等症。扁豆气清香，性温和而色微黄，与脾性最合。肿瘤患者宜常吃扁豆，有一定的辅助食疗功效。

偏方03 焦黄米糕

◎黄米

【用料】黄米适量。

【做法】将黄米碾成面，按常法蒸成黄米糕，凉凉，切成一指厚的薄片，放在将尽的灰火中煨焦黄，取出研面。每日 2 次，每次 15 克，开水送下，连服 2 ~ 3 日有效。

【功效】适用于因饮食不当所致的腹痛。

偏方介绍

黄米性微寒，味甘，归肺、大肠经。具有益阴、利肺、利大肠之功效；可治阳盛阴虚，夜不得眠，久泄胃弱，疗冻疮、疥疮、毒热、毒肿等症。适宜于体弱多病，面生疔疮者食用，同时也适宜阳盛阴虚，久泄胃弱，疗冻疮、疥疮、毒热、毒肿者食用。

偏方04 姜汁牛肉饭

【用料】鲜牛肉 100 克，姜汁适量，酱油、花生油各少许，米饭适量。

【做法】将鲜牛肉剁成肉泥，放碗内加姜汁搅拌匀后下酱油及花生油，再搅拌。待锅内米饭将熟时，把姜汁牛肉倒入米饭上摊开再蒸 15 分钟即成。

【功效】补中益气，祛寒健胃。

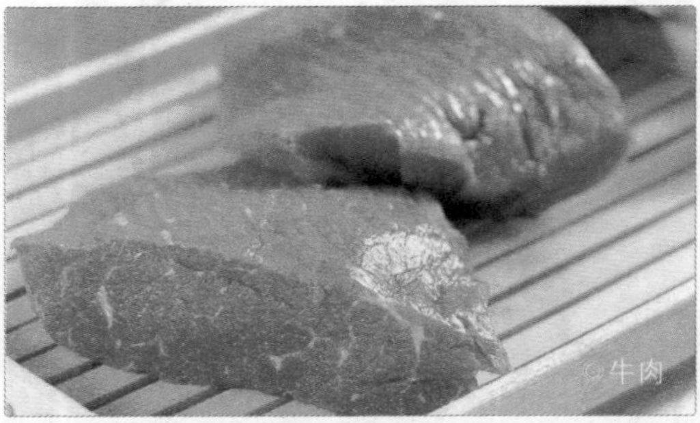
◎牛肉

偏方介绍

牛肉性平，味甘，无毒，归脾经，具有补中益气、滋养脾胃、强健筋骨、化痰熄风、止渴止涎的功效。适用于中气下陷、气短体虚、筋骨酸软者食用，对脾胃虚弱的腹泻有较好的食疗作用。

偏方05 玉米棒石榴皮

【用料】玉米棒 500 克，新石榴皮 120 克。

【做法】将玉米棒、石榴皮用砂锅焙黄，研末，过箩，装入瓶内备用。1 岁以内每次服 1.5 克，2 ~ 4 岁每次服 3 克，5 ~ 8 岁每次服 4.5 克，9 ~ 12 岁每次服 6 克，13 ~ 15 岁每次服 7.5 克，16 岁以上每次服 9 克。日服 3 次。

【功效】对消化不良之腹泻有食疗功效。

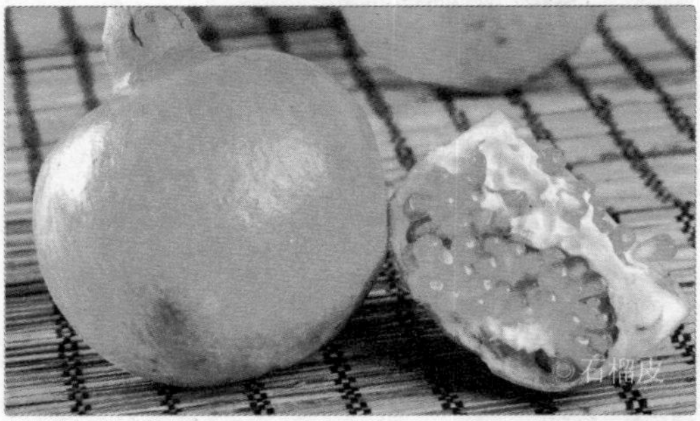
◎石榴皮

偏方介绍

石榴皮性温，味酸、涩，有毒，归大肠、肾经，能涩肠，止血，驱虫。可治疗久泻、久痢、便血、脱肛、滑精、崩漏、带下、虫积腹痛、疥癣。石榴皮对大肠杆菌、变形杆菌、伤寒杆菌、绿脓杆菌、霍乱弧菌等病菌皆有抑制作用。

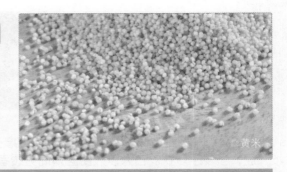

偏方06 豆蔻苹果鸡

【用料】乌鸡1只，豆蔻50克，苹果2枚。

【做法】将乌鸡收拾干净，豆蔻及苹果烧灰存性，纳入鸡腹内，将鸡扎好煮熟。空腹食之。

【功效】温中补虚，行气温中，用于脾虚滑泄，对腹泻恢复有益。

偏方07 榛子仁

【用料】榛子仁、红枣汤各适量。

【做法】将榛子仁炒焦黄，研细。每次1汤匙，每日早晚各1次，空腹以红枣汤送服。

【功效】补脾胃，益气力。用于脾虚泄泻、身倦无力。

偏方08 烤馒头

【用料】馒头1个。

【做法】将馒头置于烤架上，放在炉上慢烤，烤至焦黄色，只吃馒头的焦外皮。早晚各吃1次。

【功效】用于胃酸多、消化不良的腹泻。

偏方09 荞麦饼

【用料】荞麦面250克，红糖150克。

【做法】按常法将荞麦面与红糖加水，和成面团，擀烙成饼。连续食用。

【功效】有解毒功效，对痢疾、泄泻有较好的食疗作用。

偏方10 山药鸡肉馄饨

【用料】山药50克，野鸡肉、葱、姜、花椒粉、盐、面粉各适量。

【做法】面粉制成馄饨皮，野鸡肉剁成泥，放葱、姜末、花椒粉、盐拌成馅，包成馄饨。锅内水中加山药煮沸5～10分钟，下馄饨煮熟食用。

【功效】用于脾胃气虚而致的泄泻。

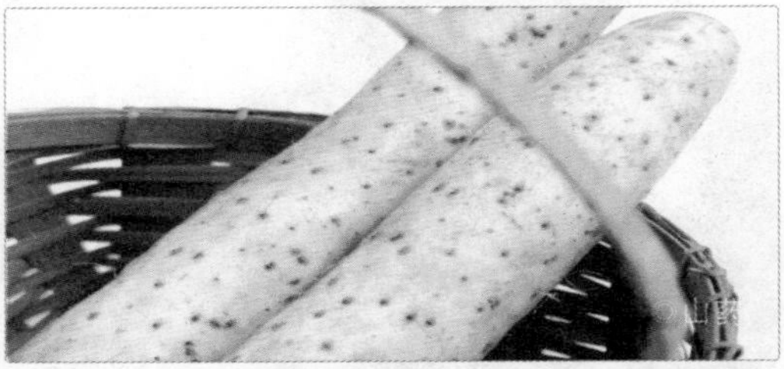

偏方介绍

山药性平，味甘，归脾、肺、肾经，具有补脾养胃，生津益肺，补肾涩精的功效，主治脾虚食少、久泻不止、肺虚喘咳、虚热消渴。山药对冻疮、糖尿病、肝炎、婴儿消化不良等症也有疗效。

偏方11 莱菔山楂粥

【用料】莱菔子15克，山楂20克，生姜3片，红糖15克，大米250克。

【做法】将莱菔子、山楂、姜片加水煎煮40分钟，去渣取汁，放大米煮成粥，临熟时加红糖调味。每日分3次服，连服5天。

【功效】对饮食不节所致急性腹泻有疗效。

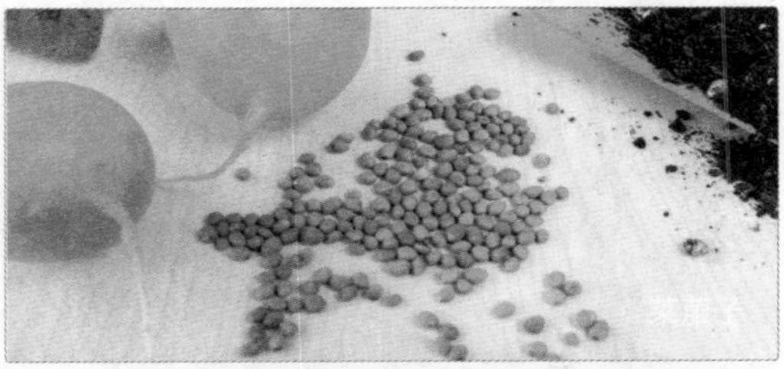

偏方介绍

莱菔子性平，味辛、甘，归肺、脾、胃经，能消食除胀，降气化痰，用于治疗饮食停滞、脘腹胀痛、大便秘结、积滞泻痢、痰壅喘咳等。莱菔子辛散耗气，故气虚无食积、痰滞者慎用。

偏方12 醋茶

【用料】红茶或花茶10克，醋少许。

【做法】用开水沏浓茶一杯，加醋少许。一次热饮。

【功效】对水泻，其臭难闻，口干口渴有食疗功效。

偏方13 生姜红茶糖

【用料】红茶、鲜生姜汁各200克，白糖50克。

【做法】红茶加水煎煮，每20分钟取煎汁1次，加水再煎，共取煎液3次。合并煎液再用小火煎熬浓缩，到将干时加鲜姜汁加热至黏稠停火，待温后加入白糖，将煎液吸净，混匀。

【功效】解表散寒，芳香化湿，健胃止泻。

偏方14 山药蛋黄粥

【用料】山药50克，鸡蛋黄2个。

【做法】将山药研碎过筛，加水适量煮两三沸，入鸡蛋黄。每日空腹食3次。

【功效】对泄泻日久，肠滑不固有食疗功效。

偏方15 焦米粥

【用料】白粳米100克。

【做法】将白粳米炒焦，加水煮作粥。可任意食用。

【功效】对脾虚泄泻、水泻或稀便日达数次且不思饮食有食疗功效。

偏方16 薏米绿豆汤

【用料】薏米50克，绿豆30克，地榆4克，陈皮10克。

【做法】以上用料放入容器中，用大火蒸30分钟后即可。

【功效】清热化湿，导滞理气行血，用于腹泻、痢疾。

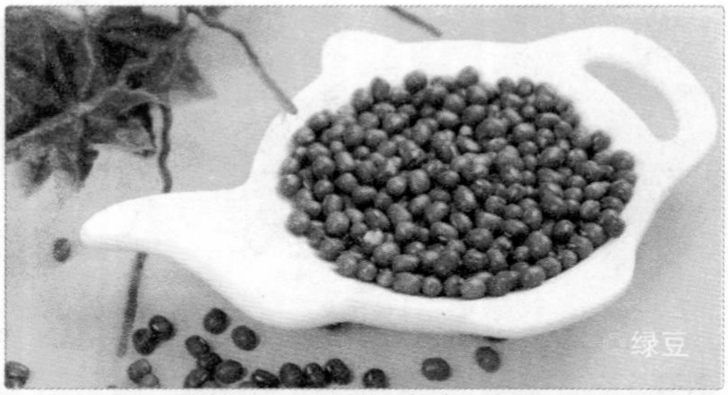

绿豆

偏方介绍

绿豆性寒，味甘，归心、胃经，能清热消暑，利水，解毒。绿豆对腹泻有一定食疗功效。

偏方17 炮姜白术粥

【用料】炮姜6克，白术15克，花椒和大料少许，糯米30克。

【做法】上述前4味共装在纱布包里，先煮20分钟，然后下糯米煮做粥。每日分3次服食，连服1～2周。

【功效】对受寒湿而引致的腹泻有食疗功效。

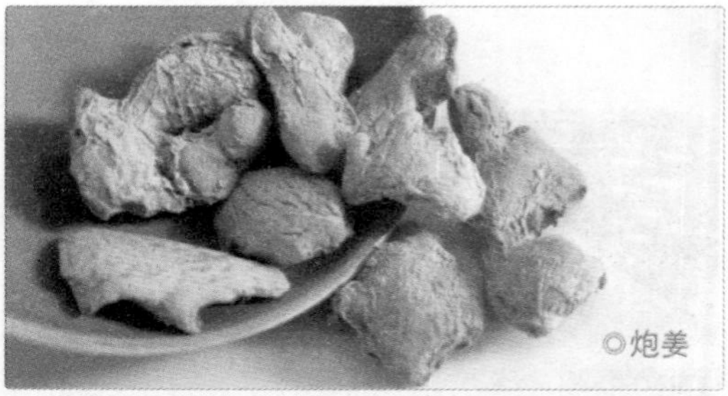

◎炮姜

偏方介绍

炮姜性温，味苦、辛、热，归脾、胃、肾、心、肺经，能温中散寒，温经止血，用于脾胃虚寒、腹痛吐泻、吐衄崩漏、阳虚失血。

偏方18 莲子山药粥

【用料】莲子(去心)20克,淮山药25克,内金15克，糯米50克，白糖适量。

【做法】先将前3味加水煮20分钟，再下糯米煮作粥，熟后加白糖。食用。

【功效】对脾虚腹泻、食欲不振等有食疗功效。

偏方19 山药红枣粥

【用料】山药30克，红枣10枚，薏米20克,糯米30克,干姜3片,红糖15克。

【做法】按常法共煮作粥。每日分3次服下，连续服用半月。

【功效】补益脾胃。用于脾胃虚弱引起的慢性腹泻，症见久泻不愈、四肢乏力。

偏方20 红枣栗子粥

【用料】红枣10枚，栗子250克，茯苓20克，大米100克，白糖30克。

【做法】按常法共煮作粥，加白糖。服食。

【功效】补益脾肾。用于脾胃虚弱所致的泄泻和脾肾阳虚所致的五更泻。

偏方21 荔枝大米粥

【用料】干荔枝15枚,山药、莲子各15克,大米50克。

【做法】先煎前3味，去渣取汁，后下大米煮作粥。服食。

【功效】用于老人五更泻、便溏。

偏方22 猪肚大米粥

【用料】猪肚1具,淮山药50克,大米50克,盐、姜末各适量。

【做法】猪肚切片，与淮山药和大米煮作粥,盐、姜末调味。

【功效】对脾胃气虚泄泻、尿频有食疗功效。

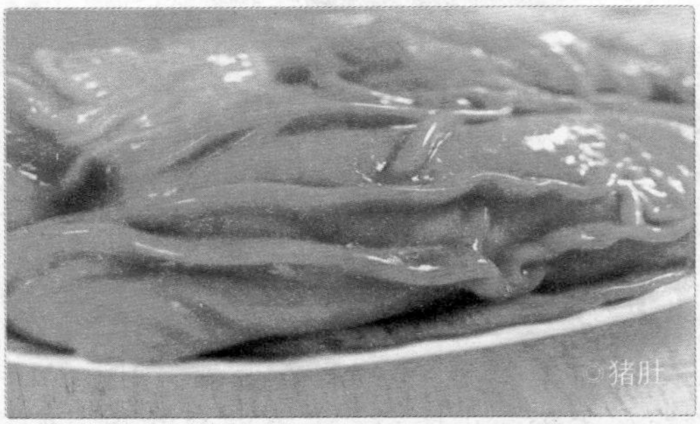

◎猪肚

偏方介绍

猪肚为猪科动物猪的胃，猪肚性微温，味甘，归脾、胃经，为补脾胃之要品。脾胃得补，则中气益。具有治虚劳羸弱、泄泻、下痢、消渴、小便频数、小儿疳积的功效。

偏方23 番薯藤

【用料】番薯藤60～90克，盐少许。

【做法】将番薯藤加盐炒焦，冲水煎服。

【功效】解毒，消炎。用于急性胃肠炎之上吐下泻。

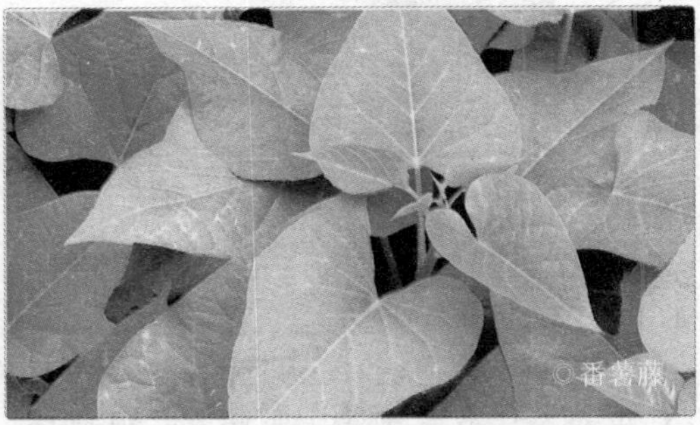

◎番薯藤

偏方介绍

番薯藤性微凉，味甘、涩，无毒，归脾、胃经。是典型的止血止泻药，主治吐泻、便血、乳汁不通、痈疮等病症。

食疗偏方

内科

便秘 >>

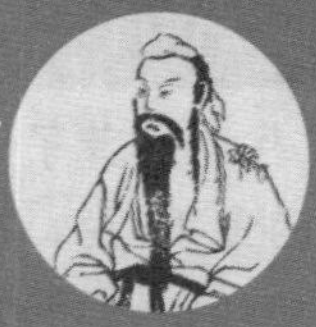

便秘是一种再常见不过又令人尴尬、痛苦的疾病。中医学认为，大肠传导功能失常，粪便在肠内停留时间过长，粪便干燥或坚硬，即可形成便秘之病。便秘的基本病理属大肠传导失常，但也与脾、胃、肝、肾等脏腑的功能失调有关。

偏方01 薯枣汤

【用料】红薯200克，红枣50克，蜂蜜25克。

【做法】先将红薯去皮切碎，放入红枣，加水500毫升，武火煎至约300毫升时加入蜂蜜，再用文火煎5～10分钟，待冷却后即可服用。每日1剂，分早晚2次空腹服用，连汤带渣服完，一般服3～5天可见效。

【功效】对老年人习惯性便秘有食疗功效。

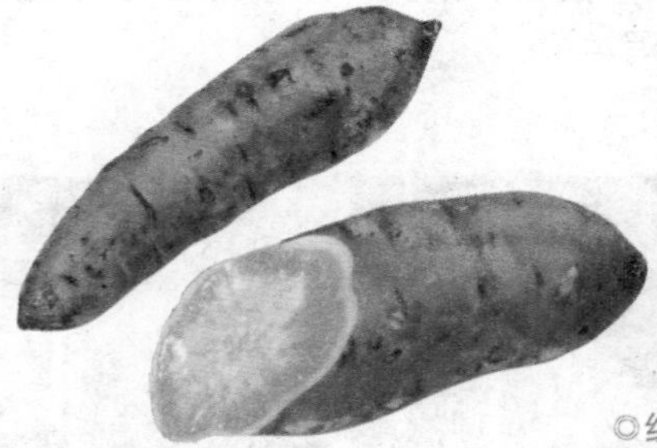

◎红薯

偏方介绍

红薯性平，味甘，归脾、肾经，有补中和血、益气生津、宽肠胃、通便秘的功效。用于脾虚气弱、大便秘结、肺胃有热、口渴咽干等。

偏方02 郁李仁粥

【用料】郁李仁10克，粳米100克，蜂蜜、生姜汁各适量。

【做法】将郁李仁浸泡，退皮，研为膏。粳米煮作粥，待粥熟下入郁李仁膏、生姜汁、蜜。空腹食之。

【功效】润肠通便，利水消肿。用治大肠气滞，肠燥便秘，脚气浮肿，小便不利。

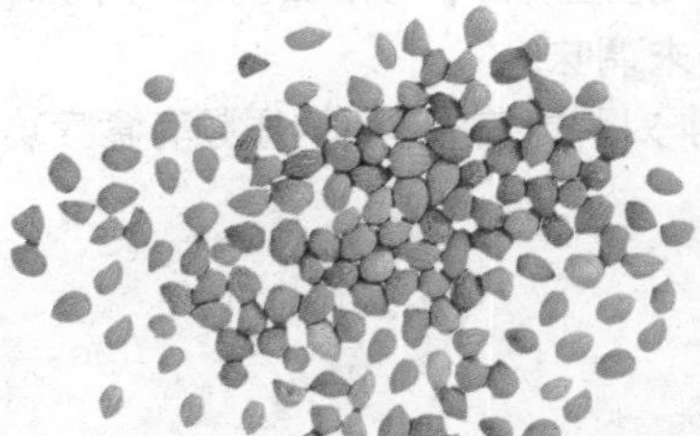

◎郁李仁

偏方介绍

郁李仁性平，味辛、苦、甘，归脾、大肠、小肠经，具有润燥滑肠，下气，利水的功效。可用于津枯肠燥、食积气滞、腹胀便秘、水肿、脚气、小便不利等，对便秘有很好的治疗效果。现代研究表明，郁李仁中所含郁李仁苷有强烈泻下作用，泻下作用机制类似番泻苷，均属大肠性泻剂。

偏方03 紫苏子粥

【用料】紫苏子、白苏子各15克，粳米30克，姜汁、清蜜少许。

【做法】紫苏子洗净，捞去浮者不用；白苏子洗净干炒，与紫苏子同捣烂入水煎，过滤取汁，与粳米同煮为粥，调入姜汁、清蜜各少许。

【功效】对老人大便干燥有食疗功效。

偏方04 菠菜粳米粥

【用料】黑芝麻20克，菠菜250克，粳米250克，盐少许。

【做法】将菠菜洗净，切碎与黑芝麻、粳米加水煮粥，加盐调味。

【功效】补血润肠，补中益气。

偏方05 猪脊瘦肉粥

【用料】猪脊瘦肉、粳米各100克，茴香、食盐、香油、川椒粉各少许。

【做法】先将猪脊瘦肉切成小块，在香油中稍炒，后入粳米煮粥，入茴香、川椒、食盐，再煮1～2沸，早晚空腹食。

【功效】对热病伤津之便秘有食疗功效。

偏方06 蜂蜜木瓜

【用料】蜂蜜6克，木瓜（粉末）6克。

【做法】先用开水将蜂蜜溶化，再加入木瓜粉。冲服，早晚各1次，连续服用有卓效。

【功效】润燥滑肠，清热解毒。用于大便秘结、下血。

偏方07 香蕉枸杞汤

【用料】香蕉250克，枸杞子50克，冰糖30克。

【做法】将香蕉、枸杞子、冰糖共加水煮汤。

【功效】健脾润肠，通便益寿。

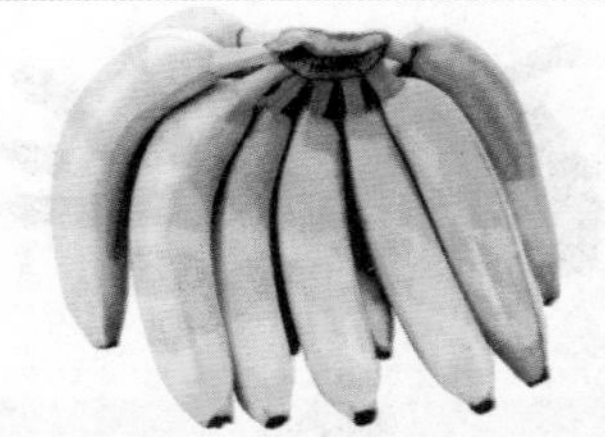

◎香蕉

偏方介绍

香蕉性寒，味甘，归脾、胃经，主要功效是清肠胃，治便秘，并有清热润肺，止烦渴，填精髓，解酒毒，降低血压、血脂等作用。

偏方08 木耳海参炖猪肠

【用料】木耳30克，海参30克，猪大肠150克，盐、酱油及味精少许。

【做法】将猪大肠翻开洗净，加水同木耳、海参炖熟，后下上述调料。服食饮汤。

【功效】有滋阴，润燥，补血之功。适用于老年血虚肠燥便秘、习惯性便秘等。

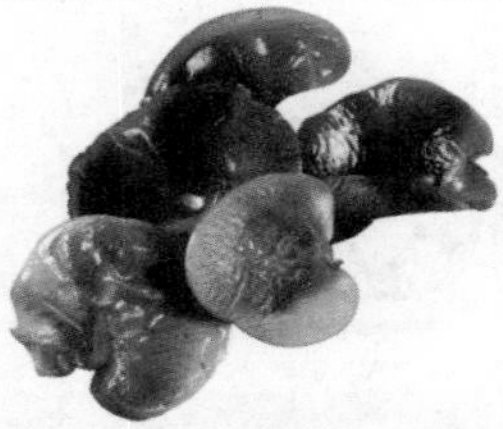

◎黑木耳

偏方介绍

黑木耳性平，味淡，归胃、大肠经。黑木耳中的胶质可把残留在人体消化系统内的灰尘、杂质吸附、集中起来排出体外，从而起到清胃涤肠的作用。

偏方09 奶蜜葱汁

【用料】牛奶250克，蜂蜜100克，葱白100克。

【做法】先将葱白洗净，捣烂取汁。牛奶与蜂蜜共煮，开锅下葱汁再煮即成。每早空腹服用。

【功效】补虚，除热，通便。用于阴虚肠燥之便秘及老人习惯性便秘。

偏方10 沙参玉竹汤

【用料】沙参、玉竹各50克，老雄鸭1只，葱、姜、盐、味精适量。

【做法】老雄鸭收拾干净，与沙参、玉竹同入砂锅，加葱、姜、水烧沸，文火焖煮1小时，至鸭肉烂熟，入盐、味精随意食。

【功效】对胃阴亏损之肠燥便秘有食疗功效。

偏方11 松仁粥

【用料】松仁15克，粳米30克。

【做法】按常法先煮粳米做粥，后将松仁和水研作糊状，入粥内，煮两三沸。空腹食用。

【功效】补中益气。用于老年气血不足或热证伤津引起的大便秘结。

偏方12 香蕉蘸黑芝麻

【用料】香蕉500克，黑芝麻25克。

【做法】用香蕉蘸炒半生的黑芝麻嚼吃。每天分3次吃完。

【功效】润肠通便。患有便秘的人，可经常吃。

偏方13 三仁粥

【用料】海松子30克，桃仁30克，郁李仁10克，粳米30克。

【做法】海松子去皮，桃仁泡去皮尖，郁李仁去皮，3味共捣烂和水煎，过滤取汁，再入粳米煮作粥。空腹食用。

【功效】对大便干结、排便艰难有食疗功效。

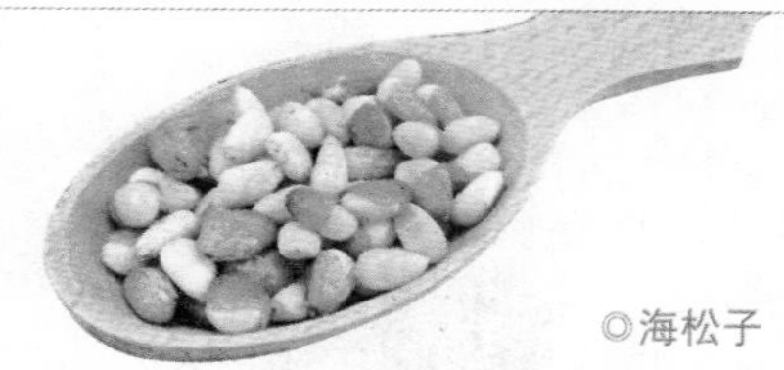

◎海松子

偏方介绍

海松子性微温，味甘，归肺、大肠、肝经，具有补肾益气，养血润肠，滑肠通便，润肺止咳等作用。对老年体弱、腰痛、便秘、眩晕均有益，主治燥咳、吐血、便秘等。

偏方14 肉苁蓉羊肉粥

【用料】肉苁蓉15克，羊肉50克，粳米10克。

【做法】先煎肉苁蓉与切碎的羊肉，然后去渣取汁，入米煮作粥。空腹食用。

【功效】补肾壮阳，润肠通便。用于阳虚便秘及命门火衰之四肢欠温、腰膝冷痛等。

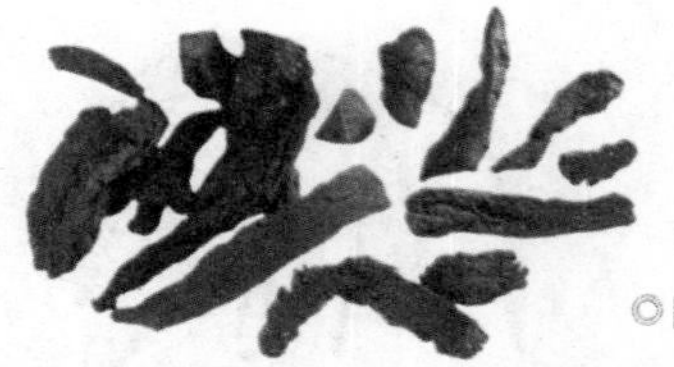

◎肉苁蓉

偏方介绍

肉苁蓉性温，味甘、咸，归肾、大肠经，有补肾阳，益精血，润肠通便的功效。多用于治疗阳痿、不孕、腰膝酸软、筋骨无力、肠燥便秘。

食疗偏方

内科

中风>>

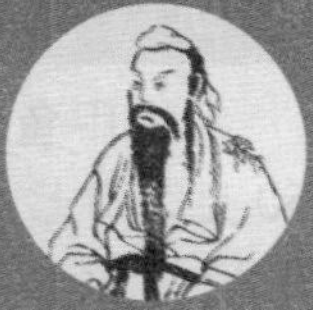

中风是一种急性疾病，也可称为卒中或脑血管意外，以突然间昏倒在地、不省人事，或突然间发生口眼歪斜、语言不利、半身不遂等为特征。因患者平素气虚血亏，心、肝、肾三脏阴阳失调，或招受外邪，或内伤七情而致病，如血压增高、外界刺激、贫血、过度兴奋与悲伤等都会引起中风。

偏方01 核桃仁炒鸡肉

【用料】核桃仁50克，鲜芡实30克，鸡肉200克，生粉、蛋清、姜末、盐、料酒各适量。

【做法】核桃仁去皮，鸡肉洗净切丁，同盐、生粉、蛋清拌匀，锅放油下核桃仁，炸透捞出，下鸡肉丁、鲜芡实、姜末同炒，加盐、料酒后入核桃仁炒均即可。

【功效】活血祛瘀，对中风有食疗效果。

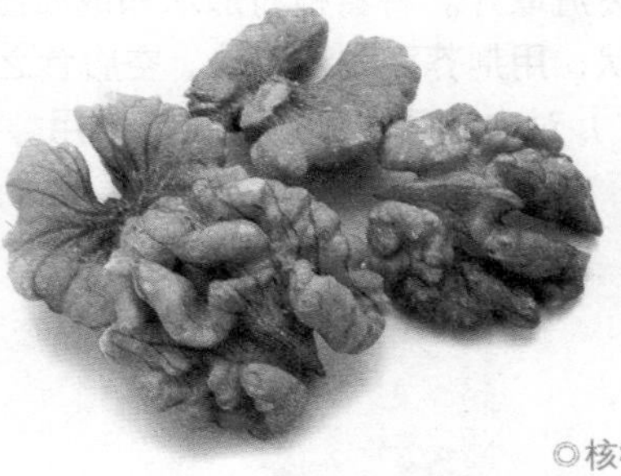

◎核桃仁

偏方介绍

核桃仁性温，味甘，无毒，归肾、肺、大肠经。可补肾，固精强腰，温肺定喘，润肠通便，是温补肺肾的理想滋补食品。核桃中的磷脂，对脑神经有很好保健作用。

偏方02 冬麻子粥

【用料】冬麻子30克，荆芥穗10克，薄荷叶6克，白粟米100克。

【做法】先将荆芥穗、薄荷叶煎汤取汁，用此汁研冬麻子，滤过后下白粟米煮粥。空腹食之。

【功效】祛风，润肠。用于中风偏枯、言语蹇涩、手足不遂。

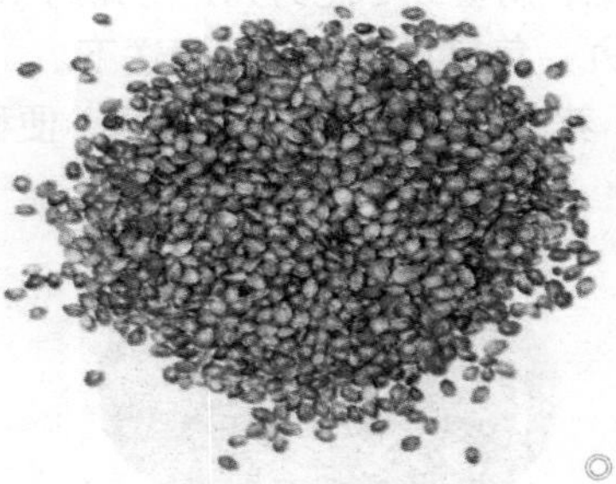

◎冬麻子

偏方介绍

冬麻子是火麻仁的别称。火麻仁性平，味甘，归脾、胃、大肠经，具有润肠通便，润燥杀虫的功效。生火麻仁长于润肠通便，用于肠燥便秘。火麻仁炒后可提高煎出液的治疗便秘效果，并且气香，能缓和滑利之性。

偏方03 薏米甲鱼汤

【用料】甲鱼1只，枸杞子20克，薏米50克，田七4克，盐少许。

【做法】将以上用料洗净后加水放入锅内，煮成烂熟，加入盐调味即可。

【功效】健脾利湿，活血化瘀，对中风有食疗作用。

偏方04 白芍薏米汤

【用料】桑叶15克，白芍30克，桂枝15克，薏米50克。

【做法】以上几味共水煎，代茶饮。

【功效】活血通络，健脾利湿。对中风有食疗作用。

偏方05 龟血炖冰糖

【用料】乌龟3只，冰糖5克。

【做法】将乌龟头切下取血，碗中放入冰糖隔水共炖熟。服食。

【功效】养血通脉。用于腰肌劳损，中风后半身不遂、四肢麻木。

偏方06 酒煎芝麻壳

【用料】芝麻壳（荚果之壳）25克，黄酒适量。

【做法】用酒煎煮芝麻壳。趁热服用，然后立即盖被卧床，得微汗即见效。

【功效】对中风后半身不遂有食疗作用。

偏方07 黑芝麻丸

【用料】黑芝麻适量，蜜或枣泥各适量，黄酒少许。

【做法】黑芝麻洗净，重复蒸3次，晒干，炒熟研细，用蜜或枣泥为丸，每丸约10克。每服1丸，每日3次，温黄酒送下。

【功效】养血祛风。用于中风偏瘫、便秘。

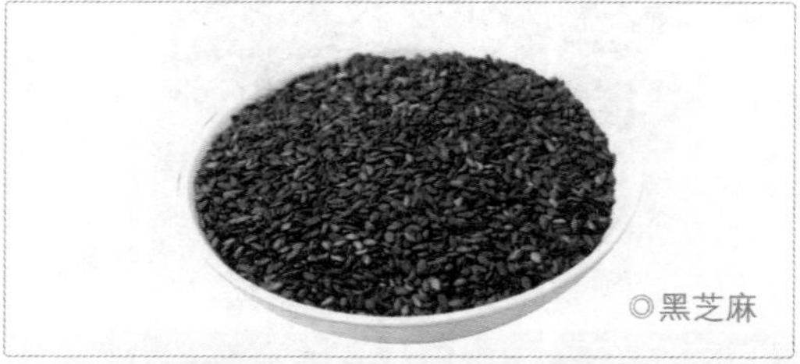

◎黑芝麻

偏方介绍

黑芝麻性平，味甘，归肝、肾、大肠经，具有补肝肾，润五脏，益气力，长肌肉，填脑髓的作用，可用于治疗肝肾精血不足所致的眩晕、须发早白、脱发、腰膝酸软、四肢乏力、肠燥便秘等症。

偏方08 葛根粉羹

【用料】葛根粉200克，荆芥穗50克，豆豉500克。

【做法】水煮荆芥穗、豆豉，沸后点水至七沸，去渣取汁。将葛根粉加水和成面团，擀成尾状，用荆芥豆豉汁煮熟。空腹食之。

【功效】对中风手足不遂有食疗作用。

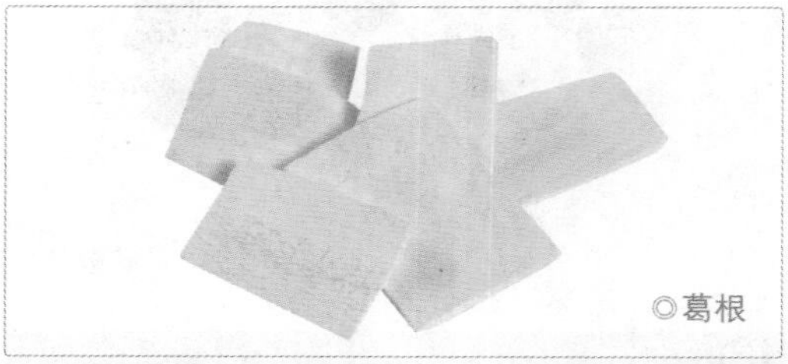

◎葛根

偏方介绍

葛根性平，味甘、辛，归脾、胃经。有升阳解肌，透疹止泻，除烦止温功效。葛根能通过改善心肌缺血状态，防治冠心病、心绞痛、心肌梗死等疾病，对中风有较好的治疗作用。

偏方09 黑豆膏

【用料】黑豆适量。

【做法】将黑豆洗净，加水煮汁，煎至稠如饴膏状。用时先含于口中不咽，片刻后再咽下，每日次数不限。

【功效】除热、活血。用于中风不语。

偏方10 羊肚粳米粥

【用料】羊肚（羊胃）1个，粳米250克，花椒、豆豉、葱、姜各少许。

【做法】按常法共煮粥。食之，日2次。

【功效】滋补脾胃。用于中风后体质虚弱。

偏方11 豆淋酒

【用料】马料豆、黄酒各适量。

【做法】将豆放入锅中炒焦，冲入热黄酒半杯。趁热服，服后盖被卧，得微汗则愈。

【功效】利水，祛风，活血，解毒。用于妇女产后中风之四肢麻痹、口眼歪斜。

偏方12 白萝卜汁

【用料】白萝卜适量。

【做法】洗净，捣烂，绞挤汁液。服用。

【功效】活血回阳。用于中风。

偏方13 桑叶汤

【用料】桑叶3～6克。

【做法】水煎服。日服2次。

【功效】祛风，安神。用于摇头不止、言语不清、口流涎水之摇头风。

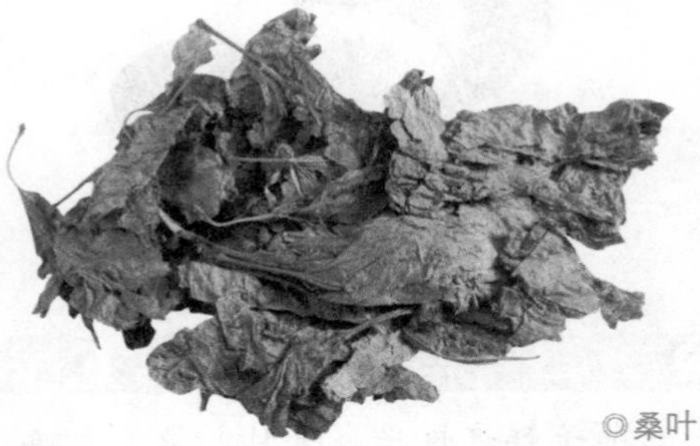

◎桑叶

偏方介绍

桑叶性寒，味甘，苦，归肺、肝经，能疏散风热，清肺润燥，清肝明目。研究表明，桑叶有抑制脂肪肝的形成、降低血清脂肪和抑制动脉粥样硬化形成的作用，对预防中风有一定的作用。

偏方14 姜汁白矾

【用料】生姜汁（榨汁）1杯，白矾6克。

【做法】开水冲化白矾后对生姜汁。灌服。

【功效】散风，温中，醒神。用于中风休克之不省人事。

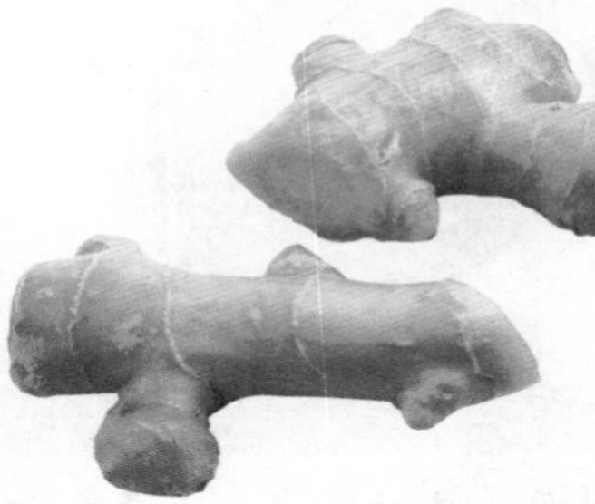

◎生姜

偏方介绍

生姜性微温，味辛，归肺、脾、胃经，能发汗解表，温中止呕，温肺止咳，解鱼蟹毒，解药毒。生姜洗净后打烂，绞取汁入药，有化痰、止呕的功效，能健胃，提神，醒脑。

食疗偏方

内科

失眠>>

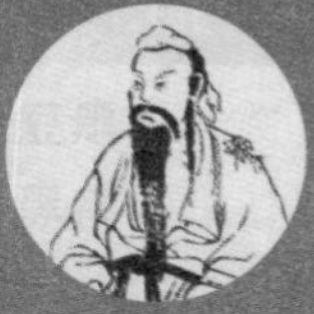

失眠又称“不寐”，常表现为难以入眠、不能入睡、维持睡眠困难、过早或间歇性醒来而致睡眠不足。中医认为，失眠是由于人体阴阳、气血、脏腑不调造成心神不安，心失所养，心血不足等而引起的。凡思虑过多、劳逸失调、素体不足、病后体虚、精神紧张或饮食不节等，均可令心神不安而导致失眠。

偏方01 柏子猪心

【用料】柏子仁 15 克，猪心 1 个，葱、姜、盐、料酒、味精各适量。

【做法】将猪心洗净，用刀将猪心中间开一孔，纳入柏子仁。锅内加水放入猪心及上述调料，隔水炖约 1 小时。取出猪心，去柏子仁，将猪心切片。吃肉饮汤，日用 2 次。

【功效】对心悸、失眠等有食疗功效。

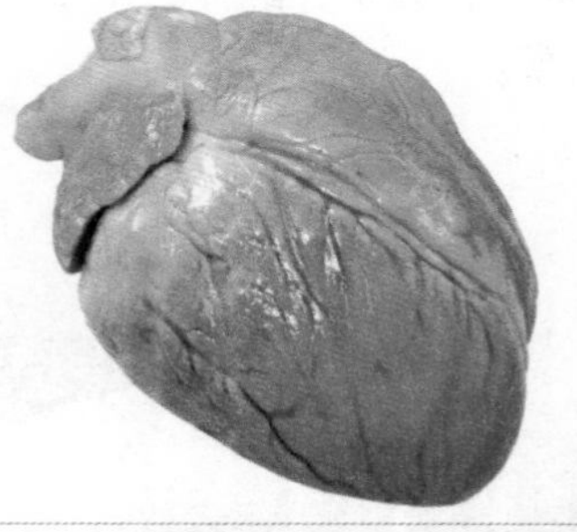

◎猪心

偏方介绍

猪心性平，味甘、咸，无毒，归心经。据现代营养学分析证明，猪心是一种营养十分丰富的食品。它含有蛋白质、脂肪、钙、磷、铁、维生素B_1、维生素B_2、维生素C以及烟酸等，这对加强心肌营养，增强心肌收缩力有很大的作用。同时还含有硫胺素、核黄素、烟酸等成分，具有养心安神的作用。

偏方02 莲子百合煨猪肉

【用料】莲子 50 克，百合 50 克，猪瘦肉 200 克，葱、姜、盐、料酒各适量。

【做法】将猪瘦肉切成小块，把莲子、百合同放入锅内加水，再加入葱、姜、盐、料酒调料，烧开后用文火煨炖 1 小时即成。食莲子、百合、猪瘦肉并饮汤，日服 2 次。

【功效】用于心脾不足所致的心悸、失眠。

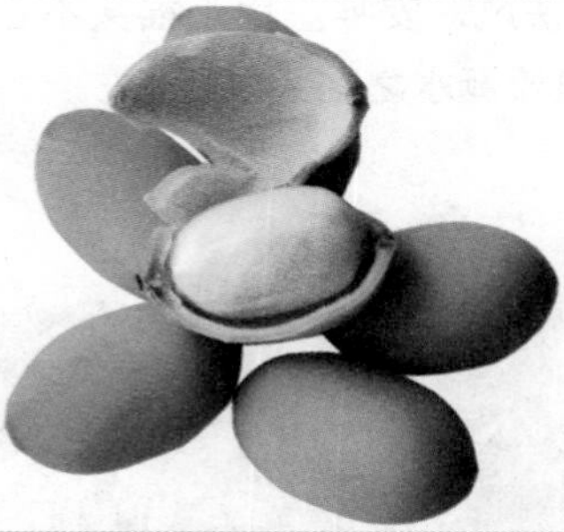

◎莲子

偏方介绍

莲子鲜者性平，味甘、涩，无毒；干者性温，味甘、涩，归脾、肾、心经。具有清心醒脾，补脾止泻，养心安神，明目，健脾补胃，止泻固精，益肾涩精止带。滋补元气的功效。用于心烦失眠、脾虚久泻、大便溏泄、久痢、腰疼、男子遗精、妇人赤白带下。

偏方03 红枣麦冬汤

【用料】红枣15枚，白糖5克，龙眼肉15克，麦冬25克。

【做法】将红枣、龙眼肉、麦冬加水煮成汁后加入白糖。

【功效】健脾养阴，益气安神。能改善失眠状况。

偏方04 酸枣仁粥

【用料】酸枣仁15克，粳米100克。

【做法】酸枣仁炒黄研末，备用。将粳米洗净，加水煮作粥，临熟，下酸枣仁末，再煮。空腹食之。

【功效】宁心安神。用于心悸、失眠、多梦。

偏方05 糖渍龙眼

【用料】鲜龙眼500克，白糖50克。

【做法】将鲜龙眼去皮和核，放入碗中，加白糖，上笼蒸，晾3次，致使色泽变黑。将变黑的龙眼拌白糖少许，装入瓶中即成。每次服龙眼肉4粒，每日2次。

【功效】养心安神。

偏方06 茯神粥

【用料】茯神末50克，粳米100克。

【做法】先将粳米煮作粥，临熟，下茯神末同煮食之。

【功效】养心安神。用于睡不实、欲睡不得睡等。

偏方07 枸杞菊花酒

【用料】枸杞50克，菊花30克，当归、地黄、五味子各10克，白酒500毫升。

【做法】将枸杞、菊花、地黄、当归、五味子浸入500毫升白酒内，封固7个月后饮用。

【功效】补血养心，健脾益气。

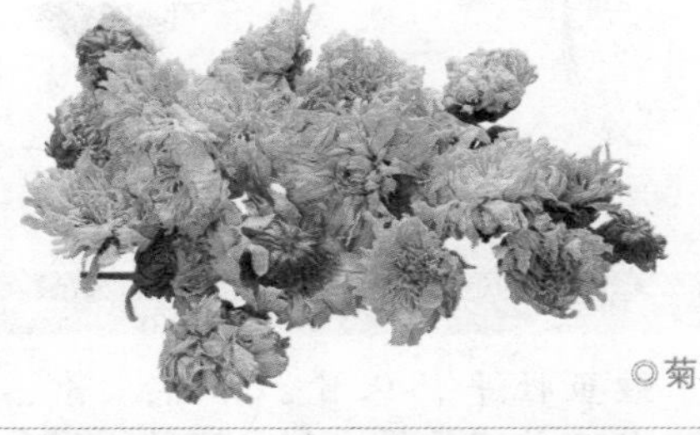

◎菊花

偏方介绍

菊花性微温，味辛、甘、苦，归肺、肝经，具有散风清热、平肝明目的功效，用于风热感冒、头痛眩晕、目赤肿痛、眼目昏花等。结合枸杞使用，对失眠也有很好的疗效。

偏方08 热牛奶

【用料】热牛奶1杯。

【做法】每晚睡前顿服，可连续使用。

【功效】对失眠有食疗功效。

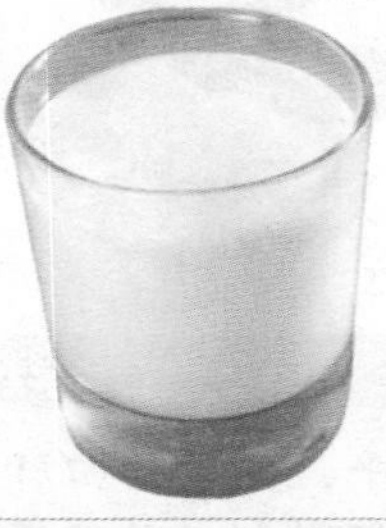

◎牛奶

偏方介绍

牛奶性平、微寒，味甘，归心、肺、胃经，具有补虚损，益肺胃，生津润肠的功效。用于久病体虚、营养不良、噎膈反胃、消渴、便秘等。牛奶中含有的一种色氨酸具有催人入睡的作用。

食疗偏方

内科

头痛>>

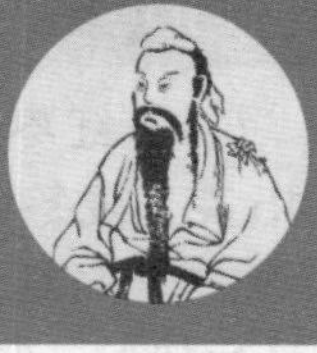

头痛是临床上常见的症状之一，原因众多，既可作为神经系统原发病的一个早期症状或中、晚期症状，如脑出血病人多较早出现剧烈头痛，脑肿瘤患者以头痛为主诉者更是普遍；也可以是颈部疾病、肩部疾病及背部疾病的症状，还可以是全身疾病在头部的一个表现形式，如严重的细菌性感染时出现的头痛。

偏方01 天麻母鸡汤

【用料】母鸡250克，橄榄油少许，天麻3克，灵芝5克，野菊花2克，盐少许。

【做法】将母鸡洗净后用开水焯一下，加水，炖1个小时后加入天麻、灵芝、野菊花放入锅中一起煮，半小时后加入盐即可。

【功效】清肝化浊，开窍止痛，清热。

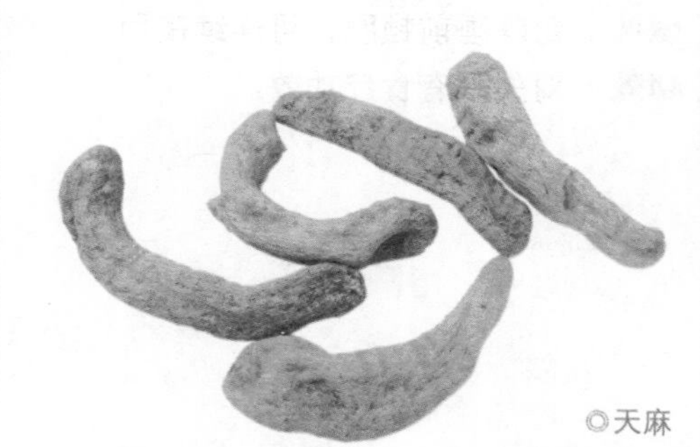

◎天麻

偏方介绍

天麻性平，味甘，归肝经，具有熄风止痉，平肝潜阳，祛风通络的功效，治头痛眩晕、肢体麻木等。天麻质润多液，能养血熄风，可治疗血虚肝风内动的头痛、眩晕，亦可用于小儿惊风、癫痫、破伤风。天麻还用于风痰引起的眩晕、偏正头痛、肢体麻木、半身不遂。

偏方02 鲤鱼头

【用料】黑鲤鱼头、红糖各适量。

【做法】取活黑鲤鱼切下头，待水沸后放入煎煮至极烂，加入红糖。头痛发作时尽量服用。

【功效】通经络，散风寒。用于头风。

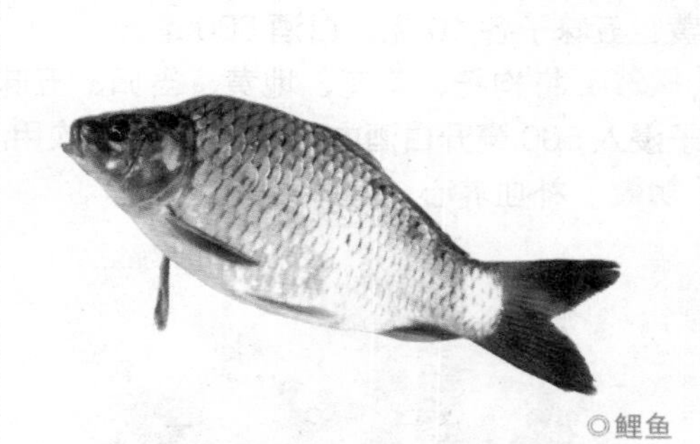

◎鲤鱼

偏方介绍

鲤鱼性平，味甘，归脾、肾、肺经。具有补脾健胃，利水消肿，通乳，清热解毒，止嗽下气的功效，对各种水肿、浮肿、腹胀、少尿、黄疸、乳汁不通皆有益。鲤鱼对孕妇胎动不安、妊娠性浮肿有很好的食疗效果。鲤鱼皮可治疗鱼梗；鲤鱼血可治疗口眼歪斜；鲤鱼汤可治疗小儿身疮。

食疗偏方

内科

贫血>>

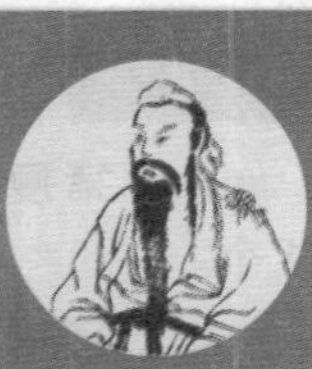

贫血除了有头晕眼花、疲乏耳鸣、心悸气短等症状外，还伴有营养障碍，如指甲扁平不光整、反甲，皮肤干燥、萎缩，毛发干燥、易脱等。本病属中医“血虚”范畴，中医学认为它多由长期慢性肠胃疾患或长期失血、妊娠失养，加之饮食失调，护理不当等所致。

偏方01 姜汁黄鳝饭

【用料】黄鳝150克，姜汁20毫升，大米100克，花生油、盐各少许，米饭适量。

【做法】黄鳝削皮去骨，洗净切丝，用姜汁、花生油拌匀。待米饭蒸焖水干时，放鳝丝于饭面，盖严锅盖小火焖熟即成。

【功效】适用于病后虚损、贫血、消瘦、乏力。

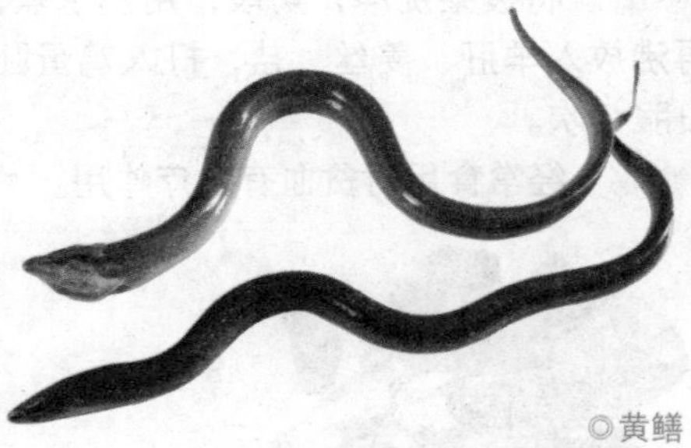

◎黄鳝

偏方介绍

黄鳝肉性温，味甘，归肝、脾、肾经，具有补气养血，温阳健脾，滋补肝肾，祛风通络等功效。黄鳝所含的特种物质“鳝鱼素”，有清热解毒、凉血止痛、消肿、润肠止血等功效，能降低血糖和调节血糖，对痔疮、贫血糖尿病有较好的治疗作用，加之所含脂肪极少，因而是糖尿病患者的理想食品。

偏方02 黑木耳枣汤

【用料】黑木耳15克，红枣15枚，冰糖10克。

【做法】将黑木耳、红枣用温水泡发并洗净，放入小碗中，加水和冰糖。将碗放置锅中蒸约1小时。一次或分次食用，吃枣、木耳，饮汤。

【功效】和血养荣，滋补强身。对贫血有食疗作用。

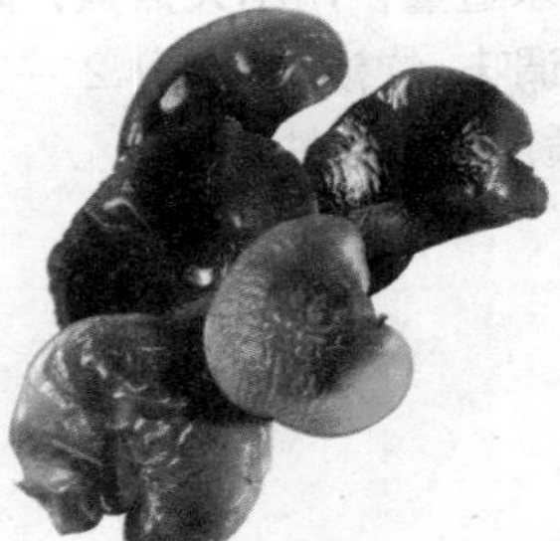

◎黑木耳

偏方介绍

黑木耳性平，味淡，归胃、大肠经，有益气，充饥，轻身强智，止血止痛，补血活血等功效。黑木耳中铁的含量极为丰富，故常吃木耳能养血驻颜，令人肌肤红润，容光焕发，并可防治缺铁性贫血。木耳含有维生素K，能维持体内凝血因子的正常水平，防止出血。

偏方03 猪肉蛋枣汤

【用料】猪瘦肉50克，红枣10枚，鸡蛋1个。

【做法】将猪肉和红枣放入锅中，加适量清水，打入鸡蛋共煮。日服2次。

【功效】滋阴养血。用于失血性贫血。

偏方04 首乌红枣粥

【用料】首乌30克,粳米100克,红枣10枚。

【做法】将首乌加水煎煮，去渣取汁，加入红枣、粳米一起煮粥。适量服食。

【功效】滋补肝肾，健脾养血。

偏方05 当归龙眼鸡

【用料】龙眼肉（即桂圆肉）15克，当归15克，鸡半只。

【做法】先炖鸡至半熟，下龙眼肉、当归，共炖至熟。吃肉饮汤。

【功效】滋阴补血。用于老年气血虚弱、产后体虚乏力、营养不良引起的贫血等。

偏方06 冻豆腐鸡蛋清

【用料】冻豆腐、鸡蛋清各适量。

【做法】将冻豆腐以温水暖软后挤出水分，放入鸡蛋清碗内挤吸，加快蛋清吸入冻豆腐内，取出放于锅内蒸或烹。可随意食用之。

【功效】生津，补中。改善贫血状况。

偏方07 当归瘦肉汤

【用料】猪瘦肉500克,当归30克,食盐适量。

【做法】将猪瘦肉洗净切块，与当归同放入锅内，加水适量，用小火煎煮，除去药渣，稍加食盐调味,饮汤吃肉,分2～3次服食。

【功效】适应于缺铁性贫血。

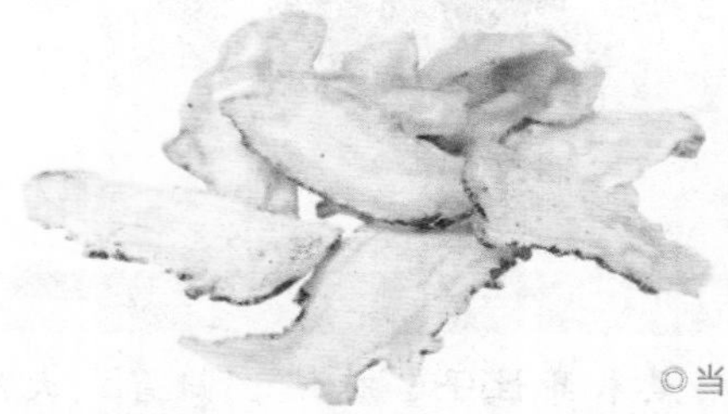

◎当归

偏方介绍

当归性温，味甘、辛，归肝、心、脾经。具有补血活血，调经止痛，润肠通便的功效，用于血虚萎黄、眩晕心悸、月经不调、经闭痛经、肠燥便秘、风湿痹痛、跌扑损伤、痈疽疮疡等。

偏方08 菠菜鸡蛋汤

【用料】菠菜60克,羊肝100克,鸡蛋2个,姜丝、盐各适量。

【做法】将菠菜洗净，切段，用沸水煮，水再沸放入羊肝、姜丝、盐，打入鸡蛋卧煮。日服2次。

【功效】经常食用对贫血有食疗作用。

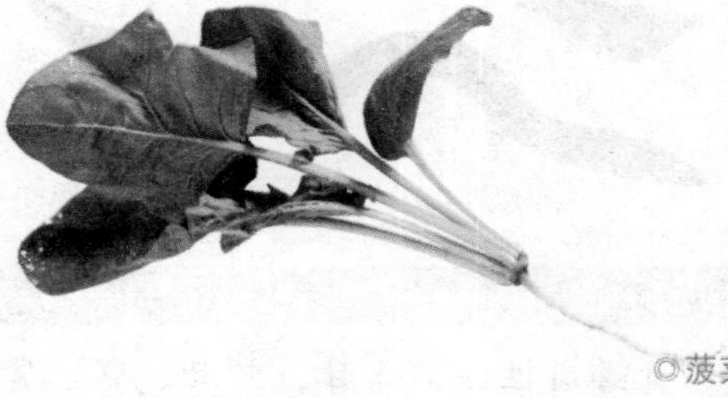

◎菠菜

偏方介绍

菠菜性凉，味甘、辛，无毒，归肠、胃经，具有补血止血，利五脏，通血脉，止渴润肠，滋阴平肝，助消化的功效。菠菜所含铁质对缺铁性贫血有较好的辅助治疗作用。

食疗偏方

内科

中暑 >>

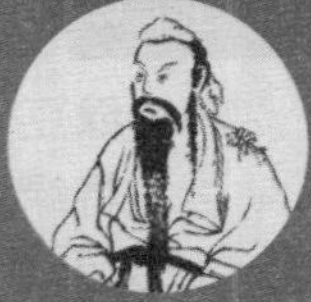

夏日炎炎，人如果长期处在烈日下或高温环境里，体温调节功能就会发生紊乱，要么体内热量散发不出去，要么大量出汗，身体水分和营养物质大量流失，当出现头晕、恶心、虚脱甚至休克的症状时，就是中暑了。

偏方01 海带冬瓜豆瓣汤

【用料】海带 100 克，冬瓜 500 克，去皮蚕豆瓣 100 克，香油及盐适量。

【做法】泡发海带和去皮蚕豆瓣，分别切成尾块状，用香油煸炒后加水加盖烧煮，待蚕豆将熟时将切成长方块的冬瓜和盐加入，继续烧至冬瓜九成熟，即可出锅，食之。

【功效】对中暑头晕、烦渴有食疗作用。

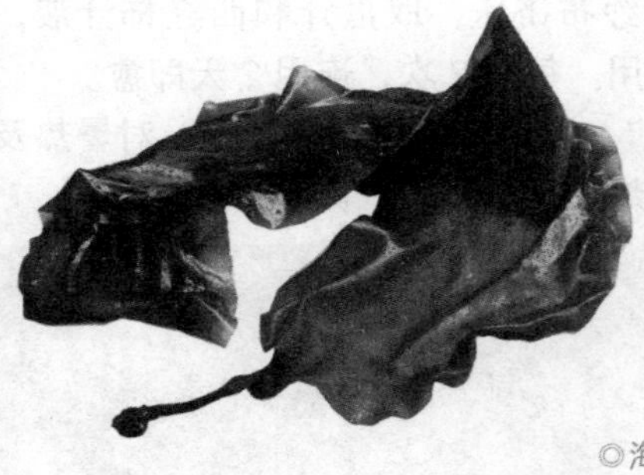

◎海带

偏方介绍

海带含有大量的碘质，可用来提制碘、钾等。中医入药时叫“昆布”。海带性寒，味咸，归脾、胃经。具有消痰软坚，泄热利水，止咳平喘，祛脂降压，散结抗癌的功效，用于瘿瘤、瘰疬、疝气下坠、咳喘、水肿、高血压、中暑、冠心病、肥胖病等。

偏方02 扁豆荷叶粥

【用料】鲜荷叶 1 小张，白扁豆 50 克，大米 50 克，冰糖 30 克。

【做法】先用清水把大米洗净，浸泡。锅内加水 3 碗煮白扁豆，水沸后，下大米小火煎煮，待扁豆已黏软，放入冰糖及洗净的鲜荷叶，再煮 20 分钟即成。食之。

【功效】消暑解热，和胃厚肠，止泄泻。

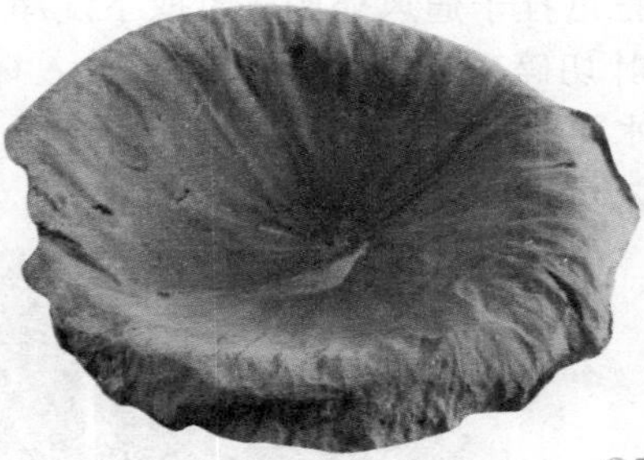

◎荷叶

偏方介绍

荷叶为睡莲科植物莲的干燥叶。荷叶性平，味苦、涩，归心、肝、肺经。荷叶含有莲碱、原荷叶碱和荷叶碱等多种生物碱及维生素C、多糖。有清热解毒、解暑，升发清阳，凉血止血的功效，用于暑热烦渴、暑湿泄泻、脾虚泄泻、血热吐衄、便血崩漏。

偏方03 红糖绿豆沙

【用料】绿豆 100 克，红糖 25 克。

【做法】将绿豆煮烂，用勺在锅中碾碎如泥，以文火煮至无汤，加红糖调味即食。

【功效】清暑解毒。对小儿暑热生疮疖有食疗作用。夏季炎热时小儿常食有解暑清热，除烦解渴之功用。

偏方04 西瓜盅

【用料】西瓜 1 个，鸡肉、火腿、莲子、龙眼、胡桃、松子、杏仁各适量。

【做法】鸡肉和火腿切丁。将西瓜上端切下，挖去瓜瓤。将上述用料一并填入瓜内，盖上盖，隔水蒸熟即成。食之。

【功效】清暑祛热。消烦止渴，利小便。

偏方05 杨梅酒

【用料】鲜杨梅 500 克，白糖 80 克。

【做法】鲜杨梅洗净，加白糖装入罐中捣烂，加盖 7 ~ 10 天发酵成酒。用纱布绞汁，即成杨梅露酒，倒入锅内加白糖煮沸，待冷装瓶密闭保存。夏季饮用最宜。

【功效】预防中暑。

偏方06 砂糖乌梅汤

【用料】乌梅、白砂糖各适量。

【做法】加水煮乌梅。用白砂糖调服，尽量饮用。痰盛、脘腹胀满或呕吐者忌用。

【功效】生津止渴，养阴敛汗。炎暑盛夏可代茶饮，有滋益身体之功。

偏方07 苦瓜茶

【用料】苦瓜 1 个，绿茶适量。

【做法】将苦瓜上端切开，挖去瓤，装入绿茶，把瓜挂于通风处阴干。取下洗净，连同茶叶切碎，混匀，每取 10 克放入杯中，以沸水冲沏闷半小时。可频频饮用。

【功效】清热，解暑，除烦。

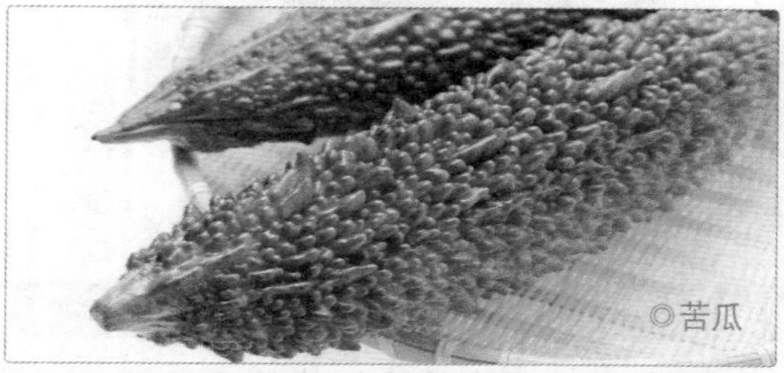

©苦瓜

偏方介绍

苦瓜性寒，味苦，无毒，归心、肝、脾、肺经，具有清热祛暑，明目解毒，降压降糖，利尿凉血，解劳清心，益气壮阳的功效。主治中暑、暑热烦渴、暑疖、目赤肿痛、烧烫伤等。

偏方08 西瓜西红柿汁

【用料】西瓜 1 个，西红柿 1 千克。

【做法】西瓜切开取瓤，西红柿去皮，均用洁净纱布挤压，取瓜汁和西红柿汁液，尽量饮用。每日 2 次，连用 2 天即愈。

【功效】清热解暑，利水开胃。对暑热及温病发热、口渴心烦、食欲不振有疗效。

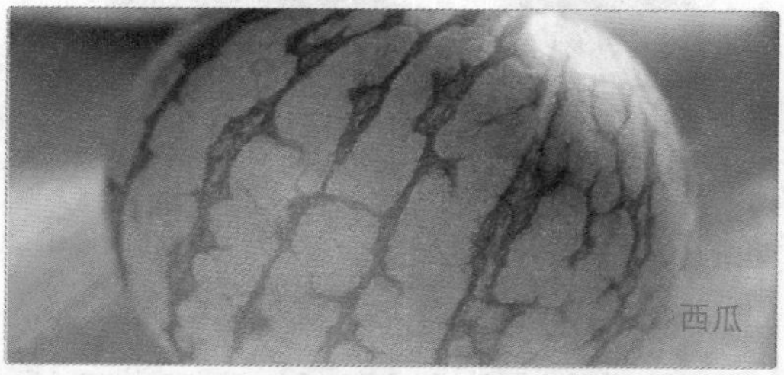

西瓜

偏方介绍

西瓜性凉，味甘、淡，归心、胃、膀胱经。果肉含蛋白质、葡萄糖、果糖、谷氨酸、蔗糖酶、钙、铁、磷、粗纤维及维生素等，具有消烦止渴，解暑热，疗喉痹，利小便，解酒毒等作用。

偏方09 荷叶绿豆粥

【用料】绿豆 20 克，粳米 50 克，鲜荷叶 1 张。

【做法】绿豆与粳米煮粥，鲜荷叶 1 张，盖于粥上，20 分钟后取走鲜荷叶，分次食用。

【功效】预防中暑。

偏方10 猪肉冬瓜汤

【用料】猪瘦肉 50 克，冬瓜 100 克，盐、姜片适量。

【做法】将猪瘦肉切碎与冬瓜共煮汤，待将熟时下姜片及盐。日服 2 次。

【功效】清热解暑。用于暑热之口渴、尿黄等。

偏方11 山楂荷叶茶

【用料】山楂 40 克，荷叶 12 克。

【做法】以上两味共水煎。当茶饮用。

【功效】解暑热，清头目。夏天饮用对中暑、肝火头痛、口干口渴、呕吐反胃等有较好疗效。

偏方12 黍子汤

【用料】黍子 50 克。

【做法】将黍子炒黄，加水两杯，煎取 1 杯，1 次温服。加 4 碗水，再煎熏洗全身。

【功效】解暑热，止吐泻。用于中暑身热、头痛、乏力、呕吐、腹泻等。

偏方13 绿晶肘

【用料】猪蹄（去骨）1000 克，绿豆 500 克，葱、姜、盐各少许。

【做法】猪蹄收拾干净，加绿豆煮至猪蹄烂透时取出，凉凉，猪蹄上放上述调味料，倒入原汤上锅蒸烂，取出凉凉后放冰箱，凝结成冻即成。

【功效】对暑热烦渴有食疗作用。

偏方介绍

猪蹄性平，味甘、咸，具有补虚弱，填肾精等功能。现代营养学研究表明，猪蹄中含有丰富的胶原蛋白质，对老年人神经衰弱（失眠）等有良好的治疗作用。猪蹄对暑热烦渴有一定的食疗作用。

偏方14 白鸭冬瓜汤

【用料】白鸭 1 只，冬瓜 2000 克，猪瘦肉 100 克，海参、薏米各 50 克，葱、姜、盐各少许。

【做法】白鸭收拾干净，猪瘦肉切片。冬瓜洗净切块。锅内加水，下所有材料及调味料，煮至鸭肉烂熟即成。

【功效】健脾，补益，清暑。

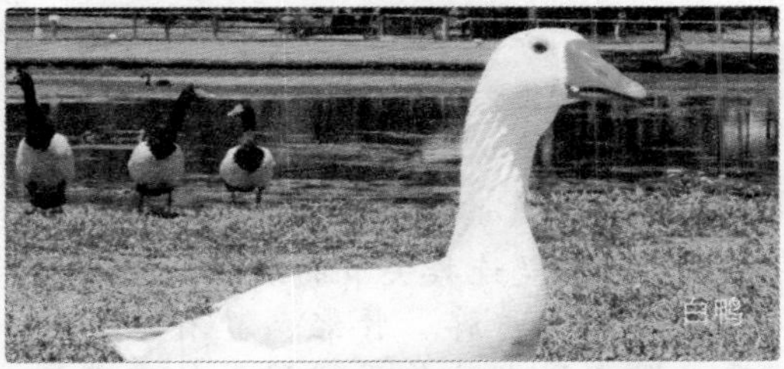

偏方介绍

鸭肉性寒，味甘、咸，归脾、胃、肺、肾经，可大补虚劳，滋五脏之阴，清虚劳之热，补血行水，养胃生津，止咳自惊，消螺蛳积，清热健脾，治身体虚弱、营养不良性水肿。

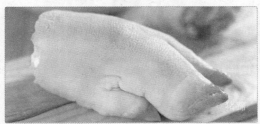

食疗偏方

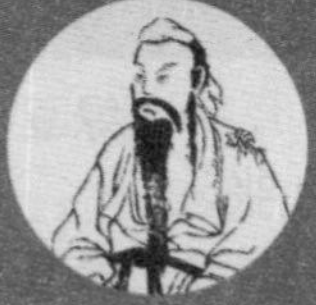

内科

风湿性关节炎 >>

风湿性关节炎是由于风、寒、湿、热侵袭人体，闭阻经络，气血运行不畅而导致肌肉、筋骨和关节发生酸痛、麻木和屈伸不利，甚至是关节肿大、灼热等。风湿性关节炎的特点在于它会同时侵犯多个关节，特别是较大的关节。

偏方01 蹄筋汤

【用料】蹄筋（牛蹄筋、猪蹄筋任选）80克，鸡血藤50克，枣6枚，盐少许。

【做法】蹄筋用水浸一夜，翌日用开水浸4小时，洗净后与上述各物同放入砂锅，加开水煎煮，沸后中火煮至仅剩半碗水，加盐调味。

【功效】对风寒湿邪留滞于经络，气血不畅所致的风湿、关节屈伸不利等均有食疗作用。

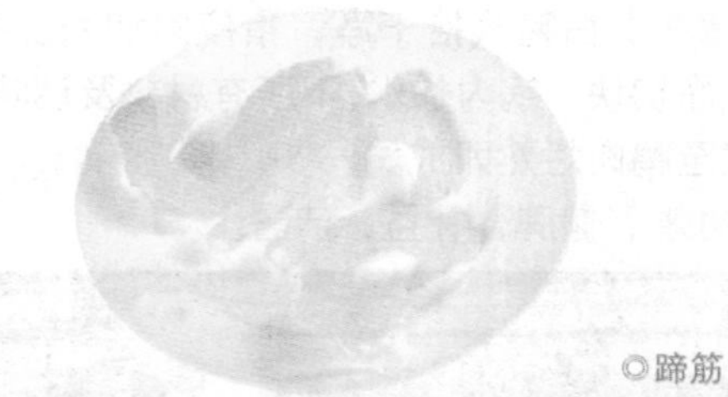

◎蹄筋

偏方介绍

蹄筋即是连接关节的腱子。蹄筋性温，味甘，归脾、肾经，具有益气补虚，温中暖中的作用，用于治虚劳羸瘦、腰膝酸软、产后虚冷、中虚反胃等症。牛蹄筋中的生物钙，人体吸收率在70%以上，具有强筋壮骨之功效，对腰膝酸软、风湿性关节炎、身体瘦弱者有很好的食疗作用，可减缓中老年妇女的骨质疏松。

偏方02 桑枝鸡汤

【用料】桑枝（取老枝用）60克，老母鸡1只，盐少许。

【做法】将老母鸡去毛及内脏。桑枝刷洗干净，切成小段，加水与鸡共煮至鸡烂汤浓，用时加盐调味。饮汤吃鸡肉。

【功效】益精髓，祛风湿，利关节。适用于风湿性关节炎、颈背酸痛等。

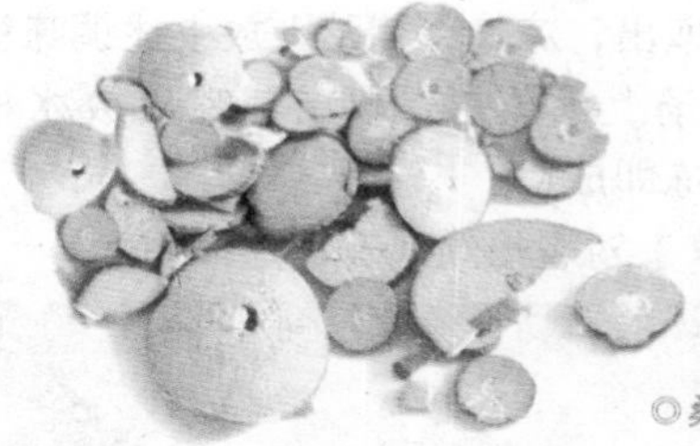

◎桑枝

偏方介绍

桑枝为桑科植物桑的嫩枝。春末夏初采收，去叶，略晒，趁新鲜时切成长30~60厘米的段或斜片，晒干，置干燥通风处。桑枝性平，味微苦，归肝经，具有祛风湿，通经络，利关节，行水气的功效。用于风湿痹痛，中风半身不遂，水肿脚气，机体风痒，肩臂、关节酸痛麻木等症。

偏方03 猪肉炖沙参

【用料】猪瘦肉 250 克，沙参 30 克，油、盐、葱、姜各少许。

【做法】猪瘦肉切片，锅置于火上烧热下油，先煸炒猪肉，再放入沙参及以上各种调料，加适量温水煮熟。连肉带汤分 2 次吃下。

【功效】改善风湿疼痛状况。

偏方04 母鸡石榴皮汤

【用料】母鸡 1 只，石榴皮 150 克。

【做法】母鸡开膛去内脏，切大块，同石榴皮共煮。吃肉饮汤，每日 2 次。

【功效】对风湿性关节炎有食疗功效。

偏方05 狗骨酒

【用料】狗骨、白酒各适量。

【做法】将狗骨浸于酒内，15 日后可服。

【功效】益血脉，暖腰膝。用于风湿性关节炎，风湿痹症之腰腿痛、肌肉萎缩等。

偏方06 薏米防风水

【用料】生薏米 30 克，防风 10 克

【做法】将上药入水同煎，去渣，取汁。每日 1 ~ 2 次，连饮 1 周亦可。

【功效】对风湿性关节炎引起的关节疼痛、局部红肿灼热得冷稍舒，兼见发热、恶风有食疗作用。

偏方07 牛膝当归鸡

【用料】母鸡 1 只，牛膝、当归各 30 克。

【做法】母鸡洗净开膛，放入牛膝、当归各 30 克，缝好，煮烂后，早晚分食。

【功效】祛风除湿，适用于风湿性关节炎。

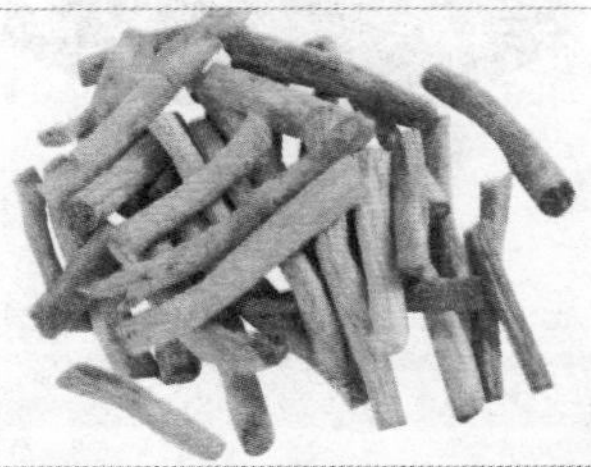

◎牛膝

偏方介绍

牛膝性平，味苦、酸，归肝、肾经，具有活血通经，利尿通淋，清热解毒的功效。主治腰膝酸痛、下肢痿软、血滞经闭、痛经、产后血瘀腹痛、癥瘕、热淋、跌打损伤、咽喉肿痛。

偏方08 防风粳米粥

【用料】防风 20 克，防己 15 克，粳米 100 克、薏米 50 克。

【做法】防风、防己共水煎取汁，加入粳米、薏米熬粥，分次服用。

【功效】清热，除湿，宣痹，适用于风湿性关节炎。

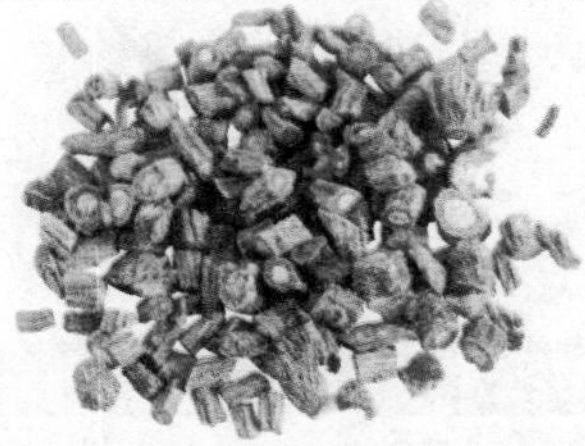

◎防风

偏方介绍

防风性微温，味辛、甘，归膀胱、肝、脾经，具有祛风解表，胜湿止痛，止痉定搐的功效，用于外感表证、风疹瘙痒、风湿痹痛、破伤风等。

食疗偏方

内科

肺炎 >>

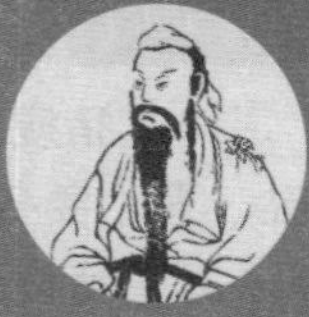

肺炎是多种原因引起的肺实质炎症的统称，最常见、症状最典型的为细菌性肺炎，约占全部肺炎患者的80%。细菌性肺炎好发于冬春季节，临床表现为突然高热、恶寒或寒战、咳嗽、胸痛、咳黄脓痰或铁锈色痰、呼吸急促等，是一种急性感染性疾病。

偏方01 清肺汁

【用料】大梨3个，藕1节，荷梗1米，橘络3克，甘草2.5克，生姜3片，莲子心2克，玄参6克。

【做法】梨、藕及姜分别去皮捣汁，荷梗切碎，玄参切片，与橘络、甘草、莲心一起加水共煎半小时，放温，滤过药汁，与梨、藕、姜汁混合即可饮用。

【功效】主治肺炎。

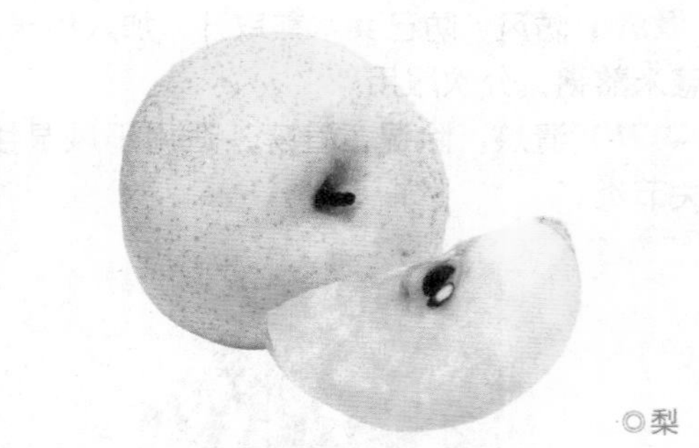

◎梨

偏方介绍

梨性凉，味甘、酸，具有生津止渴、降火润燥、清热润肺、祛痰止咳、健脾止泻、和胃、增进食欲、促进消化、通便、保护心血管、降血压、减轻疲劳之功效。对高血压、心脏病、口渴便秘、头昏目眩、失眠多梦患者有良好的食疗作用。

偏方02 银芦薄荷饮

【用料】金银花30克，鲜芦根60克，薄荷10克，白糖适量。

【做法】将金银花、芦根入锅，加水500毫升，煮15分钟，后下薄荷煎3分钟，滤汁加白糖温服。

【功效】本方具有清肺散热之功效，主治肺炎，症见发热，恶寒或寒战，头痛，咳嗽等。

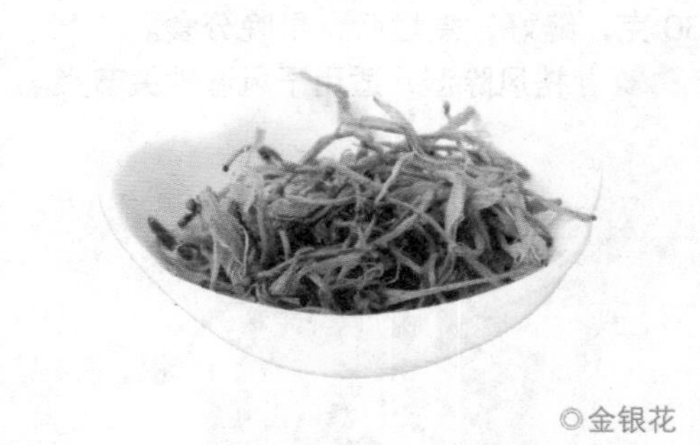

◎金银花

偏方介绍

金银花具有清热解毒、抗炎、补虚疗风的功效，可用于胀满下疾、温病发热、热毒痈疡和肿瘤等症。对头昏头晕、口干作渴、多汗烦闷、肠炎、菌痢、麻疹、肺炎、乙脑、急性乳腺炎、阑尾炎、皮肤感染、丹毒等病症有效。

偏方03 鸭梨粥

【用料】鸭梨3个（约重350克），大米50克，冰糖适量。

【做法】将梨洗净，绞碎挤汁。大米洗净，加水煮粥，待粥将熟时放入梨汁及冰糖，再煮片刻即可。顿服。

【功效】主治肺炎。

偏方04 生石膏粥

【用料】生石膏100～200克,大米100克。

【做法】将生石膏捣碎入砂锅，煮30分钟后去渣取汁，再入大米煮粥至熟烂。候温食用，每日2～3次。

【功效】主治肺炎。

偏方05 百合杏仁粥

【用料】鲜百合100克，杏仁10克，大米50克，白糖适量。

【做法】米将煮熟时，放入百合、杏仁（去皮尖），煮成粥，加糖，温服，每日2次。

【功效】本方具有润肺、止咳、清热之功效，适用于肺炎恢复期。

偏方06 甘蔗粥

【用料】甘蔗汁150毫升，大米100克。

【做法】将甘蔗汁兑水适量，加大米煮粥。温服，每日2次。

【功效】本方适用于肺炎恢复期，症见干咳盗汗、口干纳少、神疲乏力等。

偏方07 鱼腥草拌莴笋

【用料】鲜鱼腥草50克，莴笋250克。

【做法】鱼腥草洗净，沸水略焯捞出，加盐腌渍备用。莴笋去皮洗净，切成粗丝，加盐渍，沥出水，与鱼腥草同入盘，拌调味品即成。

【功效】本方清热解毒、止咳化痰，适用于高热不退、咳嗽之肺炎。

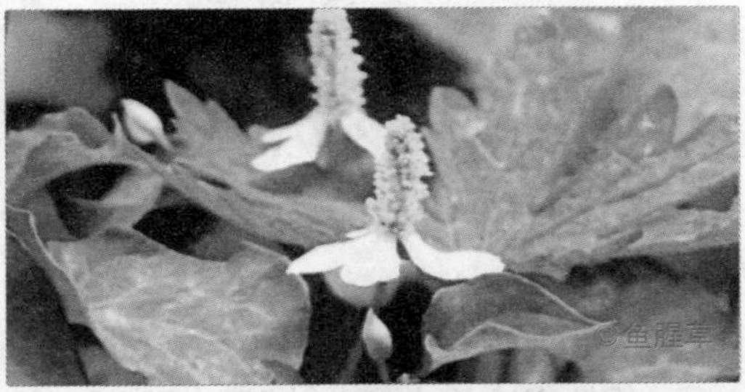

◎鱼腥草

偏方介绍

鱼腥草所含的挥发油具有增强机体免疫功能、抗病原微生物、抗菌、抗病毒、抗炎、利尿、镇痛、镇静、抗惊、止血和抗癌等作用。

偏方06 桑白皮粥

【用料】桑白皮15克,大米50克,冰糖适量。

【做法】桑白皮入锅，加水200毫升，煎至100毫升，去渣，入大米，加冰糖，再加水400毫升煮成粥。每日2次，温服。

【功效】本方具有清泻肺热之功效，适用于高热不退、口干咽燥之肺炎。

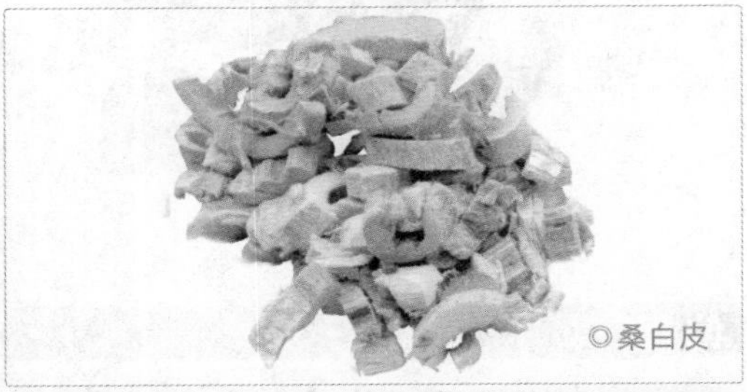

◎桑白皮

偏方介绍

桑白皮性寒、味甘、入肺经。具有泻肺平喘，利水消肿的功效，对肺热咳喘，面目水肿，小便不利等症有良好的食疗作用。

食疗偏方

内科
支气管炎 >>

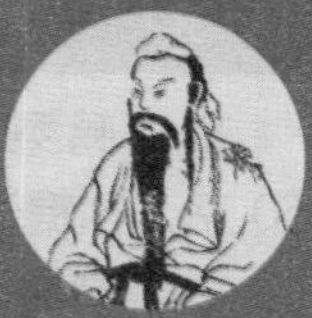

支气管炎是发生在气管、支气管黏膜及其周围组织的炎症，可分为急性和慢性两类，一般是由感染病毒、细菌或因过敏、大气污染、气候变化、吸烟等物理、化学刺激所致。

偏方01 姜糖饮

【用料】生姜汁 150 毫升，白糖 120 克。

【做法】鲜生姜榨取汁，与白糖相和，微火煮沸。每次取半匙含口中，慢慢咽下。祛风散寒，消痰止咳。

【功效】适用于急性支气管炎，症见咳嗽喘息、恶寒发热、头痛鼻塞等。

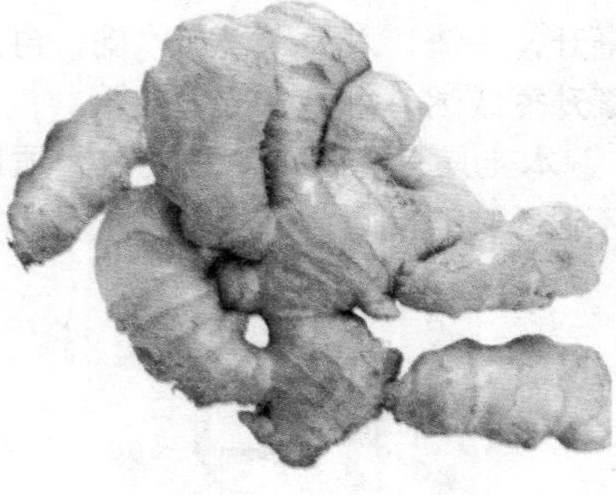

◎生姜

偏方介绍

生姜性微温，味辛，归肺、脾、胃经，具有发汗解表，温中止呕，温肺止咳，解鱼蟹毒，解药毒的功效。生姜为芳香性、辛辣味健胃药，有温暖，兴奋，发汗，止呕，解毒，温肺止咳等作用。

偏方02 芦根甘草茶

【用料】芦根 40 克，甘草 5 克，绿茶 2 克。

【做法】用 1000 毫升水先煮芦根和甘草，煮沸 10 分钟，去渣，加入绿茶即可。少量多次饮。

【功效】本方清肺化痰，主治慢性支气管炎。

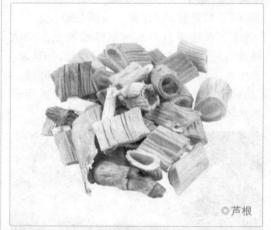

◎芦根

偏方介绍

芦根有清热生津、除烦、止呕、利尿的功效，可用于治疗热病烦渴、胃热呕吐、肺热咳嗽、肺痈吐脓、热淋涩痛等症。

偏方03 柿叶茶

【用料】绿茶2克，柿叶10克。

【做法】上2物加开水400～500毫升，浸泡5分钟。分3次饭后温服，日服1剂。

【功效】主治支气管炎，症见咳嗽痰多、口淡无味、不思饮食等。

偏方04 煨梨方

【用料】黄梨1个，蜀椒、面粉各适量。

【做法】将黄梨刺50个小孔，每孔放入蜀椒1粒，再以面粉裹梨，放在炉灰中煨熟，空腹服。

【功效】本方具有温肺化痰之功，主治寒痰型支气管炎。

偏方05 甘草蜜醋茶

【用料】甘草6克，蜂蜜30克，醋10克。

【做法】上3物用沸水冲泡，代茶饮，早、晚各1次。

【功效】主治慢性支气管炎。

偏方06 桔梗甘草茶

【用料】桔梗、甘草各100克。

【做法】桔梗、甘草共为粗末，和匀过筛，分包，每包10克。用时沸水冲泡，每次1包，代茶饮。

【功效】主治支气管炎。

偏方07 核桃川贝杏仁膏

【用料】核桃仁120克，川贝母30克，杏仁、冰糖各60克。

【做法】诸物共捣烂成膏，每次服1匙，每日服2次，白开水送服。

【功效】主治慢性支气管炎。

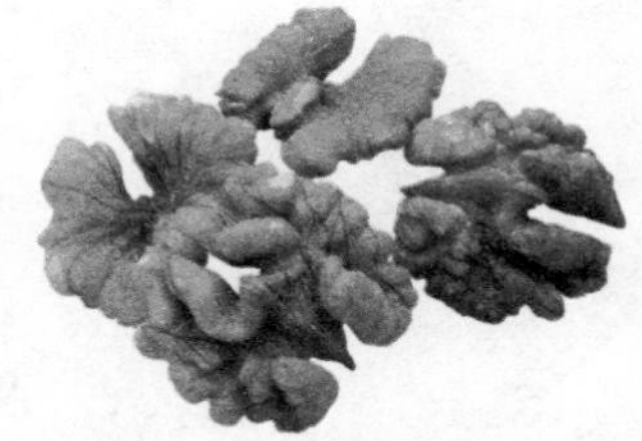

◎核桃

偏方介绍

核桃为胡桃科植物胡桃的干燥成熟种子，性温，味甘，归肾、肺、大肠经。具有补肾，温肺，润肠的功效，用于腰膝酸软，阳痿遗精，大便秘结等病症。镇咳平喘作用十分明显。

偏方08 葱枣茶饮

【用料】葱须25克，红枣25克，甘草5克，绿茶1克。

【做法】后2味加水400毫升先煎15分钟，再加入葱须、绿茶煎1分钟即可。分3～6次温饮，每日1剂。

【功效】本方具有温肺化痰之功，对咳嗽痰多、形体消瘦之支气管炎颇具疗效。

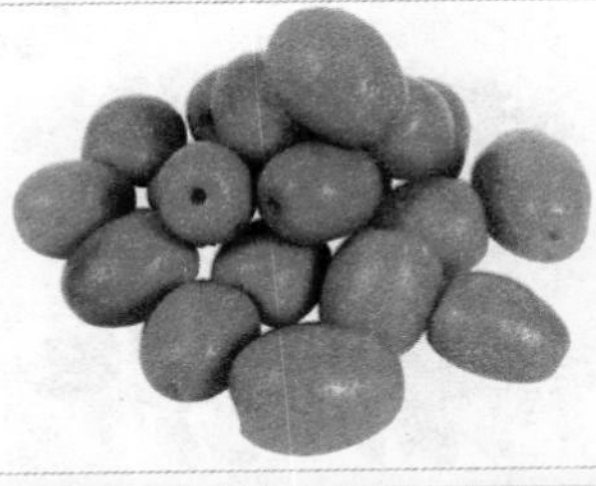

◎红枣

偏方介绍

红枣性温，味甘，归脾、胃经，具有补中益气，和中健脾，养血安神的功效，可用于食欲不振、大便溏稀、疲乏无力、气血不足、津液亏损、心悸失眠等。

偏方09 枇杷叶方

【用料】枇杷叶7～8片。

【做法】枇杷叶刷去毛洗净，放小锅中煎汁，候凉饮服。

【功效】主治支气管炎。

偏方10 灵芝泡酒

【用料】灵芝30克，白酒500毫升。

【做法】将灵芝放酒中浸泡15日，每日摇动数次。每次服10毫升，每日2次。

【功效】慢性支气管炎。

偏方11 南瓜汁

【用料】南瓜蓬茎适量。

【做法】离根约60厘米剪断，把南瓜蓬茎插入干净的玻璃瓶中，让茎中汁液流入瓶内，收取自然汁1大瓶，隔水蒸，每次服30～50毫升，一日2次。

【功效】主治慢性支气管炎。

偏方12 茄干茶

【用料】绿茶1克，茄子茎根（干）10～20克。

【做法】9～10月间茄子茎叶枯萎时，连根拔出，取根及粗茎，晒干，切碎，装瓶备用。用时同绿茶冲泡，10分钟后饮用。

【功效】适用于慢性支气管炎、痰稠带血者。

偏方13 红颜酒

【用料】核桃仁（捣碎）、红枣（捣碎）各120克，杏仁（泡去皮尖煮4～5沸，晒干捣碎）30克，白蜜100克，酥油70克，白酒1000克。

【做法】先将蜜、油溶开入酒，后将前3药入酒内浸7日即可。每早、晚空腹服2～3盅。

【功效】本方具有补肾定喘之功，主治肾虚型支气管炎。

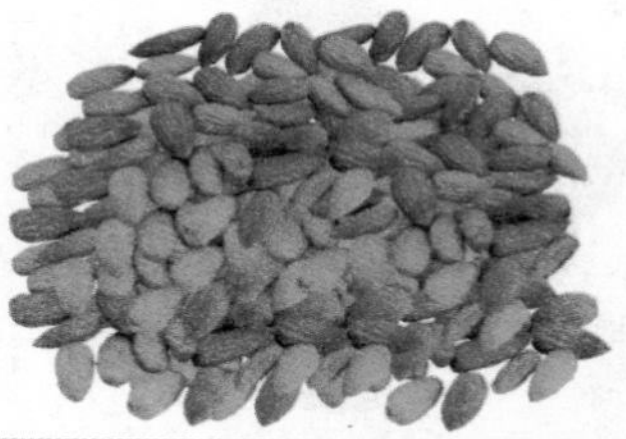

偏方介绍

杏仁性温，味苦，归肺、脾、大肠经。杏仁苦温宣肺，润肠通便，适宜于风邪、肠燥等实证之患。但凡阴亏、郁火者不宜单味药长期内服，如肺结核、支气管炎、慢性肠炎等禁忌单味药久服。

偏方14 西洋参酒

【用料】西洋参30克，米酒500毫升。

【做法】将西洋参装入净瓶内，用酒浸之，7日后即可取用。每次空腹饮1小杯，每日2次。

【功效】主治肺阴虚型慢性支气管炎。

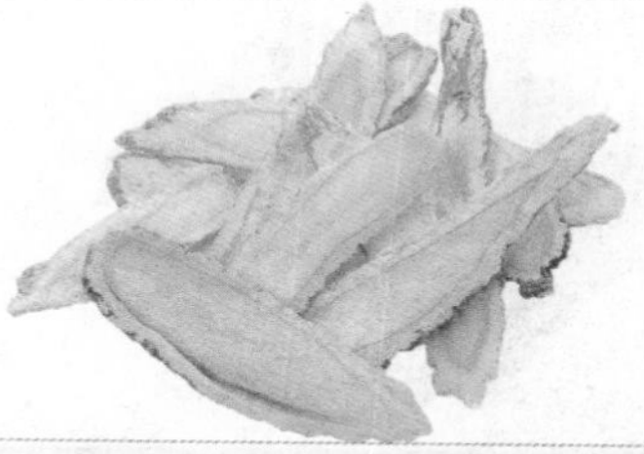

◎西洋参

偏方介绍

西洋参具有补气养阴，清热生津的功效。可用于气虚阴亏，内热，咳喘痰血，虚热烦倦，消渴，口燥咽干等症。

偏方15 川贝茶

【用料】川贝母10克,茶叶3克,冰糖15克。

【做法】诸物共研细末，早晚2次开水冲服。

【功效】主治慢性支气管炎。

偏方16 大蒜浸醋方

【用料】大蒜10个,醋20毫升,红糖10克。

【做法】大蒜捣烂，醋内浸泡3天，去渣，加红糖，每次服半汤匙，每日1次。

【功效】主治慢性支气管炎。

偏方17 蓬蒿菜饮

【用料】鲜蓬蒿菜90克。

【做法】蓬蒿菜水煎去渣，加冰糖适量，分2次饮服。

【功效】清肺化痰。主治慢性支气管炎。

偏方18 苦杏鸭梨饮

【用料】苦杏仁10克，大鸭梨1个，冰糖少许。

【做法】先将杏仁去皮尖，打碎。鸭梨去核，切块，加适量水同煎。梨熟入冰糖令溶。代茶饮用，不拘时。

【功效】主治燥热型急性气管炎。

偏方19 阿胶酒

【用料】阿胶400克，黄酒1500毫升。

【做法】阿胶文火酒煮，令其溶化，煎至1000毫升。分4次服，每日1次。

【功效】主治肺阴虚型支气管炎，症见咳嗽痰多、畏风自汗、动则气短等。

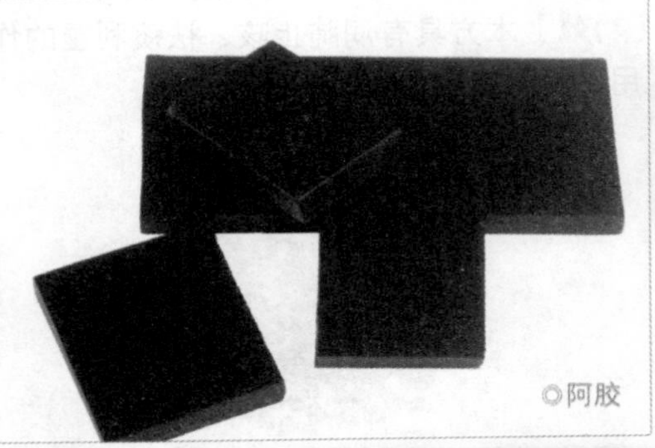

◎阿胶

偏方介绍

阿胶为马科动物驴的皮经煎煮浓缩制成的固体胶。阿胶性平，味甘，归肺、肝、肾经，具有补血，止血，滋阴润燥的功效，还有很好的固肾安胎作用。

偏方20 冬瓜子饮

【用料】冬瓜子15克，红糖适量。

【做法】冬瓜子加红糖捣烂研细，开水冲服，每日2次。

【功效】本方适用于剧烈咳嗽的支气管炎患者。

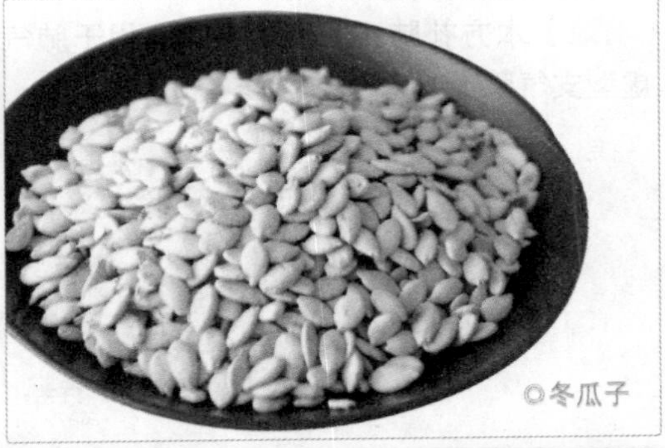

◎冬瓜子

偏方介绍

冬瓜子味甘，性微寒，入脾，小肠经。具有润肺，化痰，消痈，利水的功效。可治痰热咳嗽，肺痈，肠痈，淋病，水肿，脚气，痔疮等症。

偏方21 百部酒

【用料】百部根、酒各适量。

【做法】百部根切碎稍炒，入酒中浸泡7天。口服，每日2～3杯，每日1次。

【功效】主治慢性支气管炎。

偏方22 茶树根蜜饮

【用料】茶树根100克，生姜50克，蜂蜜适量。

【做法】将茶树根同姜煎，去渣留汁，加蜂蜜调。每次服20毫升，每日服2次。

【功效】本方具有健脾除痰之功，适用于痰量较多、胸闷气喘、大便溏薄之支气管炎。

偏方23 芥菜粥

【用料】鲜芥菜60克，大米100克。

【做法】将芥菜洗净切碎，与大米一起放入锅中，加水50～800毫升，煮粥。每日早晚各服1次。

【功效】解表宣肺，化痰止咳。主治急性支气管炎。

偏方24 莱菔子粥

【用料】莱菔子20克，大米50克。

【做法】莱菔子水研，滤过去渣取汁100毫升，加入大米，再加水500毫升，煮粥。每日早晚各服1次。

【功效】健脾养胃，祛痰止咳。

偏方25 百合粥

【用料】鲜百合50克，大米50克，冰糖适量。

【做法】先用水煮米做粥，将熟前放入百合煮熟即可。加糖，晨起当早餐食之。如无鲜百合可用干百合或百合粉。

【功效】本方补肺、固表、平喘，用于肺气虚型支气管炎。

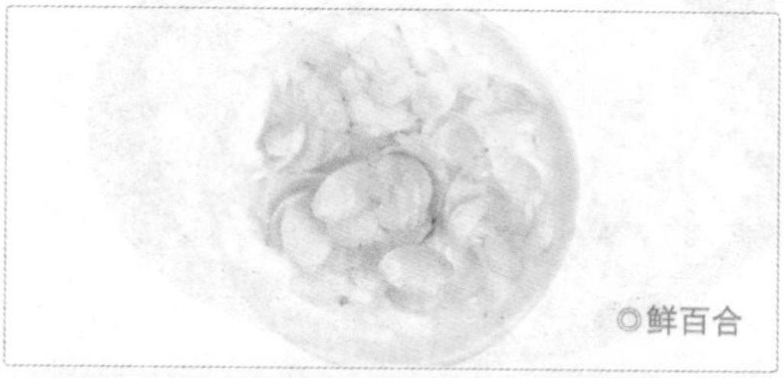

◎鲜百合

偏方介绍

百合性微寒，味甘，归肺、心经。具有清火、润肺、安神的功效。可用于热病后余热未消、神思恍惚、失眠多梦、心情抑郁、喜悲伤欲哭等病症。

偏方26 赤小豆百合粥

【用料】赤小豆60克，百合10克，杏仁6克，白糖适量。

【做法】先以水煮赤小豆做粥，至半熟时放百合、杏仁同煮至粥成。加糖，当早餐食之。

【功效】本方具有润肺止咳、祛痰利湿的作用，用于肺阴虚型支气管炎。

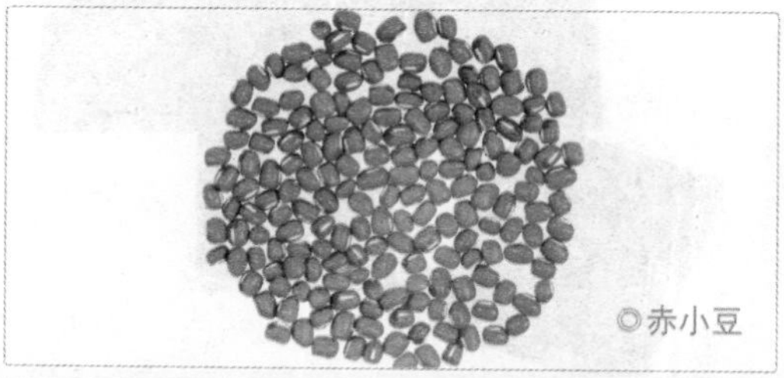

◎赤小豆

偏方介绍

赤小豆性平，味甘、酸，归心、小肠经，具有利水消肿，解毒排脓的功效。适用于水肿胀满、脚气浮肿、黄疸尿赤、风湿热痹、痈肿疮毒、肠痈腹痛等病症。

偏方27 茯苓薏苡仁粥

【用料】薏苡仁 60 克，白茯苓 50 克，糯米 100 克。

【做法】白茯苓打碎入砂锅，加水 300 毫升，煎至 100 ~ 150 毫升，去渣。入薏苡仁、糯米，加水 500 毫升，武火煮成粥，兑入茯苓汁，煮开 2 ~ 3 沸。每日早晚各服 1 次。

【功效】本方有健脾、化痰、止咳之功，主治支气管炎。

偏方28 桑白皮粥

【用料】桑白皮 15 克，大米 50 克。

【做法】将桑白皮放入锅中，加水 200 毫升，煎至 100 毫升，去渣。入大米，再加水 500 毫升，煮粥。每日早晚服 1 次。

【功效】清热化痰，止咳平喘。主治急性支气管炎，症见咳嗽、咽干、大便干、小便黄等。

偏方29 杏仁奶粥

【用料】杏仁 20 枚，牛奶 500 毫升，桑白皮 30 克，干姜 5 克，红枣 5 枚，大米 50 克。

【做法】杏仁去皮尖研细，放入牛奶中略浸，绞去滓。将余药煎 20 分钟，去渣取汁。将大米加入药汁中煮粥，再加入杏仁牛乳，再煮沸。不计时服之。

【功效】本方补益肺脾、止咳平喘，主治慢性支气管炎。

偏方30 核桃粥

【用料】核桃仁 30 ~ 50 克，大米 50 克。

【做法】大米加水 500 毫升煮粥，核桃仁去皮捣烂，调入稀粥内，再用文火煮数沸，见粥表面有油为度。早晚各服 1 次。

【功效】补肾纳气，主治支气管炎，症见咳嗽气促、畏寒肢冷、腰膝酸软等。

偏方31 莲子百合煲瘦肉

【用料】莲子 50 克，百合 30 克，猪瘦肉 200 克。

【做法】诸物加适量水，煲 1.5 小时，可做早餐食之。

【功效】本方有养神、益气、固肾之功，用于脾气虚型支气管炎，症见痰量较多、胸闷气喘、上腹胀满等。

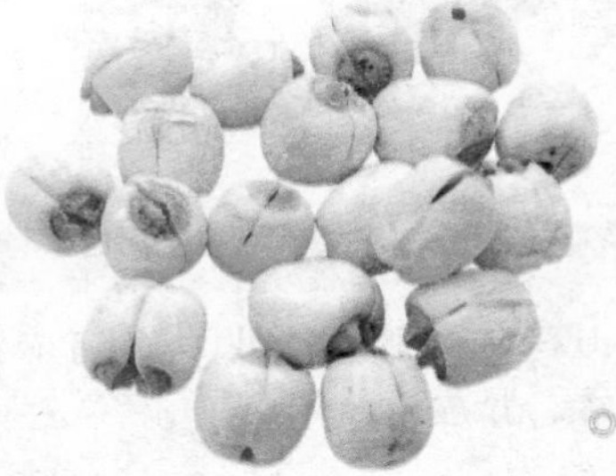

◎莲子

偏方32 陈皮粥

【用料】陈皮 10 ~ 15 克，大米 50 克。

【做法】陈皮加水 200 毫升，煎至 100 毫升，去渣。入大米 50 克，再加水 400 毫升，煮成稀粥。每日早晚各服 1 次。

【功效】本方具有健脾燥湿化痰之功效，主治脾虚痰盛型支气管炎。

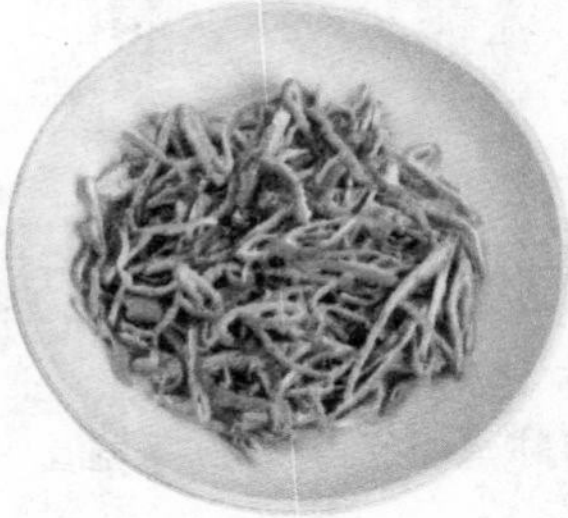

◎陈皮

偏方34 雪梨蜂蜜方

【用料】雪梨 2 ~ 3 个，蜂蜜 60 克。

【做法】雪梨挖洞去核，装入蜂蜜盖严，蒸熟，睡前食用。每日 1 次，连服 20 ~ 30 日。

【功效】主治慢性支气管炎。

偏方35 五味子泡蛋

【用料】五味子 250 克，鸡蛋 10 个。

【做法】先将五味子煮汁，冷却后浸泡鸡蛋 6 ~ 7 日，每日吃 1 个，沸水冲服，冬至后开始服用。

【功效】本方用于肾虚型支气管炎，症见咳喘气急、腰酸耳鸣、发脱齿落等。

偏方36 蜜饯双仁

【用料】南杏仁 250 克，核桃仁 250 克（切碎），蜂蜜 500 克，白糖适量。

【做法】前 2 味加蜂蜜、白糖，熬煮后放入罐内，每日吃 1 ~ 2 汤匙。

【功效】本方补肾益肺、止咳平喘，适用于肾气不足型支气管炎。

偏方37 西瓜秧煮鸡

【用料】白公鸡 1 只，干西瓜秧 200 克，生姜 100 克，生豆油 150 克。

【做法】先把西瓜秧煮沸，捞出后加入收拾好的白公鸡和生姜，待鸡煮熟后，加入豆油。食肉喝汤，每晚温服 1 碗。

【功效】主治老年慢性气管炎。

偏方38 助阳猪肺汤

【用料】新鲜猪肺 1 具，细辛、制附子各 15 克，麻黄 2 克。

【做法】猪肺洗净切块。先煮麻黄、细辛、附子，加水 6 碗，煎至 5 碗。去药渣及上沫，再入猪肺块煮熟，加盐少许。分 6 次食完，每日早晚各 1 次。

【功效】温肾助阳，止咳平喘。主治脾肾阳虚型支气管炎，症见咳嗽气促、痰多清稀、畏寒肢冷等。

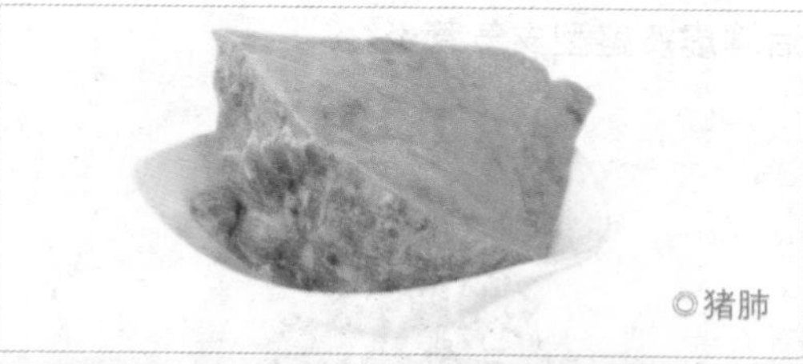

◎猪肺

偏方介绍

猪肺具有补肺、止咳、止血的功效。主治肺虚咳嗽、咯血等症。

偏方39 归姜羊肉汤

【用料】当归、生姜（布包）各 15 克，山药 50 克，羊肉 100 克，盐少许。

【做法】5 味共放瓦锅内，加水适量，同煮至烂熟，用盐调味，吃肉喝汤。每日 1 次，连服 5 ~ 7 日。

【功效】主治慢性支气管炎，症见咳嗽多痰、面色萎黄、形体消瘦等。

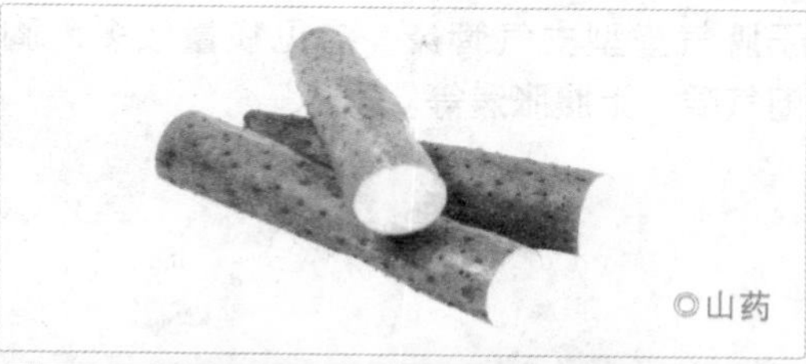

◎山药

偏方介绍

山药可治脾虚食少、久泻不止、肺虚喘咳、肾虚遗精等症。

食疗偏方

内科

菌痢>>

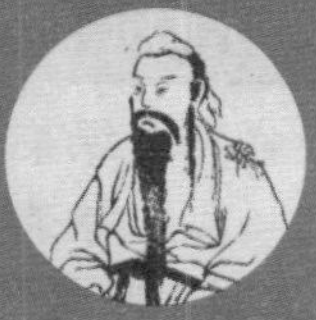

细菌性痢疾（简称“菌痢”）是夏秋季常见的一种急性肠道传染病，常因进食不洁食物，感染痢疾杆菌所引起。主要症状有发热、腹痛、腹泻、里急后重（肛门重坠，时时有排便之感，便出不爽）、脓血便等。人群对本病有普遍易感性，幼儿及青壮年发病率较高。

偏方01 山楂止痢茶

【用料】山楂60克（生熟各半），茶叶15克，生姜6克，红糖、白糖各15克。

【做法】将山楂、茶叶、生姜3味加水煎沸10～15分钟，取汁冲入红、白糖即可。每日2剂，不拘时饮服。

【功效】主治急性菌痢。

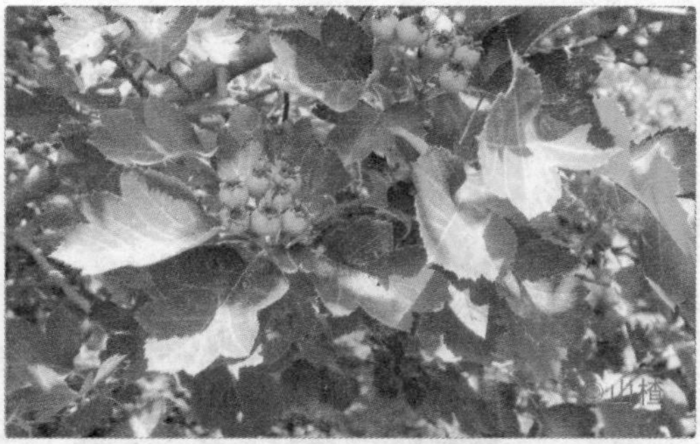

◎山楂

偏方介绍

山楂性微温，味酸、甘，归脾、胃、肝经。山楂含糖类、蛋白质、脂肪、维生素C、胡萝卜素、淀粉、苹果酸、枸橼酸、钙和铁等物质，具有降血脂、降血压、强心和抗心律不齐等作用。能促进消化，尤长于消除油腻肉食积滞，并兼入血分而有活血化瘀散肿之功能。

偏方02 乌龙煎剂

【用料】乌梅30克，山楂20克，龙胆草15克，地榆12克。

【做法】上药加水500毫升，再煎，去渣取汁400毫升。每日服4次，每次100毫升，连服5剂为1疗程。

【功效】此方治疗急性细菌性痢疾，一般2～4日可痊愈。

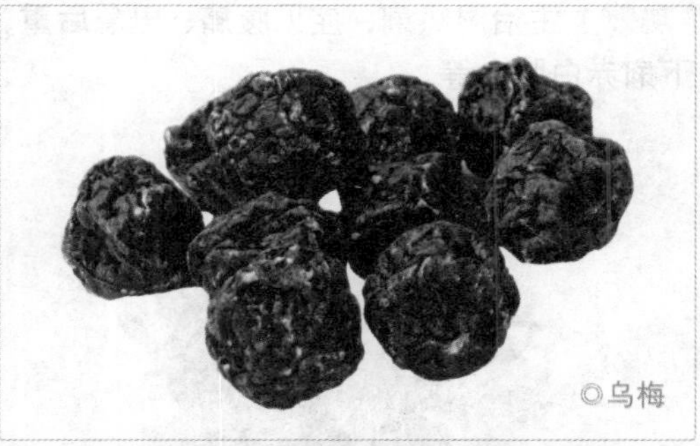

◎乌梅

偏方介绍

乌梅性平，味酸、涩，归肝、脾、肺、大肠经。具有敛肺，涩肠，生津，安蛔的作用，用于肺虚久咳、虚热烦渴、久疟、久泻、呕吐、钩虫病。乌梅也可用于久咳引起的失音等。

偏方03 酸醋绿茶汁

【用料】绿茶100克，醋10毫升。

【做法】绿茶加水煮取浓汁300毫升，每次服100毫升，加醋趁热饮下。每日3次。

【功效】清热解毒，杀菌止痢。主治急性菌痢。

偏方04 石榴皮汁

【用料】石榴皮12克，红糖适量。

【做法】石榴皮洗净，入砂锅加水，文火煎煮15分钟，取汁去渣，晾温后加红糖，分2次服，每日1剂。

【功效】治疗慢性菌痢。

偏方05 马齿苋槟榔茶

【用料】马齿苋、槟榔各10克。

【做法】将马齿苋、槟榔共煎取汁，代茶饮。

【功效】本方清热化湿解毒，主治急性菌痢。

偏方06 大黄酒

【用料】大黄12克，白酒250毫升。

【做法】浸泡1～2日，去渣饮酒，每日1～2次，每次饭前饮1小杯。

【功效】主治痢疾初起。

偏方07 马齿苋蜜汁

【用料】鲜马齿苋1000克，白蜜30毫升。

【做法】马齿苋用温开水洗净绞汁，加白蜜调匀，1次服下，每日服2次。

【功效】主治湿热痢，症见腹痛、里急后重、下痢赤白脓血等。

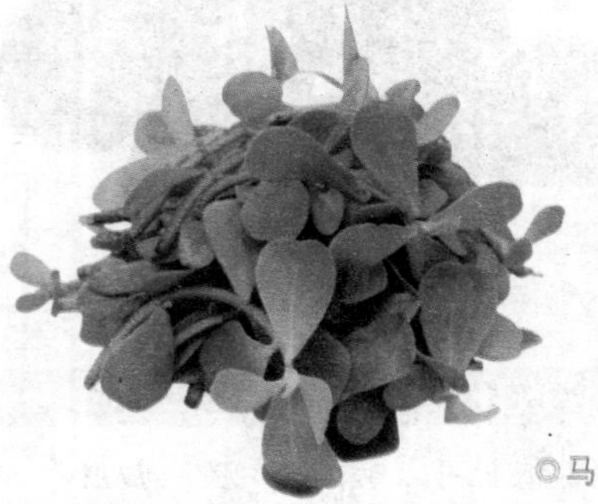

◎马齿苋

偏方介绍

马齿苋性寒，味甘、酸，归心、肝、脾、大肠经。具有清热解毒，利水去湿，散血消肿，除尘杀菌，消炎止痛，止血凉血的功效，用于痢疾、肠炎、肾炎、产后子宫出血、痔疮等症。

偏方08 蚕豆米汤

【用料】蚕豆60克，百草霜30克，米汤适量。

【做法】蚕豆炒黄后与百草霜放锅内同炒，以起烟为度，再加米汤煎后服用，每日1剂。

【功效】益胃健脾，和中止泻。主治痢疾便血。

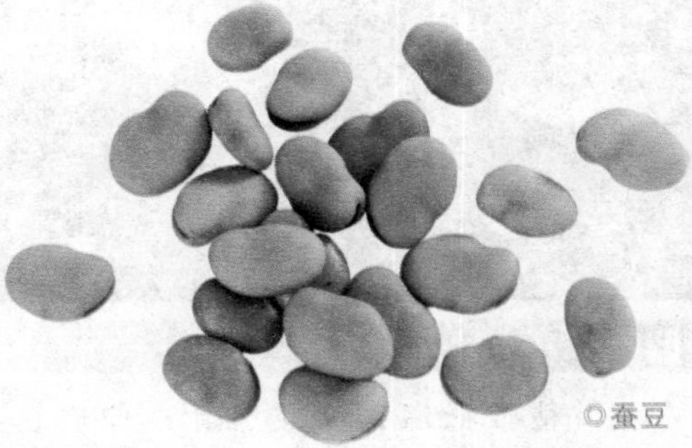

◎蚕豆

偏方介绍

蚕豆性平，味甘，具有健脾益气、祛湿、通肠、健脑、抗肿瘤、抗癌、促进骨骼发育、预防心血管疾病等功效。

偏方09 桂花酒

【用料】桂花50克，白酒500毫升。

【做法】将桂花洗净，除去杂质，放入酒坛中，拌匀，盖上盖，封严，每隔2天搅拌1次，浸泡15日即成。每日服2次，每次10～15毫升。

【功效】本方主治中毒性菌痢。

偏方10 马齿苋藕汁

【用料】鲜马齿苋、鲜藕各500克，白糖适量。

【做法】将鲜马齿苋、鲜藕洗净捣烂绞汁，加白糖。每次服200毫升，每日2～3次。

【功效】清热解毒，凉血止痢。主治中毒性菌痢。

偏方11 治痢速效茶

【用料】龙牙草、陈茶叶各10克。

【做法】将2味略洗，加水同煎，取汁即成。每日1剂，不拘时温服。

【功效】主治急性菌痢。

偏方12 白扁豆花煎

【用料】白扁豆花60克。

【做法】白扁豆花炒焦，水煎2碗，连服2次，不止再服。

【功效】健脾利湿，涩肠止泻。主治痢疾初起。

偏方13 香蕉花蜜

【用料】香蕉花50克，蜂蜜适量。

【做法】将香蕉花捣烂，加蜂蜜调匀，开水冲服。

【功效】本方清热利湿、健脾止泻，主治急性菌痢。

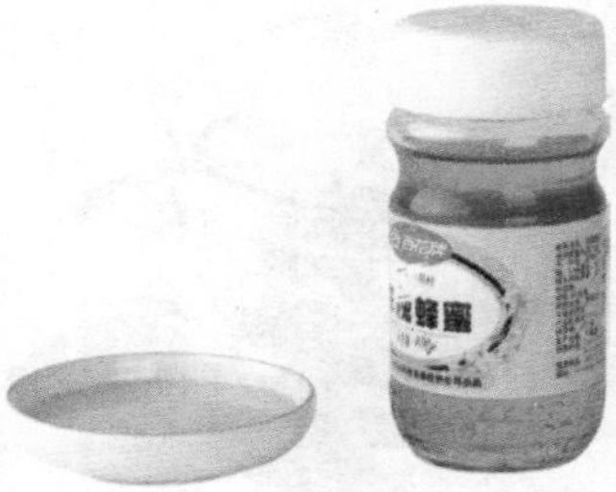

◎蜂蜜

偏方介绍

蜂蜜是很好的养生补品。每日服蜂蜜2或3次，每次2～3匙，有营养心肌、保护肝脏、降血压、防止血管硬化的效果。

偏方14 六神汤

【用料】炒黄连、车前子各60克，地榆、栀子、炙甘草各15克，陈皮（浸去白）30克。

【做法】上药共为粗末，每次15克，以地浆水煎，空腹服。

【功效】主治细菌性痢疾。

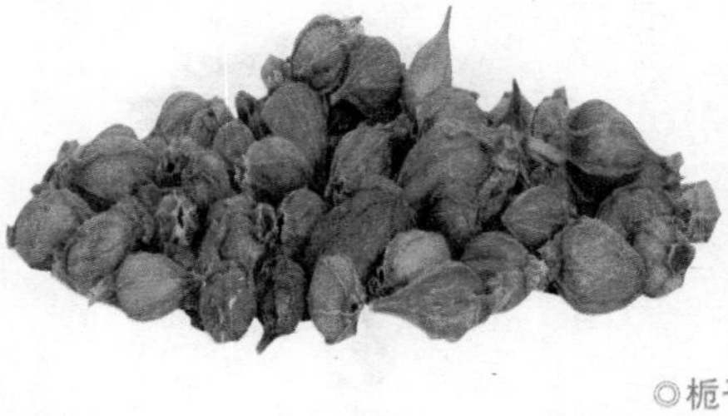

◎栀子

偏方介绍

栀子性寒，味苦，归心、肺、胃、三焦经。具有护肝，利胆，降压，镇静，止血，消肿等作用，在中医临床常用于治疗黄疸型肝炎、扭挫伤、高血压、糖尿病等。

偏方15 柿子粉冲剂

【用料】柿子500克。

【做法】柿子洗净切片晒干，炒黄研末。每次5克，每日服3次，开水送服。

【功效】本方有涩肠止痢的功效，主治急性菌痢。

偏方16 酸石榴蜜

【用料】酸石榴2个，蜂蜜30克。

【做法】石榴捣烂取汁，与蜂蜜调匀，温开水冲服。每日2次，连服数日。

【功效】主治细菌性痢疾。

偏方17 黄连姜汁茶

【用料】绿茶10克，黄连6克，姜汁、红糖各适量。

【做法】将茶、黄连用开水冲泡15分钟后倒入姜汁、红糖，调服。

【功效】本方具有清热利湿解毒之功效，主治急性菌痢。

偏方18 萝卜蜜茶

【用料】白萝卜60克，姜汁15克，蜂蜜30克，茶叶适量。

【做法】茶叶先用沸水冲泡。萝卜绞汁，与姜汁、蜂蜜、浓茶一起搅拌均匀，放入锅中蒸煮，1次服完。

【功效】主治细菌性痢疾。

偏方19 山楂红糖酒

【用料】山楂、红糖各60克，白酒30毫升。

【做法】将山楂文火炒至略焦，离火加酒搅拌，再加水200毫升，煎15分钟，去渣加红糖，趁温一次服下。每日1剂。

【功效】本方清肠解毒，适用于中毒性菌痢。

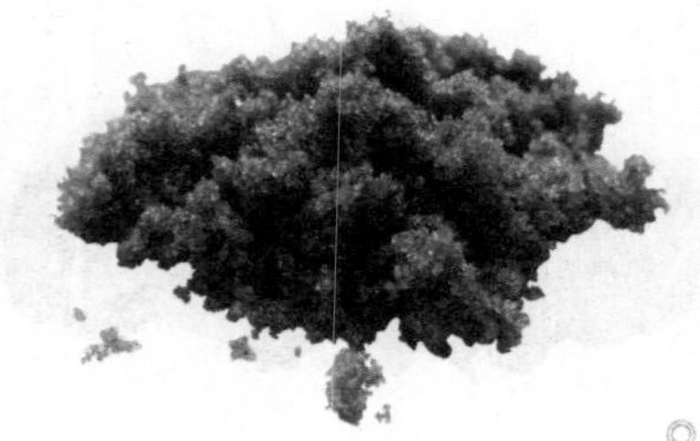

◎红糖

偏方介绍

红糖具有补中疏肝、止痛益气、调经和胃、活血化瘀、健脾暖胃的功效，对风寒感冒、脘腹冷痛、月经不调、产后恶露不尽、喘咳烦热、妇人血虚、食即吐逆等症有食疗作用。

偏方20 姜茶乌梅饮

【用料】生姜10克，乌梅肉30克，绿茶5克。

【做法】生姜洗净切丝，乌梅肉用剪刀剪碎，2味与绿茶共放保温杯中，以沸水冲泡，半小时后加红糖适量。趁热顿服，每日3次。

【功效】主治虚寒菌痢。

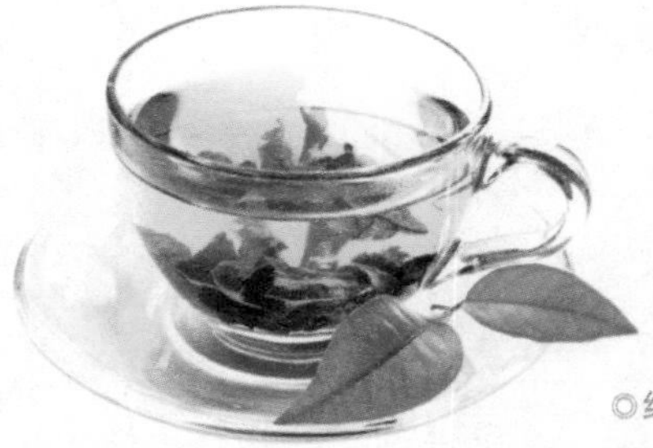

◎绿茶

偏方介绍

绿茶可消脂去腻、清热解毒、利尿排毒、坚固牙齿、提神醒脑、强心抗癌、减肥健美。

偏方21 黑虎胆

【用料】猪胆3具，小米适量。

【做法】将新鲜猪胆倒出胆汁少许，把洗净晒干的小米装入猪胆内，扎紧胆管，悬阴处晾干，研为粉末。每次5克，空腹米汤水送服，每日3次，5日为1个疗程。

【功效】本方清热解毒，主治菌痢。

偏方22 鳝鱼粉冲剂

【用料】活鳝鱼1条，红糖、陈酒各适量。

【做法】鳝鱼去内脏、杂物，洗净切段，放在瓦上焙干成炭，研为粉。每次服9克，以红糖拌和，陈酒送服。

【功效】本方治疗细菌性痢疾，一般数次即愈。

偏方23 山药粉冲剂

【用料】山药250克，莲子、芡实各120克，白糖适量。

【做法】山药、莲子、芡实共研成细末。每次取10克，加白糖，蒸熟或用开水冲服，每日1～2次，连续服用。

【功效】治疗慢性菌痢、腹泻。

偏方24 山药山楂粥

【用料】山药、白扁豆、薏苡仁、山楂各20克，葱白5根，盐适量。

【做法】前4味入锅，加水适量煮粥，临熟时加入葱白，再沸时用盐调味，温服。

【功效】本方温补下元、涩肠固脱，主治慢性菌痢。

偏方25 桂浆粥

【用料】山楂6克，当归、肉桂、陈皮各3克，大米100克，红糖适量。

【做法】将当归、肉桂、陈皮、山楂等中药加水煎浓汁，大米煮粥，待粥沸后，调入药汁及红糖，再煮沸即可服食。每日服1～2次。

【功效】主治慢性菌痢。

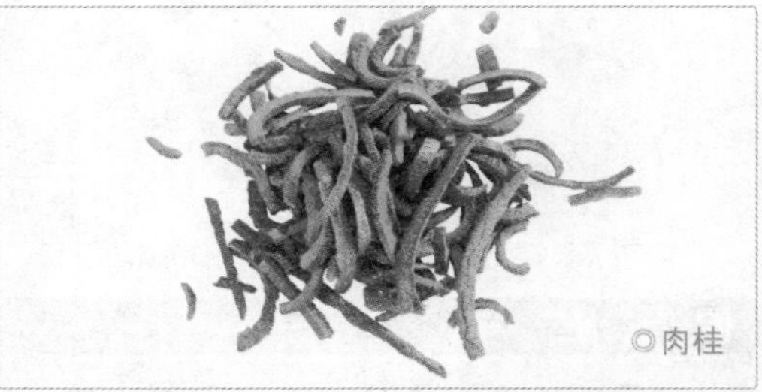

◎肉桂

偏方介绍

肉桂具有补火助阳，引火归源，散寒止痛，活血通经，暖脾胃，除积冷，通血脉的功效。

偏方26 石榴皮蜂蜜膏

【用料】鲜石榴皮1000克（干品500克），蜂蜜300毫升。

【做法】石榴皮切碎，用砂锅煎煮取汁2次，文火浓缩至稠黏时，加蜂蜜300毫升搅匀，至沸停火，冷却装瓶。每服10毫升，开水冲服，每日3次。

【功效】本方清热利湿解毒，主治急性菌痢。

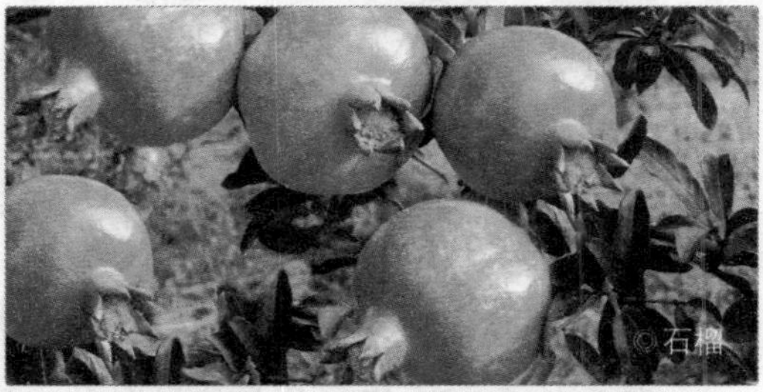

◎石榴

偏方介绍

石榴皮能涩肠，止血，驱虫。可治疗久泻、久痢、便血、脱肛、滑精、崩漏、带下、虫积腹痛、疥癣。

偏方27 紫苋粥

【用料】紫色苋菜100克，大米60克。

【做法】先以水煎苋菜，去渣取汁，下米煮粥，空腹食之。

【功效】本方具有清热解毒之功效，主治急性菌痢。

偏方28 干姜粥

【用料】干姜、高良姜各5克，大米100克。

【做法】将干姜、高良姜用砂锅煎汁，去渣取汁，与大米同煮为粥。早晚服食，5日为1疗程。

【功效】主治慢性菌痢，症见下痢稀薄、持续泄泻、日久难愈等。

偏方29 蒸黑木耳

【用料】黑木耳15克，红糖60克。

【做法】黑木耳切成适当大小，与红糖一起搅拌后，加入300毫升水，隔水蒸煮，蒸熟后即可食用。

【功效】主治细菌性痢疾。

偏方30 生姜豆蔻粥

【用料】生姜、肉豆蔻各6克，大米适量。

【做法】生姜切碎，肉豆蔻研为细末，用大米煮粥，待煎沸后加入肉豆蔻末及生姜，同煮为粥，早、晚各服1次。

【功效】主治虚寒型痢疾。

偏方31 生姜蒸蛋

【用料】生姜9克，鸡蛋1个。

【做法】生姜捣碎，打入鸡蛋相和蒸熟。空腹顿服，每日2次。

【功效】主治痢疾初起兼有恶寒发热者。

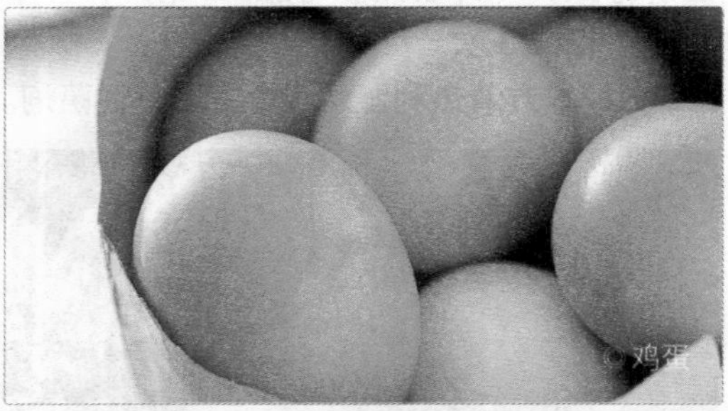

◎鸡蛋

偏方介绍

鸡蛋性平，味甘，具有滋阴养血、益精补气、润燥安胎、润肺利咽、安神、清热解毒、补脾和胃、健脑益智、保护肝脏、预防癌症、护肤美容、延缓衰老、防治动脉硬化之功效。

偏方32 银花莲子粥

【用料】金银花15克，莲子10克，大米100克。

【做法】先将金银花煎取汁，用汁再加适量清水与莲子、大米煮成稀粥。

【功效】清热解毒，健脾止泻。主治痢疾腹痛。

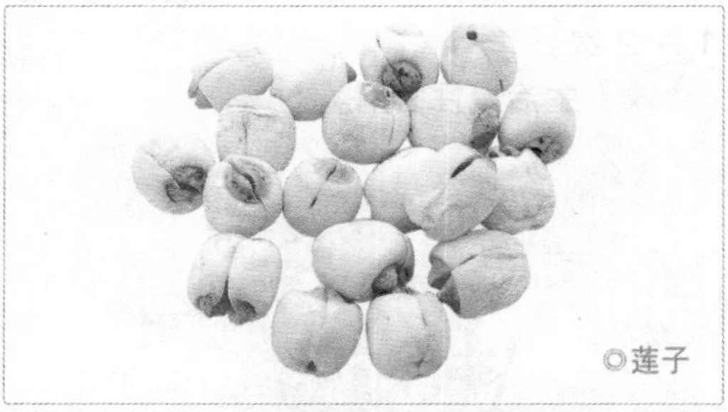

◎莲子

偏方介绍

莲子性平，味甘、涩，归心、脾、肾经。莲子具有补脾止泻、益肾涩精、养心安神的功效；还能促进凝血，使某些酶活化，维持神经传导性，维持肌肉的伸缩性和心跳的节律等作用。

偏方33 大蒜炖鲫鱼

【用料】鲜鲫鱼 500 克，大蒜 2 头。

【做法】将鱼去鳞和内脏后切片，大蒜去外皮，同煮汤调味服食。每日 1 次，连服数日。

【功效】主治中毒性菌痢，症见发热急促、头痛烦躁、口渴等。

偏方34 苦瓜泥

【用料】鲜苦瓜 100 克，红糖 100 克。

【做法】将苦瓜捣烂如泥，加糖搅匀，2 小时后将水滤出，1 次冷服。每日 1 ~ 2 次，连服数日。

【功效】主治急性菌痢，症见畏寒发热、腹痛腹泻、里急后重、便次增多等。

偏方35 大蒜贴药

【用料】大蒜适量。

【做法】大蒜捣如泥，贴于两足心或肚脐部位。若在吃饭时配合食用 3 ~ 4 瓣大蒜，治疗效果尤佳。

【功效】主治细菌性痢疾。

偏方36 乌梅汤熏洗法

【用料】乌梅 500 克。

【做法】乌梅用清水煎汤，将药汁倒入盆内，先趁热熏肛门，温度降至 45 ~ 50℃时，用药汁坐洗肛门。每日 1 次，连用 3 ~ 5 天即见效。

【功效】主治细菌性痢疾。

偏方37 狗肝粥

【用料】狗肝 1 叶，大蒜 50 克，大米 100 克，葱、姜少许。

【做法】将狗肝洗净切成条状，大蒜略切碎，和大米同煮成粥，加葱、姜、盐作料，再煮 2 ~ 3 沸。分 2 ~ 4 次空腹服完，1 周为 1 疗程。

【功效】温阳健脾，消炎止痢。治疗细菌性痢疾。

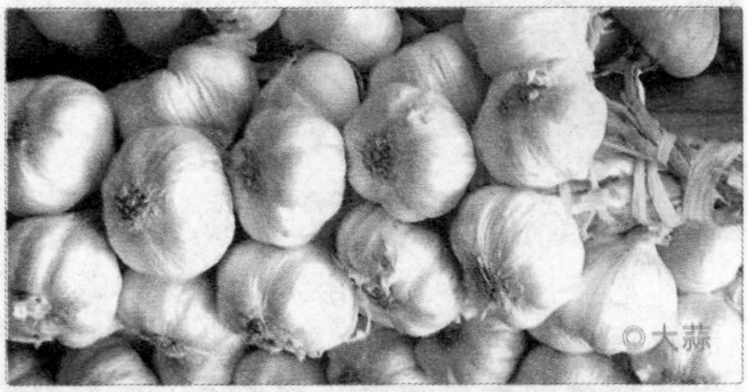

◎大蒜

偏方介绍

大蒜性温，味辛，归脾、胃、肺经，能解毒杀虫，消肿止痛，止泻止痢，治肺病，驱虫。

偏方38 枣药扁豆糕

【用料】红枣 500 克，山药 200 克，鲜扁豆 50 克，陈皮 30 克。

【做法】将山药切成薄片，鲜扁豆、枣肉切碎，陈皮切丝，再加面粉及适量白糖制成糕，适量食用。

【功效】健脾止泻，益气化湿。主治痢疾时发时止，日久不愈。

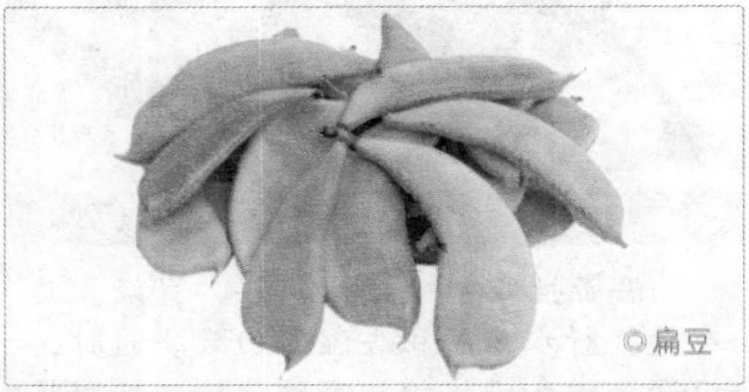

◎扁豆

偏方介绍

扁豆能健脾和中，消暑化湿。可用于脾虚泻下、暑湿吐泻、脾虚呕逆、赤白带下、小儿疳积等症。

食疗偏方

外科

甲状腺肿大>>

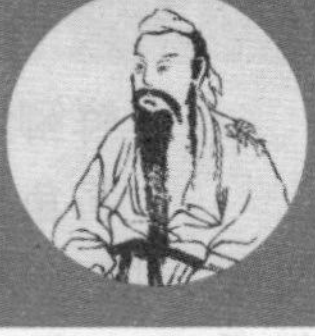

单纯性甲状腺肿俗称“粗脖子”“大脖子”，是以缺碘为主的代偿性甲状腺肿大，多见于青春期，妊娠期和更年期女性，青年女性患者较多。其伴随症状有焦虑、失眠、神经质、肌肉无力、周期四肢麻痹、心悸、易口渴、出汗、呼吸困难等。甲状腺肿大在中医中又称“瘿瘤”。

偏方01 绿豆海带粥

【用料】绿豆60克，海带30克，大米30克，陈皮6克，红糖60克。

【做法】将海带泡软洗净切丝。铝锅内加清水，入大米、绿豆、海带、陈皮，煮至绿豆开花为度，放入红糖溶匀。服食。

【功效】清凉解毒，消肿软坚。对瘿瘤、青春期甲亢有一定食疗效果。

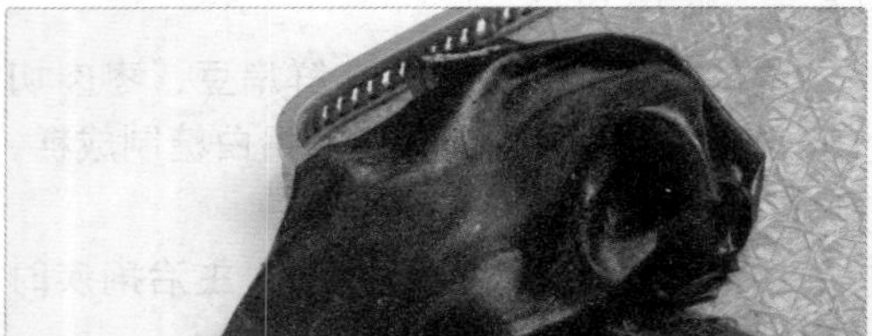

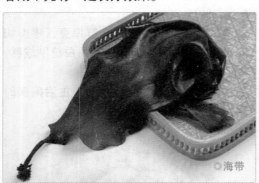

◎海带

偏方介绍

海带性寒，味咸，入脾、胃经。具有软坚行水，破积去湿的功效。同时，海带含碘和碘化物，有防治缺碘性甲状腺肿大的作用。海带氨酸及钾盐、钙元素可降低人体对胆固醇的吸收，降低血压。搭配绿豆，对甲状腺肿大能起到更好的防治作用。

偏方02 苋菜猪肉饮

【用料】鲜苋菜根和茎60克，猪肉60克。

【做法】先将苋菜洗净，切成碎片，用3杯水同猪肉一起，煎取1杯。每日2次，每日1剂。

【功效】对甲状腺肿大有一定的食疗作用。

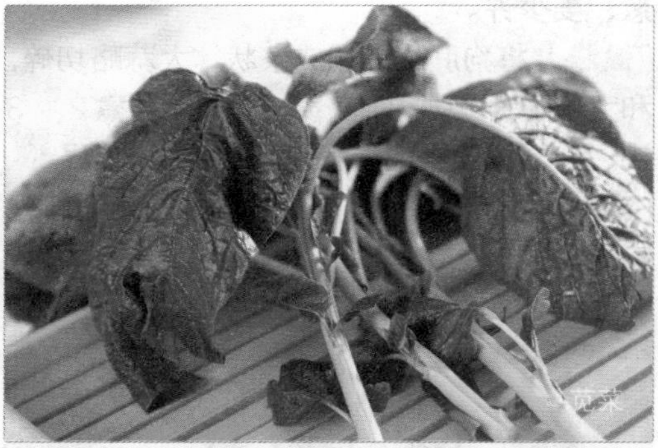

◎苋菜

偏方介绍

苋菜性微寒，味甘，能清热解毒、利尿除湿、通利大便、凉血散瘀。对于湿热所致的赤白痢疾及肝火上炎所致的目赤目痛、咽喉红肿不利、甲状腺肿大等，均有一定的辅助治疗作用。

偏方03 糯米槐花散

【用料】糯米50克，槐花（选未开放者）100克。

【做法】共炒黄,研末。每早空腹服用15克。

【功效】清热，凉血。对瘰疬有食疗效果。

偏方04 紫菜淡菜

【用料】紫菜15克，淡菜60克。

【做法】紫菜清水洗净，淡菜清水浸透，入瓦锅内加水同煨至熟。吃肉饮汤。

【功效】软坚散结。对甲状腺肿初起有食疗效果。

偏方05 红糖腌海带

【用料】海带、红糖各适量。

【做法】海带去沙洗净，放入锅中加水煮烂后切成细丝，盛入碗中以红糖拌匀后，腌渍2日。常吃有效。

【功效】软坚散结，清热利水。对甲状腺肿大有一定食疗效果。

偏方06 常食海藻

【用料】海藻、紫菜、海带、昆布、龙须菜各20克。

【做法】共煎汤。代茶饮用。

【功效】消坚散结。对甲状腺肿大、淋巴结肿大有食疗功效。

偏方07 紫菜汤

【用料】紫菜20克，调味料适量。

【做法】加调味料冲汤。每日2次，连续用1个月。

【功效】散结软坚。对甲状腺肿大、淋巴结核及各种坚硬肿块有一定食疗功效。

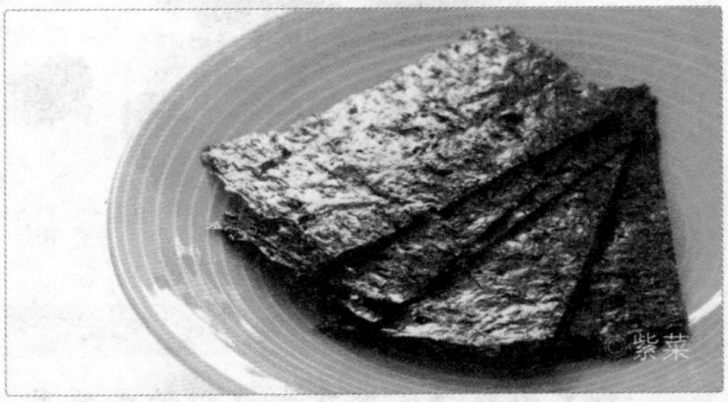

◎紫菜

偏方介绍

紫菜性寒，味甘、咸，归肺经，具有化痰软坚，清热利尿，补肾养心的功效。紫菜营养丰富，含碘量很高，可用于治疗因缺碘引起的“甲状腺肿大”，紫菜有软坚散结功能，对其他郁结积块也有用。

偏方08 海藻蚝豉汤

【用料】海藻、海带各15克，蚝豉（牡蛎肉）60克。

【做法】海藻、海带洗净去沙，蚝豉清水浸透,入瓦锅加清水煮汤。熟时调味,饮汤吃肉。

【功效】消肿散结，软坚消瘿，滋阴养荣。

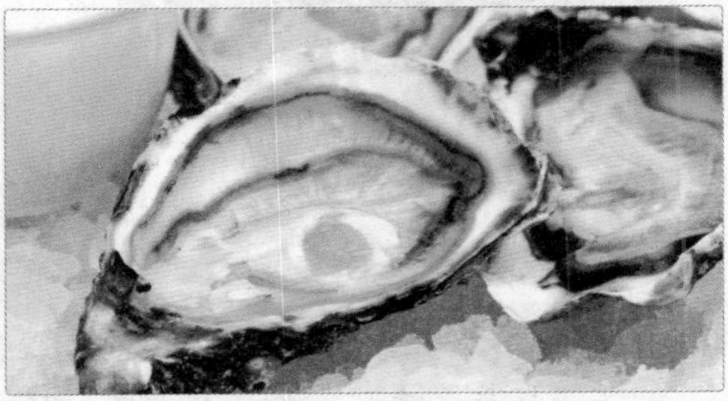

偏方介绍

蚝豉也称“蛎干”，是牡蛎肉的干制品，适宜体质虚弱儿童、肺门淋巴结核、颈淋巴结核、瘰疬之人食用；适宜阴虚烦热失眠、心神不安者食用；适宜高血压病、动脉硬化、高脂血症之人食用。

食疗偏方

外科

淋巴结核 >>

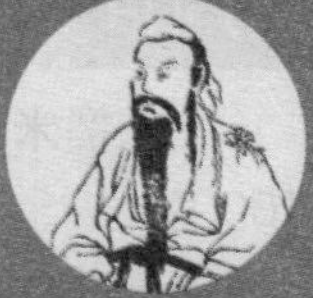

颈淋巴结结核是发生于颈部由结核杆菌感染所引起的淋巴结慢性炎症，中医称为“瘰疬”，俗称“老鼠疮”，常因肺肾阴虚，气血两亏，肝气郁滞，痰热互结而起病。其肿大、破溃的淋巴结一般不红不痛，故又称寒性脓肿。本病多见于壮年。

偏方01 芋头丸

【用料】生芋头1000克，海蜇100克，荸荠100克。

【做法】生芋头晒干，研细粉。海蜇、荸荠洗净，加水煮烂去渣，和入芋头粉制成丸，如绿豆大。以温水送服，每服5～10克，每日2或3次。

【功效】对淋巴结核、瘿瘤有食疗效果。

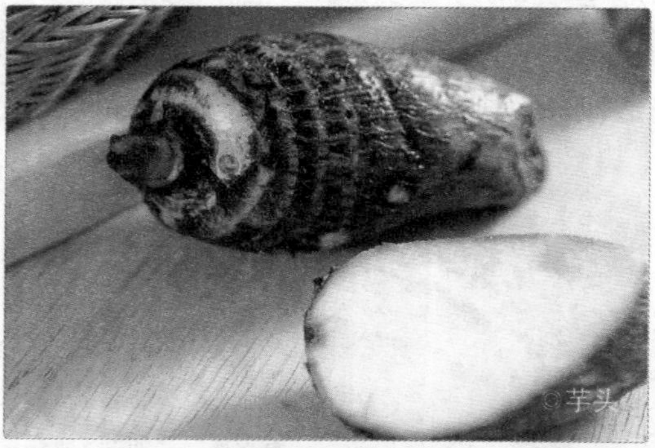

◎芋头

偏方介绍

芋头性平，味甘、辛，有小毒，归肠、胃经，具有益胃，宽肠，通便，解毒，补中益肝肾，消肿止痛，益胃健脾，散结，调节中气，化痰，添精益髓等功效。用于肿块、痰核、瘰疬、便秘等。芋头含有一种黏液蛋白，被人体吸收后能产生免疫球蛋白，或称抗体球蛋白，可提高机体的抵抗力。

偏方02 桑葚酒酿

【用料】鲜桑葚1000克，糯米500克，酒曲适量。

【做法】将鲜桑葚洗净，捣烂以纱布绞挤取汁，将汁与糯米按常法煮焖成干饭，待凉，加入酒曲，拌匀，发酵成为酒酿。每日随量佐餐食用。

【功效】对瘰疬、便秘等有食疗效果。

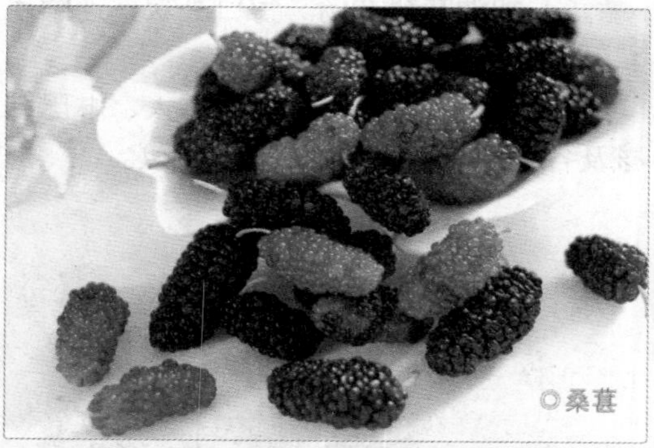

◎桑葚

偏方介绍

桑葚为桑科落叶乔木桑树的成熟果实。桑葚性寒，味甘、酸，归心、肝、肾经，具有补血滋阴，生津润燥，养心益智等功效。用于眩晕耳鸣、心悸失眠、须发早白、津伤口渴、内热消渴、血虚便秘、瘰疬、关节不利。

偏方03 紫菜萝卜汤

【用料】紫菜15克，白萝卜250克，陈皮5克，盐少许。

【做法】将上述3味洗净、切块，加水共煎煮半小时，临出锅前加盐少许调味。可吃可饮，每日2次。

【功效】破积解滞，对甲状腺肿大有疗效。

偏方04 棉花籽

【用料】棉花籽、白酒、砂糖各适量。

【做法】先将棉籽炒干去壳，以白酒浇拌后再炒焦，捣碎，研为细末，加砂糖调匀。每次服10克，每日3次，连服1个月。

【功效】补气血，散瘀结。对瘰疬有食疗功效。

偏方05 蜈蚣粉蒸鸡蛋

【用料】大蜈蚣1条，鸡蛋1个。

【做法】将大蜈蚣瓦上焙干，研为细末。鸡蛋打一小孔，装入蜈蚣粉末，封闭小孔，放入有盖茶杯内蒸熟。每晚食用1个。

【功效】清热解毒，定惊止痛。对颈淋巴结核有食疗效果。

偏方06 蛤粉

【用料】蛤粉20克，海蒿子25克，牡蛎25克，夏枯草30克。

【做法】共煎汤。每日早晚分服。

【功效】软坚散肿。对淋巴结核、甲状腺肿大有食疗效果。

偏方07 蜗牛炖猪肉

【用料】鲜蜗牛肉100克（干品减半），猪瘦肉150克，盐、酱油少许。

【做法】鲜蜗牛肉洗净，然后同猪肉共炖。加盐、酱油少许饮汤食肉。

【功效】养阴清热，消肿解毒。

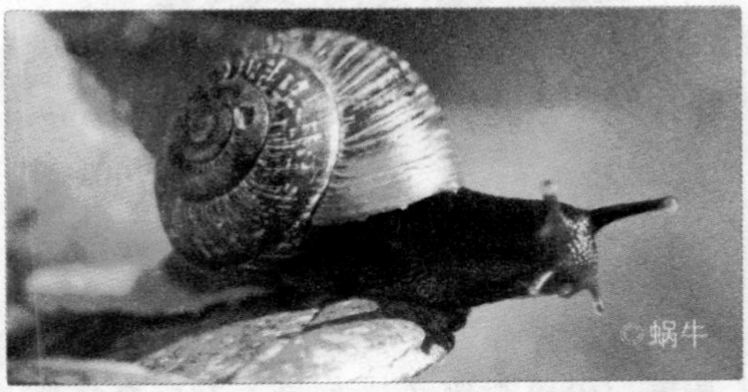

◎蜗牛

偏方介绍

蜗牛以干燥全体或活个体入药。若用鲜品，临用时捕捉。蜗牛肉性寒，味咸，有小毒，归肺、肾经，具有清热解毒，利尿的功效，用于痈肿疔毒、痔漏、小便不利等症。

偏方08 鸡蛋疥蛤蟆

【用料】鸡蛋1个，小疥蛤蟆（癞蛤蟆）1个。

【做法】将鸡蛋打一小孔，把小疥蛤蟆焙干，研为细末，装入蛋内封好，蒸熟。每次吃1个，连吃2个。

【功效】清热，解毒。对淋巴结核有食疗效果。

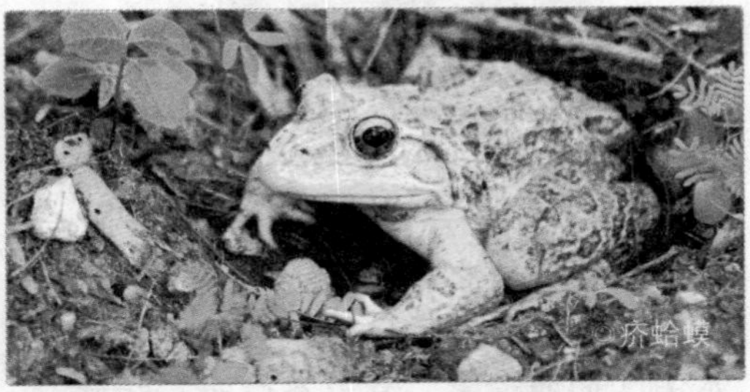

疥蛤蟆

偏方介绍

疥蛤蟆性凉，味辛，有毒，归心、肝、肺、脾经。具有解毒，消肿，止痛，强心等功效，用于疔疮发背、无名肿毒、咽喉肿痛、龋齿痛、小儿疳疾、心力衰竭等。

食疗偏方

外科

疝气 >>

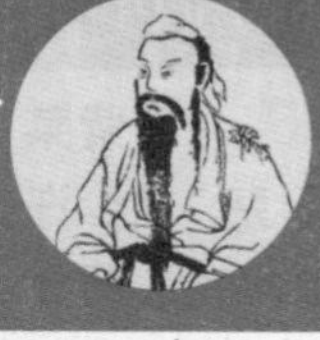

疝气俗称“小肠气”，一般泛指腔体内容物向外突出的病症。可因部位不同而分多种类型，常见有腹股沟疝、股疝和小儿脐疝等。中医理论中对此病有“诸疝皆属于肝”之说，认为其发病多与肝经有关。

偏方01 丝瓜瓤

【用料】丝瓜瓤15～30克，黄酒90～180克。

【做法】先将丝瓜瓤放锅内置火上焙枯干，研为细末。再用长流水（即河水）120～240克，兑入黄酒煎开，将丝瓜瓤末1次冲服。然后盖被子发汗。

【功效】清热利湿、散瘀消肿。

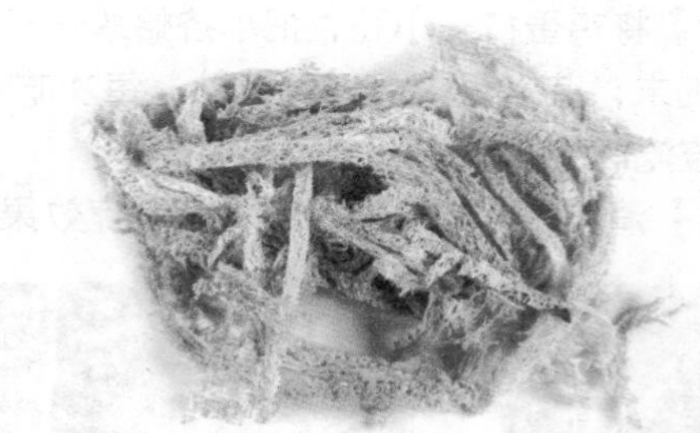

◎丝瓜瓤

偏方介绍

丝瓜瓤即丝瓜络，为葫芦科植物丝瓜果实的维管束。丝瓜络性平，味甘，归肺、胃、肝经。具有通络，活血，祛风，解毒，消肿的功效。用于痹痛拘挛、胸胁胀痛、乳汁不通。有通经活络，解毒消肿的功效。丝瓜络对小肠气痛、疝气等也有效。

偏方02 小茴香炒鸡蛋

【用料】小茴香25克，鸡蛋2个，食盐、黄酒各适量。

【做法】小茴香加食盐炒至焦黄色，研末，然后以鸡蛋拌和煎炒。每晚睡前与温黄酒同食，每日1剂，连吃4剂为1疗程，数日后再服用。

【功效】顺气，消肿。

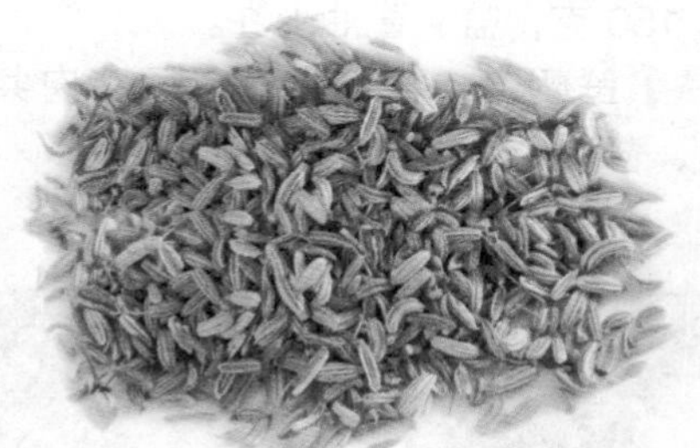

◎小茴香

偏方介绍

小茴香性温，味辛，归肾、膀胱、胃经。小茴香所含挥发油，主要为茴香脑、小茴香酮、甲基胡椒酚、茴香醛等成分，具有开胃，理气散寒，助阳的功效。用于中焦有寒、食欲减退、恶心呕吐、腹部冷痛、疝气疼痛、睾丸肿痛；脾胃气滞、脘腹胀满作痛等。有实热、虚火者不宜用小茴香。

偏方03 向日葵秆汤

【用料】向日葵秆（陈年者更佳）1根，红糖适量。

【做法】将向日葵秆去皮，取内白心，切碎，加水煎熬。每次饮1碗，红糖冲服。

【功效】利尿通淋。对小肠疝之睾丸偏坠有食疗效果。

偏方04 山楂红糖

【用料】山楂30克，红糖适量。

【做法】将山楂洗净，加水煮烂后放红糖。每日1剂，分2次服完。

【功效】活血化瘀，温中散寒。对小肠疝气、肠炎下痢有食疗效果。

偏方05 丝瓜陈皮汤

【用料】老丝瓜干1个，陈皮10克。

【做法】老丝瓜焙干，研细末。陈皮研细末。两味混合，开水送服，每服10克，日服2次。

【功效】理疝消肿。对小肠疝气致睾丸肿痛有食疗效果。

偏方06 红枣橘核

【用料】红枣200克，橘核适量，黄酒适量。

【做法】将红枣去核不用，将每个枣肉内包6粒橘核，放于火炉边焙干，研成细末。每服15克，早晚空腹黄酒送下。

【功效】补气，破滞。对疝气引起的阴囊肿大有食疗效果。

偏方07 柑橘红皮蒜

【用料】红皮蒜2头，柑核50克，金橘2个，白糖50克。

【做法】红皮蒜去皮，同其他3味用水两碗，煮成1碗。顿服。

【功效】消肿，止痛。对疝气疼痛异常有一定食疗功效。

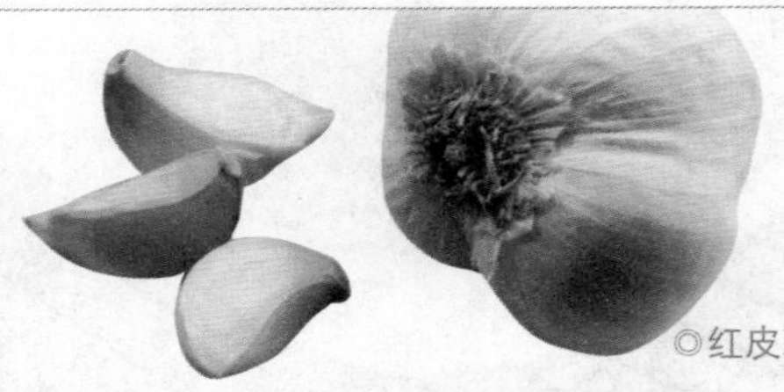

◎红皮蒜

偏方介绍

红皮蒜性温，味辛，归脾、胃、肺经。能解毒杀虫，消肿止痛，止泻止痢，治肺，驱虫，此外，还能温脾暖胃。可用于感冒、细菌性痢疾、阿米巴痢疾、肠炎、饮食积滞、痈肿疮疡。

偏方08 陈醋煮鸡蛋

【用料】鸡蛋2个，陈醋500克。

【做法】先将鸡蛋用陈醋浸泡1日，次日将醋与鸡蛋倒入锅内煮，煮至醋剩一半。趁热吃蛋饮汤。

【功效】养血散瘀。对小肠疝气有食疗效果。

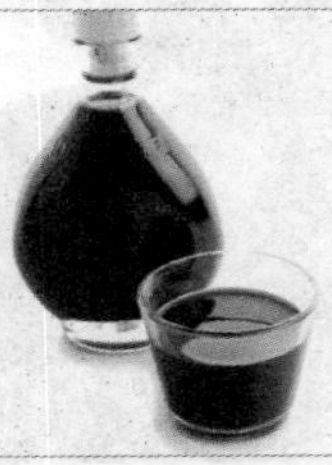

◎陈醋

偏方介绍

陈醋可以开胃，促进唾液和胃液的分泌，帮助消化吸收，使食欲旺盛，消食化积。陈醋有很好的抑菌和杀菌作用，能有效预防流行性感冒和呼吸系统疾病。

偏方09 猪肉茴香丸子

【用料】猪瘦肉200克，小茴香15克，黄酒适量。

【做法】将猪瘦肉剁泥，小茴香研为末，与肉泥拌匀，制成肉丸子，加水煮熟。黄酒送服。

【功效】顺气消肿，对小儿疝气致阴囊肿大有食疗效果。

偏方10 玉米茎心

【用料】玉米茎心（玉米茎内之白色柔软绵状物质）10尾。

【做法】加水煮汤。代茶饮用。

【功效】清热利尿。对疝气、尿道刺痛、溺白等有食疗效果。

偏方11 焙鲫鱼鳔

【用料】鲫鱼鳔7枚，黄酒适量。

【做法】将鱼鳔焙干，不可枯焦，研末。每晚临睡前黄酒送下。

【功效】止痛。对疝气痛有食疗效果。

偏方12 茴香荔枝核

【用料】荔枝核、大茴香各等份，黄酒适量。

【做法】将荔枝核炒黑，大茴香炒焦，捣碎，研末。每服5克，以温黄酒送服。

【功效】解郁止痛。对小肠疝气致阴囊肿胀、偏坠、疼痛有一定食疗效果。

偏方13 茄蒂汁

【用料】青茄蒂适量。

【做法】将青茄蒂煎成浓汁。服后再饮白糖水1～2杯。见效后继续服用2次，可痊愈。

【功效】理气，止痛。对疝气有一定食疗效果。

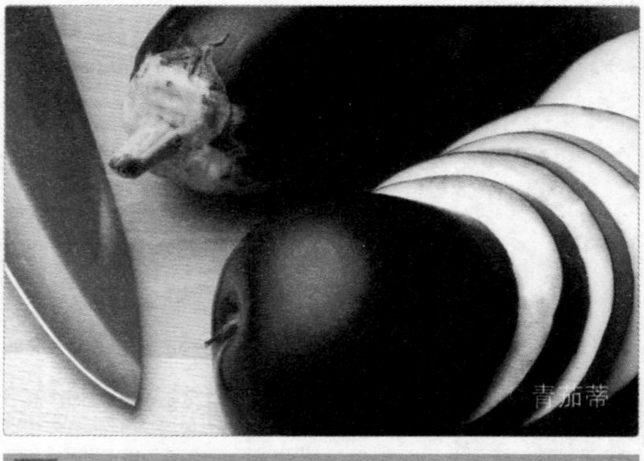

青茄蒂

偏方介绍

青茄蒂为茄科植物茄的宿萼，一般夏、秋季采收，鲜用或晒干。具有凉血，解毒的功效，用于肠风下血、痈疽肿毒、口疮、牙痛等。

偏方14 清炖当归羊肉

【用料】当归15克，羊肉100克，生姜15克。

【做法】同煮熟。吃肉饮汤，日1次。

【功效】补血活血，行气止痛，温暖下元。对寒疝有食疗效果。

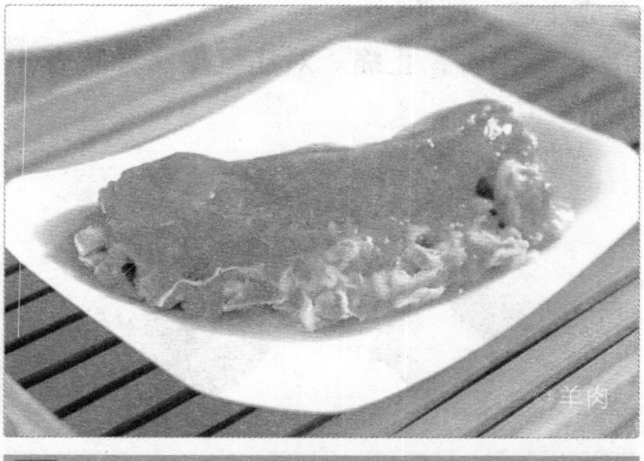

羊肉

偏方介绍

羊肉性温，味甘，无毒，归脾、肾经。具有补体虚，祛寒冷，温补气血、益肾气，开胃健力的功效，用于肾虚腰疼、阳痿精衰、形瘦怕冷、病后虚寒、产妇产后大虚或腹痛，产后出血等。

食疗偏方

外科

痔疮 >>

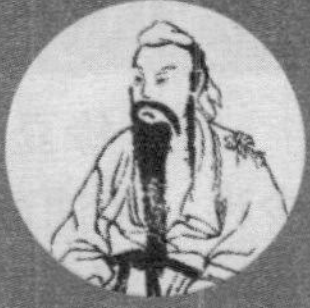

痔疮又称痔，按其生成部位不同分为外痔、内痔、混合痔3种。内痔临床特征以便血为主，外痔则以肛门坠胀疼痛、有异物感为主症。痔疮多因湿热内积、久坐久立、饮食辛辣、临产用力、大便秘结等导致浊气瘀血流注肛门而患病。

偏方01 空心菜蜜煎

【用料】空心菜 2000 克，蜂蜜 250 克。

【做法】把空心菜洗净切碎，捣汁。菜汁放在锅内，先以武火，后用文火加热煎煮浓缩，至煎液浓稠时加蜂蜜，再煎至稠黏如蜜时停火，待冷而装瓶备用。每次 1 汤匙，沸水冲化饮用，每日 2 次。

【功效】对外痔有一定食疗效果。

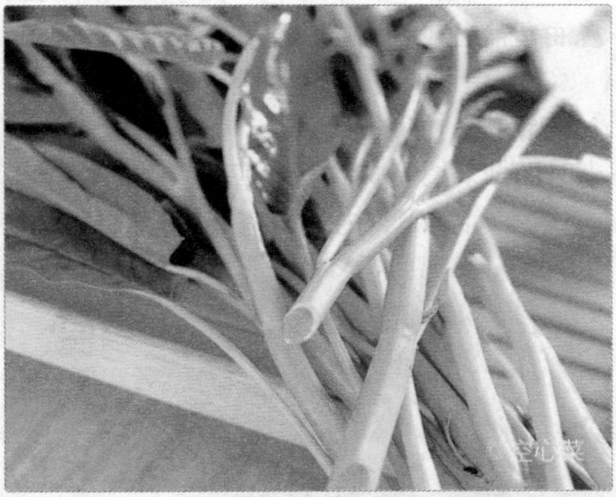

◎空心菜

偏方介绍

空心菜性寒，味甘，归肠、胃经。具有清热凉血，利尿除湿，解毒的功效。用于血热所致的鼻衄、咳血、吐血、便血、痔疮出血、尿血、热淋小便不利、妇女湿热带下、野菌中毒及疮肿、湿疹、毒蛇咬伤等。

偏方02 绿豆薏米大肠粥

【用料】绿豆 50 克，薏米 30 克，猪大肠 250 克，大米适量。

【做法】将猪大肠洗净，绿豆、薏米用水浸泡，然后放入肠内并加水少许，肠两端用线扎紧，用砂锅加水同大米煮烂熟后服用。每天 1 剂，连饮 7~8 天。

【功效】适用于内痔引起的便时无痛性出血。

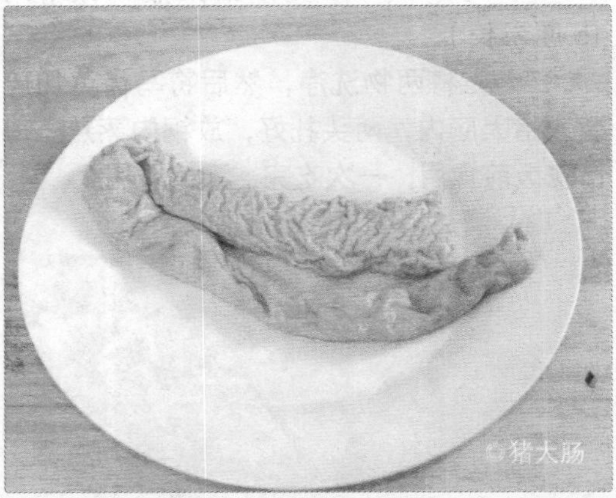

◎猪大肠

偏方介绍

猪大肠有润燥、补虚、止渴、止血之功效，适宜大肠病变，如痔疮、便血、脱肛者食用；适宜小便频多者食用；感冒期间忌食；因性寒，凡脾虚便溏者亦忌。

偏方03 冬瓜绿豆汤

【用料】绿豆 150 克，冬瓜 500 克，食盐少许，猪油适量。

【做法】冬瓜去皮，与绿豆同煮至烂熟，放入食盐、猪油即可。分 3 次服食绿豆、冬瓜，喝汤。

【功效】有清热解毒之功，对痔疮有食疗功效。

偏方04 柿饼木耳汤

【用料】柿饼 50 克，黑木耳 6 克，红糖 50 克。

【做法】同煮汤服食。每日1剂，连服5～6日。

【功效】对瘀滞型内痔有食疗效果。症见痔核初发，黏膜瘀血，伴有异物感，或微出血。

偏方05 黄酒煮猪皮

【用料】猪皮 150 克，黄酒半碗，红糖 50 克。

【做法】黄酒加等量水煮猪皮，用文火煮至稀烂，加红糖调和。吃猪皮饮汤，日分 2 次用完，可连用数天。

【功效】养阴清热。对内痔下血有食疗效果。

偏方06 藕蚕饮

【用料】藕 500 克，僵蚕 7 个，红糖 120 克。

【做法】将藕洗净切厚片，与僵蚕、红糖放锅中加水煎煮，吃藕喝汤。每日 1 次，连服 7 日。

【功效】对血虚型痔疮引起的便血日久、眩晕耳鸣、心悸乏力、面色发白有食疗效果。

偏方07 马齿苋猪大肠

【用料】马齿苋 100 克，猪大肠 1 截（约 15 厘米长）。

【做法】先将两物洗净，然后将马齿苋切碎装入猪大肠内，两头扎好，放锅内蒸熟。每日晚饭前食用，一次吃完，连续服用。

【功效】清热解毒，润肠止血。

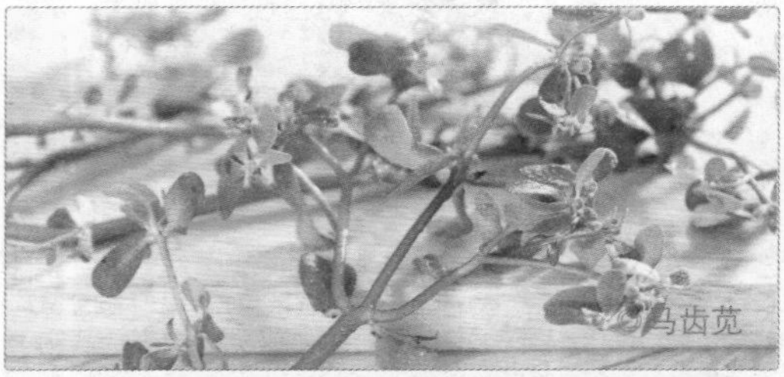

◎马齿苋

偏方介绍

马齿苋性寒，味甘、酸，归心、肝、脾、大肠经。具有清热解毒，利水去湿，散血消肿，除尘杀菌，消炎止痛，止血凉血的功效，用于痢疾、肠炎、肾炎、产后子宫出血、痔疮等症。

偏方08 鲫鱼蒸韭菜

【用料】鲫鱼 1 条（约 200 克），韭菜适量，酱油、盐各少许。

【做法】鱼收拾干净，鱼腹内塞满韭菜，放入蒸锅内，加酱油、盐，盖上锅盖，蒸半小时即成。食鱼肉饮汤，每日 1 次。

【功效】对痔漏、内外痔疮有食疗效果。

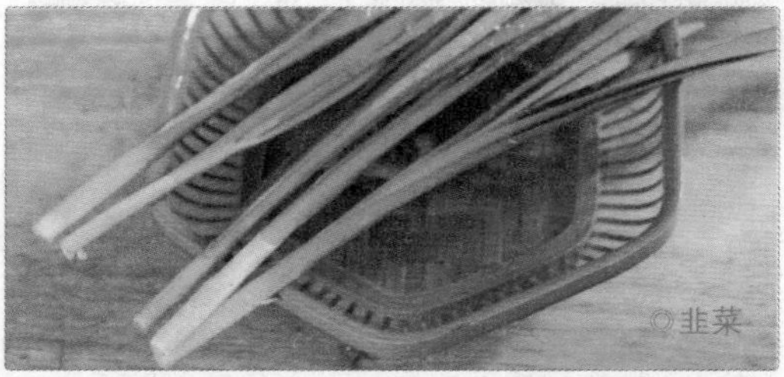

◎韭菜

偏方介绍

韭菜性温，味甘、辛，无毒。韭菜具有健胃，提神，止汗固涩，补肾助阳，固精等功效。韭菜含有大量维生素和粗纤维，能增进胃肠蠕动，治疗便秘，预防肠癌。

偏方09 清蒸茄子

【用料】茄子1～2个，油、盐各适量。

【做法】将茄子洗净，放碟内，加油、盐隔水蒸熟。佐餐食。

【功效】清热消肿，止痛。对内痔发炎肿痛、初期内痔便血、痔疮便秘等病症有食疗功效。

偏方10 牛肺

【用料】生牛肺150克，白糖25克。

【做法】生牛肺洗净，切块，白水煮烂。用牛肺蘸白糖吃。每日早晚饭前各1次。此方连续食用几日，可见效。注意禁加盐、酱油及辣物。

【功效】对痔疮有食疗效果。

偏方11 桑葚糯米粥

【用料】桑葚30克，糯米100克，冰糖30克。

【做法】把桑葚浸泡少许，洗净后与糯米共煮成粥，调入冰糖稍煮即可服食。每日分2次空腹食之，7日为1个疗程，可经常服用。

【功效】清热利湿，凉血止血。

偏方12 木耳红枣蜜

【用料】黑木耳15克，红枣15枚，蜂蜜适量。

【做法】木耳水发，撕碎，置锅中加入红枣（去核）及适量水，煮至木耳黏稠，加蜂蜜，搅匀，共煮5分钟即可。晚餐后食之。

【功效】补益气血，止血润肠。对气血两虚型痔疮有食疗功效。

偏方13 蚌肉籼米粥

【用料】蚌肉100克，籼米100克，葱末、姜末、盐、料酒各5克，麻油15克，味精2克。

【做法】蚌肉汆水，锅内放麻油、料酒、盐、姜末、葱末、味精，煸炒后装碗，籼米加水煮成粥，再将碗中蚌肉倒入稍煮即可。

【功效】对内痔引起的便血有食疗效果。

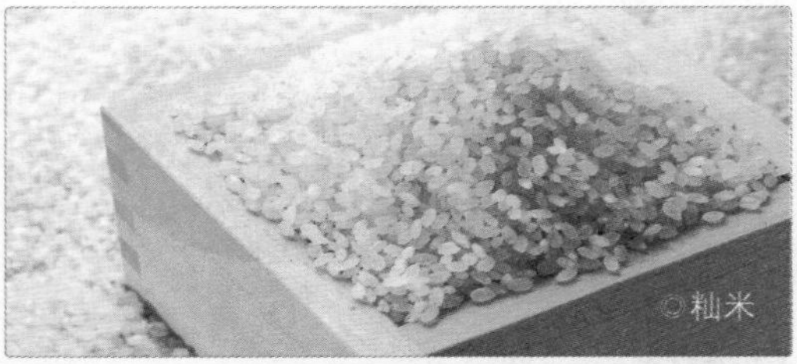

◎籼米

偏方介绍

籼米性温，味甘，归心、脾经。具有补中益气，健脾养胃，益精强志，和五脏，通血脉，聪耳明目，止烦，止渴，止泻的功效。

偏方14 炒田螺

【用料】田螺700克，油15克，黄酒40克，盐、酱油、胡椒粉、葱、姜各适量。

【做法】田螺收拾干净；锅内放油，下田螺翻炒，加黄酒、葱、姜、盐、酱油，加水焖10分钟，加胡椒粉翻匀即成。

【功效】除湿解毒，清热利水。

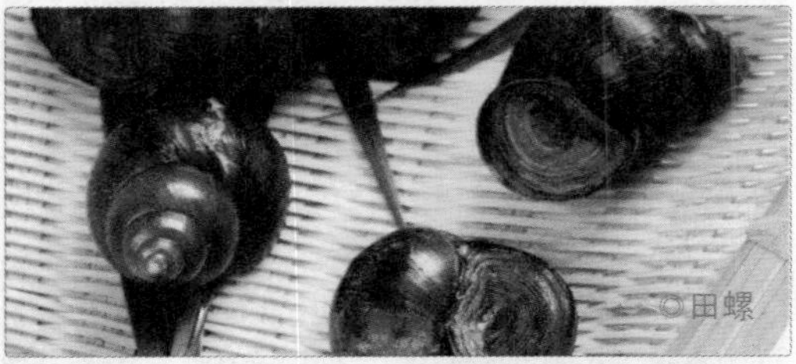

◎田螺

偏方介绍

田螺性凉，味甘、咸，归肝、脾、膀胱经。具有清热利水、除湿解毒的功效，用于热结小便不通、黄疸、脚气、水肿、消渴（糖尿病）、痔疮、便血、目赤肿痛、疔疮肿毒。

偏方15 米醋煮羊血

【用料】羊血250克，米醋300克，盐少许。

【做法】羊血凝固后用开水烫一下，将污水倒出，切成小方块，用米醋煮熟，加适量盐调味。只吃羊血，不饮醋汤。

【功效】对内痔出血有较理想的食疗效果。

偏方16 红糖金针菜汤

【用料】红糖120克，金针菜120克。

【做法】将金针菜用2碗水煎至1碗，和入红糖。温服，每日1次。

【功效】活血消肿。对痔疮初起有消肿作用，对较重症有减轻痛苦之效。

偏方17 醋煮赤豆

【用料】赤小豆500克，醋、白酒各适量。

【做法】将赤小豆洗净，用醋煮熟晒干，再用白酒浸至酒尽为止，晾干，研为末。以白酒送服，每次5克，日服3次。

【功效】排脓止血。对内痔出血有食疗效果。

偏方18 烤鳗鲡片

【用料】鳗鲡1条，花椒、盐、酱油各少许。

【做法】将鳗鲡去头及肠杂物，剔骨，肉切片，放于炭火上炙烤至熟，然后把炒焦的花椒及盐研成细末，同鱼片拌匀。蘸酱油食之，每日1次，经常食用有效。

【功效】对痔瘘有食疗效果。

偏方19 槐叶茶

【用料】嫩槐叶不拘量。

【做法】嫩槐叶蒸熟，晒干，取15克，用沸水冲泡15分钟，代茶饮。每日1次。

【功效】对肠风便血、痔疮出血、血淋、湿热瘀滞型痔疮、内痔等，症见便时无痛性出血，血鲜红，肛门灼热有食疗效果。

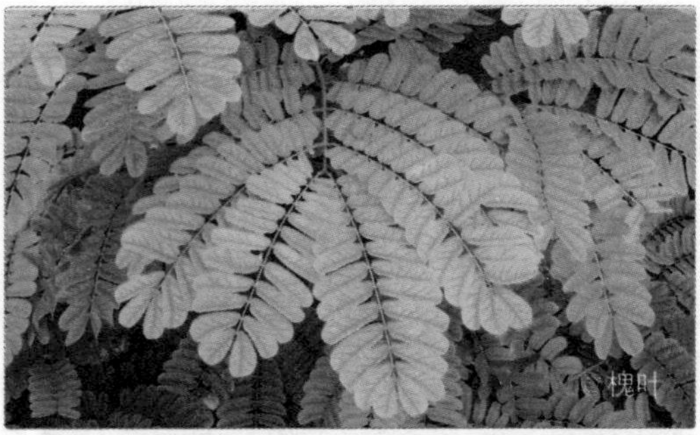

◎槐叶

偏方介绍

槐叶性平，味苦，归肝、胃经。具有清肝泻火，凉血解毒，燥湿杀虫的功效，用于小儿惊痫、壮热、肠风、尿血、痔疮、湿疹、疥癣、痈疮疔肿等。

偏方20 木耳芝麻茶

【用料】黑木耳、黑芝麻1200克。

【做法】将上2味分别均分为两份，分别一份炒熟，一份生用。每次取二者生熟混合药15克，用沸水冲泡15分钟后，代茶频频饮之。每日1～2次。

【功效】对湿热瘀滞型内痔有食疗效果。

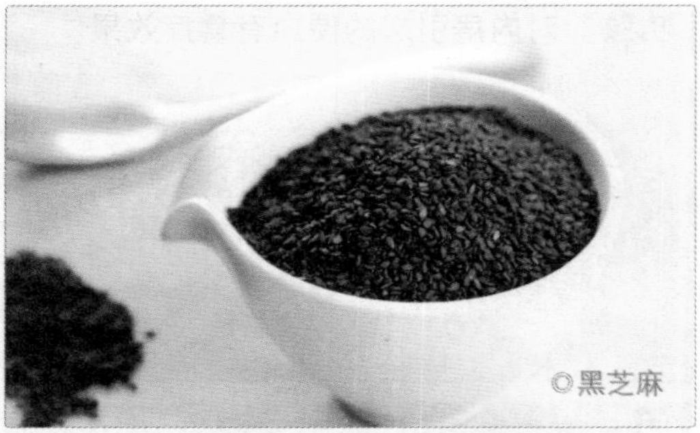

◎黑芝麻

偏方介绍

黑芝麻性平，味甘，归肝、肾、大肠经。具有补肝肾，益精血，润肠燥的功效，用于头晕眼花、耳鸣耳聋、须发早白、病后脱发、肠燥便秘等。

食疗偏方

外科

脱肛、肛裂>>

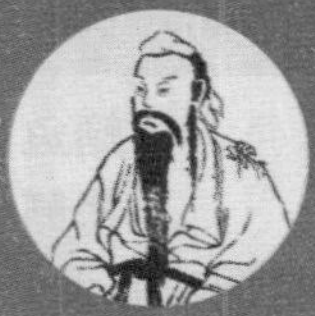

脱肛又称直肠脱垂，指直肠壁外翻而脱垂于肛门外。其常见于体虚的小儿及老年人，或新产妇，或有长期泻痢、咳嗽等病史，或有内痔环切手术史。肛裂是以肛门周期性疼痛，即排便时阵发性刀割样疼痛，便后数分钟缓解，随后又持续剧烈疼痛可达数小时，伴有习惯性便秘，便时出血为主要表现的疾病。好发于青壮年，儿童也可发生，老年人较少。

偏方01 猪大肠炖糯米绿豆

【用料】猪大肠 300 克，糯米 30 克，绿豆 50 克，食盐少许。

【做法】将猪大肠洗净，糯米与绿豆用清水浸泡 1 小时，然后把糯米、绿豆放入大肠内并加入少许水和食盐，肠两端用线扎紧，放入锅内加水煮 2 小时即可服食。

【功效】润肠治燥，清热。

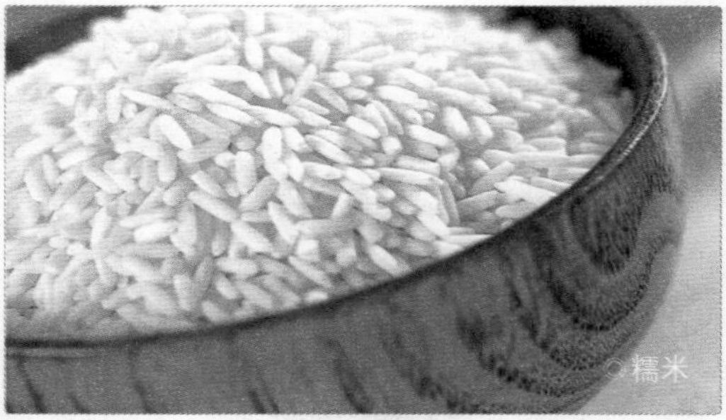

○糯米

偏方介绍

糯米是糯稻脱壳的米，糯米营养丰富，为温补强壮食品。糯米性温，味甘，归脾、胃、肺经，具有补中益气，止泻，健脾养胃，止虚汗，安神益心，调理消化和吸收的作用，对于脾胃虚弱、体疲乏力、多汗、呕吐与经常性腹泻、痔疮、脱肛产后痢疾等症状有舒缓作用。

偏方02 何首乌煲鸡

【用料】何首乌 30 克,雌鸡 1 只（约 500 克），盐、油、姜、酒各适量。

【做法】将雌鸡处理干净；何首乌末入纱布袋，纳鸡腹内，放入锅内，加水煲至鸡肉离骨。取出首乌末，加盐、油、姜、酒调味，饮汤食鸡肉。1 日内分 2 次服完。

【功效】解毒、润肠通便。

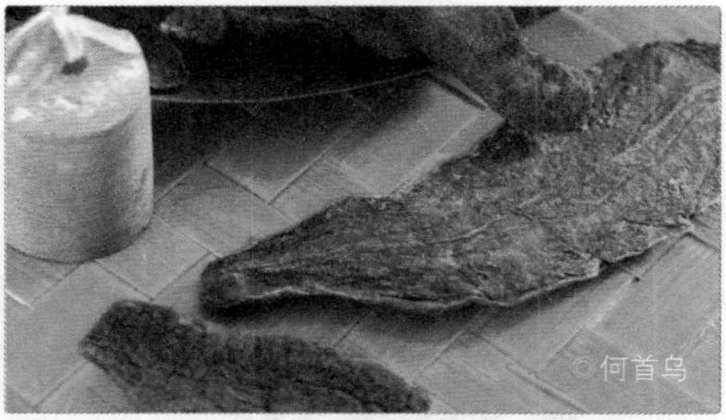

○何首乌

偏方介绍

何首乌性微温，味苦、甘、涩，归肝，肾经。具有补益精血，养血滋阴，润肠通便，截疟，祛风，解毒乌须发，强筋骨，补肝肾的功效，用于血虚头昏目眩、心悸、失眠、肝肾阴虚之腰膝酸软、须发早白、耳鸣、遗精、肠燥便秘、久疟体虚、风疹瘙痒、疮痈、瘰疬、痔疮、肛裂等。

偏方03 鳝鱼薏米汤

【用料】鳝鱼250克，薏米50克，盐适量。

【做法】将鳝鱼洗净，与薏米同煲汤，加盐调味服食。

【功效】清热，解毒。对脱肛有一定食疗效果。

偏方04 田螺炖猪肉

【用料】田螺肉120克，猪肉120克。

【做法】将洗干净的田螺肉、猪肉入锅共炖。每日1剂，分4次服食。

【功效】消肿。对脱肛有一定食疗功效。

偏方05 绿豆薏苡仁汤

【用料】绿豆60克，生薏苡仁50克，砂糖适量。

【做法】将绿豆、生薏苡仁洗净，加水煮至熟烂，原汤加砂糖调服。

【功效】清热，泻火，利湿，润燥。适用于肛裂伴皮损感染有渗液。

偏方06 木耳拌蜜糖

【用料】白木耳50克，蜜糖30克。

【做法】白木耳加水，用文火煮烂，加蜜糖溶化，每日1碗。

【功效】对气阴不足所致的口干津少、大便燥结、肛裂等有食疗效果。

偏方07 黄花木耳

【用料】黄花菜100克，木耳25克，白糖5克。

【做法】将黄花菜、木耳洗净去杂质，加水煮1小时。原汤加白糖调服。

【功效】清热，除湿，消肿。对脱肛、大便时肛门痛或便后滴血有食疗效果。

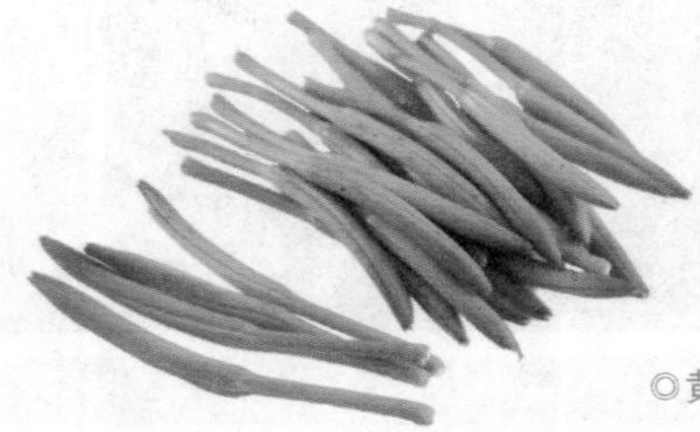

◎黄花菜

偏方介绍

黄花菜性平，味甘，有小毒，归肝、脾、胃、大肠经。具有养血平肝，利尿消肿的功效，用于头晕、耳鸣、心悸、腰痛、吐血、衄血、大肠下血、脱肛、水肿、淋病、咽痛、乳痈等症。

偏方08 陈醋煮红枣

【用料】陈醋250克，红枣120克。

【做法】将红枣洗净，用陈醋煮枣，待煮至醋干即成。分2或3次将枣吃完。

【功效】益气，散瘀，解毒。对久治不愈的脱肛有食疗功效。

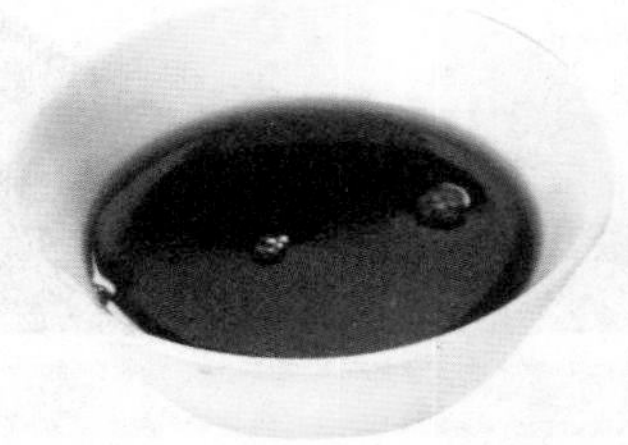

◎陈醋

偏方介绍

陈醋有散瘀，止血，解毒，杀虫的功效。陈醋可预防和治疗肠炎、痢疾。由于陈醋中含有醋酸，具有收敛的作用，不仅可以抑制细菌繁殖，甚至能杀死食物里的部分细菌。脾胃湿盛、外感初起者忌服陈醋。

食疗偏方

外科

阑尾炎>>

阑尾炎古称肠痈。它是典型的急腹症之一，以发病急，突然发生腹痛，腹痛常由下腹和肚脐周开始，几个小时后转至右下腹部，腹痛的同时还可有恶心、呕吐、乏力、排便次数增多、发热等症状为特征。饮食不洁，多食生冷，情志不调，精神紧张，都是其致病原因。

偏方01 山苦荬汤

【用料】山苦荬（即败酱草）100克。

【做法】水煎。日分2次服。

【功效】消炎解毒。对化脓性阑尾炎、妇女乳痛、无名肿毒等有食疗功效。

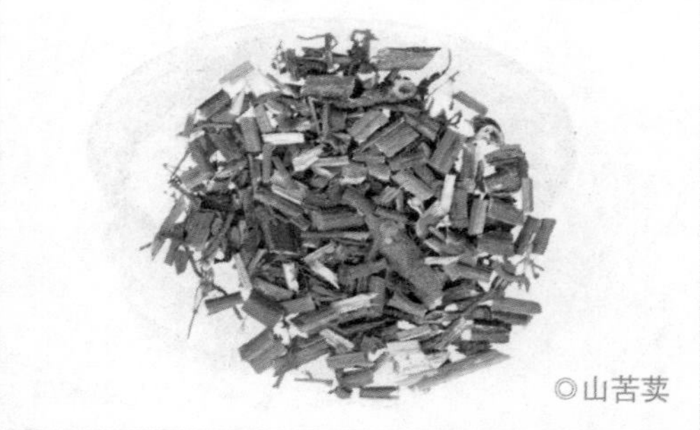

◎山苦荬

偏方介绍

山苦荬性微寒，味辛、苦，归肝、胃、大肠经。具有清热解毒，凉血，消痈排脓，祛瘀止痛的功效，用于肠痈、肺痈高热、咳吐脓血、热毒疮疖、胸腹疼痛、阑尾炎、肠炎、痢疾、产后腹痛、痛经等。脾胃虚弱者慎用山苦荬。

偏方02 鲜姜芋头泥

【用料】鲜姜、鲜芋头、面粉各适量。

【做法】先将鲜姜和鲜芋头去粗皮，洗净，捣烂为泥，再加适量面粉调匀。外敷患处，每日换药1次，每次敷3小时。

【功效】散瘀定痛。对急性阑尾炎及痈有食疗效果。

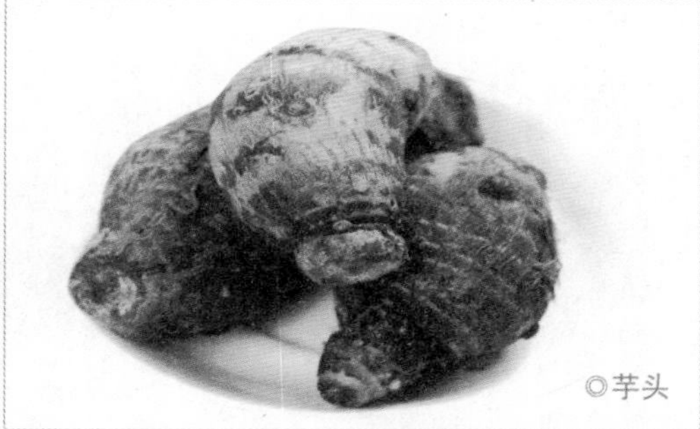

◎芋头

偏方介绍

芋头性平，味甘、辛，有小毒，归肠、胃经。具有益胃，宽肠，通便，解毒，益肝肾，消肿止痛，益胃健脾，散结，调节中气，化痰，添精益髓等功效。用于胃痛、痢疾、慢性肾炎、阑尾炎、肿块、痰核、瘰疬、便秘等。芋头含有一种黏液蛋白，被人体吸收后能产生免疫球蛋白，可提高机体的抵抗力。

食疗偏方

外科

脉管炎>>

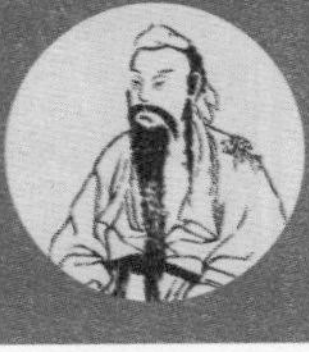

脉管炎全称“血栓闭塞性脉管炎”，是一种较顽固的血管疾病。中医学将血栓闭塞性脉管炎归于“脱疽”范畴。患脉管炎的高危人群是吸烟者（尤其是青壮年男性）、精神紧张者、营养不均衡者、寒冷潮湿地区居民、有家族遗传因素者。其绝大多数发生于20～40岁的男性，女性很少见。

偏方01 当归醪汁鸡

【用料】母鸡1只（1000～1500克），当归20克，醪糟100克。

【做法】杀母鸡去毛及内脏，洗净，开水煮去血水，捞出，再换1500克水放锅中小火炖，加醪汁、当归，盖严炖3小时即成。

【功效】对血栓闭塞性脉管炎有辅助食疗的作用。

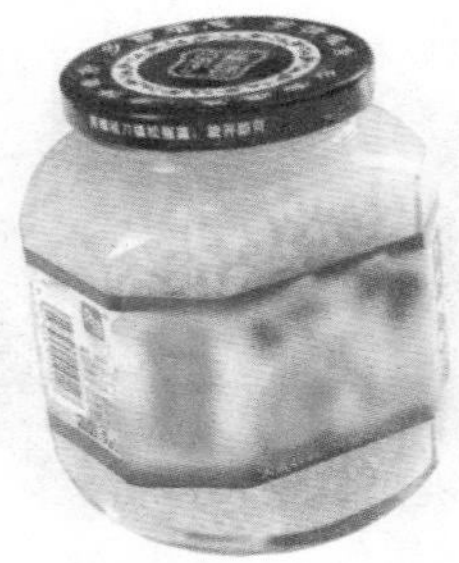

◎醪糟

偏方介绍

醪糟又名酒酿，主要原料是江米，所以也叫江米酒。醪糟性温，味甘、辛，用于痘疹透发不起、乳痈肿痛、头痛头风等。对畏寒、血瘀、缺奶、风湿性关节炎、腰酸背痛及手足麻木等症，以热饮为好；对神经衰弱、精神恍惚、抑郁健忘等症，加鸡蛋同煮饮汤效果较佳。

偏方02 活血猪蹄汤

【用料】猪蹄1只，毛冬青根150克，鸡血藤、丹参各50克。

【做法】加水共煮至猪蹄烂，去药渣，吃肉饮汤。

【功效】活血通脉。对血栓闭塞性脉管炎患者有一定食疗效果。

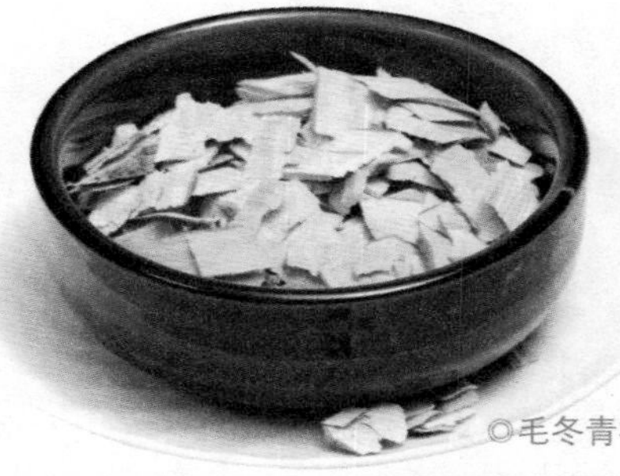

◎毛冬青根

偏方介绍

毛冬青性平，味微苦、甘，无毒，归肺、肝、大肠经。具有清热解毒，活血通络的功效，用于风热感冒、肺热喘咳、喉头水肿、扁桃体炎、痢疾、冠心病、脑血管意外所致的偏瘫、血栓闭塞性脉管炎、丹毒、烫伤、中心性视网膜炎、葡萄膜炎，以及皮肤急性化脓性炎症。

食疗偏方

外科

痈、疽、疔、疖>>

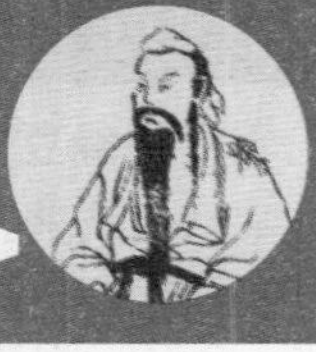

痈是感染毒邪，气血壅塞不通而致的局部化脓性疾病。疽是为毒邪阻滞而致的化脓性疾病。其特征是初起如栗，不发热胀痛，易向四周扩大。疔又称疔疮，该病发病迅速，且病情较重，疔疮发无定所，随处可生，一般以头面及四肢较为多见。疖又称疖疮，发于皮肤浅表，随处可生，多生于头、面、颈、项及臂臀等处。

偏方01 葱炖猪蹄

【用料】葱 100 克，猪蹄 4 只，盐适量。

【做法】将猪蹄洗净，用刀划口，加适量清水下锅。葱切段加盐适量与猪蹄同炖，烧沸后改文火，至肉烂可食。分顿食肉饮汤，日 2 次。

【功效】补虚消肿。对血虚之四肢疼痛、浮肿，疮疡肿痛等有食疗功效。

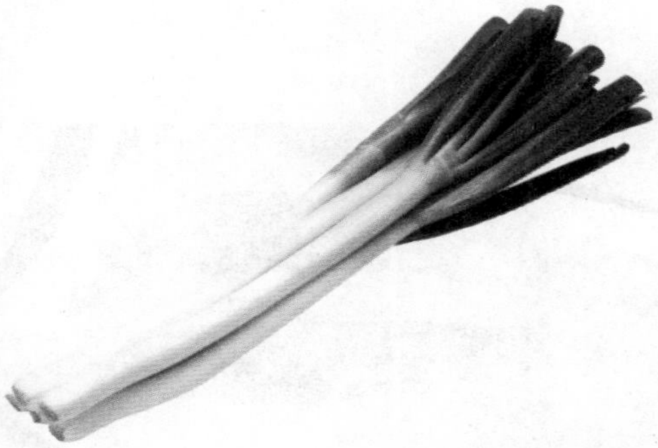

◎葱

偏方介绍

葱性温，味辛，归肺、胃经。具有通阳活血，驱虫解毒，发汗解表，散寒通阳，解毒散凝的功效，用于风寒感冒轻症、痈肿疮毒、痢疾脉微、寒凝腹痛、小便不利等病症。

偏方02 烧酒冲枸杞汁

【用料】鲜嫩枸杞、白酒各适量。

【做法】将鲜枸杞浸泡，洗净，捣烂，用纱布包好挤汁液。把白酒烧热冲入枸杞汁中。趁热饮用，每日 2 次。

【功效】散热，排脓，生肌。对已化脓的疮疖，有清除脓毒、使疮口愈合更快的食疗作用。

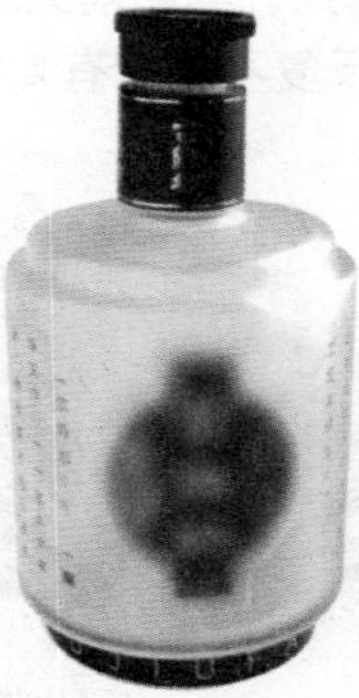

◎白酒

偏方介绍

白酒性温，味苦、甘、辛，归心、肝、肺、胃经。具有通血脉，御寒气，醒脾温中，行药势的功效，用于风寒痹痛、筋挛急、胸痹、心腹冷痛等。

偏方03 豆麦粥

【用料】绿豆30克,糯米30克,小麦30克。

【做法】先将上3味炒熟,捣碎,研末,拌匀。用时取30克，以沸水冲沏成粥，食之。

【功效】清热，解毒。对疮疡肿毒有食疗功效，并能解酒、食诸毒。

偏方04 双豆汤

【用料】马料豆、赤小豆各10克。

【做法】共水煎汤。代茶饮用。

【功效】清热解毒。对小儿疮疖、脓疱疮有一定食疗效果。

偏方05 葱汁

【用料】鲜大葱250克。

【做法】将鲜大葱洗净，切碎，捣烂取汁1杯，加热。日服1次，可连续服用。

【功效】散热，消肿，解毒。对妇女乳生痈疮，红肿热痛有一定食疗效果。

偏方06 仙鹤糯米粥

【用料】鲜仙鹤草根250克，糯米适量，糖适量。

【做法】将鲜仙鹤草根洗净，加水同糯米共煮成粥。粥熟，拣去草根，加少许糖。每日服1次，连服3～5天。

【功效】消肿毒，对小儿头部肿疖有疗效。

偏方07 清水菠菜汤

【用料】菠菜100克。

【做法】将水煮沸，放入洗净切段的菠菜，煎煮20分钟即可。饮用，日2次。

【功效】凉血清热，利尿消炎。对皮肤红肿、瘙痒、化脓，反复不愈者有食疗效果。

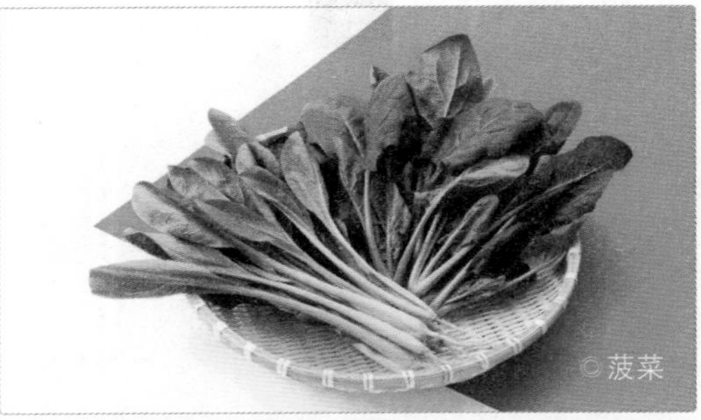

◎菠菜

偏方介绍

菠菜性凉，味甘，辛，无毒，归肠、胃经。具有补血止血，利五脏，通血脉，止渴润肠，滋阴平肝，助消化，主治高血压、头痛、糖尿病、目眩、风火赤眼、便秘、痈疮等病症。

偏方08 大虾黄芪汤

【用料】大活虾10只，生黄芪15克。

【做法】同煮汤。食虾肉饮汤。

【功效】益气，生肌。

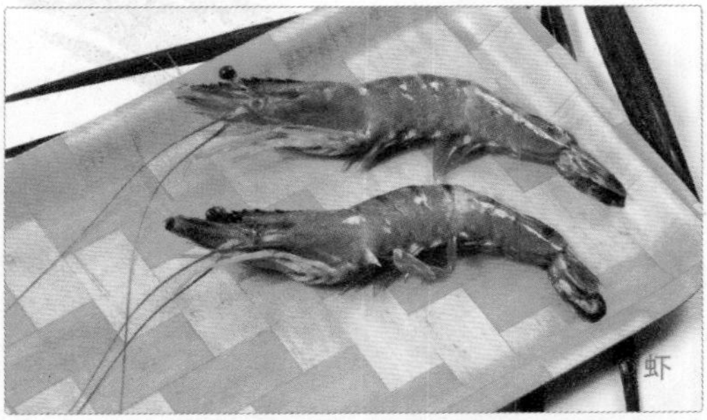

虾

偏方介绍

虾性微温，味甘，归肝、肾经。虾肉有补肾壮阳，通乳抗毒，养血固精，化瘀解毒，益气滋阳，通络止痛，开胃化痰等功效，适宜于肾虚阳痿、遗精早泄、皮肤溃疡、身体虚弱等病人食用。

食疗偏方

外科

蛇虫兽咬伤>>

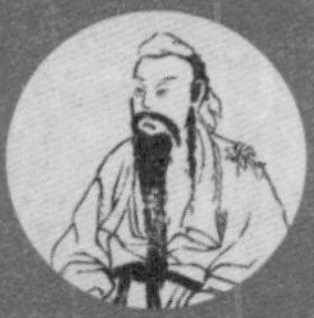

人们在野外活动时，难免会遇到被蛇虫兽叮、咬、螫伤等状况。这些叮、咬、螫伤如不及时处理，轻者可引起伤者伤处疼痛、发炎，活动受限，重者还可引起全身过敏、中毒，甚至死亡。这里给大家提供一些能就地取材的紧急处理小妙方，防止病情扩散。

偏方01 癞蛤蟆

【用料】癞蛤蟆（癞蛤子、蟾蜍）2只或3只。

【做法】煮熟食肉。

【功效】清热行湿，解毒消炎。对狂犬咬伤有食疗功效。

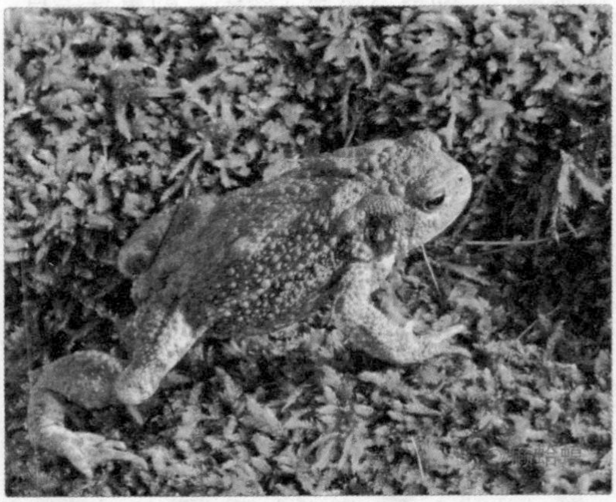

偏方介绍

蟾蜍俗称癞蛤蟆，癞蛤蟆性凉，味辛，有毒，归心经。具有解毒，利水，消肿，止痛，强心，开窍等功效，用于疔疮发背、无名肿毒、咽喉肿痛、龋齿痛、狂犬咬伤、小儿疳疾、心力衰竭等。

偏方02 一枝花汁

【用料】七叶一枝花鲜品适量。

【做法】挤汁，每次服3毫升，同时用渣敷伤口。

【功效】对毒蛇咬伤有食疗效果。

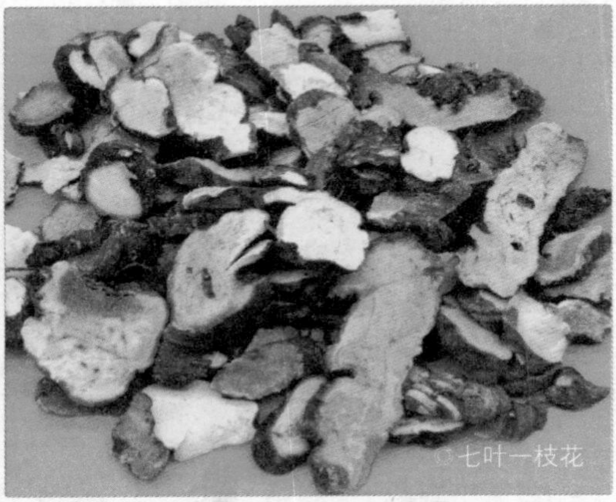

© 七叶一枝花

偏方介绍

七叶一枝花为百合科植物七叶一枝花的干燥根茎。七叶一枝花性凉，味苦，有小毒，归心、肝、肺、胃、大肠经。具有败毒抗癌，消肿止痛，清热定惊，镇咳平喘的功效，用于治痈肿、肺痨久咳、跌打损伤、蛇虫咬伤、淋巴结核、骨髓炎等，是云南白药的主要成分之一。

食疗偏方

外科

腰痛 >>

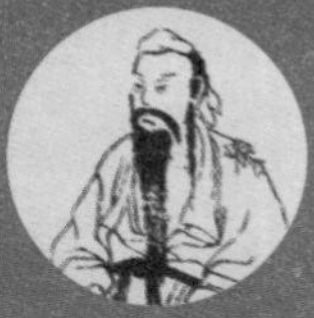

腰痛，临床以腰部一侧或两侧发生疼痛为主要症状。腰痛常可放射到腿部，常伴有外感或内伤症状。引起腰痛病的原因很多，常见的有肾虚、骨刺、椎间盘突出症、腰部骨折等。妇女由于有月经、孕育、分娩、哺乳等生理特点，同时又常有月经病、带下病、妊娠病、妇科杂病等，所以腰痛是其常见的病症。

偏方01 金毛狗脊茶

【用料】金毛狗脊 20 克。

【做法】将金毛狗脊以水煎煮代茶饮。

【功效】对寒湿腰痛有食疗效果。

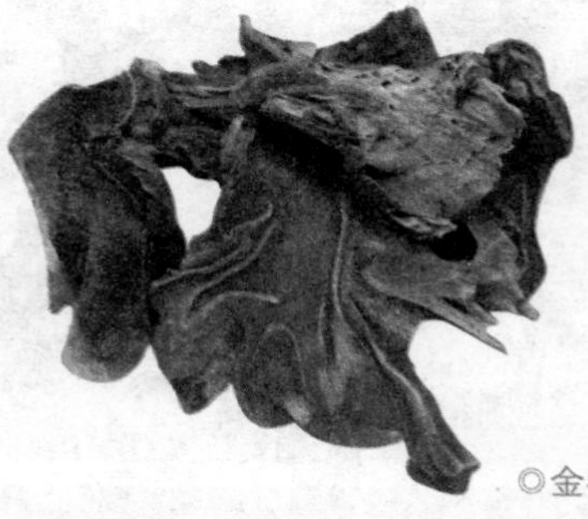

◎金毛狗脊

偏方介绍

金毛狗脊性温，味甘、苦，归肝、肾经。具有止血，补肝肾，强腰，祛风湿的功效。金毛狗脊属强壮筋骨药，对筋骨不健的病症有治疗和保健的双重作用。主治腰脊强痛，不能俯仰，足膝软弱及风湿腰痛等病症。还有温补固摄作用，可治疗尿频、遗尿、带下等症。

偏方02 枸杞羊肾粥

【用料】枸杞叶 250 克，羊肾 2 对，羊肉 50 克，粳米 150 克，葱白 5 个。

【做法】羊肾处理干净切丁；葱白洗净切节；羊肉洗净；枸杞叶洗净，用纱布袋装好扎紧；粳米淘净，同放入砂锅，熬粥。酌量食羊肾、羊肉，喝粥。

【功效】对寒湿肾虚腰痛有食疗效果。

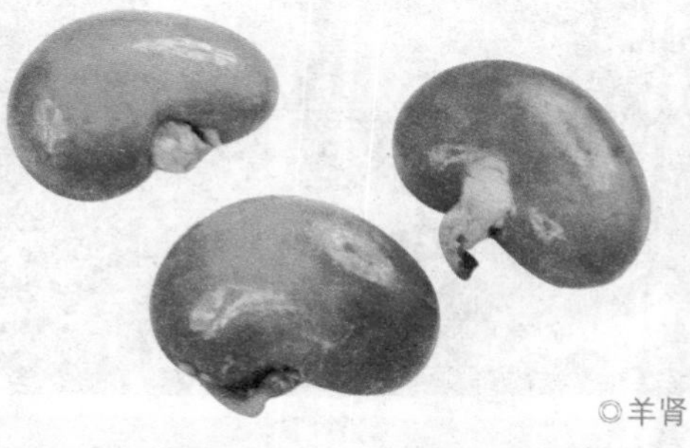

◎羊肾

偏方介绍

羊肾为牛科动物山羊或绵羊的肾。性温，味甘，归肝经。具有补肾气，益精髓的功效，用于肾虚劳损、腰脊疼痛、足膝痿弱、耳聋、消渴、阳痿、尿频、遗溺等症。

偏方03 木瓜车前汤

【用料】木瓜 30 克，车前子（布包）30 克，生姜 10 克。

【做法】共水煎服，每日 1 剂，1 日 2 次。

【功效】对风湿腰痛有一定食疗功效。

偏方04 羊骨红枣粥

【用料】羊骨汤 1500 毫升，糯米 100 克，红枣 50 克。

【做法】红枣去核，与粳米一同入砂锅内，加入羊骨汤，煮成稀粥即可服用。

【功效】对肾阴虚型慢性腰痛有食疗效果。

偏方05 竹根泡酒

【用料】竹根 30 克，陈酒适量。

【做法】竹根用陈酒煎，早晚 2 次分服。

【功效】具有清热活血止痛的食疗功效。

偏方06 蜂蜜姜末酒

【用料】白酒 1 瓶，蜂蜜 1 瓶，姜末少许。

【做法】将白酒与蜂蜜按 1 ∶1 的比例混合在一起，将姜末泡入其中，10 天后就可服用，每日喝 1 小杯。

【功效】对腰背酸痛有食疗效果。

偏方07 茯苓姜枣粥

【用料】干姜 5 克，茯苓 10 ~ 15 克，粳米 100 克，红枣 5 枚，红糖适量。

【做法】先煎干姜、茯苓、红枣，取汁去渣，与粳米同煮为粥，调入红糖。日分 2 次服。

【功效】对寒湿腰痛有食疗效果。

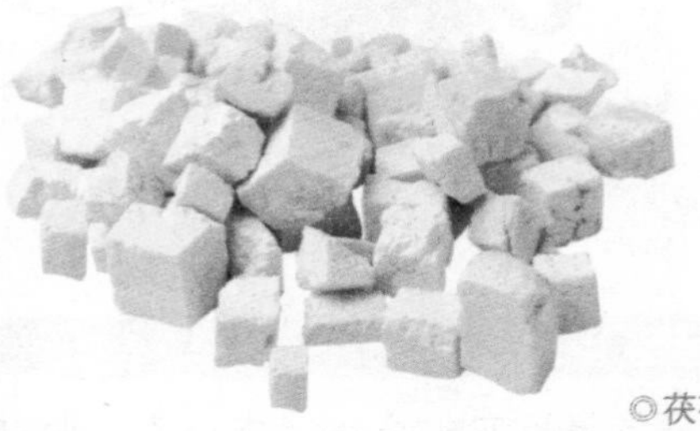

◎茯苓

偏方介绍

茯苓性平，味甘、淡，归心经、肺经、脾经、肾经，具有利水渗湿，益脾和胃的功用。茯苓的功效非常广泛，不分四季，将它与各种药物配伍，不管寒、温、风、湿诸疾，都能发挥独特功效。

偏方08 茴香煨猪腰

【用料】茴香 15 克，猪腰 1 个，黄酒适量。

【做法】将猪腰对边切开，剔去筋膜，然后与茴香共置于锅内加水煨熟。趁热吃猪腰，用黄酒送服。

【功效】温肾祛寒，对腰痛有食疗效果。

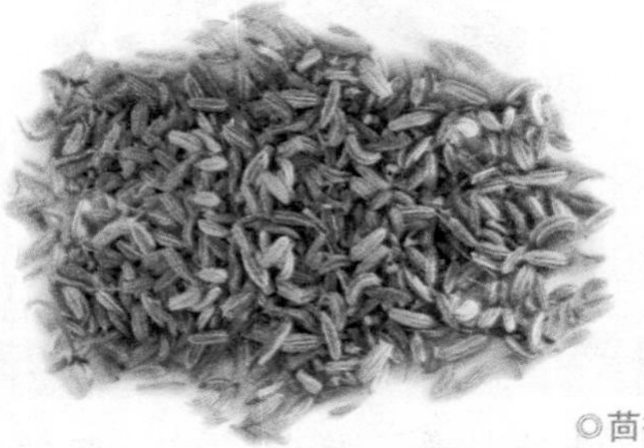

◎茴香

偏方介绍

茴香性温，味辛，归肾、膀胱、胃经。具有开胃进食，理气散寒，助阳的功效，用于中焦有寒、食欲减退、恶心呕吐、腹部冷痛、疝气疼痛、睾丸肿痛、脾胃气滞、脘腹胀满作痛等。

食疗偏方

外科

骨折 >>

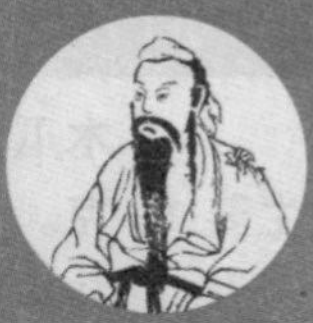

骨折是指由于外伤或病理等原因致使骨质部分或完全断裂的一种疾病。其主要临床表现为：骨折部有局限性疼痛和压痛，局部肿胀和出现瘀斑，肢体功能部位或完全丧失，完全性骨折尚可出现肢体畸形及异常活动。针灸主要用于闭合性骨折。

偏方01 牛膝糯米醪

【用料】牛膝 500 克，糯米 1000 克，甜酒曲适量。

【做法】牛膝水煎，去渣取汁，部分药汁浸糯米，待糯米蒸熟后与另一部分药汁拌和的甜酒曲加入，于温暖处发酵为醪糟。每次取 50 克煮食，每日 2 次，连服 3 ~ 4 周。

【功效】化瘀生新，补肝肾，壮筋骨。

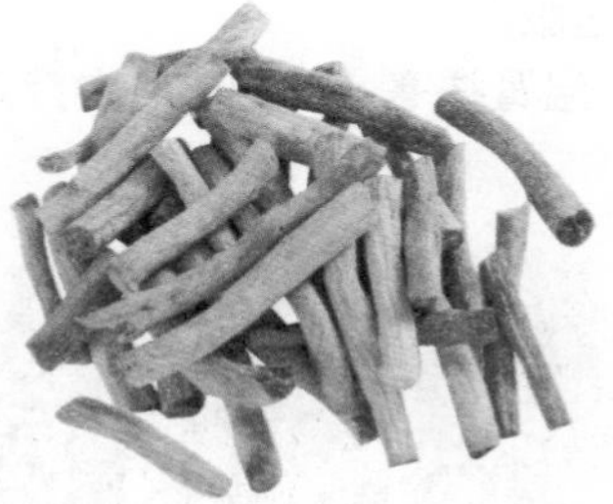

◎牛膝

偏方介绍

牛膝性平，味苦、酸，归肝、肾经。具有活血通经，利尿通淋，清热解毒的功效，主治腰膝酸痛、下肢痿软、血滞经闭、跌打损伤、咽喉肿痛等症。

偏方02 蟹肉粥

【用料】新鲜河蟹 2 只，大米适量，姜、醋、酱油各适量。

【做法】大米煮粥，粥成时入新鲜河蟹肉，再配以适量姜、醋和酱油，即可食用。每日服 1 ~ 2 次，连服 1 ~ 2 周。

【功效】益气养血，接骨续筋。对不耐药苦、脾胃功能较弱的小儿骨折有疗效。

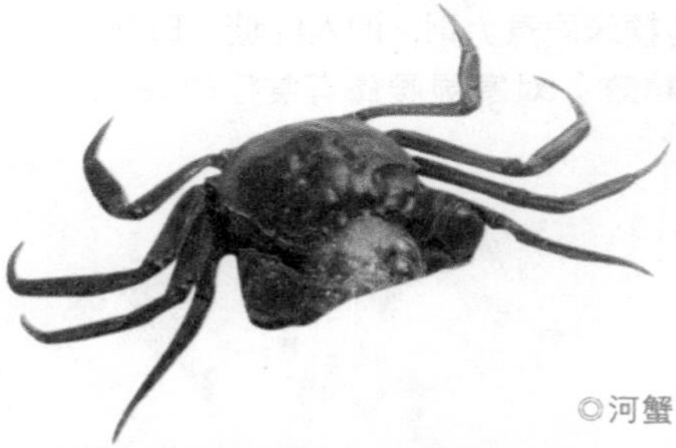

◎河蟹

偏方介绍

河蟹性寒，味咸，有小毒，归肝、胃经。具有散血、续筋接骨和解漆毒的功效。蟹爪则可催产下胎。对于跌打损伤、续筋接骨、瘀血肿痛，若是筋绝者，取蟹黄捣烂，微炒，纳伤中；若是骨断者，将河蟹生捣热酒调服，渣敷外用，扎好，半日后见骨内谷谷有声，即可愈。一般每日换1次，夏季每日换2~3次。

偏方03 鸭血酒

【用料】鲜鸭血、黄酒各适量。

【做法】鲜鸭血注入热黄酒，饮服。

【功效】对骨折、跌打损伤有一定的食疗效果。

偏方04 茶叶枸杞叶方

【用料】茶叶、枸杞叶各500克，面粉适量。

【做法】上2味共晒干研末，加适量面粉、水搅成糊状，压成小方块（约4克），烘干即得。每次服1块，成人每日2～3次，沸水冲泡饮用。

【功效】对骨折有食疗功效。

偏方05 牛蹄甲酒

【用料】牛蹄甲50克，黄酒适量。

【做法】牛蹄甲文火煮3～4小时，冲入黄酒少许。日服2次，每日1剂。

【功效】止血，消瘀，接骨。对骨折初期有食疗效果。

偏方06 土鳖虫酒

【用料】土鳖虫、黄酒各适量。

【做法】土鳖虫焙干研末，每日2次，每服5克，黄酒冲服。

【功效】对骨折有食疗功效。

偏方07 猪骨消肿汤

【用料】新鲜猪骨1000克，黄豆250克，丹参50克，桂皮、盐各适量。

【做法】先将丹参洗净，加水煮汁，其汁与新鲜猪骨、黄豆同煮，待烂熟，加入少量桂皮、盐即成。每日服1～2次，连服1～2周。

【功效】补虚益胃，消肿止痛。

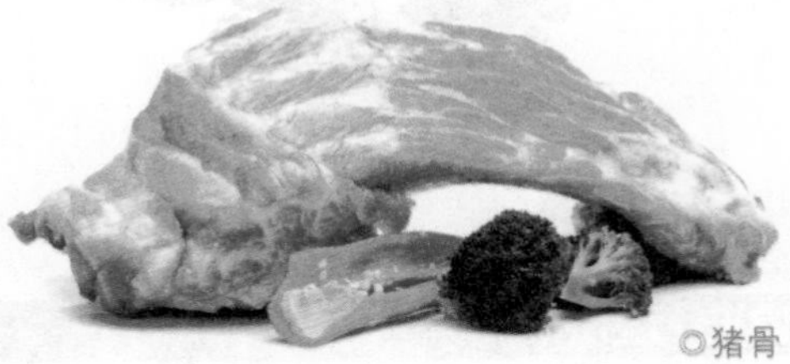

◎猪骨

偏方介绍

猪骨性温，味甘、咸，归脾、胃经，有补脾气，润肠胃，生津液，丰机体，泽皮肤，补中益气，养血健骨的功效。常喝猪骨汤能及时补充人体所必需的骨胶原等物质，对骨折有一定疗效。

偏方08 月季花汤

【用料】开败的月季花3～5朵，冰糖30克。

【做法】开败的月季花洗净，加水2杯，文火煎至1杯。加冰糖，候温顿服。每日1～2次，连服3～4周。

【功效】本方活血化瘀。对骨折初期兼气血不调者有一定食疗效果。

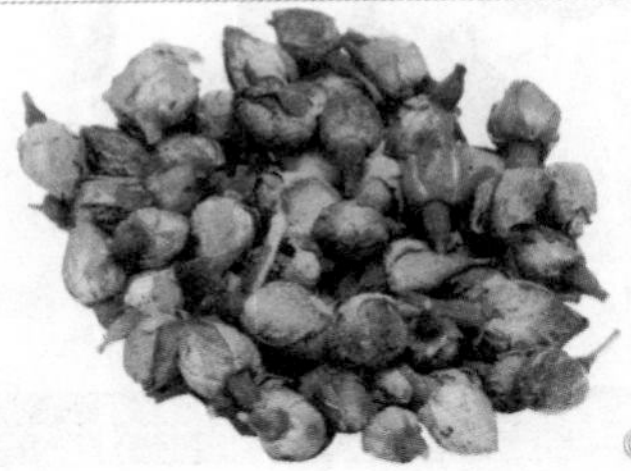

◎月季花

偏方介绍

月季性温，味甘，归肝经，月季根、叶、花均可入药，具有活血调经、消肿解毒的功效。由于月季花的祛瘀、行气、止痛作用明显，故常被用于治疗月经不调、痛经等。

食疗偏方

外科
胆结石 >>

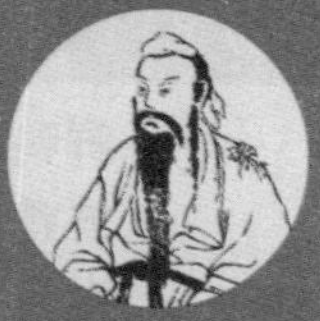

胆结石发病的症状表现为上腹疼痛并放射到肩和背部，且可有低热、恶心、呕吐、寒战、大汗淋漓甚至伴有黄疸。中医认为胆结石是因为气滞血瘀，胆汁排泄不畅，日积月累，久受煎熬，聚结成石，结石阻滞，不通则痛。

偏方01 鸡内金

【用料】鸡内金1个。

【做法】将鸡内金晒干，捣碎，研末，白水送服。每日早晚1次，可连续服用。

【功效】化石通淋。对尿路结石、胆结石、小便淋沥、尿道刺痛有一定食疗功效。

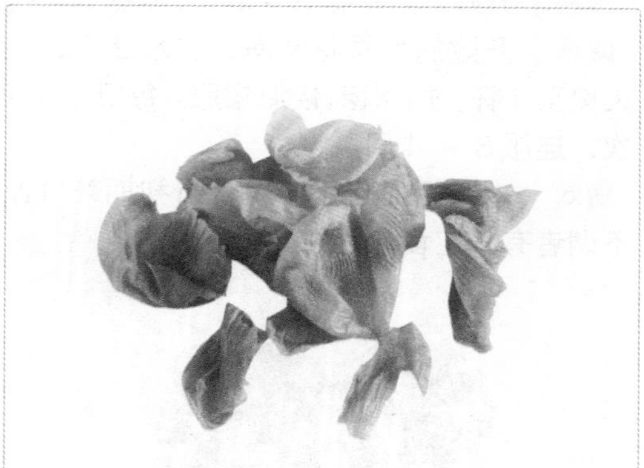

◎鸡内金

偏方介绍

鸡内金是指家鸡的砂囊内壁，系消化器官，用于研磨食物。鸡内金性寒，归脾、胃、小肠、膀胱经，具有消食健胃，涩精止遗，利小便，除热止烦的功效。用于食积胀满、呕吐反胃、泻痢、疳积、消渴、遗溺、喉痹乳蛾、牙疳口疮等。

偏方02 核桃麻油糖

【用料】核桃仁500克，冰糖500克，麻油500克。

【做法】将以上3种材料一同放入搪瓷器皿中，隔水蒸3～4小时，放入冰箱中密闭保存。每日服3次，于7～10天用完。

【功效】对胆结石有食疗功效。

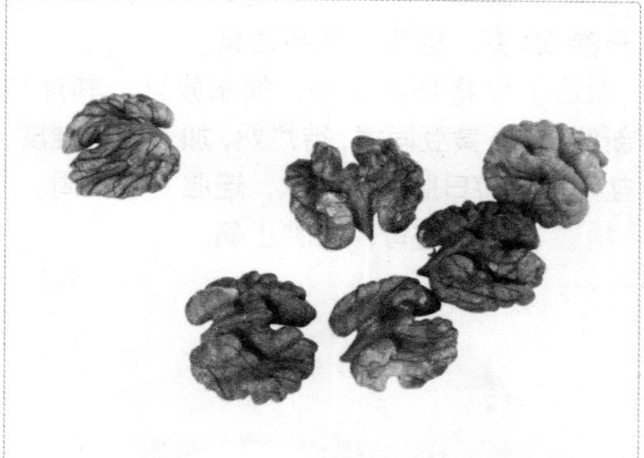

◎核桃仁

偏方介绍

核桃仁为胡桃科植物胡桃的干燥成熟种子。秋季果实成熟时采收，除去肉质果皮，晒干，再除去核壳及木质隔膜。核桃仁性温，味甘，归肾、肺、大肠经，具有补肾，温肺，润肠的功效，用于腰膝酸软、阳痿遗精、寒喘嗽、大便秘结等。

食疗偏方

皮肤科

湿疹 >>

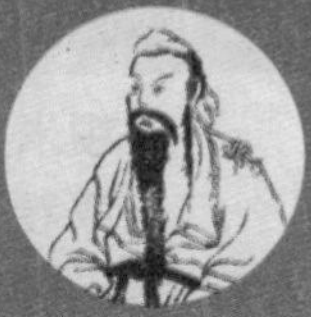

湿疹是一种常见的皮肤炎性皮肤病，有急性、亚急性、慢性3种，但它们基本都具有以下几个特点：持续性瘙痒，形态多样，原发疹中有丘疹、水泡等，继发疹中有糜烂、渗出等，反复发作，且可从一处迁延到另一处。

偏方01 蔬菜汤

【用料】新鲜白菜、卷心菜、胡萝卜各适量，蜂蜜、盐各少许。

【做法】将上述菜洗净切碎，按两碗菜1碗水的比例，先煮开水后加菜，煮5分钟即可食用。饮汤时可加适量蜂蜜、盐。

【功效】祛湿，止痒。对婴儿湿疹有一定食疗功效。

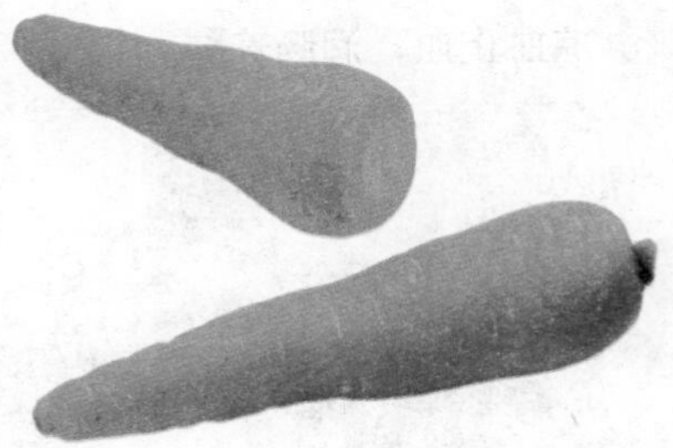

◎胡萝卜

偏方介绍

胡萝卜性平，味甘，归肺、脾经。胡萝卜适宜于皮肤干燥、粗糙，或患毛发苔藓，黑头粉刺，角化型湿疹者食用。脾胃虚寒者，不可生食胡萝卜。

偏方02 莲花粥

【用料】初开莲花5朵，糯米80克，冰糖适量。

【做法】将莲花洗净，掰成单片；糯米淘洗干净；冰糖用温水化开。糯米入锅煮粥，煮至快熟时，放入莲花及冰糖，再煮片刻，即成。

【功效】凉血止血，祛湿消风。对湿热俱盛型湿疹有一定食疗效果。

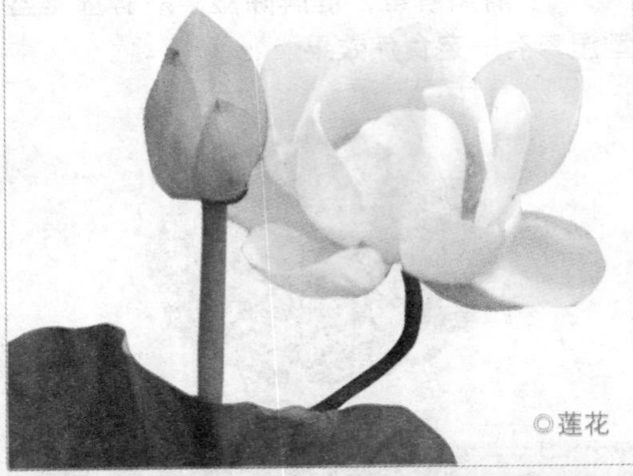

◎莲花

偏方介绍

莲花性平，味苦、甘，归心、肝经。清香升散，具有清心解暑，散瘀止血，消风祛湿的功效，用于暑热烦渴、小儿惊痫、妇人血逆昏迷、跌伤呕血、月经不调、崩漏、湿疮疥癣等。

偏方03 荷叶粥

【用料】粳米30克,鲜荷叶1张,食糖适量。

【做法】取粳米常法煮粥，待粥煮熟时，取鲜荷叶洗净，覆盖粥上，再微煮少顷，揭去荷叶，粥成淡绿色，调匀即可。加食糖少许食用。

【功效】对湿疹有一定食疗功效。

偏方04 冬瓜粥

【用料】粳米30克，冬瓜适量。

【做法】加水同煮食用。

【功效】对湿疹有一定食疗效果。

偏方05 金花菜饮

【用料】金花菜鲜根30克。

【做法】水煎去渣饮服。

【功效】清热利湿。对湿疹有一定食疗效果。

偏方06 银花茶

【用料】银花15克。

【做法】水煎，加糖适量，饮用。

【功效】对湿疹有一定食疗效果。

偏方07 百合绿豆汤

【用料】绿豆30克，百合30克，薏苡仁15克，芡实15克，山药15克，冰糖适量。

【做法】以上材料加水适量，烂熟后加冰糖即可。每日分2次服，连服数次。

【功效】清热解毒，健脾除湿。对脾虚湿盛型湿疹有一定食疗效果。

◎绿豆

偏方介绍

绿豆性寒，味甘，归心、胃经。能降压降脂、调和五脏、保肝，利水清肿，清热解毒。主治暑热烦渴，痰热哮喘，头痛目赤，水肿尿少，风疹丹毒。

偏方08 萝卜藕汁饮

【用料】鲜藕100克，白萝卜100克，蜂蜜30毫升。

【做法】前两味洗净切碎，放入榨汁机榨汁，过滤后在汁中调入蜂蜜即可饮用。每日2次，随饮随榨。

【功效】凉血止血，润肠养肺。

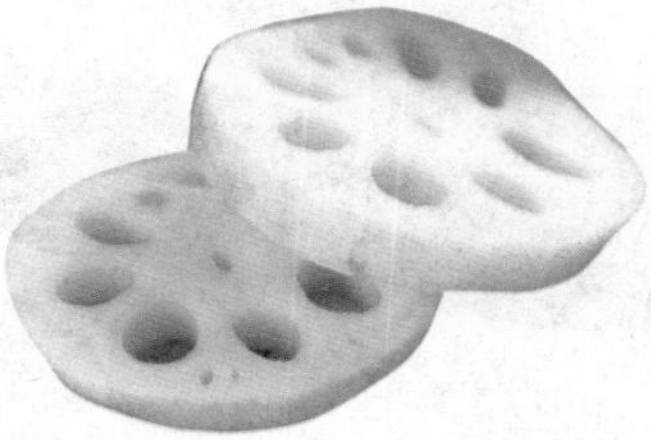

◎藕

偏方介绍

藕性寒，味甘、涩，无毒，归肝、肺、胃经。有清热凉血作用，可用来治疗热性病症，还有通便止泻，健脾开胃，养胃滋阴，健脾益气的滋补功效，能凉血止血，润肠养肺，对湿疹有一定疗效。

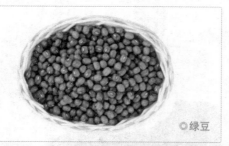

食疗偏方

皮肤科

牛皮癣 >>

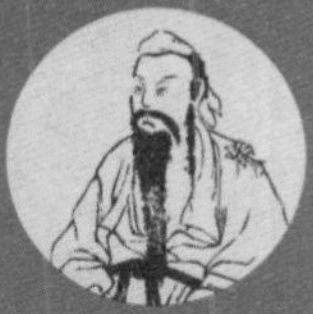

牛皮癣也称银屑病，是一种常见的原因不明，并易复发的红斑、丘疹、鳞屑性慢性皮肤病，在红色丘疹或斑片上覆有银白色多层鳞屑，以四肢伸侧、头皮和背部较多。牛皮癣与遗传、细菌或病毒感染、精神紧张、内分泌失调、外伤、自身免疫、受潮等因素有关。

偏方01 黄花炖蚌肉

【用料】蚌肉30克，黄花菜15克，丝瓜络10克，食盐适量。

【做法】把蚌肉洗净，与黄花菜、丝瓜络共同煎汤，加食盐调味后服食，每日1剂，连服10～12剂。

【功效】对血热引起的牛皮癣有一定食疗效果。

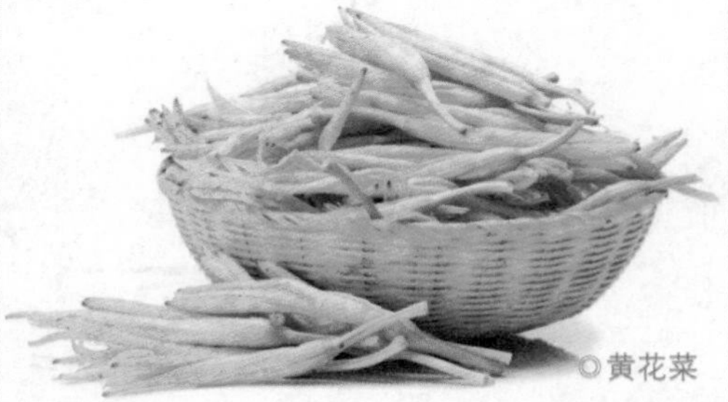

◎黄花菜

偏方介绍

黄花菜含丰富的花粉、糖、蛋白质、维生素C、钙、脂肪、胡萝卜素、氨基酸等人体所必需的营养成分。黄花菜性平，味甘，有小毒，归肝、脾、胃、肠经。具有养血平肝，利尿消肿的功效，用于头晕、耳鸣、心悸、腰痛、吐血、衄血、大肠下血、水肿、淋病、咽痛、乳痈牛皮癣等。

偏方02 红枣炖鸽肉

【用料】鸽子1只，红枣15枚，发菜10克，盐、味精各适量。

【做法】把鸽子洗净，与红枣、发菜一起，加水炖至鸽肉酥烂，加盐、味精调味即成，饮汤吃鸽肉、红枣。

【功效】对牛皮癣有疗效，润燥效果明显。

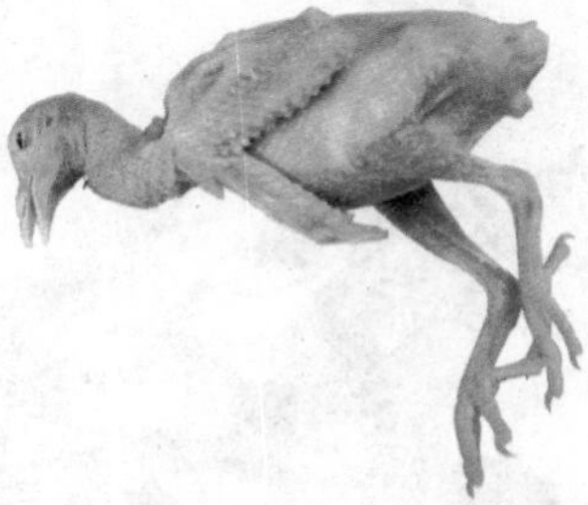

◎鸽肉

偏方介绍

鸽肉性平，味甘、咸，无毒，具有补肝肾，益气血，祛风解毒，补气虚，益精血，暖腰膝，利小便，壮体补肾，健脑补神的功效。食用鸽肉对牛皮癣有一定的疗效。

食疗偏方

皮肤科

痤疮 >>

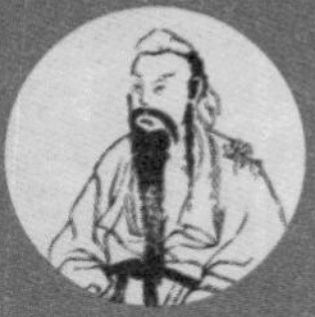

痤疮俗称青春痘、粉刺、暗疮，是皮肤科常见病，多发病。痤疮常自青春期开始发生，好发于面、胸、肩胛间等皮脂腺发达部位，表现为黑头粉刺、炎性丘疹、继发性脓疱或结节、囊肿等。痤疮多为肺气不宣，兼感风寒、风热、风湿，以致毛窍闭塞，郁久化火致经络不通，痰凝血瘀而生成。

偏方01 鱼腥草山楂汤

【用料】鱼腥草 15 克，山楂 15 克，地骨皮 9 克，枇杷叶 9 克。

【做法】鱼腥草洗净沥干水，与山楂、地骨皮，枇杷叶共入锅，加水适量，中火煎 20 分钟，弃渣饮汁。每日 2 次，连服数日。

【功效】清热解毒。对丘疹、脓疱痤疮、小便黄短者有一定食疗效用。

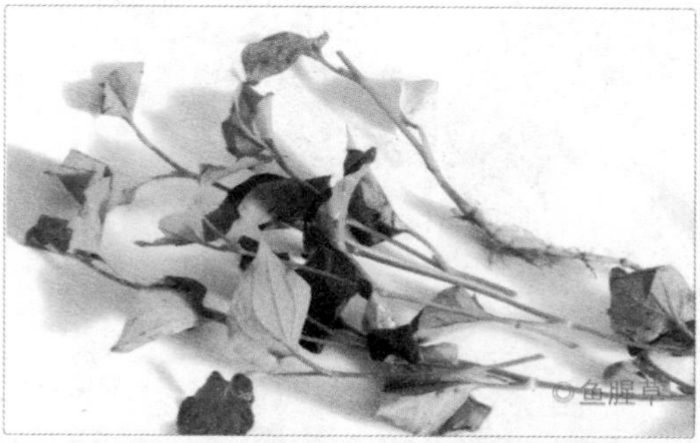

◎鱼腥草

偏方介绍

鱼腥草为三白草科植物蕺菜的干燥地上部分，一般夏季茎叶茂盛花穗多时采收，洗净，阴干用或鲜用。鱼腥草性微寒，味苦，归肺经、膀胱、大肠经。具有清热解毒，排脓消痈，利尿通淋的功效，用于肺痈吐脓、痰热喘咳、喉痈、热痢、痈肿疮毒、热淋等，对痤疮有很好的疗效。

偏方02 柴胡粥

【用料】柴胡 15 克，丹皮 15 克，粳米适量。

【做法】将上药用水煎，过滤取汁，然后加入粳米煮成粥。每日 1 剂，分早、晚两次食用，连食 1 个月。

【功效】疏肝，活血。适用于女性痤疮伴有痛经或月经不调者。

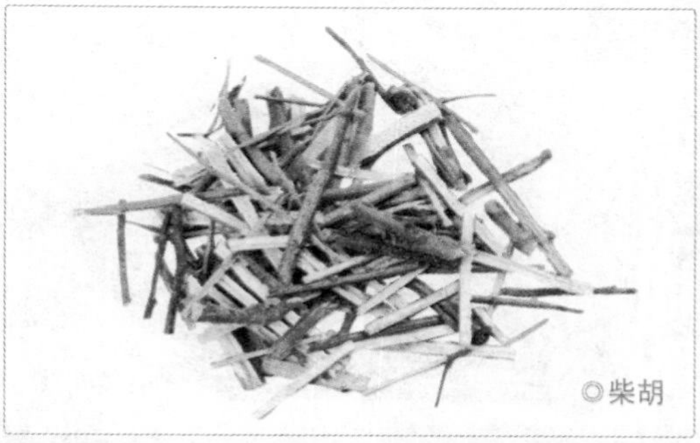

◎柴胡

偏方介绍

柴胡性微寒，味苦、辛，归肝、胆经。具有透表泄热，疏肝解郁，升举阳气的功效。主治感冒发热、寒热往来、疟疾、肝郁气滞、子宫脱落等症，疏肝功效与丹皮活血功效结合，对痤疮有一定食疗效果。

偏方03 金银花茶

【用料】金银花5克，绿茶5克。

【做法】将上两味用沸水冲泡，代茶饮。

【功效】清热，消炎。适用于痤疮皮损，发红伴疼痛。

偏方04 桃仁山楂饮

【用料】桃仁9克，山楂9克。

【做法】将桃仁捣成泥状，与山楂一起用水煎，过滤取汁，频频饮服。

【功效】消食，化滞，通便。适用于痤疮颜面皮肤油腻，伴大便秘结者。

偏方05 金银甘草茶

【用料】金银花30克，甘草5克。

【做法】将上药加适量水煎煮，过滤去渣，代茶饮。

【功效】有清热解毒之功效，对青春痘有疗效。

偏方06 薏苡仁绿豆粥

【用料】薏苡仁100克，绿豆25克，白糖适量。

【做法】将前两味加3碗水，先用武火煮沸，然后用文火煮至粥状，调入适量白糖服食。

【功效】清热，利湿。对痤疮有食用疗效。

偏方07 香蕉荷叶山楂汤

【用料】香蕉2只，山楂30克，荷叶1张。

【做法】将荷叶剪成小块，山楂洗净，香蕉切段。加水500毫升，煎至300毫升，分2次食香蕉喝汤。

【功效】对痤疮有一定食疗效果。

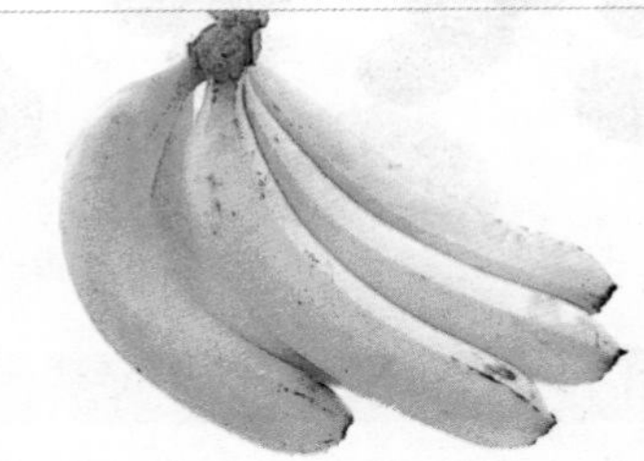

◎香蕉

偏方介绍

香蕉性凉，味甘、微酸，归脾、胃经。具有清热解毒，利尿消肿，安胎，润肠通便，润肺止咳，降低血压的作用，能清肠胃，治便秘。

偏方08 枇杷石膏粥

【用料】枇杷叶10克，鱼腥草100克，石膏30克，粳米100克。

【做法】将枇杷叶、鱼腥草、石膏共水煎取汁，放入粳米煮粥。分2次服。

【功效】清宣肺热，凉血，利湿。对肺经风热型痤疮有一定食疗效果。

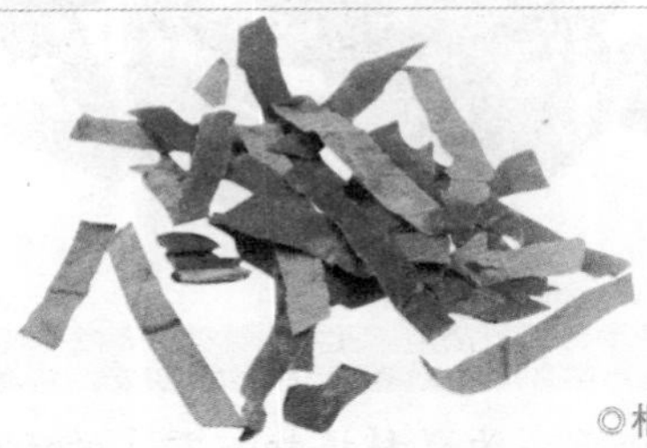

◎枇杷叶

偏方介绍

枇杷叶为蔷薇科植物枇杷的叶。枇杷叶性寒，味苦，归肺、胃经。具有清肺止咳，和胃降逆，止渴的功效，用于肺热咳嗽、气逆喘急、胃热呕吐、哕逆等。

食疗偏方

皮肤科

少白头 >>

少白头是指青少年时期头发过早变白，满头头发呈花白状。中医认为血热、肾气虚弱、气血衰弱都是造成白发的原因。头发的营养来源于血，如果头发变白或易于脱落，多半是肝血不足，肾气虚弱所致。因此，中医的治疗方法是补肝血、补肾气。

偏方01 首乌红枣粥

【用料】何首乌 30 ~ 60 克，红枣 5 枚，红糖 10 克，粳米 60 克。

【做法】先将何首乌放入小砂锅内，煎取汁液，去渣后放入淘洗干净的粳米和红枣，加水适量煮粥，粥熟后加入红糖即成。

【功效】此粥有养血益肝，固精补肾，乌须发之功，对须发早白者有食疗功效。

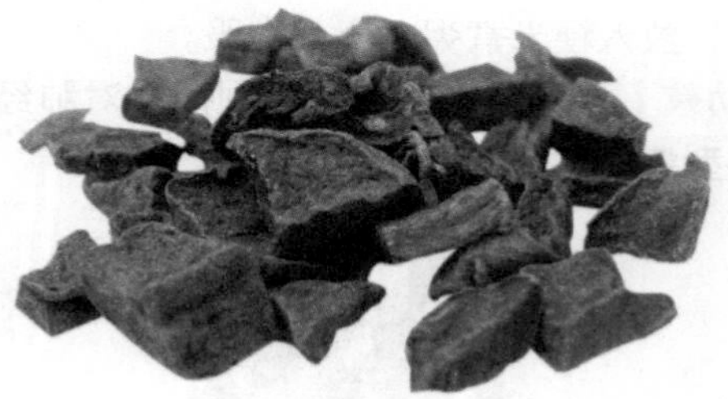

◎何首乌

偏方介绍

何首乌为蓼科植物何首乌的干燥块根。何首乌性微温，味苦、甘、涩，归肝，肾经，具有补益精血，养血滋阴，润肠通便，截疟，祛风，解毒，乌须发，强筋骨，补肝肾的功效。用于血虚头昏目眩、心悸、失眠、肝肾阴虚之腰膝酸软、须发早白、耳鸣、肠燥便秘、风疹瘙痒、疮痈、瘰疬、痔疮等。

偏方02 桑葚膏

【用料】桑葚、蜂蜜各适量。

【做法】用纱布将桑葚挤汁过滤，装于陶瓷器皿中，文火熬成膏，加适量蜂蜜调匀，贮存于瓶中备用。每服 1 ~ 2 汤匙,每日 1 次，开水调服。

【功效】养血脉，乌须发。对头发早白、少白头有一定食疗功效。

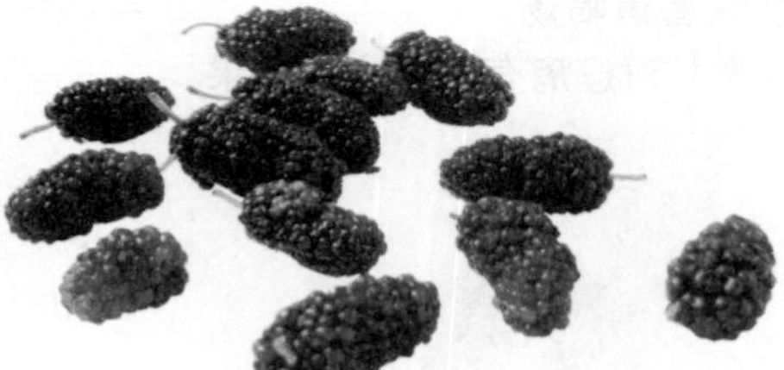

◎桑葚

偏方介绍

桑葚为桑科落叶乔木桑树的成熟果实。桑葚性寒，味甘、酸，归心、肝、肾经。具有补血滋阴，生津润燥，养心益智等功效，用于眩晕耳鸣、心悸失眠、须发早白、津伤口渴、内热消渴、血虚便秘。

食疗偏方

皮肤科

荨麻疹 >>

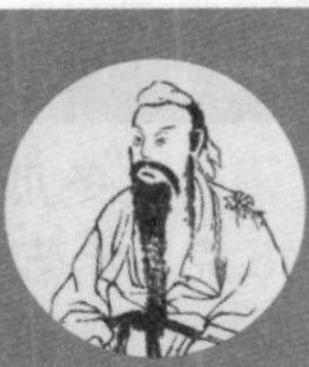

荨麻疹俗称“风疹块”“风疙瘩”，是一种常见的过敏性皮肤病，在接触过敏源的时候，会在身体不特定的部位冒出一块块形状、大小不一的红色斑块，这些产生斑块的部位，会出现发痒的情形。荨麻疹可以分为急性和慢性两种。

偏方01 三黑汁

【用料】黑芝麻 9 克，黑枣 9 克，黑豆 30 克。

【做法】水煎服，每日 1 剂。

【功效】补益肝肾。适用于妇女冲任不调型风疹块。

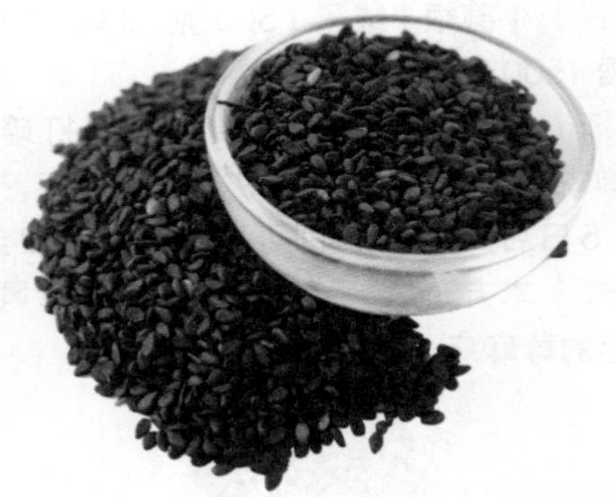

◎黑芝麻

偏方介绍

黑芝麻为胡麻科脂麻的黑色种子，含有大量的脂肪和蛋白质，还有糖类、维生素A、维生素E、卵磷脂、钙、铁、铬等营养成分，可以做成各种美味的食品。黑芝麻性平，味甘，归肝、肾、大肠经，主治补肝肾，益精血，润肠燥，用于治疗头晕眼花、耳鸣耳聋、须发早白、病后脱发、肠燥便秘。

偏方02 姜醋红糖饮

【用料】醋 50 毫升，红糖 50 克，生姜 10 克。

【做法】水煎，分 2 次服，每日 1 剂。

【功效】健脾胃，脱敏。适用于荨麻疹。

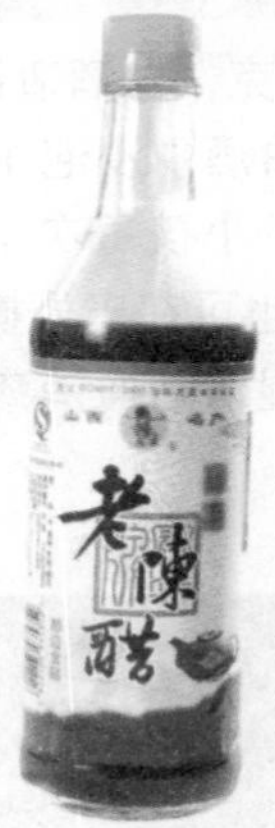

◎醋

偏方介绍

醋性温，味酸、苦，具有活血散瘀、开胃、消食化积、杀菌解毒、利尿、降低血压、促进新陈代谢、消除疲劳、滋润皮肤、抗衰老之功效。醋可以开胃，促进唾液和胃液的分泌，帮助消化吸收，使食欲旺盛，消食化积。

偏方03 菊花冬瓜茶

【用料】冬瓜皮（经霜）20克，黄菊花15克，赤芍12克，蜜蜂少许。

【做法】水煎代茶饮，每日1剂，连服7～8剂。

【功效】主治风疹。

偏方04 糯米汤

【用料】连壳糯米60克。

【做法】将糯米放铁锅中，文火烤至开花，然后加清水适量，放瓦盅内隔水炖服（可加盐少许）。每日1次，连服3～5日。

【功效】补脾暖胃。适用于慢性荨麻疹。

偏方05 参枣五味汤

【用料】红枣15克，党参9克，五味子6克。

【做法】水煎，饮汤吃枣，每日1剂。

【功效】主治脾胃虚弱型风疹，症见形寒怕冷、胸脘胀闷、神疲乏力等。

偏方06 玉米须酒酿

【用料】玉米须15克，发酵好的酒酿100克。

【做法】玉米须放入锅内，加水适量，煮20分钟后捞出玉米须，再加酒酿，煮沸食用。

【功效】适用于风湿型风疹块。

偏方07 槐叶酒

【用料】槐叶60克，白酒适量。

【做法】槐叶入白酒中浸泡15～30日。成人每次10毫升，小孩每次1～2毫升，日服3次，饭后服。也可在患处擦抹，每日数次。

【功效】清热利湿，活血消疹。适用于湿热型荨麻疹。

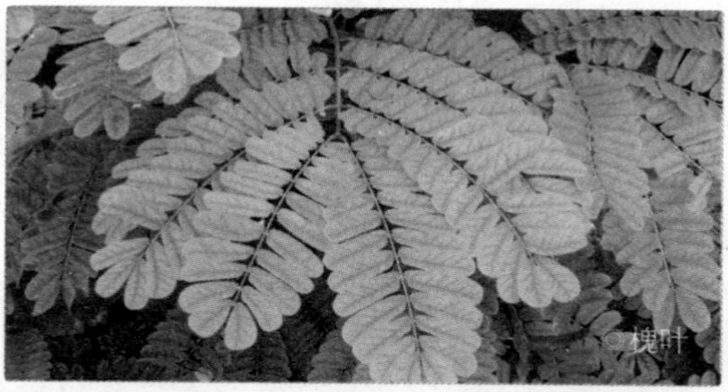

◎槐叶

偏方介绍

槐叶性平，味苦，归肝、胃经。具有清肝泻火，凉血解毒，燥湿杀虫的功效，用于小儿惊痫、壮热、肠风、尿血、痔疮、湿疹、疥癣、痈疮疔肿等。

偏方08 牛蒡蝉蜕酒

【用料】牛蒡根（或子）500克，蝉蜕30克，黄酒1500克。

【做法】将牛蒡根切片（若为子则打碎），同蝉蜕一起置干净容器中，以酒浸泡，经3～5日后开封，去渣即可。食后饮1～2盅。

【功效】本方疏风、清热、解表，主治风热引起的荨麻疹。

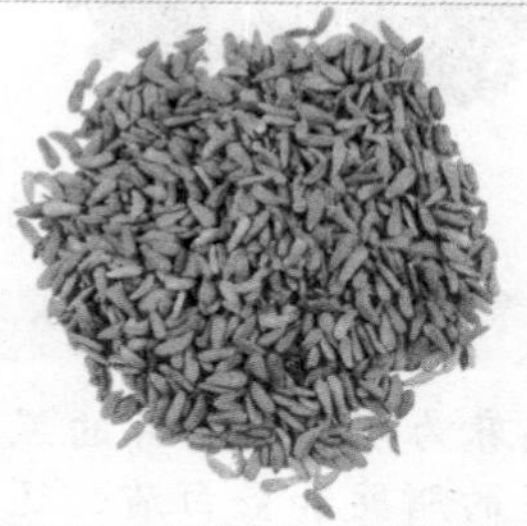

◎牛蒡子

偏方介绍

牛蒡子内服可解毒、消炎、排脓。根内服可增强新陈代谢，促进血液循环。叶外用有显著的消炎、镇痛效果。

偏方09 蝉蜕糯米酒

【用料】蝉蜕 3 克，糯米酒 50 毫升。

【做法】蝉蜕研细末，糯米酒加清水 250 毫升煮沸，再加蝉蜕粉搅匀温服，每日 2 次。

【功效】主治荨麻疹。

偏方10 艾叶酒

【用料】生艾叶 10 克，白酒 100 毫升。

【做法】上 2 味共煎至剩 50 毫升左右，顿服，每日 1 次，连服 3 日。

【功效】主治荨麻疹。

偏方11 姜醋木瓜方

【用料】鲜木瓜 60 克，生姜 12 克，米醋 100 毫升。

【做法】上药共入砂锅煎煮，醋干时，取出木瓜、生姜，早、晚 2 次服完，每日 1 剂，以愈为度。

【功效】疏风，解表，止痒。主治荨麻疹遇冷加剧者。

偏方12 荸荠清凉饮

【用料】荸荠 200 克，鲜薄荷叶 10 克，白糖 10 克。

【做法】荸荠洗净去皮，切碎捣汁。鲜薄荷叶加白糖捣烂，放入荸荠汁中，加水 500 毫升煎至 200 毫升，频饮。

【功效】祛风清热。适用于风热型风疹，症见风疹色红，遇热则剧，得冷则减。

偏方13 松叶酒

【用料】松叶 90 克，黄酒 600 毫升。

【做法】松叶切细，入黄酒中，文火煮沸，候温去渣，分 3 次温服，饮后处温室中注意避风，覆被取汗，未愈再服。

【功效】主治风疹经年不愈。

◎黄酒

偏方介绍

黄酒具有舒筋活血、祛寒祛湿、镇静安神、消积食、美容、抗衰老、延年益寿等功效。

偏方14 石楠肤子酒

【用料】石楠叶（去粗茎）、地肤子、当归、独活各 50 克，酒 1 杯（约 15 毫升）。

【做法】前 4 味捣碎，每次取 5 ~ 6 克，用酒 1 杯煎数沸，候温，连末空腹饮服，每日 3 次。

【功效】本方疏风、解表、止痒，适用于风寒引起的荨麻疹。

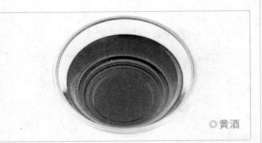

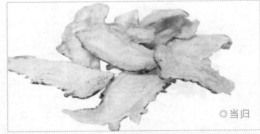

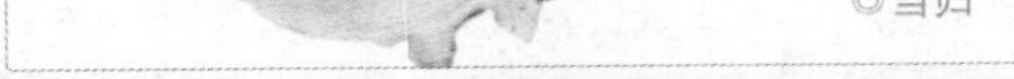

◎当归

偏方介绍

当归具有补血活血，调经止痛，润肠通便的功效，用于血虚萎黄、眩晕心悸、月经不调、经闭痛经、肠燥便秘、风湿痹痛、跌扑损伤、痈疽疮疡等。

偏方15 椒盐桃仁

【用料】桃仁 300 克，花椒盐少许。

【做法】桃仁洗净，晾干，去皮尖，油炸后，放入花椒盐拌匀。适量服食。

【功效】活血化瘀。适用于风疹。

偏方16 枸橘酒

【用料】枸橘60克，麦麸适量，酒500毫升。

【做法】枸橘细切，麦麸炒黄为末，每取 6 克，酒浸少时，饮酒，每次 50 毫升，每日 1 次。

【功效】主治风疹遍身瘙痒。

偏方17 全蝎蛋

【用料】全蝎 1 只，鸡蛋 1 个。

【做法】在鸡蛋顶部开 1 小孔，将全蝎洗净塞入，小孔向上，放容器内蒸熟，弃蝎食蛋，每日 2 次，5 日为 1 疗程。

【功效】主治荨麻疹。

偏方18 黄芪狗肉粥

【用料】狗肉 300 克，黄芪 50 克，大米 500 克。

【做法】狗肉剁烂成泥，黄芪煮水去渣，入大米煮成粥，待半熟时入狗肉泥及调料，煮熟即可。

【功效】本方益气固卫，适用于脾气不足型荨麻疹。

偏方19 芫荽鸡汤

【用料】鸡骨架 1 具，胡椒粉 2 克，芫荽 15 克。

【做法】鸡骨架煮汤，熟后放入芫荽末、胡椒粉即可。

【功效】散风寒，补气血。主治荨麻疹。

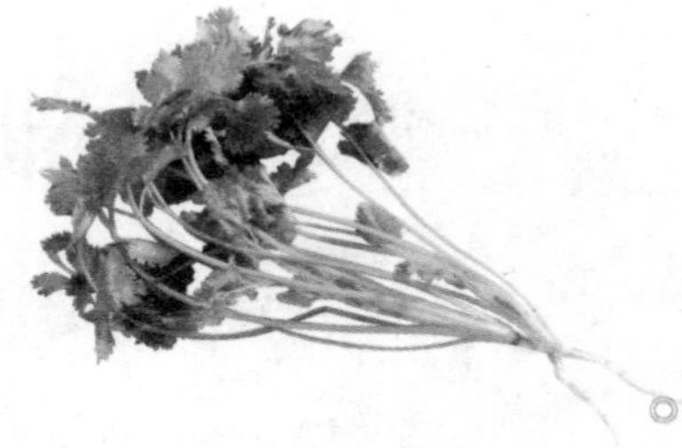

◎芫荽

偏方介绍

芫荽性温，味辛，具有发汗透疹、祛风解毒、消食下气、清热祛火、醒脾和中、开胃、促进血液循环之功效。

偏方20 珍珠粉莲子汤

【用料】莲子 18 克，珍珠粉 2 克，红糖适量。

【做法】莲子去心，加红糖适量煮熟，食莲子，汤冲珍珠粉 2 克服。每日 1 剂，连服 7 ~ 8 剂。

【功效】适用于风疹，伴恶心呕吐、腹胀腹痛、神疲乏力等。

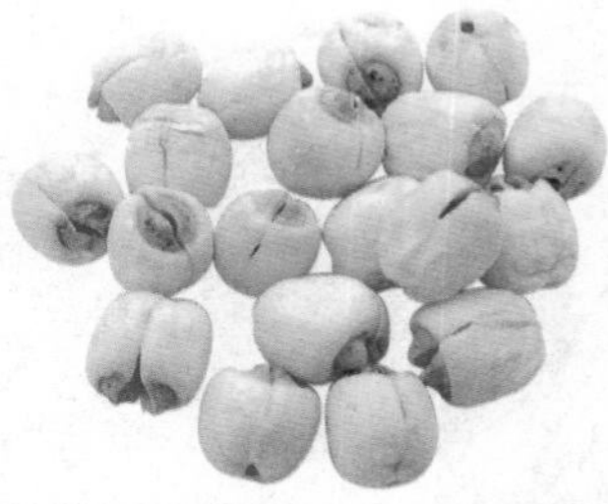

◎莲子

偏方介绍

莲子具有补脾止泻、益肾涩精、养心安神的功效；还能促进凝血，使某些酶活化，维持神经传导性，维持肌肉的伸缩性和心跳的节律等作用。

偏方21 糖醋拌银耳

【用料】银耳12克，白糖、食醋适量。

【做法】银耳泡发，再用开水冲洗，掰成小块，放在盘内，加白糖和醋拌匀后食用。

【功效】本方凉血消炎，适用于荨麻疹。

偏方22 南瓜炒牛肉

【用料】牛肉300克，南瓜500克。

【做法】牛肉炖至七成熟，捞出切条。南瓜去皮、瓤，洗净切条，与牛肉同炒至熟。

【功效】本方具有补益脾胃之功效，适用于荨麻疹伴恶心呕吐、腹胀腹痛者。

偏方23 野兔肉

【用料】野兔肉250克，茶油、调味品适量。

【做法】将野兔肉切成块，加茶油炒熟，加调味品后食用。每隔15日食1次，共食3次。

【功效】主治慢性荨麻疹。

偏方24 黄芪栗子鸡

【用料】栗子100克，黄芪50克，老母鸡1只，葱白20克，姜10克。

【做法】母鸡开膛洗净去内脏，栗子去皮洗净，葱白切段，与黄芪同炖。

【功效】祛风固表。适用于风寒型荨麻疹。

偏方25 韭菜粥

【用料】韭菜80克，大米100克。

【做法】大米煮粥，加入韭菜（切碎），加入油、盐、姜丝再煮片刻。趁热服食，每日服1次，3日为1疗程。

【功效】本方温中活血，适用于风寒型荨麻疹。

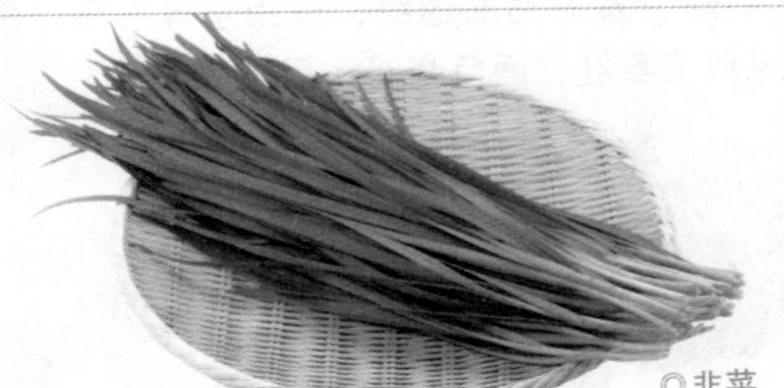

◎韭菜

偏方介绍

韭菜性温，味甘、辛，无毒。韭菜具有健胃，提神，止汗固涩，补肾助阳，固精等功效。韭菜含有大量维生素和粗纤维，能增进胃肠蠕动，治疗便秘，预防肠癌。

偏方26 芋头猪排汤

【用料】芋头茎（干茎）30～60克，猪排骨适量。

【做法】将芋头茎洗净，加适量猪排骨炖熟食。每日服1次。

【功效】本方疏风、清热、解表，主治风热型荨麻疹，伴发热、恶寒、咽喉肿痛等症。

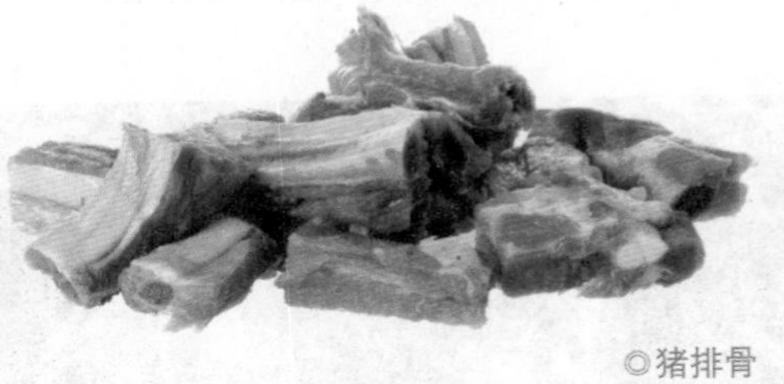

◎猪排骨

偏方介绍

猪排骨性温，味甘、咸，具有补中益气、补脾、润肠胃、生津液、丰润肌肤、养血健骨、促进儿童骨骼发育、延缓衰老的功效。

偏方27 鲜藕方

【用料】鲜藕 300 克，红糖 10 克。

【做法】鲜藕洗净切片，开水焯过后，入调料及红糖，拌匀即可。当点心吃。

【功效】本方活血通络，适用于荨麻疹，症见风疹黯红、面色晦暗、口唇色紫等。

偏方28 麦麸醋外擦方

【用料】蕹菜 400 克，鲜黄菊花 10 克。

【做法】先煎菊花，取汁 15 ~ 20 毫升。蕹菜炒熟后，将菊花汁淋其上，加调料即可。佐餐食用。

【功效】本方清热凉血，适用于荨麻疹伴咽喉肿痛者。

偏方29 生地甲鱼汤

【用料】生地黄 18 克，甲鱼 1 只，苏叶适量。

【做法】将甲鱼洗净，与生地黄炖熟，放苏叶稍煮片刻即成。喝汤吃肉，每日 1 剂，连服 8 ~ 10 剂。

【功效】适用于血虚型荨麻疹。常见于老年人或久病之后，风疹色淡红，日轻夜重，或疲劳时加重。

偏方30 胡萝卜炒笋丝

【用料】胡萝卜、竹笋各 50 克，黄花菜 15 克，鲜金银花 10 克。

【做法】竹笋、胡萝卜洗净切丝，与黄花菜同炒。待起锅后，拌入鲜金银花即可。佐餐食用。

【功效】本方有清热凉血之功，适用于荨麻疹，症见风疹色红，遇热则剧，得冷则减，或兼咽喉肿痛等。

偏方31 桂花鲜桃

【用料】鲜桃 300 克，红糖、桂花酱各 20 克。

【做法】鲜桃洗净，去皮、核，切条，加入桂花酱、红糖，当点心吃。

【功效】本方活血散瘀，适用于荨麻疹。

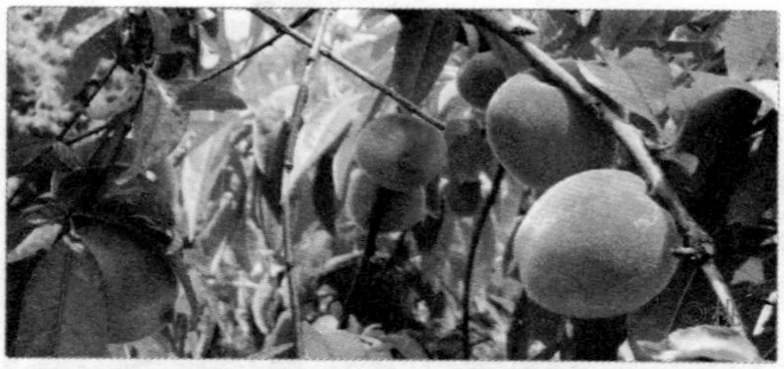

偏方介绍

桃性温，味甘、酸，具有补气养血、补心、生津解渴、利水、开胃、助消化、通便、止咳、祛斑美容之功效。

偏方32 鲜藕方

【用料】鲜藕 300 克，红糖 10 克。

【做法】鲜藕洗净切片，开水焯过后，入调料及红糖，拌匀即可。当点心吃。

【功效】本方活血通络，适用于荨麻疹，症见风疹黯红、面色晦暗、口唇色紫等。

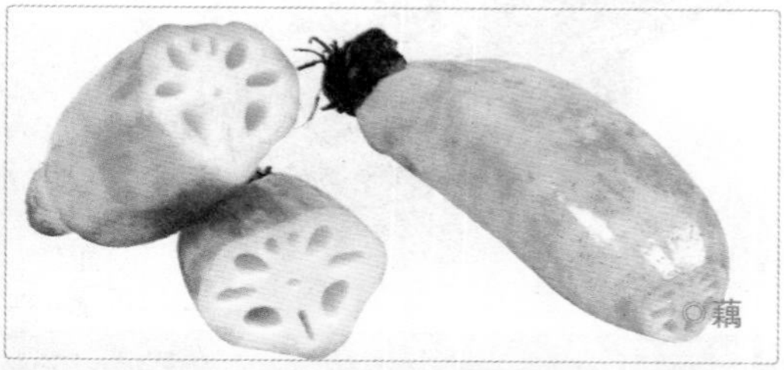

藕

偏方介绍

藕具有清热凉血、通便止泻、健脾开胃、养胃滋阴、健脾益气的滋补功效，能凉血止血，润肠养肺，对湿疹有一定疗效。

食疗偏方

妇产科

痛经 >>

女子正值经期或行经前后，出现周期性的小腹疼痛，伴有腰痛、腹胀、乳房胀痛等症状，严重影响生活及工作者，称为痛经，又称经行腹痛。痛经主要是由肾气亏虚、气血不足，加上精神压力，令肝气郁结，以致气血运行不顺而造成的。

偏方01 山楂向日葵子

【用料】山楂30克,葵花子15克,红糖30克。

【做法】先将山楂、葵花子一同放在锅内炒，以葵花子炒香熟为度。再加水，熬成浓汁后，将红糖放入熬化即成。每次于经前1～2天，连服2～3剂，正痛时亦可服用。

【功效】对血瘀为主的痛经有一定食疗功效。

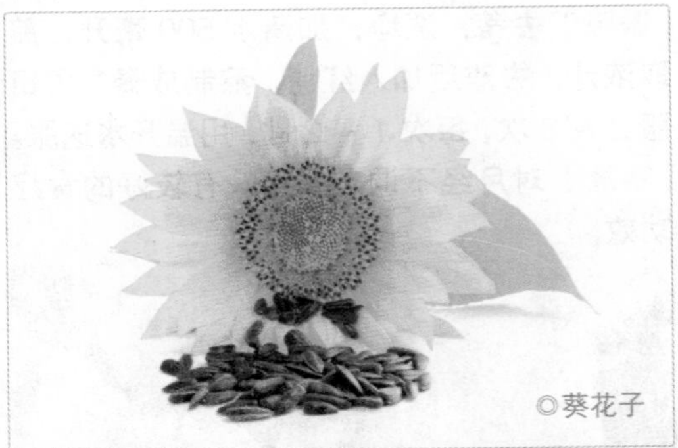

◎葵花子

偏方介绍

葵花子，是向日葵的果实。葵花子性平，味甘，归大肠经。生用驱虫润肠燥，具有补虚，降血脂，防癌的功效，适宜于神经衰弱、失眠、蛲虫病患者食用，也适合于高血脂、动脉硬化、癌症患者食用；炒后性温燥，多食易引起口干、口疮、牙痛、便燥等“上火”症状，故患者不宜用。

偏方02 母鸡当归汤

【用料】母鸡1只,当归30克,醪糟汁60克，姜、葱、盐各适量。

【做法】鸡处理干净，当归洗去浮灰，同放入砂锅，加水、醪糟汁、当归、姜、葱、盐，盖严锅盖，先在旺火上烧开，再用小火炖3小时，出锅时撒胡椒面，佐餐食。

【功效】对气血不足所致之痛经有疗效。

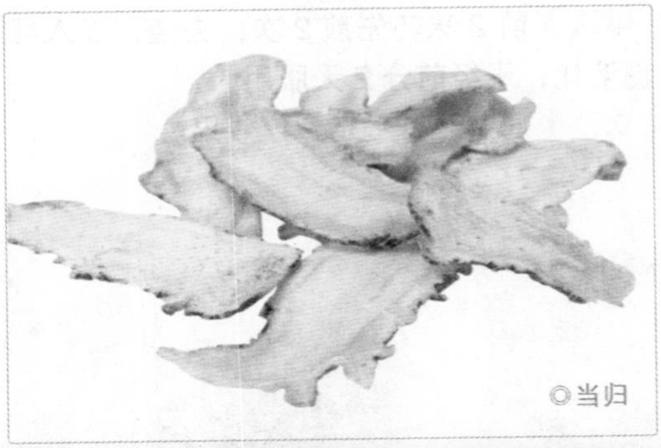

◎当归

偏方介绍

当归为多年生草本植物，在中国分布于甘肃、云南、四川、青海、陕西、湖南、湖北、贵州等地。具有补血活血，调经止痛，润肠通便的功效，用于血虚萎黄、眩晕心悸、月经不调、经闭痛经、虚寒腹痛、肠燥便秘、风湿痹痛、跌扑损伤、痈疽疮疡等。

偏方03 干丝瓜汤

【用料】干丝瓜1条。

【做法】将干丝瓜加水1碗煎服。每日1次，连服3～4天。

【功效】对痛经有一定食疗效果。

偏方04 酒渍核桃干

【用料】黄酒、红糖各400克，核桃仁200克。

【做法】黄酒、红糖共加热使红糖溶化，用碗装好，将核桃仁200克放入，浸渍1～2日，晒干。每日服3次，每次15～20克。

【功效】对经后腰酸、腹痛的虚寒性痛经，有一定食疗功效。

偏方05 艾叶姜糖水

【用料】艾叶9克，生姜2片，红糖100克。

【做法】共水煎。早晚分服。每于月经前3～4日开始服，来经停服。连用3～4个月经周期。

【功效】补中益气，温经散寒。对经前腹痛有食疗功效。

偏方06 鸡蛋元胡汤

【用料】鸡蛋2个，元胡20克，益母草50克。

【做法】3物加水同煮，鸡蛋熟后去壳，再煮片刻。食蛋饮汤，于经前开始，日服1次，连服5～7天。

【功效】对阳虚内寒之痛经，有一定食疗效果。

偏方07 南瓜红花汤

【用料】南瓜蒂1枚，红花5克，红糖32克。

【做法】前2味药先煎2次，去渣，加入红糖溶化，于经前分2天服用。

【功效】对痛经有一定食疗效果。

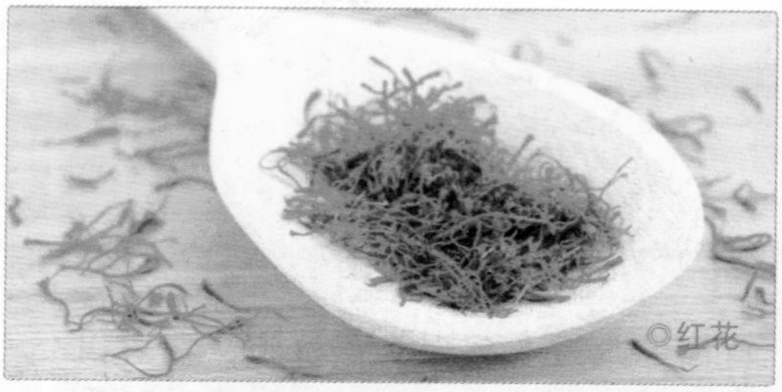

◎红花

偏方介绍

红花性温，味辛，归心、肝经。气香行散，入血分具有活血通经，祛瘀止痛的功效，主治痛经、经闭、产后血晕、瘀滞腹痛、胸痹心痛、血积、跌打瘀肿、关节疼痛。此药孕妇慎用。

偏方08 玫瑰花方

【用料】初开玫瑰花50克。

【做法】去蒂，洗净，加清水500毫升，煎取浓汁，去渣后加入红糖，熬制成膏。每日服2～3次，每次1～2匙，用温开水送服。

【功效】对月经不调、痛经，有较好的食疗功效。

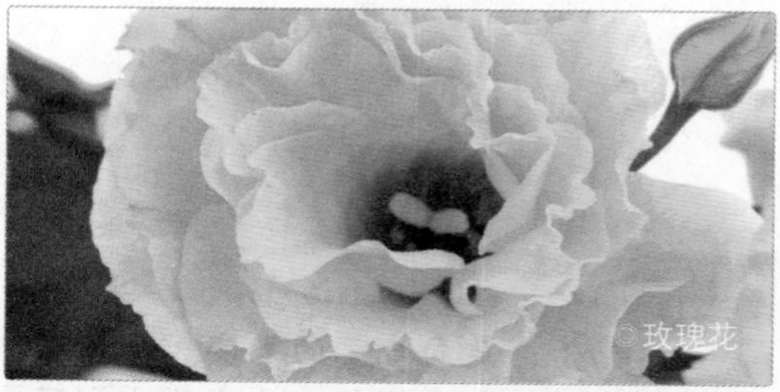

◎玫瑰花

偏方介绍

玫瑰花性温，味甘、微苦，归肝、脾经。具有行气解郁，和血，止痛的功效。玫瑰花还具有活血调经，润肠通便，解郁安神之功效。用于肝胃气痛、食少呕恶、月经不调、跌扑伤痛等。

食疗偏方

妇产科 月经不调 >>

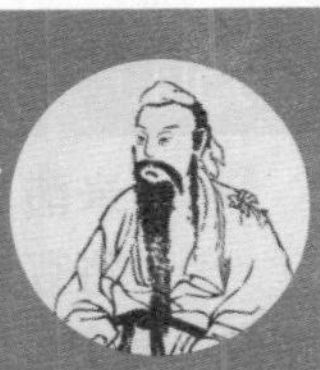

月经不调是指月经周期、经期、经量异常的一类疾病，包括月经先期、月经后期、月经先后无定期、月经过多、月经过少等。月经不调的病因病机，主要是七情所伤或外感六淫，或先天肾气不足，多产房劳，劳倦过度，使脏气受损，肾肝脾功能失常，气血失调，致冲任二脉损伤，导致月经不调。

偏方01 牡丹甜糕方

【用料】牡丹花2朵，鸡蛋5个，牛奶250克，白面200克，白糖150克，小苏打少许。

【做法】牡丹花瓣洗净切丝。鸡蛋去壳打花，同牛奶、白面、白糖、小苏打一起搅匀。倒一半在开了锅的湿屉布上，撒牡丹花丝，倒入余下混合料，蒸20分钟取出即成。

【功效】对月经不调、行经腹痛有疗效。

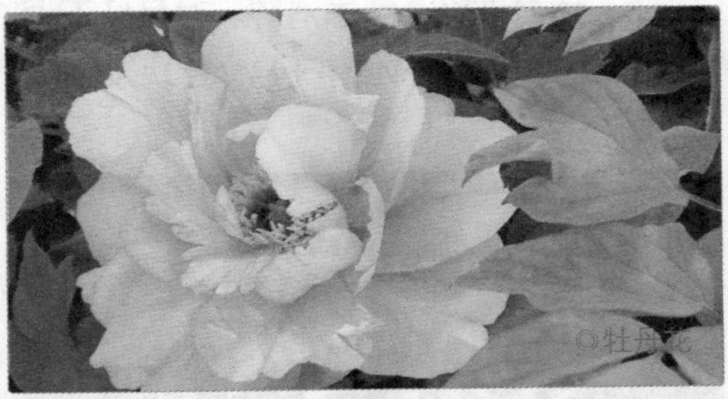

◎牡丹花

偏方介绍

牡丹花性平，味苦、淡，归肝、脾经。具有调经活血，养血和肝，散郁祛瘀的功效，可用于妇女月经不调、经行腹痛、闭经等。牡丹花能调经止痛，牡丹花还能通经络，利关节，常用作关节痹痛、妇女经闭腹痛等病症的辅助治疗食品。

偏方02 十全大补汤

【用料】猪肉、鸡肉、海参各100克，人参3克，干贝、熟火腿、虾米各20克，冬笋50克。

【做法】人参切薄片；干贝、虾米浸泡；其余材料切丁。油锅烧热，放葱、姜、料酒，加水放盐和除海参、人参外的食材，小火炖至肉烂，加海参、人参煮10分钟即成。

【功效】养血美颜。对月经不调有食疗功效。

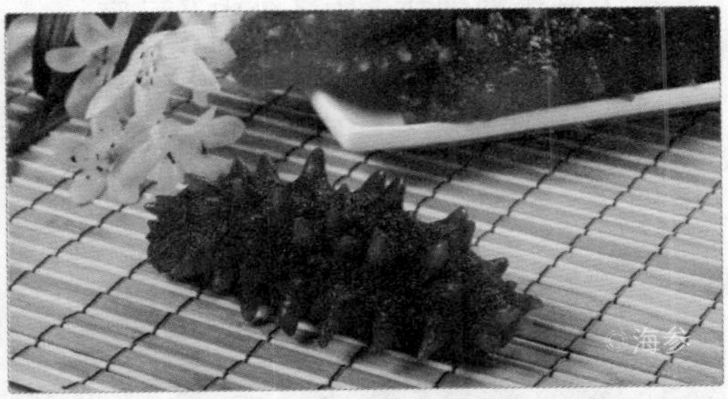

◎海参

偏方介绍

海参性微寒，味甘、咸，归肺、肾、大肠经。具有补肾益精，养血润燥，止血的功效，用于精血亏损，虚弱劳怯，阳痿，梦遗，肠燥便秘、肺虚咳嗽、咯血，肠风便血，外伤出血等。适宜虚劳羸弱、气血不足、营养不良、病后产后体虚之人食用；也适宜肾阳不足、阳痿遗精、小便频数之人食用。

偏方03 米醋豆腐方

【用料】米醋200克，豆腐250克。

【做法】将豆腐切成小块用醋煮，以文火煨炖，煮熟。饭前吃，一次吃完。

【功效】活血调经。对身体尚壮妇女的月经不调，如经期过短、血色深红、量多有一定食疗效果。

偏方04 山楂红糖水

【用料】生山楂肉50克，红糖40克。

【做法】生山楂肉水煎去渣，冲入红糖，热饮。非妊娠者多服几次,经血亦可自下。

【功效】活血调经。对月经错后有一定食疗功效。

偏方05 黑豆苏木汤

【用料】黑豆50克,苏木20克,红糖少许。

【做法】黑豆炒熟研末，与苏木加水共煎。加红糖调服。

【功效】行血祛瘀，利水消肿。对月经不调有食疗效果。

偏方06 鸡蛋红糖水

【用料】鸡蛋2个，红糖100克。

【做法】红糖加水少许，水开后打入鸡蛋至半熟即成。应在月经干净后服用，连用2～3次，每天1次。

【功效】滋阴养血，调经止痛。对妇女月经不调、血虚有一定食疗效果。

偏方07 豆腐羊肉汤

【用料】豆腐2块，羊肉50克，生姜25克，盐少许。

【做法】共煮熟加盐。饮汤食肉及豆腐。

【功效】益气血，补脾胃。对体虚及妇女月经不调、脾胃虚寒有一定食疗效果。

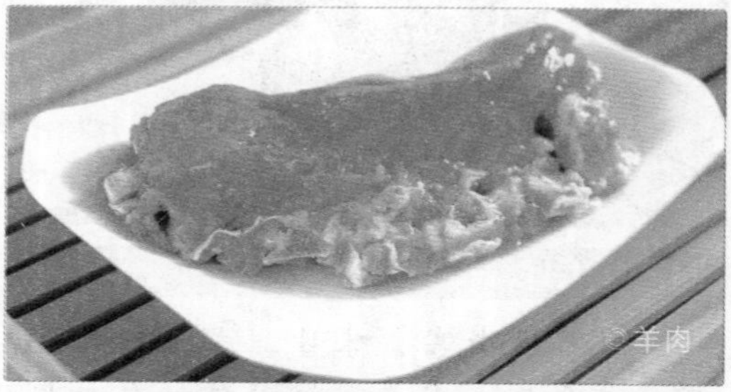

◎羊肉

偏方介绍

羊肉性温，味甘，无毒，归脾、肾经。具有补体虚，祛寒冷，温补气血，益肾气，补形衰，开胃健力的功效，用于肾虚腰疼、阳痿精衰、病后虚寒、产妇产后大虚或腹痛，产后出血等。

偏方08 猪肉益母草汤

【用料】猪瘦肉50克，益母草10克。

【做法】水煎煲汤，日饮2次。

【功效】活血调经，利尿消肿。对月经不调，如经血过多、经期不准有一定食疗功效。

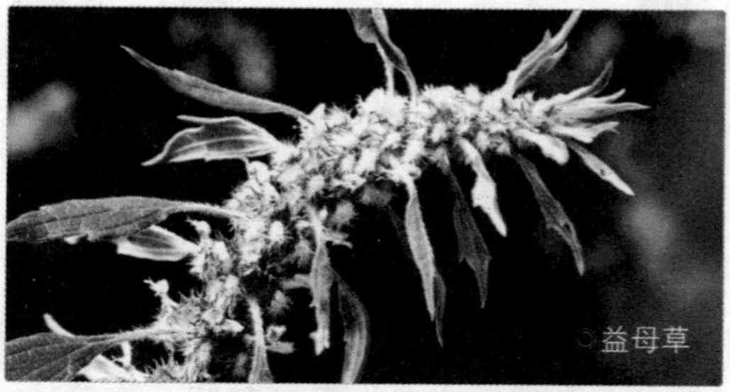

◎益母草

偏方介绍

益母草性微寒，味苦、辛，归心、肝、膀胱经。具有活血调经，利水消肿，清热解毒的功效，可用于血滞经闭、痛经等。值得注意的是，益母草有毒性，慎用。

偏方09 红枣益母汤

【用料】红枣 20 枚，益母草 10 克，红糖 10 克。

【做法】加水共炖。饮汤。每日早晚各 1 次。

【功效】温经养血，祛瘀止痛。对经期受寒或贫血等造成的月经不调、疼痛、腰酸，有一定的疗效。

偏方10 藕节散

【用料】藕节 500 克，白酒适量。

【做法】将藕节焙干研末。每日 3 次，1 次 3 克，用白酒送服。

【功效】对月经不调有一定的食疗功效。

偏方11 龙眼炖鸡蛋

【用料】龙眼肉 50 克，鸡蛋 1 个。

【做法】加水先煮龙眼肉，半小时后将鸡蛋打入龙眼汤内共炖至熟。在月经干净后服用，连用 10 天，每天早晚各 1 次。

【功效】补益心脾，滋阴养血。对月经不调有一定食疗功效。

偏方12 菱角赤小豆方

【用料】菱角 100 克，荷叶 10 克，赤小豆 30 克。

【做法】共水煎服，每日 2 次。

【功效】对月经不调有一定食疗功效。

偏方13 北芪鸡汤

【用料】北芪 20 克，老母鸡 1 只，盐适量。

【做法】将老母鸡破肚去杂物，洗净沥干，把北芪纳入鸡腹内，煮沸后改文火炖，待熟时加盐少许。食肉饮汤，每日 2 次。

【功效】补血，调经，祛风，利湿。对月经不调、行经疼痛等有一定食疗效果。

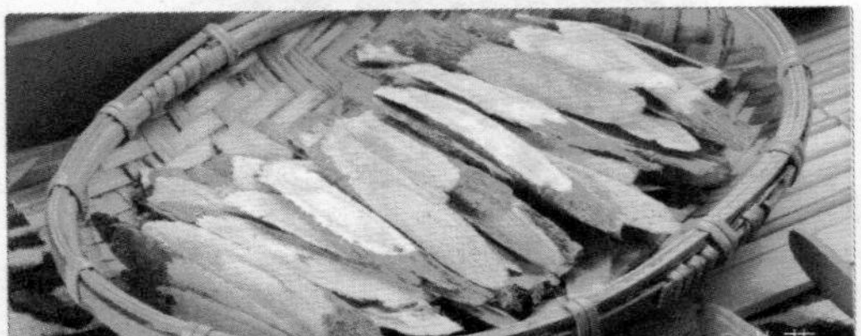

◎北芪

偏方介绍

北芪即黄芪。黄芪性微温，味甘，归肺、脾、肝、肾经。具有益气固表，敛汗固脱，托疮生肌，利水消肿之功效，用于治疗气虚乏力、中气下陷、久泻脱肛、便血崩漏、表虚自汗等。

偏方14 玫瑰花方

【用料】初开玫瑰花 300 朵，(去心蒂)，红糖适量。

【做法】在锅内煎成浓汁，去渣后加入红糖 500 克，熬成膏服用。

【功效】对月经不调有一定食疗效果。

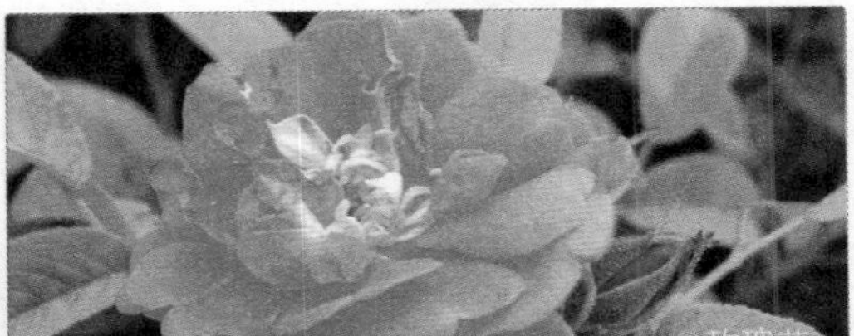

◎玫瑰花

偏方介绍

玫瑰花性温，味甘、微苦，归肝、脾经。具有行气解郁，和血，止痛的功效，用于肝胃气痛，食少呕恶，月经不调，跌扑伤痛等。

食疗偏方

妇产科

闭经 >>

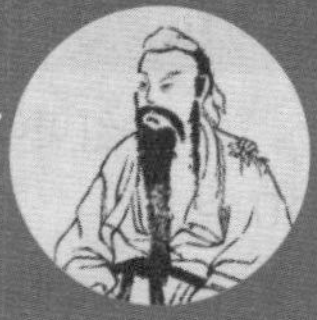

女子年逾18周岁，月经尚未来潮，或月经来潮后又中断6个月以上者，称为“闭经”，前者称原发性闭经，后者称继发性闭经。中医认为闭经大抵由于精神、饮食、失血、寒邪、湿浊等而导致心、脾、肝、肾功能失调，影响冲任二脉，气血失调，导致血海不能满溢所致。

偏方01 白鸽红枣汤

【用料】白鸽1只，红枣50克，牛膝20克，柏子仁25克，炙鳖甲、炙龟板各30克。

【做法】加水先煎炙鳖甲和炙龟板，半小时后放入牛膝和柏子仁，共煎去药渣，取药汁放入收拾干净的白鸽、红枣共炖至熟。吃肉饮汤，每日2次。

【功效】补肝益肾，行血调经。

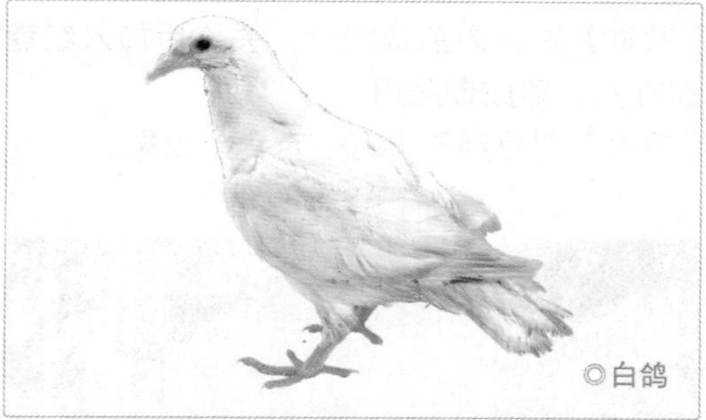

◎白鸽

偏方介绍

白鸽肉性平，味甘、咸，无毒，具有补肝肾，益气血，祛风解毒，补气，益精血，暖腰膝，壮体补肾的功效。对有肝肾虚所致的闭经、月经量少有一定食疗效果。红枣性温，味甘，归脾、胃经。具有补中益气、和中健脾、养血安神的功效。二者结合使用，对闭经有一定的疗效。

偏方02 泽兰叶煮甲鱼

【用料】泽兰叶10克，甲鱼1只，米酒少许。

【做法】将活的甲鱼用热水烫，使其排尿后，切开去肠脏。泽兰叶研末，纳入甲鱼腹内（甲与肉同用），加清水适量，放瓦盅内隔水炖熟，加少许米酒服食。每隔1天1次，连服3～5次显效。

【功效】对阴虚血燥之闭经有食疗效果。

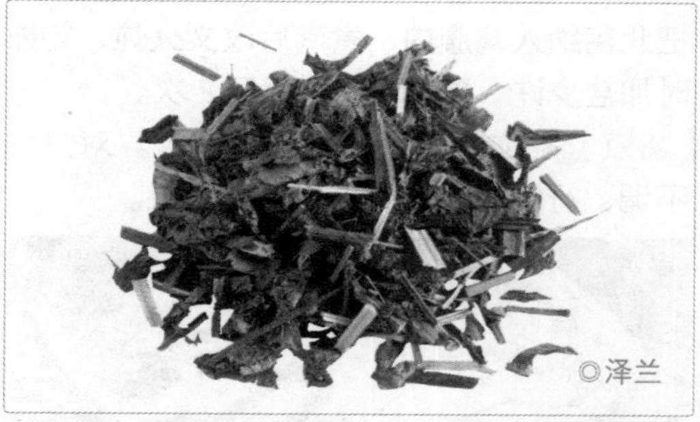

◎泽兰

偏方介绍

泽兰性微温，味苦、辛，归肝、脾经，具有活血化瘀，行水消肿的功效。用于月经不调、闭经、痛经、产后瘀血腹痛、水肿等，对肝硬化、肝腹水也有一定的疗效。本方中所用为泽兰叶，在加工时是仅摘叶入药，拣去杂质，洗净，阴干而成。能活血祛瘀，利尿退肿，用于血滞经闭、产后瘀痛、水肿。

偏方03 老母鸡木耳汤

【用料】老母鸡1只，木耳50克，红枣10枚。

【做法】老母鸡去毛、内脏，合木耳、红枣，加水煮烂吃。

【功效】对体虚闭经有一定食疗功效。

偏方04 红糖黑豆粥

【用料】黑豆50克，红花6克，生麦芽50克，红糖60克。

【做法】将黑豆、红花、生麦芽放入砂锅中煎煮，冲红糖温服。每日2次，连服3个月。

【功效】补肾疏肝，通经，活血补血。

偏方05 姜丝炒墨鱼

【用料】生姜50克，墨鱼（去骨）400克，鲜芡实30克，油、盐各适量。

【做法】将生姜切成细丝，墨鱼洗净切片，与鲜芡实放油、盐同炒。

【功效】清热抗结核，活血化瘀，益气养阴，滋肾济火。

偏方06 红糖姜枣饮

【用料】红糖100克，红枣100克，生姜25克。

【做法】水煎。代茶饮，连续服用至见月经来潮为止。

【功效】补血活血，散寒调经。对闭经有一定食疗效果。

偏方07 乌鸡丝瓜汤

【用料】乌鸡肉150克，丝瓜100克，鸡内金15克，盐少许。

【做法】共煮至烂，服时加盐少许。

【功效】健脾消食，养阴补血。对因体弱血虚引起的闭经、月经量少有食疗效果。

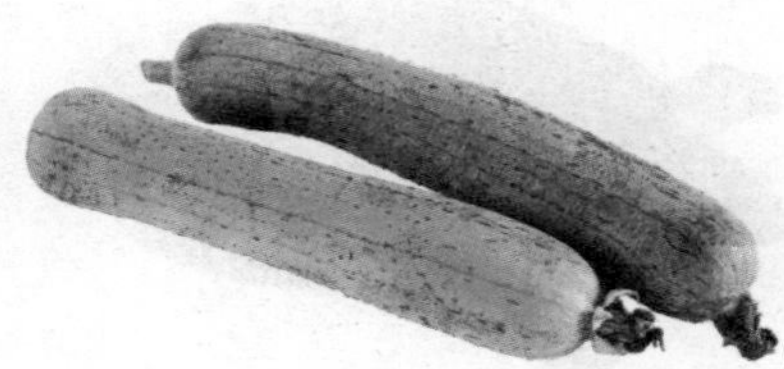

◎丝瓜

偏方介绍

丝瓜性寒，味甘，无毒，能清热化痰，凉血解毒，除热利肠。月经不调者，身体疲乏、痰喘咳嗽、产后乳汁不通的妇女适宜多吃丝瓜。体虚内寒、腹泻者不宜多食丝瓜。

偏方08 向日葵梗猪爪汤

【用料】向日葵梗9克，猪爪250克。

【做法】猪爪（猪蹄壳）洗净，刮去污垢，用河沙在锅中炒，洗净后入砂锅，用文火煨炖至烂熟，加向日葵梗，煮几沸熬成浓汁，去渣饮汁，每日2次，每次20～30毫升。

【功效】适用于气滞血瘀之闭经。

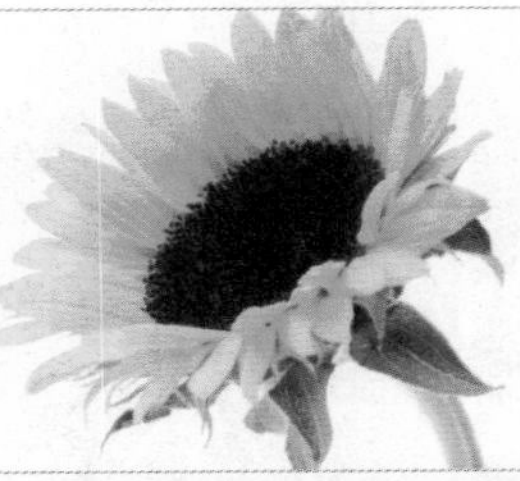

◎向日葵

偏方介绍

向日葵性平，味甘，具有平肝祛风，清湿热，消滞气的功效。茎髓可健脾利湿止带，可治疗淋症、前列腺炎。根可清热利湿，行气止痛。

偏方09 猪肝红枣汤

【用料】猪肝200克，红枣20枚，番木瓜1个。

【做法】将红枣去核，番木瓜去皮，加水煮熟吃。

【功效】对闭经有食疗功效。

偏方10 猪肉当归汤

【用料】猪瘦肉200克，当归、生姜各25克。

【做法】同煮。吃肉饮汤，每日1次。

【功效】补中益气，温中暖下，补血活血，调经止痛。对产后血虚、干血痨有一定食疗效果。

偏方11 猪肉黄花菜汤

【用料】猪瘦肉250克，当归15克，黄花菜根15克，盐少许。

【做法】先煮猪瘦肉至半熟，下其他各味共煮。吃肉饮汤。

【功效】补血活血，调经止痛。对血虚经闭、身体虚弱有一定食疗功效。

偏方12 木耳苏木方

【用料】木耳50克，苏木50克，酒1碗。

【做法】用水、酒各1碗，煮成1碗服。

【功效】对妇女月经忽然停止，过1～2个月有腰胀、腹胀现象者有食疗功效。

偏方13 桃仁墨斗鱼汤

【用料】桃仁10克，墨斗鱼200克，油、盐各适量。

【做法】墨斗鱼洗净，切片，加水与桃仁共煮，以油、盐调味。食鱼饮汤。

【功效】滋阴养血，活血祛瘀。对血滞经闭有一定食疗效果。

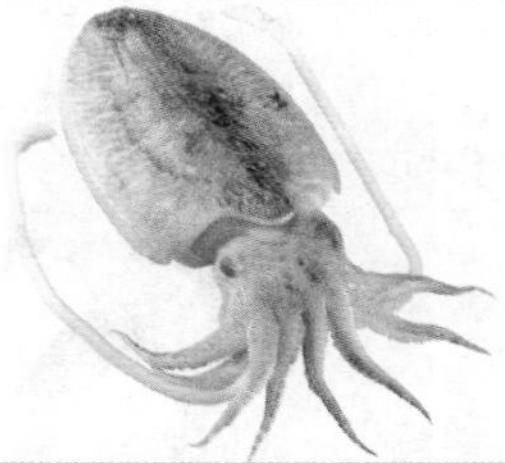

◎墨斗鱼

偏方介绍

墨斗鱼即乌贼，乌贼性平，味咸，归肝、肾经。具有养血、通经、催乳、补脾、益肾、滋阴、调经、止带的功效，用于治疗妇女经血不调、水肿、湿痹、痔疮、脚气等症。

偏方14 甲鱼血

【用料】甲鱼1只，黄酒适量。

【做法】将鲜活肥大的团鱼头砍下，取其血滴入碗内，兑入同等量的黄酒搅匀，再用同等量的开水冲服。

【功效】滋阴养血。对妇女干血痨有一定食疗效果。

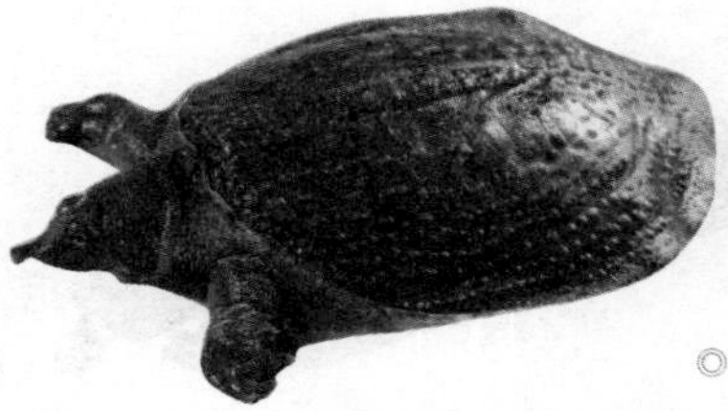

◎甲鱼

偏方介绍

甲鱼肉性平、味甘，归肝经，具有滋阴清热，补虚养肾，补血，补肝的功效，是滋阴补肾的佳品。用于肝肾阴虚、劳热骨蒸，或虚劳咳嗽、冲任虚损、崩漏失血、久疟不止等。

食疗偏方

妇产科

白带增多 >>

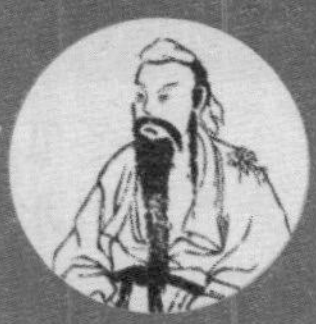

白带是指妇女在青春期、月经前期或妊娠期，从阴道中排泄出的少量无臭、异味的白色或淡黄色分泌物。如果妇女在月经前期或妊娠期、青春期带下量多，颜色深黄或淡黄，或混有血液，质黏稠如脓或清稀如水，气味腥臭，称为白带增多症，是妇女生殖器官炎症或肿瘤疾病的先导。

偏方01 胡椒鸡蛋方

【用料】胡椒7粒，鸡蛋1个。

【做法】先将胡椒炒焦，研成末。再将鸡蛋捅一小孔，把胡椒末填入蛋内，用厚纸将孔封固，置于火上煨熟。去壳吃，日2次。

【功效】温中散寒，化湿止带。对寒性白带色清如水、面色苍白、口淡无味有食疗效果。

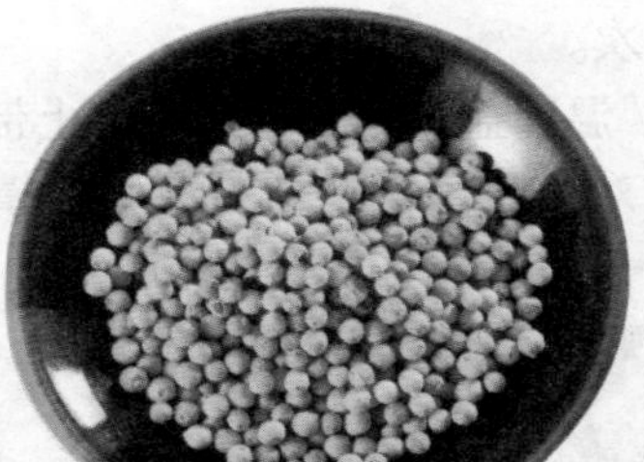

◎胡椒

偏方介绍

胡椒科植物胡椒的干燥近成熟或成熟果实。胡椒性热，味辛，归胃、脾、大肠经。具有健胃进食，温中散寒，下气，消痰，止痛的功效，用于脾胃虚寒、呕吐、腹泻等，对白带增多有一定的疗效。一般人群均可食用胡椒，消化道溃疡、咳嗽咯血、痔疮、咽喉炎症、眼疾患者应慎食。

偏方02 小米黄芪粥

【用料】黄芪50克，小米100克，冰糖适量。

【做法】黄芪切片，注入清水1000毫升，煮至600毫升时，去渣留汁。再将小米淘净放入，慢熬至粥将成时，下冰糖，熬溶。分3次空腹服，连服3～5天。

【功效】对白带过多有一定食疗效果。

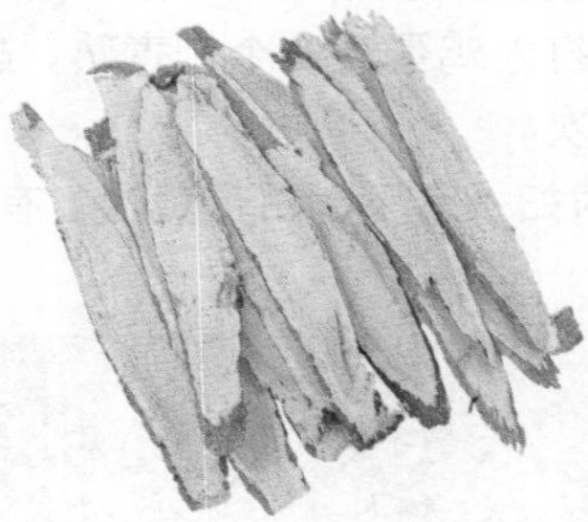

◎黄芪

偏方介绍

黄芪性微温，味甘，归肺、脾、肝、肾经，具有益气固表、敛汗固脱、托疮生肌、利水消肿之功效。用于治疗气虚乏力、中气下陷、久泻脱肛、便血崩漏、表虚自汗、痈疽难溃、痈疽久溃不敛、血虚萎黄、内热消渴、慢性肾炎、蛋白尿、糖尿病等。炙黄芪益气补中，生黄芪固表托疮。

偏方03 冬瓜子白果仁方

【用料】冬瓜子50克，白果仁10粒。

【做法】用水1碗半共煮至剩半碗。可吃可饮。

【功效】祛湿热，止带浊，利小便。对妇女白带过多、稠黏污臭，小便黄短有食疗效果。

偏方04 小丝瓜方

【用料】经霜打的3指长小丝瓜适量。

【做法】将小丝瓜置新瓦上焙焦黄，研末。每服6克，临睡时开水送服。

【功效】清热凉血，止带浊。对年久不愈的赤白带下有一定食疗功效。

偏方05 白扁豆方

【用料】白扁豆、红糖、淮山药各适量，米泔水适量。

【做法】白扁豆用米泔水浸后去皮，同另两味共煮，至豆熟为度。每日2次，经常服用收效。

【功效】健脾祛湿，对白带过多有疗效。

偏方06 马料豆白果方

【用料】马料豆（黑豆之紧小者）50克，白果7枚（去壳），黄酒适量。

【做法】马料豆、白果同炒，然后以黄酒和水合煎。每日2次分服。

【功效】温中祛湿，止带浊，利小便。对孕妇白带如崩、腰膝酸痛有食疗效果。

偏方07 荞麦蛋清汤

【用料】荞麦米50克，鸡蛋清2个。

【做法】荞麦米烧焦，注入清水200毫升，烧开后，打入鸡蛋清2个，煮熟。趁热服，每日服2次。

【功效】对妇女带下、白带黄浊，有一定食疗功效。

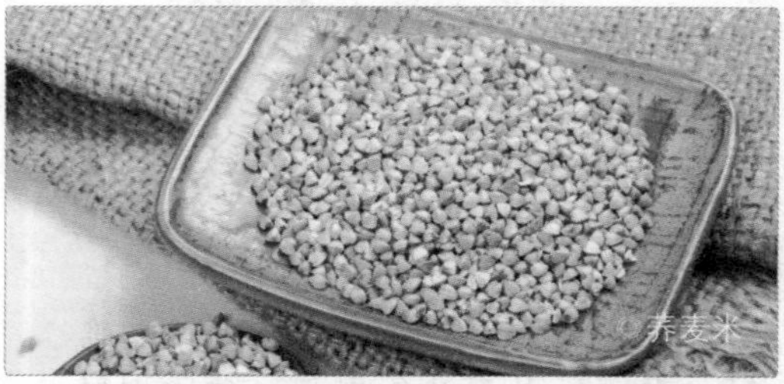
◎荞麦米

偏方介绍

荞麦米性寒，味甘，归脾、胃、大肠经。具有健脾益气、开胃宽肠、除湿下气消食化滞的功效。荞麦米与鸡蛋清共食，能对因湿热所致白带增多有食疗作用。

偏方08 银杏粥

【用料】银杏10克，粳米100克。

【做法】先水煎银杏去渣取汁，入米煮做粥。日食2次。

【功效】温肺益气，止咳定喘，止带浊，缩小便。对久咳气喘、白带多、遗精、小便频数有一定食疗效果。

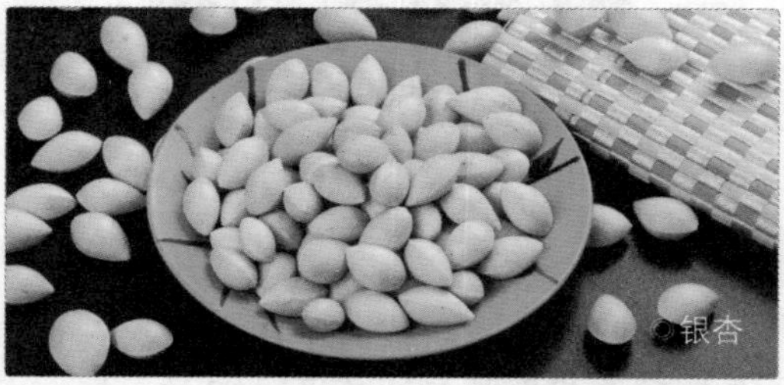
◎银杏

偏方介绍

银杏又称白果，性平，味甘、苦、涩，小毒，归肺、肾经。具有敛肺气、定喘咳的功效，对于肺病咳嗽、老人虚弱体质的哮喘及各种哮喘痰多者，均有辅助食疗作用。

食疗偏方

妇产科

妊娠呕吐 >>

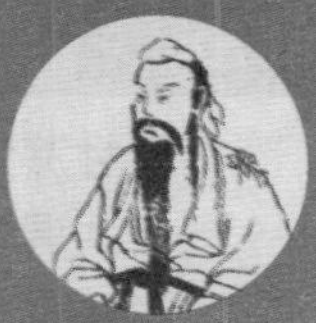

妊娠呕吐又称妊娠恶阻。妇女在怀孕初期会出现食欲不振，有轻度恶心、呕吐等现象，在不影响饮食的情况下则属于正常生理反应，一般到妊娠第3个月能自然消失。但有些孕妇呈持续性或剧烈呕吐，甚至不能进饮食、全身乏力、明显消瘦、小便少、皮肤黏膜干燥、眼球凹陷等，则为妊娠呕吐。

偏方01 红枣糯米粥

【用料】糯米60克，红枣30克，生姜3片。

【做法】先将糯米、红枣煮成稀粥，待熟时下红糖，生姜片，煮沸后即可。

【功效】醒脾开胃，降逆止吐。

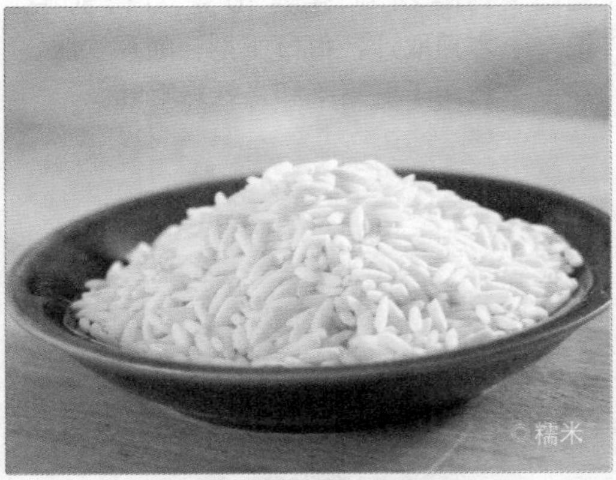

◎糯米

偏方介绍

糯米是糯稻脱壳的米，在中国南方称为糯米，而北方则多称为江米。糯米性温，味甘，归脾、肺经。具有补中益气、止泻、健脾养胃、止虚汗、安神益心、调理消化和吸收的作用，对于脾胃虚弱、提疲乏力、多汗、呕吐与经常性腹泻、痔疮、产后痢疾等症状有舒缓作用。

偏方02 韭菜姜汁方

【用料】韭菜200克，鲜姜200克，白糖适量。

【做法】将韭菜、鲜姜切碎，捣烂取汁，用白糖调匀。饮汁。

【功效】温中止呕，行气和中。对怀孕后恶心呕吐、不思饮食有一定食疗功效。

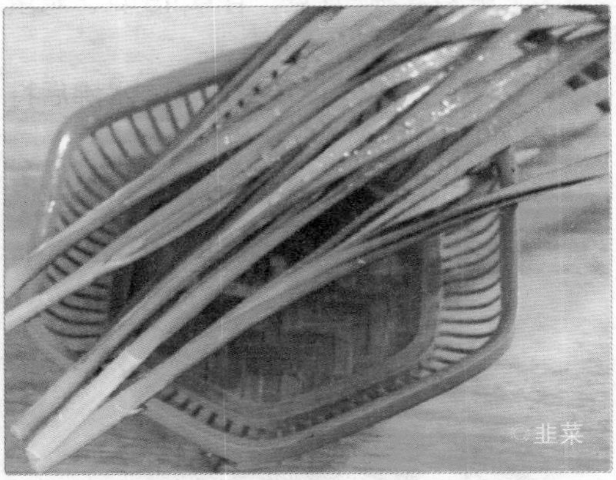

◎韭菜

偏方介绍

韭菜性温，味甘、辛、咸，归肝、胃、肾经。具有温中行气，散瘀解毒的功效。可补肾益胃，充肺气，安五脏，行气血，止汗固涩，止呃逆，用于阳痿、早泄、遗精、多尿、腹中冷痛、胃中虚热、泄泻、白浊、经闭、白带、腰膝痛和产后出血等。

偏方03 姜汁甘蔗露

【用料】甘蔗汁1杯，鲜姜汁1汤匙。

【做法】共调匀，加热温服。

【功效】健胃，下气，止呕。对孕妇呕吐、饮食难下有一定食疗效果。

偏方04 糯米汤

【用料】糯米30克（1次量）。

【做法】按常法熬汤。每日饮4次，禁食硬、冷食物。

【功效】益气，和中。对怀孕2个月后发生的呕吐，服药不见效者有一定食疗效果。

偏方05 萝卜子姜柚汤

【用料】萝卜子15克，鲜姜15克，柚皮151克。

【做法】上3味加水1碗，煮成半碗后服。

【功效】温中，止呕。对妊娠呕吐有一定食疗效果。

偏方06 橄榄汤

【用料】橄榄（又名青果）不拘量。

【做法】洗净，捣烂，水煎。日服2或3次。

【功效】理气解郁，生津消积。对妇女怀孕后反胃呕吐有一定食疗效果。

偏方07 鲜芹菜根汤

【用料】鲜芹菜根10克，甘草15克，鸡蛋1个。

【做法】鲜芹菜根、甘草先煎汤，水沸后打入鸡蛋冲服。

【功效】清热，降逆。对怀孕后反胃呕吐有一定食疗效果。

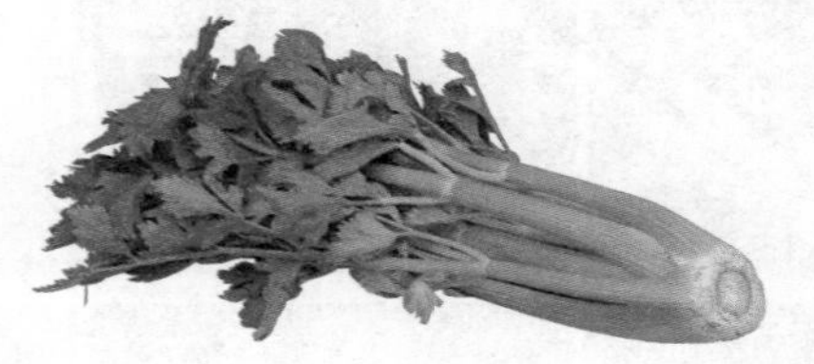

◎芹菜

偏方介绍

芹菜性微寒，味甘、苦，无毒。芹菜茎叶中还含有药效成分的芹菜苷、佛手苷内酯和挥发油，具有降血压、降血脂、防治动脉粥样硬化的作用，对神经衰弱、月经失调、痛风有辅助食疗作用。

偏方08 乌梅生姜红糖水

【用料】乌梅24克，生姜10克，红糖30克。

【做法】水煎取汁，每日1剂，随意饮服。

【功效】适用于肝胃不和之妊娠呕吐。

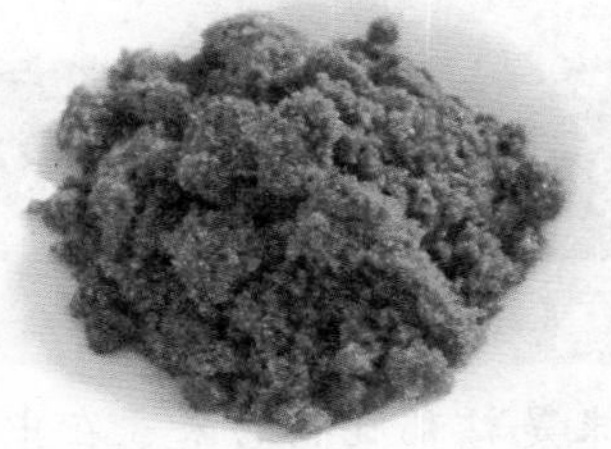

◎红糖

偏方介绍

红糖通常是指带蜜的甘蔗成品糖，一般是指甘蔗经榨汁，通过简易处理，经浓缩形成的带蜜糖。红糖性温，味甘，归脾经，具有益气补血、健脾暖胃、缓中止痛、活血化瘀的作用。

食疗偏方

妇产科

妊娠胎动 >>

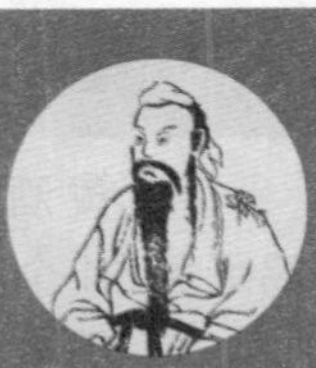

胎动指的是胎儿在子宫腔里的活动冲击到子宫壁的动作。怀孕满4个月后，即从第5个月开始母体可明显感到胎儿的活动，胎儿在子宫内伸手、踢腿、冲击子宫壁，这就是胎动。胎动的次数多少、快慢强弱等表示胎儿的安危。胎动是胎儿在妈妈子宫内的活动。

偏方01 莲蒂瓜蒂粥

【用料】莲叶蒂2个，南瓜蒂2个，糯米50克。

【做法】莲叶蒂、南瓜蒂烧成灰，拌入糯米制成的粥内。一次吃完。

【功效】养血安胎，温肾暖脾。对妊娠胎动腹痛、腰痛有一定食疗功效。

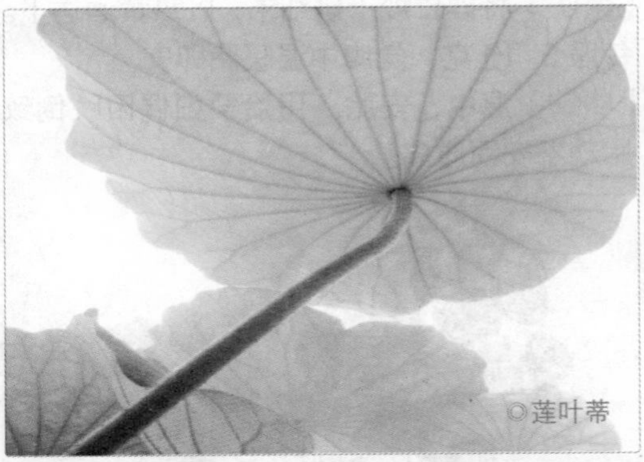

◎莲叶蒂

偏方介绍

莲叶蒂又名荷叶蒂，为睡莲科植物莲的荷叶中央近梗处剪下的叶片。莲叶蒂性平，味苦，具有清暑除湿，止血安胎，补中益气，和胃安胎，止血止带的功效。可用于胎动不安及崩漏带下等症，有升举之功，又可用于清气下陷之久泻脱肛等症。

偏方02 鲤鱼阿胶粥

【用料】鲤鱼（约500克）1条，阿胶（炒）50克，糯米500克，水1000克，葱、姜、橘皮、盐各少许。

【做法】将鲤鱼去鳞及内脏，洗净，加上述其他用料，按常法共煮为粥。每日早晚服食。

【功效】凉血安胎。对胎动不安及伤胎下血有一定食疗效果。

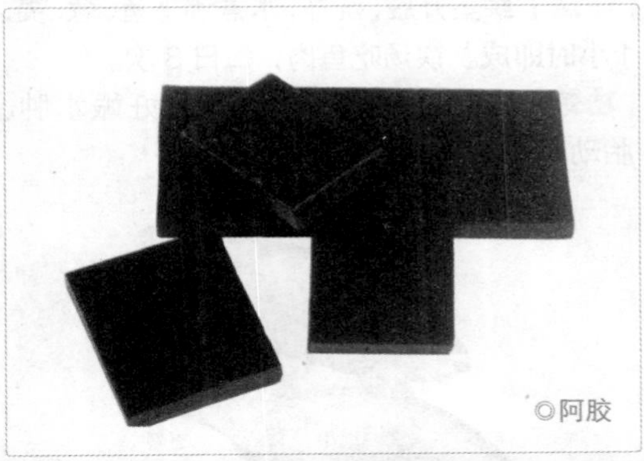

◎阿胶

偏方介绍

阿胶在我国有着很久远的历史，距今已有两千年的生产历史，最早记载于《神农本草经》，被列为上品。阿胶为马科动物驴的皮经煎煮浓缩制成的固体胶。阿胶性平，味甘，归肺、肝、肾经，具有补血，止血，滋阴润燥的功效，还有很好的固肾安胎作用。

偏方03 黄酒煮蛋黄

【用料】黄酒（以陈酿为佳）500 毫升，鸡蛋黄 14 个。

【做法】用黄酒以文火炖煮蛋黄，至稠黏为度，待冷后贮存备用。用量不限。

【功效】滋阴润燥，养血安胎。对妊娠胎动不安、胎漏出血有一定食疗效果。

偏方04 白扁豆汤

【用料】白扁豆、大米各适量。

【做法】白扁豆捣碎，研成细末，用大米熬成的浓汤调服。

【功效】清热，利尿。对妊娠误服药之胎动不安有一定食疗效果。

偏方05 炒豆酱方

【用料】豆酱 250 克，黄酒适量。

【做法】豆酱去汁，只取其豆，炒焦研末，用黄酒送服。

【功效】除热，养血。对妊娠胎动下血或下黄水有一定食疗效果。

偏方06 鲤鱼赤豆汤

【用料】鲤鱼 1 条，赤小豆 100 克，姜片、醋、盐各少许。

【做法】鲤鱼去肠杂，不去鳞，加入赤小豆及姜片醋、盐，清炖或煮汤。吃鱼喝汤。

【功效】凉血安胎，清热利水。对妊娠胎动不安及水肿有一定食疗效果。

偏方07 鲈鱼汤

【用料】鲈鱼 1 条，葱、姜各少许。

【做法】鲈鱼开膛，洗净，水煮沸下鱼、葱、姜，1 小时即成。饮汤吃鱼肉，每日 3 次。

【功效】安胎，利水。常服用对妊娠水肿、胎动不安有食疗功效。

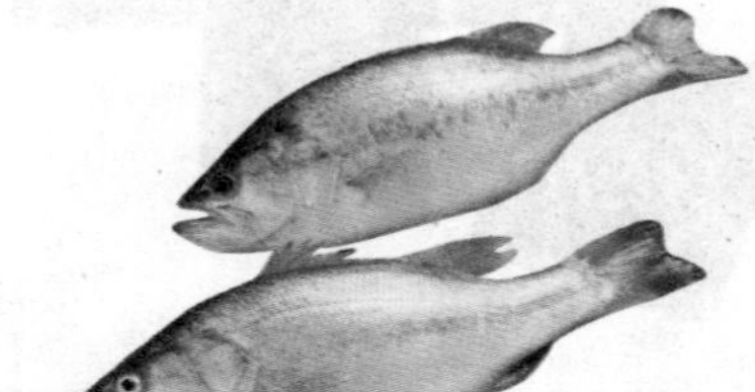

◎鲈鱼

偏方介绍

鲈鱼性平，味甘，归肝、脾、肾经，具有益脾胃，补肝肾的功效。用于脾虚泻痢、消化不良、苷积、百日咳、水肿、筋骨痿弱，胎动不安、疮疡久治不愈等。鲈鱼还能健脾补气，益肾安胎。

偏方08 黄酒砂仁方

【用料】砂仁（去皮）、黄酒各适量。

【做法】将砂仁炒干研细末，以热黄酒送下。每服 5~10 克，觉腹中温暖胎即安。

【功效】温中，安胎。用治孕妇偶因跌倒致胎动不安而腹痛。

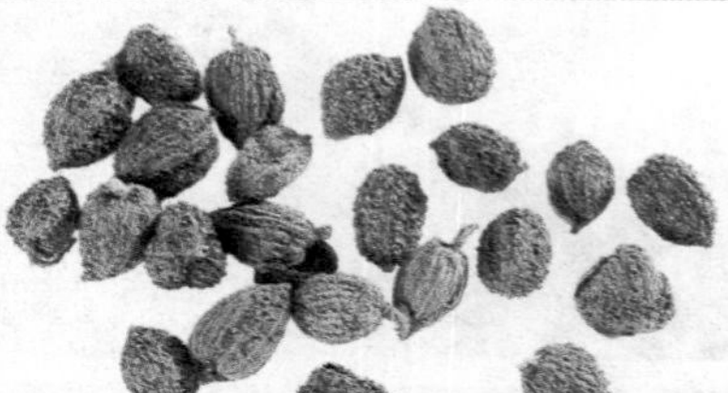

◎砂仁

偏方介绍

砂仁性温，味辛，归脾、胃、肾经。具有化湿开胃，温脾止泻，理气安胎的功效，用于湿浊中阻、脘痞不饥、脾胃虚寒、呕吐泄泻、妊娠恶阻、胎动不安等病症。

食疗偏方

妇产科

流产 >>

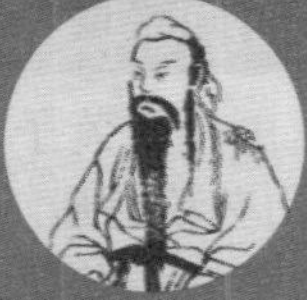

妊娠在6个月以内，胎儿尚不具备独立的生存能力就产出，叫作流产。发生在妊娠3个月以前的流产叫早期流产；发生在3个月以后6个月以前的称为晚期流产；如在堕胎或小产以后，下次受孕仍如期而坠者，或屡孕屡坠达3次以上者，称习惯性流产（滑胎）。

偏方01 母鸡糯米粥

【用料】母鸡1只,墨斗鱼(乌贼)干1大尾，糯米150克，盐少许。

【做法】母鸡收拾干净。锅内加水，将母鸡及其内脏同墨斗鱼共炖烂，取浓汤，放洗净糯米煮粥。熟时加盐调味。鸡肉、墨斗鱼佐粥。习惯性流产者提前2～3个月煮食。

【功效】对习惯性流产或胎动不安有疗效。

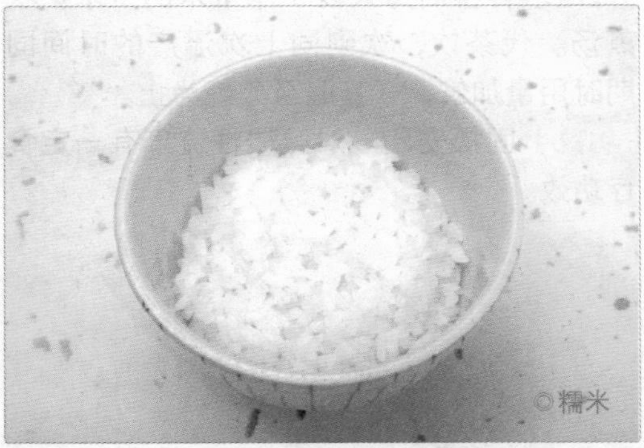

◎糯米

偏方介绍

糯米性温，味甘，归脾、肺经。能够补养体气，主要功能是温补脾胃，还能够缓解气虚所导致的盗汗，妊娠后腰腹坠胀，劳动损伤后气短乏力等症状。糯米适宜贫血、腹泻、脾胃虚弱、神经衰弱者食用。不适宜腹胀、咳嗽、痰黄、发热患者。

偏方02 鸡蛋艾叶方

【用料】鸡蛋1个，艾叶1把。

【做法】鸡蛋与艾叶同水煮（禁用铁锅），蛋熟后去皮，再煮10分钟。吃蛋不饮汤。妊娠后即开始食用，每日1次，连续吃10天。以后每月定期吃1次，每次改食2个鸡蛋，至妊娠足月为止。

【功效】对习惯性流产有一定食疗效果。

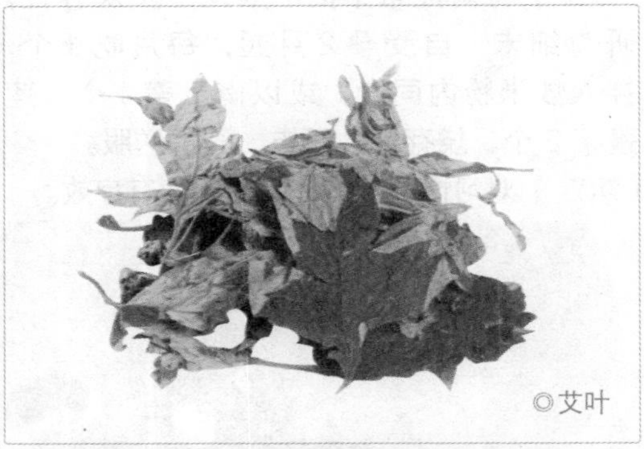

◎艾叶

偏方介绍

艾叶为菊科植物艾的干燥叶。艾叶性温，味苦、辛，归脾、肝、肾经，具有散寒止痛，温经止血的功效。用于少腹冷痛、经寒不调、痛经、宫冷不孕、胎动不安、吐血、衄血、崩漏经多、妊娠下血；外治皮肤瘙痒、脱皮。

偏方03 桂圆莲子汤

【用料】莲子（去心）、桂圆肉各50克，山药粉适量。

【做法】莲子文火煮汤，加山药粉煮粥，每日食1～2次。

【功效】具有养心安神之功效。

偏方04 山药石莲汤

【用料】山药15克，石莲肉15克，黄芩9克，黄连3克，椿根皮9克，侧柏炭9克，阿胶15克（烊化）。

【做法】共加水1000毫升，煎取300毫升，每日1剂，早餐分2次服。

【功效】具有安胎养神之功效。

偏方05 黄芪糯米粥

【用料】糯米30克，黄芪15克，川芎5克，

【做法】将糯米、黄芪、川芎加水1000克，煎至500克，每日2次，温热服。

【功效】此方具有调气血、安胎的食疗作用。

偏方06 山药杜仲粥

【用料】鲜山药90克，杜仲（或续断）6克，苎麻根15克，糯米80克。

【做法】杜仲和苎麻根用纱布包好，糯米洗净，加山药共煮成粥。服用。

【功效】补益肝肾，养血安胎。对习惯性流产或先兆流产有一定食疗功效。

偏方07 南瓜蒂方

【用料】南瓜蒂适量。

【做法】将南瓜蒂（把）放瓦上炙灰存性，研为细末。自受孕2月起，每月吃1个，拌入炒米粉内同食，或以南瓜蒂1个，莲蓬蒂2个，烧存性，研末，开水送服。

【功效】对习惯性流产、胎动不安有疗效。

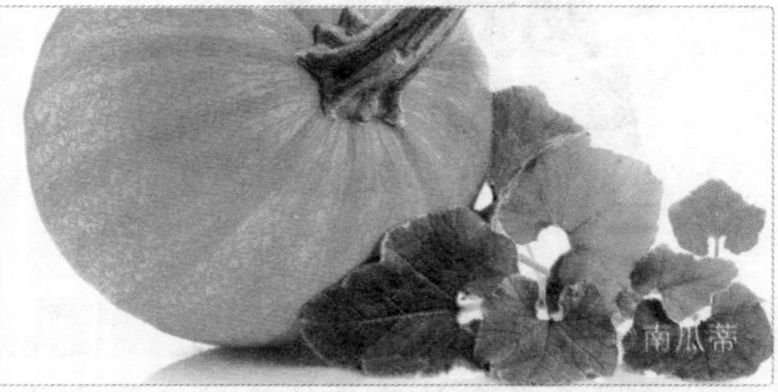

南瓜蒂

偏方介绍

南瓜蒂为葫芦科植物南瓜的瓜蒂。南瓜蒂性平，味苦、微甘，归肺、肝经，具有解毒，利水，安胎的功效。用于痈疽肿毒、疔疮、烫伤、疮溃不敛、水肿腹水、胎动不安等。

偏方08 玉米嫩衣汤

【用料】玉米嫩衣（即紧贴米粒之嫩皮）。

【做法】怀孕后每天以1个玉米的玉米嫩衣煎汤。代茶饮，饮到同上次流产的时间同期时用量加倍，一直服至分娩为止。

【功效】固摄安胎。对习惯性流产有一定食疗功效。

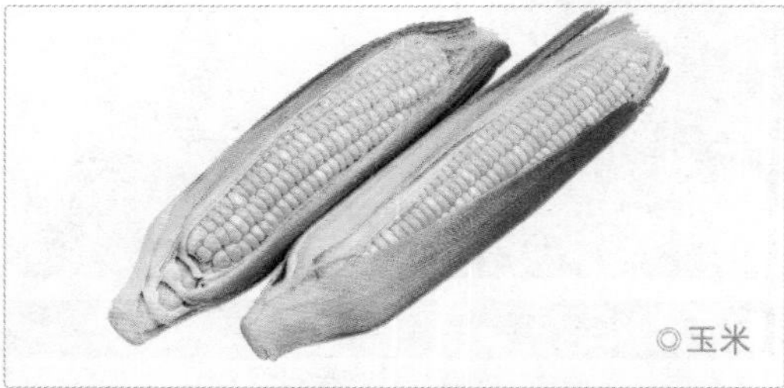

◎玉米

偏方介绍

玉米性平，味甘，归胃、膀胱经，具有调中开胃，益肺宁心，清湿热，利肝胆的功效。可用于食欲不振、饮食减少、水湿停滞、小便不利或水肿、高脂血症、冠心病和止霍乱下痢等。

食疗偏方

妇产科
恶露不绝 >>

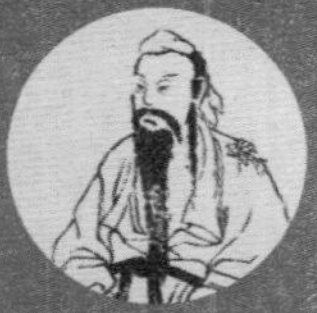

产后恶露不绝是指产妇分娩后恶露持续20日以上仍淋漓不断。本病症主要是由冲任失调，气血运行失常所致。它有虚、实之分，虚即恶露色淡、质稀、无臭味、小腹软而喜按；实即恶露紫、黑、黯，有块或有臭味，小腹胀而拒按。

偏方01 人参乌骨鸡汤

【用料】人参 10 克，净乌骨鸡 1 只，盐少许。

【做法】将人参浸软切片，装入净乌骨鸡腹，放入砂锅内，加盐，隔水炖至鸡烂熟，食肉饮汤，日 2 ~ 3 次。

【功效】对产后气虚之恶露不尽有一定食疗作用。

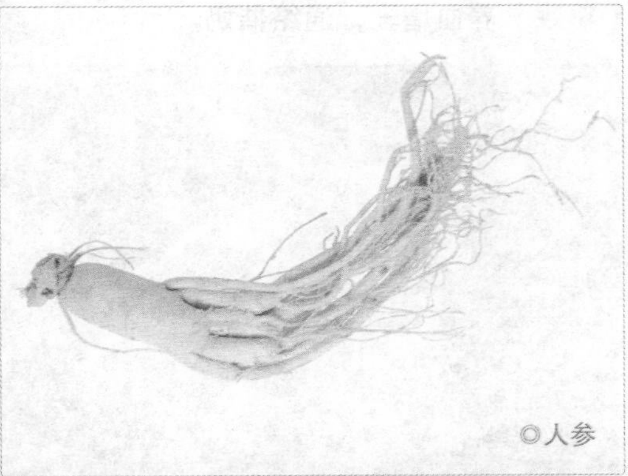

◎人参

偏方介绍

人参性平，味甘、微苦，归脾、肺、心经，具有大补元气，复脉固脱，补脾益肺，生津止渴，安神益智的功效。主治劳伤虚损、食少、倦怠、反胃吐食、大便滑泄、虚咳喘促、自汗暴脱、惊悸、健忘、眩晕头痛、阳痿、尿频、消渴、妇女崩漏、小儿慢惊及久虚不复，一切气血津液不足之症。

偏方02 桃仁莲藕汤

【用料】桃仁 10 克，莲藕 250 克，盐少许。

【做法】桃仁、莲藕洗净切碎，加水煮，以盐调味。饮汤食藕。

【功效】活血，破瘀。对妇女产后恶露排出不畅及闭经等有食疗功效。

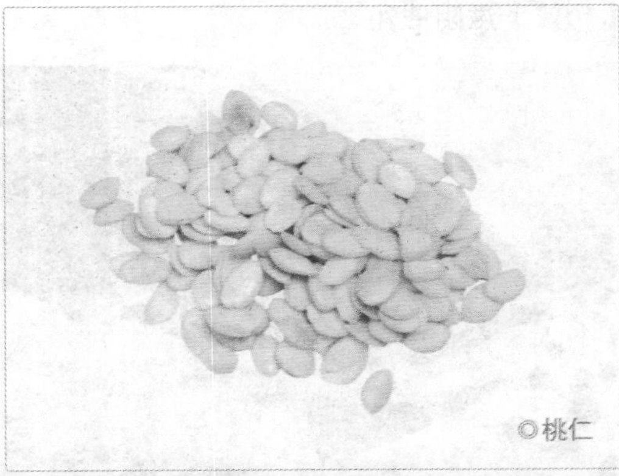

◎桃仁

偏方介绍

桃仁为蔷薇科植物桃或山桃的干燥成熟种子。甘桃仁性平，味苦、甘，归心、肝、大肠经，具有活血祛瘀，润肠通便，止咳平喘的功效。用于闭经、痛经、癥瘕痞块、跌扑损伤、肠燥便秘等。

食疗偏方

妇产科

产后缺乳 >>

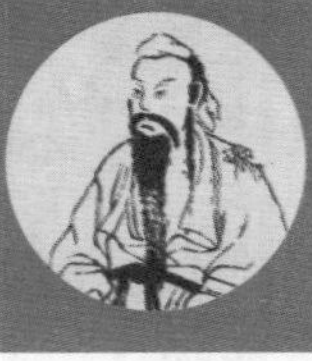

缺乳又称为“乳汁不行”“乳汁不下”，是指妇女分娩3天以后即在哺乳期间，乳汁分泌过少或全无乳汁的疾患。其常因气血虚弱或气滞血瘀引起，主要表现为乳汁稀薄而少，乳房柔软而不胀痛，面色少华，心悸气短等。

偏方01 鱼卧鸡蛋

【用料】鲇鱼400克，鸡蛋2个，葱2根，黄酒15克，姜、盐、蒜末、猪油、胡椒粉各适量。

【做法】鲇鱼收拾干净，加猪油煎至两面发白，烹黄酒，加葱、姜、清水，旺火烧20分钟，放盐调味，转小火打入鸡蛋，煨7分钟，倒入汤碗，洒上蒜末、胡椒粉即成。

【功效】滋阴催乳。

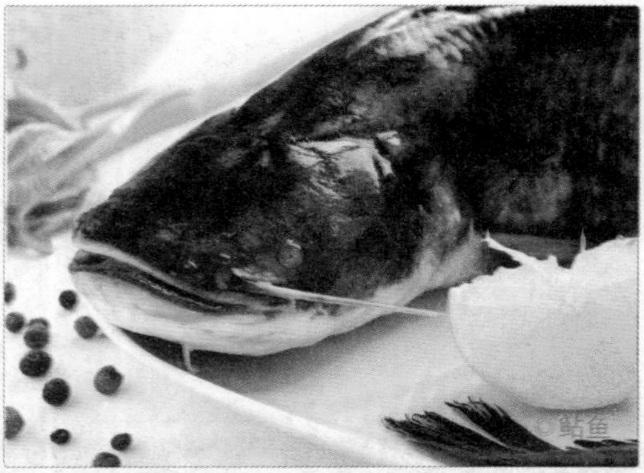

鲇鱼

偏方介绍

鲇鱼周身无鳞，身体表面多黏液，头扁口阔，上下颌各有四根胡须。鲇鱼性温，味甘，归胃经，有补中益阳，利小便，疗水肿等功效。体虚虚损，营养不良，乳汁不足，小便不利，水气浮肿者宜食鲇鱼。老人、产后妇女及消化功能不佳的人最适合食用。

偏方02 通奶汤

【用料】猪蹄2只，当归、王不留行、通草各30克，莴苣20克，盐各少许。

【做法】猪蹄洗净用刀划口。当归等3味中药用纱布包扎好，共放入铝锅中，加盐和水适量，小火炖至熟烂脱骨时，取出纱袋，下莴苣片。食肉饮汤。

【功效】养血增乳，通络催奶。

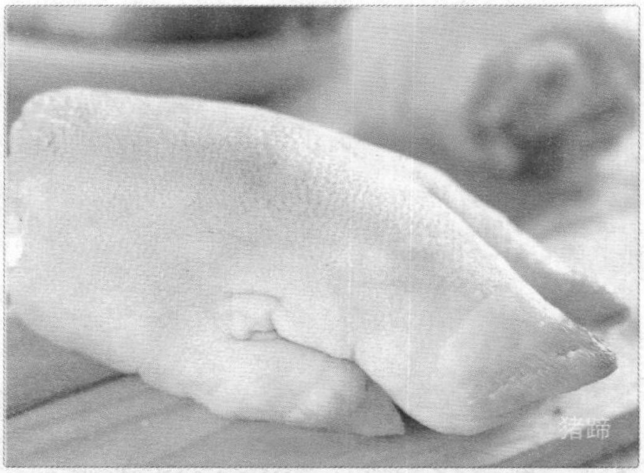

猪蹄

偏方介绍

猪蹄是人们喜欢食用的营养佳品。猪蹄性平，味甘、咸，归肾、胃经，具有补虚弱，填肾精的功效。猪蹄有壮腰补膝和通乳之功，可用于肾虚所致的腰膝酸软和产妇产后缺少乳汁之症。而且多吃猪蹄对于女性具有丰胸作用。若作为通乳食疗应少放盐、不放味精。

偏方03 黄花菜肉饼

【用料】黄花菜（水泡发后）250 克，猪肉末 500 克，葱、盐、油各少许，白面粉适量。

【做法】将黄花菜、猪肉末及葱、盐调成肉馅，再用和好的白面做成馅饼，或烙或油煎。一顿或分数顿食用。

【功效】养血通乳。对产妇奶少、停乳等有一定食疗效果。

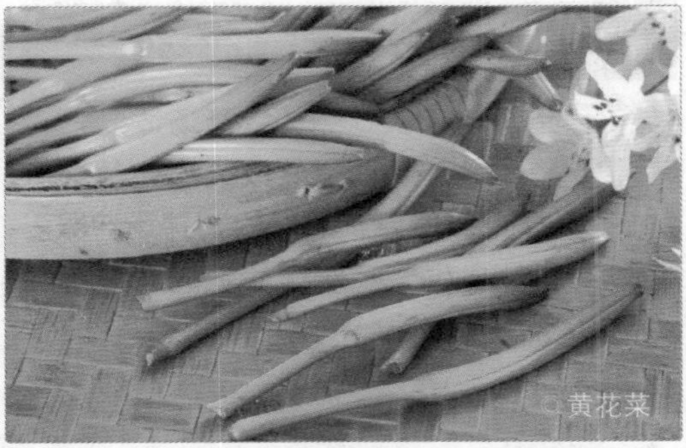
◎黄花菜

偏方介绍

黄花菜为百合科植物折叶萱草的根。黄花菜性平，味甘，有小毒，归肝、脾、胃、肠经。具有养血平肝，利尿消肿的功效，用于头晕、耳鸣、心悸、腰痛、吐血、衄血、大便下血、水肿、淋病、咽痛、乳痈等。

偏方04 莴笋拌蜇皮

【用料】莴笋 250 克，海蜇皮 200 克，香油 25 克，盐 15 克，葱 2 根，味精少许。

【做法】莴笋去叶削皮切丝，盐腌 20 分钟，挤干。海蜇皮收拾干净切细丝。葱洗净切细花。这 3 种食材拌一起，加盐、味精调味。取锅加香油、葱煸炒香，浇在菜上拌匀即成。

【功效】对妇女产后无乳有一定疗效。

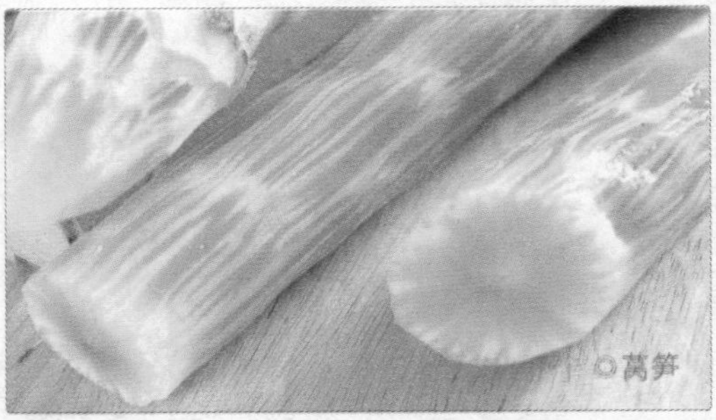
◎莴笋

偏方介绍

莴笋性凉，味甘、苦，归肠、胃经。具有利五脏，通经脉，清胃热，清热利尿的功效，用于小便不利、尿血、乳汁不通等症。莴笋的钾含量大大高于钠含量，有利于体内的水电解质平衡，促进排尿和乳汁的分泌。

偏方05 花生黄豆猪蹄汤

【用料】花生米 60 克，黄豆 60 克，猪蹄 2 只，食盐少许。

【做法】先炖猪蹄半小时，捞出油污沫再下花生米和黄豆，煮至蹄烂加食盐。可食可饮，日用 2 次。

【功效】补脾养血，通脉增乳。对产后奶水不足有一定食疗效果。

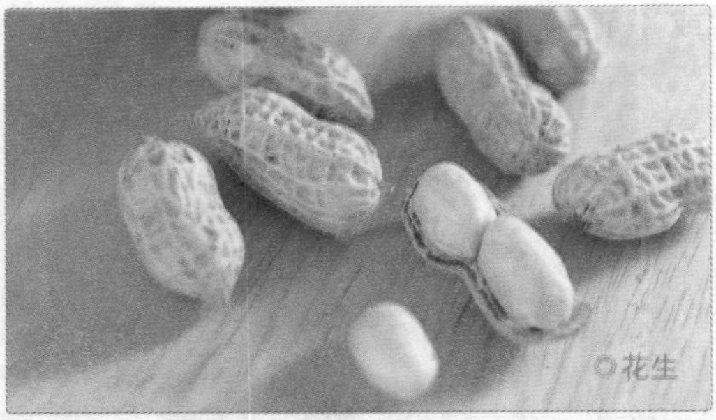
◎花生

偏方介绍

花生米是指去掉花生壳的花生仁，是花生的种子。花生性平，味甘，归脾、肺经，具有健脾和胃，利肾去水，理气通乳，治诸血证的功效。花生还有扶正补虚、润肺化痰、清咽止疟、止血的作用。

偏方06 黑芝麻猪蹄汤

【用料】黑芝麻 250 克，猪蹄汤适量。

【做法】将黑芝麻炒后研成细末，每次取 15 ~ 20 克，用自家熬好的猪蹄汤冲服。

【功效】补血生乳。对产后缺乳有一定食疗效果。

偏方07 姜醋猪蹄汤

【用料】猪前蹄 2 只（洗净砍块），生姜 50 克（拍裂），醋 800 毫升，精盐适量。

【做法】同放于砂锅中，大火烧开后，去浮沫，小火炖至酥烂，下精盐，调匀。分 1 ~ 2 次趁热食肉喝汤。

【功效】对气血两虚、产后缺乳有疗效。

偏方08 火腿猪爪汤

【用料】猪爪（去大骨）、火腿、淡盐水各适量。

【做法】上两味入锅，用淡盐水同煨。

【功效】养血增乳。有催乳的作用，对产后奶水清淡、量少有一定食疗效果。

偏方09 茭白猪蹄汤

【用料】茭白 50 克，通草 15 克，猪蹄 1 只，盐少许。

【做法】先煮猪蹄至八成熟，后下茭白、通草。食肉饮汤。

【功效】通络增乳。对产后奶水不足有一定食疗效果。

偏方10 猪蹄鲫鱼汤

【用料】猪蹄 1 只，鲫鱼 1 条（约 150 克），通草 15 克。

【做法】活鲫鱼去内脏（不去鳞），猪蹄洗净，同通草共煮。吃肉饮汤，每日 2 次，连用 3 或 4 剂。

【功效】对产后乳水不通、乳少有疗效。

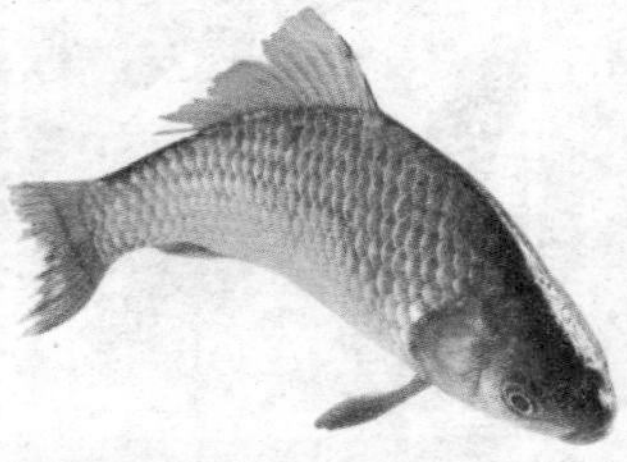

◎鲫鱼

偏方介绍

鲫鱼性平，味甘，归脾、胃、大肠经。具有健脾，开胃，益气，利水，通乳，除湿之功效。鲫鱼对脾胃虚弱、气管炎、糖尿病有食疗作用。

偏方11 鹿肉佐猪蹄汤

【用料】鹿肉、猪蹄汤、五香粉、盐各适量。

【做法】鹿肉煮熟，加五香粉及盐，佐猪蹄汤送服。食用量以能消化为度。

【功效】补血增乳。对产后气血不足之乳少有一定食疗效果。

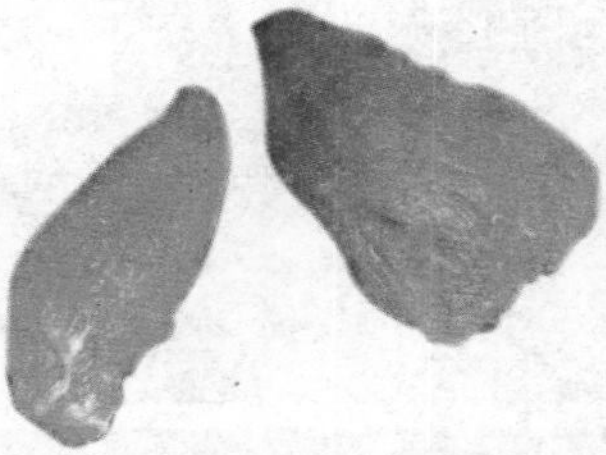

◎鹿肉

偏方介绍

鹿肉性温，味甘，有益气血，补虚羸，补肾益精补脾的功效。用于虚损羸瘦、气血不足、产后缺乳、肾虚阳衰、肾精不足、腰脊酸软、畏寒肢冷、阳痿精少等。

偏方12 丝瓜配制生乳粉

【用料】丝瓜10尾，黑芝麻120克，核桃仁60克，红糖60克。

【做法】丝瓜焙干，与另3味共捣研碎，过筛,再研成粉。每日6克,水煎1次服用。

【功效】通络下乳，清热解毒。对产后经络不畅、乳汁缺少有食疗效果。

偏方13 鲤鱼方

【用料】鲤鱼1条。

【做法】将鲤鱼洗净，在火上焙干，研成细末，饭前用酒送服，每次服10克，每日服2次。

【功效】补脾健胃，利水通乳，对缺乳有一定食疗功效。

偏方14 豆腐丝瓜汤

【用料】豆腐2块，丝瓜150克，香菇20克，猪蹄1只，盐、生姜、味精各适量。

【做法】先将猪蹄煮烂，再将豆腐切成小块，丝瓜切片与香菇、以上调料再煮20分钟。可食可饮。

【功效】补气血，通血脉。

偏方15 荞麦花汤

【用料】荞麦花50克，鸡蛋1个。

【做法】将荞麦花煎煮成浓汁，打入鸡蛋再煮。吃蛋饮汤，每日1次。

【功效】养血通乳。对妇女产后乳水不足有一定食疗效果。

偏方16 章鱼猪脚汤

【用料】章鱼100克，母猪脚1对。

【做法】先将猪脚斩碎，氽水，去浮沫，章鱼用热水烫软，同加水煮汤吃。

【功效】对产后缺乳有一定食疗效果。

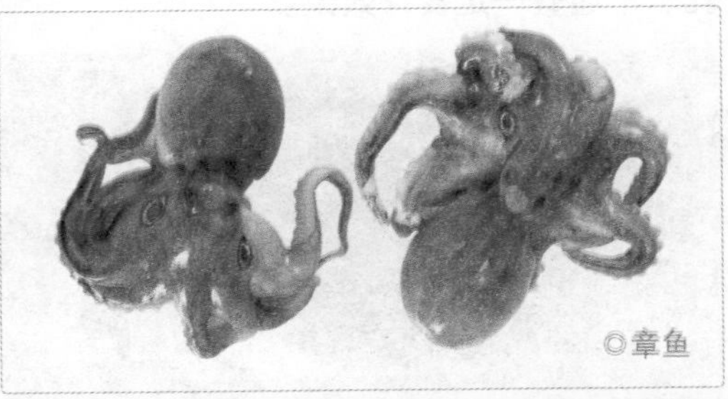

◎章鱼

偏方介绍

章鱼性平，味甘、咸，无毒，归肝、脾、肾经，具有益气养血，收敛，生肌的功效。章鱼能补血益气，催乳生肌，颇与墨鱼相似。用于气血虚弱、头昏体倦、产后乳汁不足。

偏方17 豌豆红糖饮

【用料】干豌豆50克，红糖适量。

【做法】将干豌豆加水400毫升，大火烧开，小火炖至酥烂。下红糖，至糖溶。分1～2次食豆喝汤。

【功效】对产妇缺乳有食疗功效。

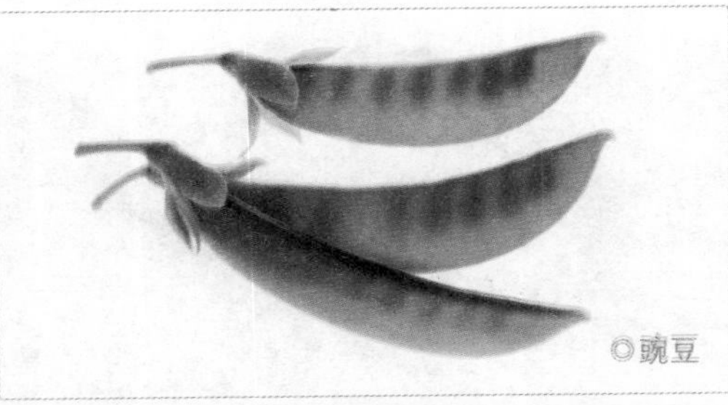

◎豌豆

偏方介绍

豌豆性平，味甘，归脾、胃经。具有益中气，止泻痢，调营卫，利小便，消痈肿，解乳石毒之功效，主治脚气、痈肿、乳汁不通、脾胃不适、呃逆呕吐、心腹胀痛、口渴泻痢等。

偏方18 带鱼汤

【用料】带鱼 200 克。

【做法】将带鱼腮、内脏取出不用。鱼洗净，切段，放锅内加水煮至鱼烂。食肉饮汤，每日 3 次。

【功效】补血增乳。对产后无乳或奶水不足有一定食疗效果。

偏方19 浆冲花生

【用料】生花生米（去衣）15 克，豆浆 1 碗。

【做法】将生花生米浸泡，去皮，捣烂，用滚开的热豆浆冲。每次 1 碗，每日 2 次。

【功效】补血增乳。对产后乳水不下或乳汁稀薄有一定食疗效果。

偏方20 豆豉炒饭

【用料】豆豉 60 克，食油、熟米饭适量。

【做法】锅内放入食油待热，先炒豆豉后下熟米饭。食用。

【功效】下气，解郁。对断奶后乳房胀痛有食疗功效，服后奶水即回。

偏方21 金针根汤

【用料】金针根（黄花菜根部）1 把，红糖少许。

【做法】摘取黄花菜根部，煎水，加红糖调味，饮服。在月子里连续服用。

【功效】化滞通脉，对产后奶水不足有一定食疗效果。

偏方22 炒芝麻

【用料】芝麻 50 克，盐末少许。

【做法】锅热以文火共炒，至芝麻呈黄色，溢香味即成。日分 2 次食用，连食数日。

【功效】养血通乳。对妇女产后缺乳有食疗功效。

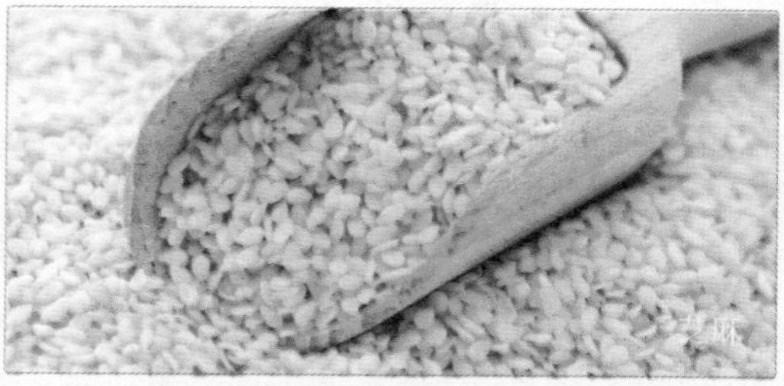

芝麻

偏方介绍

芝麻性平，味甘，归肝、肾、肺、脾经。具有补血明目、祛风润肠、生津通乳、益肝养发、强身体，抗衰老的功效，可用于治疗身体虚弱、头发早白、大便燥结、乳少、尿血等。

偏方23 酿菊花叶

【用料】酒酿 1 杯，菊花叶适量。

【做法】将酒酿炖热。菊花叶洗净、捣烂，绞取半杯汁液，冲入酒酿服之。并以上两味之余渣搅和匀，敷于乳房处，每日 2 次。

【功效】散结通乳。对产妇乳腺阻塞胀痛、乳水不通有一定食疗效果。

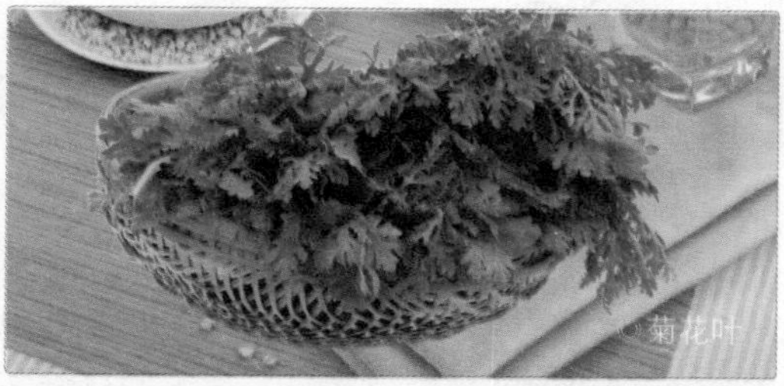

菊花叶

偏方介绍

菊花叶性寒，味甘、苦，无毒，归肝、肺经。具有疏风，清热，凉血，解毒的功效，用于感冒头痛、风热赤眼、眼目昏花、腮腺炎、跌伤不省人事；外治疗疮、皮肤疮疽肿毒等。

食疗偏方

妇产科

产后体虚 >>

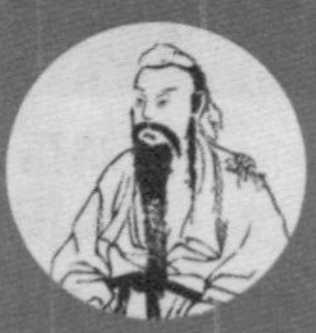

体虚是孕妇产后最常见的不适症状。出现产后体虚弱是由于产妇在怀孕、生产期间消耗过多的能量、体力及营养补充不足，导致产妇身体功能低下，免疫力下降。

偏方01 糖醋猪蹄方

【用料】甜醋 10 份，猪蹄 3 份，生姜 3 份，鸡蛋 2 份，油、红糖适量。

【做法】生姜去皮切片，入油炒至五成干。鸡蛋煮熟去壳；猪蹄煮熟切块；甜醋入砂锅煮沸，加姜片、鸡蛋煮 15 分钟，加红糖浸渍 20 天。醋煮沸放猪蹄煮 15 分钟，浸 5 天即成。

【功效】补虚活血，祛风散寒。

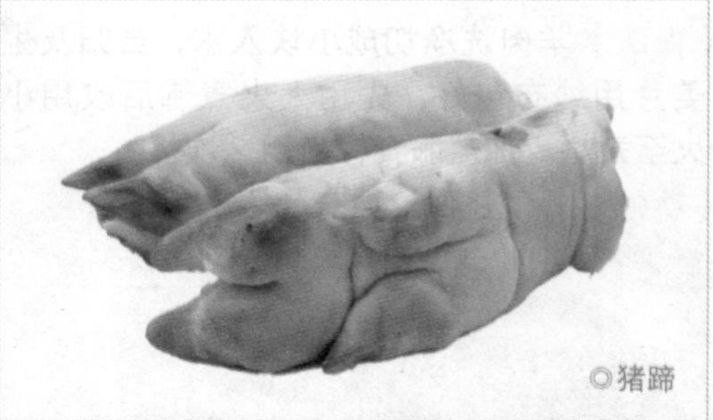

◎猪蹄

偏方介绍

猪蹄性平，味甘、咸，归肾、胃经。猪蹄作用较多，如《随息居饮食谱》所载，能“填肾精而健腰脚，滋胃液以滑皮肤，长肌肉可愈漏疡，助血脉能充乳汁，较肉尤补。”一般多用来催乳，也可治疗产后体虚、气血不足，乳汁缺乏，单用该品或加黄芪、当归炖熟服食。

偏方02 乳鸽枸杞汤

【用料】乳鸽 1 只，枸杞 30 克，盐少许。

【做法】将乳鸽去毛及肚内杂物，洗净，放入锅内加水与枸杞共炖，熟时下盐少许。吃肉饮汤，每日 2 次。

【功效】益气，补血，理虚。对产后体虚及病后气虚之体倦乏力、自汗有良好的食疗效果。

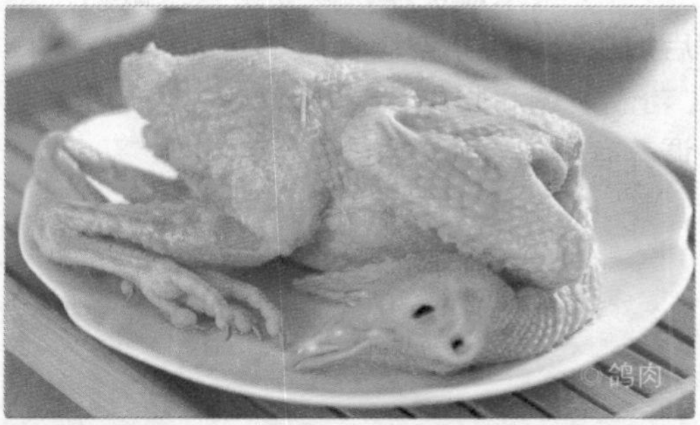

◎鸽肉

偏方介绍

鸽肉性平味，甘、咸，无毒，具有补肝肾，益气血，祛风解毒，补气虚，益精血，暖腰膝，利小便，壮体补肾，健脑补神的功效。鸽内清蒸食用，对神经衰弱、健忘失眠、体弱阳痿等有良好的疗效。鸽肉对产妇、体弱患者、老年人具有明显的滋补和改善体质的功能。

偏方03 鸡蛋枣汤

【用料】鸡蛋2个，红枣10枚，红糖适量。

【做法】锅内水沸打入鸡蛋卧煮，水再沸下红枣及红糖，文火煮20分钟即成。食之。

【功效】补中益气、养血。作为贫血及病后、产后气血不足的辅助疗法，功效较好。

偏方04 红枣鸡汤

【用料】红枣15枚，枸杞10克，生姜3片，老母鸡1只。

【做法】将老母鸡开膛去肠及杂物，红枣、枸杞、生姜纳入鸡腹，加水煮烂。可食可饮。

【功效】补血祛风，理虚扶羸。对产后血虚动风、素体虚寒有一定食疗效果。

偏方05 猪油酒蜜膏

【用料】猪油100克，鲜姜汁100克，黄酒50毫升。

【做法】将上述3味共放入锅中煮沸，待冷，装入瓶内备用。日服2次，每次1汤匙，以沸水冲沏饮用。

【功效】滋阴，清热，理虚。

偏方06 母鸡参芪汤

【用料】老母鸡1只，党参50克，黄芪100克，淮山药50克，红枣50克，黄酒适量。

【做法】将宰杀去毛及肠肚的老母鸡，加黄酒淹没，其他4味放在鸡的周围，隔水蒸熟。分数次服食。

【功效】益气补血。

偏方07 豆浆大米粥

【用料】豆浆2碗，大米50克，白糖适量。

【做法】大米淘洗净，以豆浆煮米做粥，熟后加白糖。每早空腹食用。

【功效】调和脾胃，清热润燥。对产后体虚调养有一定食疗效果。

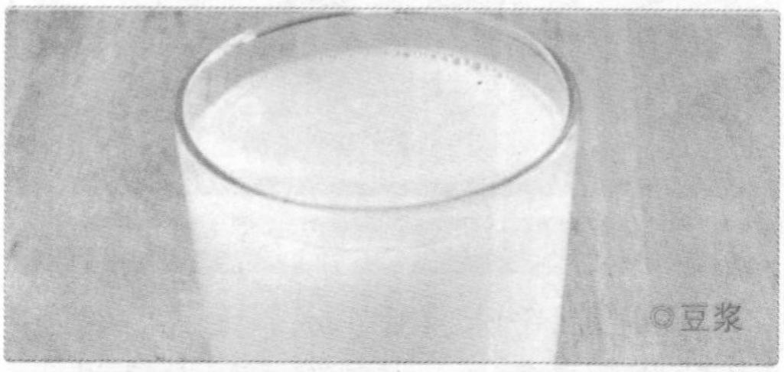

◎豆浆

偏方介绍

豆浆性平，味甘，无毒，归胃、肺经。具有补虚，清热，化痰，通淋，降血压，利大肠的功效，用于身体虚弱、营养不良、肺痿肺痈、口干咽痛、小便不通、乳汁缺乏等。

偏方08 当归羊肉汤

【用料】羊肉500克，当归60克，生姜片30克，盐少许。

【做法】羊肉洗净切成小块入水，当归及生姜片用纱布包好，先用大火煮沸后改用小火至煮烂。加盐服食，日用2次。

【功效】补气益血，强身壮体。

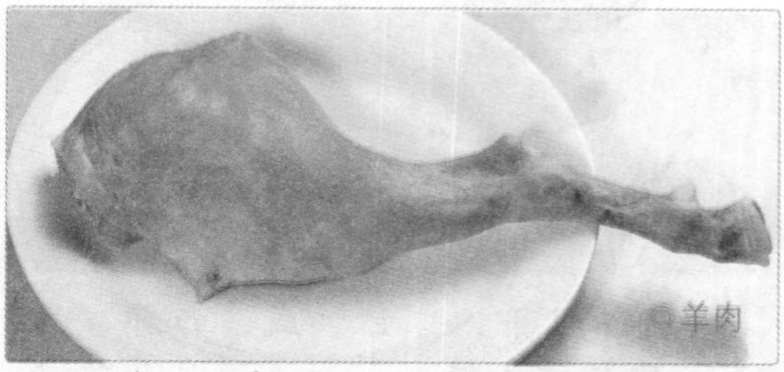

◎羊肉

偏方介绍

羊肉性温，味甘，无毒，归脾、肾经。具有补体虚，祛寒冷，温补气血，益肾气，补形衰，补益产妇，通乳治带的功效，用于肾虚腰疼、阳痿精衰、产妇产后大虚或腹痛、产后无乳或带下等。

食疗偏方

妇产科

更年期综合征 >>

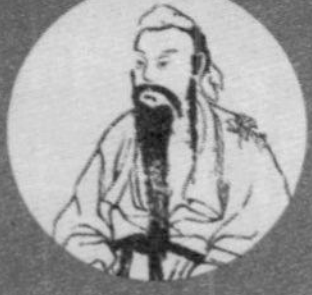

更年期是女性生殖功能逐渐衰退直到完全停止的一个过渡时期。一般可持续10年，一般为45～55岁，有的可能更早或更晚。在此阶段，女性会因为机体衰老引起一系列身体不适，如发热、出汗、心慌、失眠等，统称为更年期综合征。

偏方01 红枣银耳汤

【用料】红枣60克，银耳20克，白糖适量。

【做法】将红枣洗净，去核，银耳用温水泡发，去杂洗净，撕成小片，备用。锅内加水适量，放入红枣，大火烧沸，改用文火煮10分钟，加入银耳片，再煮2～3分钟，调入白糖即成。每日1剂，连服10～15天。

【功效】对更年期综合征有食疗功效。

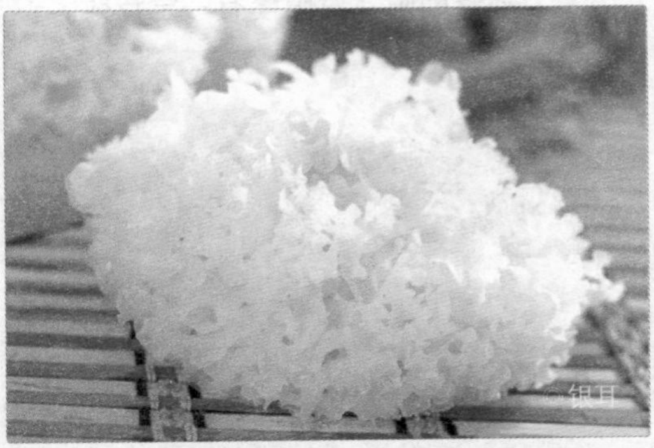

银耳

偏方介绍

真菌类银耳科银耳又称白木耳、雪耳，有“菌中之冠”的美称。银耳性平，味甘，归肺、胃、肾经。有强精，补肾，润肠，益胃，补气，和血，强心，滋阴，润肺，生津，壮身，补脑，提神，美容等功效。用于虚劳咳嗽、痰中带血、津少口渴、病后体虚、气短乏力等。

偏方02 柴胡当归粥

【用料】柴胡、香附、枳壳、白芍各9克，合欢花12克，当归、沉香、路路通、川芎各6克，粳米150克，白糖适量。

【做法】上9味药入砂锅加水煎汁，去渣，汁留用；粳米淘净入锅，加水烧开，小火煮粥，粥将熟时下药汁和白糖，稍煮即成。

【功效】疏肝理气，解郁宁神。

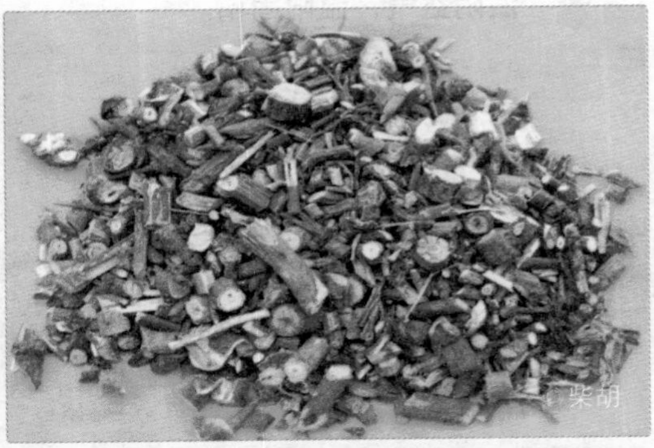

柴胡

偏方介绍

柴胡为伞形科植物柴胡或狭叶柴胡的干燥根，按性状不同，分别习称“北柴胡”及“南柴胡”。柴胡性微寒，味苦、辛，归肝经、胆经。具有透表泄热，疏肝解郁，升举阳气的功效，主治感冒发热、寒热往来、疟疾、肝郁气滞、胸肋胀痛、脱肛、子宫脱落、月经不调等。

食疗偏方

男科及泌尿科

阳痿 >>

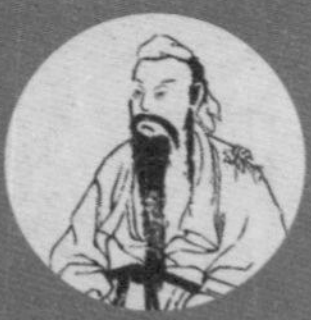

阳痿是指阴茎不能勃起或举而不坚以致影响性生活的一种性功能障碍现象。中医认为阳痿和其他疾病一样，也是阴阳平衡失调的结果。导致阴阳失调的原因有外部原因和内部原因，外部原因有突受惊恐刺激，或感受湿热；内部原因有思虑忧郁，劳伤心脾，或饮食所伤等。

偏方01 虫草炖甲鱼

【用料】冬虫夏草10克,甲鱼1只,料酒30克,盐、味精、葱、姜、蒜、鸡清汤各适量。

【做法】冬虫夏草洗净。甲鱼切成4块入锅煮沸捞出，剥去腿油，洗净，放碗中，上放冬虫夏草，加料酒、盐、味精、葱、姜、蒜和鸡清汤隔水炖2小时即成。

【功效】滋阴益气，温阳固精。

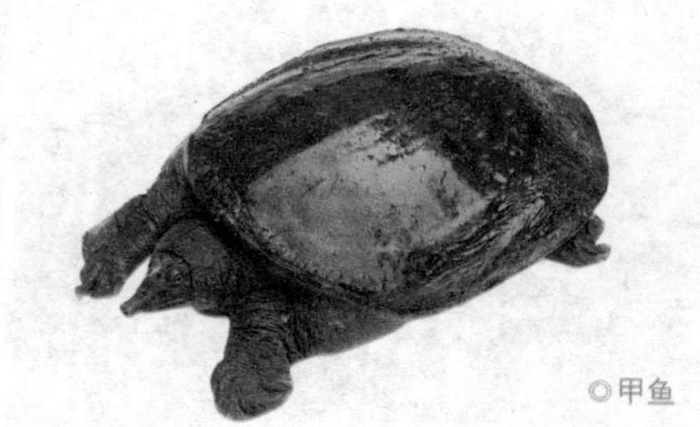

◎甲鱼

偏方介绍

甲鱼肉性平、味甘，归肝经，具有滋阴清热，补虚养肾，补血补肝的功效，是滋阴补肾的佳品。甲鱼壳对肝硬化、脾肿大有治疗作用，还能调节免疫功能，提高淋巴细胞转化率，促进骨髓造血功。甲鱼含高蛋白质和脂肪，不容易消化吸收，一次不宜吃得太多。

偏方02 肝胆丸

【用料】雄鸡肝4个，鲤鱼胆4个，菟丝子粉30克，麻雀蛋1枚。

【做法】将雄鸡肝、鲤鱼胆风干，百日后研细，加菟丝子粉、麻雀蛋清（蛋黄不用）拌匀,做成黄豆大药丸烘干或晒干。每日3次，每次1粒，温开水送服。

【功效】补肾助阳。对阳痿有一定疗效。

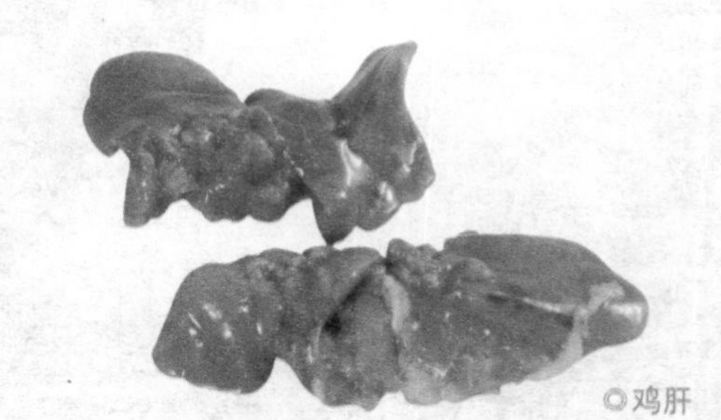

◎鸡肝

偏方介绍

鸡肝为雉科动物家鸡的肝脏。鸡肝性温，味甘、微苦，归肝、肾经，具有补肝益肾，明目养血等功效。肝脏是动物体内储存养料和解毒的重要器官，含有丰富的营养物质，具有营养保健功能，是最理想的补血佳品之一，能补肝肾，治肝虚目暗、小儿疳积、妇人胎漏等。

偏方03 肉苁蓉粥

【用料】肉苁蓉15克，精羊肉60克，粳米100克，葱白2根，生姜3片，精盐适量。

【做法】分别将精羊肉、肉苁蓉切细。先用砂锅加水煎肉苁蓉取汁，入羊肉、粳米同煮，待沸后加盐、葱、姜，煮成稠粥。秋冬季服用，每日1次，5～7天1疗程。

【功效】滋肾益精，助阳滑肠。

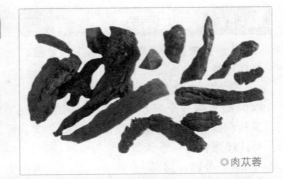

◎肉苁蓉

偏方介绍

肉苁蓉性温，味甘、咸，归肾、大肠经。断面呈棕褐色，有淡棕色点状维管束，排列成波状环纹。气微，味甜、微苦，具有补肾阳，益精血，润肠通便的功效。用于阳痿、不孕、腰膝酸软、筋骨无力、肠燥便秘等。阴虚火旺及大便泄泻者忌服。

偏方04 炖麻雀虾

【用料】麻雀5只，鲜虾仁50～100克，姜3片，盐、酱油、味精、白酒各少许。

【做法】麻雀收拾干净。将麻雀、鲜虾仁、姜片及盐、酱油放入炖盅，注入八成满开水，加盖，放到沸水锅内，隔水炖3小时，放味精、白酒即成。食肉饮汤。

【功效】壮阳暖肾。常人食用可强身补力。

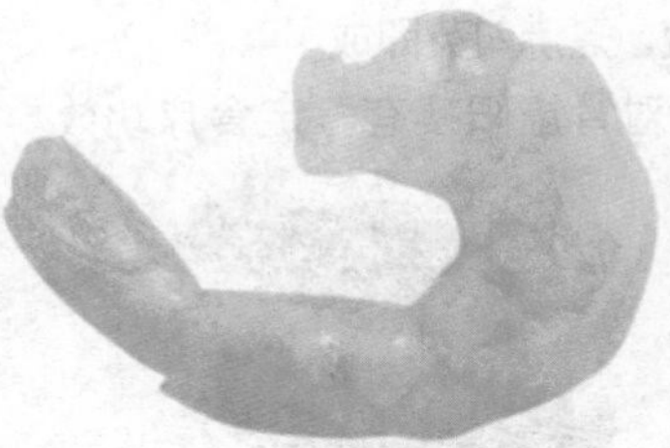

◎虾仁

偏方介绍

虾仁具有补肾壮阳、健胃的功效，熟食能温补肾阳；生虾仁捣烂外敷，可治脓疮。凡久病体虚、短气乏力、面黄肌瘦者，可将虾仁作为食疗补品，而健康人食之可健身强力。虾仁以酒浸炒，可治肾虚下寒、阳痿不起、遗精早泄等。

偏方05 鹿肉汤

【用料】鹿肉2000克，菟丝子、薏苡仁各15克，杜仲、仙茅各10克，姜片50克，料酒、盐、味精各适量。

【做法】鹿肉洗净切小块。将全部药物装入纱布袋，与鹿肉同煮，加料酒、姜片，小火煨炖至鹿肉酥烂捞出药袋，加盐、味精即可。

【功效】疏肝健胃，补肾壮阳。

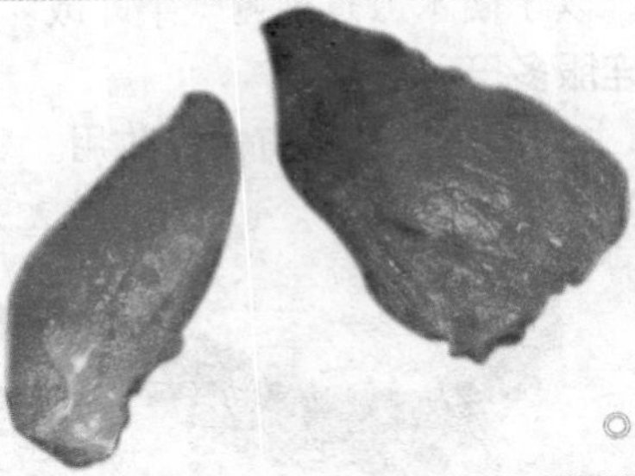

◎鹿肉

偏方介绍

鹿肉性温，味甘，能益气血，补虚羸，补肾益精，用于虚损羸瘦、气血不足、体倦乏力、产后缺乳；肾虚阳衰、肾精不足、腰脊酸软、畏寒肢冷、阳痿精少等。

偏方06 炖虫草鸡

【用料】冬虫夏草5枚，母鸡1只，盐、味精适量。

【做法】母鸡收拾干净，冬虫夏草放入锅内加水炖一个半小时，待鸡肉熟烂时下盐和味精少许。吃肉饮汤，日服2次，可连续服食3～5天。

【功效】补肺，益肾。

偏方07 乌龟汤

【用料】乌龟1只，人参10克，鹿茸片10克，枸杞15克，料酒、姜片、盐各适量。

【做法】乌龟收拾干净，切块；人参、鹿茸、枸杞洗净，和龟肉同入砂锅，加料酒、姜片及水，沸后改小火隔水蒸熟，加盐调味即可。

【功效】温肾壮阳，补脾填精。

偏方08 山药桂圆炖甲鱼

【用料】淮山药15～20克，桂圆肉15～20克，甲鱼1只。

【做法】甲鱼收拾干净，切成小块。将甲鱼肉、甲壳、淮山药、桂圆肉放入炖盅内加水适量，隔水炖熟。喝汤吃肉，每周1次。

【功效】补肾益脾，固精扶阳。

偏方09 麻雀蛋

【用料】麻雀蛋6个，盐末。

【做法】将麻雀蛋蒸熟剥皮蘸盐末吃。每次吃3个，日用2次，可连吃3～5天。

【功效】补肾，壮阳，强身。对肾虚阳痿不举、举而不坚及早泄有一定食疗效用。服食期间禁忌房事，宜补，宜养。

偏方10 泥鳅枣汤

【用料】泥鳅400克，大枣6枚（去核），生姜2片。

【做法】泥鳅开膛洗净，加水与大枣、生姜共煮，以1碗水煎煮至剩一半即成。每日2次，连服多日。

【功效】对阳痿、遗精有食疗效用。

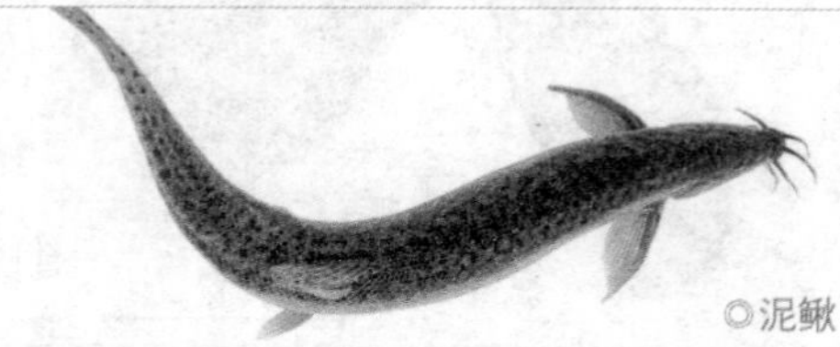

◎泥鳅

偏方介绍

泥鳅性平，味甘，归脾、肝、肾经。具有补中益气，除湿退黄，益肾助阳，祛湿止泻，暖脾胃，疗痔，止虚汗之功效。

偏方11 海参羹

【用料】水发海参100克，冬笋片20克，水发冬菇5克，猪油3克，姜末、盐各适量。

【做法】水发海参切丁，水发冬菇片、冬笋切碎，猪油烧熟，放姜末，倒入白汤，加海参、冬菇、冬笋和盐，煮沸勾芡即成。

【功效】对肾虚阳痿有一定食疗功效。

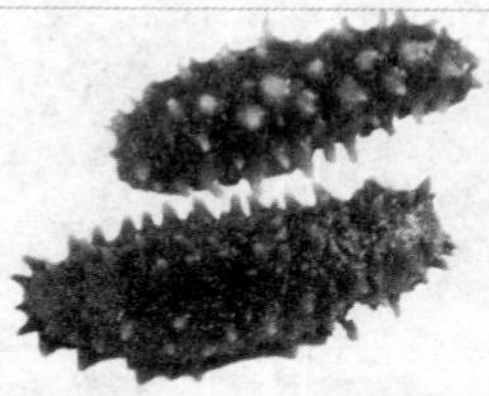

◎海参

偏方介绍

海参性微寒，味甘、咸，归肺、肾、大肠经。具有补肾益精，养血润燥，止血的功效，用于精血亏损、虚弱劳怯、阳痿、梦遗、肠燥便秘、肺虚咳嗽咯血、肠风便血、外伤出血等。

偏方12 菟丝子枸杞雀蛋

【用料】菟丝子 15 克，枸杞 15 克，麻雀蛋 10 个。

【做法】先将麻雀蛋煮熟，剥皮。加水煮两味中药约半小时，下麻雀蛋再煮 15 分钟即成。饮汤吃蛋，连吃多次。

【功效】对肝肾两虚之阳痿有食疗作用。

偏方13 羊肉海参汤

【用料】羊肉、海参、盐、姜各适量。

【做法】海参浸发洗净，切片，加姜、盐，同羊肉煮汤。可连续食用。

【功效】补虚损，壮肾阳。对阳痿、遗精、腰酸腿软有食疗功效。

偏方14 清炒虾仁

【用料】虾仁 250 克，鸡蛋清 1 个，淀粉 5 克，盐少许，白汤 30 克，猪油适量。

【做法】虾仁、鸡蛋清、盐、淀粉拌匀。锅内放猪油，倒入拌匀的材料，至变白时倒入漏勺，用淀粉勾芡即成。

【功效】对肾虚引起的遗精、阳痿有疗效。

偏方15 麻雀大米粥

【用料】麻雀 5 只,大米 50 ~ 100 克,油、盐、葱末各适量。

【做法】麻雀收拾干净，切碎块。油锅烧热先煸葱末，再下麻雀炒半熟，同淘洗干净的大米共煮做粥，加盐调味。空腹服食，日 1 次。

【功效】对肾虚之阳痿、早泄有疗效。

偏方16 椰子饭

【用料】椰子肉、糯米、鸡肉各适量。

【做法】将椰子肉切成小块，加糯米、鸡肉，置大碗内加水蒸熟。当主食用，每日 1 次。

【功效】补虚损，壮筋骨，益精髓。对早泄、阳痿、四肢乏力、食欲不振、头晕困倦等有食疗效用。

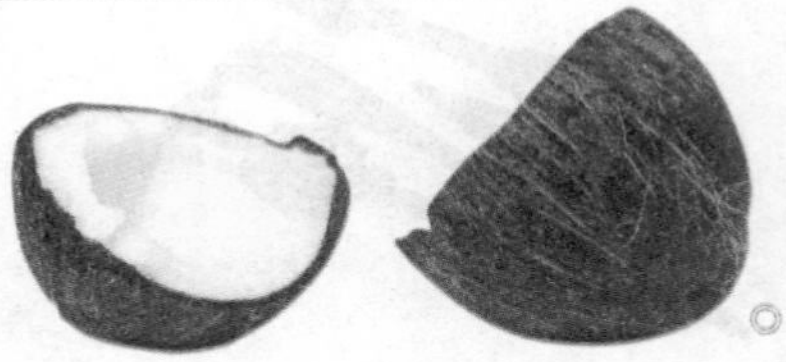

◎椰子

偏方介绍

椰子性平，味甘，归胃、脾、大肠经。椰肉具有补虚强壮，益气祛风，消疳杀虫的功效，久食能令人面部润泽，益人气力及耐受饥饿，治小儿涤虫、姜片虫病。

偏方17 韭菜炒羊肝

【用料】韭菜 100 克，羊肝 120 克，油、盐、酱油各适量。

【做法】韭菜洗净，切成小段，羊肝切片。入油锅，置旺火上爆炒，加盐、酱油即成。每日 1 次，佐餐食用。

【功效】适用于男子阳痿、遗精。

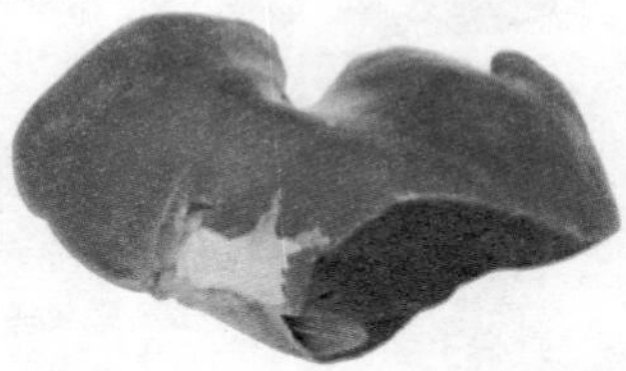

◎羊肝

偏方介绍

羊肝性凉，味甘、苦，归肝经，具有养肝，明目，补血，清虚热的功效，用于血虚萎黄羸瘦、肝虚目暗昏花、雀目、青盲，障翳。

偏方18 猪肝腰饭

【用料】猪肝50克，猪腰50克，大米100克，豉油、熟食油、姜汁、白酒、白糖各少许。

【做法】猪肝、猪腰收拾干净切片，用上述调味料浸泡抓匀。大米焖饭，当水将尽时，将猪肝、腰片平摆在饭上，小火焖熟拌匀即可。

【功效】补肝养血，益肾扶阳。

偏方19 烫活虾

【用料】活虾100克，热黄酒半杯。

【做法】将活虾洗净，用滚热黄酒烫死。吃虾喝酒，每日1次，连吃7天为1疗程。

【功效】补肾壮阳。对阳痿、遗精有一定食疗功效。

偏方20 鹿鞭酒

【用料】鹿鞭1条，鹿茸30克，蛤蚧1对，酒1000克。

【做法】将前3味药泡酒，7日后，早、晚各饮30克。

【功效】壮阳。对阳痿有一定食疗效果。

偏方21 鹿肾粥

【用料】鹿肾1对，粳米100克，姜、葱、食盐各少许。

【做法】将鹿肾剖开去脂膜，切细，与粳米共煮粥，并入姜、葱、盐。空腹食之。

【功效】填精，壮阳。对肾虚之耳聋耳鸣、腰酸腿软、阳事不兴等有疗效。

偏方22 炒苦瓜子

【用料】苦瓜子、黄酒各适量。

【做法】苦瓜子炒熟研末。黄酒送服，每次15克，每日3次，10天为1疗程。

【功效】润脾补肾。对阳痿、早泄有食疗效果。

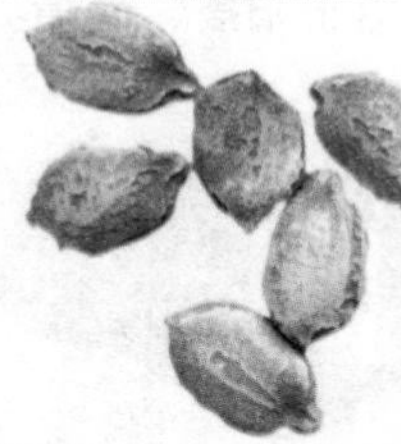

◎苦瓜子

偏方介绍

苦瓜子味苦、甘，归肾、脾经。具有益气壮阳的功效，可用于肾虚、阳痿，对于男性遗精以及不育症有很好的疗效。在冬季很适合肾虚气短的男士。

偏方23 鹿鞭炖鸡

【用料】鹿鞭100克，杜仲、巴戟、龙眼肉、肉苁蓉各15克，陈皮5克，母鸡1只，白酒适量。

【做法】鹿鞭用白酒泡软，与上述中药、嫩母鸡、生姜入砂锅，加水煮沸，小火炖至鸡烂熟即可。

【功效】补肾益精。

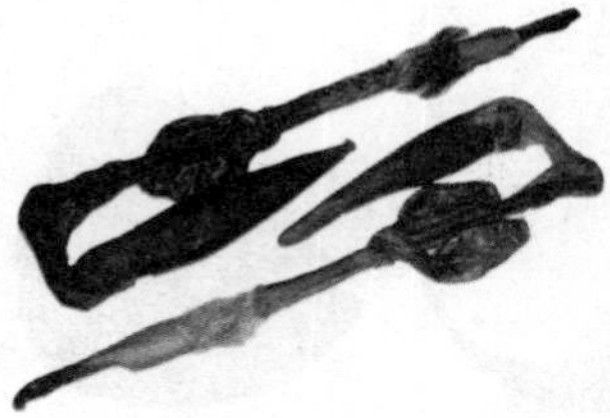

◎鹿鞭

偏方介绍

鹿鞭为雄性鹿科动物梅花鹿或马鹿的外生殖器。鹿鞭性温，味咸、辛，无毒，归肝、肾、膀胱经。用于阳痿、肾虚耳鸣、妇人子宫寒冷久不受孕、慢性睾丸发炎等。素体阳盛者慎服鹿鞭。

食疗偏方

男科及泌尿科

遗精 >>

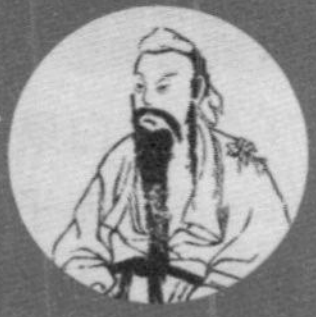

发育成熟的男子，未经过性交，每月偶有1～2次梦中醒来有精液自行外泄，且无任何不适者属正常生理现象，但若遗精频繁，每周达2次以上，严重影响到日常生活时，应视作是性功能方面的一种病态。中医认为，肾藏精，宜封固不宜外泄。此病是精关不固、肾虚，虚火扰动而致。

偏方01 核桃猪肾

【用料】核桃仁30克，猪肾2个，葱、姜各5片，油、盐、酱油、味精各适量。

【做法】猪肾收拾干净，切薄片。锅内放油煸炒肾片，取出沥尽污水。锅烧热加油，葱、姜片炝锅，放肾片、核桃仁、盐、酱油翻炒，放味精起锅即成。连服1周有效。

【功效】对腰酸腿痛、梦遗滑精等有疗效。

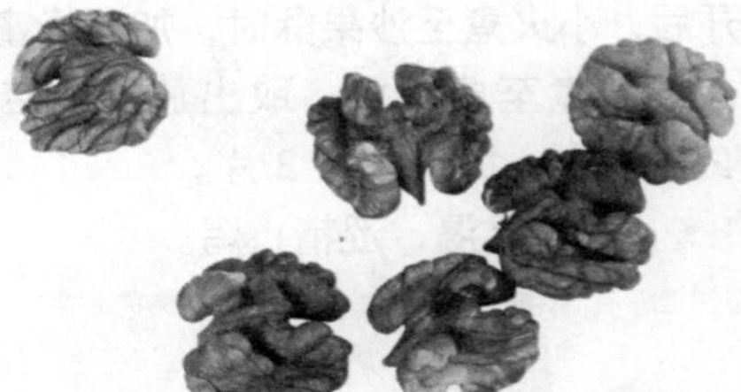

◎核桃仁

偏方介绍

核桃仁性温，味甘，归肾、肺、大肠经。可补肾，固精强腰，温肺定喘，润肠通便，用于肾虚喘嗽、腰痛。核桃仁无论是配药用，还是单独生吃、水煮、做糖蘸、烧菜，都有补血养气、补肾填精、止咳平喘、润燥通便等良好功效。核桃仁的食法很多，与薏苡仁、栗子等同煮做粥吃，能治尿频、遗精、五更泻等。

偏方02 肾鞭汤

【用料】羊肾2个，羊鞭2条，肉苁蓉、巴戟天各12克，枸杞、熟地黄各10克，山药15克。

【做法】羊肾剖开取去网膜及导管后切尾，羊鞭里外洗净，肉苁蓉等5味用纱布包好，锅内放水同炖，开锅后改文火。吃肉饮汤，日服1次，连续食完。

【功效】对阳痿不举或举而不久有疗效。

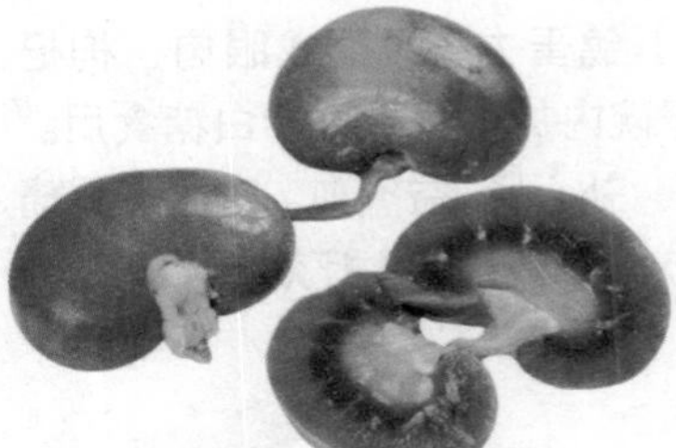

◎羊肾

偏方介绍

羊肾为牛科动物山羊或绵羊的肾。性温，味甘，归肝经。具有补肾气，益精髓的功效，用于肾虚劳损、腰脊疼痛、足膝痿弱、耳聋、消渴、阳痿、尿频、遗溺等。

偏方03 白果莲子粥

【用料】白果仁10枚,莲子50克,白糖适量。

【做法】莲子加水煮熟，加入炒熟白果仁共煮粥，加白糖调味食用。

【功效】补肾壮阳，固精止遗。对男子肾阳亏损、肝肾精力不足所致的遗精有一定食疗效果。

偏方04 蒸白果鸡蛋

【用料】生白果仁 2 枚，鸡蛋 1 个。

【做法】将生白果仁研碎，把鸡蛋打一小孔，将碎白果仁塞入，用纸糊封，然后上笼蒸熟。每日早晚各吃 1 个鸡蛋，可连续食用至愈。

【功效】滋阴补肾。对遗精、遗尿有疗效。

偏方05 酒炒田螺

【用料】田螺 500 克，白酒适量。

【做法】田螺洗净，置铁锅中炒热，加适量白酒和水，煮至汤将尽时起锅。用针挑田螺肉蘸调料食用。

【功效】清热，利湿，止遗。对梦遗滑精、小便白浊不利等有一定食疗功效。

偏方06 荔枝树根猪肚

【用料】荔枝树根 60 克，猪小肚 1 个。

【做法】将荔枝树根切成段，洗净，同猪小肚一起以水两碗同炖至剩 1 碗，去渣。食小肚并饮汤。

【功效】补益精血。对遗精日久，神衰乏力有一定食疗效果。

偏方07 蒸鸽蛋

【用料】鸽蛋 2 个，龙眼肉、枸杞、五味子各 15 克，白糖适量。

【做法】鸽蛋去壳，同龙眼肉、枸杞、五味子放于碗内加水蒸熟。加白糖食用。

【功效】补心肾,益气血。对腰酸腿痛、遗精、头晕心悸等有一定食疗效果。

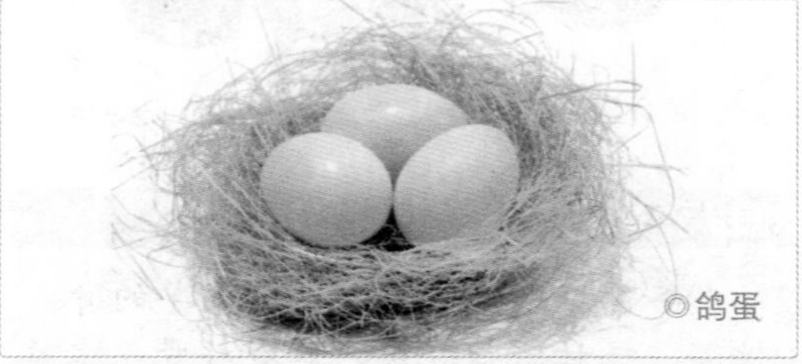

◎鸽蛋

偏方介绍

鸽蛋味甘、咸，性平，具有补肝肾，解疮毒，益精气，丰肌肤诸，助阳提神的功效。可治疗阳痿、营养不良，主要用于肾虚所致的腰膝酸软、疲乏无力、心悸失眠等。

偏方08 沙果方

【用料】沙果 500 克，蜂蜜 250 克。

【做法】将沙果切成厚片，加水 800 毫升，烧开后，小火煮至沙果酥时，加入蜂蜜 250 克，继续煮至成胶状，取出放凉。每日嚼食 2 ~ 3 次，每次 2 ~ 3 片。

【功效】生津止渴，涩精止泻。

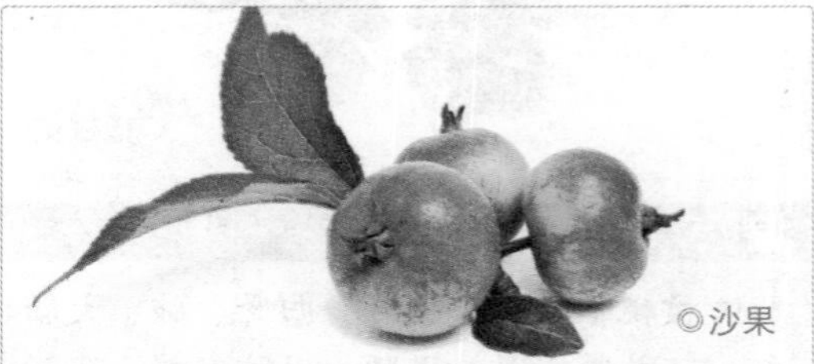

◎沙果

偏方介绍

沙果性平，味酸、甘，归心、肝、肺经。具有止渴生津，消食化滞，涩精的功效，用于津伤口渴、消渴、泻痢、遗精等。沙果味酸涩而收敛，是泄泻下痢、遗精滑泄者的食疗良品。

偏方09 韭菜籽末

【用料】韭菜籽 100 克，白酒 75 克。

【做法】韭菜籽焙干研末，以白酒冲服。分 3 次服，1 天服完。

【功效】补肾壮阳，收敛固精。对梦遗、见色流精或精液随小便流出有一定食疗功效。

偏方10 韭菜籽补骨脂方

【用料】韭菜籽 30 克，补骨脂 30 克。

【做法】捣碎共研为末。白水送服，每服 9 克，日 3 次。

【功效】温肾壮阳，固精止遗。对命门火衰、精关不固引起的遗精滑泄、神衰无力有一定食疗效果。

偏方11 核桃烧酒

【用料】核桃仁 60 克，白酒、红糖各适量。

【做法】先将核桃仁切细，与红糖同放碗内调匀，然后将烫热的白酒倒入盛有核桃仁的碗中。趁热一次用完。

【功效】补肾益精。对腰痛、遗精有一定食疗效果。

偏方12 枸杞鳖肉汤

【用料】鳖（甲鱼）1 只，枸杞 50 克，淮山药 50 克，女贞子 25 克，熟地黄 25 克。

【做法】鳖去头及内脏杂物，切块，洗净，同其他中药共煮，去药。食肉饮汤。

【功效】补肝肾，益精血。对肝肾阴虚所致的腰痛、遗精等有一定食疗功效。

偏方13 金樱鲫鱼汤

【用料】金樱子 30 克，鲫鱼 250 克，香油、食盐各 5 克。

【做法】鲫鱼去鳞、内脏洗净，加金樱子及适量水煲汤，加香油、食盐调味即成。

【功效】补肾固精，利尿消肿。适用于男子肾气不固而致遗精、滑精等。

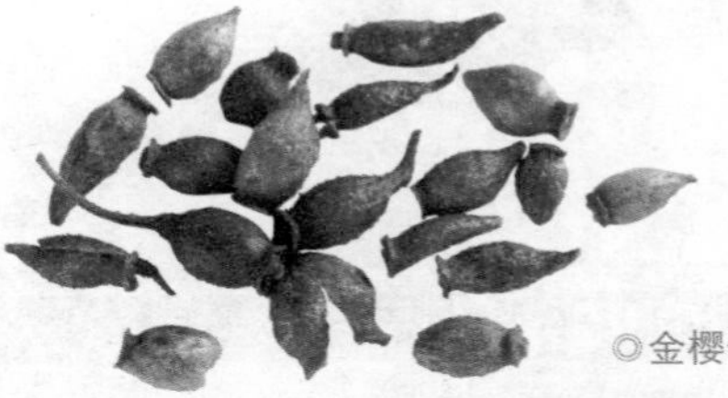

◎金樱子

偏方介绍

金樱子性平，味酸、甘、涩，归肾、膀胱、大肠经。具有固精缩尿，涩肠止泻功效。金樱子中含有大量的酸性物质，能固精室防止男子遗精滑泄、女子带下过多。

偏方14 芡实莲子饭

【用料】大米 500 克，莲子 50 克，芡实 50 克。

【做法】将大米淘洗净。莲子温水泡发，去心去皮。芡实也用温水泡发。大米、莲子、芡实同入铝锅内，搅匀，加适量水，如焖米饭样焖熟。食时将饭搅开，常食有益。

【功效】健脾固肾，涩精止遗。

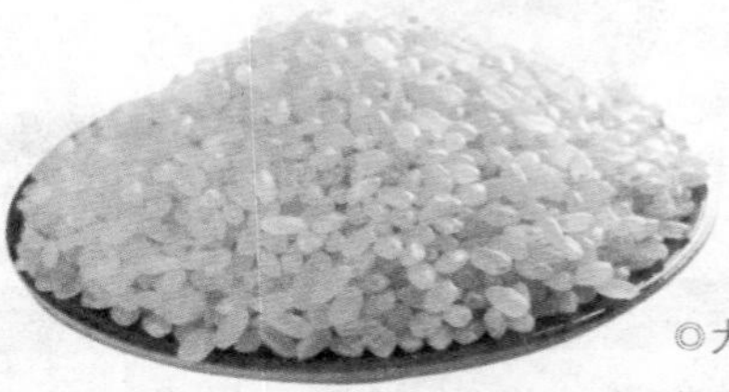

◎大米

偏方介绍

大米性平，味甘，具有补中益气，健脾养胃，益精强志，和五脏，通血脉，聪耳明目，止烦，止渴，止泻的功效。

食疗偏方

早泄 >>

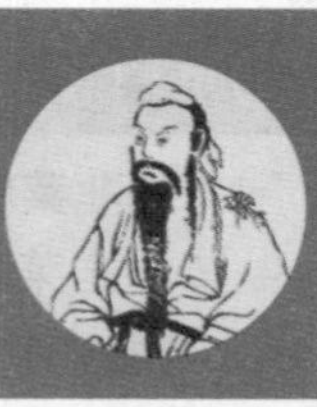

早泄是指男性性交时间极短，或阴茎勃起后尚未进入阴道内即行射精，不能正常性交的一种病症，常伴心悸，面色萎黄，神疲乏力，失眠梦多，汗多，不思饮食等，为常见的男性性功能障碍。中医认为此症是由于纵欲过度，或因犯手淫，致损伤精气，命门大衰，或思虑忧郁，损伤心脾，或恐惧过度，损伤肾气所致。

偏方01 狗肉煲

【用料】狗肉500克，油、八角、小茴香、桂皮、生姜、大蒜、胡椒面、精盐各适量。

【做法】狗肉洗净切块，汆水入热油锅中炸至金黄捞出。另取砂锅，加狗肉及上3味香料、大蒜、生姜。加水浸没，旺火烧沸后转小火烧2小时，调入精盐、胡椒面，稍焖即成。

【功效】温阳祛寒，补虚健脾。

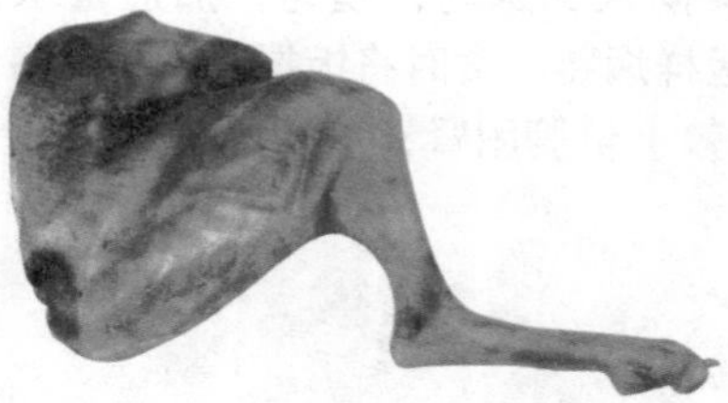

◎狗肉

偏方介绍

狗肉性温，味咸，归脾、胃、肾经。具有补中益气，温肾助阳的功效，用于脾肾阳虚、畏寒肢冷、腰膝酸软、阳痿不举、遗精遗尿、小便清长等；也可用于肝肾精血亏虚所致的身体衰弱、腰酸腿软、阳痿早泄等。

偏方02 枸杞炖鹌鹑

【用料】枸杞20克，鹌鹑2只，黄酒、葱、姜各适量。

【做法】枸杞洗净备用，鹌鹑活杀，去头爪、皮毛、内脏，洗净。同置锅中，加黄酒、葱、姜，隔水清炖30分钟，分次食用。

【功效】温补中气。对心脾两虚型早泄、失眠多梦、面色不华者有一定食疗效用。

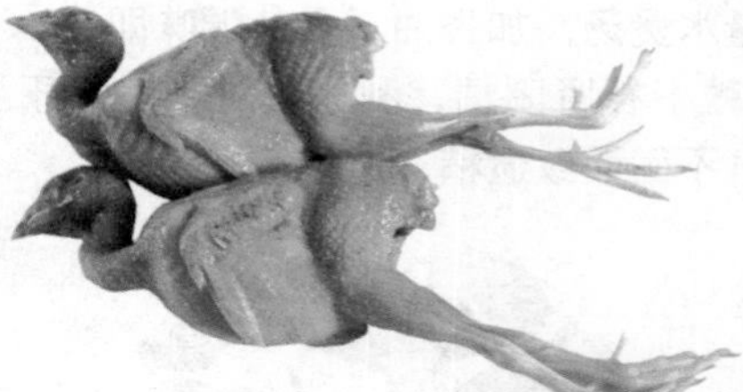

◎鹌鹑肉

偏方介绍

鹌鹑肉性平，味甘，归大肠、心、肝、脾、肺、肾经。可补中益气，清利湿热，主治浮肿、肥胖型高血压、糖尿病、贫血、胃病、肝大、肝硬化、腹水等多种疾病。在医疗上常用于治疗糖尿病、贫血、肝炎、营养不良等病，药用价值被视为“动物人参”。

偏方03 黄芪乳鸽汤

【用料】黄芪、枸杞各30克，乳鸽1只，葱、姜、盐各适量。

【做法】乳鸽去毛和内脏，同黄芪、枸杞一起，加入葱、姜、盐炖熟。饮汤食肉，每3日炖1次，3～5次为1个疗程。

【功效】对性交剧泄，脉虚弱有食疗功效。

偏方04 杞枣煮鸡蛋

【用料】枸杞20克，南枣8枚，鸡蛋2只。

【做法】将上述材料洗净，共置锅内，加水同煮，鸡蛋熟后去壳再入锅煮15～20分钟即成。每日1剂。

【功效】滋阴补肾，益气养心。对早泄有一定食疗功效。

偏方05 炸麻雀

【用料】麻雀4只，花生油、盐末各适量。

【做法】麻雀收拾干净，晾干。将花生油放入锅内烧至六成热，下麻雀炸呈金黄色取出，把油倒出，用原锅炒盐末少许即成。吃时蘸盐，每日2次，每次2只，可连用几天。

【功效】对早泄、阳痿有较好疗效。

偏方06 核桃韭菜子汤

【用料】核桃仁15克，韭菜子10克，黄酒少许。

【做法】核桃仁捣成小颗粒，加水250毫升，与韭菜子10克同煮熟，去渣滤汁，加黄酒少许冲服。

【功效】壮阳强腰，对早泄有食疗作用。

偏方07 蚯蚓韭菜饮

【用料】大蚯蚓（最好是韭菜地里的）10尾，韭菜250克。

【做法】将大蚯蚓剖开，洗净捣成茸；韭菜洗净切碎，绞汁，同装于大茶盅中，冲入滚开水，盖闷温浸10分钟。1次温服。

【功效】壮阳固精，补肾。

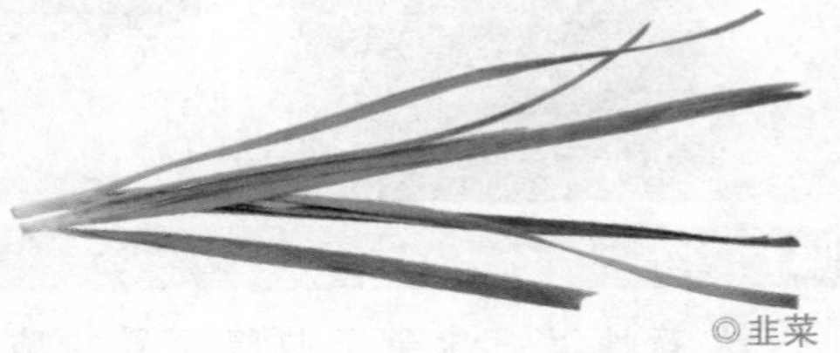

◎韭菜

偏方介绍

韭菜属百合科多年生草本植物，以种子和叶等入药，具健胃，提神，止汗固涩，补肾助阳，固精等功效。韭菜性温，味甘、辛，无毒。

偏方08 锁阳鸡汤

【用料】锁阳、金樱子、党参、淮山药各20克，五味子15克，小公鸡1只。

【做法】小公鸡收拾干净，连同上述药物一并放入大炖盅内，注入开水至八成满，盖上盅盖，放入滚水锅中，隔水炖4小时即成。

【功效】对肾虚阳痿、早泄等有食疗功效。

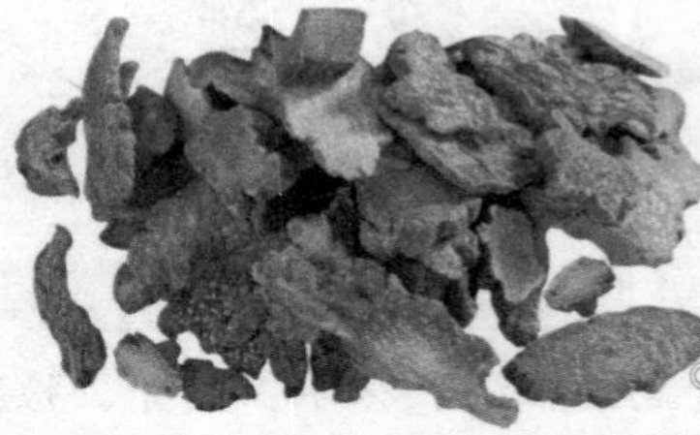

◎锁阳

偏方介绍

锁阳为锁阳科寄生草本植物锁阳的肉质茎。锁阳性温，味甘，归肝、肾经，能补肾阳，益精血，润肠通便。含三萜皂苷、花色苷、鞣质，用于肾阳不足、精血虚亏、阳痿、不孕、腰膝酸软、肠燥便秘。

食疗偏方

男科及泌尿科

阴囊、阴茎肿痛 >>

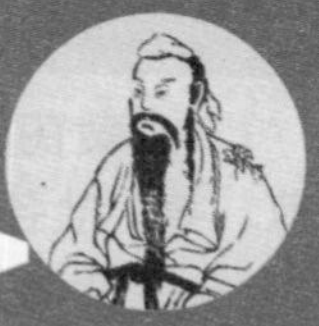

阴囊肿痛是指阴囊皮肤及其内含物（鞘膜睾丸、附睾和精索）有病变，或腹腔内容物（腹水、内脏）等下降进入阴囊，致使阴囊体积增大、胀痛。阴囊肿痛是阴囊外科急症，多见于睾丸炎、睾丸及其附件扭转、腹股沟嵌顿性斜疝等疾病。

偏方01 三核小茴香

【用料】橄榄核（即青果核）、荔枝核、山楂核各等份，小茴香 20 克。

【做法】将 3 种核共烧灰存性，研成细末。小茴香加水煮汤，用汤送服上述核末。每日早晨空腹服 10 克，连服 5 天。

【功效】顺气，消肿，止痛。对阴囊肿胀疼痛有一定食疗功效。

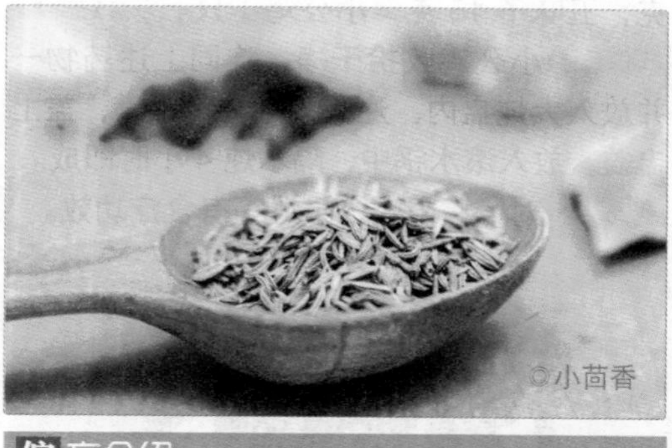

◎小茴香

偏方介绍

小茴香性温，味辛，归肾、膀胱、胃经。小茴香含挥发油，主要为茴香脑、小茴香酮、甲基胡椒酚、茴香醛等成分。具有开胃进食，理气散寒，助阳的功效，用于中焦有寒、食欲减退、恶心呕吐、腹部冷痛、疝气疼痛、睾丸肿痛、脾胃气滞、脘腹胀满作痛等。有实热、虚火者不宜食用小茴香。

偏方02 蒜酒剂

【用料】大蒜适量（根据食用者年纪，每岁 1 瓣），黄酒 120 克，白酒 60 克。

【做法】大蒜去皮洗净，与黄、白酒同放在碗内蒸熟。日分 3 次服完。

【功效】驱寒活络，消肿解毒。对阴囊肿痛有一定食疗功效。

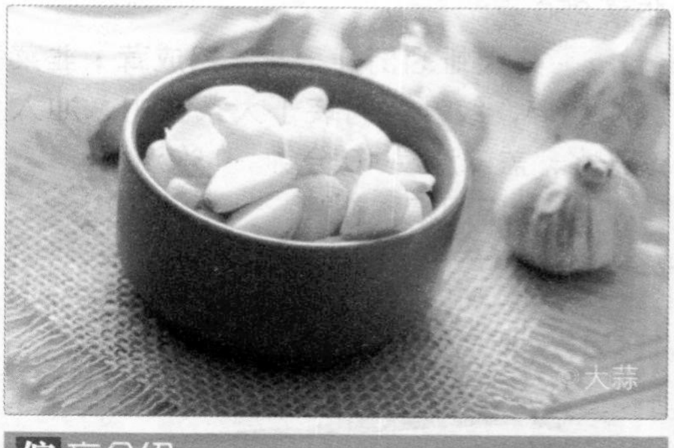

◎大蒜

偏方介绍

大蒜性温，味辛，归脾、胃、肺经。能解毒杀虫，消肿止痛，止泻止痢，治肺，驱虫，此外，还有温脾暖胃功效，治痈疽肿毒、白秃癣疮、痢疾泄泻、肺痨顿咳、蛔虫蛲虫、饮食积滞、脘腹冷痛、水肿胀满。

食疗偏方

男科及泌尿科

淋证 >>

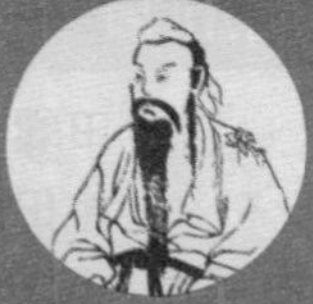

淋证以小便频繁而量少，尿道灼热疼痛，排便不利，或小腹急痛，痛引腰腹为主要表现的病症。此病多因嗜酒过度，或多食肥甘食品，造成湿热，或情绪不好，郁怒伤肝所致。

偏方01 甘蔗藕汁

【用料】鲜甘蔗500克，白藕500克。

【做法】鲜甘蔗洗净剥皮，切碎，用纱布压挤汁液。白藕洗净（藕节亦用），切碎，以甘蔗汁液浸泡4～5小时，再用纱布压挤汁液。每日分2或3次饮完。

【功效】养阴清热，散瘀止血。对淋证有食疗效用。

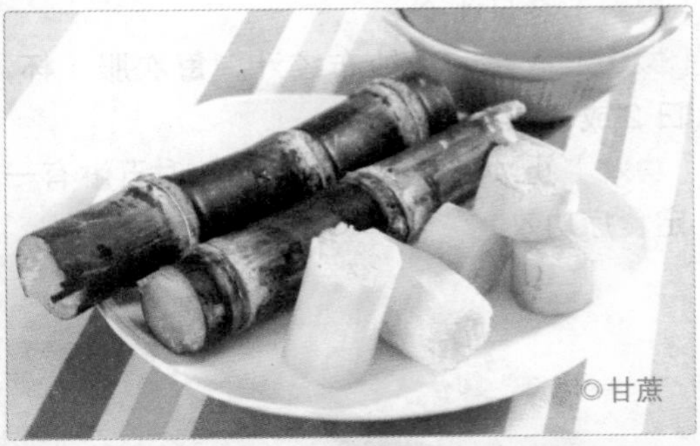

◎甘蔗

偏方介绍

甘蔗性寒，味甘，归肺、胃经，具有清热，生津，下气，润燥，补肺益胃的特殊效果。甘蔗可治疗因热病引起的伤津、心烦口渴、反胃呕吐、肺燥引发的咳嗽气喘。此外，甘蔗还可以通便解结，饮汁还可缓解酒精中毒的症状。如患有胃寒、呕吐、便泄、咳嗽、痰多等症的病人，应暂时不吃或少吃甘蔗，以免加重病情。

偏方02 萝卜浸蜂蜜

【用料】萝卜1500克，蜂蜜、盐各适量。

【做法】将萝卜洗净，去皮切片，用蜂蜜浸泡10分钟，放在瓦上焙干，再浸再焙（不要焙焦），连续3次。每次嚼服数片，盐水送服，每日4或5次。

【功效】清热，润燥，解毒，散瘀血。对各种淋证有食疗效用。

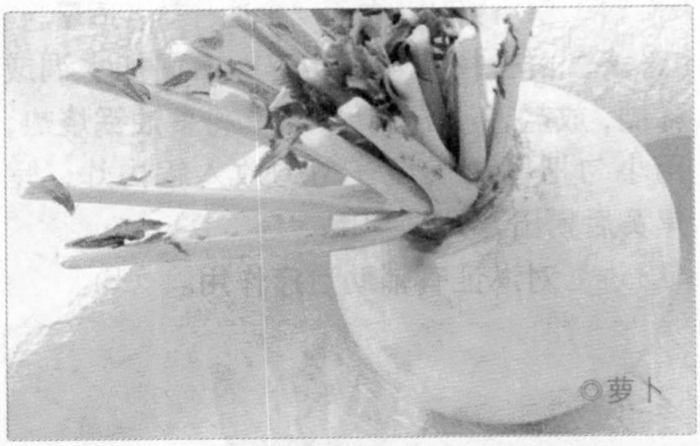

◎萝卜

偏方介绍

萝卜为十字花科草本植物莱菔的根。萝卜性平，味辛、甘，归脾、胃经，能清热生津，凉血止血，化痰止咳，利小便，解毒。熟者偏于益脾和胃，消食下气。萝卜含葡萄糖、蔗糖、果糖、腺嘌呤、精氨酸、胆碱、淀粉酶、B族维生素、维生素C、钙、磷、锰、硼等成分。脾胃虚寒者，不宜生食萝卜。

偏方03 田螺淬酒

【用料】田螺（螺蛳）1碗，白酒3碗。
【做法】将田螺洗净，连壳炒熟，趁热将白酒倒入田螺锅内，再加热煮至酒剩1碗。挑肉食之，并饮此酒，连吃2或3次。
【功效】清热，利水。对五淋有一定食疗功效。

偏方04 大黄蛋

【用料】大黄30克，鸡蛋7个。
【做法】将大黄研末。鸡蛋各打一小孔，把大黄末分装入蛋内，炭火烧熟。每次1个，每日3次，白开水送服。
【功效】攻积导滞，清热解毒。对尿血有一定食疗功效。

偏方05 豆豉鲫鱼汤

【用料】活鲫鱼1条（重200~250克），淡豆豉60克，葱白7根，生姜3片。
【做法】将活鲫鱼去鳞及内脏，同淡豆豉、葱白、生姜放碗内加水蒸熟，连鱼带汤服之。每日1或2次，连用2日。
【功效】清热解毒，通阳利水。

偏方06 玉米须芥菜花汤

【用料】玉米须50克，芥菜花25克，白茅根30克。
【做法】水煎去渣。每日分2次服。
【功效】清热凉血，利水通淋。对尿血、急慢性肾炎水肿、尿路结石等有一定的食疗功效。

偏方07 油炸香椿糊

【用料】鲜香椿叶，白面、食油、盐各适量。
【做法】鲜香椿叶洗净切碎，白面加水调成稀糊，放盐，与香椿叶拌匀。将食油锅烧热，用小勺把糊料慢慢一勺勺放入锅内炸，呈焦黄后捞出，即可食用。
【功效】对淋证有辅助治疗作用。

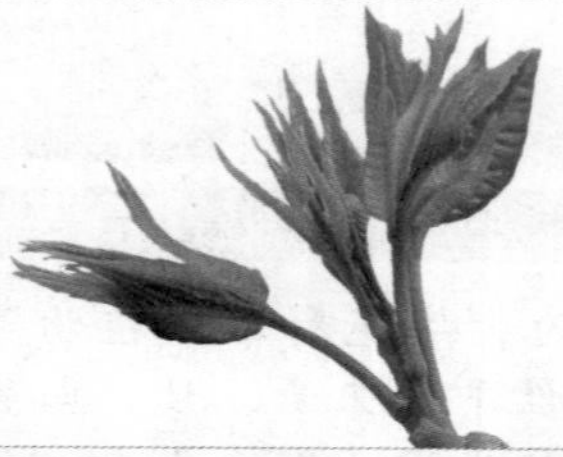
◎香椿

偏方介绍

香椿性凉，味苦、平，归肺、胃、大肠经。具有清热解毒，健胃理气，润肤明目，杀虫的功效，用于疮疡、脱发、目赤、肺热咳嗽、久泻久痢等。

偏方08 冬瓜瓤汁

【用料】冬瓜1个。
【做法】取瓤，用纱布绞汁。每次服1杯，日2或3次，常饮有效。
【功效】止烦，解渴，利小肠。对五淋有一定食疗功效。

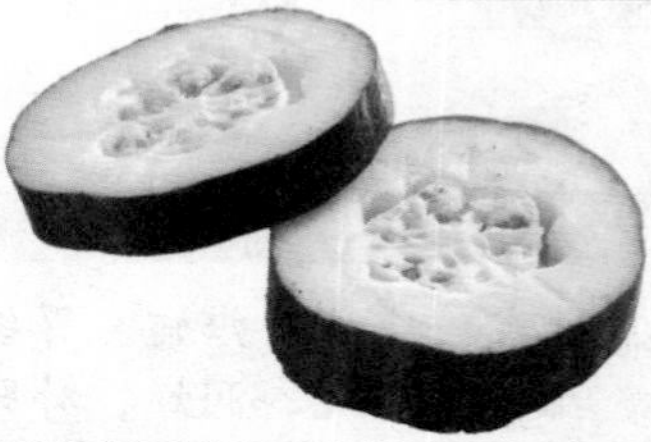
◎冬瓜

偏方介绍

冬瓜性微寒，味甘、淡，归肺、大肠、小肠、膀胱经。具有清热解毒，利水消痰，除烦止渴，祛湿解暑的功效，用于心胸烦热、小便不利、肺痈咳喘、肝硬化腹水、利尿消肿、高血压等。

食疗偏方

男科及泌尿科

慢性肾炎 >>

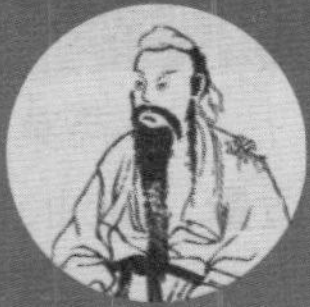

慢性肾炎也称慢性小球肾炎。本病多发生于青壮年，主要表现为长期水肿，血压较高，蛋白尿、血尿等。由于六淫侵袭、七情所伤、劳倦过度、房事不节以及肾虚等各种原因致使脏腑虚损，致使抵抗力下降，阴阳平衡失调，加之外来风热、湿热等趁虚内侵脏腑，就会导致慢性肾炎。

偏方01 西红柿烧牛肉

【用料】牛肉、西红柿各150克，白糖、盐各8克，葱花、料酒、酱油、姜丝、素油各适量。

【做法】牛肉洗净切方块；西红柿洗净去皮切块。锅置火上，放素油，放姜、葱丝煸炒，下牛肉煸炒，烹料酒，加水，放盐、白糖，烧熟后加西红柿，烧入味出锅即成。

【功效】对慢性肾炎有一定食疗功效。

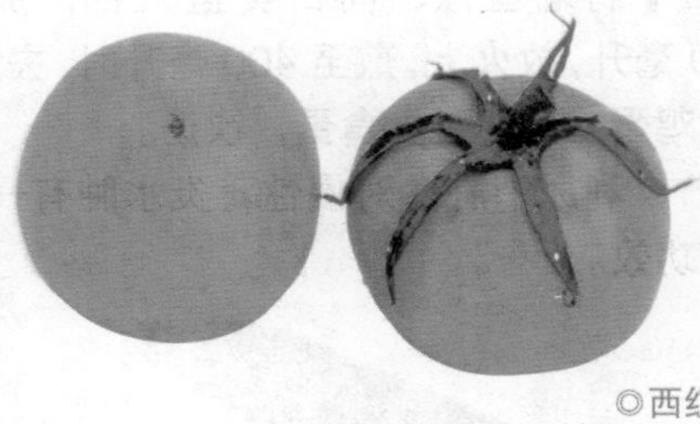

◎西红柿

偏方介绍

西红柿为茄科植物番茄的果实。西红柿性凉，微寒，味甘、酸，归肝、胃、肺经。具有生津止渴，健胃消食，清热解毒，凉血平肝的功效。

偏方02 鲫鱼蒜杏汤

【用料】鲫鱼1条，大蒜30克，杏仁10克，姜丝、精盐、味精、麻油各适量。

【做法】大蒜剥瓣去膜，杏仁去皮尖，同纳入处理干净的鱼腹腔中，入瓷碗，加姜丝、精盐和清水，隔水蒸至酥烂，下味精，淋麻油。分1～2次趁热食鱼和大蒜，喝汤。

【功效】对慢性肾炎引起的并发症有疗效。

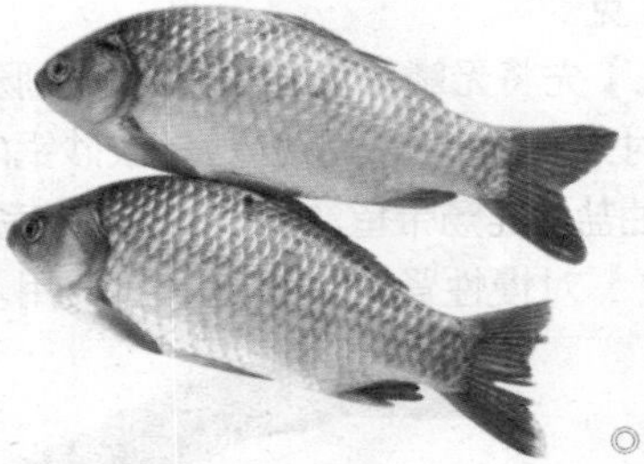

◎鲫鱼

偏方介绍

鲫鱼性平，味甘，归脾、胃、大肠经，具有健脾，开胃，益气，利水，通乳，除湿之功效。鲫鱼所含的蛋白质质优并易于消化吸收，是肝肾疾病，心脑血管疾病患者的良好蛋白质来源，常食可增强抗病能力，肝炎、肾炎、高血压、心脏病，慢性支气管炎等疾病患者可经常食用。

偏方03 凉拌翡翠

【用料】芹菜 250 克，苦瓜 250 克，白糖适量，麻油、味精少许。

【做法】芹菜切段，苦瓜去瓤、去子切片。将芹菜、苦瓜用滚沸水焯过，待凉，加白糖、麻油、味精调味即成。

【功效】清热解毒，利湿消肿。

偏方04 冬瓜皮茅根汤

【用料】冬瓜皮 20 克，白茅根 20 克，玉米须 10 克，黑豆 10 克。

【做法】水煎服。每日 1 剂，分 2 次服完。

【功效】对慢性肾炎有一定食疗效用。

偏方05 大蒜西瓜方

【用料】大蒜瓣 30 克，大西瓜 1 个，蒜瓣适量。

【做法】大西瓜，切开蒂部，挖去瓤及子，装满大蒜瓣，仍以蒂盖好，以纸裹泥固，埋于糠火中煨透，取出碾成细末。每次 3 克，1 日 2 次吞服。

【功效】对慢性肾炎有食疗效果。

偏方06 芋头红糖

【用料】芋头 1000 克，红糖 250 克。

【做法】将芋头洗净，切片，锅内煅灰研末，与红糖和匀。每服 50 克，日服 3 次，可连续服用。

【功效】利水消肿。对慢性肾炎有一定食疗功效。

偏方07 黑鱼茶汤

【用料】无鳞黑鱼（约 500 克）1 条，午时茶 18 克。

【做法】先将无鳞黑鱼洗净，剖腹去肠，然后将午时茶装入鱼腹，用线缝好，放砂锅内煮熟。不加油盐，连汤带鱼，1 日分 3 次吃完。

【功效】对慢性肾炎有一定食疗效用。

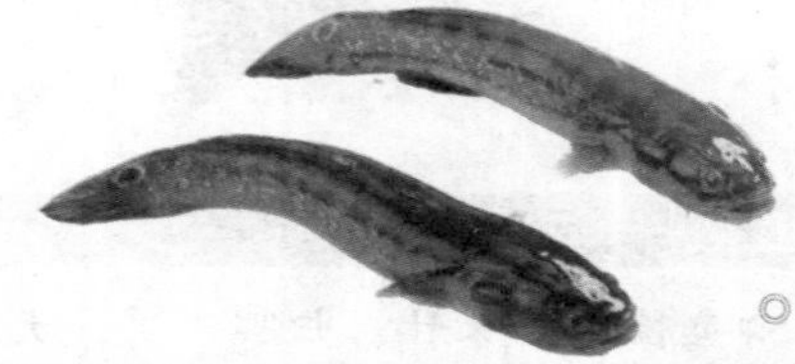

◎黑鱼

偏方介绍

黑鱼性寒、味甘，归脾、胃经，具有补脾利水，去瘀生新，清热等功效，主治水肿、湿痹、脚气、痔疮、疥癣等。

偏方08 丝瓜向日葵蛋汤

【用料】老丝瓜 1 条，向日葵盘 1 个，鸡蛋 1 个。

【做法】将老丝瓜、向日葵盘入锅，加水 1000 毫升，放火上，煎至 400 毫升时，去渣，打入鸡蛋至熟即可。食蛋，饮汤。

【功效】利尿消肿。对慢性肾炎水肿有一定食疗功效。

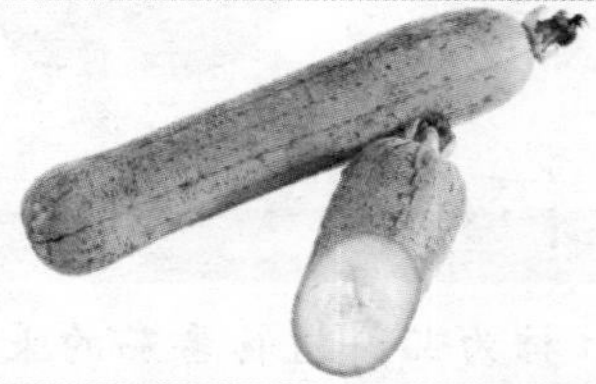

◎丝瓜

偏方介绍

丝瓜性寒，味甘，无毒。能清热化痰，凉血解毒，除热利肠，可用于痘疮不出、乳汁不下、慢性肾炎等。月经不调者、身体疲乏的妇女适宜多吃丝瓜。体虚内寒、腹泻者不宜多食。

偏方09 野鸭大蒜汤

【用料】野鸭1只，大蒜50克。

【做法】将野鸭去毛开膛取出内脏洗净，大蒜剥皮填于鸭腹内，煮熟。食肉饮汤，2日食1只，连服数次。

【功效】补中益气，宣窍通闭。用治慢性肾炎。

偏方10 蚕豆花生汤

【用料】生蚕豆400克，花生仁150克，红糖适量。

【做法】前两味加水600毫升，煮至蚕豆皮破裂，水呈棕色混浊时，加入红糖，至溶化。分2～3次趁热食豆喝汤。

【功效】对慢性肾炎有食疗功效。

偏方11 玉米须瓜皮赤豆汤

【用料】玉米须20克，西瓜皮、冬瓜皮、赤小豆各30克。

【做法】将上述4味用清水600毫升，煎至300毫升，取汁，当茶饮。

【功效】平肝，利胆，降压，通乳。对慢性肾炎、顽固性水肿有一定食疗功效。

偏方12 白胡椒鸡蛋

【用料】白胡椒7粒，鸡蛋1个，面粉适量。

【做法】将鸡蛋钻一小孔，将白胡椒填入蛋内，面粉封孔，外以湿纸粘固，放蒸笼内蒸熟。服时剥去蛋壳，将鸡蛋和胡椒一同吃下。成人每日2个，小儿减半。

【功效】对慢性肾炎有一定食疗功效。

偏方13 鸡蛋蜈蚣方

【用料】鸡蛋（鲜）1个，蜈蚣1条。

【做法】将新鲜鸡蛋打一小口，把蛋清和蛋黄搅匀，将蜈蚣捣末放入鸡蛋内，再搅匀，蒸15分钟即可。1天吃1个蜈蚣鸡蛋。

【功效】对慢性肾炎蛋白尿有一定食疗功效。

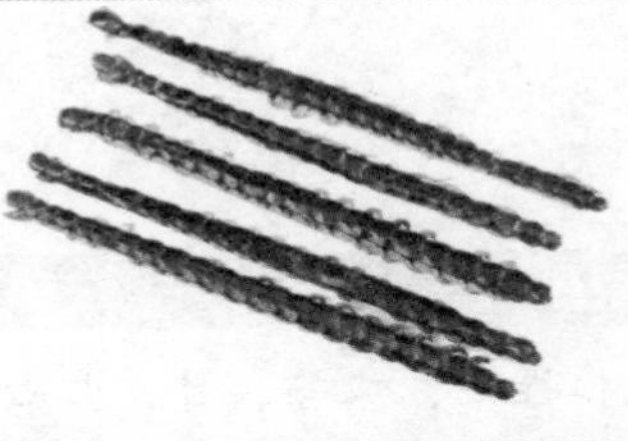

◎蜈蚣

偏方介绍

蜈蚣为大蜈蚣科动物少棘巨蜈蚣的干燥体。蜈蚣性温，味辛，有毒，归肝经。具有熄风镇痉，攻毒散结，通络止痛的功效，用于小儿惊风、抽搐痉挛、中风口歪、半身不遂、毒蛇咬伤等。

偏方14 芡实猪肾汤

【用料】芡实50克，红枣30克，猪肾2只，油、盐、生姜各适量。

【做法】猪肾收拾干净切片，红枣洗净，生姜洗净切片，共入锅，加水400毫升，加油盐，煮汤服。分1～2次食猪肾，喝汤。

【功效】对慢性肾炎有一定食疗功效。

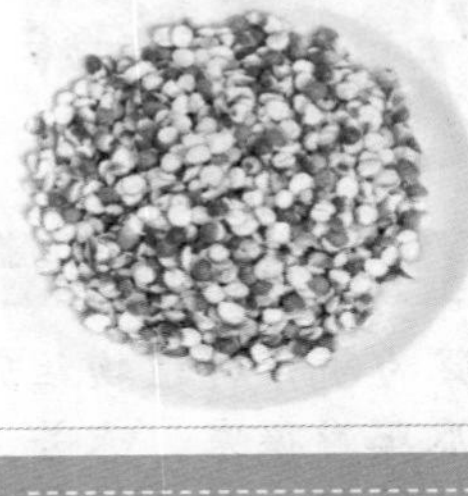

◎芡实

偏方介绍

芡实性平，味甘、涩，归脾、肾经。具有益肾固精，补脾止泻，祛湿止带的功能。生品性平，涩而不滞，补脾肾而兼能祛湿，常用于白浊、带下，遗精，小便不禁，兼湿浊者尤宜食用芡实。

食疗偏方

五官科

慢性鼻炎 >>

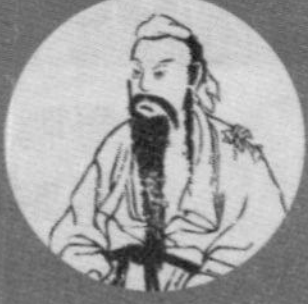

本病主要症状为鼻流浊涕，通气受碍，嗅觉失灵，头胀头痛等，发病大多与伤风感冒相关。其可见于任何季节，但秋冬风寒之季比较多见，或病情每见加重。中医学认为本病是由于外感六淫之邪，或热邪窒肺使肺气不宣，肺窍闭塞所致。

偏方01 丝瓜藤煲猪肉

【用料】丝瓜藤（近根部者佳）1.5 米，猪瘦肉 60 克，盐、味精各适量。

【做法】丝瓜藤洗净剪段；猪瘦肉洗净切块，同入砂锅内煮汤，至肉熟，加盐、味精调味即可。日服 1 次，5 次为 1 个疗程，连服 1 ~ 3 个疗程。

【功效】对慢性鼻炎急性发作有疗效。

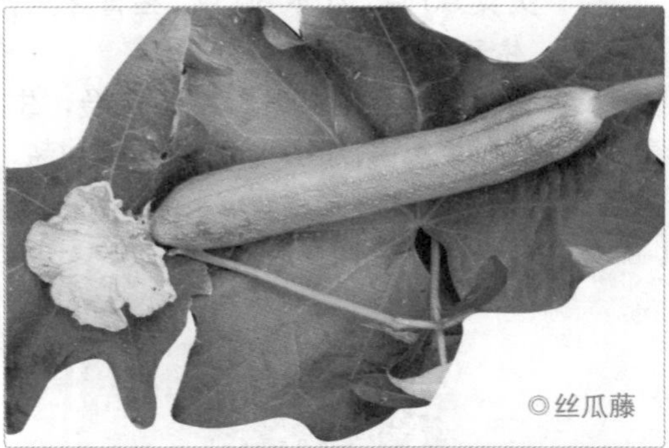

◎丝瓜藤

偏方介绍

丝瓜藤为葫芦科植物丝瓜或粤丝瓜的茎。丝瓜藤性微寒，味苦，有小毒，归心、脾、肾经。具有舒筋，活血，健脾，杀虫等功效，可用于治腰膝四肢麻木、月经不调、水肿、齿露、鼻渊、牙宣等。治鼻中时时流臭黄水，甚至脑亦时痛时，可用丝瓜藤近根1米，烧存性为细末，酒调服之。

偏方02 桃仁粳米粥

【用料】桃仁 10 克（去皮、尖），粳米 50 克。

【做法】桃仁加清水研磨取汁，放入粳米煮粥食用。

【功效】活血行气。对邪毒久留、气滞血瘀型慢性鼻炎有食疗功效，症见鼻塞呈持续性，涕多或黄稠、黏白，舌质红或有瘀点。

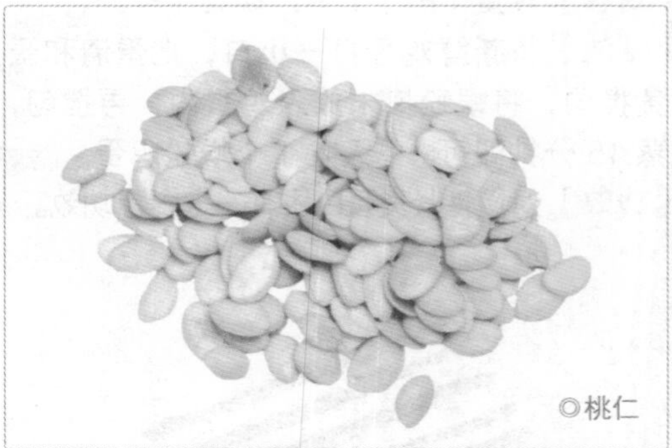

◎桃仁

偏方介绍

桃仁性平，味苦、甘，归心、肝、大肠经。桃仁中的苦杏仁苷亦有抗炎作用，对实验性炎症的镇痛作用为氨基比林的1/2；对肉芽肿法或角叉菜胶足跖水肿法的抑制作用为保泰松的1/2；对热水性足跖水肿也有完全相同的效果。动物实验证明：苦杏仁苷口服效果最强，腹腔注射次之，静脉注射几乎无活性。

食疗偏方

五官科

鼻窦炎>>

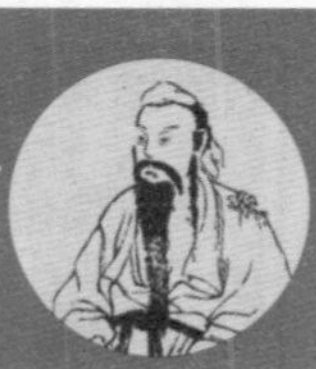

鼻窦炎属中医学“鼻渊”的范畴。鼻窦炎是一种常见病，以鼻塞、多脓涕、头痛及嗅觉障碍为主要特征。其病是因外感风寒、肺经风热，胆腑郁热、脾经湿热、肺脾气虚等所致。

偏方01 蜂房方

【用料】蜂房（蜂巢）不限量。

【做法】将蜂房冲洗干净，撕成块状，放于口中嚼烂，吐渣咽液。每日嚼3次，每次嚼36立方厘米以上。

【功效】祛风，攻毒，杀虫。对鼻窦炎、牙痛、气管炎有食疗功效。

◎蜂房

偏方介绍

蜂房指蜂窝，是饲养蜜蜂的场所，尤指蜂群或蜜蜂种群储存蜂蜜的蜂巢。本品为胡蜂科昆虫果马蜂、日本长脚胡蜂或异腹胡蜂的巢。蜂房性平，味甘，归胃经。具有祛风，攻毒，杀虫，止痛，抗过敏的功效，用于龋齿牙痛、疮疡肿毒、乳痈、瘰疬、皮肤顽癣、鹅掌风、过敏性疾病等。

偏方02 猪胆汁调藿香

【用料】藿香40克，苍耳子15克，猪胆汁适量。

【做法】将藿香研为细末，用猪胆汁调拌成糊。每饭后服25克，日2次，用苍耳子煎汤送下。

【功效】散风湿，通鼻窍，清热止痛。对鼻窦炎有食疗功效。

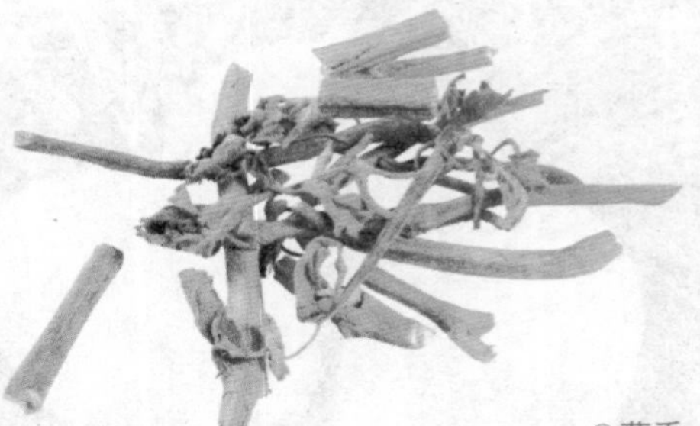

◎藿香

偏方介绍

藿香性微温，味辛，归肺、脾、胃经。具有祛暑解表，化湿和胃的功效。用于夏令感冒、呕吐泄泻、妊娠呕吐、鼻渊等。在药用配伍方面，治鼻渊，常可配猪胆汁等同用。用于湿阻脾胃、脘腹胀满、湿温初起。若湿阻中焦、脘闷纳呆者，与佩兰等同用；若湿温初起，可配薄荷、茵陈、黄芩等同用。

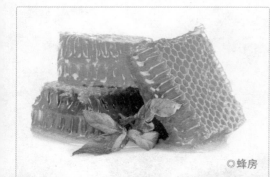

食疗偏方

五官科

牙痛 >>

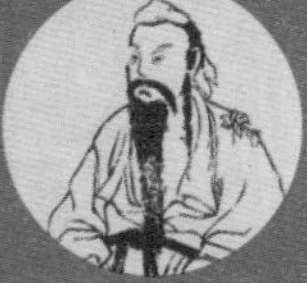

牙痛是由牙病引起，可分以下几种情况：龋齿牙痛为牙体腐蚀有小孔，遇到冷、热、甜、酸时才感到疼痛；患急性牙髓炎引起剧烈牙痛；患急性牙周膜炎，牙痛剧烈，呈持续性的跳痛；急性智齿冠周炎，主要是第三磨牙位置不正，牙冠面上部分有龈覆盖和食物嵌塞，容易发炎而致牙痛。

偏方01 生地黄煮鸭蛋

【用料】生地黄 50 克，鸭蛋 2 个，冰糖 5 克。

【做法】用砂锅加入清水 2 碗浸泡生地黄半小时，将鸭蛋洗净同生地黄共煮，蛋熟后剥去皮，再入生地黄汤内煮片刻，服用时加冰糖调味。吃蛋饮汤。

【功效】清热生津，对风火牙痛有疗效。

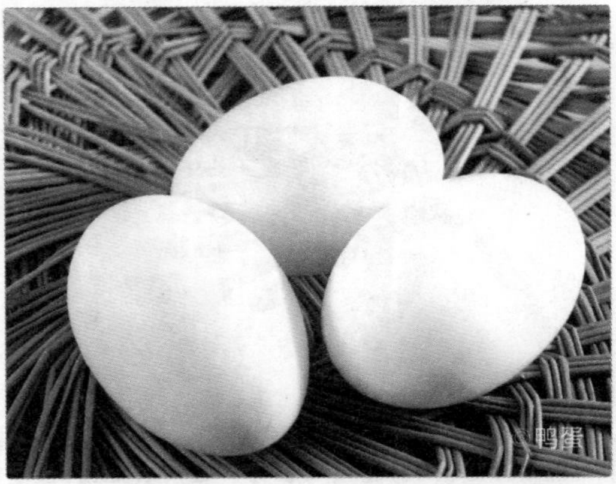

◎鸭蛋

偏方介绍

鸭蛋为鸭科动物家鸭的卵。鸭蛋性凉，味甘、咸，归肺、脾经，具有大补虚劳，滋阴养血，润肺美肤等功效。用于膈热、咳嗽、齿痛等。

偏方02 丝瓜姜汤

【用料】丝瓜 500 克，鲜姜 100 克。

【做法】将丝瓜洗净，切段，鲜姜洗净，切片，两味加水共煎煮 3 小时。日饮汤 2 次。

【功效】清热，消肿，止痛。对牙龈肿痛、口干鼻涸、鼻出血（流鼻血）有食疗功效。

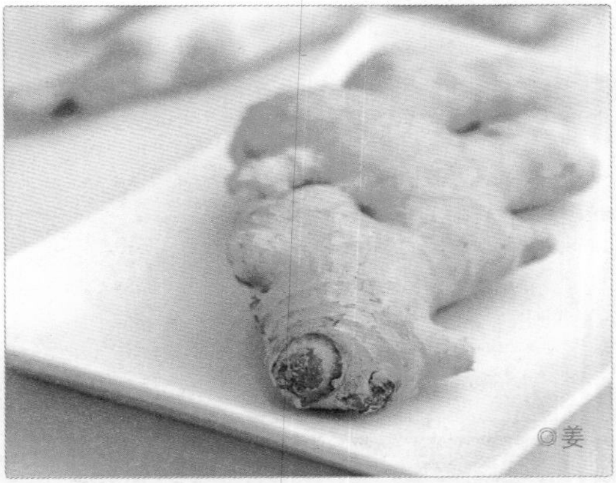

◎姜

偏方介绍

姜科草本植物姜的根茎。姜性温，味辛，归肺、脾经。能开胃止呕，化痰止咳，发汗解表，用于风寒表证、脾胃虚寒、食欲减退、恶心呕吐、痰饮呕吐、胃气不和的呕吐、风寒或寒痰咳嗽。姜对呼吸和血管运动中枢有兴奋作用，能促进血液循环。

食疗偏方

五官科

口腔溃疡 >>

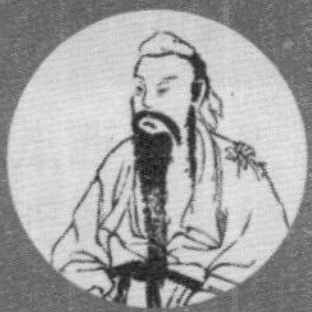

口腔溃疡属于中医“口疮”“口糜”范畴。溃疡好发于口腔前半部，多见于唇、舌、颊、口底等部位，龈、腭比较少见，初起红赤，稍隆起，渐渐中间出现溃点，逐渐扩大凹陷，呈绿豆或黄豆粒大小，表面多覆有黄白色膜。口腔溃疡微疼或不疼。发病与心肾不交，虚火上升或脾胃湿热有关。

偏方01 石榴水

【用料】鲜石榴2个。

【做法】将鲜石鲜榴剥开取子，捣碎，以开水浸泡，凉凉后过滤。每日含漱数次。

【功效】消炎杀菌。治口腔炎、扁桃体炎、喉痛或口舌生疮。

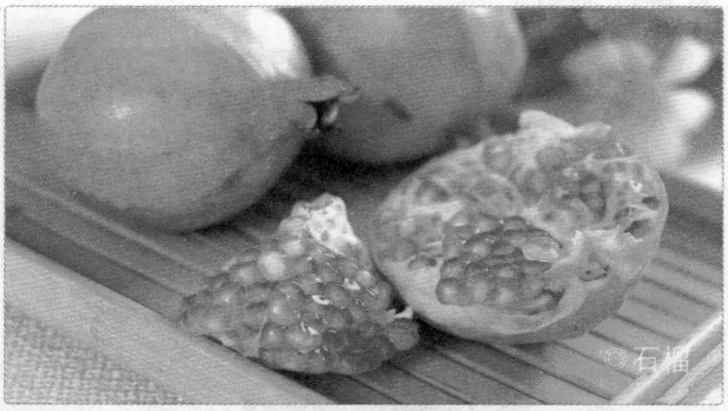

◎石榴

偏方介绍

石榴性温，味甘、酸、涩，归肺、肾、大肠经，具有生津止渴，收敛固涩，止泻止血的功效。用于津亏口燥咽干、烦渴、久泻、久痢、便血、崩漏等。石榴皮中含有多种生物碱，抑菌试验证实，石榴的醇浸出物及果皮水煎剂，具有广谱抗菌作用。

偏方02 雪梨萝卜汤

【用料】雪梨250克，萝卜200克。

【做法】将雪梨去皮核，洗净切片，萝卜洗净切片，同放于砂锅中，加清水500毫升，大火烧开后，加入冰糖，煮至酥烂，分2次食梨和萝卜，喝汤。

【功效】对热病初期口舌生疮、口腔糜烂、口腔溃疡、口腔炎有食疗功效。

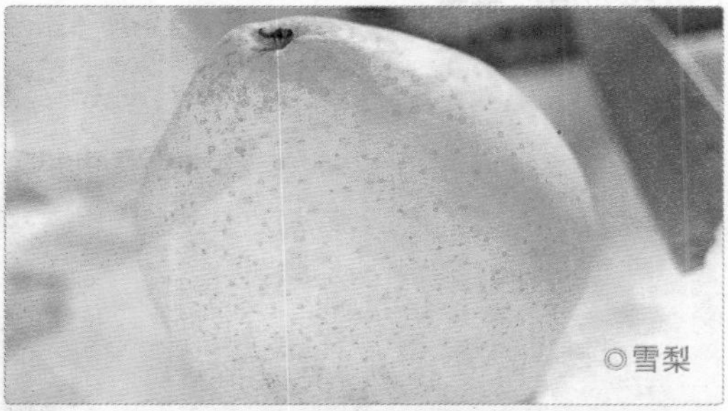

◎雪梨

偏方介绍

雪梨味甘性寒，含苹果酸、柠檬酸、维生素B_1、维生素B_2、维生素C、胡萝卜素等，具生津润燥，清热化痰之功效，特别适合秋天食用。现代医学研究证明，雪梨确有润肺清燥，止咳化痰，养血生肌的作用。因此雪梨对急性气管炎和上呼吸道感染的患者出现的咽喉干、痒、痛、音哑、痰稠、便秘、尿赤均有良效。

偏方03 西瓜翠衣茶

【用料】西瓜皮 30 ~ 50 克，白糖少许。
【做法】将西瓜皮切成小块，加水煎汤，取汁去渣，加入白糖，代茶饮。
【功效】具有泻热解暑，生津止渴的功效。对口疮反复发作有食疗功效。

偏方04 木槿叶茶

【用料】木槿嫩叶 60 克。
【做法】木槿嫩叶洗净，用沸水冲泡，代茶饮。
【功效】清热解毒。对口舌生疮、咽喉肿痛有食疗功效。

偏方05 苹果胡萝卜汁

【用料】苹果 250 克，胡萝卜 200 克。
【做法】洗净，绞汁，混合均匀。分 2 ~ 3 次服。
【功效】对热病初期口舌生疮、口腔糜烂、口腔溃疡、口腔炎有食疗功效。

偏方06 莲子白萝卜汤

【用料】莲子 30 克，白萝卜 250 克。
【做法】共煮服，每日 2 次，喝汤食莲子。
【功效】对口疮有食疗功效。

偏方07 西瓜汁

【用料】西瓜半个。
【做法】挖出西瓜瓤挤取汁液，瓜汁含于口中，2 ~ 3 分钟咽下，再含新瓜汁，反复多次。
【功效】清热解毒。

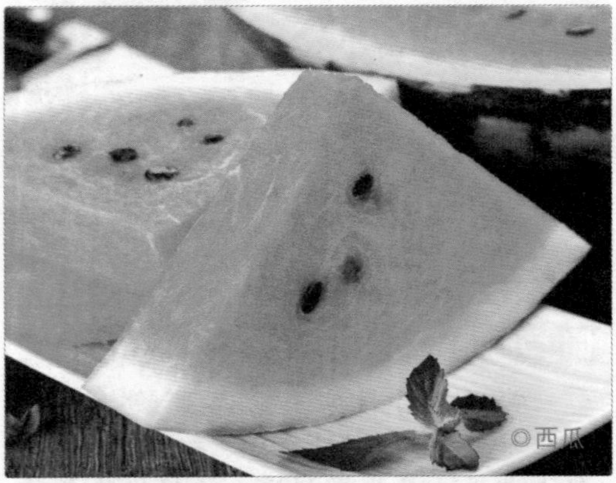

©西瓜

偏方介绍

西瓜性凉，味甘、淡，归心、胃、膀胱经。果肉含蛋白质、葡萄糖、果糖、谷氨酸、瓜氨酸、蔗糖酶、钙、铁、磷、粗纤维及维生素等，具有消烦止渴，解暑热，利小便，治口疮等作用。

偏方08 蒲公英汤

【用料】生蒲公英 30 克。
【做法】水煎服。
【功效】清热解毒。对口疮、口腔炎、舌炎有食疗功效。

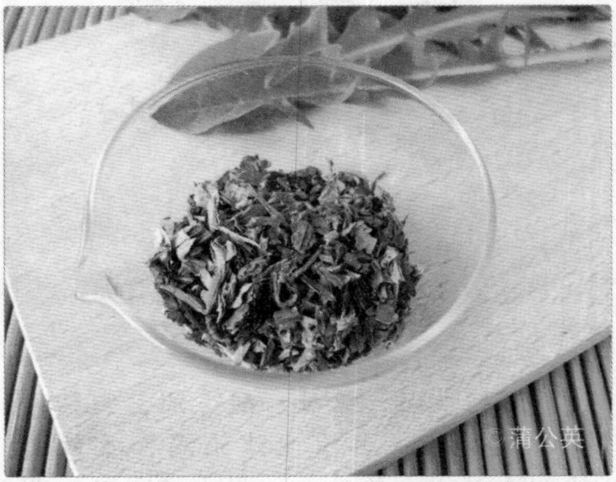

©蒲公英

偏方介绍

蒲公英性寒，味苦、甘，归肝、胃经。能清热解毒，消肿散结，用于上呼吸道感染、胃炎、痢疾、肝炎、胆囊炎、急性阑尾炎、泌尿系统感染、盆腔炎、痈疖疔疮、咽炎、口腔炎。

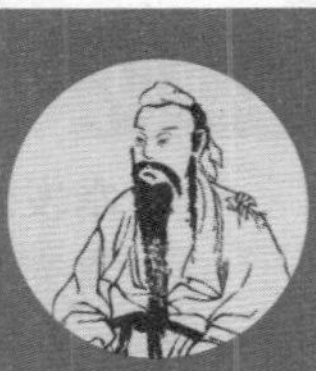

食疗偏方

五官科
咽喉炎 >>

咽喉炎是咽喉部黏膜的急性炎症。本病发病初期，咽喉处可感到发热、刺痒和干燥。病重者可出现咽喉肿痛、舌本强硬、流涎、喘急、胸膈不利、伴有畏寒、发热、全身不适的症状。如患喉炎，患者声音可变为嘶哑，严重时失声；喉内多痰而不易咳出，常黏附于声带表面。

偏方01 含蒜片

【用料】生大蒜1瓣。

【做法】将1瓣生大蒜去皮切成1～2片。含于口中，当大蒜片含到全无辣味时，则需嚼一下，以略觉有点儿辣味而又不感到难受为度。每天上、下午各1次，每次含半小时至1小时。

【功效】对咽炎、口腔溃疡等有食疗功效。

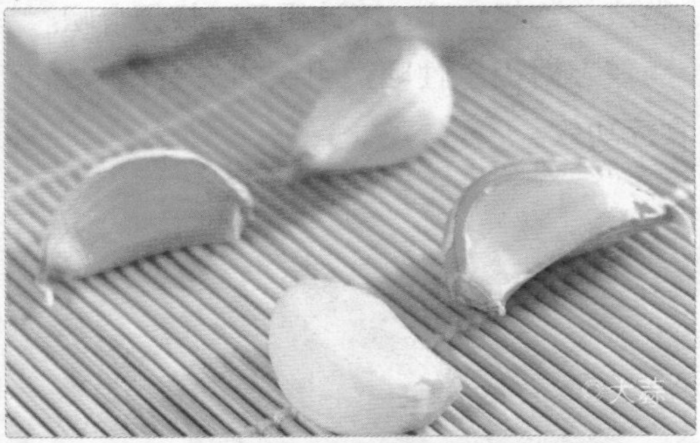

◎大蒜

偏方介绍

大蒜性温，味辛，归脾、胃、肺经。能解毒杀虫，消肿止痛，止泻止痢，治肺，驱虫。此外，还能温脾暖胃。治白秃癣疮、痢疾泄泻、肺痨顿咳、蛔虫蛲虫、饮食积滞、脘腹冷痛、水肿胀满。常用于感冒、细菌性痢疾、阿米巴痢疾、咽炎、肠炎、饮食积滞。阴虚火旺及慢性胃炎溃疡病患者应慎食大蒜。

偏方02 橄榄酸梅汤

【用料】橄榄60克，酸梅10克，白糖适量。

【做法】将橄榄、酸梅分别洗净去核，加水600毫升，小火煮半小时，去渣，下白糖溶化。当茶饮。

【功效】解毒，利咽。对急性咽炎、扁桃体炎、咳嗽痰多、酒醉烦渴有一定食疗功效。

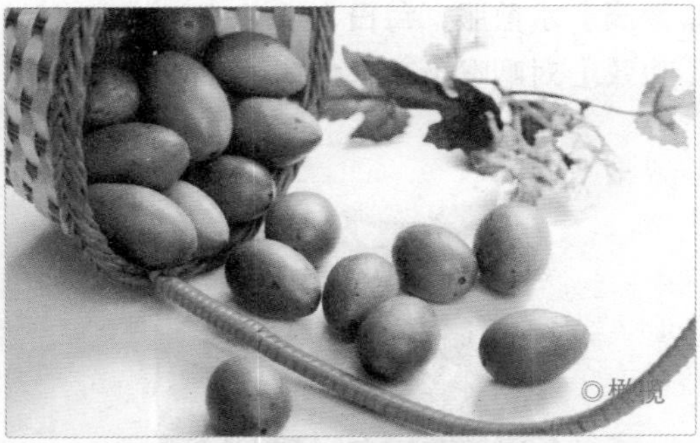

◎橄榄

偏方介绍

橄榄又名青果。橄榄性平，味甘、酸，归脾、胃、肺经。橄榄果肉内含蛋白质、碳水化合物、脂肪、维生素C以及钙、磷、铁等矿物质。具有清热解毒，利咽化痰，生津止渴的功效，能治咽炎喉咙不适问题，除烦醒酒，有化刺除鲠之功。冬春季节，每日嚼食2～3枚鲜橄榄，可预防上呼吸道感染。

偏方03 糖渍海带

【用料】水发海带500克，白糖250克。

【做法】将海带漂洗干净，切丝，放锅内加水适量煮熟，捞出，放在小盆里，拌入白糖腌渍1天后即可。食用,每日2次，每次50克。

【功效】对慢性咽炎有食疗功效。

偏方04 绿豆水

【用料】绿豆30克,荷花30克,五味子6克。

【做法】水煎服，每日1～2次。

【功效】对咽喉炎有食疗效果。

偏方05 柿霜方

【用料】柿霜3克，乌梅炭3克，硼砂0.3克，大青盐少许。

【做法】共研为细末，含化之。

【功效】对慢性咽炎有食疗效果。

偏方06 西瓜朴硝方

【用料】大西瓜1个，朴硝适量。

【做法】在西瓜蒂上切一小孔，挖去瓤子，装满朴硝，将蒂部盖上，用绳缚定，悬挂于通风处,待析出白霜,以鹅毛扫下,研细,贮于瓶中备用。用时以笔管将其吹于喉部。

【功效】清热,消肿。对咽喉炎有食疗效果。

偏方07 杏仁莲藕方

【用料】藕100克,竹叶10克,杏仁10克。

【做法】水煎服，每日1～2次。

【功效】对咽喉炎有食疗功效。

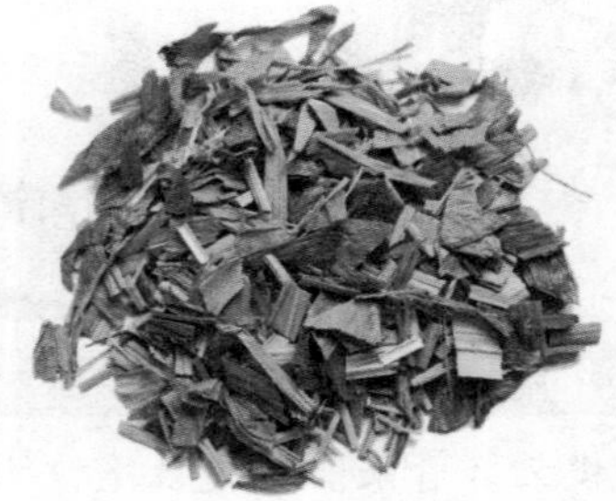

◎竹叶

偏方介绍

竹叶性寒，味甘、淡，归心、肺、胆、胃经。竹叶清热除烦，生津利尿，用于热病烦渴、小儿惊痫、咳逆吐衄、面赤、小便短赤、口糜舌疮等。

偏方08 鲜姜胡萝卜汁

【用料】胡萝卜200克，鲜生姜100克。

【做法】捣烂绞汁。不计用量，频频含咽。

【功效】对因急性咽炎引起的失音、喉痛有食疗功效。

◎胡萝卜

偏方介绍

胡萝卜性平，味甘，归肺、脾经。具有健脾和胃，补肝明目，清热解毒，壮阳补肾，透疹，降气止咳等功效，可用于肠胃不适、便秘、久痢、饱闷气胀、夜盲症、麻疹、营养不良等。

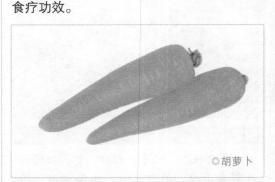

食疗偏方

五官科

扁桃体炎 >>

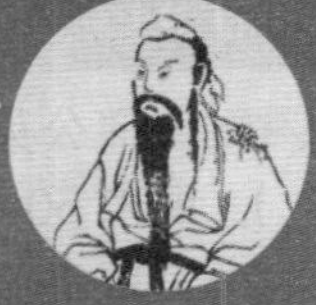

属于祖国医学“乳蛾”范畴，急性扁桃体炎发病较急，主要症状有恶寒、发热、全身不适、扁桃体红肿、吞咽困难且疼痛等。慢性扁桃体炎症状较轻，常感到咽喉部不适，有轻度梗阻感，有时影响吞咽和呼吸。其主要原因为内有积热、复感风邪，风热相搏，气血壅滞，结于咽旁所致。

偏方01 双花豆腐汤

【用料】金银花30克，野菊花30克，鲜豆腐200克，食盐少许。

【做法】鲜豆腐加清水适量煲汤，再置入金银花、野菊花同煲10分钟，用食盐少许调味，饮汤（豆腐可吃可不吃）。

【功效】疏散风热，清热解毒。对急性扁桃体炎有食疗效果。

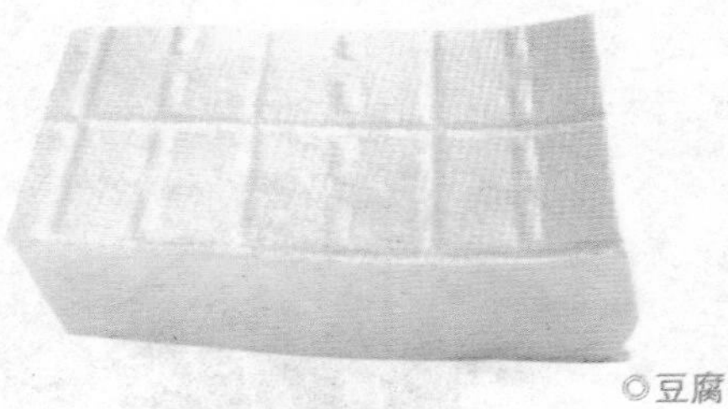

◎豆腐

偏方介绍

豆腐性凉，味甘，归脾、胃、大肠经。具有益气宽中，生津润燥，清热解毒，和脾胃，抗癌的功效。身体虚弱、营养不良、气血双亏、年老羸瘦者宜食豆腐；高脂血症、高胆固醇、肥胖者及血管硬化者，糖尿病人，妇女产后乳汁不足者，青少年儿童，痰火咳嗽哮喘者宜食豆腐。

偏方02 生地黄山楂粥

【用料】生地黄25克，山楂25克，玄参25克，粳米100克。

【做法】上述诸药水煎取汁，与粳米同煮为粥。每日1剂，早晚服用。

【功效】对肺阴亏损型急慢性扁桃体炎有食疗功效。症见咽喉干燥不适，微痛，微痒，干咳无痰，午后颧红，手足心热。

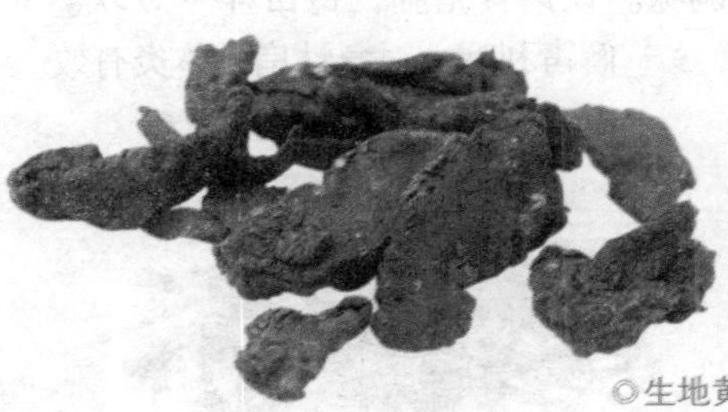

◎生地黄

偏方介绍

生地黄为玄参科植物地黄的新鲜或干燥块根。生地黄性寒，味甘、苦，归心、肝、肾经。具有清热，生津，滋阴，养血的功效，主治阴虚发热、消渴、吐血、衄血、血崩、月经不调、胎动不安、阴伤便秘。

偏方03 蒲公英粥

【用料】蒲公英40~60克（鲜品用量60~90克），粳米50~100克。

【做法】取干蒲公英或鲜蒲公英带根的全草，洗净，切碎，煎取药汁，去渣，入粳米同煮为稀粥。

【功效】对急慢性扁桃体炎，症见咽部疼痛渐重，伴咽干灼热，有食疗效果。

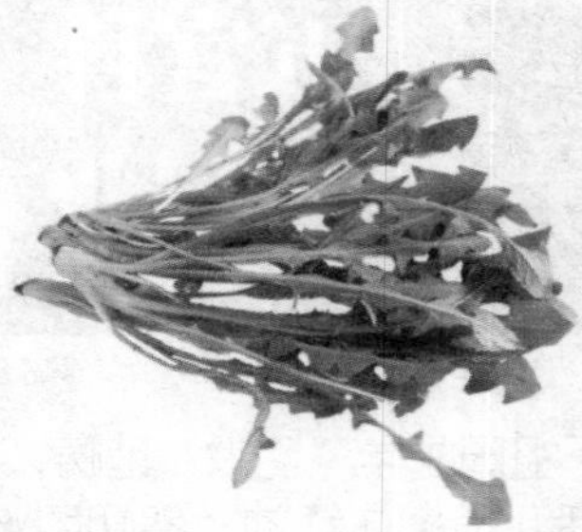

◎蒲公英

偏方介绍

蒲公英含蒲公英醇、蒲公英素、胆碱等多种健康成分，有利尿，缓泻，退黄疸，利胆等功效。蒲公英性寒，味苦、甘，归肝、胃经，能清热解毒，消肿散结。用于上呼吸道感染、胃炎、痢疾、肝炎、胆囊炎、急性阑尾炎、咽炎、口腔炎。

偏方04 薄荷煲猪肺

【用料】薄荷10克,牛蒡子10克,猪肺200克,食盐少许。

【做法】将猪肺切成块状，用手挤洗去除泡沫，加清水适量煲汤；将起锅时，把薄荷、牛蒡子下入锅中煮3～5分钟，用食盐少许调味。饮汤食猪肺，每日4～5次。

【功效】解毒利咽，对急性扁桃体炎有效。

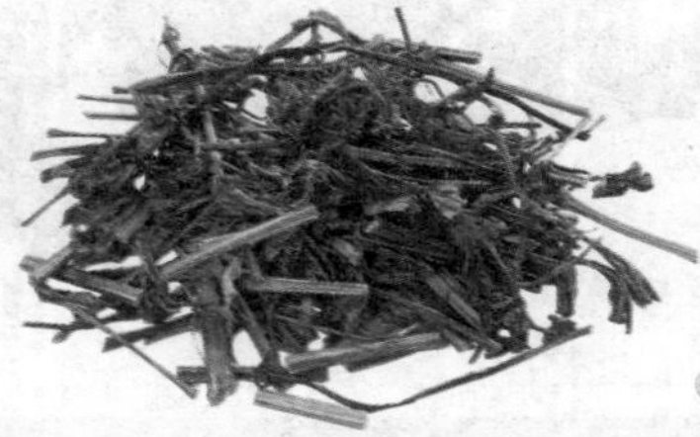

◎薄荷

偏方介绍

薄荷又称“银丹草”。薄荷性凉，味辛，归肺、肝经。清香升散，具有疏风散热，清头目，利咽喉，透疹，解郁的功效。主治风热表证、头痛眩晕、目赤肿痛、咽痛声哑、鼻渊、牙痛、麻疹不透、隐疹瘙痒、肝郁胁痛脘胀、瘰疬结核。

偏方05 桑叶菊花粥

【用料】桑叶15克,菊花15克,粳米100克。

【做法】先将前2味水煎取汁，粳米洗净，共煮为粥。每日1剂，早晚服用。

【功效】对急、慢性扁桃体炎症见咽部疼痛渐重，伴咽干灼热，兼发热恶寒、头痛、舌尖红，有食疗功效。

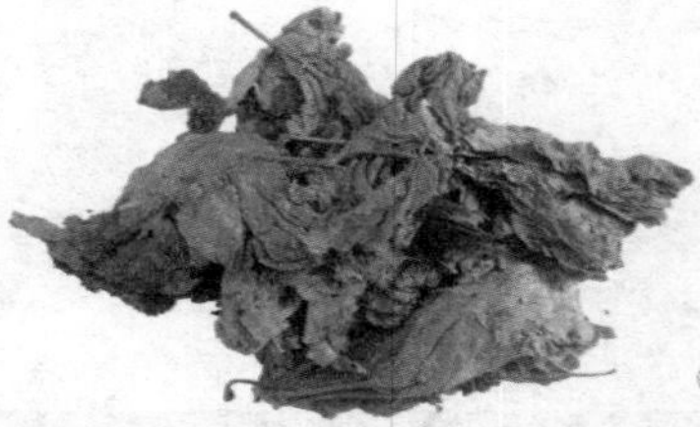

◎桑叶

偏方介绍

桑叶为桑科植物桑的干燥叶。桑叶性寒，味甘、苦，归肺、肝经。具有疏散风热，清肺润燥，平抑肝阳，清肝明目，凉血止血的功效。桑叶具有抑菌、抗炎的作用。

食疗偏方

五官科 失音、声音嘶哑>>

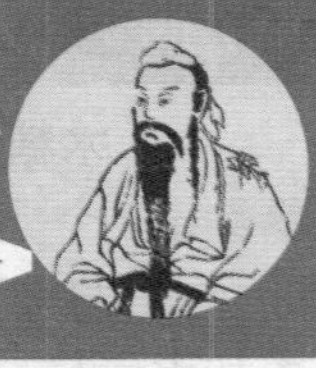

失音或声音嘶哑是指声音失去正常的圆润清亮的音调，常见于喉炎、声带麻痹、喉肿瘤等。中年以上的患者，若声音嘶哑持续不愈，应考虑喉部肿瘤的可能，须及时就医诊治。

偏方01 甜蛋花汤

【用料】生鸡蛋1个，冰糖10克。

【做法】将生鸡蛋打破置于碗中，放入冰糖，调匀，用少量开水冲沏，每晚睡前服。

【功效】滋阴润燥。对声音嘶哑有一定食疗功效。

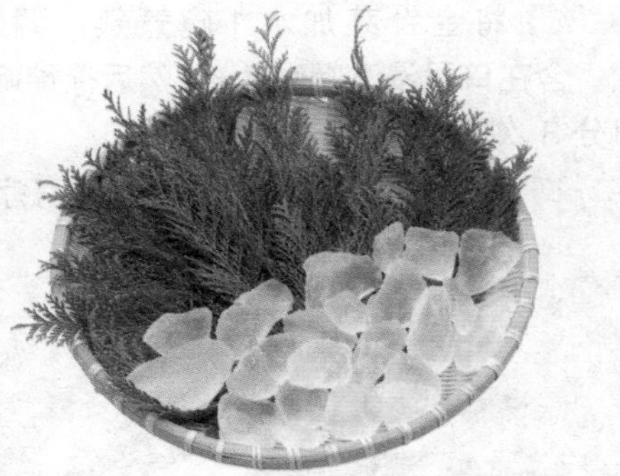

◎冰糖

偏方介绍

冰糖是砂糖的结晶再制品。冰糖性平，味甘，归肺、脾经。冰糖养阴生津，润肺止咳，对肺燥咳嗽、咯痰带血都有很好的辅助治疗作用，用于肺虚、风寒劳累所致的咳喘、噤口痢、口疮、风火牙痛。

偏方02 橄竹梅茶汤

【用料】咸橄榄5个，竹叶5克，乌梅2个，绿茶5克，白糖10克。

【做法】用水共煮。饮汤，日服2次，每次1杯。

【功效】清咽润喉。对久咳及劳累过度或烟酒过量所引起的失音有食疗功效。

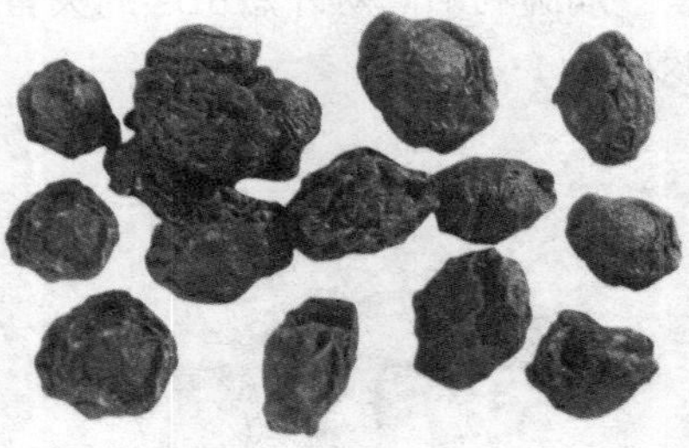

◎乌梅

偏方介绍

乌梅性平，味酸、涩，归肝、脾、肺、大肠经。具有敛肺，涩肠，生津，安蛔的作用，用于肺虚久咳、虚热烦渴、久疟、久泻、呕吐、钩虫病。乌梅也可用于久咳引起的失音等。

偏方03 冰糖梨水

【用料】冰糖50克，梨（鸭梨、秋梨或雪梨）2个。

【做法】将梨洗净切块，同冰糖共放入锅中加水煮烂。日分2次服。

【功效】清肺润喉，消痰降火。对音哑、肺热久咳患者有一定食疗功效。

偏方04 腌雪里蕻

【用料】腌雪里蕻(老腌菜最佳)茎30克。

【做法】将腌雪里蕻洗净，切碎，用开水冲汤。待水温后含漱多次，余汤可内服。

【功效】宣肺利咽。对声音嘶哑及风寒痰盛咳嗽有食疗功效。

偏方05 猪皮汤

【用料】猪皮500克，盐少许。

【做法】将猪皮洗净，加水炖至极烂。分3次食，连用20天。

【功效】对邪热所致的声嘶音哑、咽喉肿痛有食疗功效。

偏方06 公猪油

【用料】公猪油500克。

【做法】公猪油炼去滓，入蜜500克，再炼，等冷成膏，每次10克，不拘时服。

【功效】滋阴润喉，对失音有一定食疗效果。

偏方07 花生米汤

【用料】花生米（连内皮）60克。

【做法】用1碗水煮花生米，开锅后改用文火煨熟。可吃可饮，1次用完，每日1次。

【功效】润肺利咽。对外感引起的失音有食疗功效。

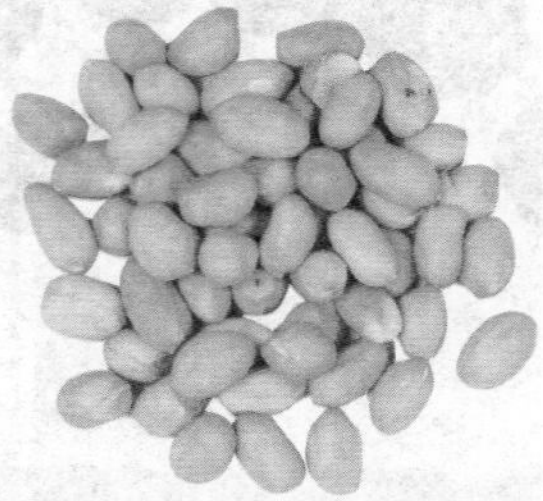

◎花生

偏方介绍

花生性平，味甘，归脾、肺经。具有健脾和胃，利肾去水，理气通乳，治诸血证的功效。花生还有扶正补虚，润肺化痰，止血生乳，清咽止疟的作用。

偏方08 金针汤

【用料】金针菜（即黄花菜）50克，蜂蜜适量。

【做法】将金针菜加水1碗煮熟，调入蜂蜜。含在口里浸漱咽喉片刻,然后徐徐咽下,日分3次服。

【功效】对声带劳累引起的声音嘶哑有疗效。

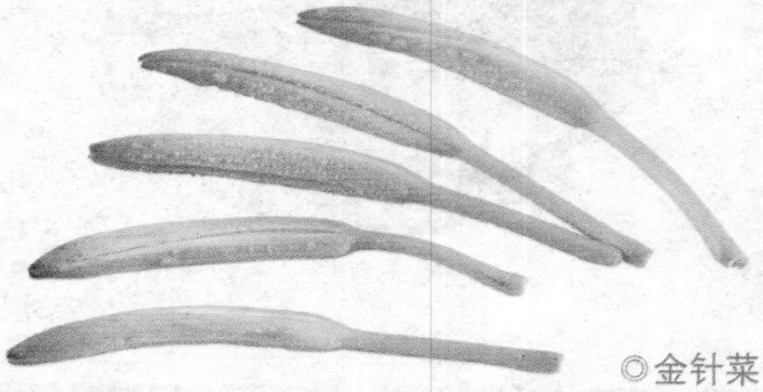

◎金针菜

偏方介绍

金针菜性平，味甘，有小毒，归肝、脾、胃、肠经。具有养血平肝，利尿消肿的功效，用于头晕、耳鸣、心悸、腰痛、吐血、衄血、大肠下血、水肿、淋病、咽痛、乳痈等症。

食疗偏方

五官科

耳鸣、耳聋>>

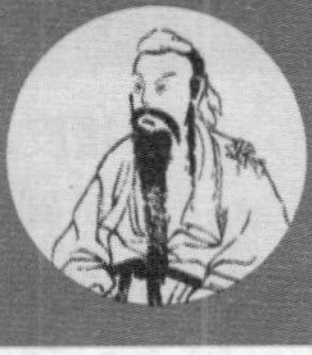

耳鸣是指耳内听到异常响声，耳聋是指不同程度的听力下降。耳聋除突发性聋之外，则多由耳鸣发展而来。二者病因很多，有感受外邪，邪气郁遏，并上犯于耳；有饮食不节，饮酒，多食厚味肥甘，郁久化火，痰火上攻，上壅清窍，以致耳鸣耳聋；或情志抑郁，肝气失于疏泄，郁而化火，清窍被蒙。

偏方01 菖蒲猪腰汤

【用料】猪腰2个，石菖蒲15克，五味子12克，葱白、盐、味精各适量。

【做法】猪腰处理干净，切成腰花；葱白洗净，切段；石菖蒲、五味子洗净，入锅加水煎煮，取汁，煮沸，放腰花煮熟，加葱段、盐、味精，即可食用。

【功效】养生滋阴，填精聪耳。

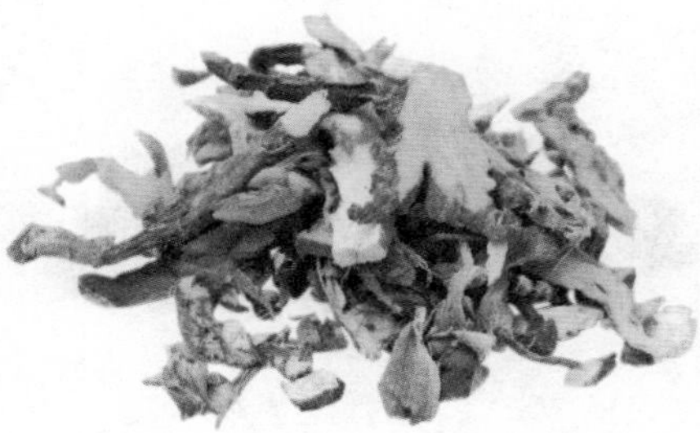

◎石菖蒲

偏方介绍

石菖蒲为天南星科植物石菖蒲的根茎。石菖蒲性温，味辛、苦，归心、胃经。具有化湿开胃，开窍豁痰，醒神益的等功效，用于脘痞不饥、噤口下痢、神昏癫痫、健忘耳聋。

偏方02 地黄猪腰汤

【用料】猪腰2个，生地黄20克，决明子20克，羚羊角2克。

【做法】猪腰剖开，剜去臊腺，洗净，切成腰花；加以上诸味共煮30分钟，调味，去药渣，饮汤食猪腰。

【功效】潜阳熄风，泻火通窍。

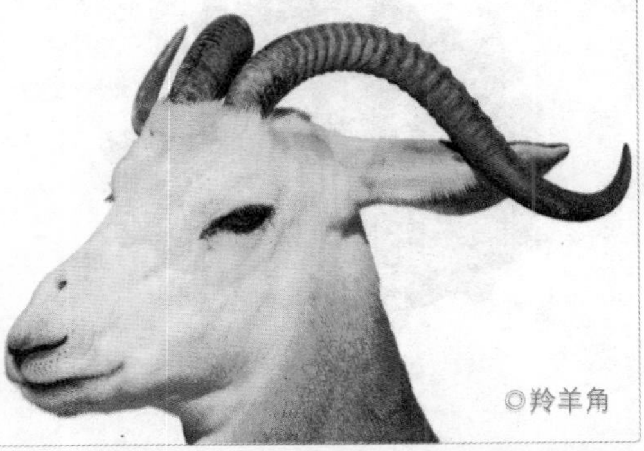

◎羚羊角

偏方介绍

羚羊角为常用中药。羚羊角性寒，味咸，具有清热镇痉，熄风止痉，平肝熄风，清肝明目，清热解毒，解毒消肿的功效。

偏方03 猪皮煲

【用料】猪皮、香葱各 60 ~ 90 克,食盐少许。

【做法】同剁烂，稍加食盐，蒸熟后一次吃完，连吃 3 天。

【功效】对耳鸣有一定食疗功效。

偏方04 白毛乌骨雄鸡汤

【用料】白毛乌骨雄鸡 1 只,甜酒 1200 克。

【做法】同煮，去酒食肉，共食用 3 ~ 5 只即可。

【功效】对耳鸣有一定食疗功效。

偏方05 青仁豆鸡蛋汤

【用料】鸡蛋 2 个，青仁豆 60 克，红糖 60 克。

【做法】加水煮熟，空腹服用，每日 1 剂。

【功效】对耳鸣有一定食疗功效。

偏方06 芹菜槐花汤

【用料】芹菜 100 克，槐花 20 克，车前子 20 克(包)。

【做法】水煎服，每日 2 次。

【功效】对耳鸣有一定食疗效果。

偏方07 三七花蒸酒酿

【用料】三七花 10 克，酒酿 50 克。

【做法】同装于碗中，隔水蒸熟。分 1 ~ 2 次连渣服，连服 7 天。

【功效】对耳鸣有食疗效果。

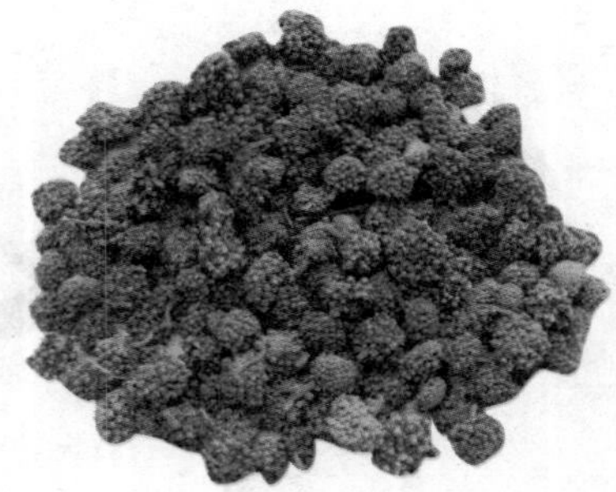

◎三七花

偏方介绍

三七花又称田七花，是三七全株中三七皂苷含量最高的部分。性凉，味甘，具有清热解毒，平肝明目，降血压，消炎止痛，止血，抗癌等功效。适用于头昏耳鸣、高血压和急性咽喉炎等。

偏方08 白果枸杞方

【用料】白果 10 克，枸杞 30 克。

【做法】水煎服，每日 2 ~ 3 次。

【功效】对耳鸣有一定食疗功效。

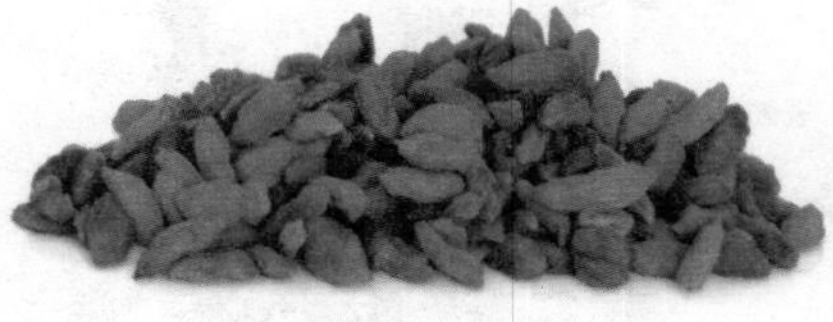

◎枸杞

偏方介绍

枸杞性平，味甘，归肝、肾、肺经。具有滋肾、润肺、补肝、明目的功效。主治肝肾阴亏、腰膝酸软、头晕目眩、虚劳咳嗽、消渴、遗精等症，对肝肾阴虚引起的耳鸣有一定的食疗效果。

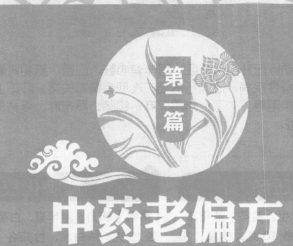

第二篇

中药老偏方

偏方是指人们在长期临床实践中总结出来的经验之方，这些结合古代民间流传已久的传统秘方，汇聚了古今诸多名方、妙方、秘术，其用药独特，组方巧妙，对某些病症每每会收到意想不到的神奇效果。偏方在构成上，除了采用各类食材之外，运用最多的还是各种中草药。这些中药的方剂，包含了中医药的智慧，很多偏方、验方都能起到去除病根，不仅治标还治本的效果。下面就为大家介绍这些能治病固本的中药小偏方。

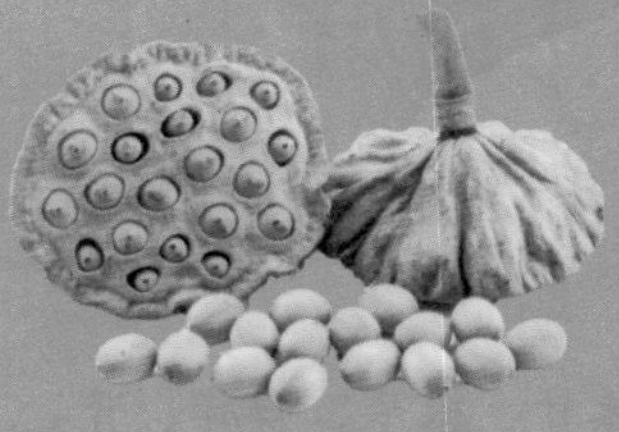

中药偏方

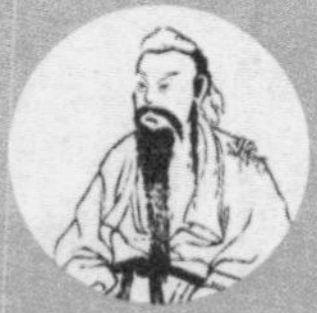

内科

高血压 >>

高血压是一种以动脉压升高为特征，可伴有心脏、血管、脑和肾脏等器官功能性或器质性改变的全身性疾病。高血压的临床表现有情志失调，肝阳上亢，肾精不足，气血亏虚，痰浊中阻等。中医上常用天麻、钩藤、罗布麻、夏枯草、决明子等几味药材来调理该病症。

偏方01 平肝降压汤

【用料】天麻、杜仲、寄生、黄芩、益母草、山栀、朱茯神、夜交藤各10克，钩藤、川牛膝各12克，生石决明18克。

【做法】水煎服，每日1剂，每日3次。

【功效】此方平肝潜阳。治肝阳上亢型高血压引起的头胀头痛，眩晕，急中易怒，面红目赤，尿黄便结，舌红苔少、黄。

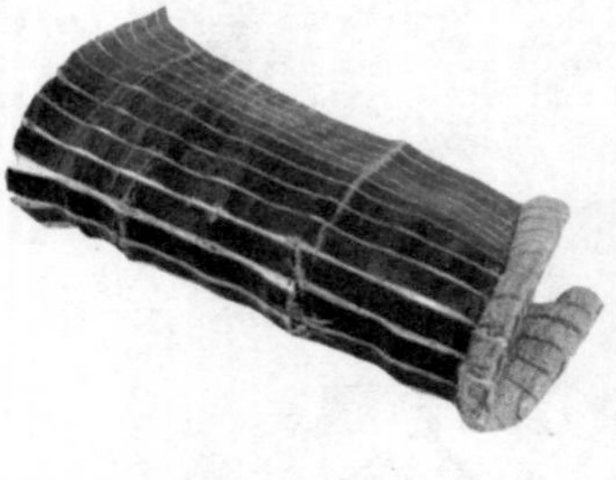

◎杜仲

偏方介绍

杜仲性温，味甘、微辛，归肝、肾经。杜仲为杜仲科植物杜仲的干燥树皮，具补肝肾，强筋骨，降血压，安胎等诸多功效。杜仲的降压作用是经过多年临床实践证实的。此外，近年的研究认为杜仲对血压具有化学降压药无法比拟的“双向调节”功能，即高血压患者服后可降压，低血压患者服后可升压。

偏方02 健脾化痰汤

【用料】天麻、制半夏、白蒺藜、枳壳、陈皮各10克，炒白术、竹茹各12克，钩藤、茯苓各15克，炒薏米20克。

【做法】水煎服，每日1剂，每日3次。

【功效】健脾化痰。治痰浊中阻型高血压，症见头晕目眩、头胀如蒙、恶心呕吐、胸闷脘痞、纳食不佳、舌苔薄白。

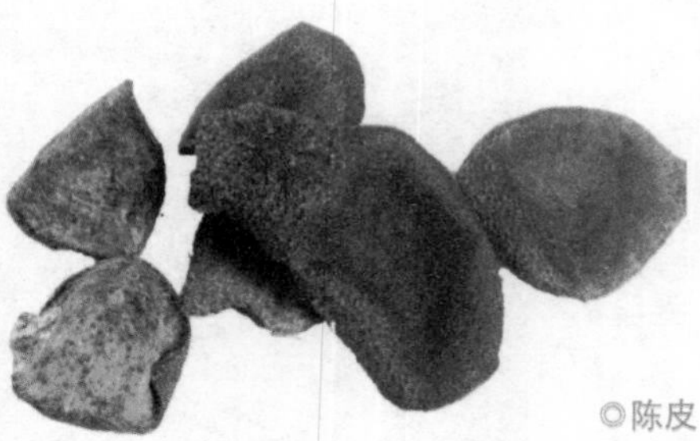

◎陈皮

偏方介绍

陈皮性温，味辛、微苦，归脾、肺经。有理气调中，燥湿化痰的功效，可用于治疗脾胃气滞，呕吐或湿浊中阻所致胸闷、纳呆、便溏，但阴津亏损。近代研究认为，陈皮的挥发油有刺激性祛痰和扩张支气管的作用，对胃肠道平滑肌有温和的刺激作用，能促进消化液的分泌和消除肠道积气。

偏方03 西瓜皮决明子汤

【用料】风干西瓜皮 30 克，决明子 15 克。

【做法】加水煎汤，代茶饮。

【功效】清热散风。主治高血压。

偏方04 白芍杜仲汤

【用料】生白芍、生杜仲、夏枯草各 15 克，生黄芩 6 克。

【做法】将生白芍、生杜仲、夏枯草加水先煎半小时，再入生黄芩，继续煎 5 分钟。早、晚各服 1 次。

【功效】对单纯性高血压头晕有治疗作用。

偏方05 荠菜车前草汤

【用料】荠菜、车前草各 15 克。

【做法】切碎，水煎服。

【功效】对高血压有治疗作用。

偏方06 毛冬青钩藤方

【用料】毛冬青 90 克，钩藤 60 克，牛膝 20 克，葛根 30 克。

【做法】上 3 味，水煎，每日 1 剂，分 2 次服，10 天为 1 个疗程。

【功效】活血化瘀，祛风，主治高血压。

偏方07 滋肝补肾汤

【用料】熟地黄 24 克，山药、山茱萸各 12 克，茯苓、丹皮、泽泻各 9 克，枸杞、龟板各 10 克，炙草 6 克。

【做法】水煎服，每日 1 剂，每日 3 次。

【功效】滋补肝肾。治肝肾阴虚型高血压引起的腰膝酸软、头晕、盗汗等症。

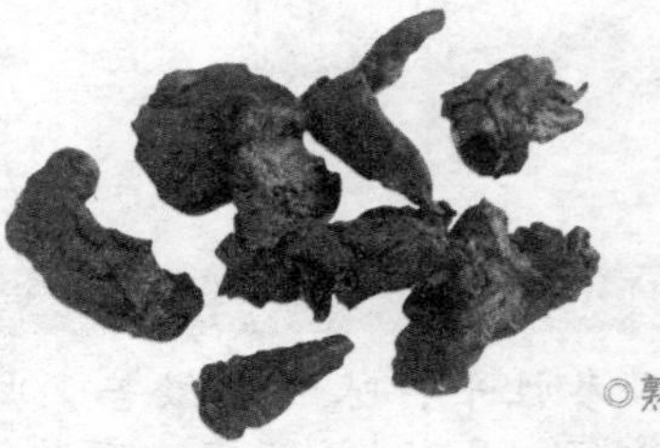

◎熟地黄

偏方介绍

熟地黄即熟地黄，性温，味甘，归肝、肾经，功专养血滋阴，填精益髓，凡真阴不足，精髓亏虚者，皆可用之。常与山药、山茱萸等同用，治疗肝肾阴虚所致的遗精、盗汗、耳鸣、耳聋及消渴等，可补肝肾，益精髓。

偏方08 夏枯草降压方

【用料】夏枯草 15 克，生白芍 10 克，生杜仲 12 克，生黄芩 6 克。

【做法】先将夏枯草、生白芍、生杜仲，以开水 500 毫升煎煮 30 分钟，再加入生黄芩煎煮 10 分钟即可。每日 1 剂，日服 3 次。

【功效】本方降压作用慢而久，适合老年人。

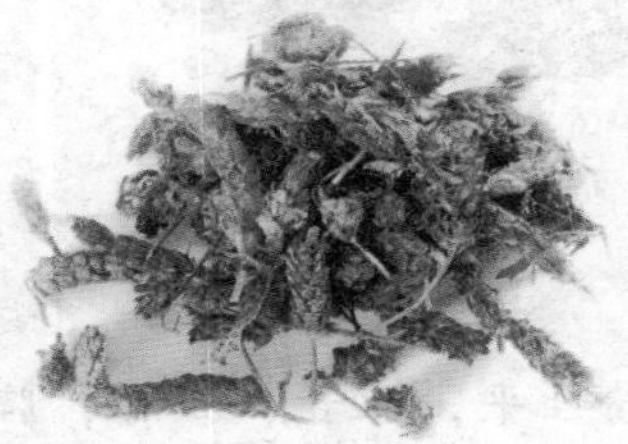

◎夏枯草

偏方介绍

夏枯草茎、叶、穗及全草均有降压作用，穗之作用较弱。夏枯草性寒，味苦、辛，归肝、胆经。能清肝，散结，利尿，治瘟病、乳痈、目痛、黄疸、淋病、高血压等，叶可代茶。

中药偏方

内科

低血压 >>

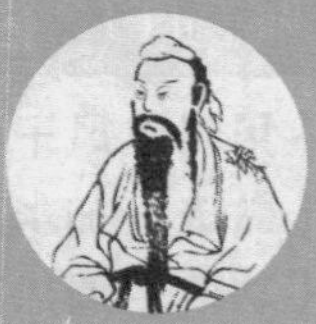

中医认为，低血压多与先天不足、后天失养、劳倦伤正、失血耗气等有关。本病病机主要为脾肾两亏，清阳不升，髓海空虚所致，治疗上应注重温脾肾，升阳气。中医常运用人参、党参、黄芪、白术、当归等几味药材来调理该病症。

偏方01 黄芪官桂汤

【用料】生黄芪、党参各15克，官桂10克，黄精20克，大枣10枚，生甘草6克。

【做法】将上药水煎3次后合并药液，分早、中、晚3次口服，每日1剂。20天为1个疗程。可连服2～3个疗程，直至痊愈为止。

【功效】补气养血。治低血压，伴有头晕、自汗、心悸、失眠、多梦、烦躁等症状。

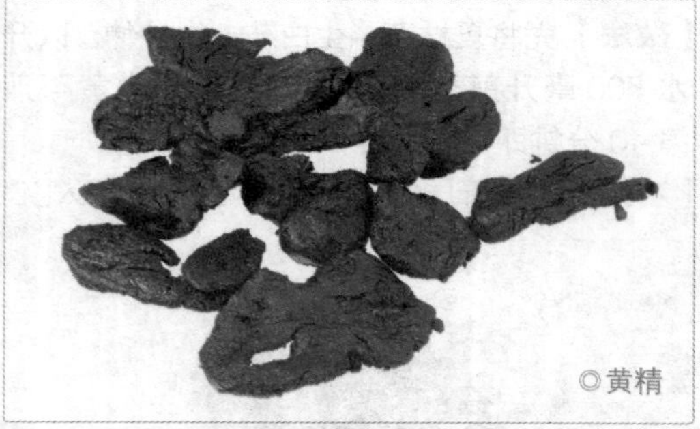

◎黄精

偏方介绍

黄精性平，味甘，归肺，脾，肾经。能滋肾润肺，补脾益气，主治阴虚劳嗽、肺燥咳嗽、脾虚乏力、食少口干、消渴、肾亏腰膝酸软、阳痿遗精、耳鸣目暗、须发早白、体虚羸瘦、风癞癣疾。同时，黄精也具有降血压，降血糖，降血脂，防止动脉粥样硬化，延缓衰老和抗菌等作用。

偏方02 人参黄芪熟地黄枸杞汤

【用料】人参6克（或党参15克），黄芪、熟地黄、淮山药各25克，山茱萸、枸杞 各20克，牡丹皮、泽泻、麦门冬、茯苓、五味子各10克，生甘草6克。

【做法】将上药水煎，每日1剂，分3～4次口服，半个月为1个疗程。

【功效】补气滋阴，用治低血压。

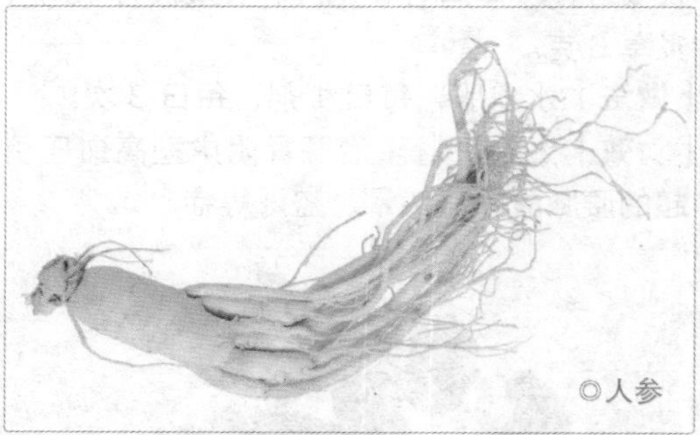

◎人参

偏方介绍

人参性平，味甘、微苦，归脾、肺、心经。具有大补元气，复脉固脱，补脾益肺，生津止渴，安神益智的功效。主治劳伤虚损、食少、倦怠、反胃吐食、大便滑泄、虚咳喘促、自汗暴脱、惊悸、健忘、眩晕头痛、阳痿、尿频、消渴、妇女崩漏、小儿慢惊及久虚不复，一切气血津液不足之症。人参对低血压者有一定的补益效果。

偏方03 党参黄精甘草汤

【用料】党参、黄精各 30 克，甘草 10 克。

【做法】将上药水煎顿服，每日 1 剂。

【功效】补气升压。治低血压引起的头晕、短气、自汗、倦怠等症状。

偏方04 补肾益气方

【用料】制附片 10 克，肉桂、仙灵脾各 9 克，补骨脂 12 克，熟地黄、山茱萸各 10 克，枸杞 9 克，黄精 12 克。

【做法】水煎服，日 1 剂，分 2 次服。

【功效】对肾精亏损所致低血压有治疗效果。症见头晕耳鸣、健忘、嗜睡等。

偏方05 补心益脾方

【用料】黄芪 10 克，党参 9 克，白术 10 克，炙甘草 9 克，当归 12 克，熟地黄 9 克，陈皮 10 克，葛根 9 克。

【做法】水煎服，日 1 剂，分 2 次服。

【功效】对心脾两虚所致的低血压有治疗功效。症见神疲气短、食少等。

偏方06 西洋参茯苓汤

【用料】西洋参片 6 克，茯苓片 12 克，麦冬 15 克，五味子 6 克，精瘦肉 100 克，盐适量。

【做法】将药物放入砂锅，加水浸泡 20 分钟，武火煮沸入精瘦肉，文火炖煮 30 分钟，加盐调味即可，日 1 剂，分 2 次喝汤食肉。

【功效】对肾精亏损所致低血压有疗效。

偏方07 高丽参炙甘草汤

【用料】高丽参 10 克，炙甘草 5 克。

【做法】小火水煎 2 小时，顿服。

【功效】补气。适用于久立久卧突然起身时出现眼前发黑的体位性低血压症。

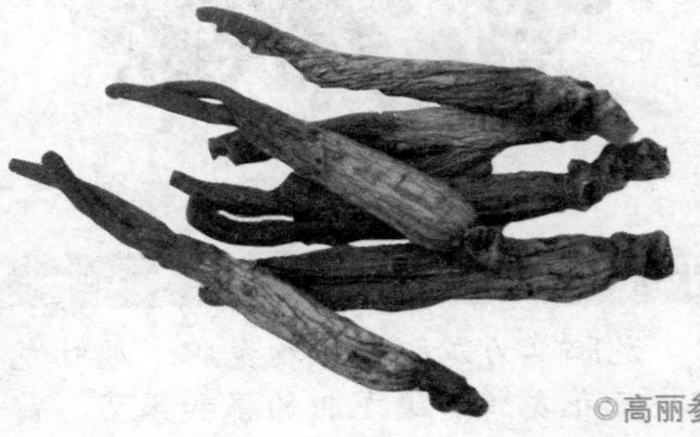

◎高丽参

偏方介绍

高丽参性温，味甘、微苦，归肺、脾、心经。具有大补元气，生津安神等作用。高丽参可治疗失眠、低血压等病症。

偏方08 山药天花粉煎剂

【用料】山药、天花粉各 30 克。

【做法】水煎 2 次，混合药液，每日分 2 次服。

【功效】气阴双补。治疗因低血压而乏力、口渴者。

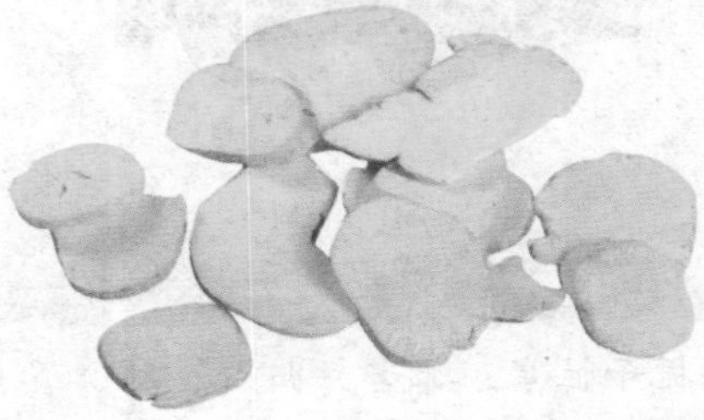

◎天花粉

偏方介绍

天花粉性微寒，味甘、微苦，归肺、胃经。具有清热生津，润肺止燥的功效。

中药偏方

内科

肝炎>>

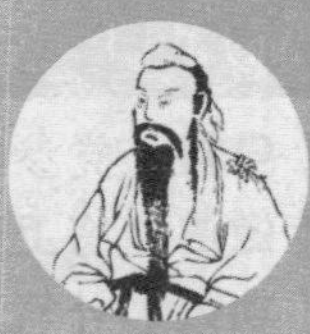

肝炎是指肝脏的炎症。它通常是指由多种致病因素，如病毒、细菌、寄生虫、化学毒物、药物和毒物、酒精等，侵害肝脏，使得肝脏的细胞受到破坏，肝脏的功能受到损害。肝炎可以引起身体内一系列不适症状，使肝功能指标异常。

偏方01 茵栀大黄汤

【用料】 茵陈30克，栀子10克，大黄30克，车前子5克。

【做法】 以上几味水煎服，1日2次。

【功效】 对急性黄疸型肝炎有治疗作用。用于黄疸鲜明、目黄身黄、口苦喉干者。

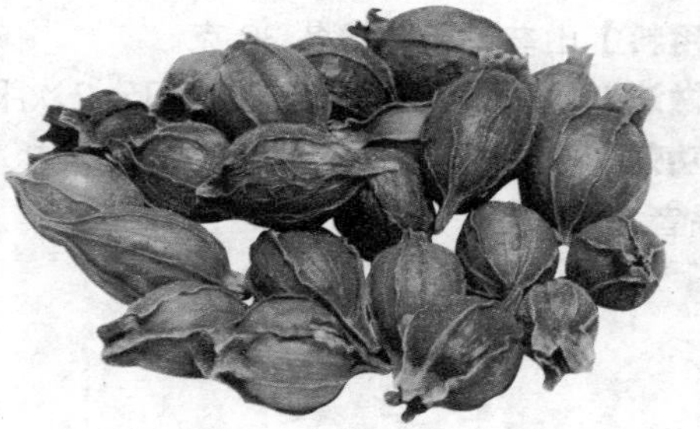

◎栀子

偏方介绍

栀子性寒，味苦，归心、肺、胃、三焦经。具有护肝，利胆，降压，镇静，止血，消肿等作用，在中医临床常用于治疗黄疸型肝炎、扭挫伤 、高血压、糖尿病等。

偏方02 龙胆草鸡苦胆

【用料】 龙胆草30克，鲜雄鸡苦胆1个。

【做法】 龙胆草水煎汁，和鲜雄鸡苦胆汁同服，1日2次。

【功效】 清热利湿，治肝胆湿热型肝炎，常见症状有口苦、胸闷纳呆、恶心呕吐等。

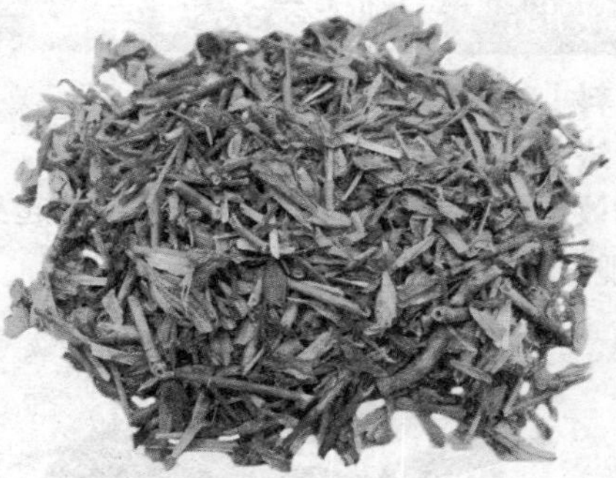

◎龙胆草

偏方介绍

龙胆草为龙胆科植物龙胆、尾叶龙胆、三花龙胆和滇龙胆的根和根茎。前3种习称“龙胆”，后一种习称“坚龙胆”。龙胆草性寒，味苦，归肝、胆经，具有清热燥湿，泻肝定惊的功效。可用于湿热黄疸、小便淋痛、阴肿阴痒、湿热带下、目赤肿痛、耳聋耳肿、胁痛口苦、热病惊风抽搐等。

中药偏方

内科

肝硬化 >>

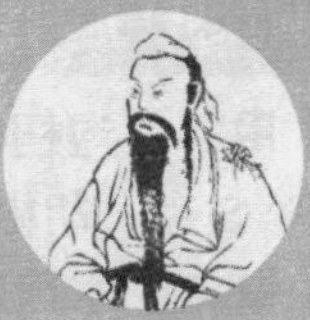

肝硬化在中医中属于“肋痛”“积聚”“膨胀”等范畴，主要症状有恶心、呕吐、水肿、腹水、肠胃道出血、溃疡、肌肉软弱、大便失常等。治疗上应注意疏肝理气，活血化瘀，温肾扶阳。中药常运用柴胡、当归、苍术、丹参、黄芪等几味药材来调理该病。

偏方01 疏肝活血汤

【用料】柴胡、枳壳、香附、川芎、白术、白芍各10克，茯苓、太子参、黄芪各15克，炙甘草6克。

【做法】以上几味共水煎服，每日1剂。

【功效】疏肝健脾，佐以活血。治肝郁脾虚型肝硬化，早期患者服用效果佳。对因肝硬化引起的大多数症状有一定疗效。

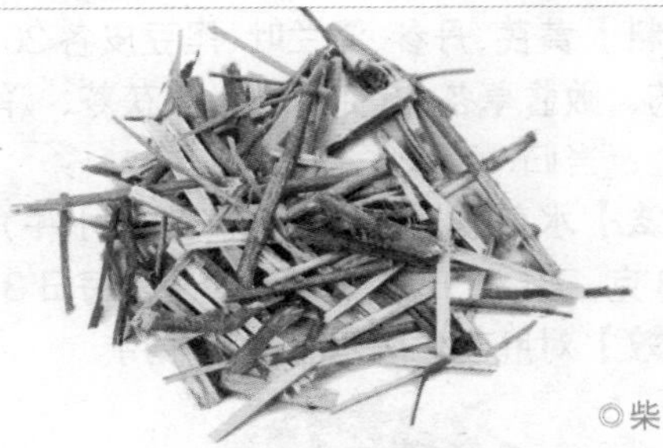

◎柴胡

偏方介绍

柴胡性微寒，味苦、辛，归肝经、胆经。具有透表泄热，疏肝解郁，升举阳气的功效，主治感冒发热、肝郁气滞、胸肋胀痛、月经不调等症。柴胡注射液还具有抗肝损伤，治疗病毒性肝炎的功效，对改善症状、回缩肝脾、恢复肝功及乙肝抗原阴转率均有较好作用。与川芎、香附等配伍使用，疏肝解郁作用更好。

偏方02 健脾利湿汤

【用料】苍术、白术、厚朴、泽泻、陈皮各10克，茯苓、车前子各20克，陈葫芦瓢60克。

【做法】每日1剂，水煎服。

【功效】健脾利湿，理气行水。治水湿内阻型肝硬化，对肝功能失代偿期腹水经症如腹胀如鼓、恶心、舌质红等有一定疗效。

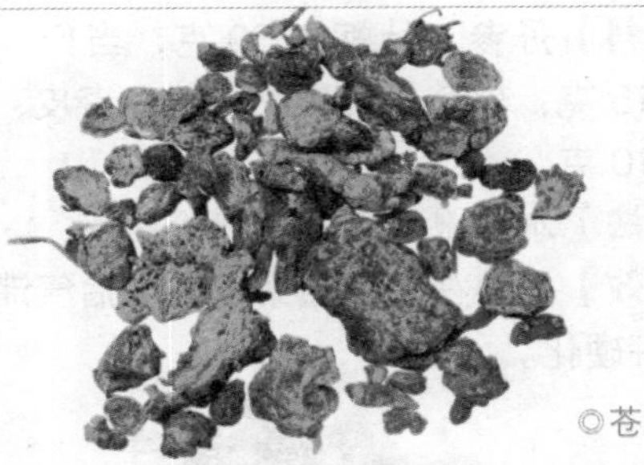

◎苍术

偏方介绍

苍术性温，味辛、苦，归脾、胃、肝经。具有燥湿健脾，辟秽化浊，祛风散寒，明目的功效，主治湿困脾胃、脘痞腹胀、呕恶泄泻、风湿外感、寒湿着痹、脚气、夜盲症。苍术主要有效成分是以β-桉叶醇及茅术醇为代表的挥发油，燥湿健脾功效相关的药理作用为调整胃肠运动功能、抗溃疡、保肝、抑菌等。

偏方03 泡桐树皮汤

【用料】泡桐树皮10克，厚朴10克，川芎8克，胡椒6克。

【做法】水煎服，1日2次。

【功效】对水湿内阻型肝硬化腹水有治疗作用。对因肝硬化引起的腹膨如鼓、脘闷纳呆、恶心呕吐、小便短少等症状有一定疗效。

偏方04 甘遂大戟酒

【用料】甘遂12克，大戟12克，肉豆蔻12克，白酒500克，猪膀胱1只。

【做法】将4味药捣烂，与酒拌匀，共入猪膀胱内。将猪膀胱固定于患者脐部2～3日。

【功效】对因肝硬化而产生的脘闷纳呆、恶心呕吐、小便短少等病症有治疗作用。

偏方05 香橼消胀汤

【用料】大腹皮30克，香橼、莱菔子、神曲各20克，川朴、鸡内金各15克，砂仁、干蝼蛄各10克，益母草100克，鳖甲30克。

【做法】上药共水煎至300毫升，日1剂，分2次服。

【功效】对肝硬化腹水有治疗作用。

偏方06 半枝莲汤

【用料】白花蛇舌草、半枝莲、黄芪各30克，党参、丹参、白术、当归、赤芍、白芍、鸡内金、熟地黄、枳实、枳壳、车前子、香附各10克，三棱、桃仁、红花、甘草各5克。

【做法】水煎服，每日1剂。

【功效】对肝硬化有治疗作用。

偏方07 祛瘀通络汤

【用料】丹参、牡蛎各30克，当归、炮甲各15克，郁金、桃仁、红花、青皮、赤芍各10克。

【做法】水煎服，每日1剂。

【功效】活血祛瘀，通络散结。治气滞血瘀型肝硬化。

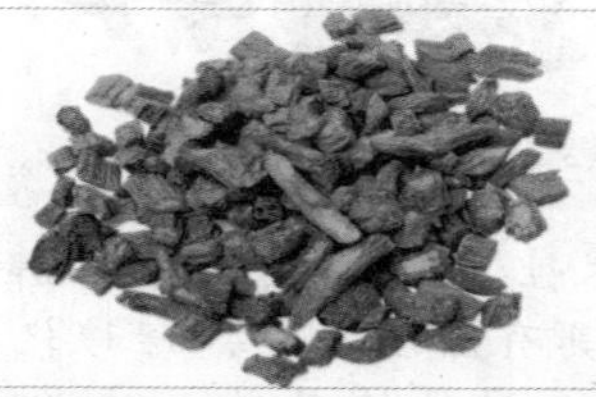

◎丹参

偏方介绍

丹参性微寒，味苦，归心、肝经。能活血调经，祛瘀止痛，凉血消痈，清心除烦，养血安神。适用于气滞血瘀兼有血热的肝硬化患者。此外，如果目黄、尿黄者可在此方基础上加茵陈、金钱草各15克。

偏方08 益气化积汤

【用料】黄芪、丹参、泽兰叶、黑豆皮各20克，芍药、败酱草各15克，白术、茯苓、泽泻、郁金、当归、莱菔子各12克。

【做法】水煎服，并送紫河车粉、水牛角粉各3克，三七粉6克，二丑粉9克。每日3剂。

【功效】对肝硬化腹水有治疗作用。

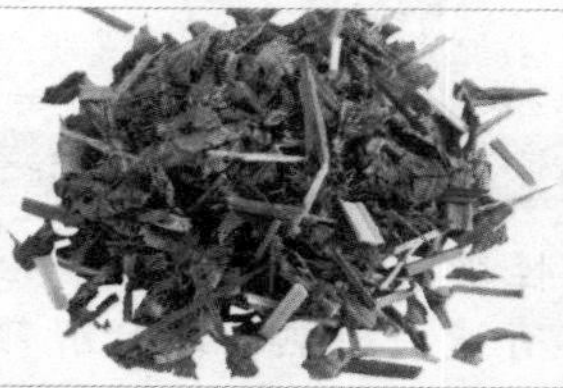

◎泽兰

偏方介绍

泽兰性微温，味苦、辛，归肝、脾经。具有活血化瘀，行水消肿的功效，用于月经不调、闭经、痛经、产后瘀血腹痛、水肿等，对肝硬化、肝腹水也有一定的疗效。

中药偏方

内科

脂肪肝 >>

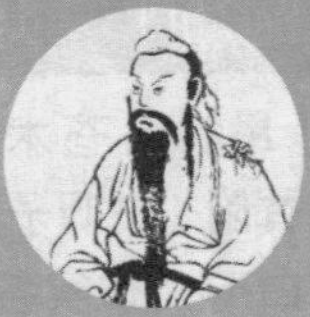

脂肪肝以患者右肋疼痛、不适、倦怠乏力等为主要临床特征，因脂肪在肝内堆积所致。本病多因饮食失调、肝气郁结、湿热蕴结、中毒所伤而起，如酗酒、糖尿病、肝炎病人吃糖过多等原因都会引起脂肪肝。

偏方01 丹红黄豆汁

【用料】 丹参 100 克，红花 50 克，黄豆 1000 克，黄酒、冰糖适量。

【做法】 丹参、红花冷水泡 1 小时，水煎 2 次，滤汁备用。黄豆泡 1 小时，加水和少许黄酒煮，滤汁。两汁混合加冰糖蒸 2 小时，冷却装瓶。每日 2 次，每次 15 毫升，饭后服用。

【功效】 适用于瘀血阻络型脂肪肝。

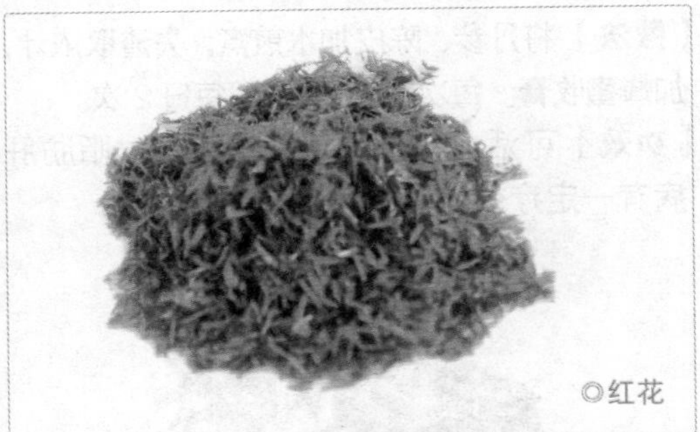

◎红花

偏方介绍

红花性温，味辛，归心、肝经。气香行散，入血，具有活血通经，祛瘀止痛的功效，主治痛经、经闭、产后血晕、瘀滞腹痛、胸痹心痛、血积。此方孕妇慎用。

偏方02 疏肝化瘀汤

【用料】 枳实、茯苓、三棱、赤芍、丹参、虎杖各 10 克，白术、党参、黄芪各 15 克，柴胡 12 克，三七粉 30 克，山楂 30 克。

【做法】 水煎服，每日 2 次。

【功效】 此方健脾益气，疏肝化瘀。治气虚血瘀型脂肪肝，改善因脂肪肝病而引起的胁下刺痛、气短乏力、红缕血痣等症状。

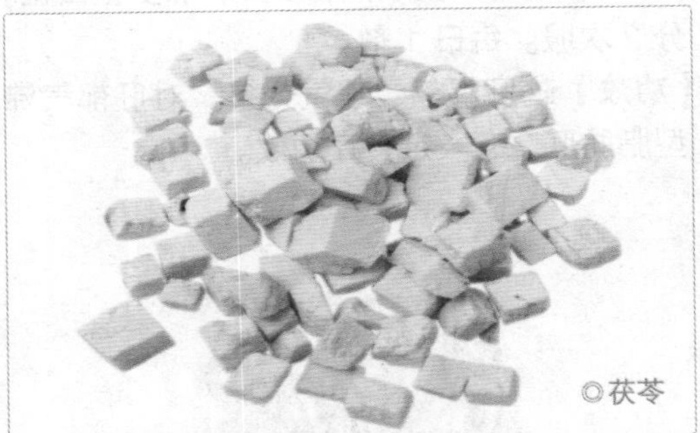

◎茯苓

偏方介绍

茯苓性平，味甘、淡，归心经、肺、肾经。具有利水渗湿，益脾和胃，宁心安神之功用。茯苓的功效非常广泛，不分四季，将它与各种药物配伍，不管寒、温、风、湿诸疾，都能发挥独特功效。现代医学研究，茯苓能增强机体免疫功能，茯苓多糖有明显的抗肿瘤及保肝脏作用。

偏方03 理气和中汤

【用料】苍术、陈皮、皂角刺、胆南星、香附、决明子各10克，半夏、茯苓、柴胡、白芍、枳实各12克。

【做法】水煎服，每日2次。

【功效】化痰祛湿，理气和中。治痰湿内阻型脂肪肝。

偏方04 柴胡理气汤

【用料】柴胡、白芍、山楂各12克，枳壳、香附、虎杖、陈皮、川楝子、郁金、莱菔子各10克，甘草6克。

【做法】水煎服，每日2次。

【功效】疏肝理气，健脾和胃。治肝郁气滞型脂肪肝。

偏方05 茵陈玉米须

【用料】玉米须100克，茵陈50克，山栀子25克，广郁金25克。

【做法】水煎，去渣。每日2或3次分服。

【功效】清利湿热。用治黄疸型肝炎、脂肪肝，有降低血脂之作用。

偏方06 枸杞桂圆膏

【用料】枸杞、桂圆肉、何首乌各等量。

【做法】加水，小火多次煎煮，去渣取汁，继续煎熬浓缩成膏。每次10～20毫升，沸水冲服。

【功效】补益肝肾，养血安神。对肝肾阴虚型脂肪肝，有一定疗效。

偏方07 佛手香橼汤

【用料】佛手、香橼各6克，白糖少量。

【做法】前两味共水煎，取汁，加少量白糖。分2次服。每日1剂。

【功效】疏肝解郁、理气化痰。对肝郁气滞型脂肪肝，有一定食疗功效。

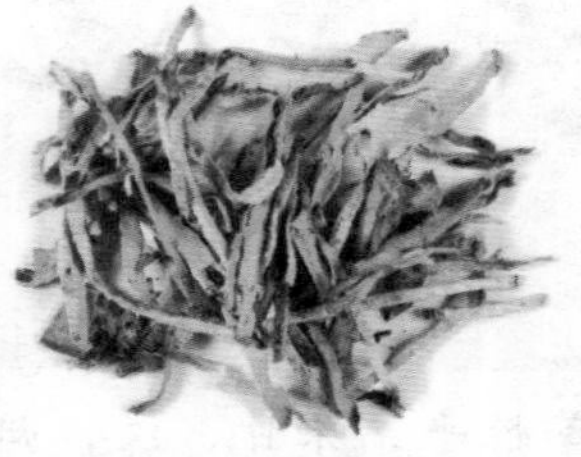

◎香橼

偏方介绍

香橼性温，味辛、苦，归肝、肺、脾经。具有理气宽中，消胀降痰的功效。香橼味中的“辛”能行、散，“苦”能疏泄，入肝经而能疏理肝气而止痛。常配柴胡、郁金、佛手等同用。

偏方08 丹参陈皮膏

【用料】丹参100克，陈皮30克，蜂蜜100毫升。

【做法】将丹参、陈皮加水煎煮，去渣取浓汁，加蜂蜜收膏。每次服20毫升，每日2次。

【功效】可活血化瘀、行气祛痰，对脂肪肝病有一定疗效。

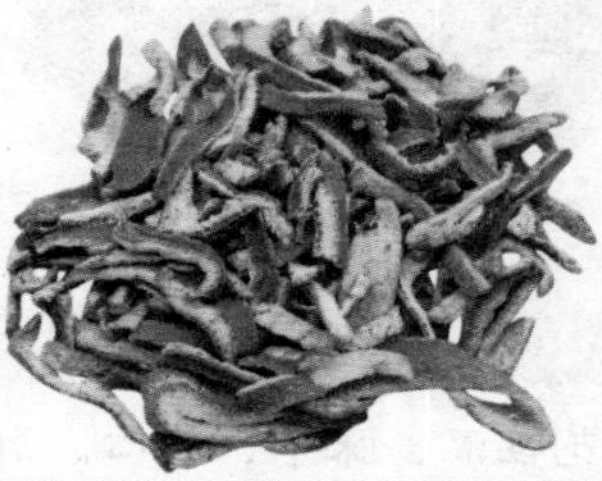

◎陈皮

偏方介绍

陈皮性温，味辛、微苦，归脾、肺经。有理气调中，燥湿化痰的功效，可用于治疗脾胃气滞，呕吐。

中药偏方 内科

感冒 >>

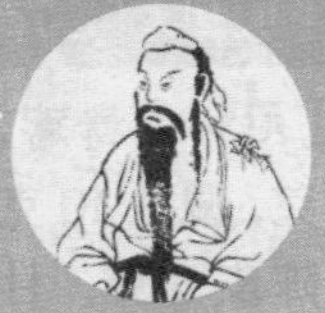

中医认为，寒邪引发的感冒为风寒感冒；火热邪气过强引起的感冒为风热感冒；还有夏季常见的由湿邪造成的暑湿感冒。针对不同类型的感冒，治疗上应各有注意。风寒型感冒应讲究辛温解表；风热型感冒应讲究辛凉解表，而暑湿型感冒绝非单纯的阳证、热证、实证，而常伴有气虚、阴伤的症候。

偏方01 宣肺散寒汤

【用料】柴胡5克，茯苓10克，陈皮5克，桔梗10克，甘草5克，荆芥3克，防风10克，黄芩15克，杏仁10克，麻黄4克，苏子10克。

【做法】水煎，每日1剂，分2次服，连服3剂。

【功效】辛温解表，宣肺散寒。治风寒感冒，能改善鼻塞、流涕、咳嗽、恶寒重、头痛、肢体酸楚、脉浮等症状。

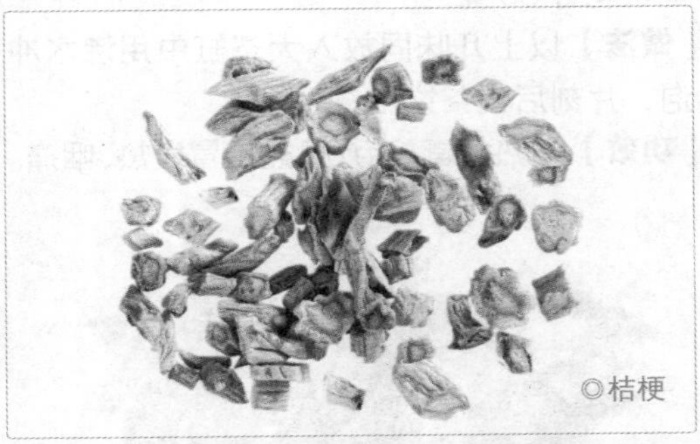

◎桔梗

偏方介绍

桔梗性微温，味苦、辛，归肺经。为桔梗科植物桔梗的干燥根部，能宣肺、祛痰、镇咳、利咽、抗炎、排脓、利五脏、补气血、补五劳、养气。主治外感咳嗽，咳嗽痰多，咽喉肿痛，肺痈吐脓，胸满胁痛，痢疾腹痛，口舌生疮、目赤肿痛、小便癃闭等症。阴虚久嗽、气逆及咳血者忌服。

偏方02 解表清热汤

【用料】竹叶15克，石膏20克，甘草5克，牛蒡子10克，金银花10克，连翘15克，杏仁10克，薄荷4克（后下），什胆2丸（送服）。

【做法】每日1剂，连服3剂。

【功效】辛凉解表，祛风清热。改善感冒引起的发热、汗出不畅、头痛、鼻塞、咳嗽、咳黄黏痰、脉浮数等症状。

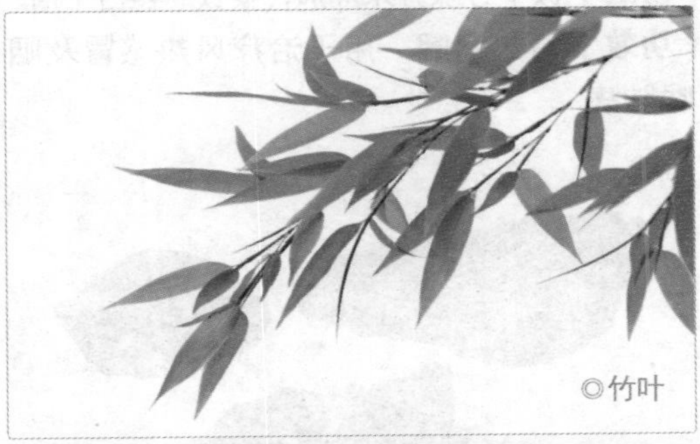

◎竹叶

偏方介绍

竹叶性微寒，味甘、淡，无毒，归心、肺、胃经。竹叶能清心利尿，清热除烦，生津利尿，治热病烦渴、小儿惊痫、咳逆吐衄、面赤、小便短赤、口糜舌疮。用于心火炽盛引起的口舌生疮、尿少而赤，或热淋尿痛，常配生地黄、甘草梢；用于热病后余热未尽之燥热心烦，常配生石膏、麦冬等。

偏方03 清暑利湿汤

【用料】青蒿20克，杏仁10克，薏米30克，佩兰10克，石膏20克，滑石粉20克，陈皮8克，甘草5克，黄芩10克，茯苓20克，车前子10克，羚羊角粉2克（冲服）。

【做法】水煎，每日1剂，分2次服，连服3剂。

【功效】解表，清暑，祛湿。

偏方04 香薷饮

【用料】香薷10克，厚朴5克，白扁豆5克，白糖适量。

【做法】香薷、厚朴剪碎，白扁豆炒黄捣碎，以沸水冲泡，盖严温浸1小时。代茶频饮。

【功效】解表清暑。适用于夏季感冒。

偏方05 苍术贯众方

【用料】苍术、贯众各15克。

【做法】以上两味共水煎3次，代茶饮用。

【功效】可预防流行性感冒。

偏方06 五神汤

【用料】荆芥、苏叶各10克，茶叶6克，鲜姜10克，红糖30克。

【做法】先以文火煎煮荆芥、苏叶、茶叶、鲜姜，20分钟后，加入红糖，待红糖溶化即成。每日2次，量不拘。

【功效】发散风寒，祛风止痛。

偏方07 感冒茶

【用料】贯众、板蓝根各30克，甘草3克。

【做法】以上3味开水冲泡代茶饮。每日1剂。

【功效】清热利咽。用于治疗风热感冒及咽喉肿痛。

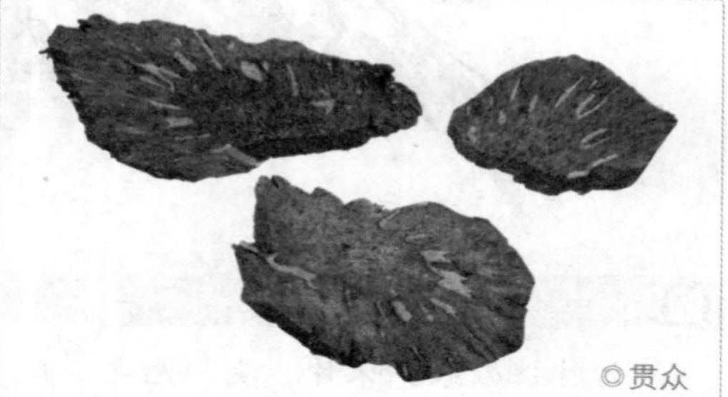

◎贯众

偏方介绍

贯众性寒，味辛、苦，归肺经。有清热解毒、凉血止血的功效，用于时邪外感偏热者（发热重、恶寒轻、头痛、咽红、咽肿、口干而渴、舌质红、苔薄白、脉浮）。

偏方08 清热感冒茶

【用料】板蓝根、大青叶各50克，野菊花、金银花各30克。

【做法】以上几味同放入大茶缸中用沸水冲泡，片刻后代茶饮用。

【功效】清热解毒，治疗风热感冒发热、咽痛。

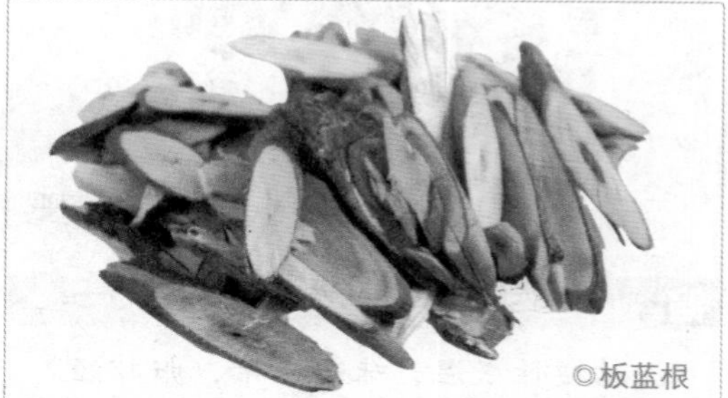

◎板蓝根

偏方介绍

板蓝根性寒，味苦，无毒，归肝、胃经。具有清热解毒，凉血利咽的作用，主治高热头痛、烂喉丹痧、疮肿、痈肿、水痘、麻疹、肝炎、流行性感冒、流行性乙型脑炎、肺炎、咽肿。

中药偏方

内科

咳嗽 >>

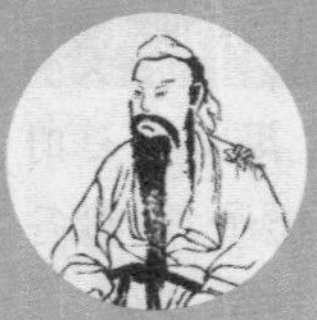

咳嗽较典型的证型有风寒型、风热型、燥热伤肺型、痰湿蕴肺型、痰热壅肺型等，治疗时需根据不同的类型进行调理。风寒型咳嗽治疗宜疏风散寒，宣肺止咳；风热型咳嗽治疗宜疏风清热，宣肺化痰；燥热伤肺型咳嗽治疗宜疏风清肺，润燥止咳；痰湿蕴肺型咳嗽治疗宜健脾燥湿，化痰止咳；痰热壅肺型咳嗽治疗宜清热化痰。

偏方01 温肾散寒汤

【用料】熟地黄、淮山药各 30 克，党参 15 克，当归、鹿角霜、杏仁、川贝母、桑白皮、陈皮、黄芩、白茯苓、僵蚕、甘草各 10 克，鸡内金、炙麻黄、蝉蜕、炒葶苈子各 6 克。

【做法】水煎服，1 日 1 剂，分 2 次服。

【功效】散寒化痰，治咳嗽短气、吐痰清稀、面白微浮、汗出肢冷。

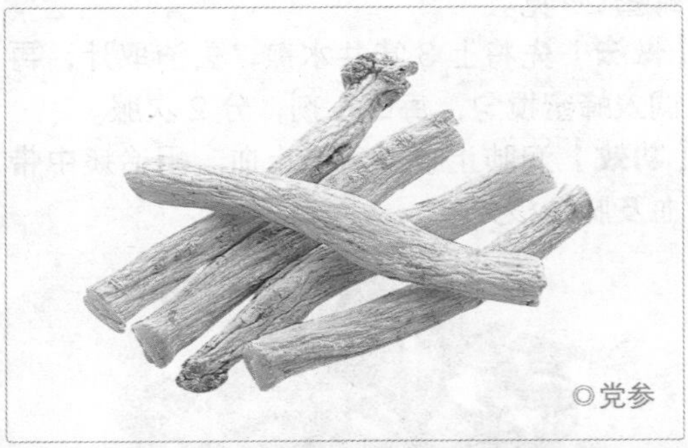

◎党参

偏方介绍

党参性平，味甘、微酸，归脾、肺经。具有补中益气，健脾益肺，和脾胃，除烦渴的功效。用于脾肺虚弱、气短心悸、食少便溏、虚喘咳嗽、内热消渴等。该品为临床常用的补气药，功能补脾益肺，适用于各种气虚不足者，常与黄芪、白术、山药等配伍应用。

偏方02 益肺化痰汤

【用料】茜草 9 克（鲜品加倍），橙皮 18 克。

【做法】水煎服，1 日 1 剂，分 2 次服。

【功效】补益肺气，燥湿化痰。对肺气不足，对咳嗽声低无力、气短、痰多清稀、神疲、自汗、易于感冒、脉弱等有疗效。

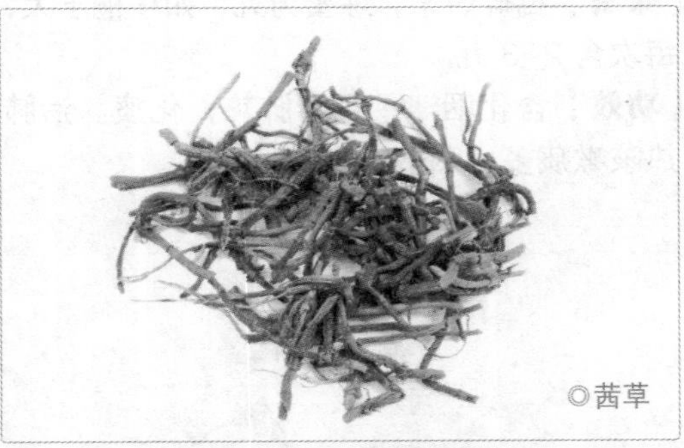

◎茜草

偏方介绍

茜草性寒，味苦，归肝经。具有凉血，止血，祛瘀，通经，镇咳，祛痰作用，用于吐血、衄血、崩漏、外伤出血、经闭瘀阻、关节痹痛、跌扑肿痛。对严重咳嗽致咳血也有疗效。橙皮即黄果皮，性温，味辛、微苦，归脾、肺经。也能治咳嗽，化痰。两者结合，能化痰止咳。

偏方03 润肺止咳汤

【用料】桑叶、杏仁、黄芩、象贝母、炒栀子、沙参各10克，白茅根、芦根各15克，甘草3克。

【做法】水煎服，每日1剂，每日3次。

【功效】疏风清热，润肺止咳。用于干咳少痰、形寒身热等症。

偏方04 葱白甘草汤

【用料】葱白3根，甘草10克。

【做法】先煎煮甘草10分钟，加葱白，稍煮片刻即可。一日2次服用。

【功效】对痉挛性咳嗽（尤以百日咳多见）有治疗作用。

偏方05 化痰止咳汤

【用料】葛根30克，红花6克，杏仁10克，鱼腥草15克，川贝母、百部、款冬花各10克。

【做法】水煎服，1日1剂，分2次服。

【功效】化痰止咳，解痉活血。治肺阴亏耗，对咳嗽、气短、痰多、精神疲软、动则气急、头昏腰酸、胎薄腻等症有疗效。

偏方06 冰糖黄精

【用料】黄精30克，冰糖50克。

【做法】将黄精洗净，用冷水发泡，置砂锅内，再放入冰糖，加水适量，以武火煎煮，后用文火煨熬，直至黄精烂熟为止。每日2次，吃黄精、饮汤。

【功效】清肺，理脾，益精。

偏方07 浙贝母丸

【用料】浙贝母45克，杏仁45克、甘草9克。

【做法】捣碎研末，炼蜜为丸，如梧桐子大，每次含2~3丸。

【功效】含化咽津，可清肺热，化痰。治肺热咳嗽痰多、咽干。

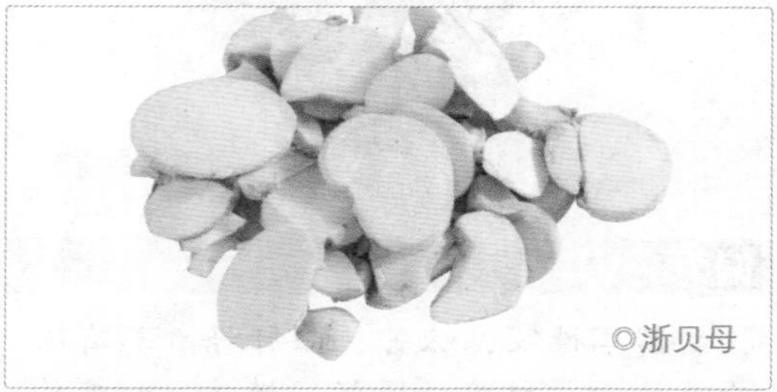

◎浙贝母

偏方介绍

浙贝母性寒，味苦，归心、肺经。能清热化痰，散结解毒，主治上呼吸道感染，咽喉肿痛，支气管炎，肺脓疡，肺热咳嗽、痰多，胃、十二指肠溃疡，乳腺炎，甲状腺肿大，痈疖肿毒。

偏方08 百部汤

【用料】百部25克，白及20克，瓜蒌25克，蜂蜜20克。

【做法】先将上3味共水煎，去渣取汁，再调入蜂蜜搅匀，每日1剂，分2次服。

【功效】润肺止咳，清热止血。用治痰中带血及肺结核久咳。

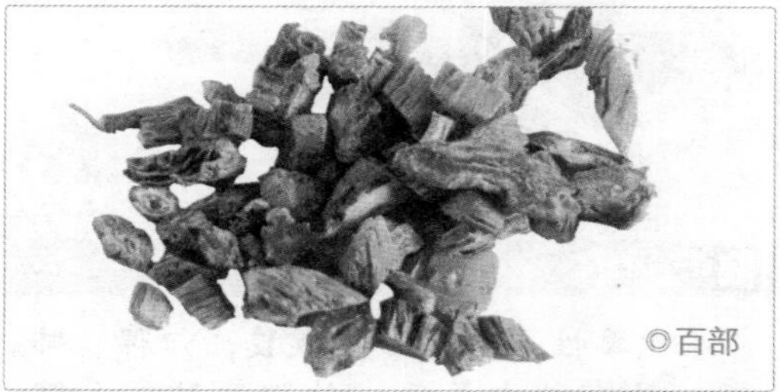

◎百部

偏方介绍

百部性微温，味甘、苦，归肺经。能润肺下气止咳，杀虫，用于新久咳嗽、肺痨咳嗽、百日咳，可配合紫菀、款冬花、黄芩、白及等同用。百部还可外用于头虱、体虱、蛲虫病、阴部瘙痒。

中药偏方

内科 肺炎 >>

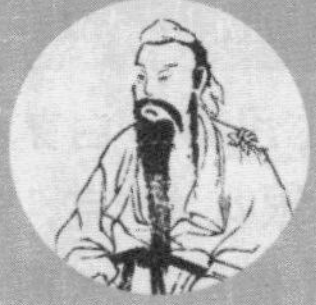

肺炎是指终末气道、肺泡和肺间质的炎症，为内、儿科常见病之一。其症状为发热、呼吸急促，深呼吸和咳嗽时胸痛，有小量痰或大量痰，痰见血丝。本病患者多数起病急骤，常有受凉淋雨、劳累、病毒感染等诱因，约1/3患者患病前有上呼吸道感染。一旦怀疑自己患了肺炎，应及时去医院做进一步检查，已明确诊断并及时治疗，以免贻误病情。

偏方01 麻黄汤

【用料】甘草、麻黄各3克，杏仁6克，生石膏9克。

【做法】水煎服。分多次服，每日1剂，连服2～3日。

【功效】对因肺炎而引起的烦渴、发绀、气促、鼻翼翕动等症有疗效，适用于小儿高热无汗或微汗、肺炎症状明显者。

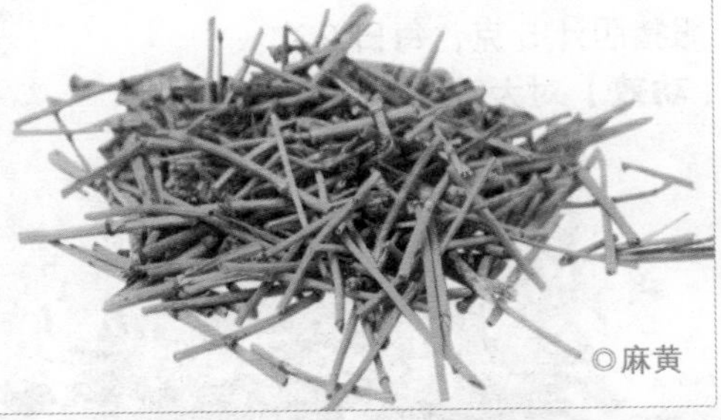

◎麻黄

偏方介绍

麻黄性温，味辛、微苦，归肺、膀胱经。能发汗散寒，宣肺平喘，利水消肿，对肺炎有疗效。用于风寒外束，肺气壅遏所致的喘咳证。能开宣肺气，散风寒而平喘，与杏仁、甘草配伍，即三拗汤，可增强平喘功效；若属热邪壅肺而致喘咳者，可与石膏、杏仁、甘草等配伍以清肺平喘。

偏方02 桔梗甘草方

【用料】桔梗50克，甘草50克，重楼50克，红曲50克。

【做法】以上4味药，分别挑选、粉碎成细粉，过筛，混匀，即得。每日3～4次，每次2～4克。用水50～100毫升，煎30分钟，等凉服。

【功效】止咳，祛痰。

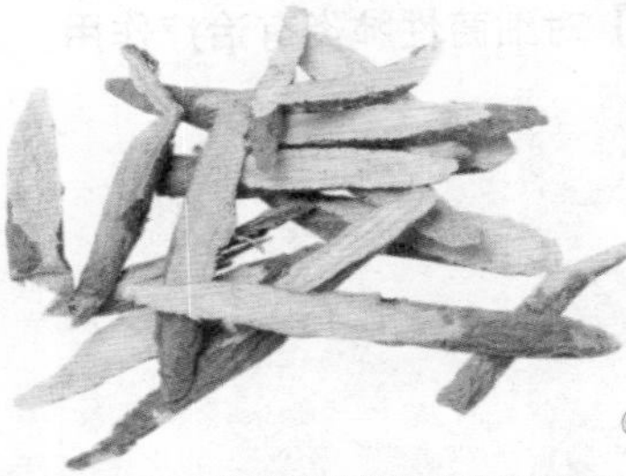

◎甘草

偏方介绍

甘草性平，味甘，归心、脾、肺、胃经。能补脾益气，清热解毒，祛痰止咳，缓急止痛，调和诸药。用于脾胃虚弱，倦怠乏力，心悸气短，咳嗽痰多，脘腹、四肢挛急疼痛，痈肿疮毒，缓解药物毒性、烈性。甘草还能用于气喘咳嗽。可单用，亦可配伍其他药物应用。

偏方03 白茅根鱼腥草

【用料】白茅根30克，鱼腥草30克，金银花15克，连翘10克。

【做法】水煎服，每日1剂，日服3次，连服3天。

【功效】清热解毒，消炎。治肺炎。

偏方04 文蛤粉汤

【用料】文蛤粉、麒麟菜、芦根、薏苡仁各30克，桃仁10克，冬瓜仁15克。

【做法】上6味药放入砂锅，加水煎煮，连煎2次，将2次药液混合。每日1剂，分2次服。

【功效】清肺解毒，化痰止咳。治肺炎。

偏方05 昆布海带根汤

【用料】昆布、海带根各30克，知母15克，桔梗、浙贝各10克。

【做法】上药连煎2次，2次煎液混合后服。每日1剂，分2次服。

【功效】清热化痰，止咳。治疗肺炎、支气管炎。

偏方06 马勃白矾丸

【用料】马勃粉200克，白矾粉20克，蜂蜜适量。

【做法】将前两味混合，加蜂蜜调制为丸服用。

【功效】对支气管肺炎有治疗作用。

偏方07 石膏朱砂散

【用料】生石膏、川贝母各9克，天竺黄、朱砂各6克，麝香、牛黄各0.6克。

【做法】研末，服用时取少量，开水送服。

【功效】对细菌性肺炎有治疗作用。

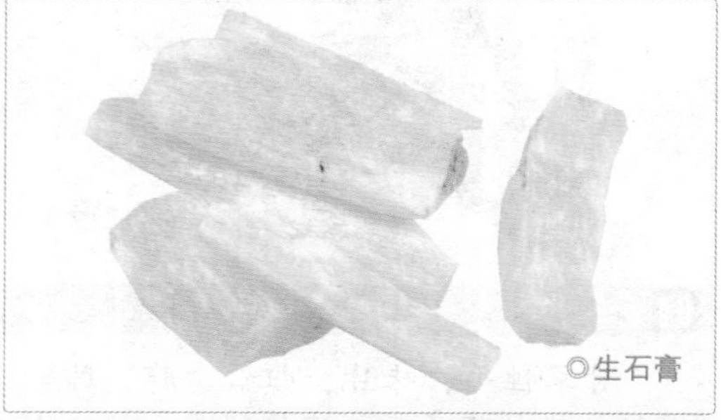

◎生石膏

偏方介绍

生石膏性微寒，味辛、甘，归肺、胃经。能清热泻火，除烦止渴，收敛生肌，用于肺热喘咳、心烦口渴。生石膏内服经胃酸作用，一部分变成可溶性钙盐，有解热，镇痉，消炎等作用。

偏方08 大青叶芦根汤

【用料】大青叶60克，芦根30克，猪胆汁20克。

【做法】将前2味药水煎，取汁。用煎汁冲服猪胆汁5克，每日2次。

【功效】对大叶性肺炎有治疗作用。

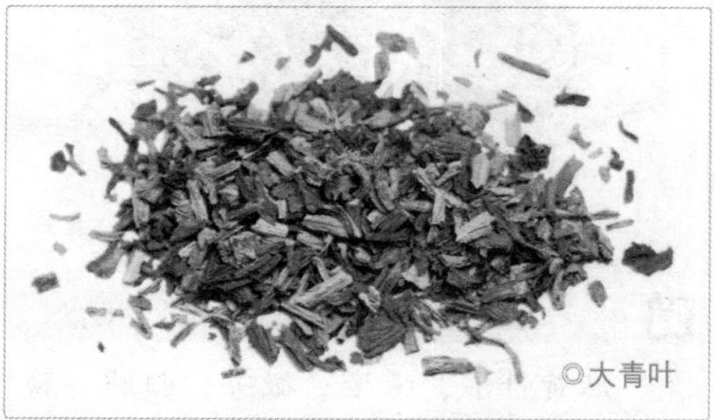

◎大青叶

偏方介绍

大青叶性寒，味苦，无毒，归肝、心、胃经。有清热，解毒，凉血，止血之功效，能治温病热盛烦渴、流行性感冒、急性传染性肝炎、急性胃肠炎、丹毒、吐血、黄疸、喉痹、口疮等。

中药偏方

内科

肺气肿 >>

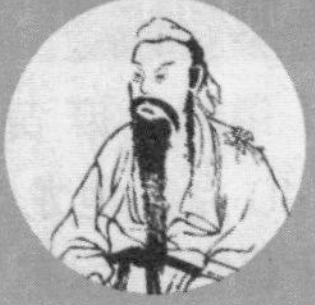

肺气肿是慢性支气管炎最常见的并发症。其实由于支气管长期发炎，管腔狭窄、阻碍呼吸，导致肺泡过度充气膨胀、破裂，损害和减退肺功能而形成。其主要症状有咳嗽、多痰、气急、发绀，持续发展可导致肺心病。中医认为，本病属于咳嗽、喘息、痰饮的范畴。

偏方01 补骨脂熟地黄方

【用料】补骨脂、莱菔子各16克，熟地黄24克，炒山药18克，山茱萸、茯苓、枸杞、党参、炒白术，陈皮、炙冬花、炙紫菀各12克，冬虫夏草6克。

【做法】以上几味共水煎服。

【功效】治肺气肿晚期，对因肺气肿而导致的痰多、咳嗽气短、呼吸困难等症有疗效。

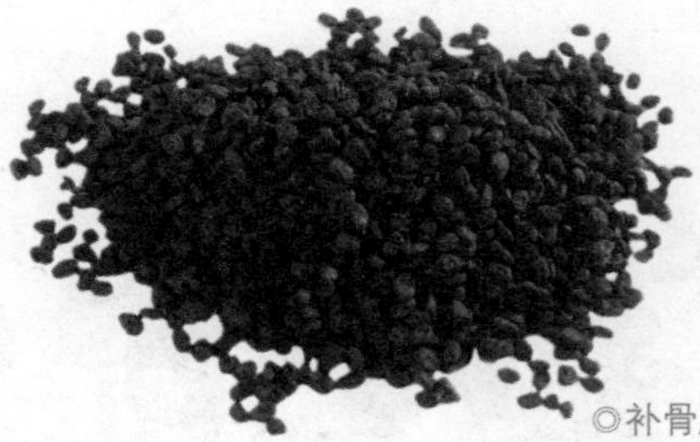

◎补骨脂

偏方介绍

补骨脂性温，味辛、苦，归肾、脾、胃、肺经。能补肾助阳，纳气平喘，温脾止泻，主肾阳不足、下元虚冷、肾不纳气、虚喘不止、脾肾两虚、大便久泻、斑秃、银屑病等。

偏方02 党参茯苓汤

【用料】党参、茯苓各15克，白术、法半夏各9克，炙甘草、陈皮各6克。

【做法】水煎服。上、下午各服1次，每日1剂。

【功效】益气补肺。治肺气肿、肺气虚弱型慢性气管炎、病后虚弱、气短喘促、乏力自汗、咳嗽无力、痰稀白、易感冒等。

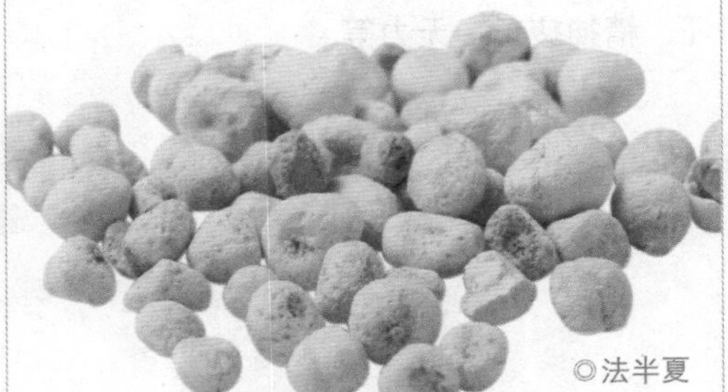

◎法半夏

偏方介绍

法半夏为天南星科植物半夏的块茎，块茎入药，有毒。法半夏性温，味辛，归脾、胃、肺经。能燥湿化痰，降逆止呕，生用消疖肿，用于痰多咳喘、痰饮眩悸、风痰眩晕、痰厥头痛。结合党参、茯苓等使用，能益气补肺，治肺气肿有一定的疗效。

偏方03 麻黄乌梅膏

【用料】麻黄30克，乌梅60克，冬花40克，地龙20克。

【做法】水煎成浓汁后，加适量冰糖浓缩成膏状，每次服6～9克，每日3次。

【功效】治肺气肿。

偏方04 苏子白芥子方

【用料】苏子10克，白芥子9克，莱菔子10克，山药60克，人参30克。

【做法】水煎服，每日1剂，日服2次。

【功效】扶正祛邪，降气化痰。适用于痰涎壅盛所致的肺气肿。

偏方05 桑白皮汤

【用料】桑白皮6克，麻黄、桂枝各4.5克，杏仁14粒（去皮），细辛、干姜各4.5克。

【做法】上药加水共煎服。

【功效】治水饮停肺、胀满喘急，对肺气肿有一定治疗功效。

偏方06 沙参补气方

【用料】沙参12克，麦冬、五味子、杏仁、玉竹、贝母各9克。

【做法】水煎服，每日1剂，分2次服。

【功效】补气生津。适用于气津两伤所致的肺气肿。

偏方07 麦冬人参方

【用料】人参、沉香各6克，麦冬、五味子、补骨脂、枳实各9克，山茱萸、陈皮各10克，胡桃肉15克。

【做法】以上几味共水煎服。

【功效】治肺气肿、肺心病引起的虚喘、自汗、精神疲乏、无力等。

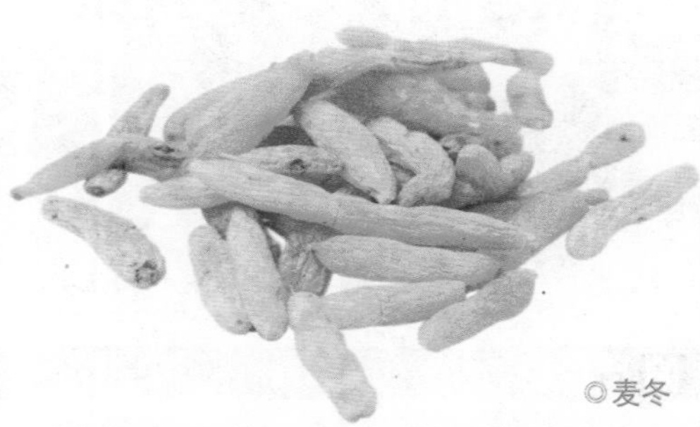

◎麦冬

偏方介绍

麦冬性寒，味甘、微苦，归心、肺、胃经。能养阴清热，治疗阴虚内热或热病伤津、心烦口渴，还能润肺止咳，治疗燥热伤肺所致的咳嗽、痰稠、气逆。对肺气肿也有一定的疗效。

偏方08 黄芩瓜蒌仁煎剂

【用料】黄芩、瓜蒌仁、半夏、胆南星、陈皮、杏仁泥、枳实、姜竹茹各9克。

【做法】水煎服，1日1剂，早、晚服。

【功效】清肺化痰。适用于痰热所致的肺气肿者。

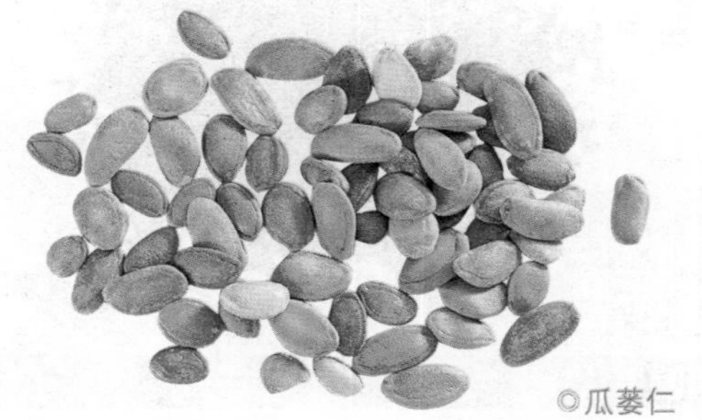

◎瓜蒌仁

偏方介绍

瓜蒌仁性寒，味甘，归肺、胃、大肠经。瓜蒌仁是化痰止咳平喘药，具有清化热痰，宽胸散结，润肠通便的功效。用于痰热咳嗽、肺痈吐脓、胸痹胁痛、肺气肿、乳痈、肠燥便秘等症。

中药偏方

内科

黄疸 >>

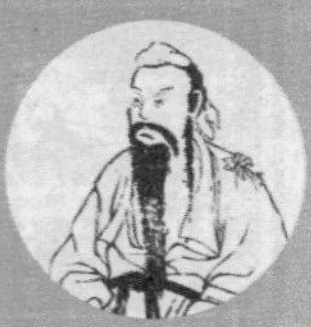

黄疸又称黄胆，俗称黄病，中医辨证可分为阳黄和阴黄两类。阳黄又可看情况，热重于湿者需清利湿热退黄；湿重于热者需利湿化浊，佐以清热。阴黄也有寒湿困脾和脾虚湿滞之分，寒湿困脾者需温阳健脾，化湿退黄；脾虚湿滞者需健脾养血，利湿退黄。

偏方01 利湿活血汤

【用料】茵陈、郁金、溪黄草各20克，栀子、黄柏、车前草各10克，黄连4克，生地黄、金钱草各15克，甘草、大黄各3克，什胆丸4粒。

【做法】水煎，每日1剂，分2次服，连服3剂。

【功效】清热利湿。治身目俱黄、口干而苦、小便短少黄赤、大便秘结。

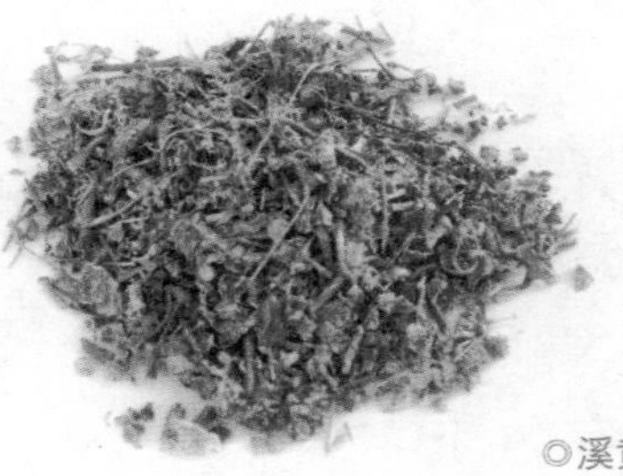

◎溪黄草

偏方介绍

溪黄草性寒，味苦，归肝、胆、大肠经。溪黄草具有清热利湿、退黄祛湿，凉血散瘀的功效，用于治疗急性黄疸型肝炎、急性胆囊炎、痢疾、肠炎、跌打瘀痛等病症。溪黄草是不能治疗慢性肝炎的，若是急性感染性的黄疸型乙型肝炎可以用溪黄草做急性治疗。

偏方02 清热解毒汤

【用料】知母、青蒿、郁金各15克，玄参、金银花、车前草各10克，石膏30克，甘草5克，板蓝根、生地黄、白花蛇舌草各20克，牡丹皮5克，水牛角2克，什胆丸4粒。

【做法】水煎，每日1剂，分2次服，连服3剂。

【功效】对黄疸色如浮金、高热烦渴等有治疗作用。

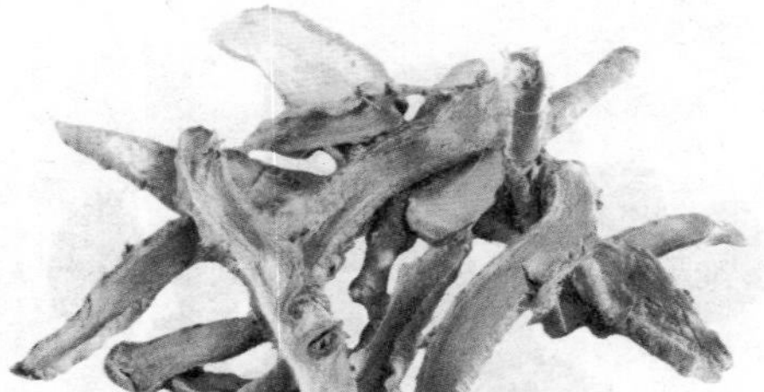

◎知母

偏方介绍

知母性寒，味苦、甘，归肺、胃、肾经。属清热下火药，具有清热泻火，生津润燥的功效。与其他中药配合使用，能治疗因黄疸引发的高热烦渴、胁痛腹满、躁动不安等症。

中药偏方

内科

慢性胆囊炎 >>

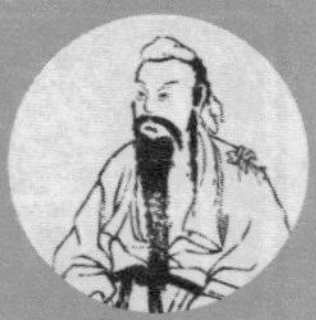

慢性胆囊炎是胆囊疾病中最常见的疾病，一般患者有轻重不同的腹胀、上腹部或右上腹不适感、持续性疼痛或右肩胛区放射性疼痛、胃中有灼热感、嗳气、反酸，特别是在饱餐后或食油煎及高脂肪食物后加剧。中医认为，本病是由于饮食不节、进食油腻食品、寒温不调、情志不畅等因素，导致肝胆气滞，湿热壅阻，通降失常而成。

偏方01 乌梅茵陈蜜露

【用料】 乌梅肉60克，绵茵陈30克，蜂蜜250克。

【做法】 乌梅、绵茵陈洗净水煎，复渣再煎，去渣，把2次煎出液和匀。在药汁中加蜂蜜，搅匀，放入瓷盆内，加盖，文火隔水炖2小时，冷却备用。饭后开水送服，1次1～2匙，1日2次。

【功效】 利胆祛湿。适用于慢性胆囊炎。

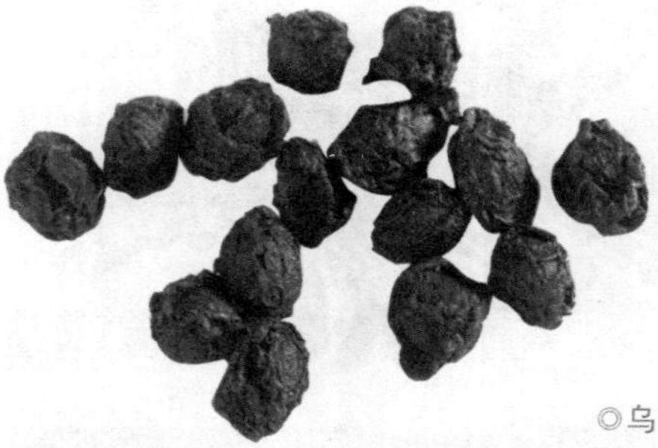

◎乌梅

偏方介绍

乌梅性平，味酸、涩，归肝、脾、肺、大肠经。具有敛肺，涩肠，生津，安蛔的作用，用于肺虚久咳、虚热烦渴、久疟、久泻、尿血、蛔厥腹痛、呕吐。同时，也可用于胆囊炎、胆结石等病症。

偏方02 柴胡白芍方

【用料】 柴胡12克，白芍15克，党参10克，白术12克，黄芪19克，黄连6克，半夏10克，陈皮、茯苓、泽泻各12克，防风10克，羌活、独活各8克，炙甘草、生姜、大枣各10克。

【做法】 水煎服，日1剂，分2次服。

【功效】 利胆和胃。适用于慢性胆囊炎。

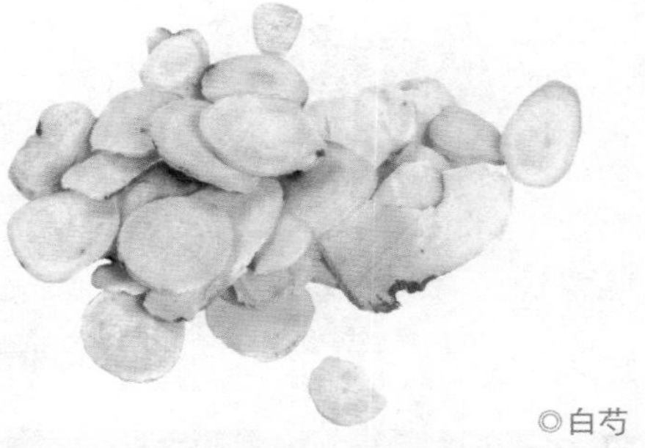

◎白芍

偏方介绍

白芍性微寒，味苦、酸，归肝、脾经。具有养血敛阴，柔肝止痛，平抑肝阳的作用。白芍提取物对D-半乳糖胺所致肝损伤和SGPT升高有明显的对抗作用，能使SGPT降低，并使肝细胞的病变和坏死恢复正常。

偏方03 黑豆牛胆散

【用料】鲜牛胆2枚，黑豆100克，郁金、半夏、枳壳、白术各30克。

【做法】将药物装入鲜牛胆，待胆汁渗完，焙干，研为末。每次冲服5克，日3～4次。

【功效】对慢性胆囊炎有治疗作用。

偏方04 野荞麦核桃方

【用料】野荞麦块根10克，核桃3个。

【做法】将野荞麦块根洗净，与3个核桃仁一起嚼服，每日2次，饭后服。

【功效】对急、慢性胆囊炎有治疗作用。

偏方05 茵陈栀子剂

【用料】茵陈30克，山栀子15克，广郁金15克。

【做法】水煎去渣。1日2～3次分服。

【功效】清热解郁、利胆。治慢性胆囊炎及胃脘不适或隐痛、痛连肩背、呃逆嗳气、四肢怠倦等症状。

偏方06 连翘白蔻仁方

【用料】连翘、白蔻仁各10克，板蓝根20克。

【做法】水煎服。

【功效】对慢性胆囊炎有治疗作用。

偏方07 蒲公英汤

【用料】蒲公英100克。

【做法】采鲜蒲公英全草100克，水煎服，连续服用多日。

【功效】对慢性胆囊炎恢复期，急性、亚急性胆囊炎之辅助治疗作用。

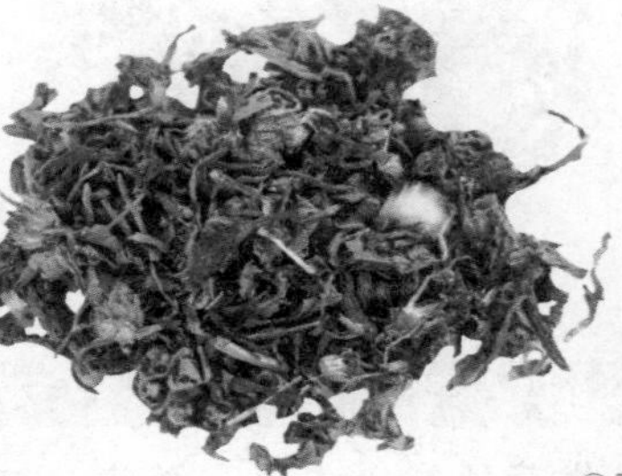

◎蒲公英

偏方介绍

蒲公英性寒，味苦、甘，归肝、胃经。蒲公英植物体中含有蒲公英醇、蒲公英素、胆碱、有机酸、菊糖等多种健康营养成分，有利尿，缓泻，退黄疸，利胆等功效，对胆囊炎有疗效。

偏方08 柴胡青蒿煎剂

【用料】柴胡、青蒿、枳实、茯苓、郁金、陈皮、法半夏各10克，白芍6～10克，威灵仙15～30克，生甘草3克。

【做法】水煎服，每日1剂，分2次服。

【功效】疏肝利胆，和胃。治慢性胆囊炎。

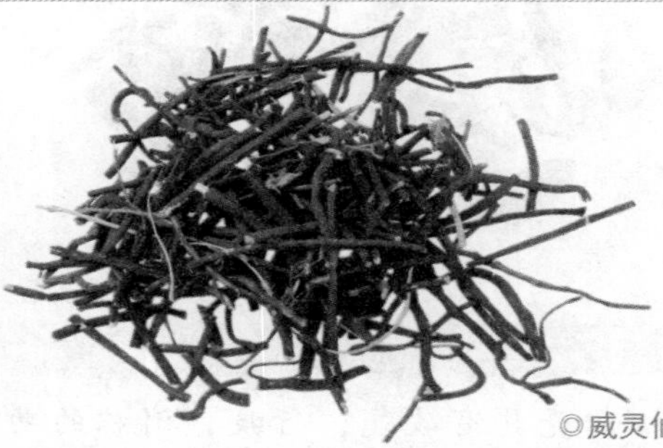

◎威灵仙

偏方介绍

威灵仙性温，味辛、咸，归肺、肾经。具有祛风湿，通经络，消骨鲠之功效。在现代临床实践中还发现能治疗胆结石、跟骨骨刺、足跟痛、食管癌等。气血亏虚及孕妇慎服威灵仙。

中药偏方

内科 急性胆囊炎 >>

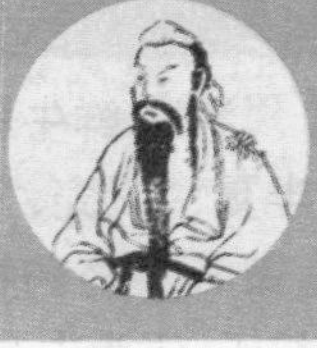

急性胆囊炎是由于胆汁滞留和细菌感染而引起的胆囊炎症，常因胆囊内结石阻塞胆道使胆汁滞留形成对胆囊的慢性刺激所引起，也可因肝脏的长期炎症，使肝周围组织发生炎性病变所引起。本病多发于中年女性。患者患病以后可有上腹疼痛及消化不良等症状。腹痛可为针刺样或刀割样，并有规律性发作。

偏方01 柴胡枳壳汤

【用料】柴胡12克，枳壳12克，延胡索12克，黄芩12克，川楝子12克，生大黄10克。

【做法】共水煎，生大黄后下。1日2次。

【功效】利胆行气。治急性胆囊炎，对因胆囊炎引起的右上腹间歇性绞痛或闷痛、食欲减退、轻度恶心呕吐有一定疗效。

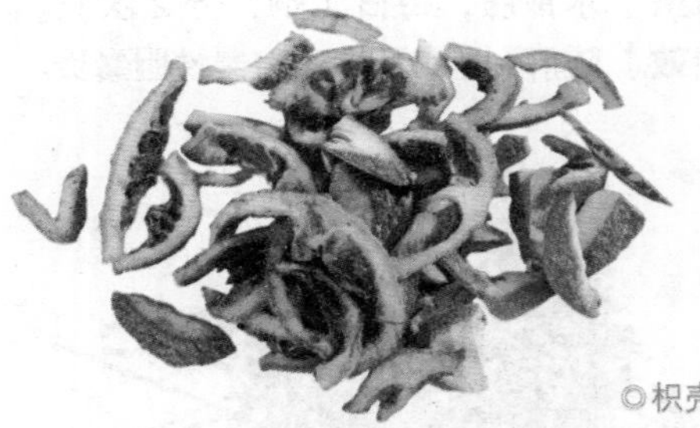

◎枳壳

偏方介绍

枳壳具有破气，行痰，消积的功效，用于胸膈痰滞、食积、噫气、呕逆、下痢后重、脱肛、子宫脱垂。枳壳对急性胆囊炎有一定的疗效。

偏方02 茵陈金钱草汤

【用料】茵陈30克，金钱草50克，柴胡12克，半夏12克，郁金6克，山栀6克，生大黄10克，枳壳12克，蒲公英20克，归尾15克，赤芍12克。

【做法】共水煎，生大黄后下。1日2次。

【功效】清热祛温。治急性胆囊炎，对因胆囊炎引起的持续性胀痛、高热等症有疗效。

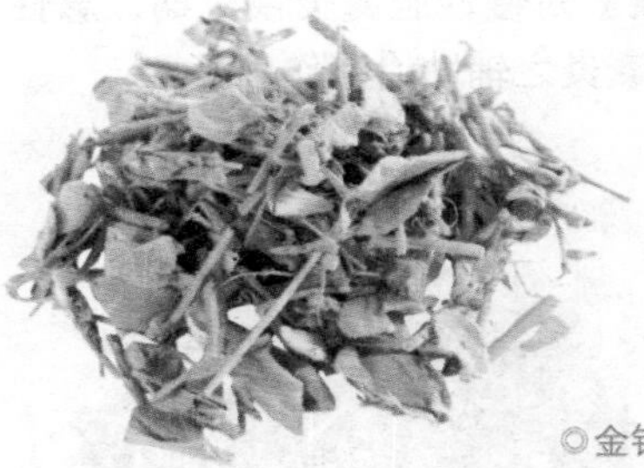

◎金钱草

偏方介绍

金钱草性凉，味甘、微苦，归肝、胆、肾、膀胱经。具有清热解毒，散瘀消肿，利湿退黄之功效，可用于热淋、石淋、尿涩作痛、黄疸尿赤、痈肿疔疮、毒蛇咬伤、肝胆结石、尿路结石等。现代研究，该品还具有排石，抑菌，抗炎作用，对体液免疫、细胞免疫均有抑制作用。

偏方03 黄白汤

【用料】大黄 45 克，白芍 60 克。

【做法】加水煎，去渣。频服，以缓泻为度，日 2 次。

【功效】对急性胆囊炎有治疗作用。

偏方04 茵陈板蓝根汤

【用料】茵陈 30 克，栀子 6 克，黄芩 10 克，龙胆草 10 克，黄连 3 克，生大黄 12 克，芒硝 9 克，生石膏 20 克，板蓝根 20 克，鲜生地黄 15 克，厚朴 9 克，金钱草 60 克。

【做法】水煎服。1 日 2 次。

【功效】解毒排脓。治脓毒型急性胆囊炎。

偏方05 蒲公英茵陈汤

【用料】蒲公英 30 克，茵陈 30 克，红枣 6 粒。

【做法】水煎服，或水煎去渣，加白糖服。

【功效】利胆解毒，治急性胆囊炎引起的右胁疼痛、痛连肩背、发热口渴、时有呕吐、轻度黄疸。

偏方06 大黄郁金汤

【用料】生大黄、郁金各 10 克，山楂、金铃子各 120 克，积雪草 20 克。

【做法】水煎服，每日 1 剂。

【功效】对急性胆囊炎有治疗作用。

偏方07 苍术陈皮煎剂

【用料】苍术 10 克，陈皮 6 克，枳壳 10 克，川楝子 12 克，厚朴 9 克，甘草 10 克，大黄 6 克。

【做法】水煎服，每日 1 剂，分 2 次服完。

【功效】对急性胆囊炎有治疗作用。

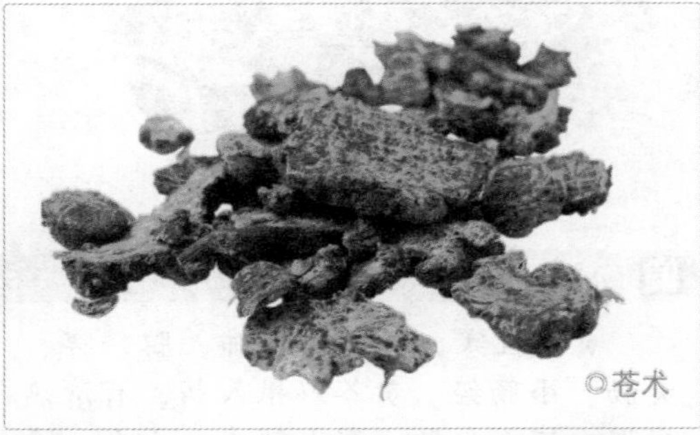

◎苍术

偏方介绍

苍术性温，味辛、苦，归脾、胃、肝经。具有燥湿健脾，辟秽化浊，祛风散寒的功效。苍术主要有效成分是以β-桉叶醇及茅术醇为代表的挥发油，能调整胃肠运动功能、抗溃疡、保肝、抑菌等。

偏方08 大黄黄柏煎剂

【用料】大黄、黄柏、柴胡各 12 克，白芍、枳实、半夏、郁金各 9 克，龙胆草 6 克，干姜 10 克。

【做法】水煎服，每日 1 剂，分 2 次服完。

【功效】对急性胆囊炎有治疗作用。

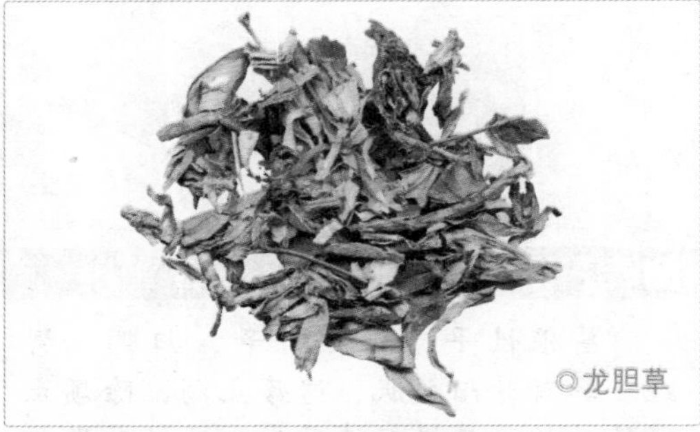

◎龙胆草

偏方介绍

龙胆草性寒，味苦，归肝、胆经。具有清热燥湿，泻火解毒，除骨蒸清虚热的功效，用于湿热泻痢、黄疸、带下、热淋、脚气、痿痹、骨蒸劳热、盗汗、遗精、疮疡肿毒、湿疹瘙痒。

中药偏方

内科

腹泻 >>

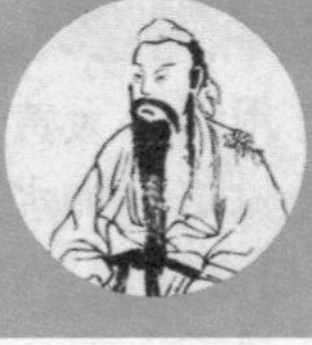

腹泻是一种常见病症，是指排便次数明显超过平日习惯的频率，粪质稀薄，水分增加，常伴有腹痛等。西医治疗一般采用控制感染、补液等措施，中医在治疗上则注意清热化湿、止泻治痢、消食化滞、理气和胃、散寒回阳。

偏方01 清热止泻汤

【**用料**】葛根20克，黄芩15克，黄连3克，枳壳15克，厚朴5克，陈皮10克，甘草3克，延胡索10克，升麻3克，白头翁20克。

【**做法**】水煎，每日1剂，分2次服，连服3剂。

【**功效**】对腹痛泄泻、泻下急迫、泻而不爽、肛门灼热、烦热口渴、小便短赤、舌苔黄腻、脉濡数或滑数有治疗作用。

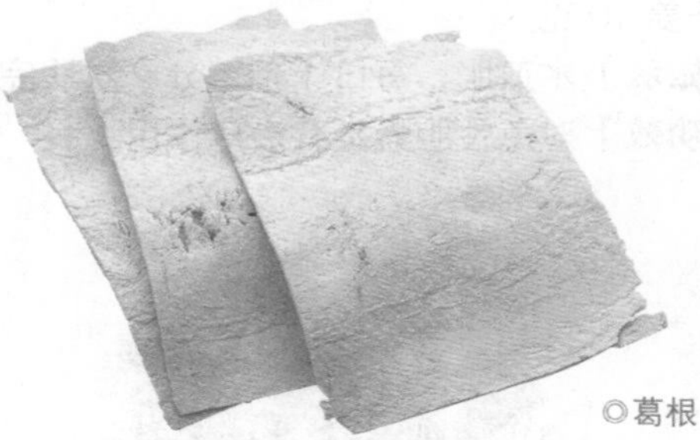

◎葛根

偏方介绍

葛根性平，味甘、辛，归脾、胃经。具有升阳解肌，透疹止泻，除烦止渴的功效。葛根轻清升散，药性升发，柳举阳气，鼓舞机体正气上升，津液布行。升发脾胃清阳空气而止渴，止泻痢。故常用于治疗内热消渴，麻疹透发不畅，腹泻、痢疾等病症。

偏方02 化湿治痢汤

【**用料**】大黄、枳实、厚朴、地榆、甘草、升麻各5克，白芍20克，黄芩15克，白头翁20克，延胡索10克，陈皮10克，白花蛇舌草20克，黄连6克。

【**做法**】水煎，每日1剂，分2次服，连服3剂。

【**功效**】清热解毒，化湿止泻。治腹痛、里急后重、下痢赤白相杂、肛门灼热、小便短赤。

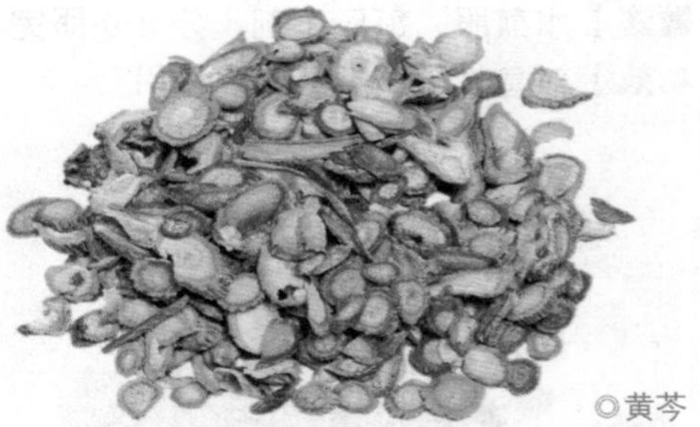

◎黄芩

偏方介绍

黄芩性寒，味苦，归肺、胆、脾、大肠、小肠经。黄芩以根入药，有清热燥湿，凉血安胎，泻火解毒，止血，降血压，解毒功效。主治温热病、上呼吸道感染、肺热咳嗽、湿热黄疸、肺炎、痢疾、咳血、目赤、胎动不安、高血压、痈肿疖疮等。黄芩在临床应用中抗菌效果比黄连还好，且人体使用后不产生抗药性。

偏方03 散寒化湿汤

【用料】苍术、法半夏各 10 克，厚朴、陈皮、白术各 5 克，枳壳、白芍、黄芩各 15 克，葛根、白头翁各 20 克。

【做法】水煎,每日 1 剂,分 2 次服,连服 3 剂。

【功效】对泄泻清稀、腹痛肠鸣、脘闷食少、恶寒、头痛、肢体酸楚有治疗作用。

偏方04 朱蕉赪桐方

【用料】朱蕉赪 、桐根、朱槿根各适量。

【做法】以上 3 味药各取 10 ~ 15 克，水煎服，每日 1 剂，分 3 次温服。

【功效】对各种原因引起的腹泻、腹胀、腹痛、痢疾便下红白、里急后重等有治疗作用。

偏方05 回阳救急汤

【用料】党参 15 克，边尾参 10 克，白术 5 克，陈皮 10 克，炙甘草 3 克，茯苓 15 克，肉桂 3 克（焗），焙附子 10 克，干姜 5 克，五味子 4 克,白芍 15 克,什胆丸 2 粒(送服)。

【做法】水煎,每日 1 剂,分 2 次服,连服 3 剂。

【功效】对吐泻过甚、厥冷有治疗作用。

偏方06 红糖无花果叶

【用料】无花果鲜叶 100 克，红糖适量。

【做法】将无花果鲜叶切碎，加入红糖同炒研末。以开水送服，1 次喝下。

【功效】对经年腹泻不愈有明显疗效。

偏方07 赤石脂方

【用料】赤石脂 18 克，炒白术 9 克，干姜 3 克，麦芽 15 克。

【做法】每日 1 剂，水煎 2 次服。

【功效】对虚塞型久泻有治疗作用。

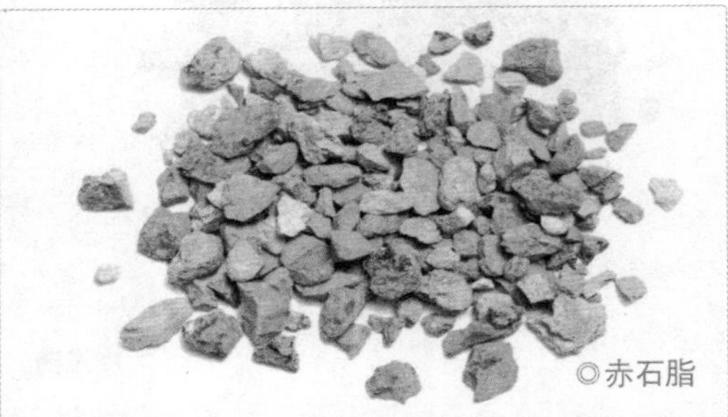

◎赤石脂

偏方介绍

赤石脂性温，味甘、涩、酸，无毒，归脾、胃、心、大肠经。具有涩肠，收敛止血，收湿敛疮，生肌的功效，主治久泻、久痢、便血、脱肛、遗精、崩漏、带下、外伤出血等。

偏方08 生姜黄连

【用料】生姜 160 克，黄连 40 克。

【做法】上两味切成黄豆粒大小的小块。用文火烤，待生姜烤透时，去生姜，只将黄连研末，1 次 4 克，空腹频服。

【功效】治慢性腹泻。

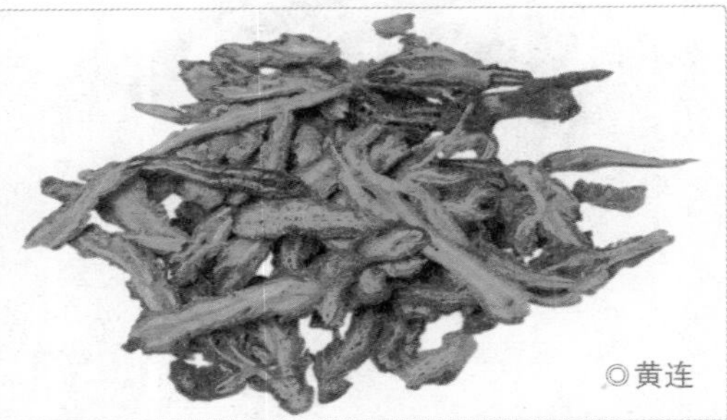

◎黄连

偏方介绍

黄连性寒，味苦，无毒，归心、脾、胃、肝、胆、大肠经。具有清热燥湿，泻火解毒的功效，用于湿热痞满、呕吐、黄疸、心火亢盛、心烦不寐、牙痛、消渴、痈肿疔疮、外治湿疹、耳道流脓等。

中药偏方

内科

中风 >>

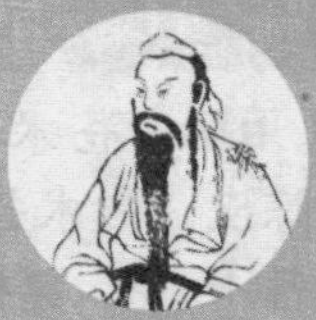

中风因发病急骤，症见多端，病情变化迅速，与风之善行数变特点相似，故名中风，也称卒中。本病常留有后遗症，发病年龄也趋向年轻化，因此，是威胁人类生命和生活质量的重大疾患。中医上认为，中风为本虚标实之证，在本为阴阳偏胜，气机逆乱；在标为风火相煽，痰浊壅塞，瘀血内阻。

偏方01 活血祛瘀汤

【用料】白芍、牡蛎、龙骨、牛膝、龟板、石决明、钩藤各 15 克，麦冬 10 克，代赭石 20 克，羚羊角 1 克，生地黄 20 克，什胆丸 2 粒。

【做法】水煎，每日 1 剂，分 2 次服，连服 3 剂。服药见效后，每隔 3 天服 1 剂。

【功效】滋肾养肝，平熄内风。治头晕头痛、耳鸣目眩、失眠多梦等。

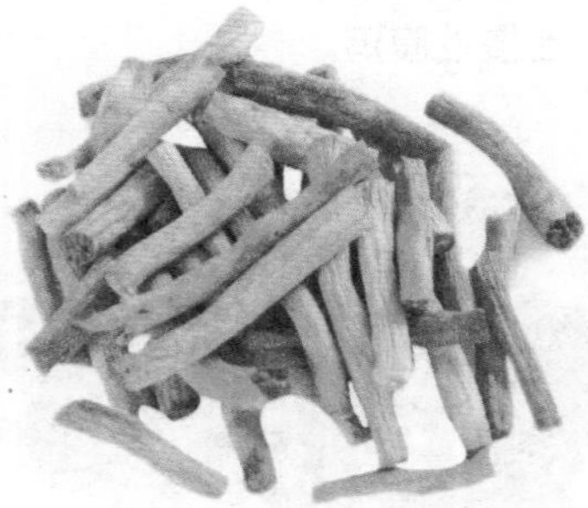

◎牛膝

偏方介绍

牛膝性平，味苦、酸，归肝、肾经。具有活血通经，利尿通淋，清热解毒的功效，主治腰膝酸痛、下肢痿软、血滞经闭、产后血瘀腹痛、跌打损伤、痈肿恶疮。

偏方02 益气活络汤

【用料】丹参 10 克，当归 10 克，没药 6 克，乳香 6 克，黄芪 20 克，桃仁 15 克，红花 8 克，炮穿山甲 4 克，地龙 10 克，边尾参 10 克，生地黄 20 克，制附子 10 克。

【做法】水煎，每日 1 剂，分 2 次服，连服 2 周。

【功效】益气活血通络。治一侧肢体不能自主活动、全身麻木、感觉丧失等。

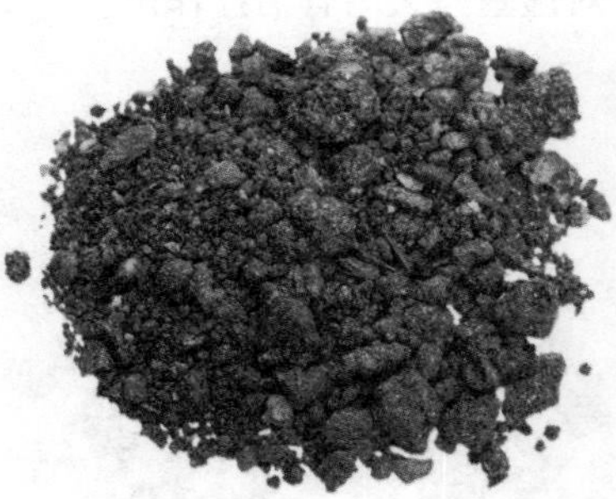

◎没药

偏方介绍

没药性温，味苦、辛，无毒，归肝、脾、心、肾经。有活血止痛，消肿生肌等功效，主治跌打损伤、金疮、心腹诸痛、癥瘕、痈疽肿痛等。

内科

头痛 >>

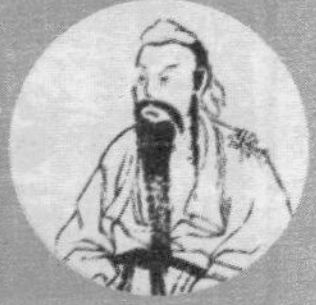

头痛是指额、顶、颞及枕部的疼痛。头痛是一种常见的症状，在许多疾病过程中都可以出现，大多无特异性，且痛过如常，但有些头痛症状却是严重疾病的信号。疼痛的性质有昏痛、隐痛、胀痛、刺痛等。中医认为，本病也称“头风”，多因外邪侵袭，或内伤诸疾，导致气血逆乱，瘀阻脑络，脑失所养所致。

偏方01 清热止痛汤

【用料】苍耳子10克，升麻5克，细辛3克，生地黄20克，牛膝15克，代赭石20克，菊花15克，黄芪15克，延胡索10克。

【做法】水煎，每日1剂，分2次服完，连服3剂。

【功效】有宣化湿浊，清热止痛的功效。治头痛昏沉、首重如裹、肢体重着。

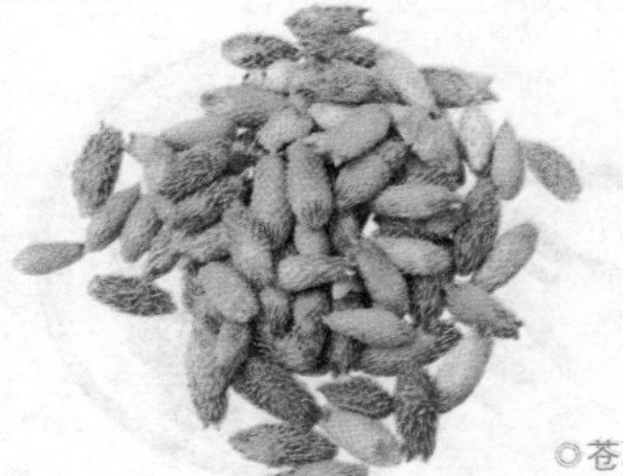

◎苍耳子

偏方介绍

苍耳子性温，味苦、甘、辛，有小毒，归肺、肝经。具有散风寒、通鼻窍、祛风湿、止痒的功效，主治鼻渊、风寒头痛、风湿痹痛、风疹、湿疹、疥癣。此外，需要注意的是，苍耳草或全草亦可作药用，但苍耳为有毒植物，以果实为最毒，使用须严格遵照医嘱。

偏方02 芎芷麻汤

【用料】川芎9克，白芷9克，升麻9克，麻黄9克，天麻10克，荆芥穗10克，陈皮12克，茯苓12克，生甘草6克，蜈蚣2条。

【做法】每日1剂，早、晚各服1次，小儿量酌减。

【功效】祛风解表，除湿化痰，疏通经络。治外感所致痰湿内停引起的头痛。

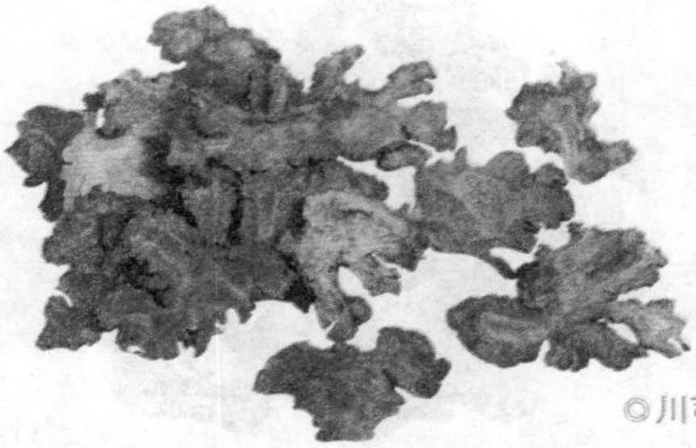

◎川芎

偏方介绍

川芎性温，味辛，归肝、胆、心经。川芎具有行气开郁，祛风止痛的功效，是治疗头痛之首选药物。川芎辛温香燥，走而不守，既能行散，上行可达巅顶；又入血分，下行可达血海。适宜治疗瘀血阻滞的各种病症。祛风止痛效用甚佳，可治头风头痛、风湿痹痛等。月经过多者、孕妇亦忌用川芎。

中药偏方

内科

风湿性关节炎 >>

风湿性关节炎是一种常见的急性或慢性结缔组织炎症。其临床以关节和肌肉游走性酸楚、重着、疼痛为特征，属变态反应性疾病。其还是风湿热的主要表现之一。

偏方01 青风藤菝葜汁

【用料】青风藤 15 克，菝葜 50 克。

【做法】将上药加水 500 毫升，煎煮 30 分钟，取药汁置保温瓶中。再加水 500 毫升，煎煮 30 分钟，取药汁与之前煎的药汁混匀，代茶饮。1 日内分数次饮完。每日 1 剂。

【功效】对风湿性关节炎或类风湿性关节炎有治疗作用，痛势较剧者饮其可缓解症状。

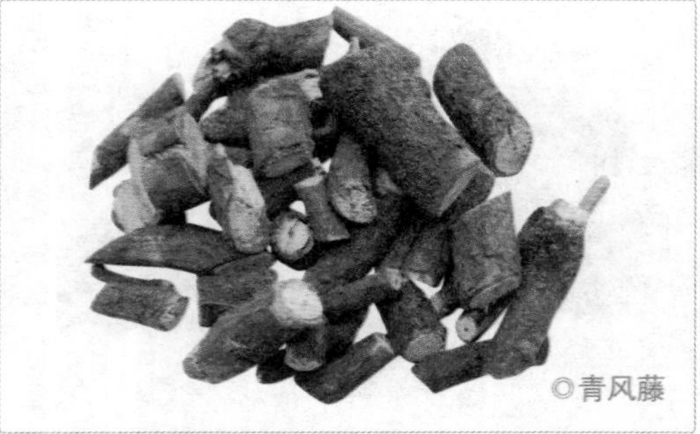

©青风藤

偏方介绍

青风藤为防己科植物青藤或毛青藤等的藤茎，6~7月割取藤茎，除去细茎、枝叶，晒干；或用水润透，切段，晒干。青风藤性辛，味苦，归肝、脾经。具有祛风湿，通经络，利小便的功效，用于风湿痹痛、关节肿胀、麻痹瘙痒等。菝葜能治“腰背寒痛，风痹”。

偏方02 枸骨叶茶

【用料】枸骨叶 500 克，茶叶 500 克。

【做法】上 2 味晒干共研粗末，和匀，加入适量面粉糊作黏合剂，用模具制压成方块状，每块重约 4 克烘干即可，瓷罐密贮备用。每日 2 次，每次 1 块，以沸水冲泡 10 分钟，温服。

【功效】治风湿性关节炎引起的关节疼痛、局部红肿灼热、舌苔黄燥有治疗作用。

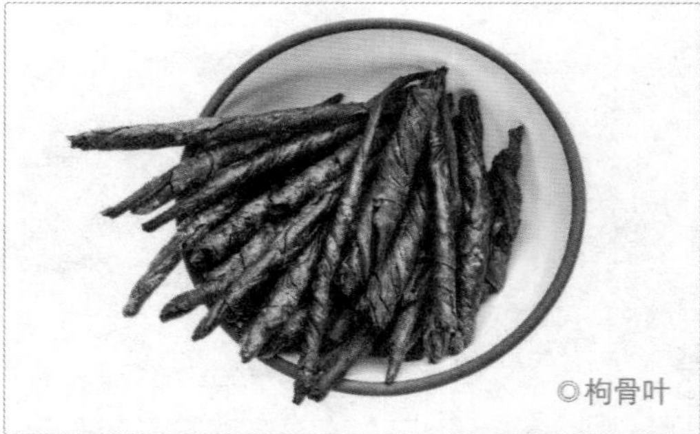

©枸骨叶

偏方介绍

枸骨叶为冬青科植物枸骨的叶。枸骨叶性凉，味苦，归肝、肾经。化学成分含三萜烯、咖啡因、皂苷、鞣质、苦味质，具有清热养阴，平肝，益肾的功效。能补肝肾，养气血，祛风湿，通经络，用于风湿痹痛、跌打损伤、腰膝痿弱等。脾胃虚弱者使用枸骨叶时需配伍键胃药使用。

偏方03 臭梧桐方

【用料】豨莶草200克，臭梧桐500克。

【做法】共研细末，炼蜜为丸如梧子大，每日早、晚各服6克，开水送下。也可用豨莶草、臭梧桐各等份，共研细末后水泛为丸如梧子大，用黄酒送服4.5克。

【功效】对风湿性关节炎有治疗作用。

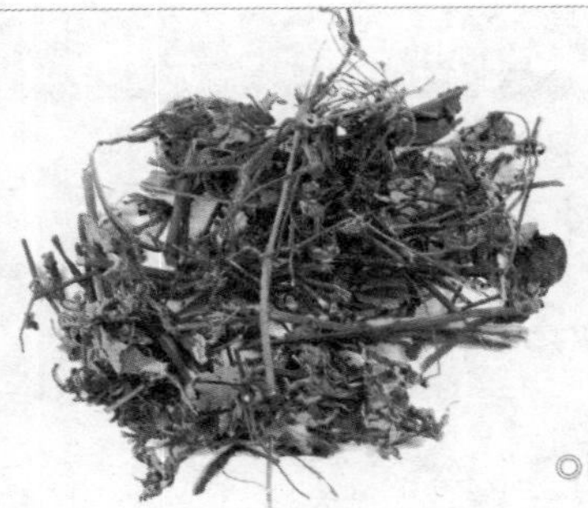

◎豨莶草

偏方介绍

豨莶草性寒，味苦、辛，归肝、肾经。具有祛风湿，利关节，解毒的功效，可用于风湿痹痛、筋骨无力、腰膝酸软、四肢麻痹、半身不遂、风疹湿疮等症。

偏方04 仙灵脾饮

【用料】仙灵脾15克，川木瓜12克，甘草9克。

【做法】上3味加水适量煎汁，或将上3味制粗末，装入热水瓶内，开水泡透，饮之。每日1剂，不拘时服。

【功效】对风寒湿型风湿性关节炎引起的关节疼痛、四肢麻木有治疗作用。

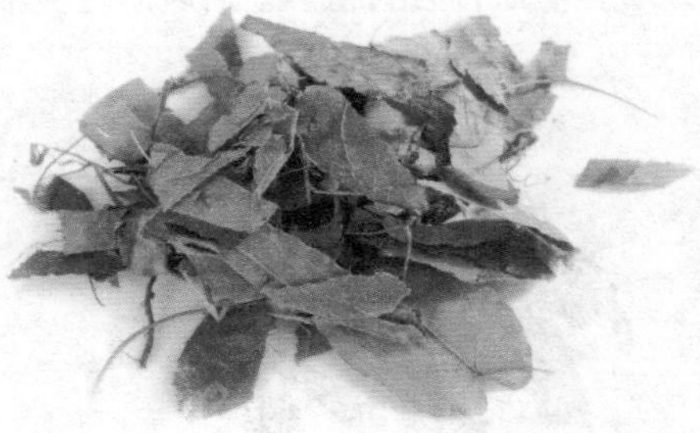

◎仙灵脾

偏方介绍

仙灵脾又名淫羊藿，性温，味辛、甘，归肝、肾经。具有补肾阳，强筋骨，祛风湿的功效，可用于阳痿遗精、筋骨痿软、风湿痹痛、麻木拘挛、更年期高血压等。

偏方05 僵蚕良姜茶

【用料】白僵蚕、高良姜各等份，茶叶适量。

【做法】将白僵蚕、高良姜共研细末，和匀，瓷罐密贮备用。每日2次，每次取上末3克，以绿茶3～5克煎汤或沸水冲泡茶叶，调服。

【功效】对风湿性关节炎有治疗作用。适用于平时患有四肢关节冷痛，或每遇阴雨寒湿气候而作痹痛者。

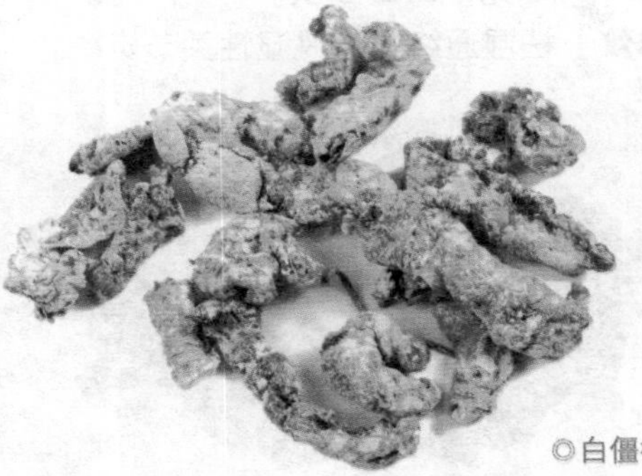

◎白僵蚕

偏方介绍

白僵蚕性平，味咸、辛，归肝、肺、胃经。具有祛风解痉，化痰散结，清热解毒燥湿的功效，临床多用于治热咳、痰喘、跌打损伤、风湿痛等。

偏方06 独活茶

【用料】独活 20 克。

【做法】将上药以水煎煮代茶饮。

【功效】对风湿性关节炎，伴有腰膝酸痛、手脚挛痛等有治疗作用。

偏方07 温经除湿汤

【用料】鸡血藤 150 克，川芎 60 克，当归、亦芍、白芍各 50 克

【做法】水煎取药汁，加入适量冰糖，熬成浓膏，每次 8 ~ 15 克，每日 3 次。

【功效】祛风除湿、温经通络。治风湿性关节炎。

偏方08 龟板杜仲酒

【用料】龟板（乌龟的腹甲）、杜仲、白酒各适量。

【做法】将前两味浸入白酒内，40 天后可服用。

【功效】祛湿宣痹。治风湿性关节炎引起的疼痛。

偏方09 巨胜薏苡仁酒

【用料】巨胜子（即芝麻，炒香）300 克，薏苡仁 300 克，大生地黄 480 克

【做法】上 3 味袋盛，加白酒 1500 毫升浸 10 ~ 15日，取上清液。每服30毫升，每日2次。

【功效】对肝肾亏损型风湿性关节炎有治疗作用。

偏方10 祛湿通络丸

【用料】鹿衔草 120 克，海桐皮 100 克，生地黄、熟地黄各 60 克。

【做法】共研细末，加入姜汁做成小丸，每日 8 ~ 15 克，每日 3 次。

【功效】祛湿通络。治风湿性关节炎。

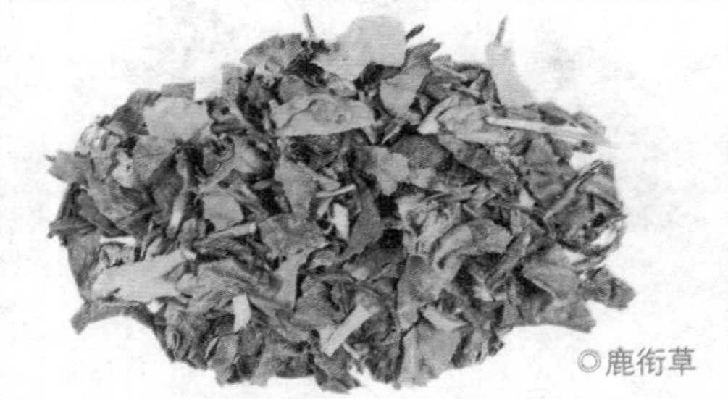

◎鹿衔草

偏方介绍

鹿衔草性温，味甘、苦，归肺、胃、肝、肾经。能补虚，益肾，祛风除湿，活血调经，补肾强骨，止血，主治肾虚腰痛、风湿痹痛、筋骨痿软、新久咳嗽、吐血、衄血、外伤出血。

偏方11 松子四味汤

【用料】松子 10 ~ 15 克，当归、桂枝、羌活各 6 克，黄酒适量。

【做法】松子及 3 味中药加水和与水等量黄酒共煎。每日 2 次分服。

【功效】活血，通络，祛风。治风湿性关节痛。

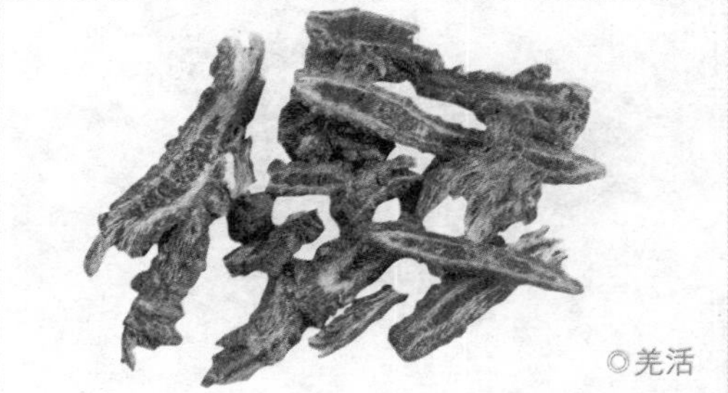

◎羌活

偏方介绍

羌活性温，味辛、苦，归膀胱、肾经。能散表寒，祛风湿，利关节，止痛，主治外感风寒、头痛无汗、寒湿痹、风水浮肿、疮疡肿毒。羌活祛风湿的作用甚为显著，为祛风胜湿常用之品。

中药偏方

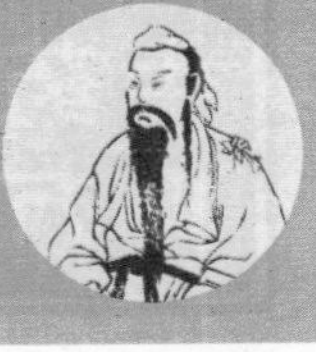

内科

癫痫 >>

癫痫，此病民间俗称“羊癫疯”，是大脑神经元突发性异常放电，导致短暂的大脑功能障碍的一种慢性疾病。而癫痫发作是指脑神经元异常和过度超同步化放电所造成的临床现象。其特征是突然和一过性症状，由于异常放电的神经元在大脑中的部位不同，而有多种多样的表现。

偏方01 橄榄郁金煎剂

【用料】橄榄500克，郁金250克，明矾250克。

【做法】橄榄捣烂，同郁金加水适量煮成浓汁，去渣后再微火浓煎2次，过滤后加明矾，收成膏。每次1匙，温水送服，每日2或3次。

【功效】行气解郁。用治小儿癫痫。

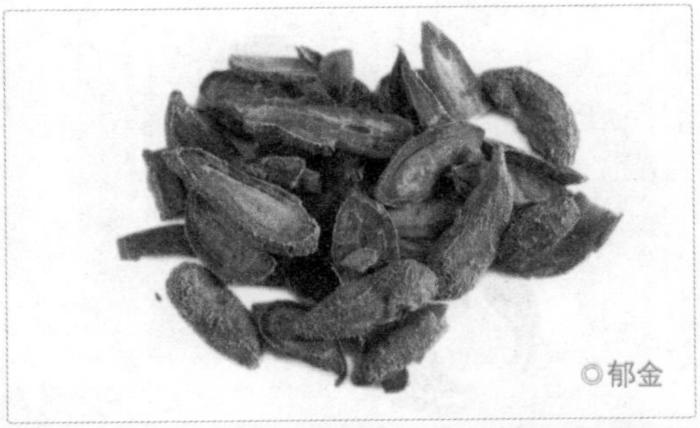

◎郁金

偏方介绍

郁金为多年生宿根草本，根茎肉质，肥大，黄色，冬、春采挖，摘取块根，除去须根，洗净泥土，入沸水中煮或蒸至透心，取出，晒干即成中药。郁金性寒，味辛、苦，归肝、心、肺经。能活血止痛，行气解郁，清心凉血，利胆退黄，用于经闭痛经，胸腹胀痛、刺痛，热病神昏，癫痫发狂，黄疸尿赤等。

偏方02 红茶明矾丸

【用料】红茶500克，明矾500克，糯米100克。

【做法】先将糯米加水少许煎煮，待米开花后取汁，备用。红茶及明矾捣碎，研为细末，用糯米汁调匀捏成丸如小豆般大。发病前服49粒，浓茶水送下。

【功效】凉肝胆，除烦躁。用治癫痫。

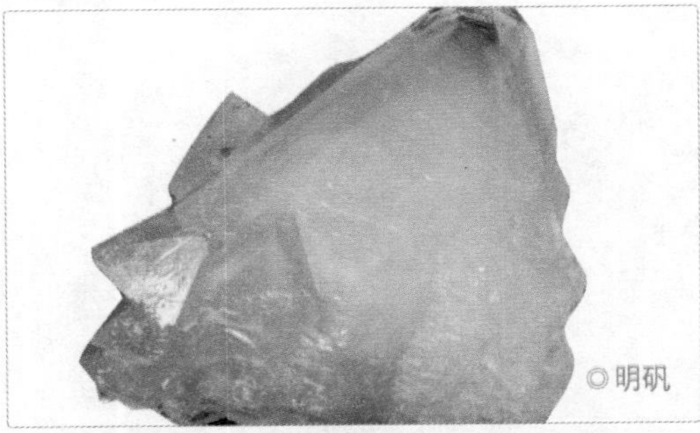

◎明矾

偏方介绍

明矾又名十二水合硫酸铝钾，是含有结晶水的硫酸钾和硫酸铝的复盐。明矾性寒，味酸、涩，有毒，故具有较强的抗菌、收敛作用，可用作中药。外用能解毒杀虫，燥湿止痒；内用止血，止泻，化痰。主治中风、癫痫、喉痹、疥癣湿疮、痈疽肿毒、水火烫伤、口舌生疮、疮痔疼痛、带下阴痒、脱肛等症。

痔疮 >>

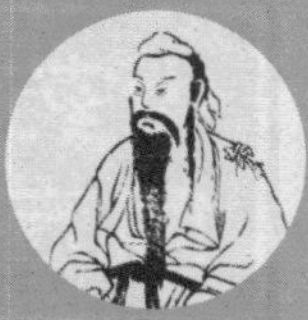

医学所指痔疮包括内痔、外痔、混合痔三种，是肛门直肠底部及肛门黏膜的静脉丛发生曲张而形成的一个或多个柔软的静脉团的一种慢性疾病。治疗痔疮的中药大都具清热解毒、凉血止痛、疏风润燥的功效，但须根据症状选择。大便干燥、出血者需润肠通便、活血止血；出血较多者可配合止血药物，如三七粉、云南白药等。

偏方01 补血消痔汤

【用料】 白术、当归、槐花、赤芍、地榆各12克，党参、首乌各20克，黄芪25克，炙甘草5克，茯苓15克，龙眼肉18克，红花6克，桑白皮30克。

【做法】 水煎服，每日1剂，分早晚2次服。

【功效】 补气养血。主治内痔之虚证出血。

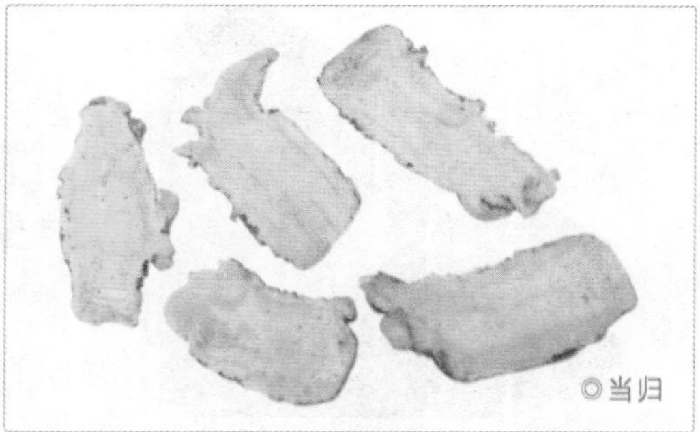

◎当归

偏方介绍

当归性温，味甘、辛，归肝、心、脾经。当归以根入药，表面棕黄色或黄褐色，断面黄白色或淡黄色，具油性，气芳香，味甘、微苦。具有补血活血，调经止痛，润肠通便的功效，用于血虚萎黄、眩晕心悸、月经不调、经闭痛经、虚寒腹痛、肠燥便秘、风湿痹痛、跌扑损伤、痈疽疮疡等。

偏方02 蝎蚕蛋

【用料】 全蝎6克，僵蚕6克，鸡蛋适量。

【做法】 全蝎、僵蚕研成细末，共分为15份。取鸡蛋1枚，在蛋壳上打一小孔，将1份全蝎僵蚕粉从小孔内装入鸡蛋，搅匀，用面粉将小孔糊上，放入锅内蒸熟。服用时鸡蛋去皮吃下，每日1个，连吃15天为1疗程。

【功效】 理气血，除热毒。用治痔疮。

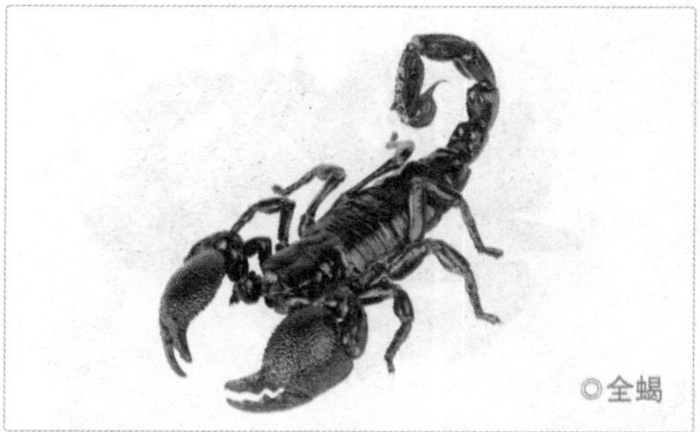

◎全蝎

偏方介绍

全蝎又名钳蝎、蝎子，为钳蝎科动物东亚钳蝎的干燥体。全蝎性平，味辛，有毒，归肝经。具有熄风镇痉，攻毒散结，通络止痛的功效。用于小儿惊风、抽搐痉挛、中风口歪、半身不遂、破伤风、风湿顽痹、偏正头痛、疮疡、瘰疬等。

偏方03 槐花地榆饮

【用料】槐花15克，地榆15克，苦参15克，赤芍10克。

【做法】水煎。每日2次分服。

【功效】对内痔引起的便时无痛性出血，肛门灼热有治疗作用。

偏方04 祛湿清热汤

【用料】生地黄30克，苦参30克，生大黄15克，槐花15克。

【做法】水煎。每日2次分服。

【功效】对内痔引起的便时无痛性出血，血鲜红，肛门灼热有治疗作用。

偏方05 木耳贝母苦参煎

【用料】木耳10克,贝母15克,苦参15克。

【做法】水煎。每日2次分服。

【功效】对内痔便时无痛性出血有治疗作用。

偏方06 槐米黄芪枸杞汤

【用料】槐米10克，黄芪15克，鱼腥草20克，枸杞根20克。

【做法】水煎。每日2次分服。

【功效】对内痔引起的便血日久、眩晕耳鸣、心悸乏力等症状有治疗作用。

偏方07 归赤榆槐汤

【用料】当归10克,赤豆10克,地榆10克,槐花5克。

【做法】水煎。每日2次分服。

【功效】对血虚型内痔引起的便血日久、眩晕耳鸣、心悸乏力等症有治疗作用。

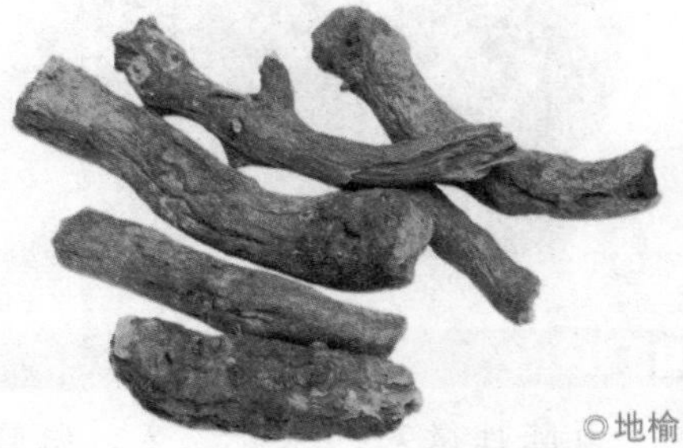

◎地榆

偏方介绍

地榆性寒，味苦、酸，无毒，归肝、肺、肾、大肠经。具有凉血止血，清热解毒，消肿敛疮的功效，是凉血止血药，主治吐血、尿血、血痢、崩漏、疮痈肿痛、湿疹、阴痒、蛇虫咬伤。

偏方08 祛风润燥汤

【用料】槐角、赤芍、泽泻、地榆、制大黄各10克,细生地黄12克,黄柏、苍术各6克,丹皮5克。

【做法】水煎服。

【功效】清热利湿、祛风润燥。主治内痔之实证出血或疼痛继发感染等。

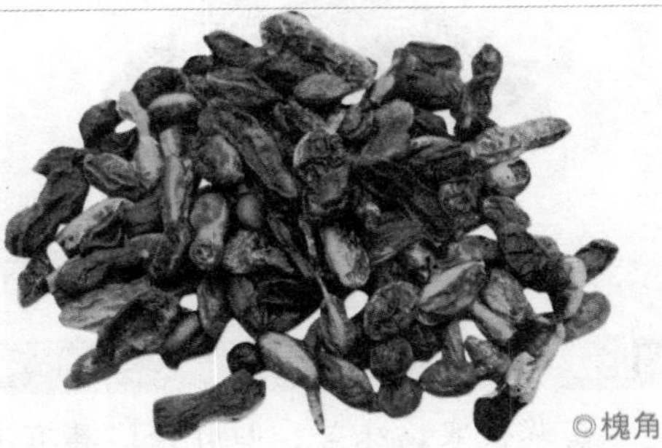

◎槐角

偏方介绍

槐角性寒，味苦，归肝、大肠经。具有清热泻火，凉血止血的功效。用于肠热便血、痔肿出血、肝热头痛、眩晕目赤等。

中药偏方

外科

脉管炎 >>

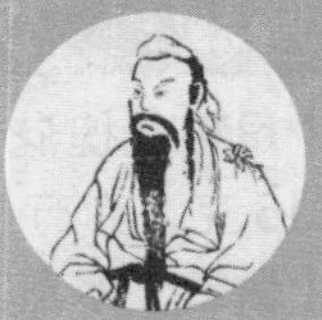

脉管炎全称“血栓闭塞性脉管炎”，中医学将其归于“脱疽”范畴，传统中医治疗此症以外治敷贴黑膏药之法最为有效。其阴寒型治疗以温经散寒为主，佐以活血化瘀法。湿热型治疗以清热利湿为主，佐以凉血化瘀法；热毒型治疗以清热解毒为主，佐以活血化瘀法；气血两亏型治疗以补养气血活血法。

偏方01 活血化瘀方

【用料】茜草、丹参各12克，地鳖6克，王不留行12克，木瓜9克，薏苡仁20克，青风藤、川牛膝各9克，茯苓12克，黄柏6克。

【做法】水煎服，每日1剂，日服2次。

【功效】通络利湿、活血化瘀，适用于血栓闭塞性脉管炎。

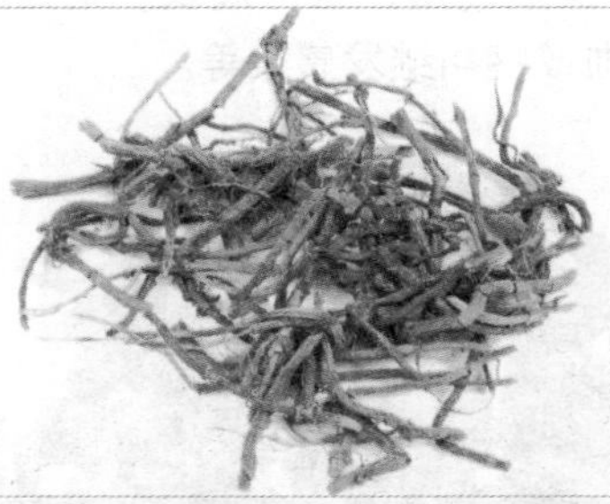

◎茜草

偏方介绍

茜草性寒，味苦，归肝经。具有凉血，止血，活血化瘀的功效，用于吐血、衄血、崩漏、外伤出血、经闭瘀阻、关节痹痛、跌扑肿痛。适用于血栓闭塞性脉管炎。现代医学临床研究证明，茜草可以治疗出血性疾患、慢性气管炎、慢性腹泻、风湿性关节炎、软组织损伤、白细胞减少症。

偏方02 茵陈赤小豆方剂

【用料】茵陈34克，赤小豆18克，生薏米30克，炒苍术、黄柏各10克，防己、泽泻、炒地龙、苦参各12克，佩兰、滑石各10克。

【做法】以上几味浸泡30分钟，水煎两次，两次煎汁混合约500毫升，早晚各服250毫升。

【功效】利湿清热，芳香化瘀，行血消肿。主治血栓性深、浅脉管炎等疾病。

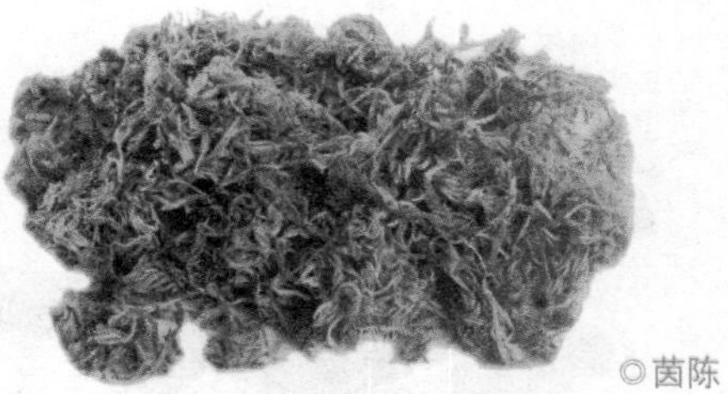

◎茵陈

偏方介绍

茵陈性微寒，味苦、辛，归脾、胃、肝、胆经。能清热利湿，退黄。茵陈能增加心脏冠脉血流量，改善微循环，并有降血压，降血脂，抗凝血，利尿，解热，平喘的作用。

偏方03 冬青当归金钱草汤

【用料】毛冬青、当归各 100 克，金钱草 150 克，甘草 50 克。

【做法】水煎服，每日 1 剂，分 2 次服。

【功效】清热解毒，活血止痛。治疗血栓闭塞性脉管炎。

偏方04 当归丹参煎剂

【用料】当归 24 克，丹参 30 克，穿心莲 15 克，地龙 10 克。

【做法】水煎 2 次，混合药液，早晚分服，每日 1 剂。

【功效】清热活血，通络。治疗血栓闭塞性脉管炎。

偏方05 玄参丹参煎剂

【用料】玄参 30 克，丹参 30 克，毛冬青 30 克，忍冬藤 15 克。

【做法】水煎 2 次，混合药液后分 2 次服用，每日 1 剂。

【功效】清热解毒、凉血通络。治疗血栓闭塞性脉管炎病变局部溃烂流脓水者。

偏方06 当归化瘀汤

【用料】当归 60 克，乳香 10 克，黄芪 30 克，银花 60 克，刘寄奴 12 克，甘草 30 克，桃仁 10 克，元参 30 克，牛膝 10 克。

【做法】上几味水煎服，每日 1 剂，日服 3 次。

【功效】清热解毒、凉血化瘀。适用于血栓闭塞性脉管炎。

偏方07 鹿角胶

【用料】鹿角胶 15 克，熟地黄 50 克，肉桂 5 克，麻黄 2 克，白芥子 10 克，姜炭 2 克，生甘草 5 克。

【做法】水煎服。每日 1 剂。

【功效】补肾虚，强骨髓。用治血栓闭塞性脉管炎、阴疽。

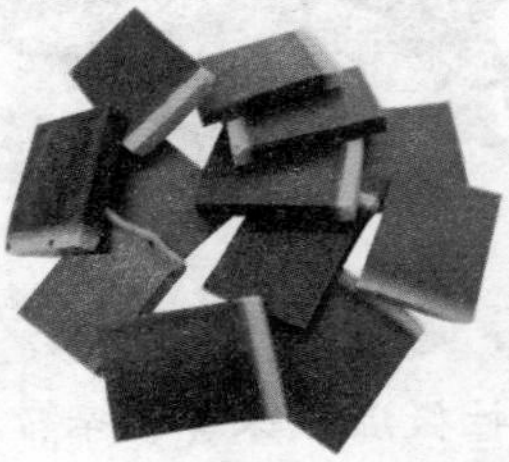

◎鹿角胶

偏方介绍

鹿角胶为鹿角煎熬浓缩而成的胶状物。鹿角胶性平，味甘、咸，归肝、肾经。能温补肝肾，益精血，止血，用于肾阳虚衰、精血不足、虚弱消瘦、虚寒性吐血、崩漏、尿血等。

偏方08 牛黄清络粉

【用料】水牛角粉 30 克，人工牛黄 3 克，三七 15 克，血竭 15 克。

【做法】共研细末，每次 2 克，每日 2 次。

【功效】凉血，活血，解毒。治疗血栓闭塞性脉管炎。

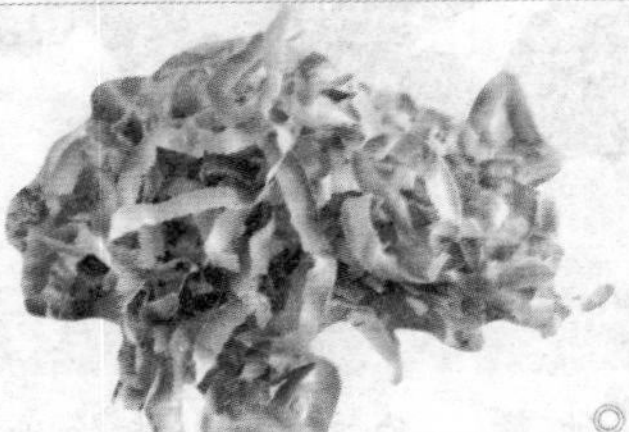

◎水牛角

偏方介绍

水牛角性寒，味苦、咸，归心、肝、脾、胃经。是清热凉血药，具有清热，凉血，解毒等功效，用于热病头痛、壮热神昏、小儿惊风、喉痹咽肿等。对血栓闭塞性脉管炎有一定的疗效。

中药偏方

外科

腰痛 >>

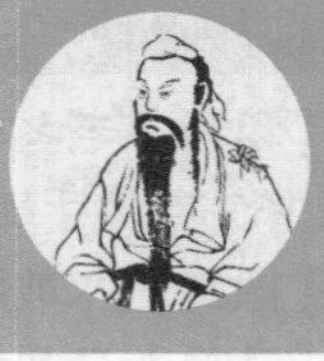

腰痛是以腰部一侧或两侧疼痛为主要症状的一种病症。西医的肾脏疾病、风湿病、腰肌劳损、脊椎及脊髓疾病均可致腰痛。中医学中，缠腰疼痛多由肾阳不足，寒凝带脉，或肝经湿热侵及带脉，经行之际，阳虚气弱，以致带脉气结不通而出现疼痛，或冲任气血充盛，以致带脉壅滞，湿热滞留而疼痛。

偏方01 温经散寒汤

【用料】当归、熟地黄、白芍、牛膝、秦艽、茯苓各10克，川芎、木瓜、肉桂、防风、独活各5克，浮麦、炙甘草各3克，生姜1片。

【做法】水煎后，兑黄酒适量服用，每日1剂。

【功效】此方祛风胜湿、温经散寒。主治老年风湿腰痛，症状表现为腰痛起病或急或缓，遇阴雨冷湿天气加重更为明显。

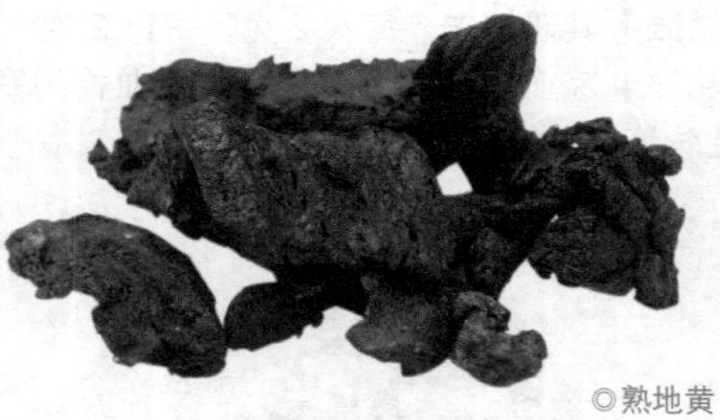

◎熟地黄

偏方介绍

熟地黄，为玄参科植物地黄的块根，经加工炮制而成。通常以酒、砂仁、陈皮为辅料经反复蒸晒，至内外色黑油润，质地柔软黏腻。切片用，或炒炭用。熟地黄性温，味甘，归肝、肾经，养血滋阴，填精益髓。可用于血虚萎黄，眩晕，心悸失眠，月经不调，崩漏等症。

偏方02 益髓强腰汤

【用料】续断、川牛膝、杜仲各10克。

【做法】水煎服，每日1剂，7天为1个疗程。

【功效】温补肾阳、益髓强腰。主治阳虚型腰痛，症见腰痛绵绵不休，不耐劳作，休息后可暂时减轻，稍遇劳累则疼痛加重，可兼见小腹拘急、腰背寒冷、尿频、夜尿多、滑精阳痿、舌淡。

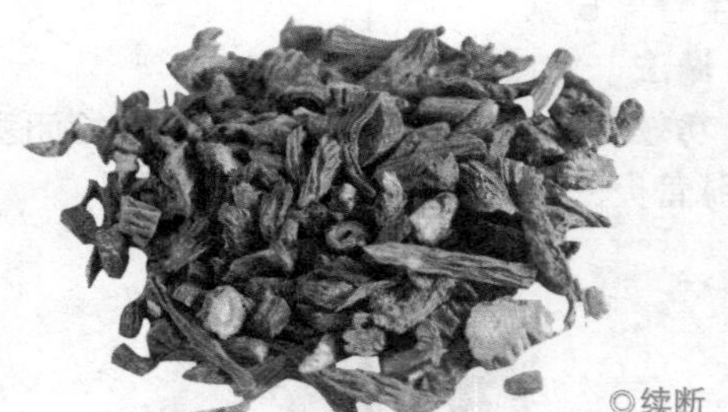

◎续断

偏方介绍

续断性微温，味苦、辛，归肝、肾经。续断为川续断科多年生草本植物川续断的根，因能“续折接骨”而得名。能补肝肾，强筋骨，调血脉，续折伤，止崩漏，用于腰背酸痛、肢节痿痹、跌扑创伤、损筋折骨、胎动漏红、血崩、遗精、带下、痈疽疮肿。酒续断多用于风湿痹痛，跌扑损伤。

偏方03 干姜茯苓汤

【用料】干姜、茯苓各6克，甘草、白术各3克。

【做法】水煎服。每日1剂，1日2次。

【功效】对慢性腰痛，症见腰部隐隐作痛、气短、四肢乏力有治疗作用。

偏方04 当归牛膝腰疼方

【用料】炙黄芪、当归、川牛膝各30克，防风15克。

【做法】水煎服，分2次服

【功效】对风湿，腰背疼痛有治疗作用。

偏方05 杜仲独活酒

【用料】独活18克，杜仲36克，川芎、熟地黄、当归各55克，丹参36克。

【做法】上6味，细研，以好黄酒4000克，干净瓶内浸泡，封渍5～7日，澄清即得。温饮，不拘时，随量饮之。

【功效】对风湿腰痛伴有腰部麻木有治疗作用。

偏方06 伸筋鸡血藤

【用料】伸筋草20克，鸡血藤15克。

【做法】将上药同煎煮，代茶饮。

【功效】对雨天时腰部疼痛酸胀，麻木无力有治疗作用。

偏方07 千年健九节茶

【用料】千年健20克，九节茶15克。

【做法】用原方药量6倍，共研细末备用。每用15～20克，置保温瓶中，冲入适量沸水，盖闷20分钟，代茶饮用。每日1～2剂。

【功效】对跌打损伤腰痛、慢性腰肌劳损有治疗作用。

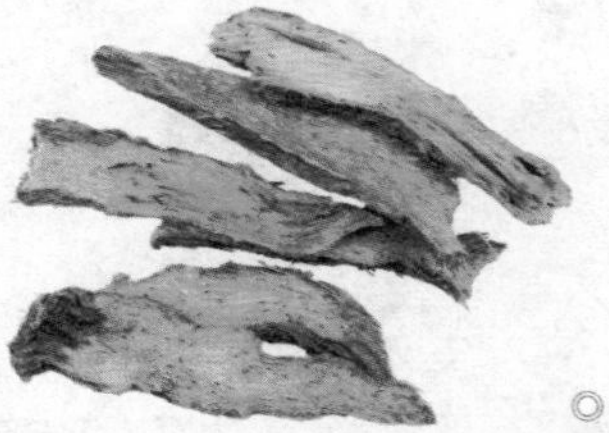

◎千年健

偏方介绍

千年健为天南星科平丝芋属植物千年健的干燥根茎，性温，味苦，辛，归肝、肾经。具有祛风湿，舒筋活络，止痛，消肿等功效，主治风湿痹痛、肢节酸痛、筋骨痿软、跌打损伤、胃痛、痈疽疮肿等。

偏方07 骨碎补祛瘀酒

【用料】骨碎补120克，白酒500克。

【做法】骨碎补与酒一同浸泡，分10次服，每日2次。

【功效】对胸肋挫伤或筋伤骨折的疗效甚佳，为促进骨折愈合之良剂。

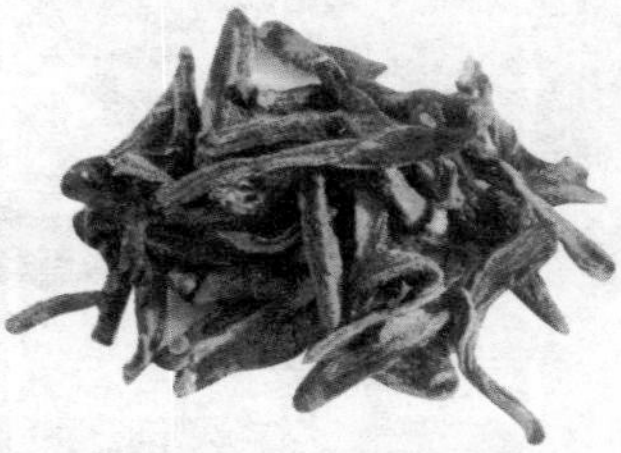

◎骨碎补

偏方介绍

骨碎补又名猴姜。骨碎补性温，味苦，归肝、肾经，能补肾，活血，治疗肾虚久泻及腰痛、风湿痹痛、齿痛、耳鸣、跌打闪挫，骨伤等。

中药偏方

外科

骨折、跌打损伤 >>

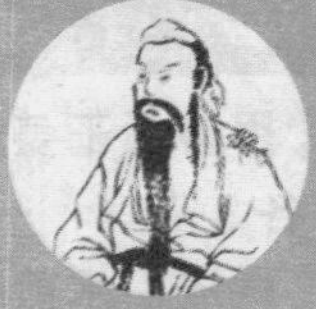

骨折是指由于外伤或病理等原因致使骨骼骨质部分或完全断裂的一种疾病。其主要临床表现为：骨折部有局限性疼痛和压痛，局部肿胀和出现瘀斑，肢体功能部分或完全丧失，完全性骨折尚可出现肢体畸形及异常活动。

偏方01 红花苏归饮

【用料】红花、苏木、当归各 10 克，红糖、白酒各适量。

【做法】先煎红花、苏木，后入当归、白酒再煎，去渣取汁，兑入红糖。食前温服，每日 2 ~ 3 次，连服 3 ~ 4 周。

【功效】对骨折血肿疼痛之症有治疗作用。

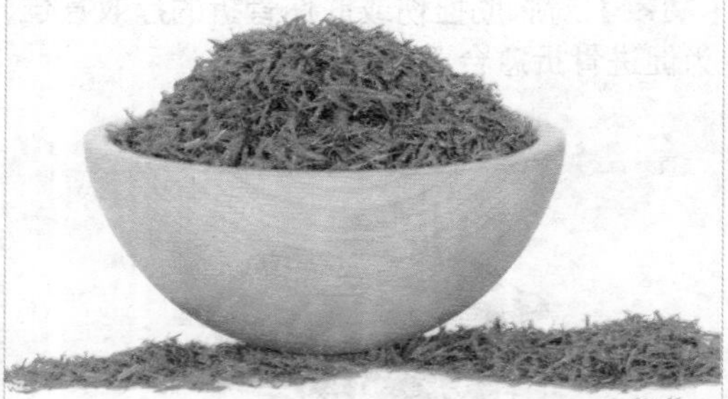

◎红花

偏方介绍

红花为菊科植物红花的筒状花冠。性温，味辛，归心、肝经。具有活血通经，散瘀止痛，调通经脉的作用。用于经闭、痛经、恶露不行、癥瘕痞块、跌打损伤、疮疡肿痛等。因红花能活血行气，故孕妇慎用。

偏方02 四味壮骨酒

【用料】川芎 50 克，丹参 50 克，鱼骨 20 克，红花 15 克，白酒 250 克。

【做法】先将鱼骨用菜油煎至色黄酥脆，与其余药物共研粗末，泡入白酒中，7 日后即可服用。每服 25 毫升，连服 10 ~ 15 日。

【功效】活血化瘀，消肿止痛。适用于骨折初期的治疗，症见伤处肿痛、瘀斑。

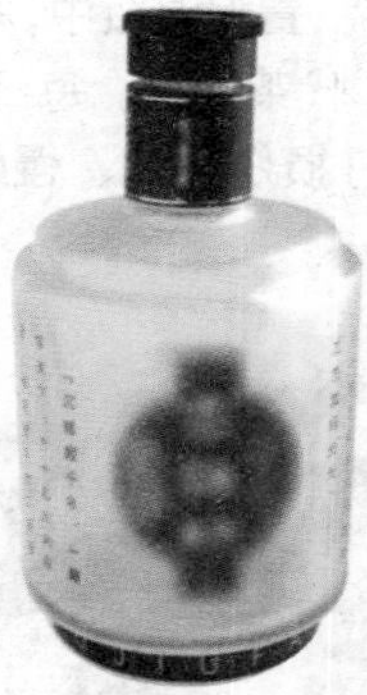

◎白酒

偏方介绍

白酒性温，味苦、甘、辛，归心、肝、肺、胃经。可通血脉，御寒气，醒脾温中，行药势，主治风寒痹痛、筋挛急、胸痹、心腹冷痛。

偏方03 壮骨散

【用料】麻皮、糯米、黑豆、栗子各等份，白酒适量。

【做法】前4味烧灰为末，白酒调服。

【功效】活血止痛，适用于骨折初期。

偏方04 三七酒

【用料】三七10～30克，白酒500毫升。

【做法】泡7天后服。每次5～10毫升，每日2～3次。

【功效】对跌打伤筋、疼痛有治疗作用。

偏方05 秋海棠饮

【用料】海棠根适量。

【做法】将秋海棠根晒干研末，每次6克，开水送服。

【功效】对跌打损伤引起的疼痛有治疗作用。

偏方06 川芎酒

【用料】川芎30克，白酒500毫升。

【做法】泡7天后服，每次10～20毫升，每日2～3次。

【功效】缓解疼痛。治跌打损伤。

偏方07 生地黄桃仁酒

【用料】桃仁（炒）5克，牡丹（去心）5克，桂枝（去粗皮）5克，生地汁250毫升，黄酒500毫升。

【做法】前3味共研细末，与后2味同煎，去渣温饮1盏，不拘时，未愈再饮。

【功效】对跌打损伤、瘀血在腹有治疗作用。

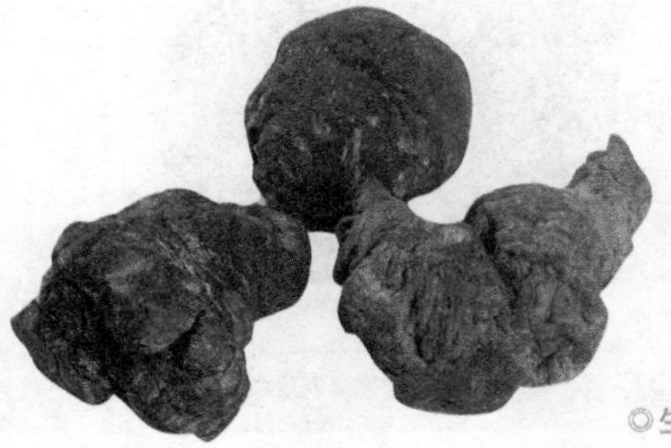

◎生地

偏方介绍

生地性寒，味甘、苦，归心、肝、肾经。具有清热，生津滋阴，养血的功效，主治阴虚发热、消渴、衄血、月经不调、胎动不安、阴伤便秘。脾虚泄泻、胃虚食少、胸膈多痰者慎服生地。

偏方08 祛瘀酒

【用料】刘寄奴、延胡索、骨碎补各30克、酒、童便各100毫升。

【做法】前3味切细，以1000毫升水煮至700毫升，再放入酒及童便各100毫升，温热顿服。

【功效】治跌打伤破，腹中有瘀血。

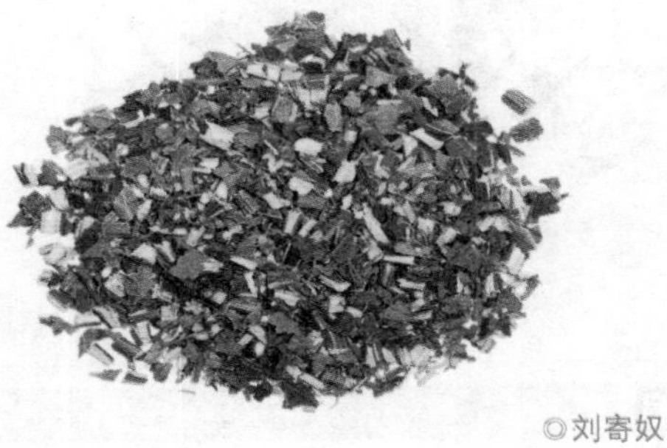

◎刘寄奴

偏方介绍

刘寄奴性温，味苦，归心、脾经。具有疗伤止血，破血通经的功效，可用于牙痛、慢性气管炎、咽喉炎、扁桃体炎。外用治结膜炎、中耳炎、疮疡、湿疹、外伤出血，对跌打损伤也有一定的疗效。

中药偏方

外科

颈椎病>>

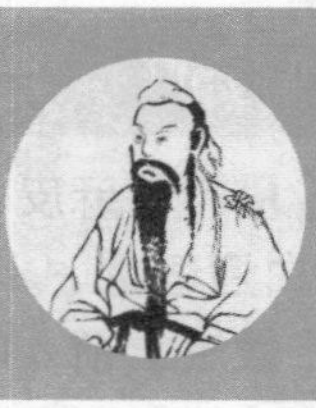

中医将颈椎病分为三型：筋骨虚寒、风寒湿邪乘虚而入为痹痛型，以上肢窜痛、麻木为特征；肝阳上亢、气血亏虚或痰湿中阻则为眩晕型，以眩晕为特征；肝肾亏虚、筋脉失养则为痉证型，以手足拘挛为特征。

偏方01 舒筋散寒汤

【用料】桂枝12克，葛根15克，白芍15克，炙甘草6克，生姜4片，大枣5枚，防风12克，威灵仙12克。

【做法】水煎服，每日两次。

【功效】祛风散寒、调和营卫。主治风寒袭表型颈椎病，症见头痛头重、颈项僵硬、颈肌发僵或拘挛、肩背四肢疼痛。

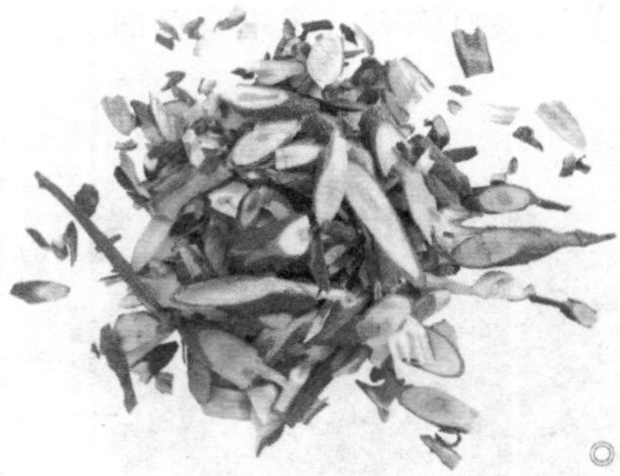

◎桂枝

偏方介绍

桂枝为樟科常绿乔木植物肉桂的干燥嫩枝。桂枝性温，味辛、甘，归心、肺、膀胱经。具有发汗解肌，温经通脉，助阳化气，散寒止痛的功效。

偏方02 祛湿通络汤

【用料】半夏、川芎、白芥子、当归、赤芍各10克，陈皮、青皮各8克，枳实8克，茯苓、胆南星、郁金各12克。

【做法】水煎服，每日两次，6天为1个疗程。

【功效】此方祛湿化痰、散瘀通络。主治（痰瘀交阻型）颈椎病。症状表现为颈项疼痛连及肩背、头重、眩晕、恶心。

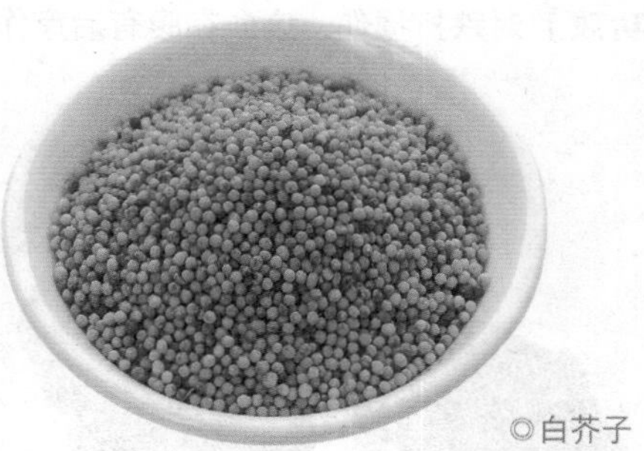

◎白芥子

偏方介绍

白芥子为十字花科植物白芥的种子。一般夏末秋初果实成熟时采割植株，经过晒干，打下种子，除杂质等加工，制成中药。白芥子性热，味辛，归肺经，能温肺豁痰利气，散结通络止痛。用于寒痰喘咳，胸胁胀痛，痰滞经络，关节麻木、疼痛，痰湿流注，阴疽肿毒。

中药偏方

外科

肩周炎 >>

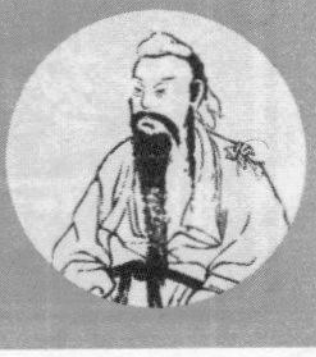

肩周炎又称肩不举、漏肩风等，临床表现为肩关节疼痛，活动受限，上臂不能抬起，不能触及头颈部，有时夜间疼痛加重，不能入睡等。其多为风湿寒邪侵袭所致，又因此病多发于老年人，因此也与人体老化，肩部活动量减少有关。

偏方01 通络止痛汤

【用料】柴胡、当归、法半夏、羌活、桂枝、白芥子、附片、秦艽、茯苓各10克，白芍、陈皮各15克，白酒适量。

【做法】以白酒作引，水煎服。每日2次，6天为1个疗程。

【功效】此方祛风散寒、通络止痛。适用于肩部疼痛较轻、病程较短者。

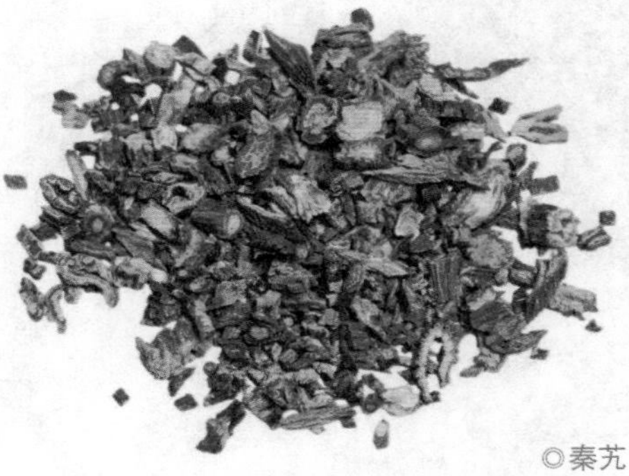

◎秦艽

偏方介绍

秦艽为龙胆科植物大叶秦艽、麻花秦艽、粗茎秦艽和小秦艽的干燥根。饮片为近圆形斜厚片，表面棕黄色，有扭曲的纵皱纹。秦艽性微寒，味辛、苦，归胃经、肝经、胆经。能祛风湿，舒筋络，清虚热，用于风湿痹痛、筋脉拘挛、骨节酸痛、小儿疳积发热等。

偏方02 散寒化瘀汤

【用料】生白术30克，炮附子15克，生姜3片，大枣3枚。

【做法】水煎服，每日1剂。

【功效】散寒除湿，宣痹止痛，化瘀通络。主治肩臂疼痛剧烈或远端放射痛。症见昼轻夜重，不能举肩，肩部感寒冷、麻木、沉重，畏寒，苔白腻，脉弦滑。

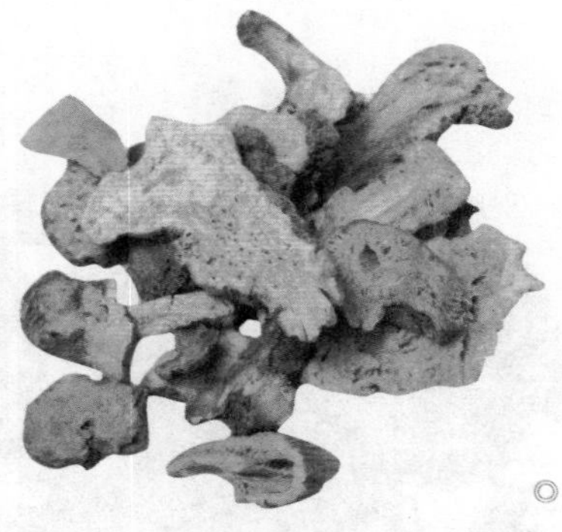

◎白术

偏方介绍

白术为菊科植物白术的干燥根茎。白术质坚硬，不易折断，断面不平坦，黄白色至淡棕色，有棕黄色的点状油室散在。白术性温，味苦、甘，归脾、胃经。能健脾益气，燥湿利水，止汗，安胎，用于脾虚食少、腹胀泄泻、痰饮眩悸、水肿、自汗、胎动不安。

中药偏方

外科

胆结石 >>

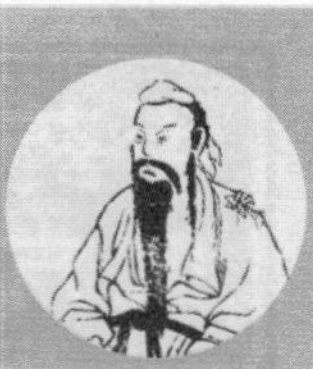

胆囊结石是指发生在胆囊内的结石所引起的疾病，是一种常见病。随年龄增长，发病率也逐渐升高，女性明显多于男性。中医认为胆结石是因为气滞血瘀，胆汁排泄不畅，日积月累，久受煎熬，聚结成石，结石阻滞，不通则痛。

偏方01 排石止痛汤

【用料】柴胡10克，白芍15克，枳壳15克，香附15克，元胡15克，川楝子15克，郁金15克，甘草10克。

【做法】水煎服，每日1剂，每日服2次。

【功效】此方疏肝理气，排石止痛。主治（肝郁气滞型）胁肋痛或绞痛时牵掣背部疼痛。症见心烦易怒，不欲饮食。

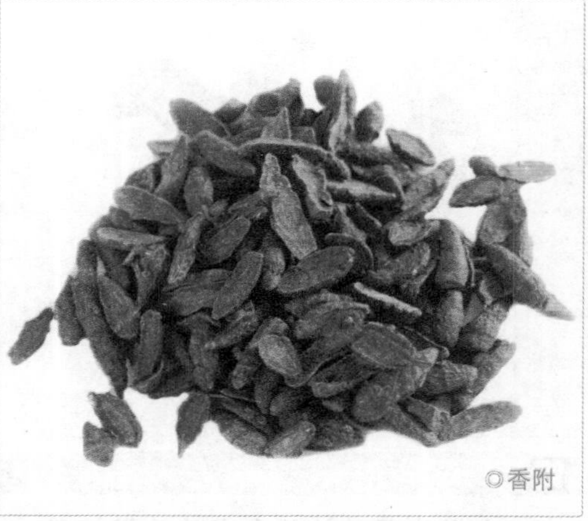

◎香附

偏方介绍

香附性平，味辛、微苦、甘，归肺、肝、脾、胃经。具有理气解郁，调经止痛的功效，用于肝郁气滞，胸、胁、脘腹胀痛，消化不良，月经不调，寒疝腹痛，乳房胀痛。

偏方02 利胆排石汤

【用料】柴胡15克，枳实15克，黄芩15克，半夏10克，白芍20克，元胡15克，大黄7.5克，郁金10克，内金10克，金钱草30克，甘草10克。

【做法】水煎服，每日1剂，每日服2次。

【功效】此方清热泻火，利胆排石。主治（胆火炽盛型）胁肋及脘腹灼热疼痛。

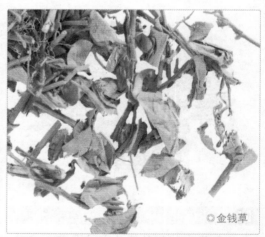

◎金钱草

偏方介绍

金钱草性凉，味甘、微苦，归肝、胆、肾、膀胱经。具有清热解毒，散瘀消肿，利湿退黄之功效，可用于热淋、石淋、尿涩作痛、黄疸尿赤、痈肿疔疮、肝胆结石、尿路结石等。

中药偏方

皮肤科

湿疹 >>

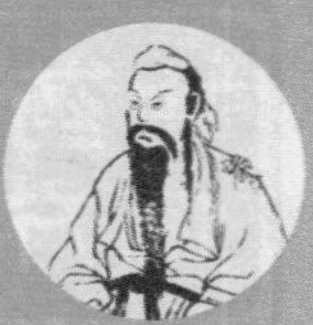

湿疹是一种常见的皮肤炎性皮肤病，可采用中药外敷，起到凉血、清热、解毒的作用，这种方法主要用于急性、无渗出的湿疹。还可选用土茯苓、天葵子、白鲜皮等几味中药材，这些中药材具有清热、除湿、解毒的功效，在皮肤病治疗中比较常用。

偏方01 清热利湿汤

【用料】龙胆草、山茱萸、牡丹皮各10克，白茅根20克，生地黄15克，金银花10克，车前草20克，生石膏、六一散各30克。

【做法】水煎服，每日2次，6天为1个疗程。

【功效】此方清热利湿，佐以凉血。主治急性湿疹。

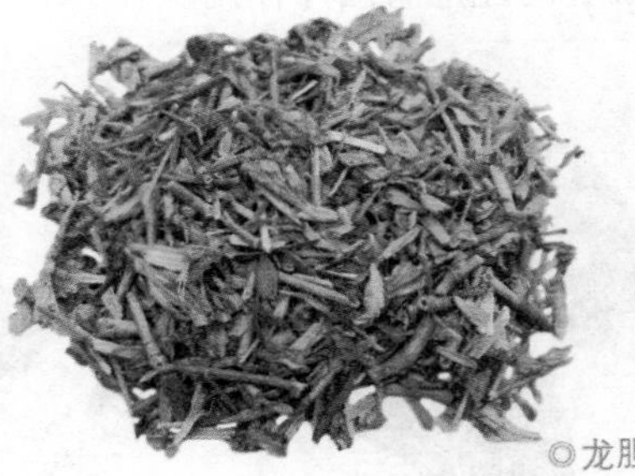

◎龙胆草

偏方介绍

龙胆草性寒，味苦，归肝、胆经。具有清热燥湿，泻火解毒，除骨蒸清虚热的功效，用于湿热泻痢、黄疸、带下、热淋、湿疹瘙痒、目赤、耳聋、胁痛、口苦、惊风抽搐、骨蒸劳热、盗汗、遗精、疮疡肿毒等。结合其他中药，能清热利湿，对湿疹有一定的疗效。

偏方02 蝉蜕汤

【用料】蝉蜕5克，苦参10克，土茯苓15克，生薏苡仁10克，白蒺藜10克，地肤子10克，白鲜皮10克，焦山栀10克，生甘草5克，苍术10克。

【做法】水煎服，每日1剂。

【功效】清热解毒，祛风化湿。治小儿急性湿疹。

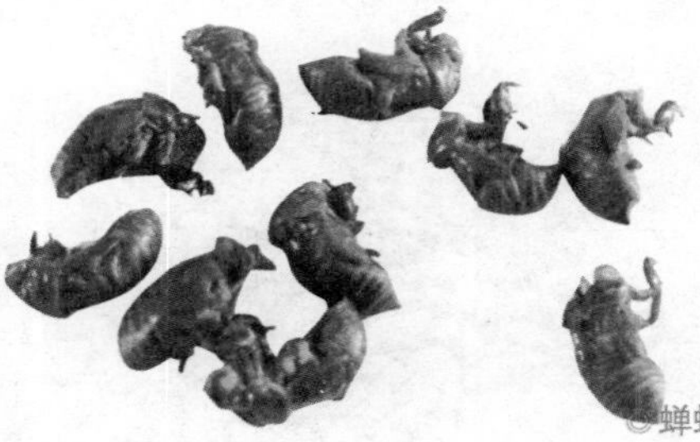

◎蝉蜕

偏方介绍

蝉蜕性寒，味甘，归肺、肝经。具有散风除热，利咽，透疹，退翳，解痉的功效。用于外感风热、发热恶寒、咳嗽，以及风疹、皮肤瘙痒等。蝉衣还可用于麻疹透发不畅。因清热作用，主要为疏风热，故用于麻疹初起透发不畅者居多，常与牛蒡子、薄荷同用；但如热盛疹出不畅，又可配紫草、连翘等同用。

中药偏方

皮肤科

痤疮 >>

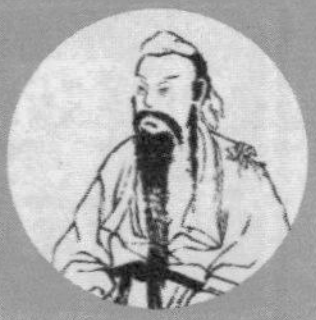

痤疮，俗称青春痘、粉刺、暗疮，是皮肤科常见病，多发病。痤疮常自青春期开始发生，好发于面、胸、肩胛间等皮脂腺发达部位，表现为黑头粉刺、炎性丘疹、继发性脓疱或结节、囊肿等。其多为肺气不宣，兼感风寒、风热、风湿，以致毛窍闭塞，郁久化火致经络不通，痰凝血瘀所致。

偏方01 薏苡仁方

【用料】薏苡仁30克，苦参20克，龙胆草、泽泻、刺蒺藜各10克，连翘15克，穿山甲10克，金银花15克，皂角刺3克，甘草3克。

【做法】每日1剂，水煎，连服8剂。大便干者加大黄；痤疮红肿者加重金银花、连翘用量，或加地丁；湿热盛者加土茯苓、白鲜皮。

【功效】对痤疮有一定治疗作用。

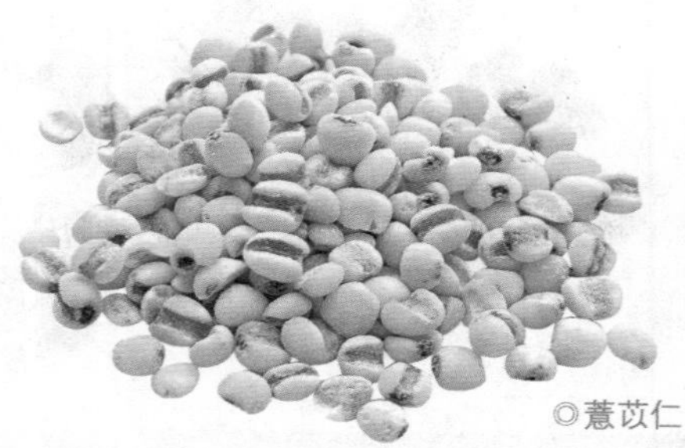

◎薏苡仁

偏方介绍

薏苡仁是常用的中药，又是普遍、常吃的食物，性凉，味甘、淡，归脾、胃、肺经。有利水消肿，健脾去湿，舒筋除痹，清热排脓等功效，为常用的利水渗湿药。薏苡仁又是一种美容食品，常食可以保持人体皮肤光泽细腻，消除斑雀、老年斑、妊娠斑、蝴蝶斑，对皮肤脱屑、痤疮、皲裂、皮肤粗糙等都有良好疗效。

偏方02 大黄方

【用料】大黄、黄连、黄芩、黄柏、知母各10克，夏枯草15克，皂角刺、牡丹皮各10克，菊花20克，连翘12克。

【做法】加水煎沸15分钟，滤出药液，再加水煎20分钟，去渣，两煎药液对匀，分服，日1～2剂。

【功效】对痤疮有治疗作用。

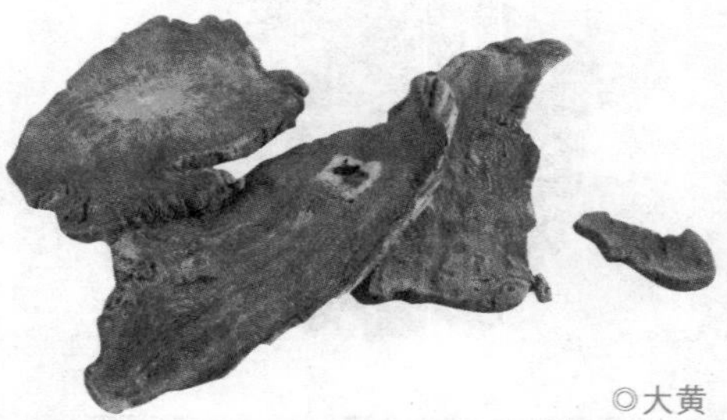

◎大黄

偏方介绍

大黄性寒，味苦，归胃、大肠、肝、脾经。具有攻积滞，清湿热，泻火，凉血，解毒的功效，主治实热便秘、热结胸痞、湿热泻痢、淋病、水肿腹满、目赤、口舌生疮、吐血、便血、尿血、经闭、产后瘀滞腹痛、癥瘕积聚、跌打损伤、热毒痈疡、丹毒、烫伤等。对痤疮有一定的疗效。

偏方03 银花方

【用料】银花30克，连翘、黄芩、川芎、当归各12克，桔梗、牛膝各9克，野菊花15克。

【做法】水煎服，日1剂。

【功效】对痤疮有治疗作用。

偏方04 白花蛇舌草方

【用料】白花蛇舌草30克，半枝莲30克，薏苡仁20克，苍术20克，板蓝根25克，莪术15克，丹皮15克，玄参20克，甘草10克。

【做法】水煎服。

【功效】对痤疮有治疗作用。

偏方05 土茯苓方

【用料】土茯苓30克，生地黄榆15克，赤芍10克，黄柏15克，蒲公英、茜草各10克，地肤子、金银花、板蓝根各15克。

【做法】水煎服，每日1剂。

【功效】清热解毒，活血祛湿。适用于痤疮患者。

偏方06 丹参粉

【用料】丹参100克。

【做法】将丹参研成细粉，装瓶备用。每次3克，每日3次内服。一般服药2周后痤疮开始好转，6～8周痤疮数量开始减少。以后可逐渐减量（每日1次，每次3克）。

【功效】活血化瘀，治疗痤疮。

偏方07 生枇杷叶

【用料】生枇杷叶去毛，霜桑叶、麦门冬、天门冬、黄芩、杭菊花、细生地黄、白茅根、白鲜皮各12克，地肤子、牛蒡子、白芷、桔梗、茵陈、丹皮、苍耳子各9克。

【做法】水煎服，每日1剂。

【功效】对痤疮有治疗作用。

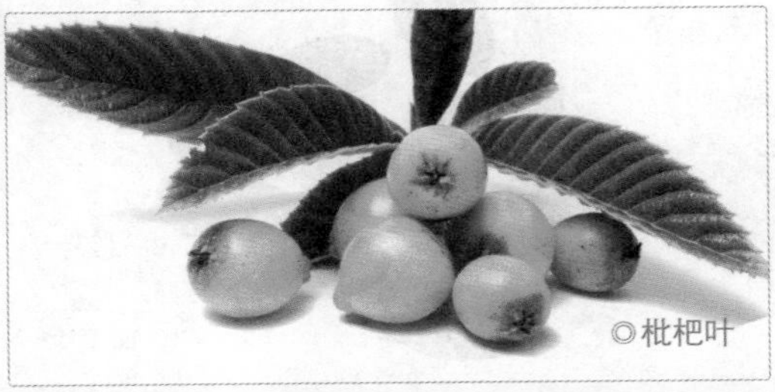

◎枇杷叶

偏方介绍

枇杷叶性寒，味苦，归肺、胃经。具有清肺止咳，和胃降逆，止渴的功效，用于肺热咳嗽、气逆喘急、胃热呕吐、哕逆等症，结合其他中药使用，对痤疮有一定的疗效。

偏方08 白芷苦参汤

【用料】白芷10～30克，苦参5～10克，白花蛇舌草10～30克，丹参20～30克，川椒3～5克，仙灵脾5～10克，甘草5～10克。

【做法】水煎服。

【功效】对痤疮有治疗作用。

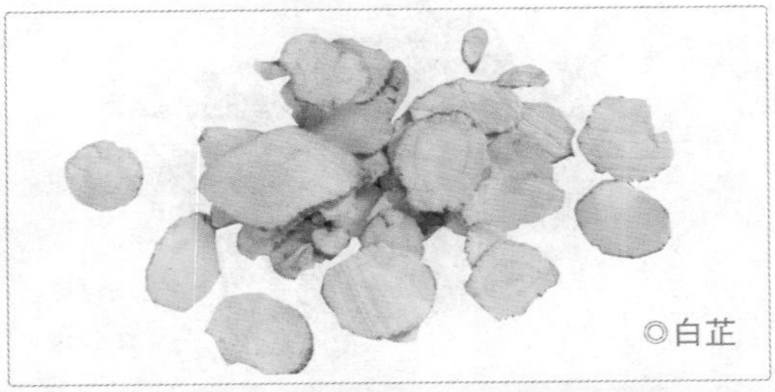

◎白芷

偏方介绍

白芷性温，味辛，归肺、脾、胃经。具有解表散寒，祛风止痛，通鼻窍，消肿排脓，生肌止痛等功效，用于头痛、齿痛、鼻渊、寒湿腹痛、肠风痔漏、赤白带下、痈疽疮疡、痤疮、疥癣等。

偏方09 蕺菜汁

【用料】蕺菜 20 克。

【做法】加水煎成浓汤，口服，每日数次。同时，将蕺菜叶捣烂，取其汁，涂抹于患处，每日 4 次。

【功效】活血，通络。治痤疮。

偏方10 银花连翘方

【用料】银花、连翘、枇杷叶、桑白皮、黄芩、生地黄、丹皮、赤芍、荆芥各 15 克，甘草 5 克。

【做法】用水煎服，每日 1 剂。

【功效】对痤疮有治疗作用。

偏方11 苦参首乌方

【用料】苦参、生何首乌、土茯苓各 20 克，牛膝 15 克，黄芩、浮萍、丹皮、白芷、荆芥、防风、桔梗、皂角刺各 10 克。

【做法】用水煎服，每日 1 剂。

【功效】对痤疮有治疗作用。

偏方12 清热解毒汤

【用料】金银花、紫花地丁、野菊花、黄芩、知母、白芷、赤芍、连翘、生甘草 10 ~ 12 克。

【做法】水煎服。

【功效】此方清热解毒。主治以脓疱、丘疹为主的热毒型痤疮。

偏方13 薏苡仁穿心莲

【用料】穿心莲、薏苡仁、败酱草各 30 克。

【做法】水煎服，每日 1 剂，分 2 次服。

【功效】清热解毒。治痤疮。

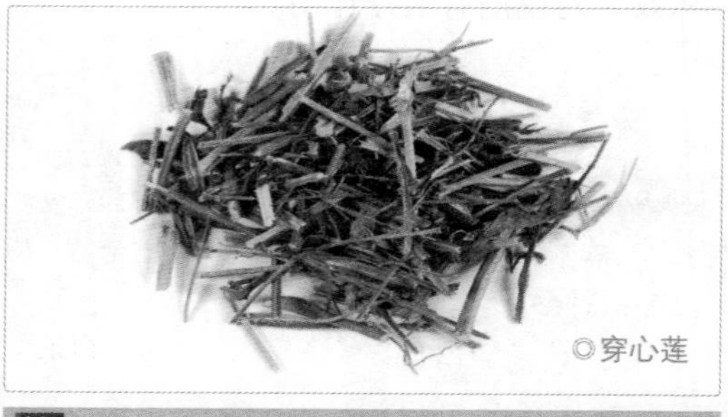

◎穿心莲

偏方介绍

穿心莲性寒，味苦，归心、肺、大肠、膀胱经。具有清热解毒，凉血，消肿，燥湿等功效，用于感冒发热、咽喉肿痛、口舌生疮、痤疮、顿咳劳嗽、泄泻痢疾、热淋涩痛、痈肿疮疡、毒蛇咬伤等。

偏方14 油浸使君子方

【用料】香油、使君子各适量。

【做法】将使君子去壳，取出仁放入铁锅内用文火炒至微有香味，凉凉，放入香油内浸泡 1 ~ 2 日。每晚睡前吃使君子仁 3 个（成人量），10 日为 1 个疗程。

【功效】润燥，消积，杀虫。治痤疮。

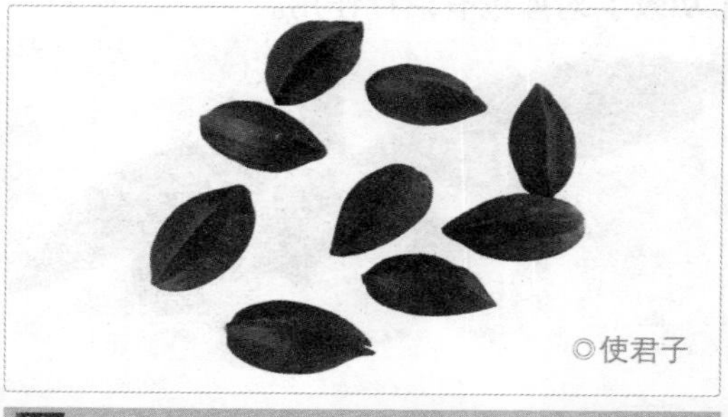

◎使君子

偏方介绍

使君子性温，味甘，归脾、胃、大肠经。具有健脾胃，消积，驱虫等功效，主治虫积腹痛、小儿疳积、腹胀泻痢、小儿百病疮癣等。使君子用量不宜过大，否则会引起恶心、眩晕等反应。

中药偏方

皮肤科

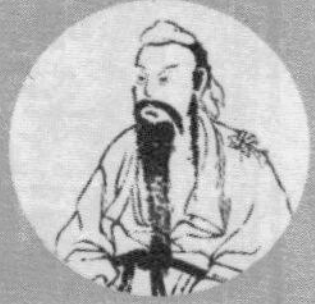

疥疮 >>

疥疮又称为虫疥、癞疥疮，是一种螨虫寄生在皮肤的表层而引起的传染性疾病。一般是由手指或手丫处发生，渐渐蔓延到全身，只有头面不易波及。中医认为疥疮是外受虫毒、内蕴湿热而生于肌肤。其大多是因个人卫生不良，或接触疥疮之人而被传染，也有的是因风、湿、热、虫郁于肌肤引起。

偏方01 苍术苦参末

【用料】 苍术500克，苦参250克。

【做法】 上药共研为末，炼蜜为6克左右的蜜丸。每次服1丸，日服2次。

【功效】 适用于疥疮水疱破溃流黄水者。

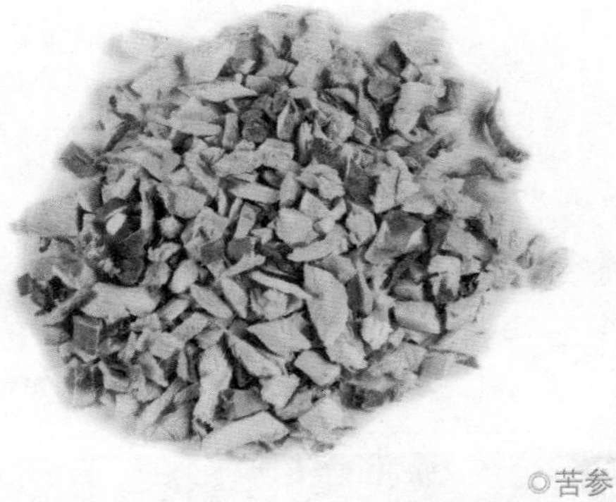

◎苦参

偏方介绍

苦参性寒，味苦，归心、肝、胃、大肠、膀胱经。具有清热，燥湿，杀虫，利尿的功效。用于热痢、便血、黄疸尿闭、赤白带下、阴肿阴痒、湿疹、湿疮、疥疮、皮肤瘙痒，疥癣麻风等，外治滴虫性阴道炎。

偏方02 清热利湿汤

【用料】 荆芥、桑叶、丹皮各6克，苦参、黄柏、连翘、地肤子、茯苓皮各10克，银花、萆薢各12克。

【做法】 以水煎服。

【功效】 对疥疮有治疗作用。

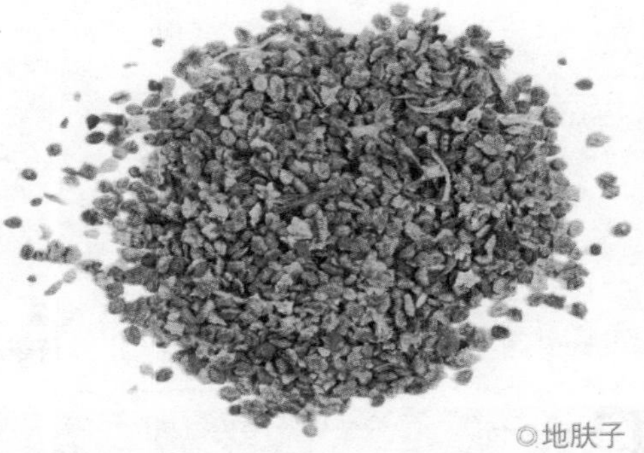

◎地肤子

偏方介绍

地肤子为藜科植物地肤的果实。主产江苏、山东、河南、河北，秋季果实成熟时采收植株，晒干，打下果实。地肤子性寒，味辛、苦，归肾、膀胱经。具有清热利湿，祛风止痒的功效，用于小便涩痛、阴痒带下、风疹、湿疹、皮肤瘙痒等。

中药偏方

皮肤科

斑秃 >>

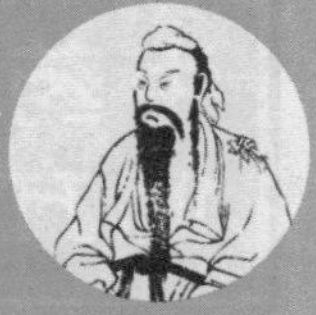

斑秃是脱发的一种，特征是头发呈片状脱落，民间俗称“鬼剃头”。中医认为血虚生风，发失滋荣就会致斑秃。中医有云：“肝藏血，发为血之余”，故大凡脱发治疗以养肝补肾，养血，活血为主。

偏方01 茯苓粉

【用料】茯苓适量。

【做法】将茯苓研成细粉，用温开水送服，每次10克，每日2次，连续服药，以出新发为度。

【功效】活血，通络，生发。治斑秃。

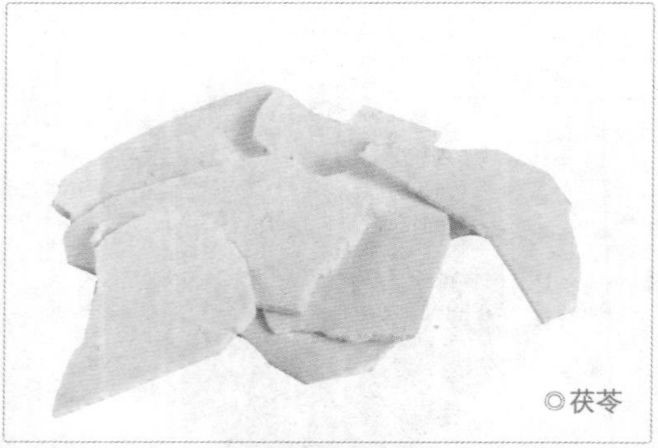

◎茯苓

偏方介绍

茯苓性平，味甘、淡，归心经、肺经、脾经、肾经。具有利水渗湿，益脾和胃，宁心安神之功用，用于小便不利、水肿胀满、痰饮咳逆、遗精、淋浊、惊悸、健忘等。茯苓之利水，是通过健运脾肺功能而达到的。茯苓的功效非常广泛，将它与各种药物配伍，不管寒、温、风、湿诸疾，都能发挥独特功效。

偏方02 补血生发汤

【用料】黑芝麻50克，何首乌50克，蜂蜜120克。

【做法】将黑芝麻、何首乌共研末，与蜂蜜共做丸，每丸重6克，每次1～2丸，日服2次。

【功效】对斑秃有治疗作用。

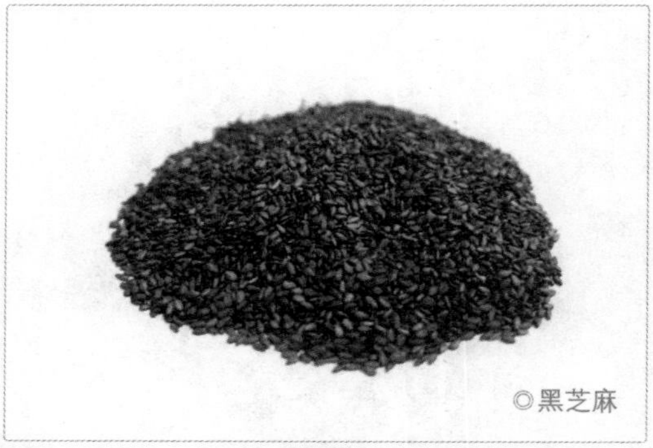

◎黑芝麻

偏方介绍

黑芝麻性平，味甘，归肝、肾、大肠经。具有补肝肾，润五脏，益气力，长肌肉，填脑髓的作用，可用于治疗肝肾精血不足所致的眩晕、须发早白、脱发、四肢乏力、五脏虚损、皮燥发枯、肠燥便秘等病症。

中药偏方

皮肤科

脱发 >>

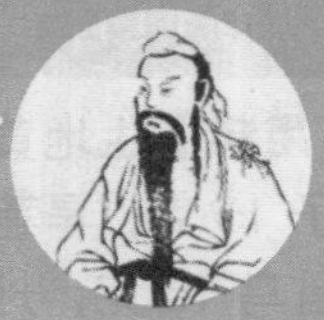

脱发是由多种原因引起的毛发脱落的现象，生理性的如妊娠、分娩；病理性的如伤寒、肺炎、贫血及癌肿等都可能引起脱发。另外，用脑过度、营养不良、内分泌失调等也可能引起脱发。其在临床上分为脂溢性脱发、先天性脱发、症状性脱发、斑秃等。中医认为，脱发多由肾虚，血虚，不能上荣于毛发，或血热风燥，湿热上蒸所致。

偏方01 白芍当归煎剂

【用料】白芍、当归、何首乌藤、熟地黄、女贞子、蛇床子、旱莲草各15克，黑芝麻30克，川芎12克，丹皮12克，红花10克，防风10克，白鲜皮30克。

【做法】用水煎服，每日1～2次。

【功效】养血润燥，祛风止痒。治头皮屑多、斑秃、全秃、脂溢性脱发。

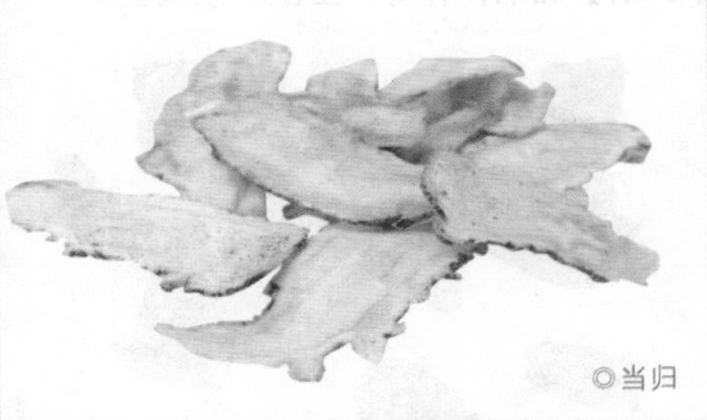

◎当归

偏方介绍

当归为多年生草本植物，以根入药。当归性温，味甘、辛，归肝、心、脾经。具有补血活血，调经止痛，润肠通便的功效，用于血虚萎黄、眩晕心悸、月经不调、肠燥便秘、跌扑损伤、痈疽疮疡等。

偏方02 柏叶五味丹参方

【用料】侧柏叶30克，五味子、丹参、黄精各20克，生地黄、玉竹、益母草各15克，首乌、防风、川芎、荆芥、桃仁、丹皮各10克。

【做法】上药冷水浸20分钟煎煮。首煎沸，文火煎30分钟，二煎沸文火煎20分钟。两煎药液混匀，总量约250毫升，每日1剂，早晚2次温服。

【功效】活血生发。治各种脱发症。

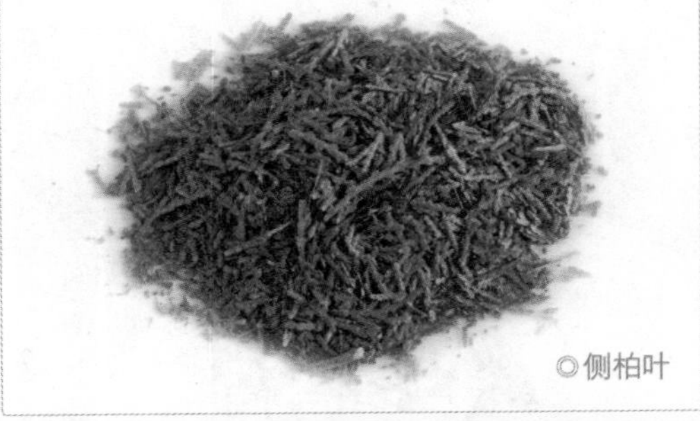

◎侧柏叶

偏方介绍

侧柏叶为柏科植物侧柏的嫩枝叶。侧柏叶性寒，味苦、涩，归心、肝、大肠经。具有凉血，止血，祛风湿，散肿毒的功效，用于吐血、尿血、肠风、崩漏、风湿痹痛、细菌性痢疾、高血压、咳嗽、丹毒、痄腮、烫伤等。侧柏叶还有乌须发，止咳喘的功效。

偏方03 地黄补肝肾方

【用料】生地黄15克，熟地黄15克，女贞子15克，旱莲草15克，淮山药15克，何首乌15克，丹参15克，茯苓10克，山茱萸10克，泽泻10克，炙甘草5克。

【做法】将以上药用水煎服，每日1次。

【功效】补肝益肾。治肝肾亏损型脱发。

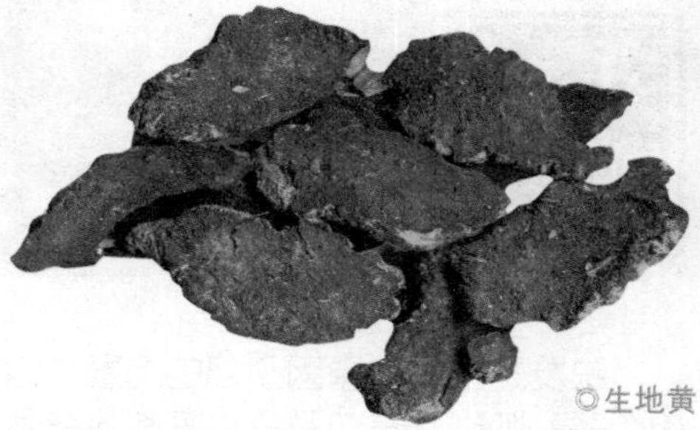

◎生地黄

偏方介绍

生地黄性寒，味甘、苦，归心、肝、肾经。具有清热，生津滋阴，养血的功效，主治阴虚发热、消渴、吐血、衄血、血崩、月经不调、胎动不安、阴伤便秘。熟地黄具有养血滋阴，填精益髓的功效，结合其他中药使用，能补肝益气，生血生发。

偏方04 茵陈地黄煎剂

【用料】茵陈30克，生地黄30克，马齿苋30克，制首乌30克，金银花30克，白鲜皮20克，防风6克，荆芥10克，连翘15克，当归15克。

【做法】用水煎服，每日服2次。

【功效】疏风清热，凉血活血。治脂溢性脱发，头皮瘙痒。

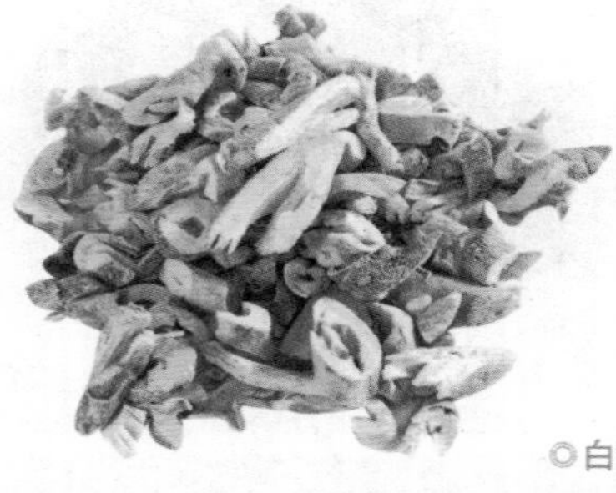

◎白鲜皮

偏方介绍

白鲜皮性寒，味苦、咸，归脾、肺、小肠、胃、膀胱经。具有清热燥湿，祛风止痒，解毒等功效，用于风热湿毒所致的风疹、湿疹、疥癣、黄疸、湿热痹。结合茵陈、生地黄使用，对脱发、斑秃等有一定的疗效。

偏方05 芝麻当归煎剂

【用料】黑芝麻30克，当归20克，熟地黄20克，生地黄20克，制首乌20克，侧柏叶15克，旱莲草20克。

【做法】先将上药用冷水泡1个小时，然后用武火煎煮，再改为文火，煎30分钟即可，饭后服用，每日2～3次，每剂药可煎服3次。

【功效】滋阴，补肾，生发。治脱发。

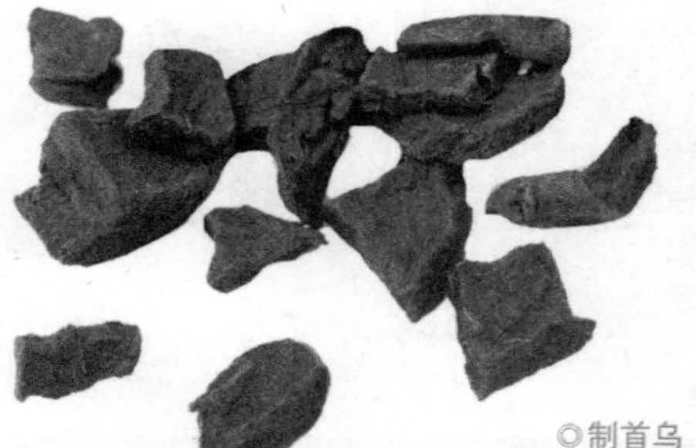

◎制首乌

偏方介绍

何首乌为蓼科植物何首乌的干燥块根，何首乌性微温，味苦、甘、涩，归肝、肾经。具有养血祛风，补益精血，乌须发，强筋骨，补肝肾的功效。何首乌能补血生发，对斑秃、脱发有一定的疗效。

偏方06 首乌汤

【用料】制首乌24克，熟地黄15克，侧柏叶15克，黄精15克，枸杞12克，骨碎补12克，当归9克，白芍9克，红枣5枚。

【做法】水煎服。

【功效】对脱发有治疗作用。

偏方07 首乌黑豆煎剂

【用料】黑豆、首乌各20克，黄芪、黑芝麻、阿胶（烊化）各15克，白术、桂圆肉12克，大枣9枚。

【做法】用水煎服，每日1剂，同时外用桑白皮300克煎汤涂擦于患处，每日2～3次。

【功效】活血，通络。治斑秃脱发。

偏方08 首乌地黄方

【用料】何首乌20克，熟地黄20克，补骨脂15克，川芎15克，牛膝15克，菟丝子15克，生黄芪15克，木瓜15克，羌活12克，防风12克。

【做法】用水煎服，每日1～2次。

【功效】益气，养血，补肾。治脱发。

偏方09 熟地黄通络方

【用料】熟地黄20克，萝卜子20克，天麻15克，当归15克，羌活12克，木瓜12克，桑葚12克，旱莲草10克，何首乌10克，川芎9克，菊花9克。

【做法】用水煎服，每日1～2次。

【功效】活血，通络。治脱发。

偏方10 首乌芝麻糊

【用料】黑芝麻500克，何首乌500克，旱莲草500克，黑豆1500克。

【做法】将上药加水浸泡6小时，再用文火煎至豆熟无水，不煳为度，将豆取出。每日早晚空腹各服20～30粒。

【功效】滋阴，补血。治青年脱发。

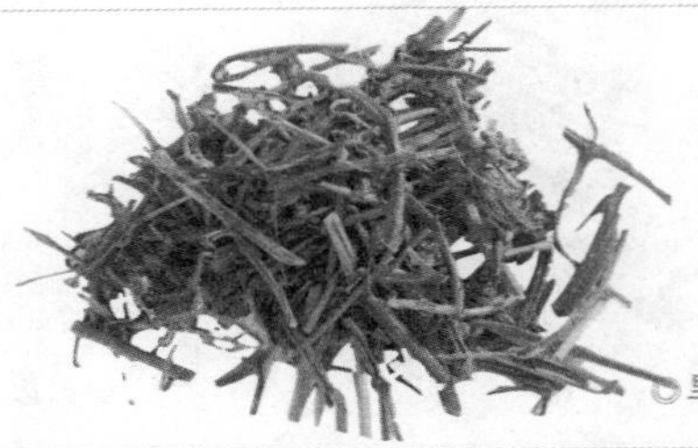

◎旱莲草

偏方介绍

旱莲草性寒，味甘、酸，归肝、肾经。具有凉血止血，补肾益阴的功效，主要用于治疗阴虚火旺、血热妄行的一切出血性疾病，及肝肾阴虚引起的齿枯、发白等，均可配用或单用。

偏方11 鸡内金末

【用料】鸡内金（炒）100克。

【做法】将鸡内金研成细末，饭前用温开水送服，每次1.5克，每日3次，连服20日以上。

【功效】对脱发有治疗作用。

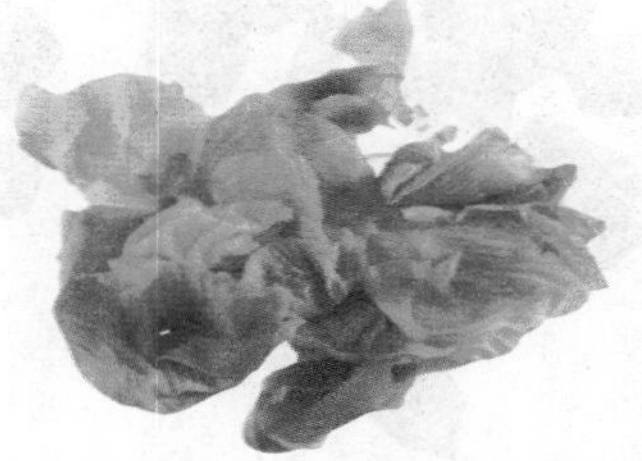

◎鸡内金

偏方介绍

鸡内金具有消食健胃，涩精止遗的功效。近年来，中医挖掘"鸡内金治脱发、白发"古方，临床经验证明，该方对毛发干枯不泽、形体消瘦、目黯神疲、头发脱落等确有奇效。

偏方12 黄芪益气汤

【用料】生黄芪20克，党参15克，当归9克，炒白芍9克，炒白术9克，桂枝6克，桔梗6克，茯苓9克，炙甘草3克。

【做法】水煎服，每日1剂。

【功效】补肺益气，养血。治脱发。

偏方13 首乌当归丸

【用料】何首乌、当归、川芎、熟地黄、木瓜各适量。

【做法】将上药研碎，和为丸，每丸重0.5克，用温开水送服，每次4丸，每日2次。

【功效】养血祛风，益肾生发。治脱发。

偏方14 滋肾补血汤

【用料】制首乌31克，黄芪24克，当归15克，菟丝子15克，枸杞15克，熟地黄24克，旱莲草15克，黑豆31克，黑芝麻15克。

【做法】水煎服，每日1剂。

【功效】滋补肝肾，调补气血。治青壮年急性成片脱发及一般脱发。

偏方15 制首乌方一

【用料】制首乌25克，生地黄15克，菟丝子20克，蛇蜕8克，白芍15克，当归10克，天麻10克，川芎6克。

【做法】每剂药煎3次，将前2次药液内服，第3次药液洗头，每日1剂。

【功效】活血，通络。治青年脱发。

偏方16 制首乌方二

【用料】制首乌25克，当归20克，黑芝麻20克，侧柏叶15克，生地黄15克，熟地黄15克。

【做法】用水煎服，每日1剂，分早晚2次服用，连服3～4个月。

【功效】养血，生发。治各种类型脱发症。

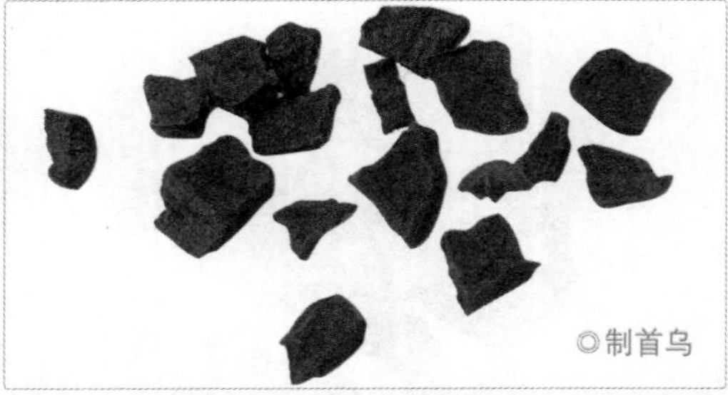

◎制首乌

偏方介绍

制首乌具有补益精血、乌须发、强筋骨、补肝肾的功效。

偏方17 全蝎薏苡仁汤

【用料】全蝎10克，薏苡仁30克，黄柏、黄芩、栀子各9克，地肤子、茵陈、徐长卿，白鲜皮、乌梅各15克，蜈蚣2条。

【做法】每日1剂，用水煎服，10剂为1个疗程。每个疗程间隔3日。

【功效】对脱发有治疗作用。

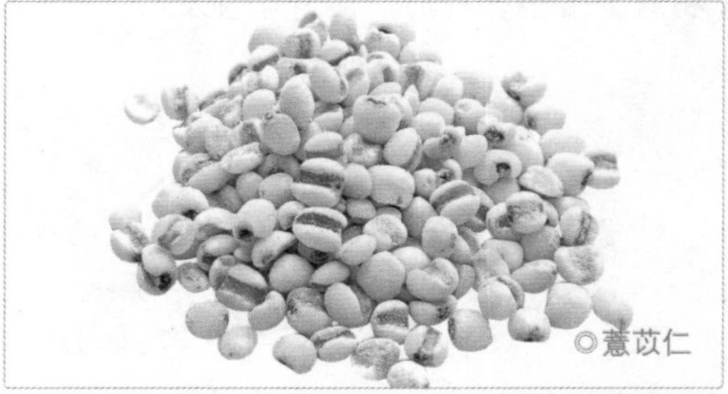

◎薏苡仁

偏方介绍

薏苡仁性凉，味甘、淡，归脾、胃、肺经。具有健脾渗湿，除痹止泻的功效，可用于治疗水肿、脚气、小便不利、湿痹拘挛、脾虚泄泻等。与全蝎结合使用，对脱发有一定的疗效。

中药偏方

皮肤科

少白头 >>

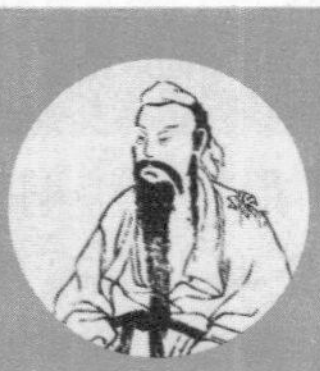

按照中医理论“肝主藏血，发为血之余”“肾主藏精，其华在发”“心主血脉”“肺主皮毛”，也就是说，头发的生长和色泽变化，与五脏六腑的功能盛衰，阳气精血的温煦濡养息息相关。中医的治疗少白头的需补肝血、补肾气。

偏方01 健脾利湿汤

【用料】生、熟地黄各2500克。

【做法】将两地黄研细，以蜜为丸，如绿豆大。每服10克，每日3次，白酒送下。

【功效】本方对各个年龄段及不同性别患者，因肝郁结脾湿引起的白发有治疗作用。症见肝气郁滞、损及心脾，脾伤运化失职，气血生化无源，故而白发。

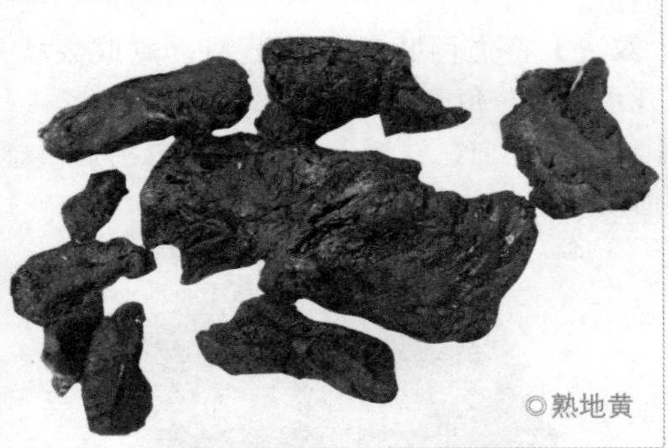

◎熟地黄

偏方介绍

熟地黄经生地黄炮制后，药性由微寒转微温，补益性增强。熟地黄具有养血滋阴，填精益髓的功效，与生地黄合用，对肝郁结脾湿引起的白发有显著疗效。

偏方02 何首乌黑豆方

【用料】何首乌、生地黄、杭白芍、当归、夏枯草、菊花、连翘、桑叶、丹皮各9克，黑芝麻、茅根、黑豆各30克。

【做法】先服汤药数剂后，按上方6服，共研细末，加炼蜜为丸，每丸重9克。每次服1丸，日服2～3次，温开水送下。

【功效】养血凉血。治青年白发或须发早白。

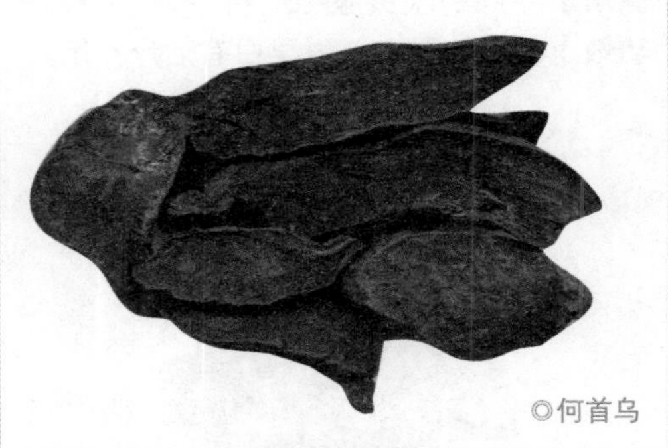

◎何首乌

偏方介绍

何首乌性微温，味苦、甘、涩，归肝，肾经。中药何首乌有生首乌与制首乌之分：生首乌具有解毒、润肠通便、消痈的功效；制首乌可取何首乌块倒入盆内，用黑豆汁与黄酒拌匀，置罐内或适宜容器内，密闭，坐水锅中，隔水炖至汁液吸尽，取出，晒干。具有补益精血，乌须发，强筋骨，补肝肾的功效。

偏方03 桐子首乌汤

【用料】梧桐子15克，何首乌25克，黑芝麻15克，熟地黄25克。

【做法】水煎服，代茶饮。

【功效】对白发有治疗作用。

偏方04 生地黄桑葚末

【用料】生地黄30克，桑葚30克，白糖15克。

【做法】将生地黄、桑葚共捣末，每服3～5克，每日2～3次。

【功效】补肾乌发。治白发。

偏方05 枸杞首乌黑豆饮

【用料】小黑豆500克，枸杞60克，何首乌30克，核桃12个，童便适量。

【做法】先煎枸杞、何首乌，再用煎汤煎小黑豆、核桃仁，然后加童便搅拌，阴干，每早、晚空腹服黑豆30个。

【功效】对少白头有治疗作用。

偏方06 滋阴凉血汤

【用料】女贞子500克，巨胜子250克。

【做法】水煎，每次服20毫升，每日2～3次，温开水送下。

【功效】滋阴凉血。此方是治疗阴虚血燥所致白发的良方。

偏方07 牛膝汤

【用料】牛膝2000克。

【做法】牛膝每次煎服20克，每日2次。

【功效】对于青壮年头发早白有治疗作用。

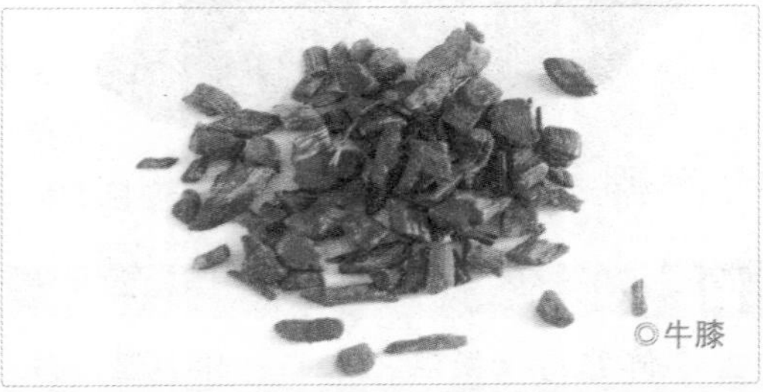

◎牛膝

偏方介绍

牛膝性平，味苦、酸，归肝、肾经。具有活血通经，利尿通淋，清热解毒的功效。《别录》中有记载："牛膝能疗伤中少气，补中续绝，填骨髓；妇人月水不通，益精，利阴气，止发白。"

偏方08 补肾黑发汤

【用料】黑芝麻粉、何首乌粉各150克，糖适量。

【做法】将上两味药加糖适量，煮成浆状，开水冲服，每晚1碗。

【功效】补血，益肾，乌发。此方主治精虚血弱所引起的白发。

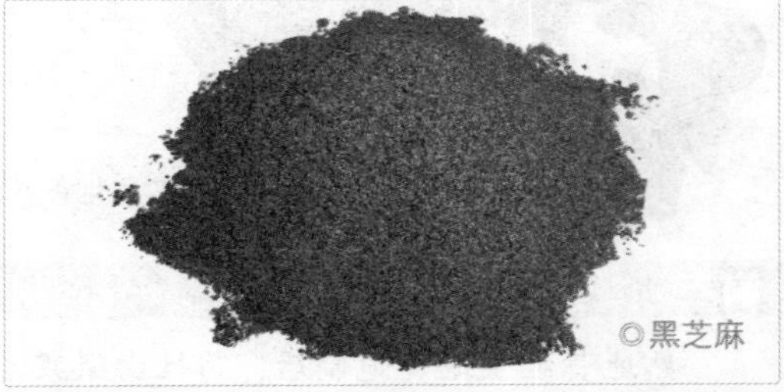

◎黑芝麻

偏方介绍

黑芝麻性平，味甘，归肝、肾、大肠经。具有补肝肾，润五脏，益气力，长肌肉，填脑髓的作用，可用于治疗肝肾精血不足所致的眩晕、须发早白、脱发、腰膝酸软、皮燥发枯、肠燥便秘等。

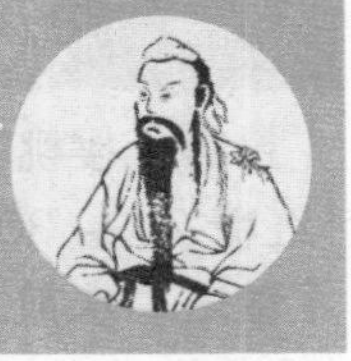

中药偏方

妇产科

痛经 >>

痛经是指女性在经期或行经期前后出现下腹部疼痛，常伴有腹部坠胀、恶心、腹泻、腰酸痛及其他不适，严重的可出现面色苍白、手脚冰冷等症状。本病属于中医学“经行腹痛”的范畴，认为其与情志所伤，起居不慎，六淫为害或素体虚弱有关。其病机为冲任瘀阻或寒凝经脉，使气血运行不畅，“不通则痛”。

偏方01 活血止痛汤

【用料】当归10克，延胡索15克，香附10克，白芍20克，甘草6克，桃仁15克，红花5克，川楝子10克，焙附子5克，生地黄20克。

【做法】共水煎，于月经干净后第5天始服药，连服5剂，每日1剂。

【功效】行气活血，化瘀止痛。

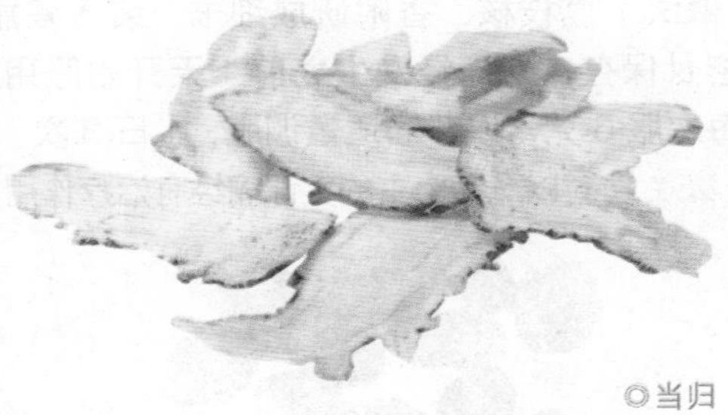

◎当归

偏方介绍

当归性温，味辛、甘，归肝、心、脾经。具有补血，活血，调经止痛，润燥滑肠等功效。可用于月经不调、痛经、崩漏、虚寒腹痛等。

偏方02 当归元胡酒

【用料】当归、元胡、制没药、红花各15克，白酒1000毫升。

【做法】将上药共捣碎，布包，用酒浸泡于净器中，1周后即可取用。每早、晚各空心温饮1杯。

【功效】对月经欲来，腹中胀痛有治疗作用。

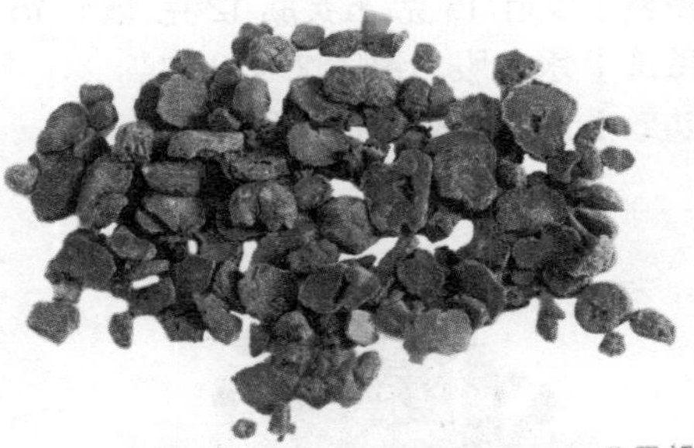

◎元胡

偏方介绍

元胡又名延胡索、玄胡，为罂粟科紫堇属多年生草本植物。元胡性温，味辛、苦，归心、脾、肝、肺经，能活血化瘀、行气止痛，尤以止痛之功效而著称。用于全身各部气滞血瘀之痛，痛经、经闭、癥瘕、产后瘀阻、跌扑损伤、疝气作痛等症。

偏方03 樱桃叶汤

【用料】樱桃叶鲜、干品均可 20 ~ 30 克，红糖 20 ~ 30 克。

【做法】水煎，取液 300 ~ 500 毫升，加入红糖溶化，1 次顿服，经前服 2 次，经后服 1 次。

【功效】对痛经有治疗作用。

偏方04 哈那鲨胎散

【用料】哈那鲨胎适量。

【做法】将哈那鲨胎焙黄，研细末。每次 3 克，每日 3 次，黄酒冲服。

【功效】养血调经。治血虚痛经。

偏方05 艾叶红花饮

【用料】生艾叶 10 克，红花 5 克。

【做法】上药放入杯内，冲入开水 300 毫升，盖上杯盖，30 分钟后服下。一般在来经前 1 天或经期服 2 剂。

【功效】对痛经有治疗作用。

偏方06 蔷薇根七叶莲方

【用料】鲜蔷薇根 60 克，七叶莲 9 克，米酒适量，鸡蛋 2 个。

【做法】将前两味加水煎煮，3 碗煎至 1 碗，去渣备用。鸡蛋煮熟去壳，入药液同煮，加少量米酒服食。在月经来前 2 天开始服，每日 1 次。

【功效】对湿热下注所致之痛经有治疗作用。

偏方07 艾叶藕节水

【用料】艾叶 15 克,五灵脂 12 克,藕节 15 克。

【做法】水煎服，每日 2 ~ 3 次。

【功效】对痛经有治疗作用。

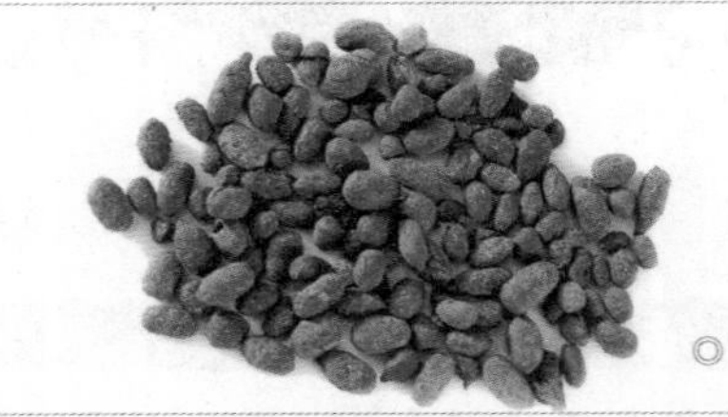

◎五灵脂

偏方介绍

五灵脂性温，味甘，归肝经。具有活血散瘀，炒炭止血的功效。用于心腹瘀血作痛、痛经、血瘀经闭，产后瘀血腹痛。炒炭治崩漏下血；外用治跌打损伤，蛇、虫咬伤。不宜与人参同用。

偏方08 荔枝核香附方

【用料】荔枝核、香附、黄酒各 30 克。

【做法】荔枝核、香附研成细末，装入瓷瓶密封保存，到痛经发生之前 1 天开始服用，每次服 6 克，以黄酒适量调服，1 日 3 次。

【功效】对以气滞为主的实证痛经有治疗作用。

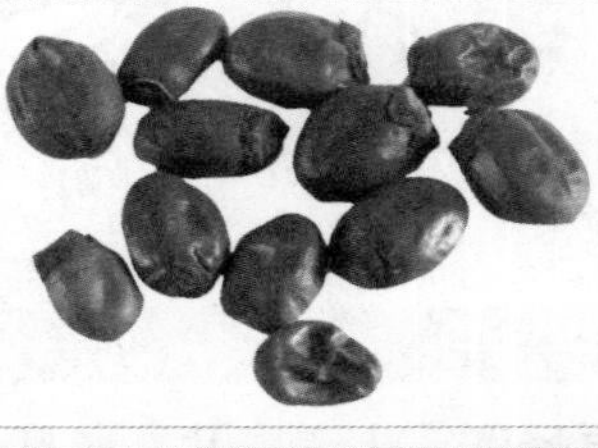

◎荔枝核

偏方介绍

荔枝核为无患子科植物荔枝的干燥成熟种子。荔枝核性温，味甘、涩，归肝、胃经。具有行气散结，祛寒止痛的功效，用于寒疝腹痛、睾丸肿痛、胃脘疼痛、经前腹痛等。

中药偏方

妇产科

崩漏 >>

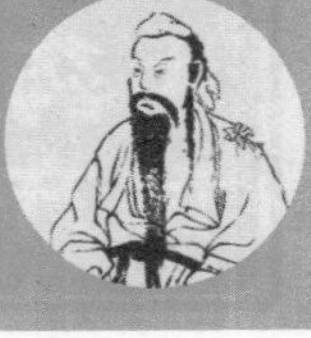

崩漏是中医名词，是指非经期经血暴下不止，或淋漓不尽，前者称崩中或经崩，后者称漏下或经漏。本病多发生在青春期及更年期。崩漏多由素体阳盛，或感受热邪，或肝郁化火，阴虚精亏，虚热内扰，或素体脾虚，饮食劳倦，损伤脾气，统摄无权，或感受寒湿，瘀血凝滞，或早婚早育，久病伤肾，封藏不固等引起。

偏方01 固涩止痛汤

【用料】当归 10 克，白及、茜草根、海螵蛸各 20 克，生地榆、生龙骨、山茱萸、黄芪各 30 克，三七末 6 克（冲服），食醋 30 毫升，高丽参末 3 克。

【做法】水煎，每日 1 剂，分 2 次服，连服 5 剂。血止后，去田七末，加茯苓 30 克，继服 5 剂。

【功效】益气养血，固涩止痛，补血宁神。主治脾虚不摄血所致的崩漏。

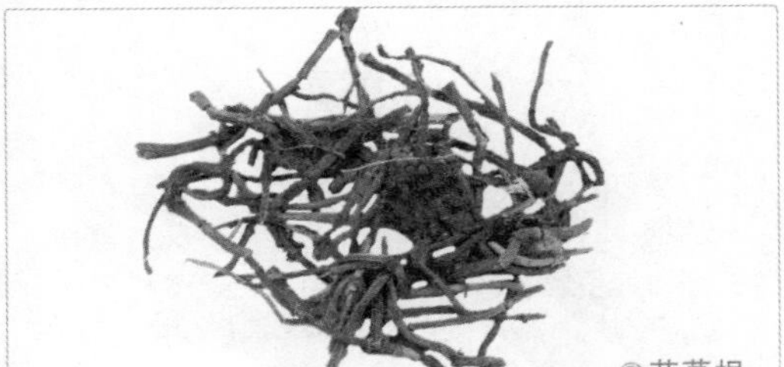

◎茜草根

偏方介绍

茜草根为茜草科植物茜草的根及根茎。茜草根性寒，味苦，归心、肝经。具有行血止血，通经活络，止咳祛痰的功效。用于吐血，衄血，尿血，便血，血崩，崩漏，经闭，风湿痹痛，跌打损伤，瘀滞肿痛，黄疸，慢性气管炎等症。脾胃虚寒及无瘀滞者忌服。

偏方02 止血化瘀汤

【用料】生地黄 30 克，白及 15 克，茜草根、海螵蛸、地骨皮、女贞子、旱莲草各 20 克，升麻、黄连、黄芩、生甘草各 6 克，田七末 5 克（冲服），生藕节汁半碗（冲服）。

【做法】前 11 味水煎每日 1 剂，连服 5 剂，送服田七末及生藕节汁。

【功效】对阴虚血热所致崩漏有治疗作用。

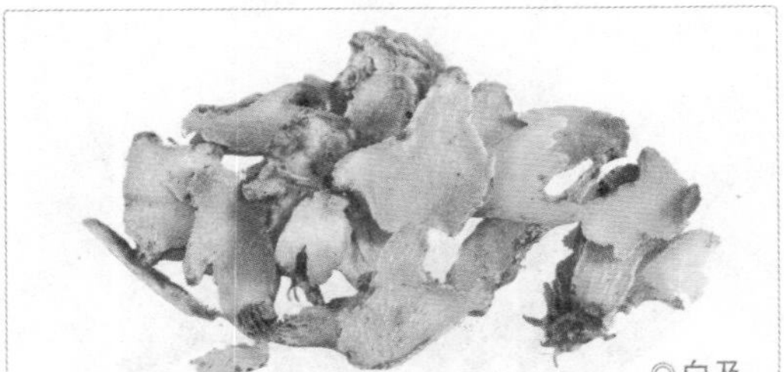

◎白及

偏方介绍

白及为兰科植物白及的干燥块茎。白及性微寒，味苦、甘、涩，归肺、肝、胃经。具有补肺，止血，消肿，生肌，敛疮的功效，用于肺伤咳血、衄血、金疮出血、痈疽肿毒、溃疡疼痛、汤火灼伤、手足皲裂等。与生地黄、茜草根同用，能达到较好的止血化瘀效果，对崩漏等有疗效。

中药偏方

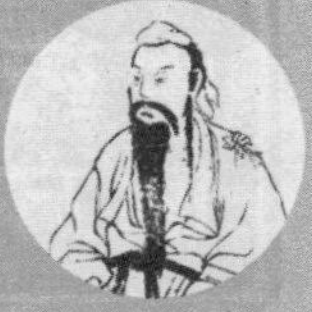

妇产科

月经不调 >>

月经不调是一种常见的妇科疾病，表现为月经周期或出血量的异常，或是月经前、经期时的腹痛及全身症状。月经不调在于气血失于调节而导致血海蓄溢失常，其病因多由于肝气郁滞或者肾气虚衰所致，以肝郁为主，肝为肾之子，肝气郁滞，疏泄失调，子病及母，使肾气的闭藏失司，故常发展为肝肾同病。

偏方01 滋阴养颜汤

【用料】生地黄20克，地骨皮15克，黄芩10克，沙参20克，甘草6克，白芍20克，三七末4克，白及10克，旱莲草20克，女贞子20克，茜草根20克。

【做法】水煎，分2次服。服7剂为1个疗程，每日1剂，以后于每月经周期服1个疗程。

【功效】对月经不调有治疗作用。

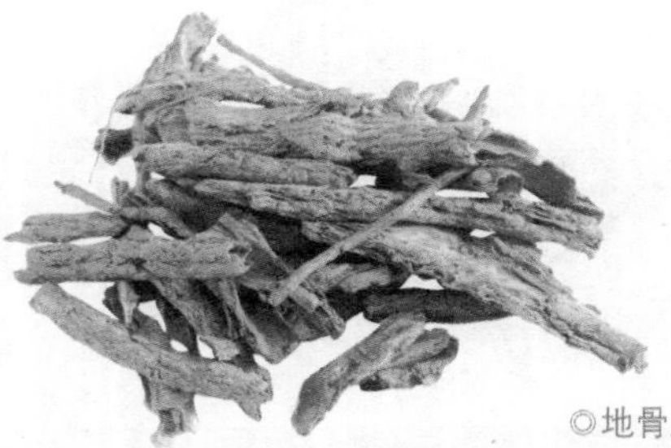

◎地骨皮

偏方介绍

地骨皮为茄科植物枸杞的根皮。地骨皮性寒，味甘，归肺、肝、肾经。具有凉血除蒸，清肺降火的功效。用于阴虚潮热、骨蒸盗汗、肺热咳嗽、咯血、衄血等。配合生地黄、黄芩、沙参等使用，对月经不调，月经提前等症状有疗效。

偏方02 养血美颜汤

【用料】党参15克，当归10克，黄连20克，熟地黄10克，肉桂3克，附子10克，菟丝子20克，续断15克，白芍10克，甘草6克。

【做法】每天1剂，每剂煎2次，分别于中、晚饭后服用，连服1周。此后于每月行经期间服用此方。

【功效】对月经延迟、经量少有疗效。

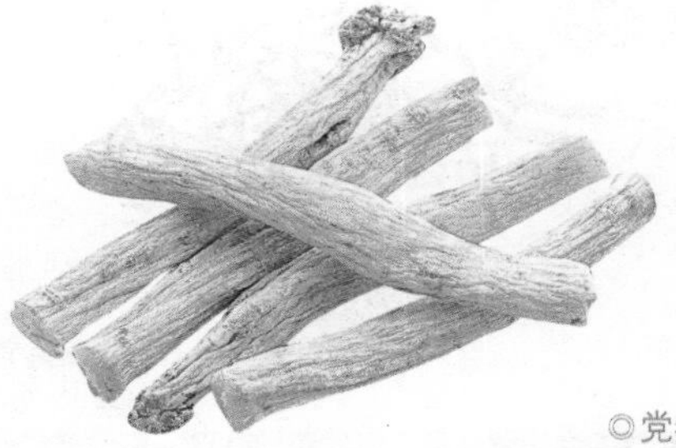

◎党参

偏方介绍

党参性平，味甘、微酸，归脾、肺经。具有补中益气，健脾益肺，和脾胃除烦渴的功效，用于脾肺虚弱、气短心悸、食少便溏、虚喘咳嗽、内热消渴等。

偏方03 养阴摄血汤

【用料】生地黄 20 克，地骨皮 20 克，旱莲草 20 克，女贞子 10 克，白芍 20 克，甘草 6 克，龙骨 20 克，田七 4 克，金樱子 20 克。

【做法】每天 1 剂，连服 7 日。此后每月月经来潮时服 5 剂，连服 6 个月经周期。

【功效】对月经过多、经期延长、崩漏等有治疗作用。

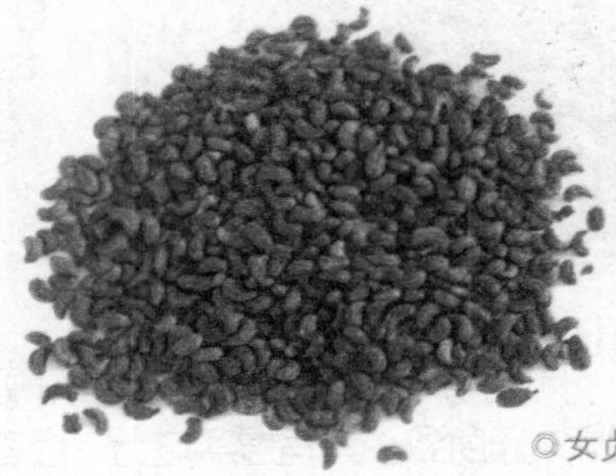

◎女贞子

偏方介绍

女贞子是木樨科女贞属植物女贞的果实。女贞子性凉，味甘、苦，归肝、肾经。具有补肝肾阴，乌须明目的功效。用于肝肾阴虚、腰酸耳鸣、须发早白、眼目昏暗、阴虚发热、胃病及痛风和高尿酸血症。

偏方04 补血调经汤

【用料】枸杞 30 克，白芍 20 克，当归 15 克，黄芪 15 克，甘草 6 克，熟地黄 20 克，陈皮 10 克，黄精 15 克，何首乌 10 克，丹参 15 克，人参 3 克。

【做法】每天 1 剂，连服 7 天。

【功效】有补气血，固冲任，调经血的功效。主治月经量少、经行腹痛、赤白带下等。

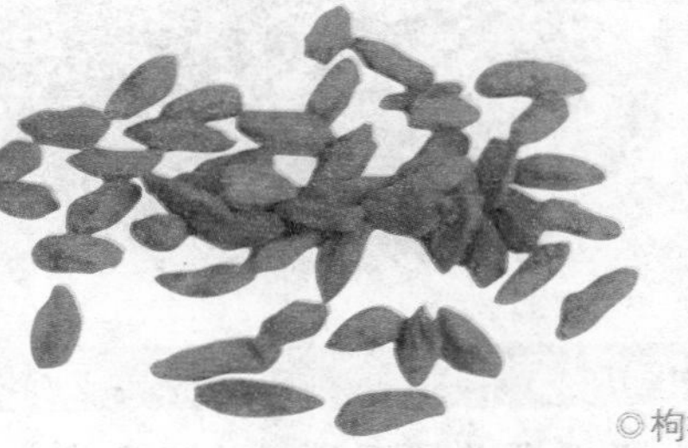

◎枸杞

偏方介绍

枸杞为茄科植物宁夏枸杞的干燥成熟果实。枸杞子性平，味甘，归肝、肾、肺经。具有养肝；滋肾；润肺的功效。中医常用它来治疗肝肾阴亏、腰膝酸软、头晕、目眩、目昏多泪、目视不清、阳痿、虚劳咳嗽、消渴引饮等症。

偏方05 补骨脂菟丝子方

【用料】补骨脂、菟丝子、蛇床子、吴萸、肉桂、香附、乌药、仙灵脾、巴戟天各等量，研粉，麻油适量。

【做法】取少量拌以麻油敷于肚脐，外盖薄塑膜片和胶布固定，每日调换。

【功效】对月经不调有治疗作用。

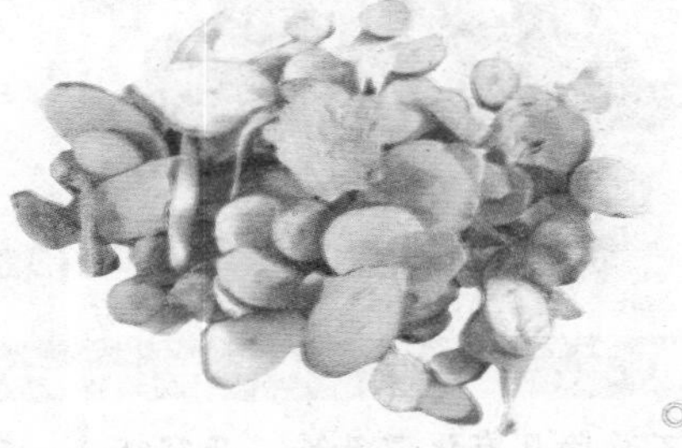

◎乌药

偏方介绍

乌药性温，味辛，归肺、脾、肾、膀胱经。具有行气止痛，温肾散寒的功效。

中药偏方

妇产科

闭经 >>

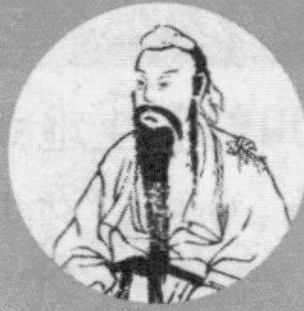

闭经与月经不调一样，也属于妇科常见疾病。中医认为是由于肝肾不足，气血亏虚，血脉失通所致。其有虚实之分，虚者多因气血不足和肾虚；实者多由寒凝、气滞和血瘀。治疗上，因气血不足的则应补益气血；因肾虚的则需补益下元；因寒凝的则需温经散寒；因气滞的则需疏肝理气；因血瘀的则需活血化瘀。可根据不同症状实行辨证施治。

偏方01 潜阴通经汤

【用料】 广陈皮15克，石菖蒲15克，牛膝20克，当归20克，生麦芽50克，远志15克，山楂50克，甘草10克，丹参20克，桃仁15克，大枣5枚。

【做法】 连服30剂，每日1剂。

【功效】 补肾疏肝，潜阴通经，活血补血。治闭经溢乳，心烦易怒，乳房胀痛。

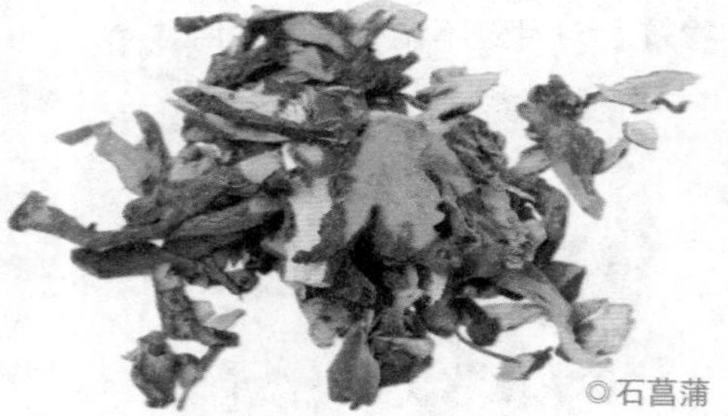

◎石菖蒲

偏方介绍

石菖蒲具有化湿开胃，开窍豁痰，醒神益智的作用。与其他药物结合使用，能补肾疏肝，对提前闭经有一定疗效。

偏方02 益母草乌豆水

【用料】 益母草30克，乌豆60克，红糖适量。

【做法】 益母草与乌豆加水3碗，煎至1碗。加糖调服，并加黄酒2汤匙冲饮。每天1次，连服7天。

【功效】 活血，祛瘀，调经。治闭经。

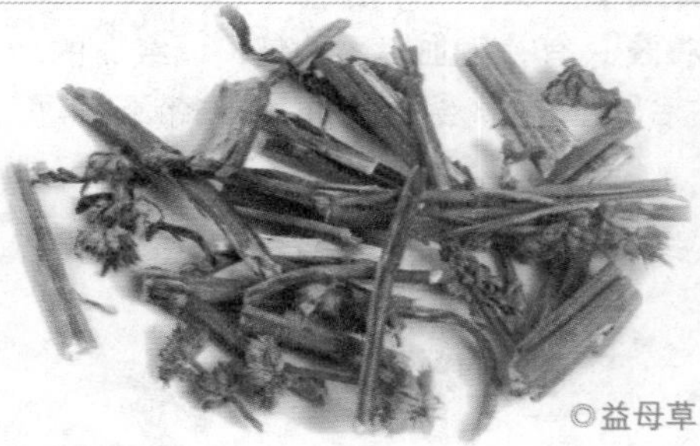

◎益母草

偏方介绍

益母草为唇形科植物益母草的新鲜或干燥地上部分。生于山野荒地、田埂、草地等，全国大部分地区均有分布，在夏季生长茂盛花未全开时采摘。益母草性微寒，味苦、辛，归心、肝、膀胱经。具有活血调经，利水消肿，清热解毒的功效，可用于血滞经闭、痛经、经行不畅、产后恶露不尽、瘀滞腹痛等。

偏方03 红枣姜糖茶

【用料】红枣60克，老姜15克，绿茶1克，红糖60克。

【做法】水煎代茶饮，连服至经来为止。

【功效】主治血虚型闭经，症见面色萎黄、神疲肢倦、小腹冷痛等。

偏方04 中华绒螯蟹方

【用料】中华绒螯蟹适量，黄酒1盅。

【做法】每次取蟹15克，用黄酒蒸熟。日服1次，经行停药。

【功效】活血调经。治血瘀闭经。

偏方05 芥菜子末

【用料】芥菜子60克，黄酒适量。

【做法】芥菜子研为细末。每服6克，用热黄酒为引，每饭前服。

【功效】利气，温中，止痛。用治经闭不行1年，脐腹痛、腰腿沉重、寒热往来。

偏方06 淮山药玄参方

【用料】淮山药50克，玄参25克，白术15克，生鸡内金10克，牛蒡子15克，大黄10克，䗪虫7.5克，桃红15克，怀牛膝25克。

【做法】水煎服，每日1剂，两煎液混匀，分早、午、晚各服1次。

【功效】对室女经闭，继发性闭经有治疗作用。

偏方07 活血养阴汤

【用料】百部10克，白及30克，金银花30克，蒲黄9克，甘草15克，沙参30克，五灵脂9克，鱼腥草30克，生麦芽50克，鳖甲20克，黄连5克。

【做法】连服1个月，每日服1剂。

【功效】对结核性腹膜炎所致的闭经有治疗作用。

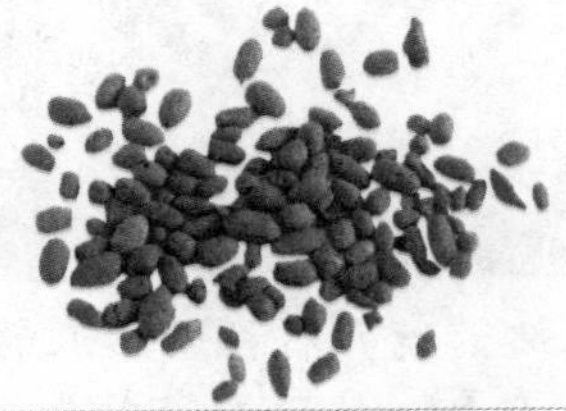

◎五灵脂

偏方介绍

五灵脂性温，味甘，归肝经。具有活血散瘀，炒炭止血的功效，用于心腹瘀血作痛、痛经、血瘀经闭、产后瘀血腹痛。炒炭治崩漏下血；外用治跌打损伤，蛇、虫咬伤。五灵脂不宜与人参同用。

偏方08 蒲黄穿山甲方

【用料】蒲黄、五灵脂、穿山甲各2克。

【做法】共研末，敷于防湿止痛膏上，贴于脐部。

【功效】对闭经有治疗作用。

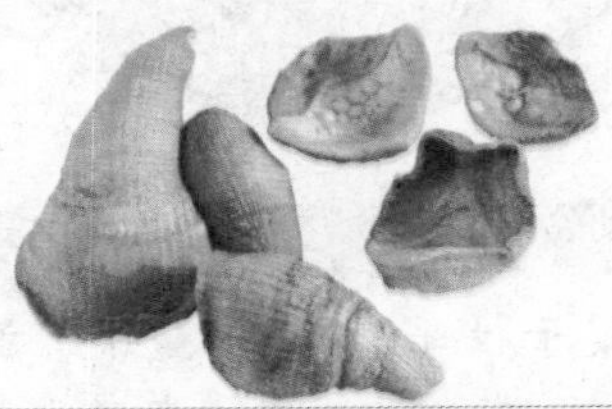

◎穿山甲

偏方介绍

穿山甲性微寒，味咸，归肝、胃经。具有活血散结，通经下乳，消痈溃坚的功效，用于血瘀经闭、癥瘕、风湿痹痛、乳汁不下、痈肿、瘰疬等。

中药偏方

妇产科 子宫脱垂 >>

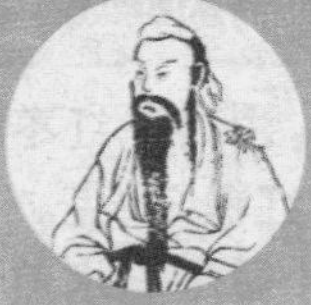

子宫脱垂是指子宫偏离正常位置，沿着阴道下降，甚至完全脱出阴道口外。中医称其为“阴挺”“阴颓”“阴疝”等。多发于产后体质虚弱，气血受损，分娩时用力太大。由于胞宫经络与肾相连，所以肾气衰虚，或产育多，内耗肾气，也可使胞宫脉络松弛导致子宫脱垂。

偏方01 金樱子黄芪汤

【用料】金樱子肉、黄芪片各500克。

【做法】水煎3次，每次用水800毫升，煎半小时，3次混合，去渣，用小火浓缩成膏。每日服3次，每次30～50克。用温开水送服。

【功效】补中益气，固肾提升。适用于妇女子宫脱垂。

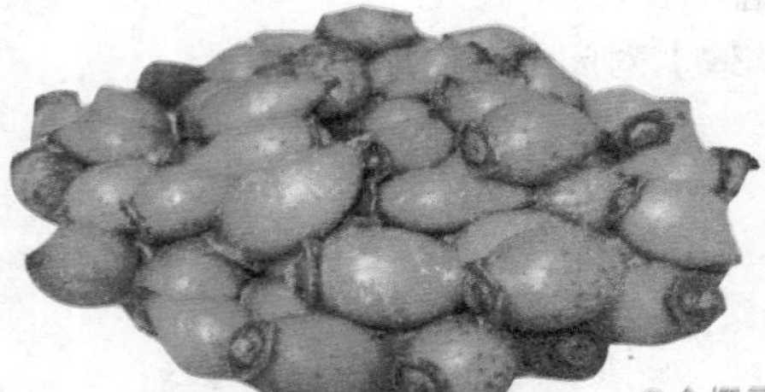

◎金樱子

偏方介绍

金樱子性平，味酸、甘、涩，归肾、膀胱、大肠经。具有收涩、固精、止泻的功效，用于滑精、遗精、遗尿、小便频数、脾虚久泻及妇女带下、子宫脱垂等。

偏方02 老丝瓜络饮

【用料】老丝瓜络1个，烧灰存性。

【做法】用高度数白酒送服，每次服10克，每日服2次。

【功效】对子宫脱垂有治疗作用。

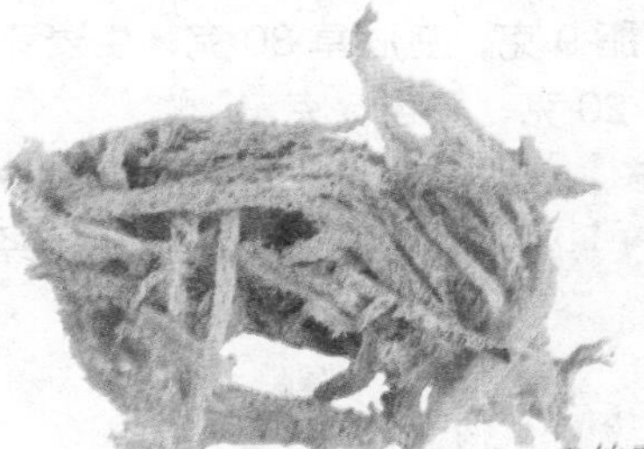

◎丝瓜络

偏方介绍

丝瓜络为葫芦科植物丝瓜的果实的维管束。在夏、秋季果实成熟、果皮变黄、内部干枯时采摘，除去外皮及果肉，洗净，晒干，除去种子。丝瓜络性平，味甘，归肺、胃、肝经，具有通络，活血，祛风，解毒，消肿的功效。用于痹痛拘挛、胸胁胀痛、乳汁不通。丝瓜络解邪热，对子宫脱垂有效。

中药偏方

妇产科

白带增多 >>

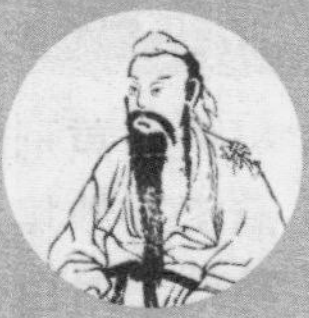

白带是指妇女在青春期开始，从阴道中排泄出的少量无臭、异气味的白色或淡黄色分泌物。如果妇女在经前期或妊娠期、青春期带下量多，颜色深黄或淡黄，或混有血液，质黏稠如脓或清稀如水，气味腥臭，称为白带增多症，是妇女生殖器官炎症或肿瘤等疾病的先导。

偏方01 荆芥地肤子方

【用料】荆芥25克（后下），防风15克，蒲公英30克，黄柏30克，枯矾（冲）15克，百部20克，地肤子30克。

【做法】水煎，熏洗外阴，候药液温和时坐盆约30分钟，每日2次。

【功效】祛风清湿热，止痒。治带下量多、外阴瘙痒。

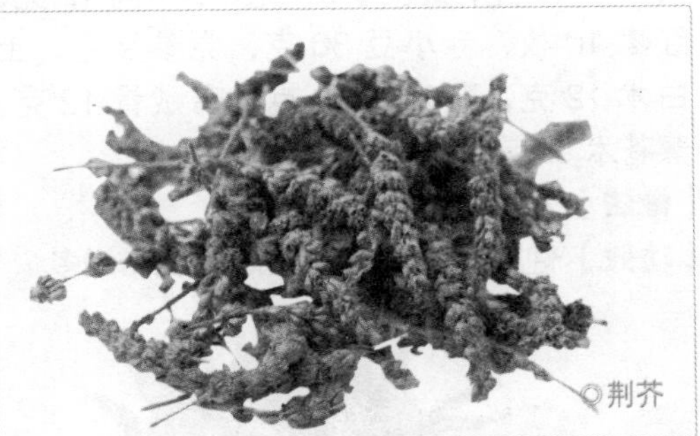

◎荆芥

偏方介绍

荆芥为唇形科植物荆芥的干燥地上部分。入药用干燥茎叶和花穗，清香气浓。荆芥性微温，味辛，归肺、肝经，轻宣升散，具有祛风解表，宣毒透疹，理血止痉的功效。用于感冒寒热、头痛、目痒、咽痛、咳嗽、麻疹、风疹、痈疮、吐血、便血、崩漏、产后中风、血晕等。

偏方02 桑螵蛸方

【用料】桑螵蛸9克，海螵蛸9克，生龙骨9克，生牡蛎24克，莲须6克，白果10个，菟丝子9克，桑寄生30克，薏米仁18克，茯苓12克，川续断12克。

【做法】水煎服，每日1剂。

【功效】固肾，利湿，收涩。治白带过多，症见不定期带下、舌苔白腻、脉濡。

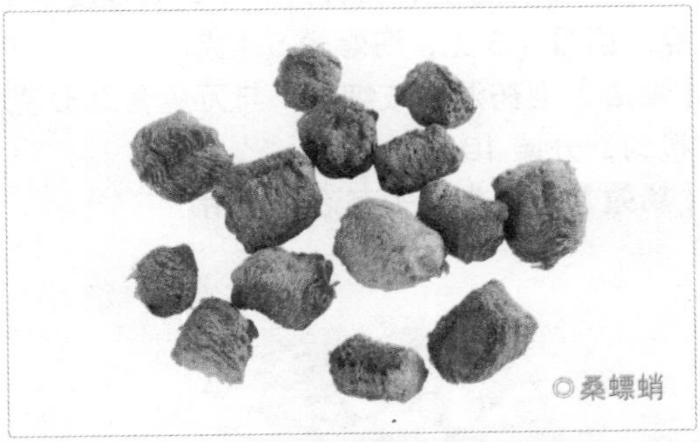

◎桑螵蛸

偏方介绍

桑螵蛸为螳螂科昆虫大刀螂、南方刀螂、广腹螳螂的卵鞘。桑螵蛸性平，味咸、甘，归肝、肾、膀胱经。为补肾助阳，固精缩尿之良药，具有补肾，固涩，止遗的功效，用于肾阳不足的小儿遗尿、夜尿多、遗精早泄、阳痿、白浊、带下。

偏方03 黄荆子方

【用料】黄荆子35克。

【做法】炒焦为末，空腹酒服6克。

【功效】对白带增多有治疗作用。

偏方04 苦菜银花汤

【用料】苦菜50克，金银花、蒲公英各20克。

【做法】水煎2次，每次用水500毫升，煎半小时，两次混合，去渣取汁。分2～3次服。

【功效】对妇女子宫内膜炎、宫颈炎、子宫颈糜烂、白带腥臭有治疗作用。

偏方05 土茯苓山药方

【用料】土茯苓15克，山药15克，芡实15克，苡仁米15克，莲须10克，穞豆衣10克，樗白衣10克。

【做法】水煎服，每日1剂。

【功效】健脾化湿，清热止带。治白黄带下。

偏方06 冬瓜仁败酱草方

【用料】冬瓜仁（捣）30克，麦冬15克，败酱草30克。

【做法】上几味加水800毫升，煎取300毫升，每日1剂，7天为1疗程。

【功效】清利湿热，止带。治妇女湿热带下。

偏方07 白胡椒方

【用料】白胡椒30粒，银杏25粒，母丁香25粒，雄黄3克，白牡丹1个，石榴皮5.4克，麝香1.8克，海螵蛸5.4克。

【做法】上药混合成细末，与万应膏300克搅匀，分摊10张。

【功效】对白带增多有治疗作用。

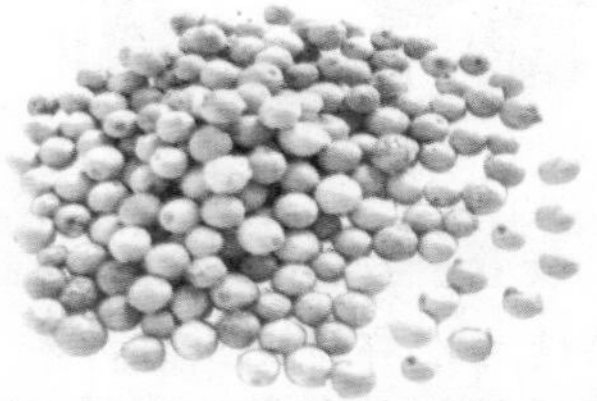

◎白胡椒

偏方介绍

白胡椒性温，味辛，归胃、脾、大肠经。具有健胃进食，温中散寒，下气，消痰，止痛的功效，用于脾胃虚寒、呕吐、腹泻等。对白带增多有一定的疗效。消化道溃疡、咳嗽、痔疮、咽喉炎者慎食白胡椒。

偏方08 葵茎白瓤方

【用料】葵茎白瓤1把，白鸡冠花10克，白扁豆15克，白茯苓15克，白山药12克，红枣10枚，赤小豆30克，党参9克，土白术12克，薏米仁12克，乌贼骨12克，蒸苍术9克。

【做法】水煎服，每日1剂。

【功效】健脾益气，除湿止带。治白带增多。

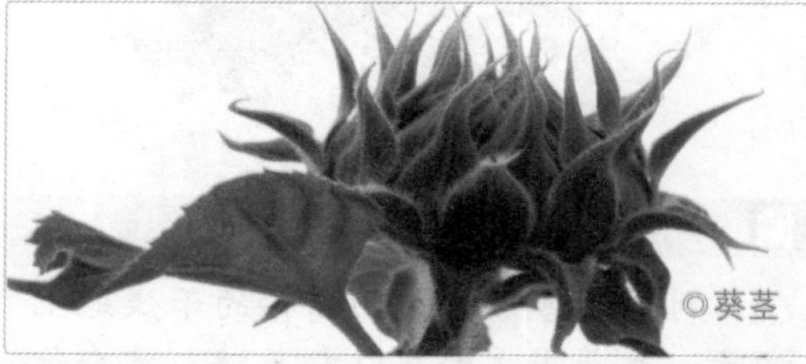

◎葵茎

偏方介绍

葵茎性凉，味甘，归肺、大肠、膀胱经。具有清热利湿，解毒的功效，用于热毒下痢、淋证、无名肿毒、水火烫伤、金疮等，与白鸡冠花合用，能除湿止带。

偏方09 向日葵荷叶汤

【用料】向日葵茎或根、荷叶各 12 克，红糖适量。

【做法】以水 3 碗，煎向日葵茎或根、荷叶至半碗，加红糖溶化或熬化成糖浆即成。1 日 2 次，饭前空腹饮下。

【功效】对湿热之黄带过多有治疗作用。

偏方10 金樱花方

【用料】金樱花适量。

【做法】焙干研末，每晚临睡前服 6 ~ 9 克，开水送服，或加糖送服。

【功效】对白带过多而稀，味腥有治疗作用。

偏方11 槐树枝方

【用料】槐树枝 1 把，酒适量。

【做法】烧灰，食前酒下 1 匙，1 日 2 次。

【功效】凉血燥湿。治白带过多、赤白带下。

偏方12 凤仙花方

【用料】白凤仙花梗、酒各适量。

【做法】白凤仙花梗切碎。每次干者 9 克，鲜者 30 克，用白水、酒煎服。

【功效】对白带过多有治疗作用。

偏方13 白术车前子方

【用料】白术 15 克，茯苓、车前子、鸡冠花各 9 克。

【做法】水煎服。

【功效】补脾燥湿。治白带过多、黄带。

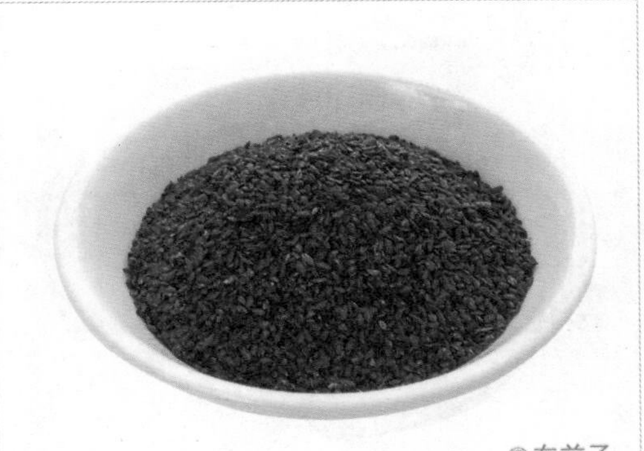

◎车前子

偏方介绍

车前子为车前科植物车前、大车前及平车前的种子。车前子性微寒，味甘、淡，归肺、肝、肾、膀胱经。具有清热利尿，渗湿止泻的功效，主治小便不利、淋浊带下、水肿胀满、暑湿泻痢等。

偏方14 白毛藤方

【用料】白毛藤 15 克。

【做法】水煎服。

【功效】对白带增多有治疗作用。

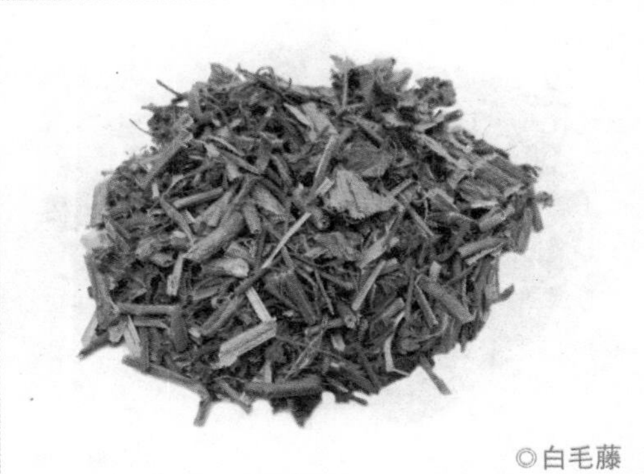

◎白毛藤

偏方介绍

白毛藤性寒，味甘、苦，有小毒，归肝、胆、肾经。具有清热利湿，解毒消肿的功效，用于湿热黄疸、胆石症、肾炎水肿、妇女湿热带下、小儿高热惊搐、痈肿瘰疬、湿疹瘙痒、带状疱疹等。

中药偏方

妇产科

盆腔炎 >>

盆腔炎是指女性盆腔器官组织发生的炎症性病变，一般以子宫内膜炎和输卵管炎为多见，又分为急性和慢性两种。临床研究表明，下腹部持续性疼痛和白带增多为其主要症状。在盆腔炎急性发作期，常伴有发热、头痛、怕冷等症状，而慢性盆腔炎在发病期间，患者常伴有腰酸、经期腹痛、经量过多等症状。

偏方01 忍冬藤蜀红藤汤

【用料】忍冬藤 30 克，蜀红藤 30 克，大黄 9 克，大青叶 9 克，紫草根 9 克（后下），牡丹皮 9 克，赤芍 9 克，川楝子 9 克，制延胡索 9 克，生甘草 3 克。

【做法】水煎服，每日 1 剂。

【功效】清热解毒利湿，凉血活血化瘀。用治盆腔炎。

◎忍冬藤

偏方介绍

忍冬藤性寒，味甘，归肺、胃经。具有清热解毒，疏风通络的功效，用于温病发热、热毒血痢、痈肿疮疡、风湿热痹、关节红肿热痛等。与红藤结合使用，对妇女盆腔炎症有很好的疗效。

偏方02 蛇牛汤

【用料】白花蛇舌草 50 克，入地金牛 10 克，穿破石 15 克。

【做法】水煎服，每日 1 剂，服药至盆腔炎症消失即可停。

【功效】对盆腔炎有治疗作用。对盆腔脏器有炎性肿块，并伴有感染病灶者，疗效也较显著。

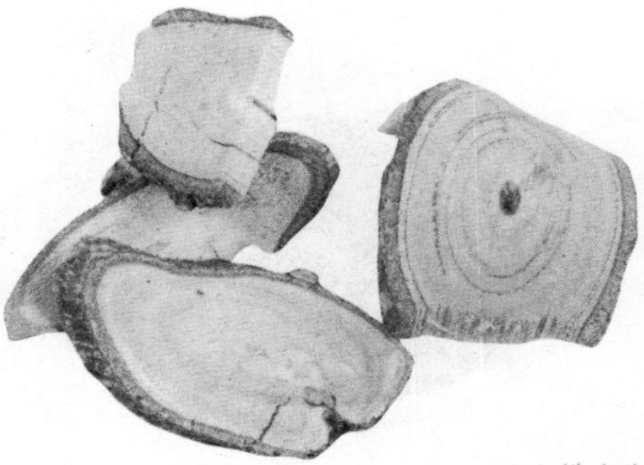

◎入地金牛

偏方介绍

入地金牛性温，味辛、苦，有小毒，归肝经。具有祛风通络，胜湿止痛，消肿解毒的功效，用于风寒湿痹、筋骨疼痛、跌打骨折、疝痛、咽喉肿痛、胃疼、蛔厥腹痛、牙痛、烫伤等。

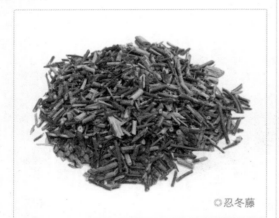

中药偏方

妇产科

先兆流产 >>

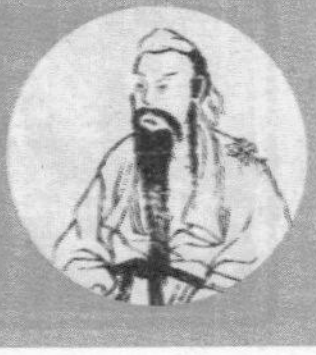

女性怀孕后阴道不时少量下血，或时下时止，但无腹痛、小腹胀坠等现象者称为“胎漏”。如先感胎动下坠，继而有轻微腰酸腹胀，或阴道有少许出血者称为“胎动不安”，以上两种疾病统称为“先兆流产”。本病主要是冲任不固，不能摄血养胎所致。因冲为血海，任主胞胎，冲任之气固，则胎有所载，血有所养，其胎便可正常发育生长。

偏方01 固肾安胎汤一

【用料】菟丝子 30 克，金樱子 30 克，续断 15 克，当归 10 克，白芍 20 克，苎麻根 20 克，桑寄生 15 克，山茱萸 20 克，陈皮 10 克，黄芩 8 克，黄芪 15 克。如大便干，可加肉苁蓉 15 克；多梦者加首乌藤 15 克，柏子仁 15 克。

【做法】连服 30 剂，每天 1 剂。

【功效】对气血虚型胎漏、滑胎有疗效。

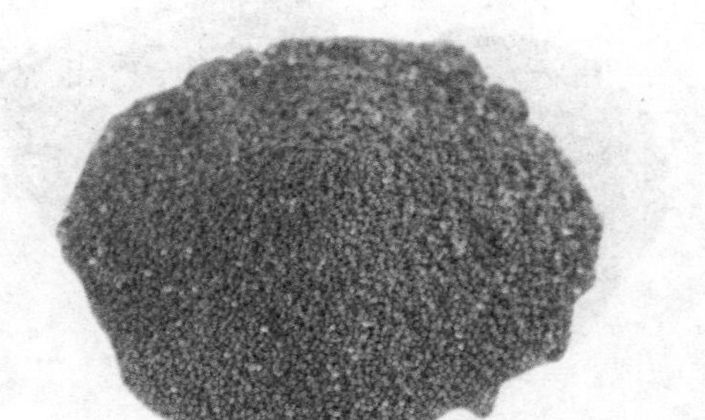

◎菟丝子

偏方介绍

菟丝子性平，味辛、甘，归肝、肾经。具有补肾益精，养肝明目，固胎止泄的功效，可用于腰膝酸痛、尿频余沥、耳鸣、头晕眼花、视力减退、先兆流产、带下等。

偏方02 固肾安胎汤二

【用料】菟丝子、川续断各 12 克，桑寄生、党参、白术、杜仲、阿胶（烊冲）各 9 克，艾叶 1.5 克。

【做法】水煎服，日 1 剂。

【功效】此方固肾安胎。主治孕后阴道少量出血，色鲜或淡红，下腹轻度胀痛，腰酸耳鸣，舌淡苔薄，脉沉细。

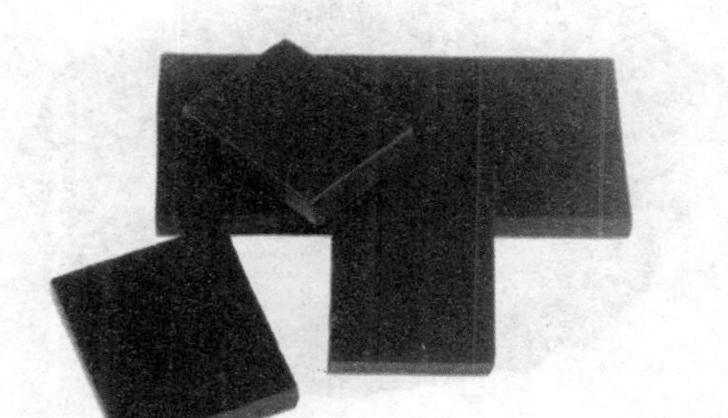

◎阿胶

偏方介绍

阿胶性平，味甘，归肺、肝、肾经，具有补血、止血、滋阴润燥的功效，同时能固肾安胎，对先兆流产有一定的疗效。

中药偏方

妇产科

恶露不绝 >>

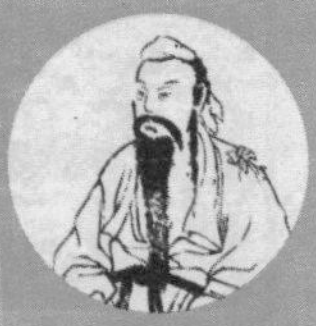

脾气虚弱型恶露不绝，证见恶露不绝，量多，色淡红，质清稀，无臭味，面色白，神疲食少，小腹空坠，大便溏薄，舌淡红，苔薄白，脉缓弱。其治疗宜益气健脾，摄血固冲。瘀血阻滞型恶露不绝证见恶露不止，淋漓量少，色暗有块，小腹疼痛拒按，块下痛减，舌质紫暗，有瘀斑，脉弦涩。其治疗宜活血化瘀。

偏方01 干荷叶方

【用料】干荷叶 60 克，鬼箭羽 30 克，桃仁 15 克，(汤浸，去皮、尖，麸炒微黄)，蒲黄 30 克，刘寄奴 30 克。

【做法】上药捣筛为散。每服 9 克，以童便 300 毫升，生姜 4 克，生地黄 7.5 克，拍碎，同煎至 180 毫升，不计时候，稍热服。

【功效】对产后恶露不绝有治疗作用。

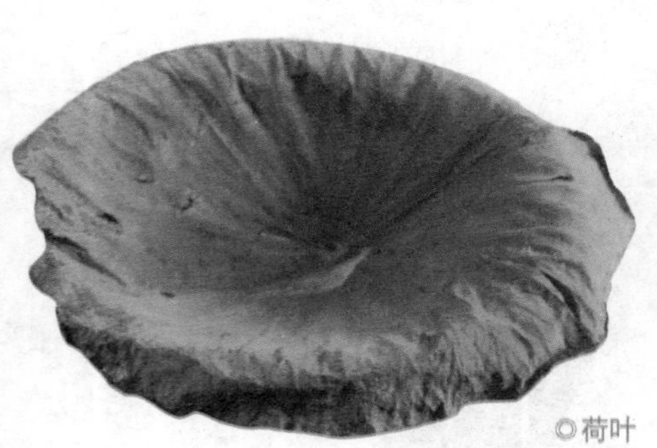

◎荷叶

偏方介绍

药理研究发现，荷叶具有解热、抑菌、解痉作用。经过炮制后的干荷叶性辛凉，味苦涩、微咸，归心、肝、脾经。具有清暑利湿，升阳发散，祛瘀止血等作用。与鬼箭羽合用可破血逐瘀，对产后恶露不下有很好疗效。

偏方02 血竭归尾方

【用料】血竭、归尾、红花、桃仁各等份。

【做法】研末，每服 3 克，淡酒送下。

【功效】对产后日久，恶露不尽有治疗作用。

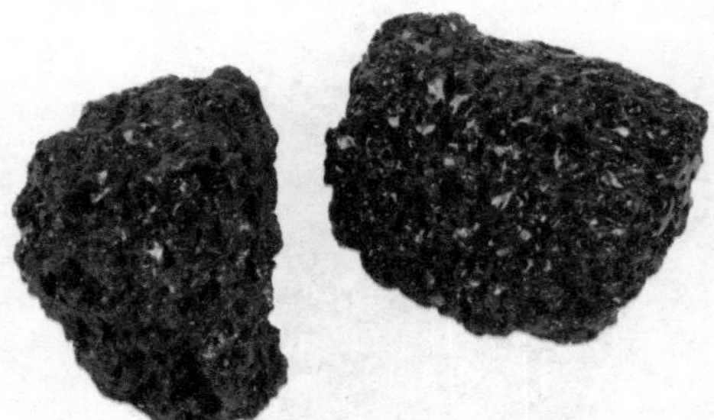

◎血竭

偏方介绍

血竭为棕榈科植物麒麟竭果实渗出的树脂经加工制成。血竭性平，味甘、咸，归心、肝、脾经。内服活血散瘀，定痛；外用止血生肌，敛疮。主治瘀血经闭、痛经、产后瘀阻、癥瘕痞块、胸腹刺痛、跌打损伤、瘀血肿痛。

偏方03 当归蒲黄方

【用料】蒲黄、益母草、当归、五灵脂各等份。

【做法】研为细末，做成9克重蜜丸，每服1丸，重者2丸，1日3次，白水送服。

【功效】对产后恶露不尽、少腹疼痛有治疗作用。

偏方04 当归川芎方

【用料】当归24克，炙甘草1.5克，草桃仁11粒，川芎9克，炮姜1.5克。

【做法】水煎服。

【功效】对产后恶露不尽、小腹疼痛有治疗作用。

偏方05 卷荷散

【用料】初出卷荷、红花各60克，蒲黄、牡丹皮各15克。

【做法】上为细末，每服9克，空心温酒或童便调下。

【功效】对产后血上冲心、腹疼恶露不绝有治疗作用。

偏方06 脱力草鸡蛋方

【用料】脱力草30克，鸡蛋10个，红糖30克。

【做法】将脱力草（若无，可用党参30克，黄芪60克代替）先熬水，去渣，再用滤液与红糖、鸡蛋同煮，以蛋熟为度，每天吃蛋2～3个，吃完可再制。

【功效】对气虚所致恶露不尽有治疗作用。

偏方07 银黄汤

【用料】银花、益母草各15克，黄芩、丹皮、蒲黄、茜草、焦楂曲各10克，党参12克，贯众炭30克，大黄炭6克。

【做法】水煎服，每天1剂。5剂为1疗程，最多为2个疗程。

【功效】对恶露不绝有治疗作用。

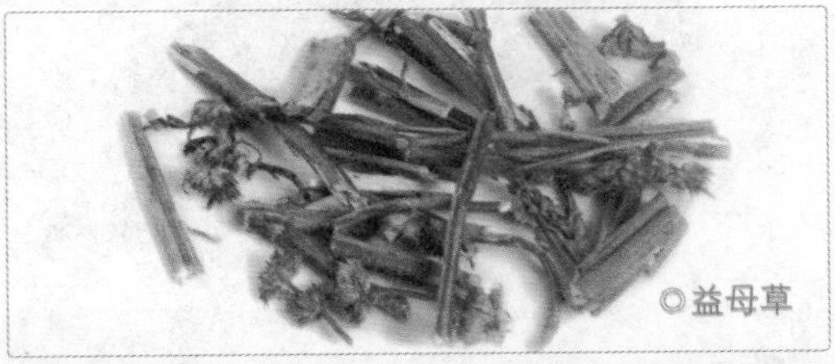

◎益母草

偏方介绍

益母草性微寒，味苦、辛，归心、肝、膀胱经，具有活血调经，利水消肿，清热解毒的功效。可用于血滞经闭、痛经、经行不畅，产后恶露不尽、瘀滞腹痛等症。

偏方08 生蒲黄方

【用料】生蒲黄60克，醋适量。

【做法】把醋煮沸，放入蒲黄调为糊状服下。

【功效】对恶露不绝有治疗作用。

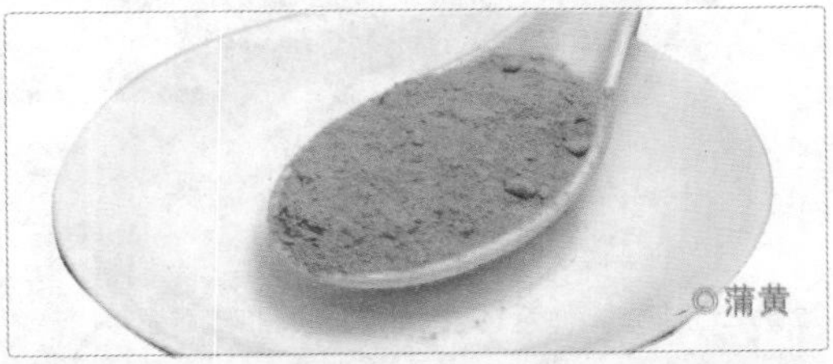

◎蒲黄

偏方介绍

蒲黄性平，味甘，归肝、心包经。具有止血，化瘀，通淋的功效，用于吐血、衄血、咯血、崩漏、外伤出血、经闭、痛经、脘腹刺痛、跌打肿痛、血淋等。

中药偏方

妇产科

乳腺炎>>

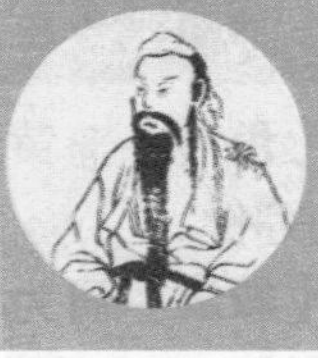

乳腺炎是指乳房部位发生的一种急性化脓性疾病，多发生于产后3～4周的妇女，尤其以初产妇多见。本病初期患者有发热恶寒，患侧乳房红、肿、热、痛的表现。其发病多因乳头破裂，不能被吸尽乳汁；或乳头内陷，影响哺乳，乳汁积滞；或产后情致不舒，肝气郁结，乳络不通，郁而化热，热盛肉腐；或产后乳络阻塞，外流不畅，瘀而成痈。

偏方01 通乳消肿汤

【用料】 瓜蒌12克，牛蒡子12克，金银花15克，连翘12克，花粉12克，黄芩10克，栀子12克，柴胡10克，陈皮10克，皂刺10克，甘草8克。

【做法】 水煎服，日1剂。

【功效】 此方用于炎症初期，疏肝清热，通乳消肿。

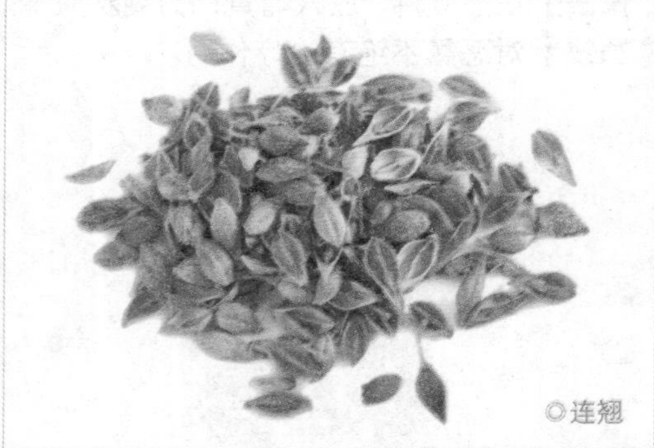

◎连翘

偏方介绍

连翘为木樨科植物连翘的果实。连翘性微寒，味苦，归肺、胃、心、小肠经。具有清热解毒，散结消肿的功效，用于热病初起、风热感冒、发热、心烦、咽喉肿痛、斑疹、丹毒、瘰疬、痈疮肿毒、急性肾炎、热淋等。

偏方02 蒲公英方

【用料】 蒲公英、金银花、全瓜蒌各25克，连翘、柴胡各15克，青陈皮、王不留行、黄芩各10克，路路通12克。

【做法】 水煎，日服1剂，分早、晚2次服。

【功效】 对急性乳腺炎有治疗作用。

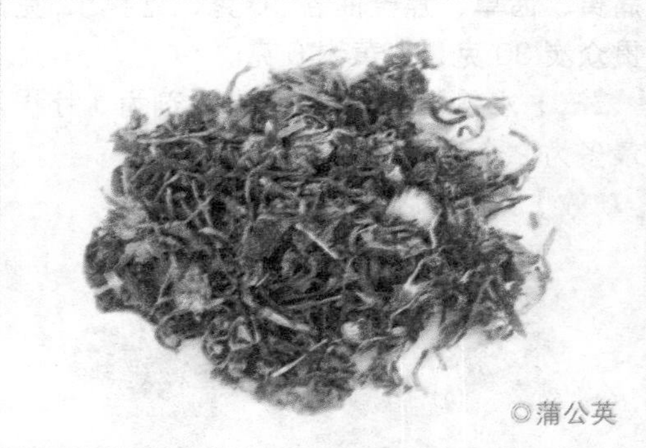

◎蒲公英

偏方介绍

蒲公英性寒，味苦、甘，归肝、胃经。具有清热解毒，消肿散结的功效，用于上呼吸道感染、结膜炎、流行性腮腺炎、高血糖、乳痈肿痛、泌尿系感染、尿路感染等。

中药偏方

妇产科

女子不孕 >>

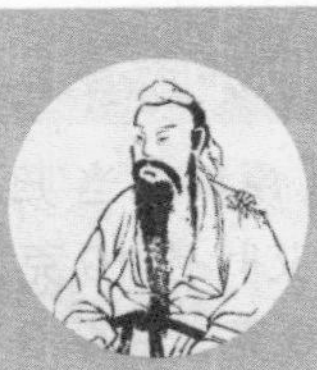

女子不孕分为原发性不孕和继发性不孕。婚后夫妻同居2年以上、配偶生殖功能正常，未避孕而不受孕者，为原发性不孕；如果曾怀孕但此后又2年以上未能受孕为继发性不孕。女性不孕的原因有生殖道堵塞、生殖道炎症、卵巢功能不全等因素。此外，严重的生殖系统发育不全或畸形、内分泌紊乱、神经系统功能失调等也会影响子宫内环境而导致不孕。

偏方01 紫石英方

【**用料**】紫石英、党参、川断各 15 克，仙灵脾、黄芩、徐长卿、当归、云苓各 9 克，熟地黄 12 克，鹿角霜、川芎各 6 克，川椒 1.5 克。

【**做法**】水煎服，每月从月经第 7 天开始服药，每日服 1 剂，连服 3 日停药 1 天，再服3剂。每月共服6剂，6剂服完后方可交合。

【**功效**】对原因不明的不孕症有治疗作用。

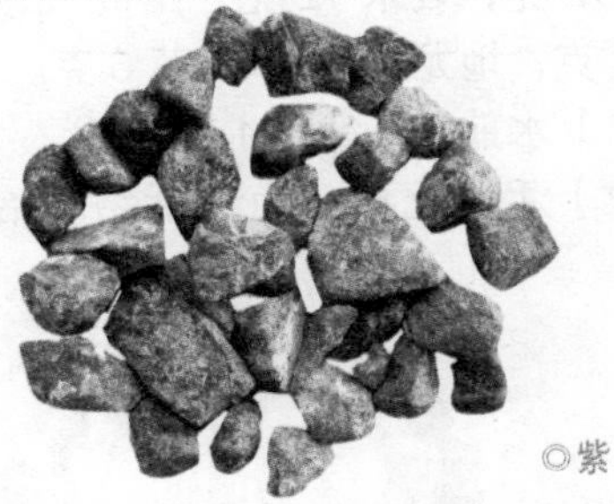

◎紫石英

偏方介绍

紫石英为卤化物类矿物萤石的矿石。全年均可采挖，采得后，去净外附的沙砾及黏土，拣选紫色的入药，捣成小块，生用或煅用。紫石英性温，味甘、辛，无毒，归心、肝、肺、肾经。具有镇心，安神，降逆气，暖子宫的功效，用于心悸、怔忡、惊痫、肺寒咳逆上气、女子宫寒不孕等症。

偏方02 鸡血藤方

【**用料**】鸡血藤 30 克，桃仁、车前子各 15 克，当归、艾叶、焦三仙、佛手各 10 克，三棱、莪术、泽泻各 6 克，川断 12 克，杜仲 18 克。

【**做法**】月经前 3 天开始服药，每日 1 剂，水煎，分 2 次温服。

【**功效**】对痛经、不孕有治疗作用。

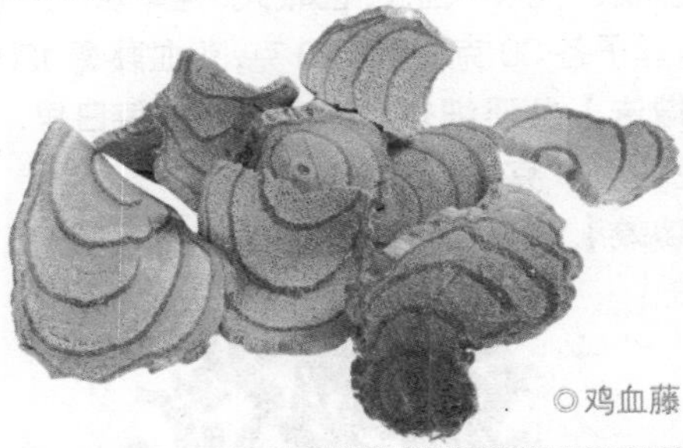

◎鸡血藤

偏方介绍

鸡血藤性温，味苦、甘，归肝、肾经。具有行血补血，调经，舒筋通络等功效，可治疗月经不调、经行不畅、痛经、血虚经闭等妇科病以及风湿痹痛、手足麻木、肢体瘫软、血虚萎黄等。结合其他中药，对治疗痛经、不孕等症也有一定的疗效。

偏方03 当归地黄汤方

【用料】当归、熟地黄各15克，白芍、艾叶各10克，香附9克，川芎、肉桂各6克，甘草3克。

【做法】水煎沸15分钟，滤汁，加水煎20分钟，滤汁，两次滤液对匀，分早、晚2次服。于每月经前服5剂，每日1剂，连服2个月。

【功效】对女子不孕有治疗作用。

偏方04 当归制香附方

【用料】当归15克，制香附15克，菟丝子15克，益母草30克，丹参30克，葛根30克，丹皮12克，红花10克，川牛膝10克，沉香（分吞）10克，炒杜仲24克，川断24克。

【做法】水煎服，每日1剂。

【功效】疏肝解郁，通经活血，调理冲任。

偏方05 鹿衔草方

【用料】鹿衔草60克，菟丝子、白蒺藜、槟榔各15克，辛夷、高良姜、香附、当归各10克，细辛6克。

【做法】水煎服，每天1剂。

【功效】对女子不孕有治疗作用。

偏方06 当归千年健方

【用料】当归、千年健各17.5克，牛膝20克，正虎骨10克，天麻、追地风各15克，防风15克，川芎5克，好高粱酒1500克。

【做法】以好高粱酒浸过上述药材10日，即可服用，每次1盅。

【功效】治不孕，数月即能受孕。

偏方07 当归方

【用料】当归、白芍、胎盘各60克，枸杞、鹿角胶、党参、杜仲、巴戟天、淫羊藿、桑寄生、菟丝子各30克，川芎20克，鸡血藤膏120克。

【做法】共研细末，炼蜜为丸。每日早、中、晚各服9克。

【功效】对妇女不孕有治疗作用。

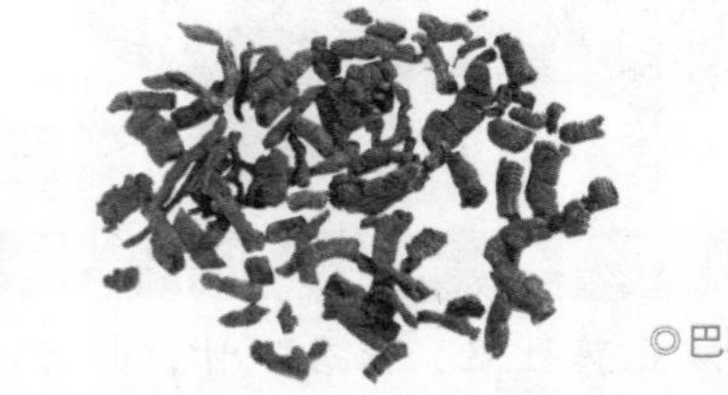

◎巴戟天

偏方介绍

巴戟天性温，味辛、甘，归肝、肾经。具有补肾助阳，强筋壮骨，祛风除湿的功效。用于肾虚阳痿、遗精早泄、少腹冷痛、小便不禁、宫冷不孕、风寒湿痹、腰膝酸软等。

偏方08 桃仁方

【用料】桃仁10克，当归10克，赤芍10克，三棱12克，莪术12克，昆布12克，路路通18克，地龙18克，川芎6克。

【做法】水煎服，每日1剂。

【功效】活血化瘀，通经活络。治输卵管不通。

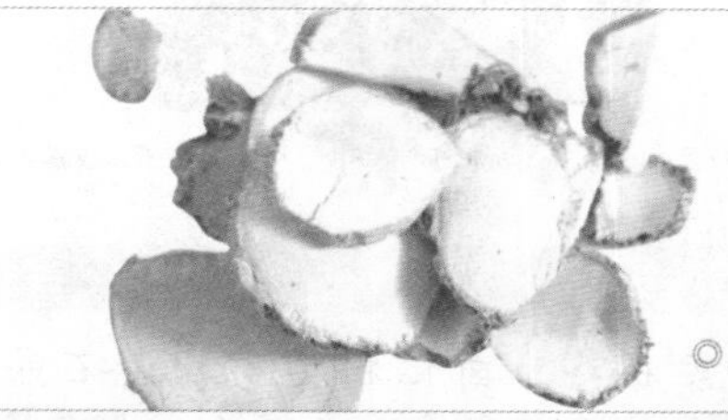

◎三棱

偏方介绍

三棱为黑三棱科植物黑三棱、细叶黑三棱、小黑三棱的块茎。三棱性平，味辛、苦，归肝、脾经。具有破血行气，消积止痛的功效，用于癥瘕积聚、气血凝滞、胁下胀疼、经闭、产后瘀血腹痛、跌打损伤等。

偏方09 大熟地黄方

【用料】大熟地黄10克，全当归10克，白芍15克，桑葚子15克，桑寄生15克，女贞子15克，仙灵脾10克，阳起石10克，蛇床子3克。

【做法】水煎分2次服，隔天1剂。月经期间，或遇感冒、腹泻等时，暂停服。

【功效】滋补肝肾，温补冲任。

偏方10 熟地黄鹿角片方

【用料】熟地黄15克，鹿角片12克（先煎），仙灵脾、枸杞子、菟丝子、党参各15克，仙茅、当归、紫河车、川断、丹参、牛膝各12克，山茱萸10克，炙龟板15克（先煎），壳砂10克。

【做法】每日1剂，煎3次，混匀，分2次服。

【功效】对原发性不育不孕症有治疗作用。

偏方11 当归白芍方

【用料】当归、通草、瓜蒌、枳壳、川楝子各15克，白芍25克，怀牛膝20克，王不留行20克，青皮10克，皂角刺5克，甘草5克，黄酒适量。

【做法】隔日服1剂，以经期服药为主，每日1剂，早、晚各服1次，黄酒送服。

【功效】疏肝理气，通络调经。治女性不孕。

偏方12 丹皮丹参方

【用料】丹皮10克，丹参10克，当归10克，白芍10克，生地黄10克，香附10克，茺蔚子10克，玄胡10克，怀牛膝10克，郁金10克，川芎5克，月季花5克，玫瑰花5克。

【做法】水煎服，每日1剂。

【功效】对输卵管阻塞不孕症有治疗作用。

偏方13 鹿鞭方

【用料】鹿鞭100克，当归25克，枸杞15克，北芪15克，生姜3片，嫩母鸡1只，阿胶25克。

【做法】母鸡收拾干净，同上前5味药入砂锅，加水煮沸改小火炖至鸡烂，下阿胶，待阿胶溶化后调味食用，连续多次，效显。

【功效】对妇女血虚体弱、宫寒不孕有疗效。

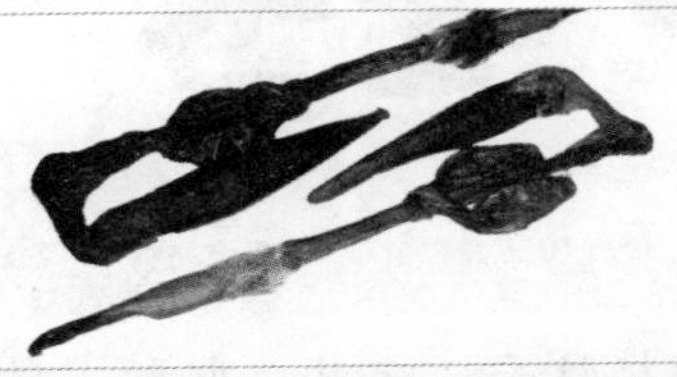

◎鹿鞭

偏方介绍

鹿鞭性温，味甘、咸，归肝、肾、膀胱经。具有补肾精，壮肾阳，益精，强腰膝的功效，用于肾虚劳损、腰膝酸痛、耳聋耳鸣、阳痿、遗精、早泄、宫冷不孕、带下清稀等。

偏方14 菟丝子方

【用料】菟丝子18克，杜仲15克，覆盆子15克，吉林参6克，延胡索10克，鹿角霜30克，当归12克，白芍10克。

【做法】水煎服，每日1剂。

【功效】补肾益气，滋养冲任。治妇女不孕症，证属肾气不充者。

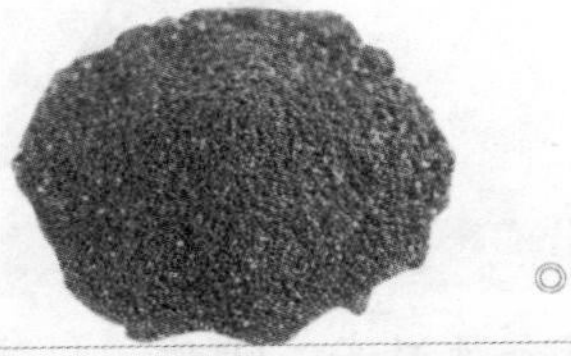

◎菟丝子

偏方介绍

菟丝子性平，味辛、甘，归肝、肾经。具有补肾益精，养肝明目，固胎止泄的功效，可用于腰膝酸痛、阳痿、早泄、遗精、尿频余沥、耳鸣、头晕眼花、视力减退、先兆流产、带下等。

中药偏方

妇产科

更年期综合征 >>

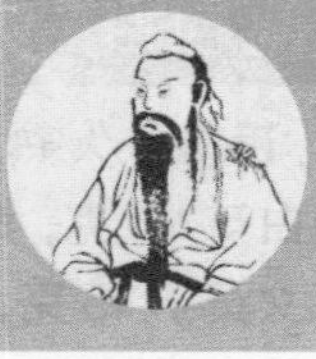

更年期综合征是女性卵巢功能衰退导致的内分泌失调和自主神经功能紊乱的综合症状，并可引起骨质疏松、动脉硬化等一系列疾病，严重影响妇女的工作和生活质量。其发病年龄一般是从45岁左右开始，持续10~15年时间。这一时期妇女的心理、生理均发生各种改变。

偏方01 除烦去燥汤

【用料】鲜百合 50 克，生、熟枣仁各 15 克。

【做法】将生熟枣仁水煎去渣，将鲜百合与药汁同煎，每天 1 剂，食百合饮汤。

【功效】疏肝理气，滋水涵木，宁心安神，除烦去燥。主治（肝气郁结型）更年期心烦失眠等症，表现为月经不定期、量多或量少，急躁易怒，精神抑郁，脉弦。

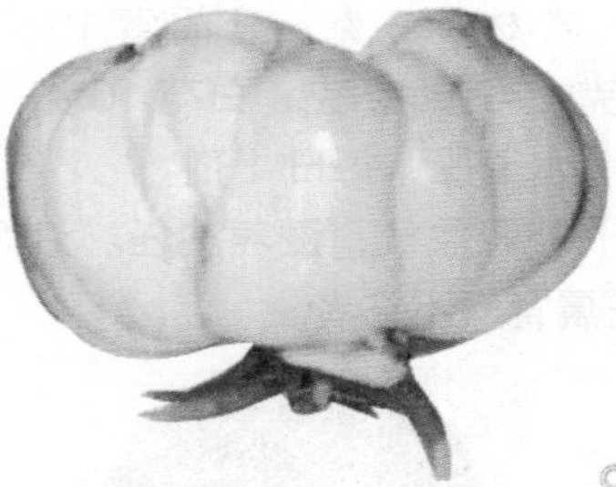

◎百合

偏方介绍

百合性微寒，味甘，归肺、心经。具有清火、润肺、安神的功效。百合能清心除烦，宁心安神，用于热病后余热未消、神思恍惚、失眠多梦、心情抑郁、喜悲伤欲哭等病症。百合偏凉性，胃寒的患者少用。与枣仁合用，能宁心安神，除烦去燥。

偏方02 填精养血汤

【用料】枸杞、熟地黄、山药、制首乌、当归、菟丝子各 15 克，山茱萸 12 克，山茱萸（烊）、龟板胶（烊）、川牛膝各 10 克，狗脊 15 克。

【做法】水煎服，日 1 剂。

【功效】此方滋肾填精养血。主治（精亏血枯型）女性更年期综合征。

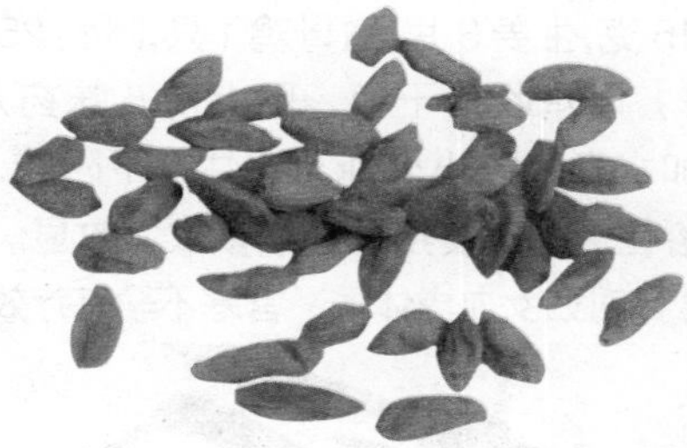

◎枸杞

偏方介绍

枸杞性平，味甘，归肝、肾、肺经。具有养肝，滋肾，润肺的功效。与其他中药合用，对更年期综合征有一定的疗效。

中药偏方

男科及泌尿科

阳痿 >>

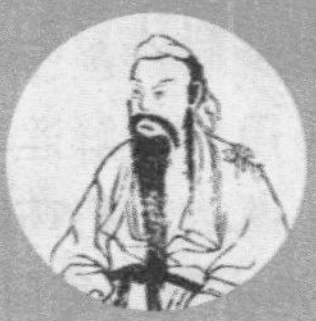

阳痿的发病率占成年男性的50%左右，中医认为阳痿是阴阳平衡失调的结果，因思虑忧郁，劳伤心脾，或饮食所伤等，致宗筋弛纵，引起阴茎萎弱不起或临房举而不坚。患者应改变不良生活方式，消除高危因素。

偏方01 补肾壮阳汤

【用料】 远志10克，山茱萸15克，五味子4克，柏子仁15克，熟地黄10克，龙齿15克，牡蛎15克，石菖蒲10克，枸杞子30克，合欢花15克，蛇床子10克，葫芦巴10克。

【做法】 隔天服1剂，连服1个月。

【功效】 交通心肾，补肾壮阳。主治阳事痿顿、掌心发热、舌尖红或口舌糜烂。

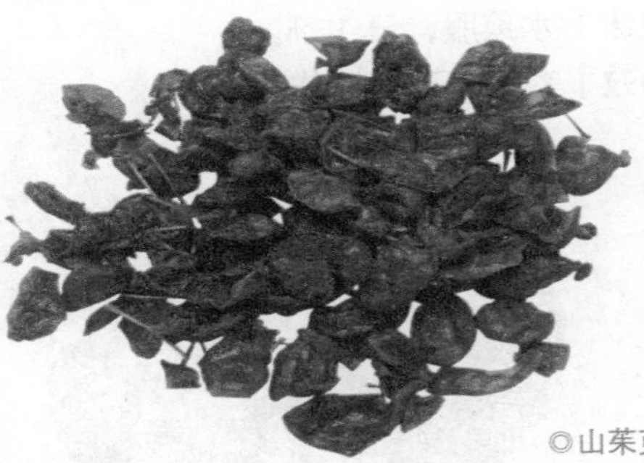

◎山茱萸

偏方介绍

山茱萸为山茱萸科植物山茱萸的干燥成熟果肉。山茱萸性温，味酸、涩，归肝、肾经。具有补益肝肾，收敛固涩，固精缩尿，止带，止崩，止汗，生津止渴等功效，用于腰膝酸痛、头晕耳鸣、健忘、遗精滑精、遗尿尿频、崩漏带下、月经不调、大汗虚脱等。

偏方02 补脾填精汤

【用料】 鹿角胶20克，熟地黄10克，菟丝子20克，续断10克，补骨脂5克，淫羊藿20克，巴戟天10克，杜仲15克，蛇床子10克，远志5克。

【做法】 每日1剂，水煎分2次服，连服30剂。

【功效】 温肾壮阳，补脾填精。主治阳事痿顿、精薄阴冷、腰膝酸软、小便清长等。

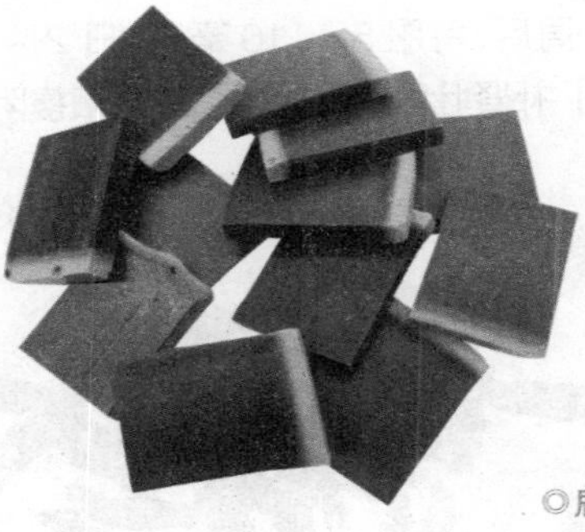

◎鹿角胶

偏方介绍

鹿角胶性平，味甘、咸，归肝、肾经。具有温补肝肾，益精血，止血的功效。用于治肾气不足、虚劳羸瘦、腰痛、阴疽、男子阳痿、滑精、妇女子宫虚冷、崩漏、带下。

偏方03 鲜淫羊藿汤

【用料】鲜淫羊藿 200 克。

【做法】将药物剪碎烧干，水煎服，开水泡亦可。每日 3 次。

【功效】壮阳。治阳痿。

偏方04 参藿汤

【用料】党参、黄芪、淫羊藿各 30 克，龙眼肉、仙茅各 15 克，白术、当归、远志、炙甘草、巴戟天各 10 克。

【做法】水煎服，日 1 剂。

【功效】对阴茎举而不坚、食少神疲、寐不安宁、舌苔淡、脉沉细有治疗作用。

偏方05 酒浸阳起石

【用料】阳起石 15 克，白酒 1500 克。

【做法】将阳起石研末，浸白酒 1 日。每 1 日 3 次，每次 50 克。

【功效】壮阳。

偏方06 蜈蚣茴香末

【用料】蜈蚣 30 尾，甘草 6 克，小茴香 3 克。

【做法】上药共研末，每次服 2 克，每日 1 ~ 2 次。

【功效】对阳痿有治疗作用。

偏方07 人参肉苁蓉

【用料】人参 30 克，仙灵脾 30 克，肉苁蓉 30 克，枸杞 30 克。

【做法】上药研细末，炼蜜为丸，每丸 2 克，每服 1 丸，日 2 ~ 3 次。或用白酒 1500 毫升泡 2 周后，每服 5 ~ 10 毫升，日 2 ~ 3 次。

【功效】补肾壮阳，强阴益精。治阳痿阴冷。

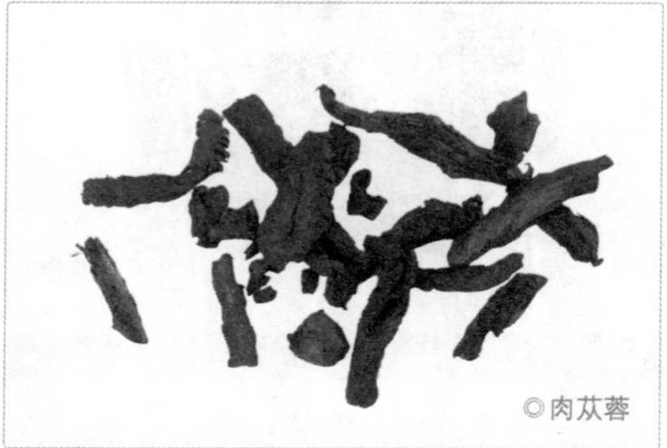

◎肉苁蓉

偏方介绍

肉苁蓉性温，味甘、咸，归肾、大肠经。具有补肾阳，益精血，润肠通便的功效，用于阳痿、不孕、腰膝酸软、筋骨无力、肠燥便秘等。

偏方08 地黄阳石汤

【用料】熟地黄、阳起石各 15 克，山药、狗脊、霜溢子各 12 克，葛根、川断、伸筋草、桑螵蛸、知母、巴戟天、蛇床子各 9 克，远志 6 克。

【做法】水煎服，日 1 剂。

【功效】对阳痿有治疗作用。

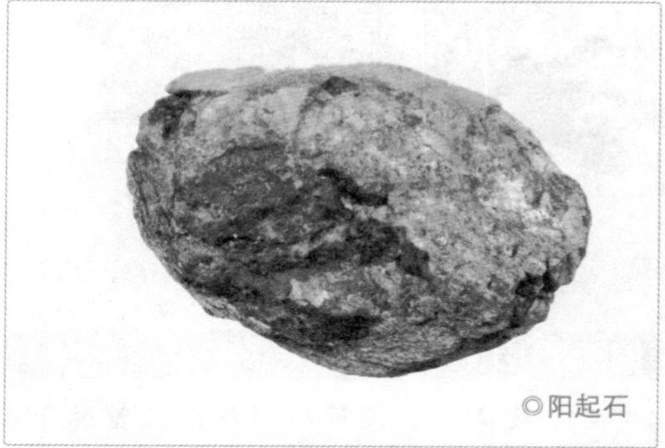

◎阳起石

偏方介绍

阳起石性温，味咸，归肾经。具有温肾壮阳的功效。用于肾阳虚衰、阳痿、遗精、早泄、腰膝酸软、宫寒不孕、带下、癥瘕、崩漏。

偏方09 附桂汤

【用料】制附子、桂圆各3克，熟地黄12克，川芎、白术各6克，酒炒白芍、当归、党参、枸杞、仙茅、巴戟天各9克，黄芪24克。

【做法】水煎服。

【功效】对阳痿有治疗作用。

偏方10 黄芪附子汤

【用料】鹿含草、黄芪、制附子先煎各30克，枸杞20克，补骨脂12克，菟丝子、川芎、赤芍药各10克，鹿角霜、韭菜子各6克。

【做法】水煎服，日1剂。

【功效】对阳痿、早泄等有治疗作用。

偏方11 海狗肾人参散

【用料】海狗肾2具，人参、黄芪、玉竹、白术、白茯苓各9克，陈皮6克，沉香3克。

【做法】上药共研细末。每次服6～12克，每日2次，温开水或白酒送服。

【功效】治气虚、体弱、阳痿。

偏方12 海马方

【用料】海马适量，黄酒1盅。

【做法】将海马炮炙研末。每次1～3克，每日3次，黄酒冲服。

【功效】补肾壮阳，舒筋活络。治肾虚阳痿、腰腿痛。

偏方13 蛤蚧汤治阳痿

【用料】蛤蚧1对，海马、鹿茸各10克，赤参15克，枸杞50克，淫羊藿、五味子各30克。

【做法】将上药洗净后，放入2500毫升白酒中，浸泡7天后即可饮用。每晚睡前饮35毫升，2个月为1疗程。

【功效】对阳痿有治疗作用。

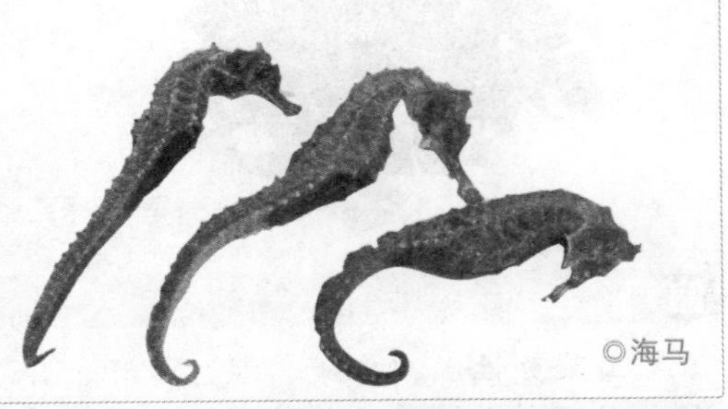

◎海马

偏方介绍

海马味甘、性温，归肾、肝经。具有补肾壮阳，消癥瘕等功效，用于肾虚阳痿、难产、癥瘕、疔疮肿毒等。

偏方14 海狗肾方

【用料】海狗肾3具，肉苁蓉、山茱萸各50克，巴戟天40克，白酒适量。

【做法】将上述前4味药切细，置白酒中浸泡2～3日，以全部成分浸出为度，再加酒至1000毫升。每次服5～10毫升，每日3次。

【功效】对性欲减退、阳事不举有疗效。

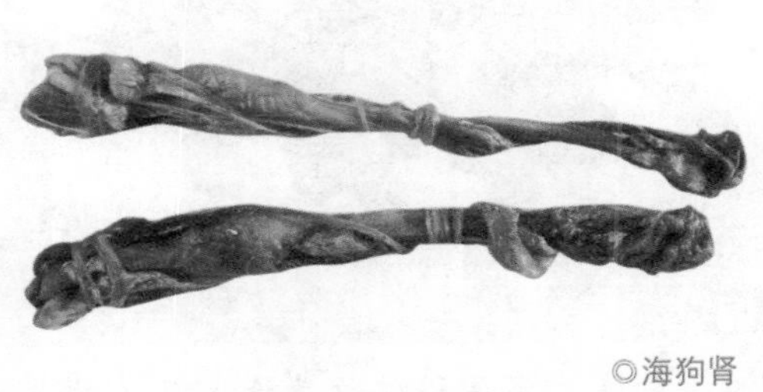

◎海狗肾

偏方介绍

海狗肾多为海豹和海豹科动物斑海豹、点斑海豹的阴茎和睾丸。海狗肾性热，味咸，归肝经。具有暖肾壮阳，益精补髓的功效，用于虚损劳伤、阳痿精衰、早泄、腰膝痿弱、心腹疼痛等。

中药偏方

男科及泌尿科

遗精 >>

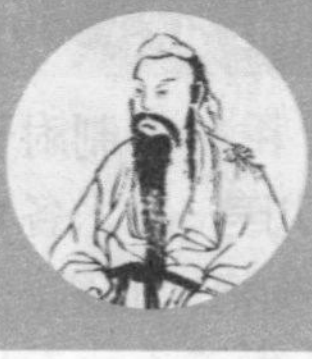

中医将精液自遗现象称“遗精”或“失精”。有梦而遗者名为“梦遗”，无梦而遗，甚至清醒时精液自行滑出者为“滑精”。其多由肾虚精关不固，或心肾不交，或湿热下注所致。需要指出的是，遗精不是月经，所以没有规律可言的。以前有遗精，现在消失了，也是很正常的事情。尤其是男性进入中年，几乎就不再发生遗精了。

偏方01 清火滋阴汤

【用料】黄连5克，生地黄15，当归10克，枣仁15克，茯神15克，远志10克，莲子肉15克，煅龙骨18克，牡蛎18克，甘草5克。

【做法】水煎服，每日1剂。

【功效】此方清心火，滋肾阴，交通心肾。主治睡眠不实而多梦、频繁梦中遗精、失眠健忘、头昏耳鸣、心悸心烦、腰酸腿软。

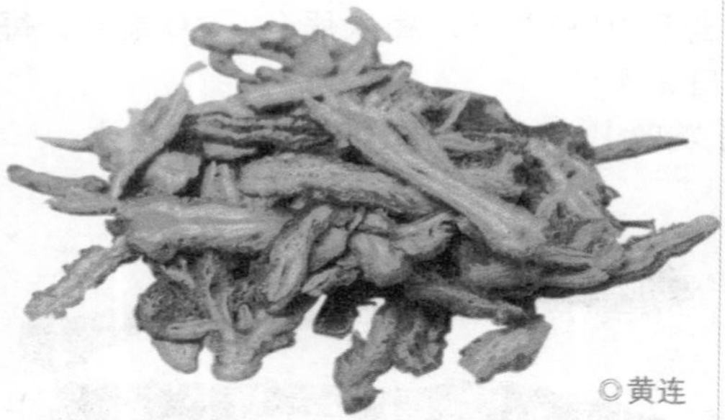

©黄连

偏方介绍

黄连为毛茛科植物黄连、三角叶黄连和云连的干燥根茎。黄连性寒，味苦，无毒。归心、脾、胃、肝、胆、大肠经，具有清热燥湿，泻火解毒的功效，用于湿热痞满、呕吐吞酸、泻痢黄疸、高热神昏、心火亢盛、心烦不寐、血热吐衄、目赤、牙痛、消渴、痈肿疔疮、外治湿疹、湿疮、耳道流脓。

偏方02 降火固涩汤

【用料】知母、黄柏、丹皮、山茱萸、茯苓各9克，芡实、生地黄、山药、金樱子各15克，煅龙骨、煅牡蛎各18克，甘草5克。

【做法】水煎服，每日1剂。

【功效】此方滋阴降火，固涩。主治遗精频作、性欲亢盛、阴茎易举、腰膝酸软、五心烦热、舌红少津、脉细数。

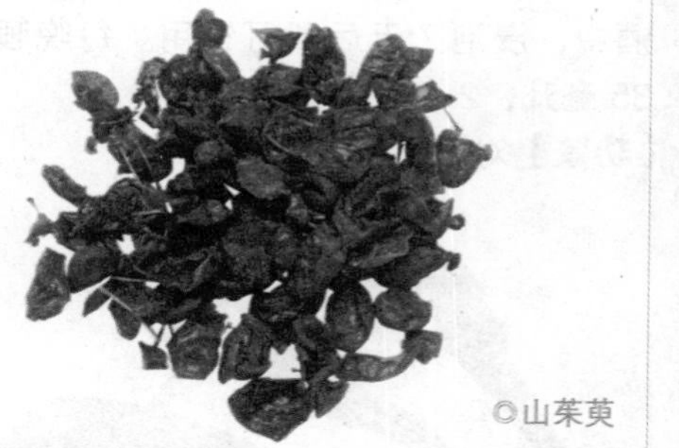

©山茱萸

偏方介绍

山茱萸性温，味酸、涩，归肝、肾经。具有补益肝肾，收敛固涩，固精缩尿，止带，止崩， 止汗，生津止渴等功效。用于腰膝酸痛、头晕耳鸣、健忘、遗精滑精、遗尿尿频、崩漏带下、月经不调、大汗虚脱等。

偏方03 五倍子末

【用料】五倍子 6 克。

【做法】焙干，研细末。用患者的唾液调敷脐中，外用纱布覆盖，胶布固定，翌日早晨去掉，每晚 1 次，连用 3 ~ 5 次。

【功效】对遗精有治疗作用。

偏方04 清肝泻火汤

【用料】丹皮、龙胆草、山栀、黄芩、柴胡各 10 克，生地黄、白芍各 15 克，甘草 6 克。

【做法】水煎服，每日 1 剂。

【功效】此方清肝泻火。主治梦中遗精、阴茎易勃起、性欲亢进、口苦咽干、脉弦数。

偏方05 清热利湿汤

【用料】萆薢、茯苓、石韦、车前子、灯芯草、石菖蒲、黄柏、苍术、龙胆草各 10 克，生牡蛎 15 克，甘草 6 克。

【做法】水煎服，每日 1 剂。

【功效】清热利湿。主治遗精频作、小便赤热混浊、心烦少寐、舌红苔黄腻等。

偏方06 海螵蛸五倍子方

【用料】密陀僧、五倍子各 3 克，海螵蛸 4 克。

【做法】上药共研极细末，筛去粗末，备用。每晚临睡前，将少许药末撒在龟头上，如果包皮包茎，则将少许凡士林擦在龟头上，微润后，再撒药末。

【功效】对遗精有治疗作用。

偏方07 五倍子茯苓丸

【用料】五倍子 120 克，茯苓 30 克，龙骨 15 克。

【做法】将以上药物共研成末，面糊为丸，大小如绿豆。开水送服，每次服 40 粒，日服 3 次。

【功效】对肾虚性遗精有治疗作用。

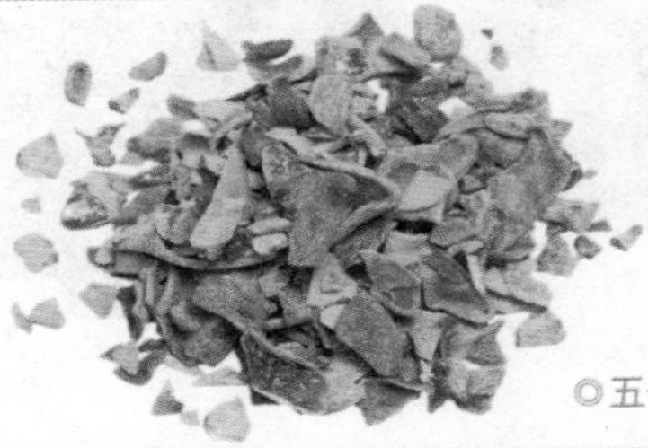

◎五倍子

偏方介绍

五倍子性寒，味酸，涩，归肺、大肠、肾经。具有敛肺，止汗，涩肠，固精，止血，解毒的功效，用于肺虚久咳、自汗盗汗、久痢久泻、脱肛、遗精、白浊、各种出血、痈肿疮疖等。

偏方08 黄柏樗白丸

【用料】樗白皮 30 克，牡蛎 150 克，知母、黄柏各 90 克，青黛 9 克，蛤粉、神曲各 15 克。

【做法】共研细末，神曲糊为丸。每服 9 克，早、晚各 1 次。

【功效】对遗精，伴有头晕耳鸣、腰痛腿软、五心烦热、舌红、脉细数有治疗作用。

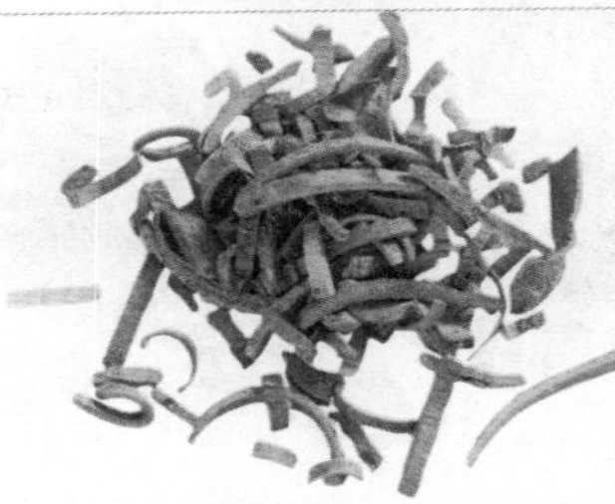

◎黄柏

偏方介绍

黄柏性寒，味苦，归肾、膀胱、大肠经，具有清热，燥湿，泻火，解毒的功效。可用于热痢、泄泻、消渴、黄疸、梦遗、淋浊、痔疮、便血、赤白带下、骨蒸劳热、目赤肿痛、口舌生疮、疮疡肿毒等。

偏方09 蛤蜊散

【用料】蛤蜊 300 克，五味子 100 克，山茱萸 50 克。

【做法】先煅蛤蜊，然后将其他药共研细末。每次服 10 克，每日 2 次，空腹温酒送服。

【功效】清热利湿，滋阴止遗。治遗精。

偏方10 生地黄党参方

【用料】生地黄、党参、远志、西菖蒲、砂仁、黄柏各 15 克，知母 20 克，黄连、灯芯草各 10 克，生龙骨 30 克，甘草 6 克。

【做法】水煎服。

【功效】对心肾不交型遗精有治疗作用。

偏方11 鸡蛋壳侧柏叶方

【用料】鸡蛋壳 30 克，侧柏叶 20 克，甘草 6 克。

【做法】水煎服，每日 2 次。

【功效】对遗精有治疗作用。

偏方12 人参山药粉

【用料】人参 30 克，山药 30 克，龙骨 100 克，茯苓 50 克，朱砂 5 克。

【做法】上药共研末。每服 5 克，日服 2 次。

【功效】对食少畏寒而梦遗者有治疗作用。

偏方13 鸡内金方

【用料】鸡内金、黄酒各适量。

【做法】干鸡内金刷净置瓦上用文火焙 30 分钟，待成焦黄研成粉末，筛后备用。用时取鸡内金粉 3 克，用热黄酒半杯搅匀。每日早晚开水送服，3 日为 1 疗程。

【功效】对结核病之遗精有治疗作用。

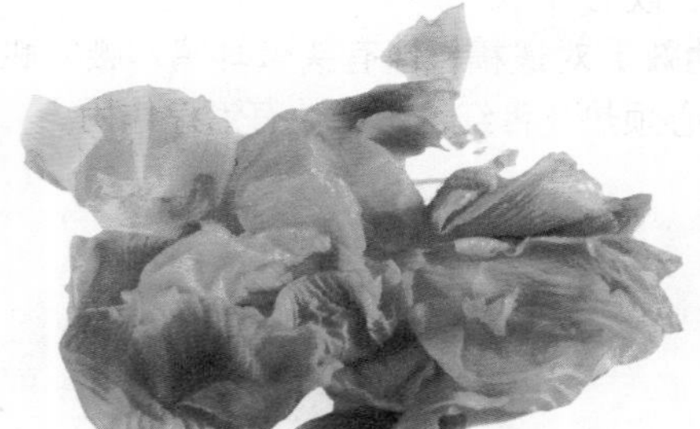

◎鸡内金

偏方介绍

鸡内金是指家鸡的砂囊内壁，系消化器官，用于研磨食物。鸡内金性寒，味甘，归脾、胃、小肠、膀胱经。该品为传统中药之一，用于消化不良、遗精盗汗等，效果极佳。

偏方14 金樱子白术方

【用料】金樱子、莲子肉、芡实、茯苓、山药各 20 克，白术、山茱萸、肉桂各 10 克，熟地黄、生黄芪各 15 克。

【做法】水煎服。

【功效】补肾壮阳，涩精止泻。治肾虚不固型遗精。

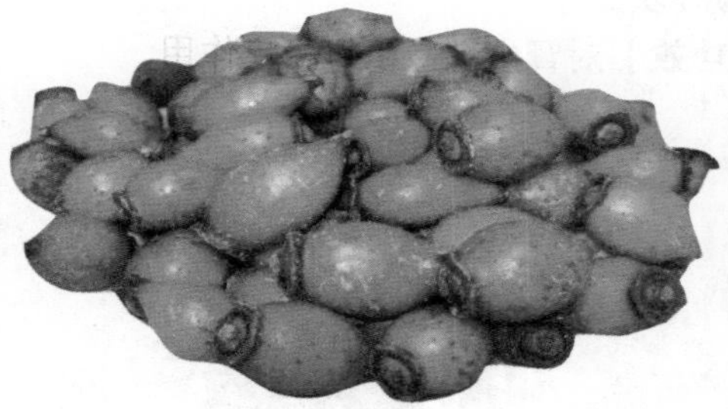

◎金樱子

偏方介绍

金樱子性平，味酸、甘、涩，归肾、膀胱、大肠经。具有收涩、固精、止泻的功效，用于滑精、遗精、遗尿、小便频数、脾虚久泻及妇女带下、子宫脱垂等。在感冒期间或发热的病人不宜食用金樱子。

中药偏方

男科及泌尿科

早泄 >>

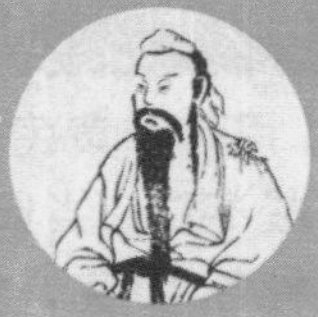

中医认为早泄是由于纵欲过度，或因犯手淫，致损伤精气，命门大衰；或思虑忧郁，损伤心脾；或恐惧过度，损伤肾气所致。在心理方面，也有可能由于精神紧张、心理阴影造成的早泄，一般不需要药物或手术治疗，在性生活时把心放平静，不要有太多心理压力，慢慢地就会恢复正常。

偏方01 温肾涩精汤

【用料】菟丝子、韭菜子、白石蜡、白茯苓、五味子、熟地黄、沙苑子各10克，桑螵蛸、生龙骨、生牡蛎各15克。

【做法】水煎服，每日1剂。

【功效】此方温补肾气，固肾涩精。主治阴茎勃起较缓慢、性交时阴器未接即泄、精液清冷稀薄、性欲淡漠、舌淡嫩、苔薄白、脉沉迟。

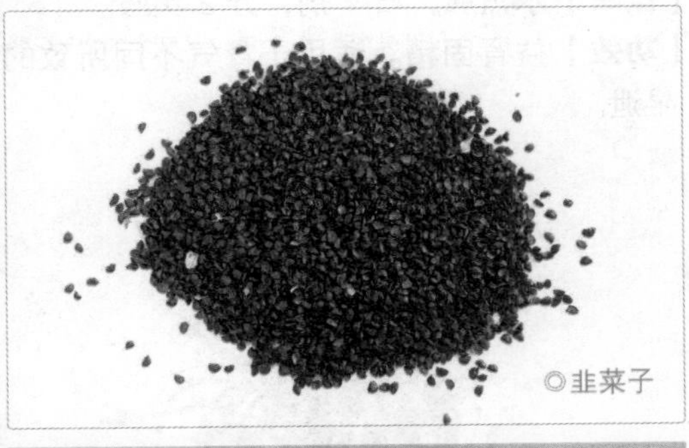

◎韭菜子

偏方介绍

韭菜子为百合科植物韭菜的干燥成熟种子。以色黑、籽粒饱满、无杂质者为佳。韭菜子性温，味辛，甘，归肾、肝经。具有温补肝肾，壮阳固精，暖腰膝的功效，用于阳痿、遗精、早泄、白带、遗尿、小便频数、腰膝酸软、腰膝冷痛等。阴虚火旺者忌服韭菜子。

偏方02 清肝利胆汤

【用料】龙胆草、栀子、柴胡、芡实各10克，生地黄、车前子、黄芩各15克，当归、金樱子各12克，甘草5克。

【做法】水煎服，每日1剂。

【功效】此方清利肝胆湿热，佐以固摄肾精。主治阴虚火旺型早泄，症见性欲亢盛、易冲动紧张而早泄、小便黄赤等。

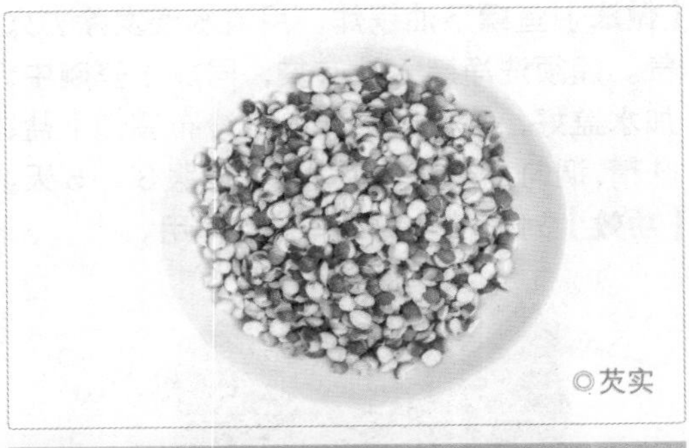

◎芡实

偏方介绍

芡实性平，味甘、涩，归脾、肾经。具有益肾固精，补脾止泻，祛湿止带的功能。生品性平，涩而不滞，补脾肾而兼能祛湿，常用于白浊、带下，遗精，小便不禁，兼湿浊者尤宜；芡实炒后性偏温，气香，能增强补脾和固涩作用，常用于脾虚泄泻和肾虚精关不固的滑精。

偏方03 益气固精汤

【用料】黄芪 20 克，党参、茯苓、白术、酸枣仁，当归各 15 克，远志，芡实、龙骨各 10 克，甘草各 5 克。

【做法】水煎服，每日 1 剂。

【功效】补益心脾，益气固精。主治心脾两虚型早泄，症见行房前心悸不宁、早泄等。

偏方04 茯苓汤

【用料】茯苓 15 克，猪苓 12 克，桂枝、细辛各 6 克。

【做法】水煎服，每日 1 剂。

【功效】对早泄有治疗作用。

偏方05 石莲子生地黄汤

【用料】石莲子、远志、黄柏、桑螵蛸、丹皮、五味子各 12 克，生地黄 20 克，茯苓 15 克，山茱萸、山药各 10 克。

【做法】上诸味药水煎服，每日 1 剂，30 天为 1 疗程。

【功效】对早泄有治疗作用。

偏方06 知母黄柏汤

【用料】知母、黄柏、芡实、莲须、酸枣仁、柴胡各 10 克，龙骨 30 克，牡蛎 30 克，珍珠母 50 克。

【做法】水煎服。

【功效】对早泄，症见舌尖边红、苔薄黄、脉弦，伴有耳鸣者有治疗作用。

偏方07 鱼鳔蒸莲须

【用料】鱼鳔 15 克，莲须 20 克，盐、味精各适量。

【做法】鱼鳔下油锅炸，用清水浸发除去火气。莲须洗净装入纱布袋，同放于瓷碗中，加水盖好，隔水蒸熟，取出纱布袋，下盐、味精，调匀。早、晚各服 1 次，连服 3 ~ 5 天。

【功效】对遗精、早泄有治疗作用。

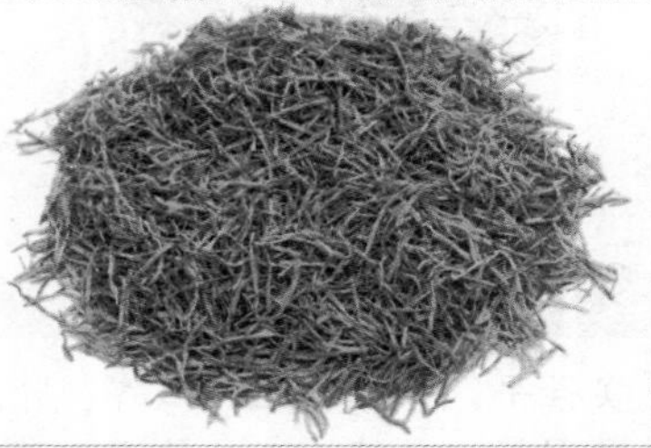

◎莲须

偏方介绍

莲须为睡莲科植物莲的干燥雄蕊。莲须性平，味甘、涩，归心、肾经。具有固肾涩精的功效，用于遗精滑精、带下、尿频等。

偏方08 肉桂地黄方

【用料】肉桂 6 克，熟地黄、山茱萸各 9 克，茯苓 10 克，山药 12 克，丹皮 10 克。

【做法】水煎服，日 1 剂，分 2 次服。

【功效】益肾固精。适用于肾气不固所致的早泄。

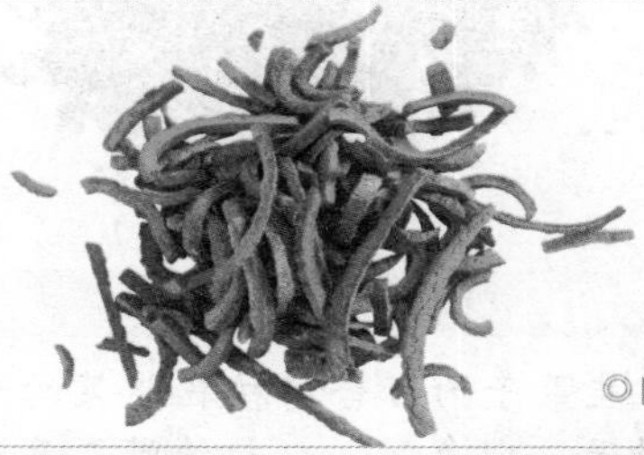

◎肉桂

偏方介绍

肉桂性热，味辛、甘，归肾、脾、心经。具有补火助阳，引火归源，散寒止痛，活血通经的功效，可用于肾虚型阳痿、早泄、亡阳虚脱等。

中药偏方

男科及泌尿科

性欲低下 >>

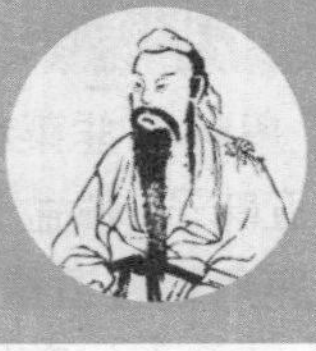

性欲低下是指在性刺激下，没有进行性交的欲望，对性交意念冷淡，而且阴茎也难以勃起的一种性功能障碍。本病发生的原因，西医认为，和大脑皮层功能紊乱、内分泌系统的疾病、药物等有关。而中国医学则认为，与人体脾肾阳虚、命门火衰有很大关系。

偏方01 淫羊藿鹿衔草方

【用料】淫羊藿 30 克，鹿衔草 30 克，三枝茶 20 克。

【做法】水煎内服，每日 3 次，或用 5 剂浸泡白酒 2500 毫升内服，早、晚各 1 次，每次 10 毫升。

【功效】对早泄、阳痿，服用本方对性功能的恢复很有帮助，尤以酒剂为好。

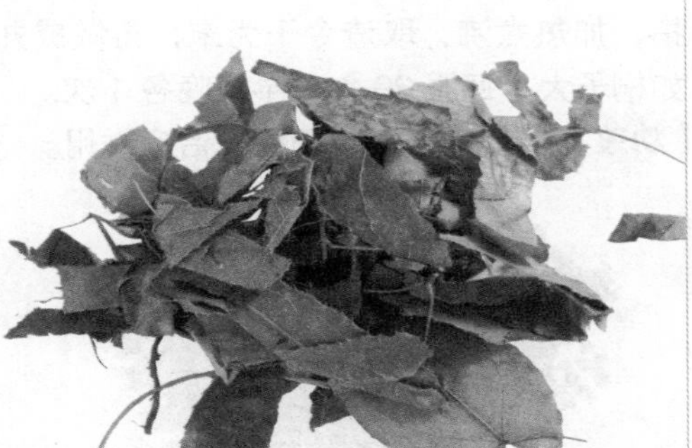

◎淫羊藿

偏方介绍

淫羊藿性温，味辛、甘，归肝、肾经。具有补肾阳，强筋骨，祛风湿的功效，可用于阳痿遗精、筋骨痿软、风湿痹痛、麻木拘挛、更年期高血压等。

偏方02 阳起石方

【用料】阳起石、蛇床子、香附子、韭菜子各 30 克，土狗（去翘足煅过）7 个，大枫子 3 克（去壳），麝香、硫黄各 3 克。

【做法】将药研末，炼蜜为丸，指甲大，以油纸盖护贴脐上，用绢袋子缚住。

【功效】补火助阳。适用于肾阳虚衰、命火不足的性欲低下、阳痿。

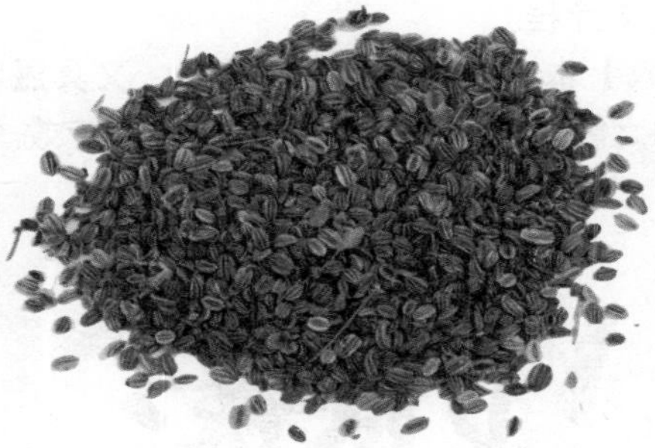

◎蛇床子

偏方介绍

蛇床子性温，味辛、苦，有小毒，归肾经。具有温肾壮阳，燥湿，祛风，杀虫的功效，用于肾虚阳痿、宫冷不孕、外治外阴湿疹、妇人阴痒、滴虫性阴道炎等。

偏方03 韭菜籽方

【用料】韭菜籽、女贞子、菟丝子、枸杞子、五味子、覆盆子、巴戟天、淫羊藿、蛇床子、鹿角霜各适量。

【做法】水煎服，日1剂。

【功效】温肾壮阳。适用于性欲低下、厌倦房事。

偏方04 熟地黄山药方

【用料】熟地黄、山药、山茱萸、枸杞、鹿角胶、菟丝子、杜仲、当归、肉桂、巴戟肉、肉苁蓉、黄狗肾各适量。

【做法】水煎服，日1剂，分2次服。

【功效】温阳益肾，填精补血。适用于性欲减退、遗精、阳痿。

偏方05 肉苁蓉五味子方

【用料】肉苁蓉、五味子、菟丝子、远志、蛇床子各等份。

【做法】将药研成粉末，每日睡前空腹服6克，黄酒送服。

【功效】温肾助阳，敛精安神。适用于性欲低下、阳痿。

偏方06 蛇床子菟丝子方

【用料】蛇床子末90克，菟丝子（取汁）150毫升。

【做法】将2味药相合，外涂于阴茎上，日5遍。

【功效】温肾壮阳。适用于肾阳不足、性欲低下、阳痿。

偏方07 仙茅枸杞方

【用料】仙茅20克，枸杞20克，淫羊藿20克，鹿角胶20克，熟地黄20克，羊肾2个。

【做法】同煎，每日1剂，日服2次，10日为1疗程。

【功效】本方既有温肾壮阳之功，又具滋阴养血之能，故对男女性冷淡患者均具疗效。

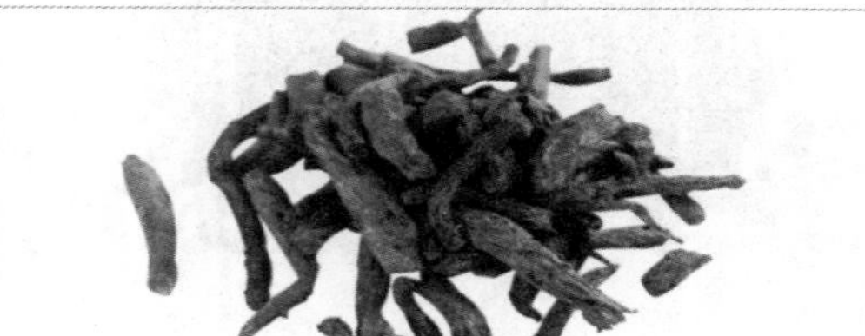

◎仙茅

偏方介绍

仙茅性温，味辛，有毒，归肾、肝经。具有补肾助阳、益精血、强筋骨和行血消肿的作用，主要用于肾阳不足、阳痿遗精、虚痨内伤和筋骨疼痛等。

偏方08 补骨脂治方

【用料】补骨脂240克（盐水炒），云苓120克，韭菜子60克。

【做法】将上药浸入陈醋内，醋高过药面1指，加热煮沸，取渣令干为末，再做成丸，如桐子大，每服20丸，早、晚各1次。

【功效】对性欲减退、阳痿有治疗作用。

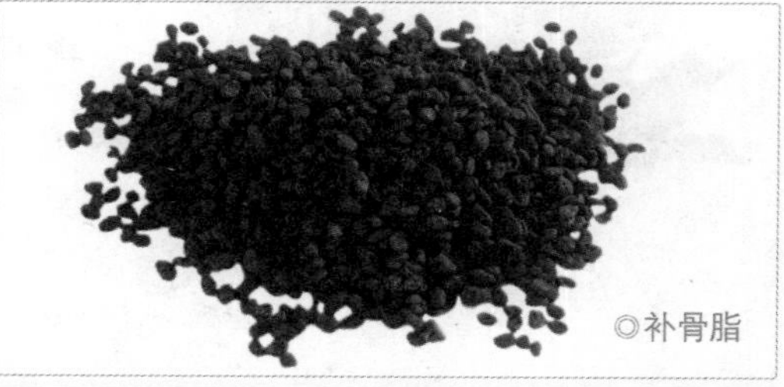

◎补骨脂

偏方介绍

补骨脂性温，味辛、苦，归肾、脾、胃、肺经。能补肾助阳，纳气平喘，温脾止泻，主肾阳不足、下元虚冷、阳痿遗精、肾不纳气、虚喘不止、脾肾两虚、大便久泻、白癜风、银屑病等。

中药偏方

男科及泌尿科

急性肾炎 >>

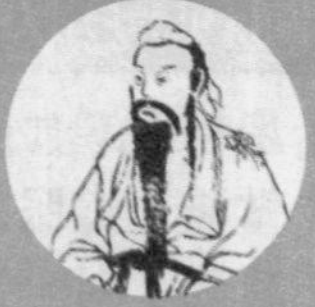

急性肾炎是急性肾小球肾炎的简称，多见于儿童及青少年，一般认为与溶血性链球菌感染有关，是机体对链球菌感染后的变态反应性疾病。其一般典型症状先有眼睑浮肿，逐渐下行性发展至全身，有少尿和血尿，持续性低热，血压程度不等地升高。

偏方01 麻黄石膏水

【用料】麻黄6克，生石膏15克，甘草4.5克，生姜6克，大枣6克，金银花15克，连翘12克，牛蒡子6克，桔梗6克。

【做法】水煎服。

【功效】对急性肾炎早期见风热表证有治疗作用。

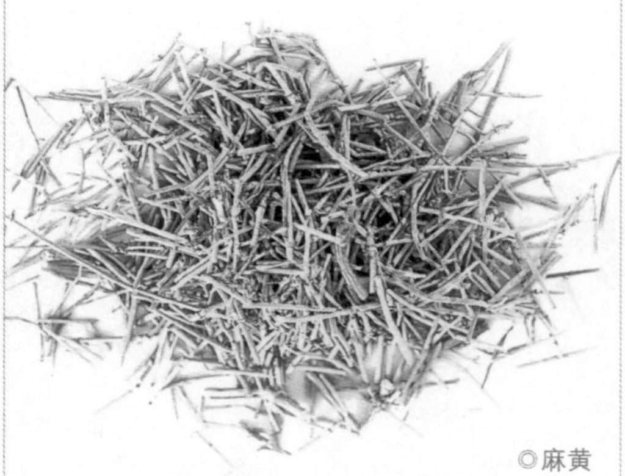

◎麻黄

偏方介绍

麻黄性温，味辛、微苦，归肺、膀胱经。具有发汗散寒，宣肺平喘，利水消肿的功效，多用于风寒表实证、胸闷喘咳、风水浮肿、风湿痹痛、阴疽、痰核等。

偏方02 金银花方

【用料】金银花30克，连翘24克，滑石18克，白茅根30克，车前子18克，赤小豆18克，菊花10克，钩藤10克，防风5克，苏叶3克。

【做法】水煎服。

【功效】清热解毒，祛风解表，清肝利水。治急性肾炎。

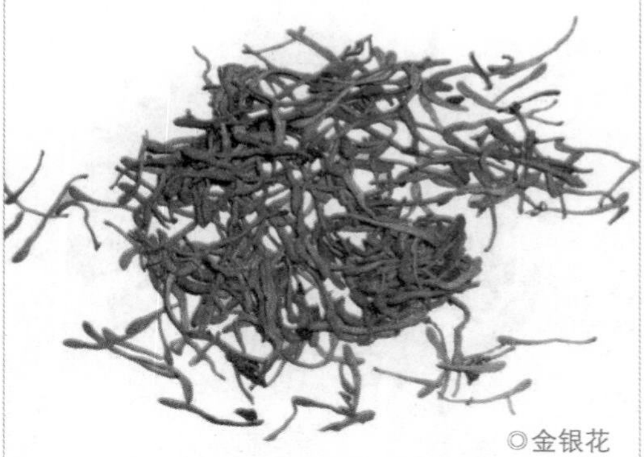

◎金银花

偏方介绍

银花性寒，味甘，归肺、胃经。具有清热解毒的功效，主治温病发热、热毒血痢、痈肿疔疮、喉痹及多种感染性疾病等。

偏方03 鸡血藤根汤

【用料】鸡血藤根50克，红糖100克。
【做法】煎服，连服3～4天。
【功效】对全身浮肿、尿少的急性肾炎有治疗作用。

偏方04 玉米须方

【用料】玉米须30克，荠菜花15克，白茅根18克。
【做法】水煎去渣，每天分2次服。
【功效】清热利尿。治急性肾炎水肿、血尿。

偏方05 小蓟汤

【用料】小蓟20克，旱莲草35克，侧柏叶、茜草各10克，生甘草3克，生地黄12克。
【做法】水煎，日服2剂，早、晚各1剂。
【功效】对急性肾炎有治疗作用。

偏方06 山猴毛方

【用料】山猴毛10克，山薄荷5克。
【做法】均为鲜品，洗净，切碎，水煎内服，每日1剂。
【功效】补肝肾，强筋骨，通血脉，利关节，清热解毒，消肿止痛。治小儿急性肾炎。

偏方07 白茅根石苇汤

【用料】白茅根、石苇各100克。
【做法】女性加坤草50克，水煎，日服1剂，分早、晚2次服。
【功效】对急性肾炎有治疗作用。

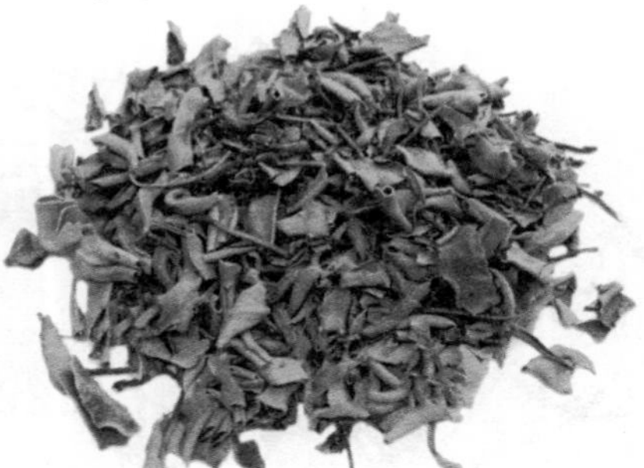

◎石苇

偏方介绍

石苇为水龙骨科多年生草本植物，性凉，味苦、甘，归肺、膀胱经。具有利水通淋，清肺泄热的功效，用于治淋痛、尿血、尿路结石、肾炎、崩漏、痢疾、肺热咳嗽、慢性气管炎、金疮、痈疽等。

偏方08 车前草公英汤

【用料】车前草全草20克，蒲公英全草、鱼腥草全草各30克（以上药如用鲜品量加倍）。
【做法】水煎，每日1剂，分2次服。
【功效】清热解毒，利尿。适于急性肾炎。

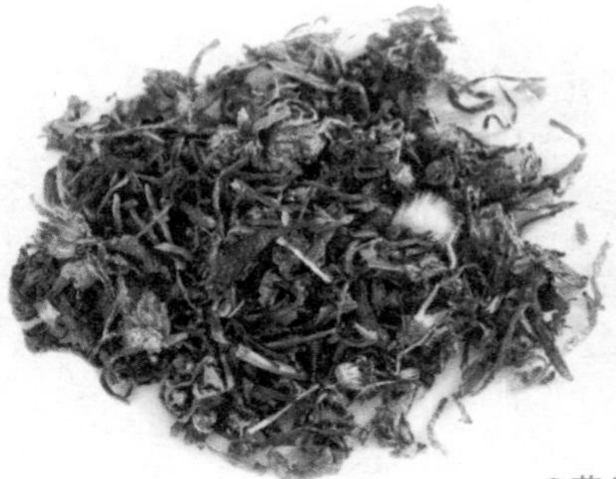

◎蒲公英

偏方介绍

蒲公英性寒，味苦、甘，归肝，胃经。具有清热解毒，消肿散结的功效，用于上呼吸道感染、结膜炎、流行性腮腺炎、乳痈肿痛、肝炎、胆囊炎、泌尿系感染、治急性乳腺炎、淋巴结炎、急性扁桃体炎等。

中药偏方

男科及泌尿科

慢性肾炎 >>

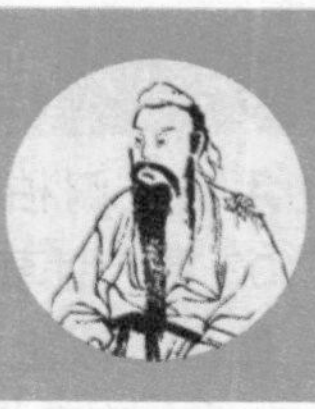

慢性肾小球肾炎（简称慢性肾炎）可发生于任何年龄，但以青、中年男性为主。其起病方式和临床表现多样，多数起病隐袭、缓慢，以血尿、蛋白尿、高血压、水肿为其基本临床表现。一般而言，患者凡有尿检异常、水肿及高血压病史，病程迁延，无论有无肾功能损害均应考虑此病，肾活检病理检查可确诊并有利于指导治疗和判断预后。

偏方01 潜阳利水汤

【用料】 生地黄、茯苓、白芍、炒枣仁、钩藤各15克，山茱萸、山药、丹皮、五味子、当归、知母、泽泻、菊花各10克。

【做法】 水煎服，每日2次。

【功效】 此方滋养肝肾，潜阳利水。主治目睛干涩或视物模糊、五心烦热、腰脊酸痛、月经失调、舌红少苔、脉弦细或细数。

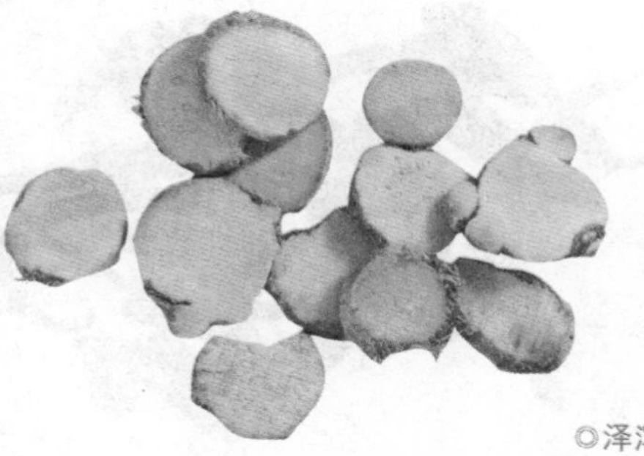

◎泽泻

偏方介绍

泽泻为泽泻科植物泽泻的干燥块茎。以块大、黄白色、光滑、质充实、粉性足者为佳。泽泻性寒，味甘、淡，归肾、膀胱经。具有利水渗湿，泄热通淋的功效，用于小便不利、热淋涩痛、水肿胀满、泄泻、痰饮眩晕、遗精等。

偏方02 滋肾养阴汤

【用料】 党参、黄芪、茯苓、生地黄、麦冬、菟丝子、覆盆子各15克，山茱萸、山药、丹皮、五味子各10克。

【做法】 水煎服，每日2次。

【功效】 此方健脾益气，滋肾养阴。主治面色无华、少气乏力、午后手足心热、口干咽燥、咽部暗红、舌质偏红少苔、脉细或弱。

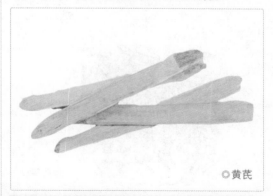

◎黄芪

偏方介绍

黄芪具有益气固表、敛汗固脱、托疮生肌、利水消肿之功效。与相关中药结合使用，能滋肾养阴，对肾炎有一定的疗效。

偏方03 侧柏叶汤

【用料】侧柏叶 50 克，大枣 4 枚，萹蓄 100 克，甘草 6 克。

【做法】以上各味药加水 2000 毫升，煎至 500 毫升，每次饮 150 毫升，日 3 次。

【功效】对慢性肾炎有治疗作用。

偏方04 益母草汤

【用料】益母草 120 克。

【做法】水煎成 2 大碗，分 4 次服，隔 3 小时服 1 次，1 天服完，连服 10 天。

【功效】活血化瘀，改善血液循环。治慢性肾炎。

偏方05 丹参当归汤

【用料】丹参、当归各 20 克，川芎 15 克，全蝎、水蛭各 6 克。

【做法】水煎服，日 1 剂。

【功效】对慢性肾炎有治疗作用。

偏方06 薏米仁滑石粉汤

【用料】薏米仁 30 克，滑石粉 24 克，茯苓 24 克，砂仁壳 5 克，肉桂 3 克。

【做法】水煎服。

【功效】健脾利湿,益肾化浊。治慢性肾炎。

偏方07 益肾汤

【用料】黄芪、茯苓、白术、白茅根、枸杞各 25 克，黄精、狗脊、川断、蒲公英、山药、生地黄、防己、甘草各 15 克，双花 50 克。

【做法】水煎服，日 1 剂。

【功效】对慢性肾炎有治疗作用。

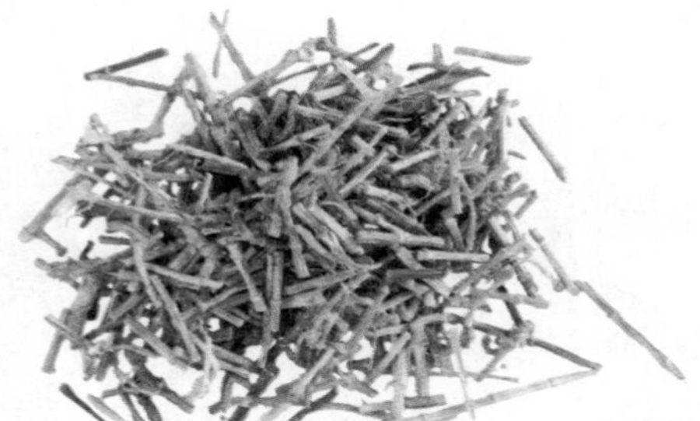

◎白茅根

偏方介绍

白茅根性寒，味甘，归肺、胃、小肠经。具有凉血止血，清热解毒的功效，用于吐血、尿血、热淋、水肿、黄疸、小便不利、热病烦渴、胃热呕哕、咳嗽等。白茅根还具有很好的治疗肾炎的作用。

偏方08 温脾补肾汤

【用料】党参、茯苓、仙茅、淫羊藿、白芍各 15 克，苍术、白术、陈皮各 10 克，干姜、甘草各 6 克。

【做法】水煎服，每日 2 次。

【功效】此方温补脾肾。主治（脾肾阳虚型）浮肿明显、腰脊酸痛、神疲纳呆等症。

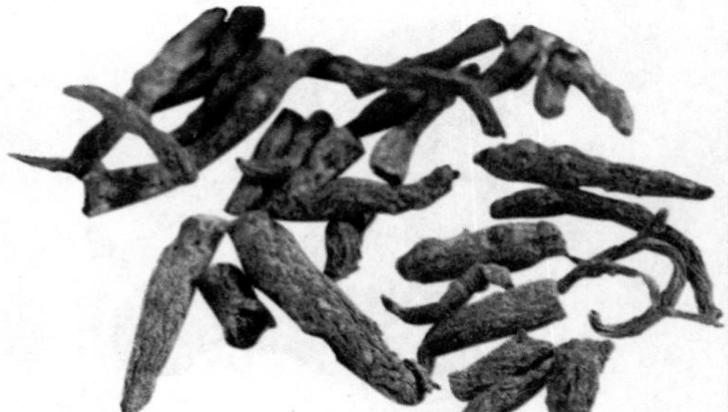

◎仙茅

偏方介绍

仙茅性温，味辛，有毒，归肾、肝经。具有补肾助阳，益精血，强筋骨和行血消肿的作用，主要用于肾阳不足、阳痿遗精、虚痨内伤和筋骨疼痛等。

中药偏方

男科及泌尿科

肾病综合征 >>

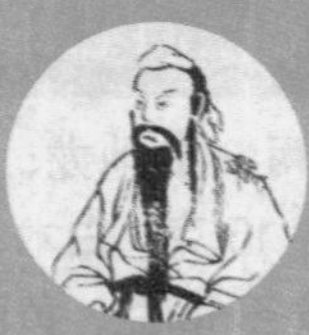

“肾病综合征”简称肾综，是指由多种病因引起的，以肾小球基膜通透性增加伴肾小球滤过率降低等肾小球病变为主的一组综合征。根据不同病因和病理将本征分为3类：即原发性肾病综合征、先天性肾病综合征、继发性肾病综合征。病情严重者会有浆膜腔积液、无尿表现。

偏方01 茯苓黄芪方

【用料】茯苓、黄芪，车前子(布包)各15克，白术、桂枝、牛膝、山茱萸、泽泻、党参、大腹皮、陈皮各10克，甘草6克，生姜3片，大枣5枚。

【做法】水煎服。

【功效】对肾病综合征迁延不愈、脾肾阳虚浮肿、舌胖质淡有齿痕、脉迟缓无力有治疗作用。

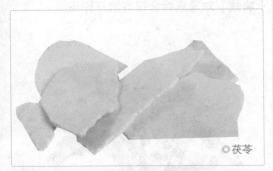

◎茯苓

偏方介绍

茯苓性平，味甘、淡，归心经、肺经、脾经、肾经。具有利水渗湿，益脾和胃，宁心安神之功效，可用于治小便不利、水肿胀满、痰饮咳逆、呕哕、泄泻、遗精、淋浊、惊悸、健忘等。

偏方02 温肾通利汤

【用料】茯苓、猪苓、炒白术、仙灵脾、生地黄、丹皮各9克，附片5克，荠菜花30克，生大黄5克，肉桂2克，党参12克。

【做法】将上药用清水浸泡20分钟，附片需先煎40分钟，纳诸药再煎20分钟，每剂煎2次，每日1剂，早、晚分别服第一、二煎。

【功效】温肾通利。治肾病综合征。

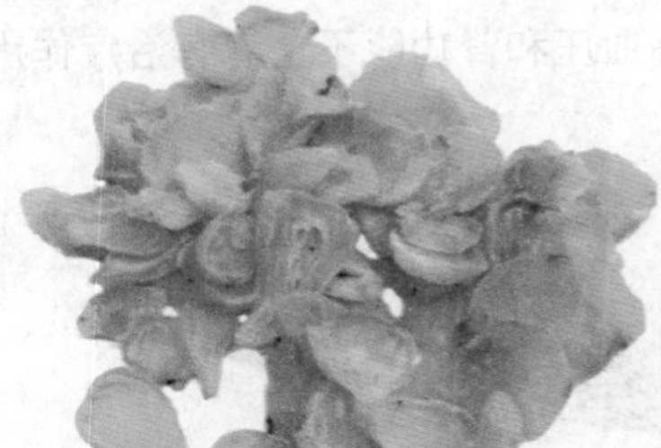

◎附片

偏方介绍

附片性大热，味辛，有毒，归心、脾、肾经。附片属温里药，有回阳救逆，温补脾肾，散寒止痛，温阳除湿的功效，用于阴盛格阳、大汗亡阳、吐痢厥逆、心腹冷痛、脾泄冷痢、脚气水肿、小儿慢惊、风寒湿痹、踒躄拘挛、阳痿、宫冷、阴疽、疮漏及一切沉寒痼冷之疾。

偏方03 脾肾双补汤

【用料】地龙、陈皮各10克，山药、菟丝子各15克，白术、车前子各12克，党参、生地黄各18克，黄芪、金樱子、芡实各24克。

【做法】温水泡1小时，文火煮沸后，再煎30分钟，连煎3次，取汁400毫升，早、晚各服200毫升，每日1剂。

【功效】对肾病综合征有治疗作用。

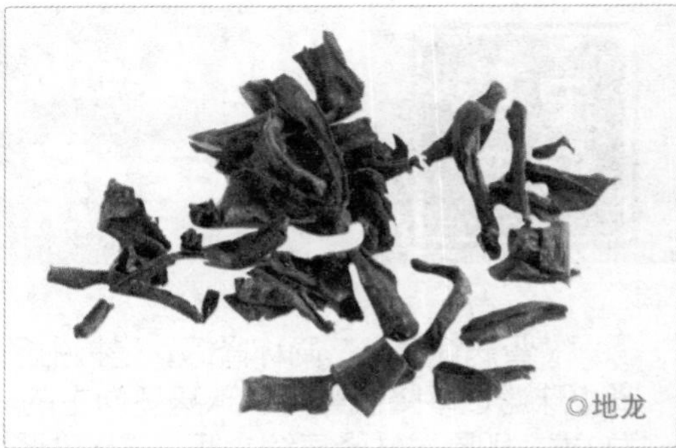

◎地龙

偏方介绍

地龙为环节动物门钜蚓科动物参环毛蚓、通俗环毛蚓、威廉环毛蚓或栉盲毛蚓的干燥体。地龙性寒，味咸，归肝、脾、膀胱经。具有清热定惊，通络、平喘，利尿，解毒等功效，用于高热神昏惊痫抽搐、关节麻痹、肢体麻木、半身不遂、尿少水肿、高血压等。

偏方04 熟地黄山药方

【用料】熟地黄50克，山药50克，山茱萸50克，牡丹皮15克，茯苓50克，肉桂20克，车前子45克，牛膝30克。

【做法】研末，炼蜜为丸，梧桐子大，每次6～9克，日服3次，开水吞服。

【功效】对肾病综合征，偏于肾阳虚，无持续性高血压和肾功能不全者有治疗作用。

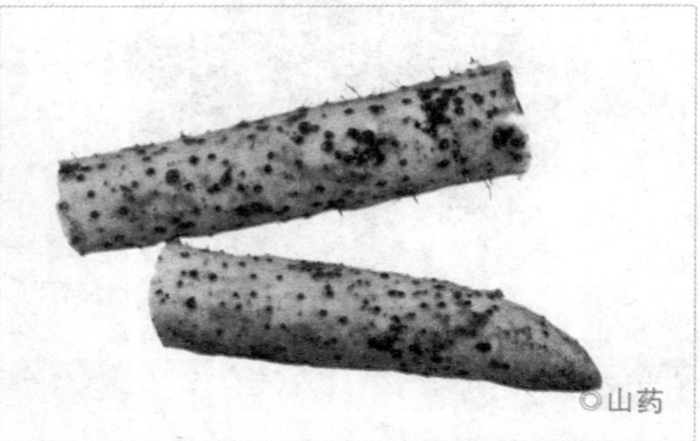

◎山药

偏方介绍

山药为薯蓣科植物薯蓣的干燥根茎。山药性平，味甘，归脾、肺、肾经。具有补脾养胃，生津益肺的功效。山药与熟地黄等中药合用，对肾病综合征有一定的疗效。

偏方05 知母黄柏汤

【用料】知母12克，黄柏12克，元参12克，生地黄15克，紫花地丁20克，鱼腥草20克，金银花15克，连翘10克，板蓝根15克，黄芩15克。

【做法】水煎服，每日1剂，每天3次。

【功效】对肾病综合征有治疗作用。

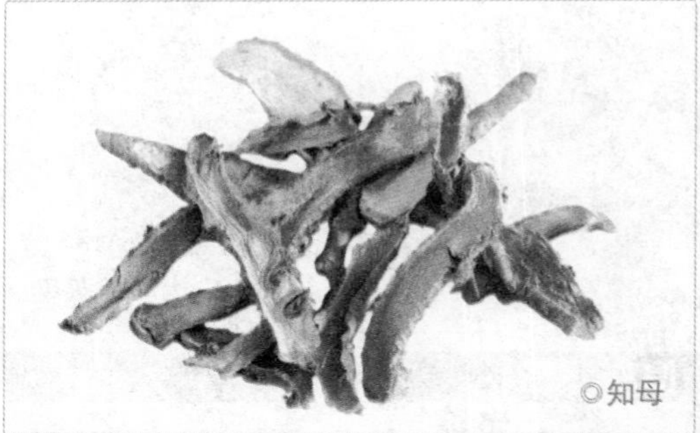

◎知母

偏方介绍

知母性寒，味苦、甘，归肺、胃、肾经。属清热下火药，具有清热泻火，生津润燥的功效。

偏方06 苏蝉地黄汤

【用料】紫苏叶6克，蝉蜕3克，熟地黄18克，山茱萸9克，黄芪15克，山药18克，丹皮9克，桃仁5粒，玉米须12克。

【做法】清水文火煎，空腹服，每日1剂。

【功效】宣肺益肾。治肾病综合征。

偏方07 玉米须白茅根汤

【用料】玉米须30克，白茅根15克，薏米仁12克，冬瓜皮、夏枯草、菊花、车前草各9克，茯苓皮、大腹皮、苍术各6克。

【做法】水煎服，1日1剂。

【功效】对肾病综合征有治疗作用。

偏方08 芡实黄芪汤

【用料】芡实30克，菟丝子、黄芪各20克，白术、茯苓、山药、金樱子、黄精、百合各15克，党参、枇杷叶各10克。

【做法】水煎服，1日1剂。

【功效】对肾病综合征有治疗作用。

偏方09 益肾健脾汤

【用料】甘草4克，黄芪12克，党参、炒白术、炒山药、茯苓、石苇、野山楂、丹参、制山茱萸各9克。

【做法】水煎服，每日1剂。

【功效】益肾健脾，利湿消肿。治慢性肾炎日久不愈及肾病综合征。

偏方10 黄芪汤

【用料】黄芪、茯苓各30克，生姜、大腹皮各20克，白术、猪苓、白芍各15克，肉桂3克。

【做法】水煎服，1日1剂。

【功效】对肾病综合征有治疗作用。

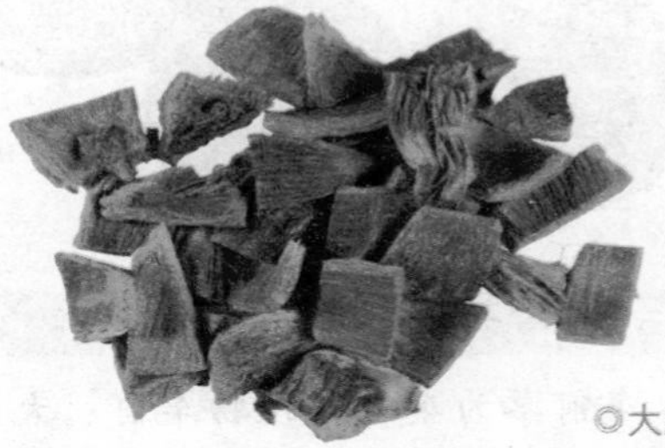

◎大腹皮

偏方介绍

大腹皮为棕榈科植物槟榔的干燥果皮。性微温，味辛，归脾、胃、大肠、小肠经。具有下气宽中，行水消肿的功效，用于湿阻气滞、胸腹胀闷、大便不爽、水肿、脚气、小便不利等。

偏方11 金钱草方

【用料】金钱草、鱼腥草、白花蛇舌草、黄芪、玉米须、薏米仁各30克，鹿衔草、金樱子、白术、猪苓、茯苓、生地黄、石苇、党参各15克，车前子、山茱萸、芡实各10克。

【做法】水煎服，1日1剂。

【功效】对肾病综合征有治疗作用。

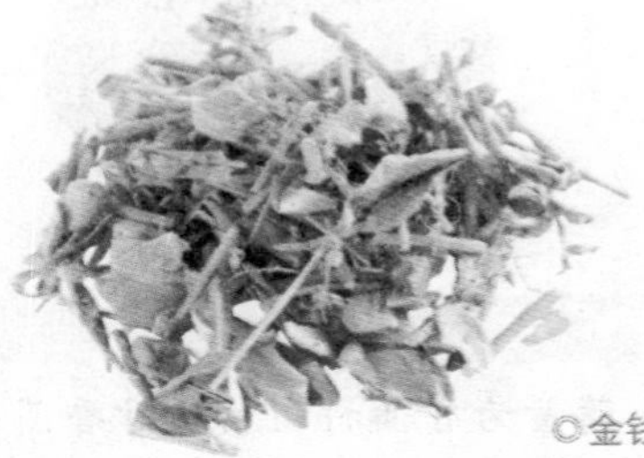

◎金钱草

偏方介绍

金钱草性凉，味甘、微苦，归肝、胆、肾、膀胱经。具有清热解毒，散瘀消肿，利湿退黄之功效，可用于热淋、石淋、尿涩作痛、黄疸尿赤、痈肿疔疮、肝胆结石、尿路结石、肾病综合征等。

中药偏方

男科及泌尿科

膀胱炎 >>

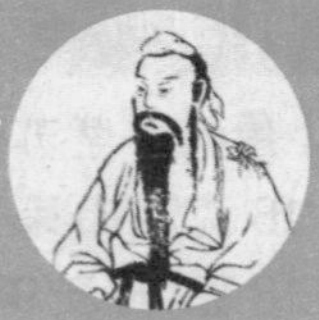

膀胱炎是发生在膀胱的炎症，主要由特异性和非特异性细菌感染引起，还有其他特殊类型的膀胱炎。其临床表现有急性与慢性两种。前者发病突然，排尿时有烧灼感，并在尿道区有疼痛；慢性膀胱炎的症状与急性膀胱炎相似，但无高热，症状可持续数周或间歇性发作，使病者乏力、消瘦，出现腰腹部及膀胱、会阴区不舒适或隐痛。

偏方01 蒲黄丸

【用料】 蒲黄、冬葵子、赤茯苓、黄芪各50克，车前子、当归（微炒）、荆实各1.5克，麦门冬（去心）、生地黄各100克。

【做法】 研细末，炼蜜和捣200～300杵，丸如梧桐子大，每服30丸，用米汤送下。

【功效】 对虚损、膀胱有热、尿血不止有治疗作用。

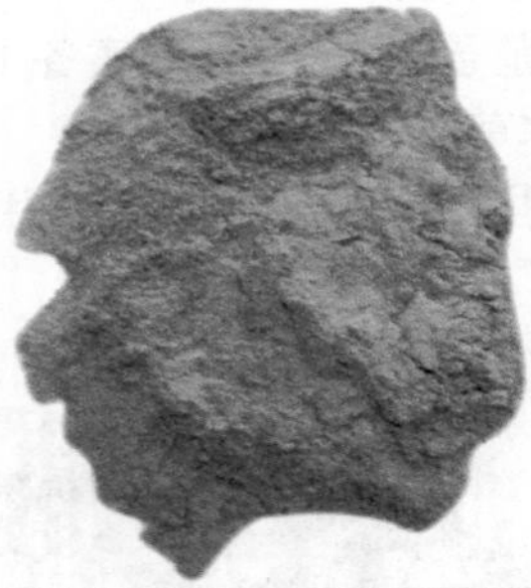

◎蒲黄

偏方介绍

蒲黄为香蒲科植物狭叶香蒲、宽叶香蒲、东方香蒲和长苞香蒲的花粉。生于河流两岸、池沼等地水边，以及沙漠地区浅水滩中。蒲黄性平，味甘，归肝、心包经。具有止血，化瘀，通淋的功效，用于吐血、衄血、咯血、崩漏、外伤出血、经闭、痛经、脘腹刺痛、跌打肿痛、血淋等。

偏方02 旋车汤

【用料】 旋花茄15克，车前草15克。

【做法】 以上2味药切碎，水煎服，每日1剂，分3次温服。

【功效】 清热利湿，解毒消炎。治膀胱炎、尿道炎引起的尿急、尿频、尿痛，以及体内热盛引起的小便热痛、小便出血等。

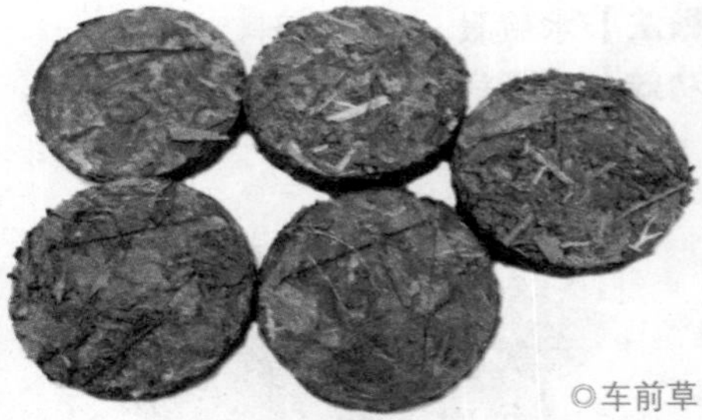

◎车前草

偏方介绍

车前草为车前科植物车前、大车前及平车前的种子和全草，生长在山野、路旁、花圃、菜圃以及池塘、河边等地。车前草性微寒，味甘、淡，归肺、肝、肾、膀胱经。具有清热利尿，渗湿止泻，明目，祛痰的功效，可用于小便不利、淋浊带下、水肿胀满、暑湿泻痢、目赤障翳、痰热咳喘等。

偏方03 桐树花汤

【用料】带蒂桐树花 30 枚。

【做法】加水煎，去渣。顿服，日 1 ~ 2 剂。

【功效】对急性膀胱炎有治疗作用。

偏方04 青金竹叶汤

【用料】鲜青金竹叶 15 克，生石膏 30 克。

【做法】用鲜青金竹叶、生石膏研碎，水煎服。每日 1 剂，分 3 次。

【功效】清热解毒，止痛、利尿。治急、慢性膀胱炎。

偏方05 千张纸汤

【用料】千张纸（鲜）50 克，黑面神（鲜）40 克。

【做法】洗净，切片，水煎服，每日 1 剂，分 3 次服。

【功效】清热解毒，利尿。

偏方06 一把篾汤

【用料】一把篾 30 克。

【做法】水煎服，每日 1 剂，分 2 次服。

【功效】清热利尿，散瘀活血。

偏方07 小蓟藕节山药汤

【用料】小蓟 30 克，藕节、山药各 20 克，连翘 15 克，生地黄、滑石、当归、甘草各 10 克。

【做法】煎服法同上。日 1 ~ 2 剂。

【功效】对急性膀胱炎有治疗作用。

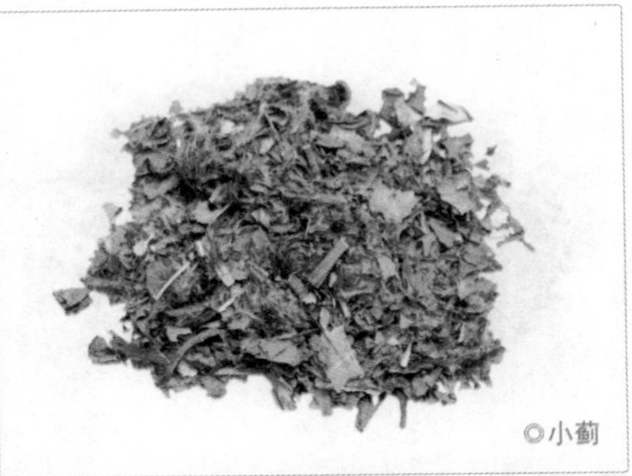

◎小蓟

偏方介绍

小蓟性凉，味甘、苦，归心、肝经。具有凉血止血，祛瘀消肿的功效，可用于衄血、吐血、尿血、便血、崩漏下血、外伤出血、痈肿疮毒等。

偏方08 茴铃汤

【用料】小茴香、金铃子、猪苓、云苓各 6 克，牛膝 9 克，桂枝 3 克，白术 3 克。

【做法】水煎服，1 次服下。

【功效】对膀胱胀痛有治疗作用。

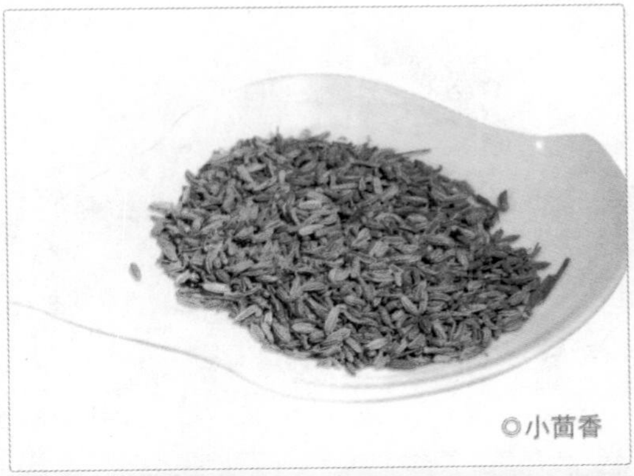

◎小茴香

偏方介绍

小茴香性温，味辛，归肾、膀胱、胃经。具有开胃进食，理气散寒，助阳道的功效，用于中焦有寒、食欲减退、恶心、腹部冷痛、疝气疼痛、睾丸肿痛、脾胃气滞、脘腹胀满作痛等。

中药偏方

男科及泌尿科

前列腺增生 >>

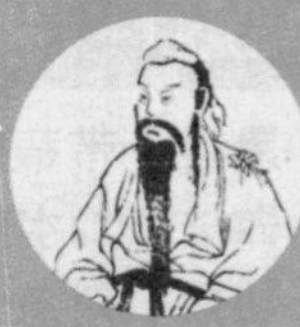

前列腺增生又称前列腺肥大，属中医学“癃闭”的范畴，是老年人常见的疾病之一。前列腺增生主要症状包括尿频、尿线变细、排尿时间延长及充溢性尿失禁等，还往往伴有血尿、膀胱结石、肾功能损害等一系列症状。其中医病机为肾元虚亏，浊瘀阻塞或热结下焦，致膀胱气化不利。其虽病位在膀胱，却涉及肺脾肾三脏。

偏方01 化瘀利便汤

【用料】甘桃仁、苏术、白芍、熟地黄各10克，川芎、红花各5克，水蛭3克。

【做法】水煎服，日1剂。

【功效】活血化瘀，通利小便。主治瘀血内阻型前列腺增生，症见尿如线细或尿流分叉、排尿时间延长，或尿分几段排出、尿道涩痛、会阴胀满、苔白腻、脉涩。

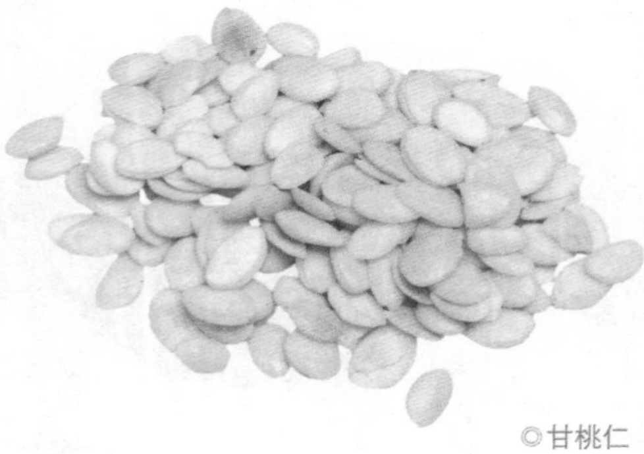

◎甘桃仁

偏方介绍

甘桃仁性平，味苦、甘，归心、肝、大肠经。具有活血祛瘀，润肠通便，止咳平喘的功效，用于闭经、痛经、跌扑损伤、前列腺增生、肠燥便秘等。

偏方02 化气行水汤

【用料】车前子（包煎）、仙茅、仙灵脾、山药各10克，制附片5克，肉桂3克，鹿角片6克。

【做法】水煎服，日1剂。

【功效】此方温补肾阳，化气行水。主治肾阳虚衰型前列腺增生，症见排尿困难、滴沥不畅、尿色清白、舌体胖嫩、脉沉细。

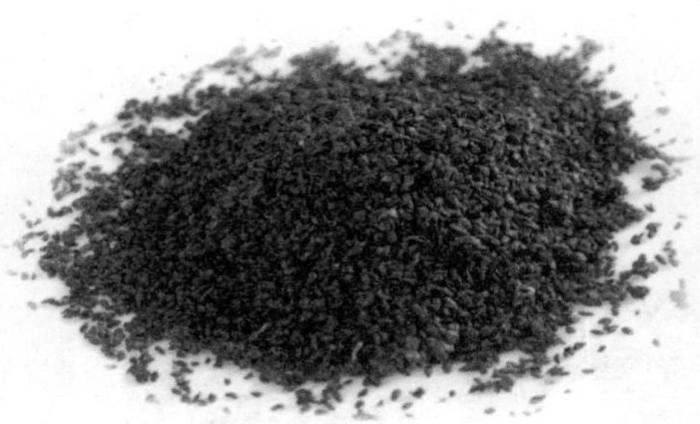

◎车前子

偏方介绍

车前子性微寒，味甘、淡，归肺、肝、肾、膀胱经。具有清热利尿，渗湿止泻，明目功效，用于小便不利、淋浊带下、水肿胀满、暑湿泻痢、目赤障翳、痰热咳喘等。

中药偏方

男科及泌尿科

男性更年期综合征 >>

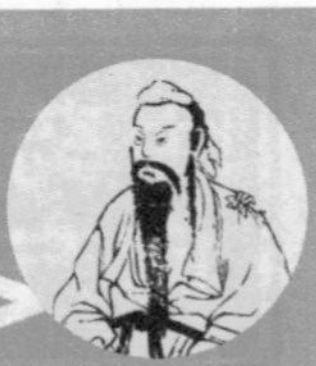

女性更年期综合征已为人们所熟知，而男性更年期综合征常被人们所忽略。实际上，男女两性都要经过从成年过渡到老年，持续出现疲倦、焦虑、易怒、健忘、性功能减退等症状的阶段。离休，家庭境遇、人际交往改变以及嗜好烟酒等不良生活习惯都可诱导本病发生。

偏方01 益气培元汤

【**用料**】炙甘草6克，黄芩、柴胡、黑栀子各9克，法半夏、淫羊藿各10克，淮小麦12克，珍珠母（先煎）、党参各30克，大枣6枚。

【**做法**】水煎服，每日1剂。

【**功效**】疏肝解郁，益气健脾。主治精神抑郁不悦、烦躁易怒、失眠健忘、梦遗、滑精、早泄、神疲乏力、胁满腹胀。

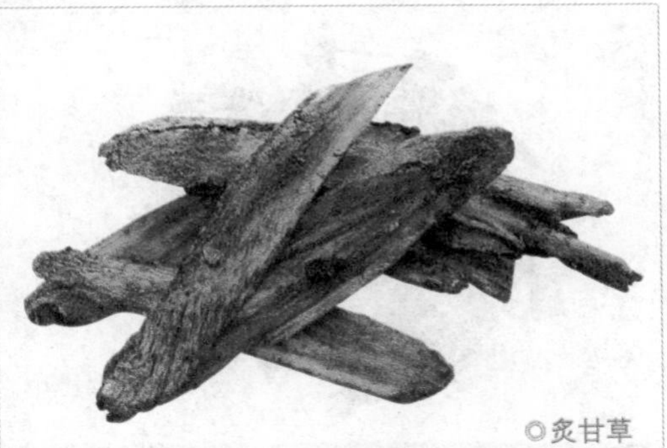

◎炙甘草

偏方介绍

炙甘草为甘草的蜜烘制加工品。炙甘草性平，味甘，归心、肺、脾、胃经。具有补脾和胃，益气复脉的功效，用于脾胃虚弱、更年期综合征、倦怠乏力、心动惊悸等。

偏方02 温肾壮阳汤

【**用料**】肉桂（冲服）、远志、甘草、枸杞、小茴香、五味子各6克，巴戟天、牛膝、杜仲各9克，茯苓、山茱萸、山药各12克，熟地黄30克。

【**做法**】水煎，分2次服，每日1剂。

【**功效**】此方温肾壮阳，益精培元。主治精神抑郁、健忘、心悸、阳痿、早泄等。

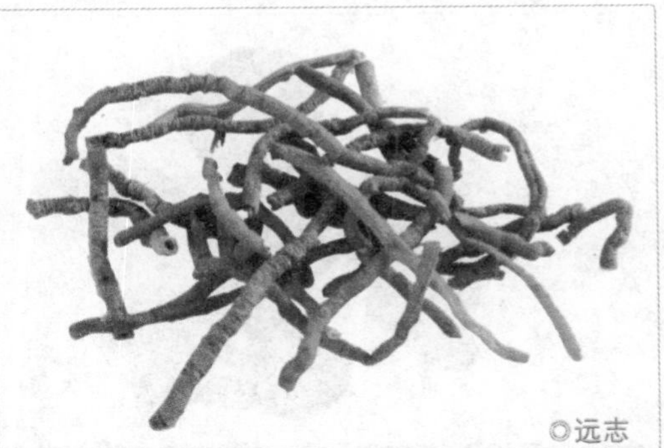

◎远志

偏方介绍

远志为远志科植物远志或卵叶远志干燥根。远志性微温，味苦、辛，归心、肾、肺经。具有安神益智，祛痰，消肿的功效，用于心肾不交引起的失眠多梦、健忘惊悸、神志恍惚、咳痰不爽、疮疡肿毒、乳房肿痛等。对更年期的症状也有较好的疗效。

中药偏方

五官科

沙眼 >>

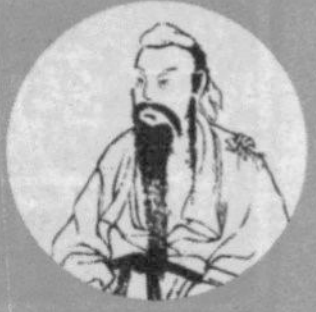

沙眼发病时，病眼睑结膜粗糙不平，形似沙粒，故名沙眼。沙眼早期症状不明显，部分病人会表现为眼刺痒、干涩、见风流泪，晨起时眼角有少量的分泌物，常觉眼睛疲劳不适，睁不开眼等。外感风热毒邪，或湿热内蕴与毒邪相合，上壅胞睑，脉络阻滞，或素体积热与毒邪相合，眼部不洁，卫生不良之人易患本病。

偏方01 散瘀止痛汤

【用料】大黄、红花、白芷、防风各10克，当归、栀子仁、黄芩、赤芍、生地黄、连翘各12克，生甘草6克。可酌加丹皮。

【做法】用水煎服，日1剂。

【功效】此方凉血散瘀清热。主治眼刺痒灼痛、干涩畏光、眵泪胶黏、睑内颗粒累累、黑睛赤膜下垂。可兼治舌红、脉数。

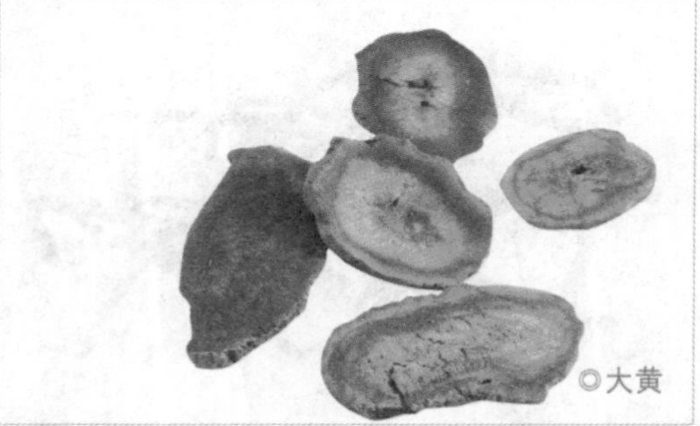

◎大黄

偏方介绍

大黄性寒，味苦，归胃、大肠、肝、脾经。具有攻积滞，清湿热，泻火，凉血，祛瘀，解毒的功效，主治实热便秘、热结胸痞、湿热泻痢、黄疸、小便不利、目赤、咽喉肿痛、口舌生疮、胃热、咯血、便血、尿血、经闭、产后瘀滞腹痛、癥瘕积聚、跌打损伤、热毒痈疡、丹毒、烫伤等。

偏方02 清热止泪汤

【用料】金银花、连翘各15克，桔梗12克，薄荷6克（后煎），淡竹叶10克，甘草6克，防风10克，天花粉12克，牛蒡子10克，芦根10克。

【做法】水煎服，日1剂。

【功效】散风清热。主治眼内痒涩、迎风泪出、睑内细小颗粒丛生。

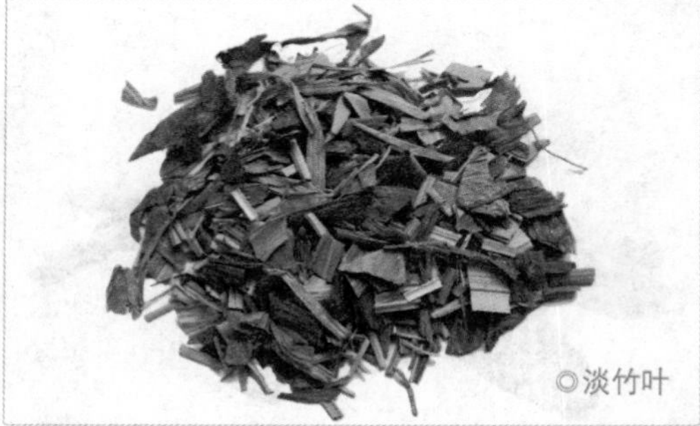

◎淡竹叶

偏方介绍

淡竹叶性寒，味甘、淡，无毒，归心、肾经。甘淡渗利，性寒清降，善导心与小肠之火下行而利尿通淋等功效，治热病烦渴、肺热咳嗽、小便赤涩淋浊、沙眼等。

中药偏方

五官科

青光眼 >>

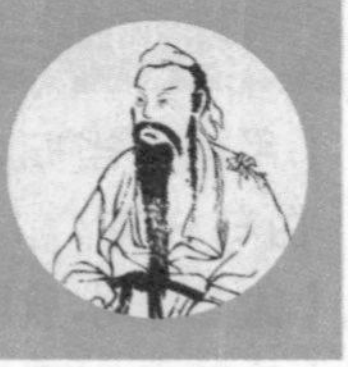

青光眼属于常见老年病之一。青光眼的典型症状是有严重的头痛、眼痛、恶心、呕吐、虹视，严重时眼部充血，眼睑水肿，角膜混浊、失去光泽，瞳孔扩大。中医认为青光眼是由风、火、痰、郁及阴阳失调，引起肝气郁结，肝阴虚损，肝肾阴虚，气血失和，经脉不利，目中玄府闭塞，珠内气血津液不行所致。

偏方01 夏枯草方

【**用料**】夏枯草30克，香附10克，当归10克，醋白芍15克，川芎5克，熟地黄15克，钩藤15克，珍珠母25克，车前草25克，乌梅15克，大白6克，荷叶20克，菊花20克，甘草3克，琥珀（冲服）3克。

【**做法**】水煎服，每日1剂。

【**功效**】滋阴潜阳，平肝清热，利窍收瞳。

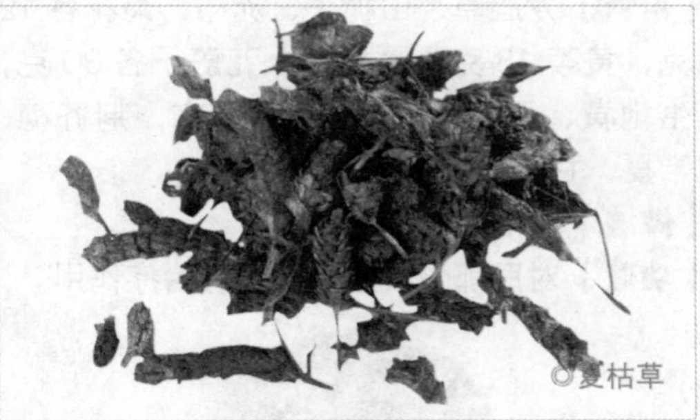

◎夏枯草

偏方介绍

夏枯草为双子叶植物唇形科夏枯草的干燥果穗。夏枯草性寒，味苦、辛，归肝、胆经。能清肝，散结，利尿，治瘟病、乳痈、目痛、黄疸、淋病、高血压、青光眼等。

偏方02 疏肝解郁汤

【**用料**】云苓15克，桂枝9克，生石决明15克，夏枯草9克，粳米90克，红糖适量。

【**做法**】前4味药水煎去渣，入粳米、红糖煮粥。每日1剂。

【**功效**】此方疏肝解郁，调畅气机，平抑情绪波动。

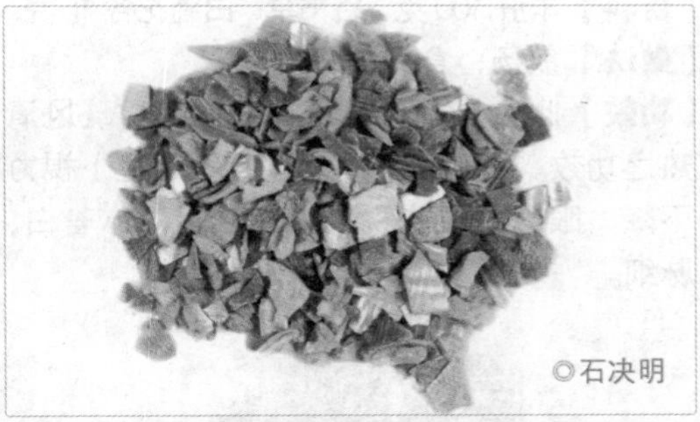

◎石决明

偏方介绍

石决明为鲍科动物杂色鲍、皱纹盘鲍、耳鲍、羊鲍等的贝壳。石决明性平，味咸，归肝经。具有平肝熄风，潜阳，除热明目的功效，用于肝阳上亢、头目眩晕、虚劳骨蒸、吐血、青盲内障等。肝开窍于目，石决明清肝火而明目退翳，为治目疾之常用药，治疗肝火上炎、目赤肿痛，可与夏枯草、决明子、菊花等配伍。

偏方03 当归川芎汤

【用料】当归3克，川芎6克，熟地黄3克，白芍6克。

【做法】水煎服，日服2次。

【功效】对青光眼有治疗作用。

偏方04 生地熟地汤

【用料】生地黄、熟地黄各18克，丹皮、茯苓、淮山药各15克，山茱萸、茺蔚子、菊花、当归、赤芍、知母各12克，荆芥穗9克。

【做法】水煎服，重者日2剂，缓解症状后每日1剂。

【功效】对阴虚火旺型青光眼有治疗作用。

偏方05 黄芩汤

【用料】黄芩4.5克，北沙参5克，白术6克，甘草6克，当归4.5克，柴胡6克，升麻6克，陈皮4.5克，菊花4.5克，草决明6克，新蒙花4.5克，谷精草3克，半红大枣3克。

【做法】水煎服，每日2次。

【功效】对青光眼有治疗作用。

偏方06 黄连羊肝丸

【用料】白羊肝1具（竹刀切片），黄连30克，熟地黄60克。

【做法】将黄连、熟地黄研末。同捣为丸，如梧子大。茶水送服50～70丸，日服3次。

【功效】对青光眼，症见望之如好眼，实则视物不见有治疗作用。

偏方07 补肝明目汤

【用料】羊肝100克，谷精草、白菊花各15克。

【做法】煎汤，食用羊肝。

【功效】此方具有益血，补肝明目，疏风清热之功效。主治青光眼（肝肾不足型）视力下降、眼珠胀硬、视物昏花、舌淡、苔白、脉细。

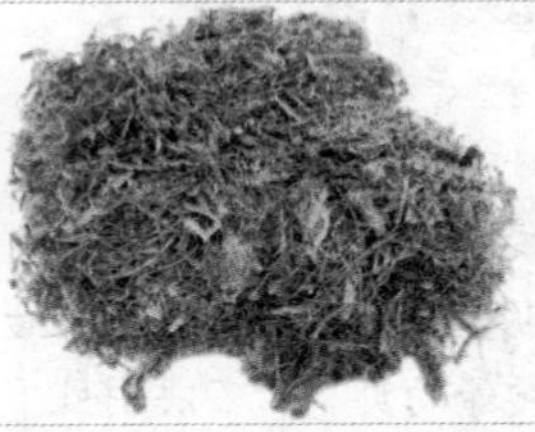

◎谷精草

偏方介绍

谷精草为谷精草科植物谷精草的带花茎的花序。谷精草性平，味甘，归肝、胃经。具有祛风散热，明目退翳的功效，用于肝经风热、目赤肿痛、目生翳障、风热头痛、夜盲症等。

偏方08 龙胆草方

【用料】龙胆草、山栀子、赤芍、菊花各12克，黄芩18克，夏枯草、茺蔚子各30克，生地黄、石决明、大黄各15克，荆芥穗、半夏、甘草各9克。

【做法】水煎服。

【功效】对肝郁化火型青光眼有治疗作用。

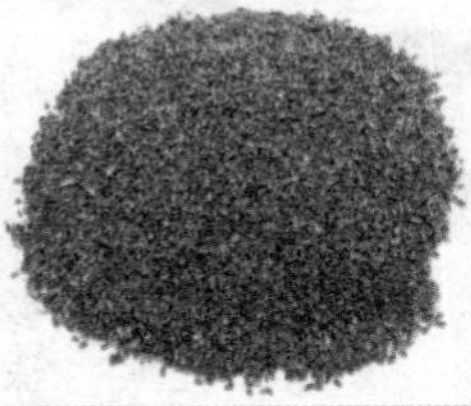

◎茺蔚子

偏方介绍

茺蔚子由唇形科植物益母草的成熟果实风干后而成。茺蔚子性微寒，味辛、苦，归心包、肝经。具有活血调经，清肝明目的功效，用于月经不调、闭经、目赤翳障、头晕胀痛等。

中药偏方

五官科

老年性白内障 >>

本病是老年常见病之一，以晶状体混浊而致视力减退甚至失明为特点，本病初起，自觉视物微昏糊，犹如眼镜遮睛，擦之视糊不减，然后视力逐渐减退，最终只见手动，或存光感。本病多因年老体弱、肝肾两亏，或脾失健运、精不上荣所致。另外，肝经郁热及湿浊上蒸也可致本病。

偏方01 生地黄熟地黄方

【用料】生地黄、熟地黄、麦冬、钩藤各 20 克，白芍、茺蔚子各 15 克，当归、白术、云苓、菊花、青葙子、决明子各 12 克，枸杞、石决明各 30 克，车前子、防风、红花、香附各 10 克。

【做法】水泛为丸，青黛为衣，1 次 6 ~ 10 克，日 2 次。

【功效】滋养肝肾，清肝健脾，祛障明目。

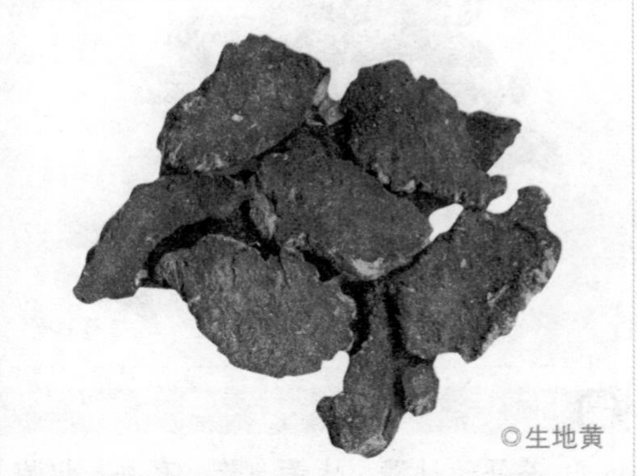

◎生地黄

偏方介绍

生地黄性寒，味甘、苦，归心、肝、肾经。具有清热，生津滋阴，养血的功效。主治热入营血、血热妄行、斑疹吐衄等，对白内障有一定的治疗作用。

偏方02 熟地黄党参汤

【用料】熟地黄、党参、茯苓、炒山药各 15 克，菊花、黄精、制首乌各 12 克，川芎 9 克，红花 10 克，沙苑子、白芍、枸杞、当归、女贞子、制桃仁各 12 克，车前子、神曲、夏枯草各 10 克，陈皮 6 克。

【做法】水煎服。

【功效】对老年性白内障初发有治疗作用。

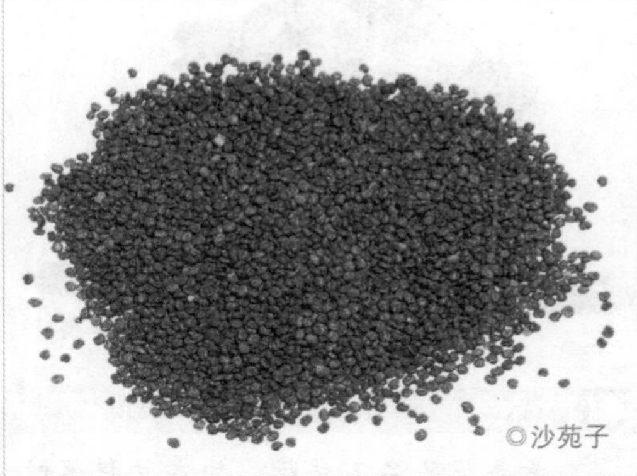

◎沙苑子

偏方介绍

沙苑子性温，味甘，归肝、肾经。具有温补肝肾，固精，缩尿，明目的功效，用于肾虚腰痛、遗精早泄、白浊带下、小便余沥、眩晕目昏等。

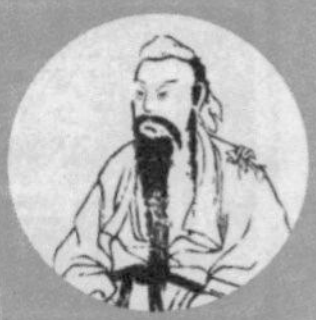

鼻炎>>

鼻炎是鼻黏膜或黏膜下组织因为病毒感染、病菌感染、刺激物刺激等，导致鼻黏膜或黏膜下组织受损，所引起的急性或慢性炎症。鼻炎导致产生过多黏液，通常引起流涕、鼻塞等症状。

偏方01 行滞化瘀汤

【用料】赤芍、川芎、红花、辛夷花、当归尾、丹参各10克，郁金、桃仁各15克，细辛3克。

【做法】水煎服。每日2次。

【功效】此方调和气血，行滞化瘀。主治肥厚性鼻炎。症见双鼻或单鼻持续性阻塞不通、嗅觉迟钝、涕黏白或黄稠。

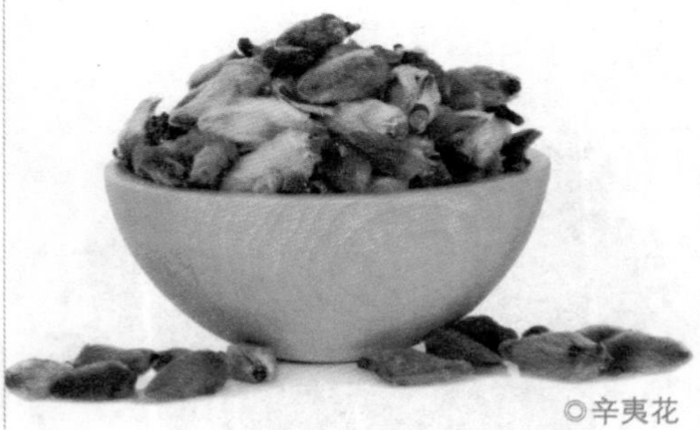

◎辛夷花

偏方介绍

辛夷花又名玉兰花，为木兰科落叶灌木植物辛夷的花蕾。在山东、四川、江西、湖北、云南、陕西南部、河南等地广泛栽培。辛夷花性温，味辛，归肺、胃经。具有祛风寒，通鼻窍的功效，用于风寒头痛、鼻炎、鼻流浊涕、鼻塞不通、齿痛等。

偏方02 调血益肺汤

【用料】党参、黄芪、五味子、荆芥、桔梗、诃子、苍耳子、辛夷花各10克，炙甘草8克，细辛3克。

【做法】水煎服。每日2次。

【功效】此方补益肺气。主治单纯性鼻炎。症见交替性鼻阻，或鼻阻时轻时重、涕多较清稀、双鼻黏膜肿胀色淡红。

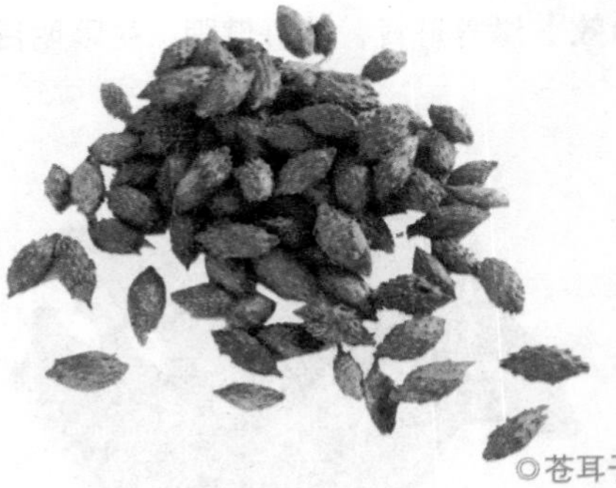

◎苍耳子

偏方介绍

苍耳子性温，味辛、苦，有毒，归肺经。具有散风除湿、通窍止痛的功能，用于鼻渊、风寒头痛、风湿痹痛、风疹、湿疹、疥癣等。西药制剂对变应性鼻炎、慢性鼻炎等都具有很好的疗效。

偏方03 辛凉解表汤

【用料】金银花 10 克，连翘 10 克，菊花 10 克，竹叶 10 克，牛蒡子 6 克，桔梗 10 克，薄荷 3 克，生甘草 6 克。

【做法】水煎服。每日 2 次。

【功效】此方辛凉解表。主治风热型急性鼻炎。

偏方04 川芎猪脑汤

【用料】猪脑（或牛、羊脑）2 副，川芎、白芷各 10 克，辛夷花 15 克。

【做法】猪脑剔红筋，洗净备用。川芎等 3 味药加清水 2 碗，煎至 1 碗。再将药汁倾入炖盅内，加入猪脑，隔水炖熟。饮汤吃脑。

【功效】通窍，补脑，祛风，止痛。

偏方05 辛温驱寒汤

【用料】荆芥 10 克，防风 10 克，苏叶 10 克，辛夷 6 克，淡豆豉 10 克，川芎 10 克，白芷 10 克，甘草 6 克。

【做法】水煎服。每日 2 次。

【功效】此方辛温解表。主治风寒型急性鼻炎。症见恶寒重、发热轻、无汗。

偏方06 辛夷薄荷汤

【用料】辛夷 30 克，辛夷花 6 克，薄荷 6 克，苍耳子 9 克，白芷 6 克，桑叶 9 克，菊花 9 克，金银花 12 克，连翘 12 克，桔梗 6 克，升麻 3 克，荆芥穗 3 克，甘草 3 克。

【做法】水煎服，每日 1 剂。

【功效】对鼻炎有治疗作用。

偏方07 清凉通窍汤

【用料】金银花、苍耳子、川芎各 15 克，菊花、蔓荆子各 10 克，黄芩 12 克，细辛 3 克，薄荷、甘草各 6 克。

【做法】水煎服。每日 2 次。

【功效】此方清凉通窍。主治变应性鼻炎。症见打喷嚏、流鼻涕。

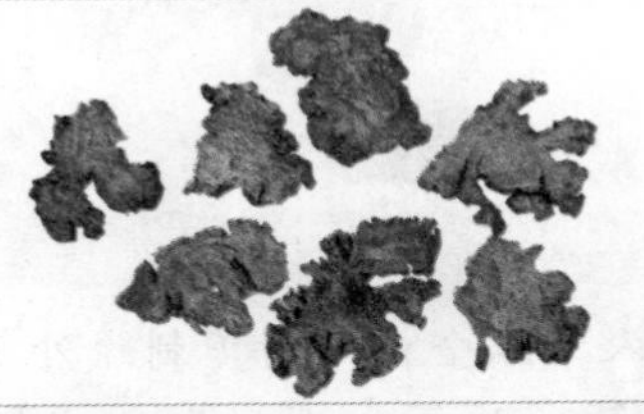

◎川芎

偏方介绍

川芎具有行气开郁，祛风止痛的功效，是治疗头痛之首选药物。与金银花、苍耳子等结合使用具有很好清凉通窍的效果。

偏方08 淡苍耳子方

【用料】淡苍耳子 12 克，辛夷花 10 克，白芷 6 克，薄荷 6 克，炒山栀 10 克，黄芩 10 克，银花 20 克，连翘 12 克，炒杏仁 10 克，桔梗 10 克，野菊花 10 克，葱白（带须）3 个。

【做法】水煎服，每日 1 剂。

【功效】清肺通窍，治急、慢性鼻炎。

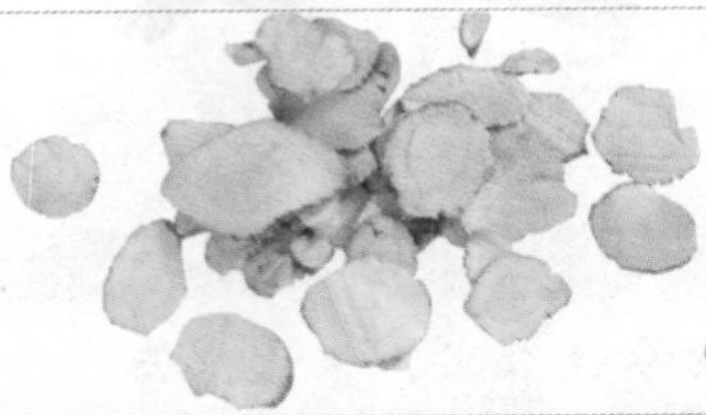

◎白芷

偏方介绍

白芷性温，味辛，归肺、脾、胃经。具有解表散寒，祛风止痛，通鼻窍，燥湿止带，消肿排脓，生肌止痛等功效。白芷用于头痛、眉棱骨痛、齿痛、鼻渊、寒湿腹痛、赤白带下、痤疮等。

中药偏方

五官科

牙痛>>

中医认为，牙痛为风热侵袭、邪毒侵犯，伤及牙体及牙龈肉，邪聚不散，气血滞留，气穴不通，瘀阻脉络而为病。且因手、足阳明经脉分别经过下齿、上齿，大肠、胃腑积热或风邪外袭经络，郁于阳明而化火，火邪循经上炎也可发牙痛。肾主骨，齿为骨之余，肾阴不足，虚火上炎亦可引起牙痛。

偏方01 生石膏方

【用料】生石膏、玄参、升麻各9克，细辛3克。

【做法】每日1剂。冷水煎20分钟，取头汁，复用温水煎15分钟取2汁。两汁混合，早、晚饭后各服1次。入夜痛甚者，细辛可加至4.5～5克。

【功效】对各种牙痛有治疗作用。

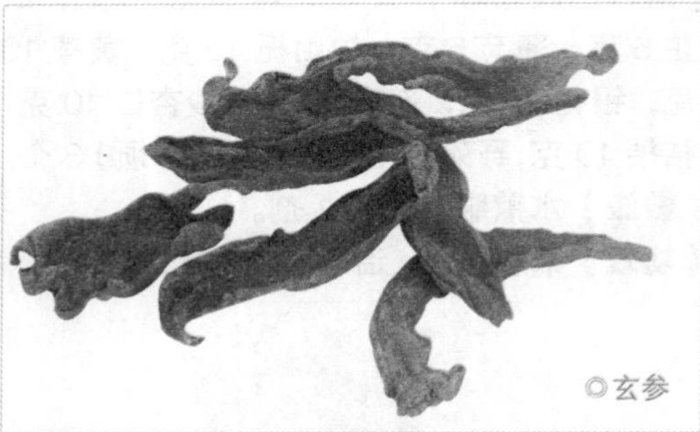

◎玄参

偏方介绍

玄参性微寒，味甘、苦、咸，归肺、胃、肾经。具有清热凉血，泻火解毒，滋阴的功效。

偏方02 仙人掌汤

【用料】仙人掌30克。

【做法】将仙人掌去皮、刺洗净，入铁锅内，加水500毫升，煮沸20分钟，趁热喝汤。可同时将煎过的仙人掌服食，效果更佳。

【功效】对牙痛有治疗作用。

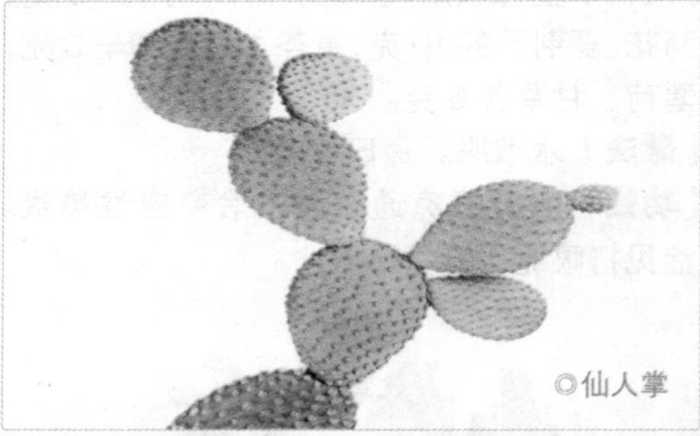

◎仙人掌

偏方介绍

仙人掌以全株入药（刺除外）。仙人掌性寒，味苦、涩，归心、肺、胃经。具有清热解毒，舒筋活络，散瘀消肿，解肠毒，凉血润肠，止血止痛，镇咳的功效。可用于胃、十二指肠溃疡、风火牙痛、痔疮、急性痢疾、咳嗽；外用治流行性腮腺炎、乳腺炎、痈疖肿毒、痔疮、蛇咬伤、烧烫伤等。

中药偏方

五官科

咽喉炎>>

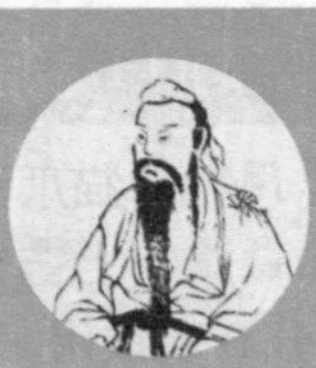

根据中医理论，咽为胃之关，喉为肺之门。咽喉炎病因临床有内、外之分，外因多为感受风寒之邪，郁久化热或感受风热之邪，咽喉居上，首当其冲感受热邪；内因多为素体阴虚，又嗜食辛辣煎炒，痰热蕴结，上灼咽喉或日久耗伤肺肾之阴，导致虚火上炎，灼伤津液成痰，痰热循经上扰咽喉，清道失利所致。

偏方01 百合生地黄粥

【用料】生地黄30克，百合、粳米各50克。

【做法】先将生地黄加水800毫升，煎半小时，去渣留汁于锅中，再将百合、粳米放入慢熬至粥成，下白糖，调匀。分1～2次空腹服。

【功效】对胃肺伤阴、咽喉微痛、咳声嘶哑的慢性咽喉炎有治疗作用。

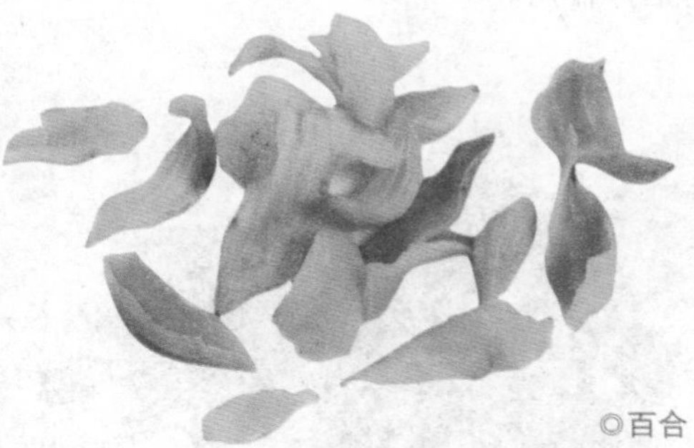

◎百合

偏方介绍

百合性微寒，味甘，归肺、心经。具有清火，润肺，安神的功效。百合与生地黄结合使用，对咳嗽、咽喉炎等症有很好的疗效。

偏方02 蚤休元参方

【用料】草河车（又名蚤休）9克，元参9克，桔梗6克，牛蒡子6克，甘草5克，薄荷3克。

【做法】上药用水3杯煎取1.5杯，渣再用水2杯煎取1杯，混合后服下。用药7~8小时痛止，声音清晰。平均用药1~2剂，疗程为1~5天。体温平均4小时后降至正常。

【功效】治咽喉炎。

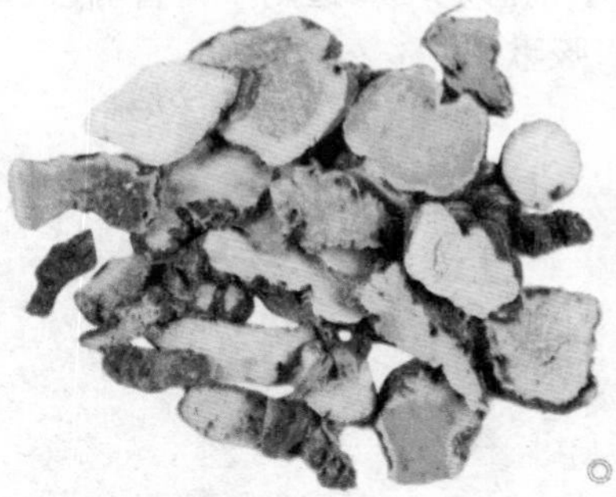

◎蚤休

偏方介绍

蚤休为百合科植物七叶一枝花、金线重楼及数种同属植物的根茎。蚤休性寒，味苦、辛，有毒，归心、肝经。具有清热解毒，平喘止咳，熄风定惊的功效，可用于痈肿、疔疮、瘰疬、喉痹、慢性气管炎、小儿惊风抽搐、蛇虫咬伤等。

偏方03 猫爪草方

【用料】猫爪草 25 克，绿豆 50 克。

【做法】上药加适量水，煎取 500 毫升，分 3 次饮用。

【功效】对慢性咽炎有治疗作用。

偏方04 醋调稻草灰

【用料】稻草 1 把，醋适量。

【做法】将稻草烧成黑灰，研细，用醋调，吹入鼻中或灌入喉中，吐出痰涎即愈。

【功效】解毒利咽。适用于喉炎、咽炎、咽喉肿痛、失声。

偏方05 蒲公英板蓝根水

【用料】蒲公英 50 克，板蓝根 30 克。

【做法】水煎，每日 1 剂，分 2 次口服。

【功效】清热解毒。用于治疗咽喉炎。

偏方06 醋调万年青叶

【用料】万年青叶 3 ~ 5 片，醋 50 毫升。

【做法】将鲜万年青叶捣汁，加醋混匀，入口频频含咽。

【功效】清热解毒，化瘀止血。适用于咽喉肿痛。

偏方07 绿豆芽木蝴蝶饮

【用料】绿豆芽 50 克，木蝴蝶 10 克，冰糖适量。

【做法】滚开水 150 毫升，温浸 10 分钟，当茶饮。

【功效】清肺利咽。适用于声音嘶哑、咽喉痹痛、咳嗽。

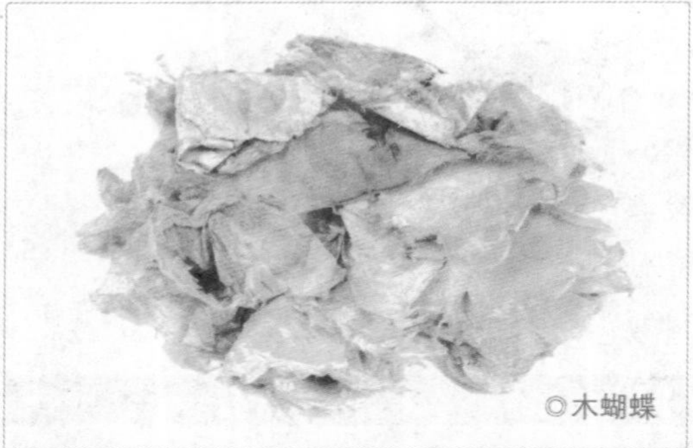

◎木蝴蝶

偏方介绍

木蝴蝶性微寒，味微苦、甘，归肺、肝、胃经。具有利咽润肺，疏肝和胃，敛疮生肌的功能，用于咽痛喉痹、声音嘶哑、咳嗽、肝胃气痛、疮疡久溃不敛、浸淫疮等。

偏方08 双叶汤

【用料】鲜桑叶 20 克，薄荷 10 克。

【做法】水煎取汁，凉凉后漱口，每日含漱 5 次，每次 5 分钟，可咽下。

【功效】对伴有发热头昏脑涨之急性咽喉炎有治疗作用。

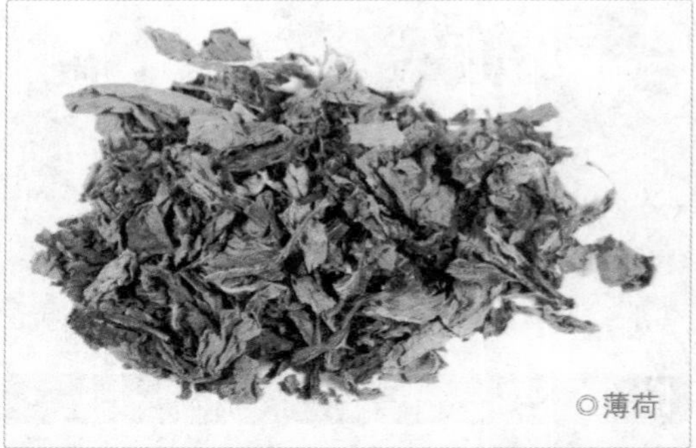

◎薄荷

偏方介绍

薄荷性凉，味辛，归肺、肝经。清香升散，具有疏风散热，清头目，利咽喉，透疹，解郁的功效，主治风热表证、头痛眩晕、目赤肿痛、咽痛声哑、鼻渊、牙痛、麻疹不透、肝郁胁痛脘胀。

第三篇

外用老偏方

古老的祖国医学文化中，不仅偏方的取材广，其偏方的使用方式也各有所长。食疗偏方能调节五脏，以养而生；中药方剂结合多味中药，以水为“媒”，经“煎”和“熬”而使其发挥更好的药效，治标治本；而如皮肤、外伤、风湿等疾病，在治疗上则以外用敷贴、搽洗、熏蒸为主，还可适当配合传统医学中的按摩，刮痧等手法，以更适合的方式针对不同的病症进行治疗，以期达到更好的疗效，下面就为大家介绍这些外用小偏方。

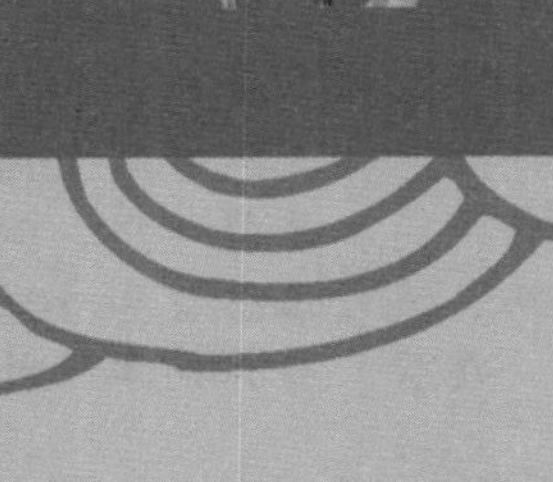

外用偏方

内科

感冒 >>

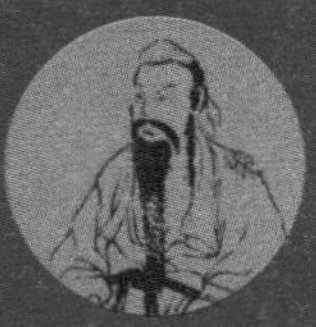

感冒俗称“伤风”，是一种外感风邪或病毒感染所引起的发热性疾病，一年四季均可发生，尤以人体抵抗能力低下以及冬春两季气候骤变时发病较多。临床表现为发热、恶寒、头痛、鼻塞、流涕、咳嗽、胸闷、咽喉肿痛等症状。

偏方01 醋熏法预防流感

【用料】米醋不拘量。

【做法】米醋加水适量，文火慢熬，在室内烧熏约1小时。

【功效】消毒杀菌。有预防流行性感冒、脑膜炎、胆囊炎之功效。

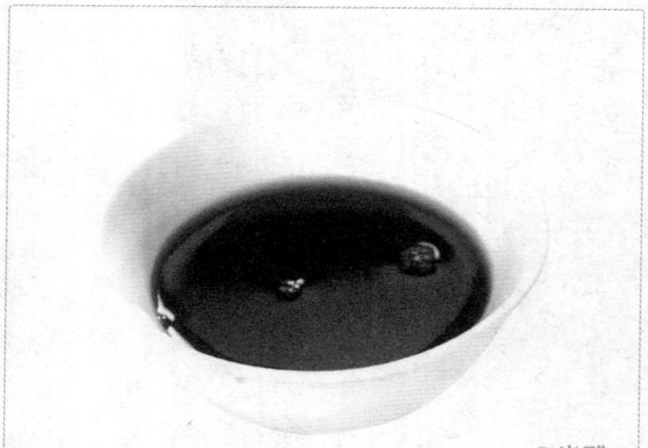

◎米醋

偏方介绍

米醋性温，味酸、苦，归肝、胃经。具有散瘀，止血活血，解毒，杀虫的功效。可用于产后血晕，痃癖癥瘕，黄疸，黄汗，吐血，衄血，大便下血，阴部瘙痒，痈疽疮肿等症，也可解鱼肉菜毒。醋有很好的抑菌和杀菌作用，能有效预防肠道疾病、流行性感冒和呼吸疾病。脾胃湿甚、痿痹、筋脉拘挛及外感初起忌服。

偏方02 葱姜外用方

【用料】葱白、生姜各15克，食盐3克。

【做法】葱白、生姜洗净，捣烂成糊，用纱布包裹。用力涂擦前胸、后背、脚心、手心、腋窝、肘窝，擦后安卧。

【功效】清热，发表，通阳，解毒。治感冒。

◎葱白

偏方介绍

葱鳞茎入药，称为葱白。葱白性温，味辛，归肺、胃经。具有通阳活血、驱虫解毒、发汗解表，散寒通阳，解毒散凝的功效。用于风寒感冒轻症、痈肿疮毒、痢疾脉微、寒凝腹痛、小便不利等病症，对感冒、风寒、头痛、阴寒腹痛、痢疾等有较好的治疗作用。

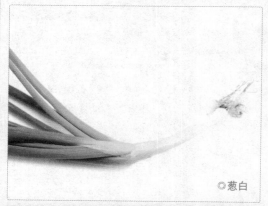

外用偏方

内科

高血压 >>

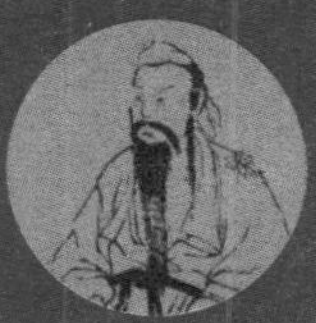

高血压以体循环动脉血压增高为主要临床特征，并伴有血管、心、脑、肾等器官病理性改变的全身性疾病。初期病人往往多年无症状，随着血压发生变化，大脑中血液增加，脑内压力升高，病人整个头部会感到沉闷疼痛，产生头晕、耳鸣、目眩、心慌、烦躁、失眠、四肢麻木、颈项僵硬等伴随症状。患者患病后期可合并发生心、脑、肾等方面的症状。

偏方01 五味贴敷降压方

【用料】鲜姜150克，蓖麻仁50克，吴茱萸各20克，冰片10克。

【做法】将蓖麻仁、吴茱萸先捣碎，研成细末。鲜姜捣烂为泥，再加冰片末，共调成糊状。每晚睡前敷贴两足底涌泉穴，次日清晨取掉，连用5～10次可获显效。

【功效】温补脾肾，平肝降压。用治高血压。

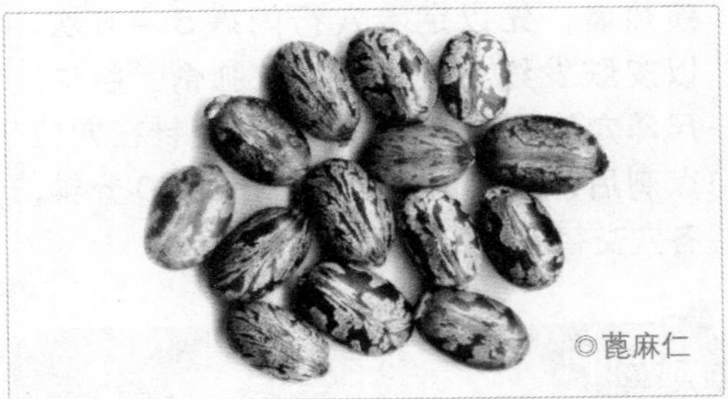

◎蓖麻仁

偏方02 绿豆菊花枕头

【用料】绿豆干皮、干菊花适量。

【做法】将绿豆干皮及干菊花装入枕芯。睡觉时当枕头用。

【功效】清火明目，降血压。

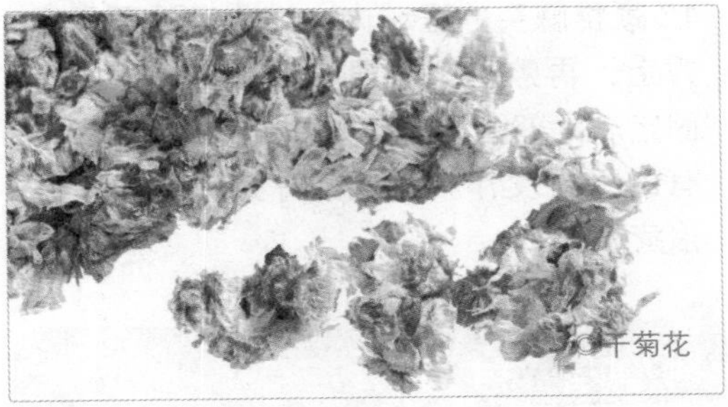

◎干菊花

偏方03 小苏打水泡脚

【用料】小苏打2～3小勺。

【做法】将2000毫升的水加入锅内烧开，倒入洗脚盆中，在洗脚盆内加入2～3小勺小苏打（俗称“苏打粉”，一般药店有售），搅一搅化开，适当凉凉即可泡脚。水温不宜过烫，每次泡脚以20～30分钟为宜。

【功效】降血压。

偏方04 桃杏仁膏

【用料】桃仁12克，杏仁12克，栀子3克，胡椒7粒，糯米14粒，鸡蛋1个。

【做法】将前5物碎研细粉，用鸡蛋清调成糊状。分3次于每晚睡前贴于足心涌泉穴处，次晨取下弃之。每夜1次，每次敷贴1足，双足交替敷贴。6次为1疗程。

【功效】降血压，止眩晕。

外用偏方

内科

哮喘 >>

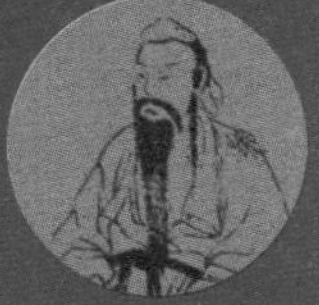

哮喘是支气管哮喘的简称，是一种常见病，多发病。其以反复发作性咳嗽、喘鸣和呼吸困难为主要症状。哮喘的发病机制目前还不完全清楚，包括：变态反应、气道慢性炎症、气道高反应性、气道神经调节失常、遗传机制、呼吸道病毒感染、神经信号传导机制和气道重构及其相互作用等。

偏方01 麝香蒜泥敷贴法

【用料】麝香1～1.5克，紫皮大蒜10～15粒。(蒜的用量随患者年龄而定)

【做法】麝香研成细末。紫皮大蒜蒜头去皮捣成泥，农历五月初五(即端午节)中午近12时，患者俯卧，用肥皂水、盐水清洁局部皮肤。中午12时整，将麝香末均匀撒在患者第7颈椎棘突到第12颈椎棘突的区域内，继将蒜泥覆于麝香上，再敷上1层塑料薄膜，并以胶布固定。大部分患者做1次，哮喘即减轻，有的不再发作。为巩固疗效，可连续贴治疗3年。

偏方02 拔罐疗法

【取穴】风门、肺俞、大椎、膻中、尺泽、定喘穴。

【操作】寒饮者，取风门、肺俞、大椎、膻中穴，施以单纯火罐法、贮药罐法(方药用止嗽散：桔梗、甘草、白前、橘红、百部、紫菀煎煮取汁备用)，留罐10分钟，每日1次。

痰热者，先以定喘穴行闪罐5～6次，以皮肤发红为度，然后取肺俞、膻中、尺泽穴施行刺络罐法，以三棱针在穴位点刺后，迅速用罐吸拔，留罐10分钟，各穴交替吸拔，每日1次。

偏方03 脊疗法

(1)先松弛患部软组织和双侧上肢肌肉。

(2)患者取仰卧位，术者立于床头处，一手拿住其后颈并以拇指按住患椎横突侧向隆起处，另一手托其一颌并用前臂贴其面颊部。

(3)两手合作将患者头先牵引并渐屈向健侧后屈向患侧，当向患侧搬至最大角度时，拇指“定点”不放松，与“动点”手同时搬、按、牵，联合“闪动力”，操作时可听到关节复位弹响。

偏方04 按摩疗法

(1)太溪、照海穴捏按30～50次，力度以胀痛为宜。

(2)足三里、上巨虚、丰隆各按揉30～50次。

(3)依次点按足部肾、肾上腺、垂体、膀胱反身抠各50～100次，按摩力度以局部胀痛为宜。

(4)推按足部输尿管、肺反身抠各50～100次。推按速度以每分钟30～50次为宜。

外用偏方

内科

急、慢性支气管炎 >>

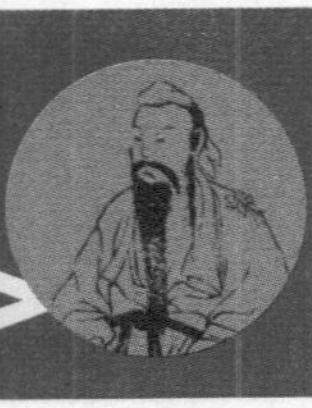

急性支气管炎是病毒或细菌等病原体感染所致的支气管黏膜炎症。其临床以咳嗽伴（或不伴）有支气管分泌物增多为特征。慢性支气管炎多于秋冬寒冷季节或气候多变之际因外感而发病，春暖后缓解，病程较长，反复发作逐渐加重。其主要症状是咳嗽、咳痰、喘息或气短，尤以清晨或夜间为重，痰量多。

偏方01 大蒜鼻烟壶

【**用料**】大蒜瓣（去皮）适量。

【**做法**】将大蒜瓣捣成糊状装入1个塑料瓶内。每天早晨散步途中，打开瓶盖，把瓶口对准鼻孔，尽量吸嗅大蒜辛辣味，等辛辣味淡后再换新的。

【**功效**】对慢性气管炎有治疗作用。

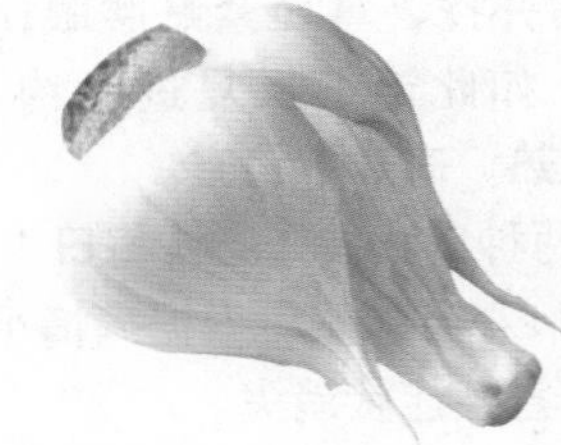

◎大蒜

偏方02 葛根红花泡脚方

【**用料**】葛根30克，红花6克，杏仁、鱼腥草15克，川贝母、百部、款冬花各10克。

【**做法**】将上药加适量清水泡10分钟，煎数沸后，取药液倒入脚盆中，先熏蒸，待温度适宜时浸泡双脚。每次30分钟，每日2次，10天为1个疗程。

【**功效**】化痰止咳。治慢性支气管炎。

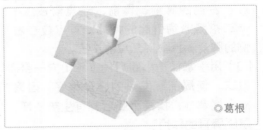

◎葛根

偏方03 吸蒸汽

【**用料**】水壶内装小半壶水。

【**做法**】将小半壶水置于炉子上，待水烧沸腾时，口对准壶嘴里冒出的蒸汽，一口一口地吸入，每次持续20～30分钟，每天2～3次。

【**功效**】对咳嗽疗效十分显著，尤其是外感风寒所引起的急性气管炎及支气管炎疗效更好。

偏方04 按摩疗法

（1）按压肺俞、厥阴俞、心俞、肾俞、志室各30～50次，力度以酸痛为佳。

（2）揉按中府、膻中、巨阙、肓俞各50次，力度轻柔。

（3）揉捏侠白、孔最、太渊、阴陵泉、三阴交各50～100次，力度稍重，以胀痛为宜。

外用偏方

内科

胃痛 >>

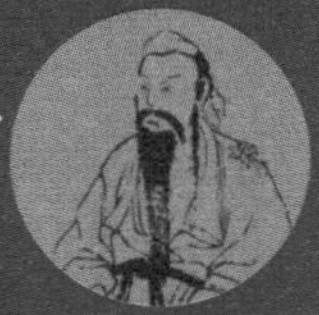

胃痛是临床上常见的一个症状，多见急慢性胃炎，胃、十二指肠溃疡病，也见于胃黏膜脱垂、胃下垂、胰腺炎、胆囊炎及胆石症等病。胃病中医又称胃脘痛，属于消化系统疾病。治疗胃痛，首应辨其疼痛的虚、实、寒、热性质及病在气，还是在血，然后审证求因给予恰当的治疗。

偏方01 按摩疗法

（1）病人仰卧，按摩者站于其旁。胃痛发作时，可用点穴止痛。医者一手点内关，另一手点足三里，同时进行。先点左侧，再点右侧。

（2）病人俯卧，按摩者站于其旁。用双手掌揉背腰部数次。取至阳、脾俞、胃俞、三焦俞穴，如胃溃疡引起的胃痛，应重点在左侧的脾俞、胃俞、三焦俞按压；十二指肠溃疡引起的疼痛，重点应在右侧的脾俞、胃俞、三焦俞按压。

（3）用手掌揉搓小腿后侧（承山穴一带）数次。使局部有发热的感觉为好。因胃痛多属寒性，揉搓小腿后侧有生热祛寒，温暖脾胃的作用。

偏方02 自我按摩法一

（1）摩腹法：患者取仰卧位，双膝曲。两手掌相叠，置于腹部，以肚脐为中心，在中、下腹部沿顺时针方向摩动约5分钟，以腹部有温热感为宜。用力宜先轻后重，然后扩大范围摩动全腹部约2分钟。

（2）擦腰骶法：患者取坐位，腰部前屈。两手五指并拢，掌面紧贴腰眼，用力擦向骶部，如此连续反复进行约1分钟，使皮肤微热，有热感为宜。

（3)以上两种自我按摩方法每日1～2次，连续治疗24天，然后根据病情可隔日治疗1次，直至症状消失。

偏方03 自我按摩法二

（1）如受寒凉和胃痉挛而产生的胃痛。可一手按压另一手二三掌骨缝间的落零五穴，局部有酸痛感，止痛效果好，还可用手捏起胃痛部位的表皮，提捻片刻，至胃里有发热的感觉，疼痛可减轻或消失。

（2）用手掌自心口向脐部做推法数次，然后用中指点中脘，再用拇指按压内关、足三里、三阴交各1分钟。

偏方04 指压法

【取穴】足三里、胃俞、涌泉、印堂。

【操作】

（1）用拇指按揉足三里穴。

（2）取坐位，双手拇指按揉背部胃俞穴。

（3）用拇指按揉涌泉穴。

（4）用中指轻轻按揉印堂穴。

外用偏方

内科

腹痛 >>

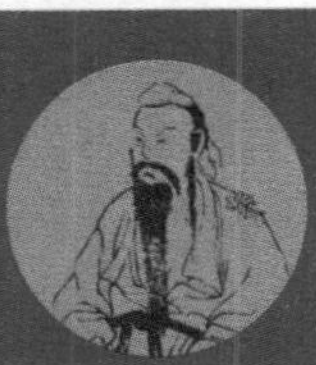

胃脘以下、耻骨毛际以上范围内出现疼痛的症状，均称腹痛。肝、胆、脾、肾、肠等腹内器官及经络因外感、内伤所致的气机郁滞，气血运行受阻，或气血虚少，失其濡养，皆可发生腹痛。

偏方01 寒积腹痛按摩法

【取穴】三焦俞、气海俞、大肠俞、次髎、大横、气海，太冲。

【操作】可重用按压背俞镇痛法，搓擦胃俞温中法，推抹上腹和中法，按压腧穴止痛法。在施术搓擦胃俞温中法时，若为上腹痛，改胃俞为三焦俞;若为中腹痛、改搓胃俞为气海俞；若为下腹痛改搓胃俞为大肠俞或次髎。施数推抹上腹和中法时，根据腹痛部位改变推抹位置，改开三门、运三脘为掌抹脐周。

【功效】温中散寒。

偏方02 虚寒腹痛按摩法

【取穴】三焦俞、气海俞、大肠俞、膀胱俞、大横、灵墟、太溪。

【操作】重用按压背俞镇痛法，推抹上腹和中法，按压腧穴止痛法，配用掌揉脐周消食法。施术推抹上腹和中法时，可根据疼痛部位变换操作位置，改开三门、运三脘为手掌抹脐周。

【功效】甘温益气，助阳散寒。

【说明】若是小儿虚寒腹痛，治疗应以温中散寒止痛为主。可推上三关 3 分钟，顺揉天枢 2 分钟，拿列缺 2 分钟。

偏方03 气滞腹痛按摩法

【取穴】肝俞、三焦俞、气海俞、大肠俞、章门、太冲。

【操作】可重用按压背俞镇痛法，捏拿腰肌抑肝法，按压腧穴止痛法，配用掌揉脐周消食法。

【功效】疏肝理气。

【说明】若是小儿气滞腹痛，治疗应以疏肝理气为主。可摩腹 1 分钟，分腹阴阳 1 分钟，揉神阙 1 分钟，揉天枢 1 分钟，推四横纹 2 分钟，揉足三里 1 分钟。

偏方04 食积腹痛按摩法

【取穴】三焦俞、大肠俞、粱门、天枢、手三里、足三里。

【操作】可重用推抹上腹和中法，掌揉脐周消食法，拿揉抖颤导滞法，按压腧穴止痛法，配用按压背俞镇痛法。施术推抹上腹和中法时可酌情加减。

【功效】和中消食。

【说明】若是小儿食积腹痛，治疗应以消食导滞，理气止痛为主。可清胃 3 分钟，逆运内八卦 2 分钟，推四横纹 2 分钟，清补大肠 3 分钟。

外用偏方

内科

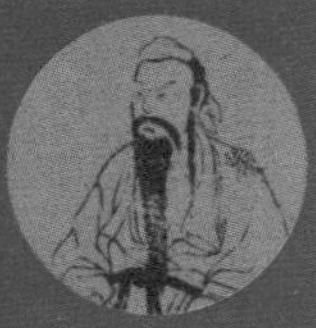

便秘 >>

便秘是指排便困难、粪便干燥、大便次数减少的一种病症。引起便秘的原因有久坐少动、食物过于精细、缺少纤维素等，这些因素会使大肠运动缓慢，水分被吸收过多，粪便干结坚硬，滞留肠腔，排出困难，同时还伴有头痛、头晕、胸闷、腹胀、嗳气、食欲减退、睡眠不安、心烦易怒等。长期便秘可引起痔疮、肛裂。

偏方01 葱白外用通便法

【用料】 葱白（小指粗）1 根，蜂蜜少许。

【做法】 将葱白洗净，蘸上蜂蜜，徐徐插入肛门内 5 ~ 6 厘米，再来回抽插 2 或 3 次，拔出，约 20 分钟即欲大便。如仍不排大便，再插入葱白抽插 2 或 3 次即通。

【功效】 通便。

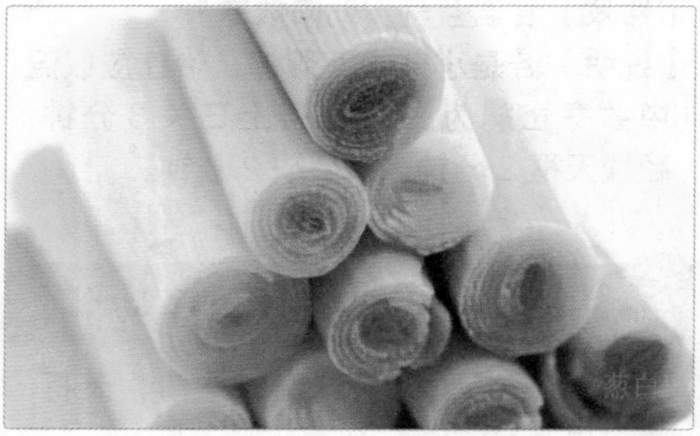

葱白

偏方02 盐水胡萝卜

【用料】 鲜胡萝卜 1 根，盐少许。

【做法】 将胡萝卜洗净，用刀刮去表皮，使胡萝卜光洁，削成纺锤形状，长约 7 厘米，浸在 50% 浓度的盐水内 7 天。用时慢慢塞入肛门内，约 7 分钟即可自行排便。

【功效】 润肠通便。用治便秘。

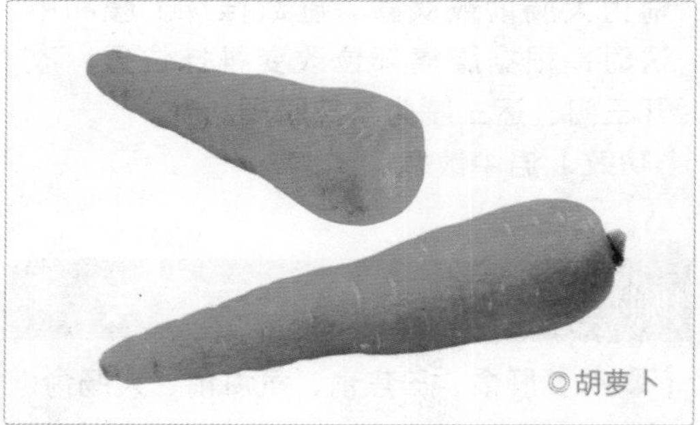

◎胡萝卜

偏方03 按摩疗法

（1）病人仰卧，按摩者站于其旁。用手指和手根在腹部做左右方向的推揉法数次。再用手指拨揉左小腹部的硬块处数次，以加强大肠的蠕动功能。取穴：大横、腹结、照海、支沟。

（2）病人俯卧，医者站于其旁。用手掌揉腰骶部数次。取穴：大肠俞、次髎。

偏方04 刮痧疗法

【取穴】 大肠俞、小肠俞、次髎、天枢、关元、足三里、支沟。

【操作】（1）刮拭大肠俞、小肠俞、次髎穴，以出痧为度。

（2）轻刮天枢、关元穴，以出痧为度。

（3）刮足部足三里穴及手部支沟穴，以出痧为度。

外用偏方

内科

头痛 >>

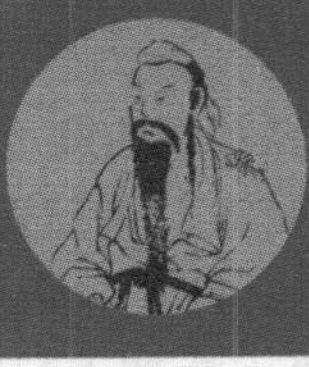

头痛是一种常见的自觉症状，它是许多疾病的先兆和临床表现，引起的原因有很多。有些发病很急，有的则是慢性病。头痛又是一种高级神经反射，受许多因素影响，包括精神与情感等。

偏方01 米醋熏法

【用料】米醋适量。

【做法】将米醋放置锅内煮沸，趁热气出时将头面伸向蒸汽中，以蒸汽熏头面，其痛可止。

【功效】散风止痛。用于外感头痛。

◎米醋

偏方02 萝卜冰片

【用料】萝卜（选用辣者佳），冰片少许。

【做法】萝卜洗净，捣烂取汁，加冰片溶化后，令患者仰卧，缓缓注入鼻孔，左痛注右，右痛注左。

【功效】对偏头痛有治疗作用。

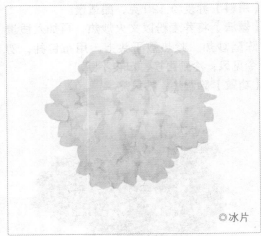

◎冰片

偏方03 外用大白萝卜汁

【用料】大白萝卜。

【做法】将大白萝卜洗净，捣烂取汁。滴入鼻内，治各种头痛，治中风。

【功效】对感冒头痛、火热头痛、中暑头痛及中风头痛等有治疗作用。

偏方04 大黄细辛鼻塞方

【用料】大黄、细辛各6克。

【做法】以上研细末，左侧头痛塞左鼻，右痛塞右鼻。

【功效】散寒化痰，通窍止痛。治鼻炎、鼻窦炎引起的头痛、鼻塞。

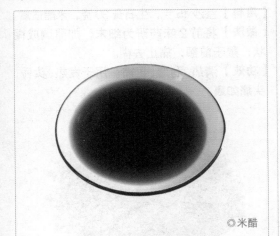

偏方05 热水浸手

【用料】40℃以上的热水。

【做法】备足两热水瓶的热水。把水倒入盆中，将双手浸泡在盆中热水里。浸泡过程中，要不断加入热水，以保持水温。半小时后，头痛逐渐减轻，甚至完全消失。

【功效】活血行血。治偏头痛。

偏方介绍

偏头痛是由于脑血管充血扩张，压迫脑神经所致。双手浸泡在热水中以后，手的血管充盈，血液流聚于手部；脑血管充血量相对减少，脑神经的压迫也减轻了，痛感便逐渐消失。

偏方06 按摩疗法

（1）前头痛：按压印堂、风府、合谷。

（2）偏头痛：按压风池、太阳、列缺、侠溪。

（3）后头痛：按压天柱、风府、后溪。

（4）头顶痛：按压百会、太冲、合谷。

（5）全头痛：按压百会、天柱、风池、头痛点。

（6）头痛如兼有头晕者，可按压百会、率谷、内关、照海。

偏方介绍

头部疼痛包括头的前、后、偏侧部疼痛和整个头部疼痛。针对不同的头痛区域来按摩不同的穴位，有针对性地让头痛得到充分的缓解。

偏方07 荞麦粉

【用料】荞麦粉120克，醋适量。

【做法】将荞麦粉以文火炒热，再加入适量陈醋炒热。趁热敷于头上，用布包扎，勿令见风，冷则再换，日夜不断。

【功效】除湿热，祛风痛。

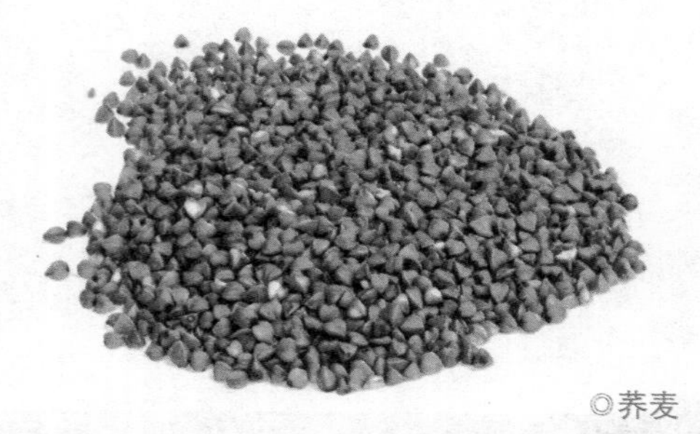

◎荞麦

偏方介绍

荞麦性寒，味甘，茎叶具有降压，止血的功效。适用于高血压、毛细血管脆弱性出血、防治中风、视网膜出血、肺出血。种子有健胃，收敛的功效，用于止虚汗。炒香研末，外用收敛止汗，消炎。

偏方08 蚕沙石膏醋

【用料】蚕沙15克，生石膏30克，米醋适量。

【做法】将前2味药研为细末，加醋调成糊状，敷于前额，痛止去糊。

【功效】清热，利湿，止痛。用于发热、头昏、头痛如裹。

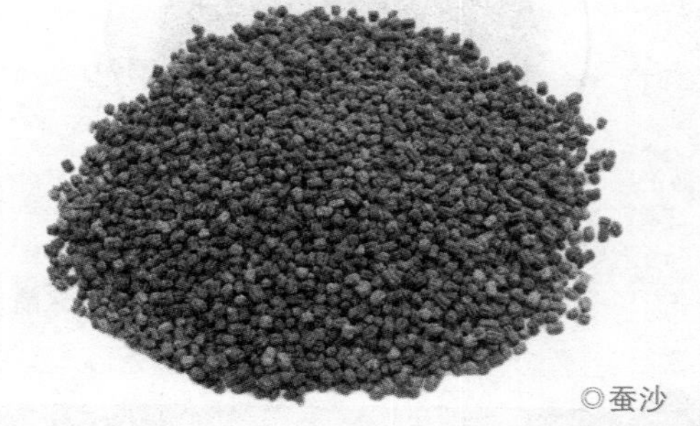

◎蚕沙

偏方介绍

蚕沙为蚕蛾科昆虫家蚕蛾幼虫的干燥粪便。6～8月收集，以二眠到三眠家蚕蛾幼虫的粪便为主。蚕沙性温，味甘、辛，归肝、脾、胃经。具有去风除湿，和胃化浊的功效。

外用偏方

内科

眩晕 >>

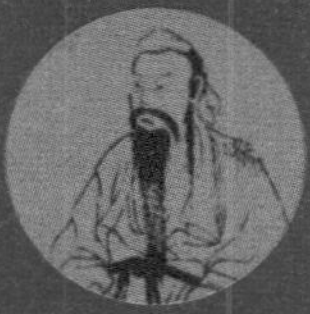

眩晕是多个系统发生病变时所引起的主观感觉障碍。其一般患者会出现倾斜感、眼前发黑、头痛、下肢发软、耳鸣、复视等。因颈椎病刺激或压迫椎动脉，使脑供血不足而出现的眩晕称为颈性眩晕，多因第5、6颈椎发生错位，或者其他椎体错位，导致椎动脉发生痉挛、扭曲，引起椎动脉供血不足而发生眩晕。

偏方01 按摩疗法

（1）两手拇、示指分别按压双头维，双风池，相对用力，沉稳按压2～3分钟。

（2）按摩者一手扶患者后枕，另一只手拇指按压印堂，并缓缓揉动，一般以顺时针为宜，揉压交替进行。

（3）用双拇指分别推抹两侧眉弓，从印堂分推至太阳，然后，双拇指对揉对压太阳穴。

偏方02 针灸疗法一

【取穴】取心俞、肝俞、膈俞、膻中、气海、足三里、百会、中冲、水沟等穴。

【操作】心俞等腧穴斜刺1～1.5厘米，血海、足三里直刺3～4厘米，其余常法针刺。头晕显著者则以三棱针点刺中冲，放血3～5滴。

【功效】对头晕伴心悸、失眠、自汗、气短、唇舌色淡者有治疗的作用。

偏方03 针灸疗法二

【取穴】取风池、太溪、京门、三阴交、肝俞、侠溪、太冲等穴。

【操作】风池斜刺1～1.5厘米，太溪直刺1厘米，三阴交直刺2～3厘米，京门、侠溪、太冲直刺2厘米左右。获针感后行针1分钟，留针30分钟。

【功效】对头晕、耳鸣，伴心烦易怒、两胁窜痛、失眠多梦、手足心热、口苦、盗汗者有治疗的作用。

【说明】肝阳上亢的眩晕表现为头晕目眩、泛泛欲吐、腰膝酸软、舌红脉弦。治法以取肝胆两经为主，可取穴风池、肝俞、肾俞、行间、侠溪，针用泻法。

偏方04 针灸疗法三

【取穴】取肾俞、太阳、命门、头维、太溪、绝骨、三阴交、脾俞等穴。

【操作】肾俞、太溪、绝骨直刺1～1.5厘米，脾俞斜刺1～1.5厘米，命门直刺2厘米左右。头晕较重者则轮换点刺太阳、头维，放血2～3滴。

【功效】对头晕伴腰酸腿软、疲乏无力、眼花、形寒肢冷者有治疗作用。

【说明】痰湿中阻的眩晕表现为头晕目眩、胸痞欲呕、食欲缺乏、心烦、苔厚腻、脉滑。治法以和中化浊为主，可取穴中脘、内关、丰隆、解溪。针用泻法。

外用偏方

内科

风湿性关节炎 >>

风湿性关节炎是一种常见的急性或慢性结缔组织炎症，临床典型表现是轻度或中度发热，游走性多发关节炎，受累关节多为膝、踝、肩、肘腕等大关节，常见由一个关节转移至另一个关节，病变局部呈现红肿、灼热、剧痛，部分病人也有几个关节同时发病，不典型的病人仅有关节疼痛而无其他炎症表现。

偏方01 姜辣药汁熏敷法

【用料】 干姜 60 克，干辣椒 30 克，乌头 10 克，木瓜 25 克，水 2000 毫升。

【做法】 将上药 4 味放入水中煮 30 ~ 40 分钟。用煎好的药趁热熏患部，药凉再加热，将药汁倒出，用干净毛巾蘸药汁敷于患部。如此反复 2 次或 3 次，每日早晚 1 遍。

【功效】 温经散寒，除湿止痛。

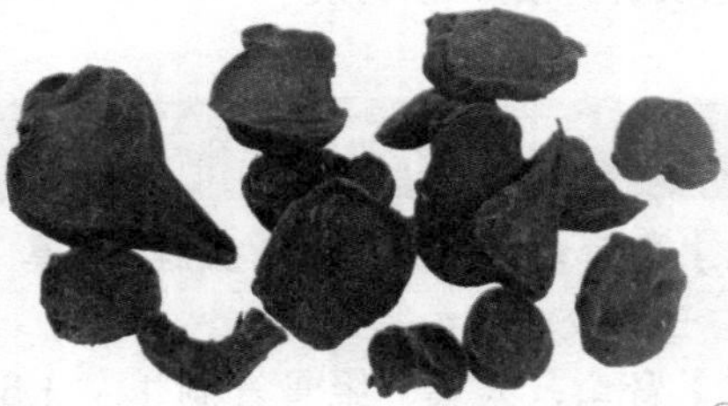

◎乌头

偏方介绍

乌头为毛茛科植物，侧根入药，叫附子。有回阳、逐冷、祛风湿的作用。治大汗亡阳、四肢厥逆、霍乱转筋、肾阳衰弱的腰膝冷痛、形寒肢冷、精神不振以及风寒湿痛、脚气等。

偏方02 醋熏法

【用料】 陈醋 300 毫升，新砖数块。

【做法】 新砖放在炉内烧红，取出放在陈醋内浸透，趁热放在关节下烟熏，为了防止烟熏散热过快和醋味走失，可用被子遮盖，并根据砖的热度逐渐向砖贴近，以稍热些为好，砖凉即停止，隔日 1 次。

【功效】 散瘀消肿。用治关节炎。

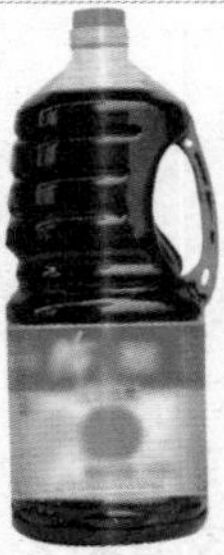

◎陈醋

偏方介绍

陈醋性温，味酸苦，归肝、胃经。具有散瘀，止血，解毒，杀虫的功效。可用于产后血晕、痃癖癥瘕、黄疸、黄汗、吐血、衄血、大便下血、阴部瘙痒、痈疽疮肿等，也可解鱼肉菜毒。醋有很好的抑菌和杀菌作用，能有效预防肠道疾病、流行性感冒和呼吸疾病。脾胃湿甚、痿痹、筋脉拘挛及外感初起者忌服陈醋。

偏方03 葵花盘膏

【用料】向日葵盘适量（开花时摘下）。

【做法】将葵盘放入砂锅内，加水煎成膏状。外敷关节处，包扎固定，每日1次。

【功效】清热解毒，达邪外出。对风湿性关节炎、肩关节周围炎，均有一定疗效。

偏方04 飞罗面牛皮胶膏

【用料】牛皮胶25克，飞罗面50克，姜汁25克，葱汁25克，醋25克。

【做法】上各味共溶化，略熬成膏药一样，摊贴患处，即止痛。

【功效】对治风湿性关节炎、痛风性关节炎有治疗作用。

偏方05 烟叶松香粉

【用料】鲜烟叶、松香粉、高粱酒各适量。

【做法】鲜烟叶撕烂绞汁，和松香粉，晒干，以高粱酒调匀。涂于布上，贴患处，每日一换。

【功效】祛风定痛。用于风湿、类风湿性关节炎。

偏方06 食盐熨烫法

【用料】食盐500克，小茴香120克。

【做法】共放锅内炒极热。取出一半用布包住熨烫痛处，凉了再换另一半，再炒，如此反复更换熨烫数回，每日上下午各1次。

【功效】祛风散寒。用治风湿性关节痛或风寒腰痛、腿痛。

偏方07 硫黄艾叶方

【用料】硫黄、艾叶、生姜各适量。

【做法】将上药研细和匀，烤热，外敷患处。

【功效】治风湿性关节炎引起的肢体关节疼痛、肿胀、屈伸不利、肌肤麻木。

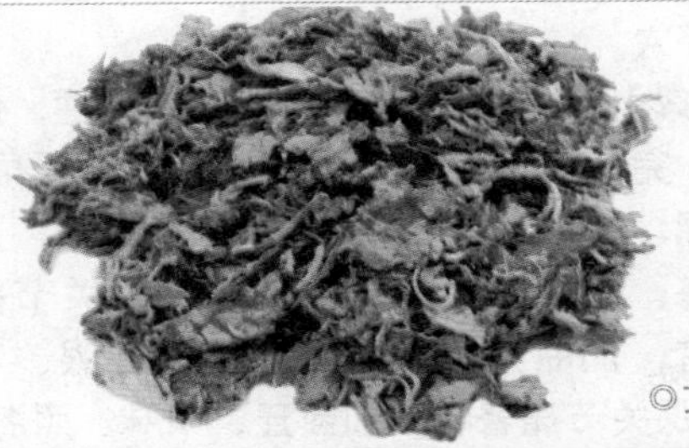

◎艾叶

偏方介绍

艾叶性温，味苦、辛，归脾、肝、肾经。具有散寒止痛，温经止血的功效，用于少腹冷痛、经寒不调、痛经、宫冷不孕、胎动不安、吐血、衄血、崩漏经多、妊娠下血。

偏方08 红辣椒皮外用方

【用料】干红尖辣椒25个，花椒30克。

【做法】先将花椒加水3000毫升，文火煎半小时，再入红辣椒煮软取出，去子。将辣椒皮撕开，贴于患处，共3层，以花椒水热敷加熏1小时左右即可，每晚1次，连用1周。

【功效】散寒除湿。治慢性风湿性关节炎。

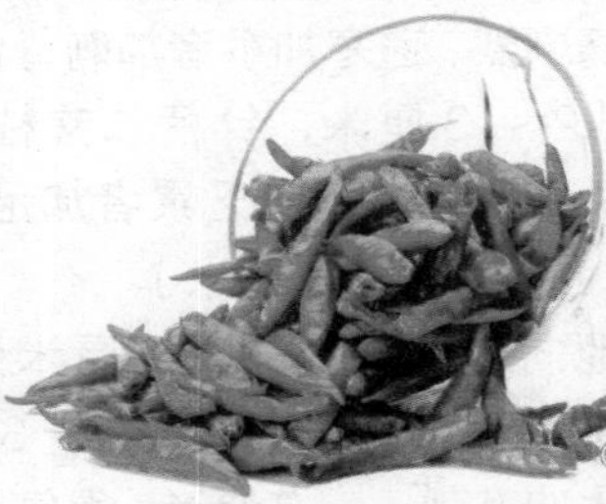

◎干红尖辣椒

偏方介绍

辣椒性温，味辛，有小毒，归脾、胃经。具有健脾胃，祛风湿的功效，主治消化不良、寒性胃痛、风湿痛、腰腿痛等。

偏方09 葱醋消肿贴

【用料】 葱白50克，陈醋1000克

【做法】 先煎陈醋剩至一半时，加入切细的葱白，再煮二沸，过滤后，以布浸陈醋液并趁热裹于患处，每日2次。

【功效】 对急性风湿性关节炎有治疗作用。

偏方10 葱姜蒜蛇蜕膏

【用料】 独头蒜、生姜、生葱各200克，蛇蜕1条（完全），黄丹400克

【做法】 前4味药一齐放入锅内，熬汁去渣。入黄丹，熬成膏贴痛处。

【功效】 对治风湿性关节炎，伴有肢体关节疼痛，肿胀，屈伸不利等有治疗作用。

偏方11 芒硝五味子膏

【用料】 芒硝30克,五味子30克,砂糖30克。

【做法】 将芒硝、五味子、砂糖分别研磨为细末，倒入同一个碗中，再调入生姜汁半碗，烧酒少许，拌匀抹患处，每日2次，效果颇佳。

【功效】 对治急性风湿性关节炎引起的膝关节肿大、疼痛有治疗作用。脾胃虚寒及孕妇禁用。

偏方12 按摩疗法

（1）取大椎、曲池、天柱、肾俞、内关、足三里、阳陵泉、风门、腰阳关等穴，每次选3～5个穴位，以拇指探明穴位后，用力点按，每穴1～2分钟，以感到酸胀发麻为佳。每日1次，15次为1疗程。

（2）搓脊背：沿后背天柱穴到气海俞一线，脊柱的两侧，上下推搓，反复数次，以透热发红为度。

（3）揉后腰：横擦腰椎周围的区域，往返10～20次，配合揉按命门、肾俞、腰眼3穴，顺、逆时针方向各30～40次。

偏方13 针灸疗法

【取穴】 取风池、膈俞、血海、太冲等穴。

【加减】 疼痛剧烈、遇寒加重者加刺肾俞、关元（直刺2～3厘米，针柄加艾柱温灸之）；伴关节沉重、周身乏累者加足三里、阴陵泉（直刺3～4厘米）。

【操作】 风池向脊柱方向刺入2厘米余，膈俞斜刺，进针后横向脊椎刺入2～3厘米，血海、太冲直刺1～2厘米，得气后，捻转提插1分钟，留针10～20分钟。

【功效】 对肢体关节酸痛、游走不定、关节屈伸不利者有治疗作用。

偏方14 按摩疗法

【取穴】 取大椎、合谷、曲池、天柱、昆仑等穴。

【加减】 颈椎关节疼痛甚者，加天柱、风池、完骨；肩关节疼痛剧烈者，加极泉、肩髃、肩峰、天宗；肘关节痛重者，加小海、肘髃、手三里、曲池；膝关节疼甚者，加曲泉、委中、鹤顶、膝眼、犊鼻；踝关节痛著者，加商丘、申脉、照海、太溪等。各穴均可使用灸法。

【操作】 大椎穴以棱针点刺放血，合谷、曲池直刺2～3厘米，昆仑、天柱针刺0.6～1厘米，后四穴得气后留针10～20分钟。

【功效】 对关节局部红肿热痛、痛无定处、活动不灵活、发热、汗出者有治疗作用。

外用偏方

外科

流行性腮腺炎 >>

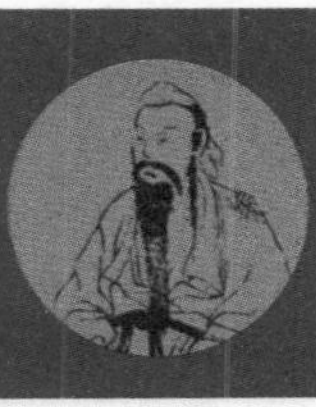

流行性腮腺炎，俗称痄腮，是一种急性传染病，全年皆有，冬春尤多，多发于学龄前及学龄期儿童。其以发热、耳下腮部漫肿疼痛为主要临床表现。这种病是因感受风温邪毒，壅阻少阳经脉，郁而不散，结于腮部所致。

偏方01 白头蚯蚓

【用料】新鲜白头蚯蚓6条，白糖适量。

【做法】将蚯蚓身上的泥土去掉（不要用水冲洗），放入碗中，加白糖搅拌，约半小时即成糊状。用纱布蘸其浸液贴敷患处。3～4小时换药1次，换药前用盐水洗净患处。

【功效】清热解毒，退热止痛。用治小儿流行性腮腺炎之高热、肿势较重。

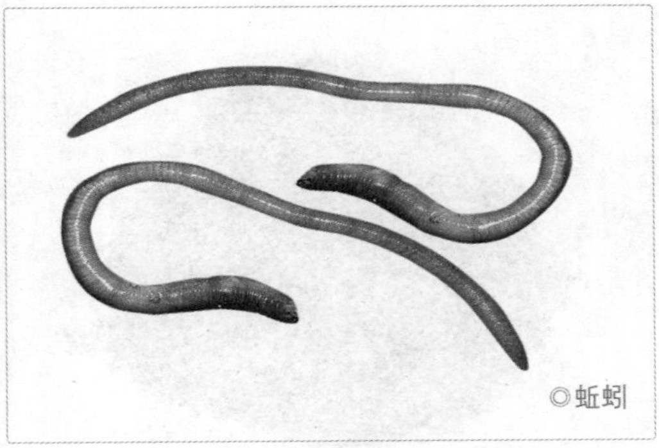

◎蚯蚓

偏方02 红黄白膏

【用料】赤小豆100克，大黄100克，白矾20克，芒硝100克，凡士林300克。

【做法】共研末，过细筛，将凡士林溶化与药粉调为膏。外敷，每日数次。

【功效】泻热解毒，活血化瘀。用治流行性腮腺炎。

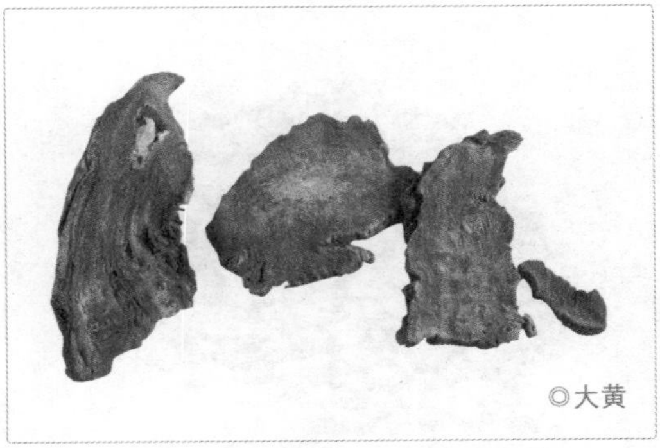

◎大黄

偏方03 陈醋大蒜糊

【用料】陈醋、大蒜等份。

【做法】大蒜去皮，将醋与蒜共捣成糊。敷于患处，每日1～3次，现捣现敷，直至炎症消退为止。

【功效】消积解毒。用治流行性腮腺炎及一般痈肿。

偏方04 胡椒粉

【用料】胡椒粉1克，白面8克。

【做法】以温水共调成糊状，涂纱布上。敷患处，每日更换1次，连用数日可愈。

【功效】消积，解毒。用治流行性腮腺炎之红肿。

外用偏方

外科

疝气 >>

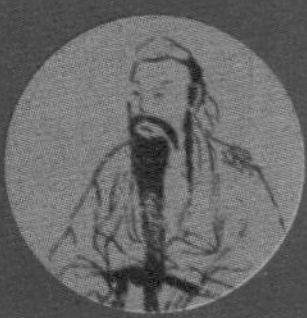

疝气多是因为咳嗽、喷嚏、用力过度、腹部过肥、用力排便、妇女妊娠、小儿过度啼哭、老年腹壁强度退行性变等原因引起。中医理论中对“疝气”有“诸疝皆属于肝”之说，认为其发病多与肝经有关，本病多以气痛为至症。

偏方01 荞麦面川乌胡椒方

【用料】荞麦面 100 克，生川乌 15 克，白胡椒 9 克，白酒适量。

【做法】将生川乌、白胡椒研成细末，同荞麦面加白酒拌成泥状，包扎在脚心处。连用 1 周，每日换药 1 次。

【功效】祛风湿，散寒，止痛。用治疝气。

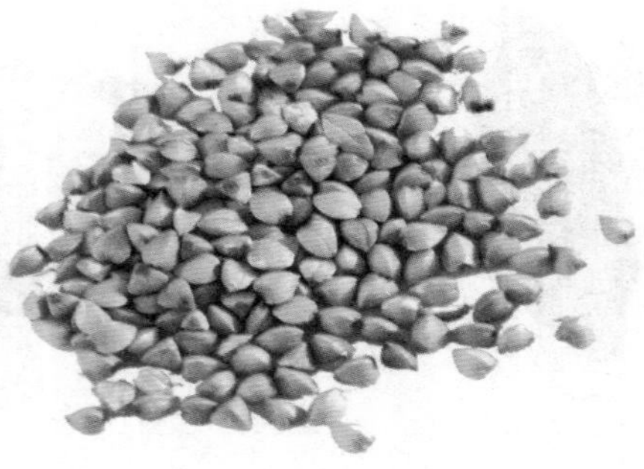

◎荞麦

偏方02 黄芥子

【用料】黄芥子 6 ~ 15 克。

【做法】黄芥子研为细末，用新冷水调成糊状，涂于小口径的茶杯里面，将茶杯扣在大腿根内边 2 ~ 3 小时即可。左病扣右，右病扣左。

【功效】清热利湿、散瘀消肿。用治疝气。

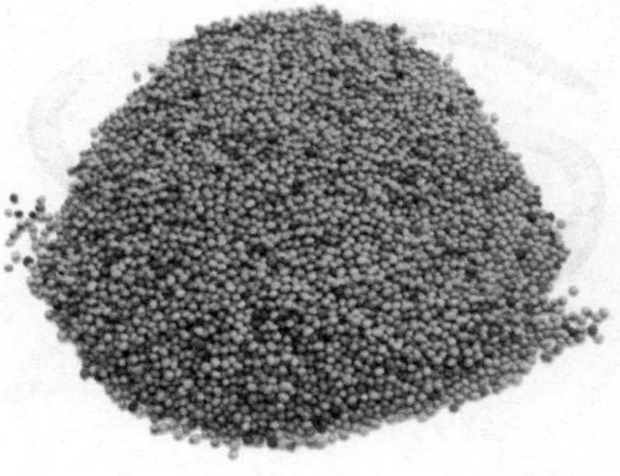

◎黄芥子

偏方03 炒食盐

【用料】食盐、醋各适量。

【做法】食盐一撮，炒热。醋调涂脐中，上以艾绒搓成黄豆大，燃火灸之。

【功效】散寒，止痛。用治小儿疝气。

偏方04 葱衣熏

【用料】葱衣（葱白的外皮）适量。

【做法】葱衣用水煎沸，立即倒入小盆中。坐熏阴囊，待水温后再洗，每日 2 ~ 3 次。

【功效】驱寒渗湿。用治阴囊坠痛。

外用偏方

外科

痔疮 >>

人体直肠末端黏膜下和肛管皮肤下静脉丛发生扩张和屈曲所形成的柔软静脉团，称为痔疮，又名痔、痔核、痔病、痔疾等。医学所指痔疮包括内痔、外痔、混合痔，是肛门直肠底部及肛门黏膜的静脉丛发生曲张而形成的一个或多个柔软的静脉团的一种慢性疾病。

偏方01 鳗鲡油外用

【用料】鳗鲡数尾。

【做法】将鳗鲡清水漂洗，先于锅中煮沸清水，再将活鳗鲡投入，加盖煮 2 ~ 3 小时，鳗鲡油浮于水面，取油备用。用时先洗净患处，以鳗鲡鱼油涂拭或注入瘘管，每日 2 或 3 次。

【功效】对痔疮、漏疮、瘰疬、阴疽（相当于结核性瘘管）久不收口有治疗作用。

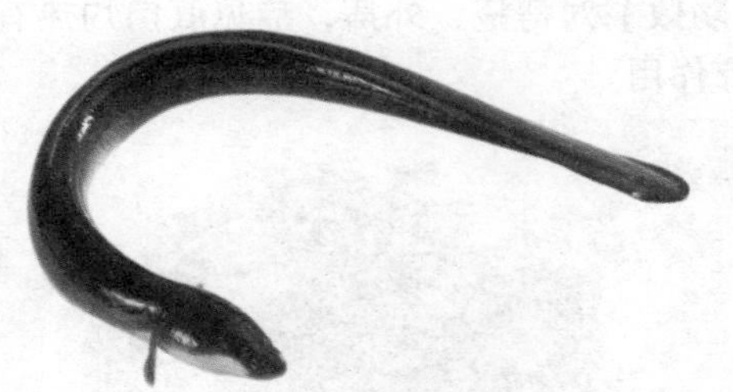

◎鳗鲡

偏方02 螺矾汁

【用料】活大田螺 1 个，白矾末少许。

【做法】把活大田螺用清水漂养 2 天，使其吐尽泥沙，然后以针刺破，加入白矾末，过 1 夜后，除去螺壳。用鸭毛或棉花每小时蘸汁涂患处 1 次，一般 5 ~ 8 次可愈。

【功效】对痔疮有治疗作用。

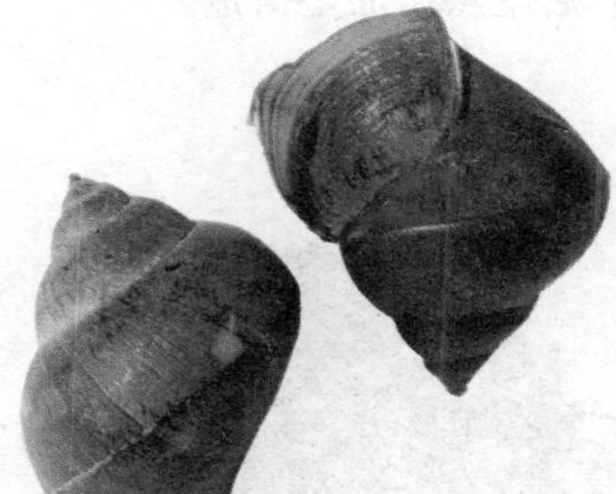

◎田螺

偏方03 无花果叶熏洗

【用料】干无花果 40 ~ 60 克。

【做法】煎汤半盆。趁热熏洗痔疮痛处半小时到 1 小时，每夜熏洗 1 次，一般 2 ~ 3 天可愈。

【功效】消炎，散肿，止痛。用治外痔肿痛。

偏方04 外痔熏洗液

【用料】黄芩、栀子、干莲房、荆芥各 30 克，防风、枳壳、薄荷、朴硝各 15 克。

【做法】上药以水共煎，先熏后洗患处。

【功效】对外痔伴有肛门肿痛、灼热有治疗作用。

偏方05 南瓜子煎熏

【用料】南瓜子1000克。

【做法】加水煎煮。趁热熏肛门，每日最少2次，连熏数天即愈。

【功效】对内痔有治疗作用。

偏方06 韭菜根汤熏

【用料】韭菜根。

【做法】洗净煎水。倒入便盆内趁热坐熏，每日2次，待逐渐收缩治愈而止。

【功效】对痔疮、脱肛、子宫脱垂有治疗作用。

偏方07 血栓外痔熏洗液

【用料】丹参、茜草、鱼腥草、制大黄各30克，赤芍、甘草各20克。

【做法】将上药水煎后，去渣趁热先熏，温度适宜后坐浴20分钟。每日2次。10日为1个疗程。

【功效】对痔疮、血栓性外痔有治疗作用。

偏方08 苦参祛湿洗剂

【用料】苦参15克，蛇床子、马齿苋、大黄、菊花、五倍子各10克。

【做法】水煎。外洗患处。

【功效】对湿热瘀滞型痔疮、外痔，症见肛门奇痒，发胀和异物感有治疗作用。

偏方09 香薷石蚕鸭跖草外敷

【用料】鲜大叶香薷、鲜白花石蚕、鲜鸭跖草各适量。

【做法】捣烂。敷患处。

【功效】治湿热瘀滞型痔疮。

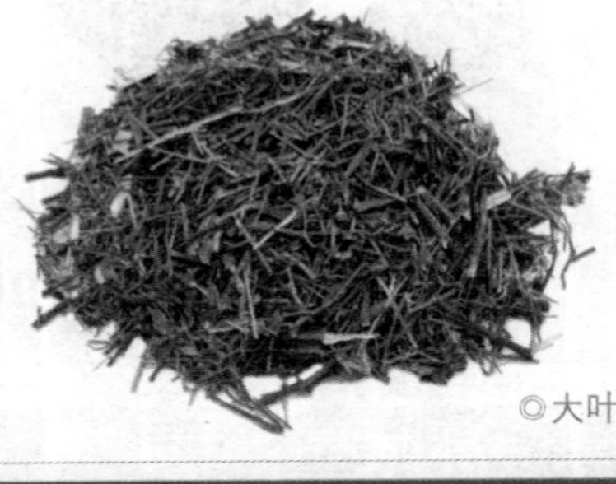

◎大叶香薷

偏方介绍

大叶香薷性平，味苦、微辛，具有祛风顺气，温中止痛的功效。用于伤暑腹胀、痧气作痛、痔瘘下血等。外用杀虫止痒，治湿疹风痒、滴虫性阴道炎，还能散寒发表，祛风止痒。

偏方10 灵仙外痔方

【用料】威灵仙根20克，红鸡冠花20克，槐花15克，藕节15克。

【做法】水煎。每日2次分服。亦可水煎取汁，外洗患处，每日2次。

【功效】对痔疮、外痔，症见肛门灼热有治疗作用。

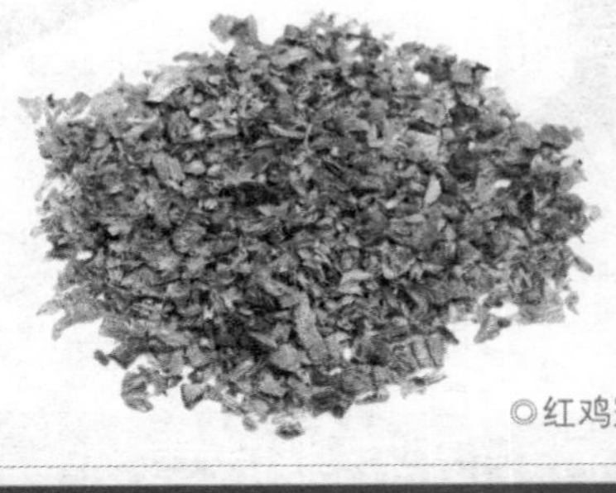

◎红鸡冠花

偏方介绍

红鸡冠花性凉，味甘、涩，归肝、大肠经。具有收敛止血，止带，止痢的功效。用于吐血、崩漏、便血、痔血、赤白带下、久痢不止等。

外用偏方

外科

丹毒 >>

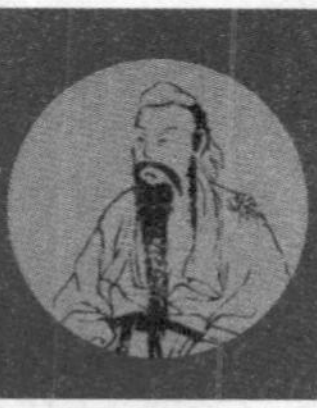

丹毒虽以“毒”命名，却并不是病毒感染引起的，而是由细菌感染引起的急性化脓性真皮炎症。其主要致病菌为A组β溶血性链球菌，诱发因素为手术伤口或鼻孔、外耳道、耳垂下方、肛门、阴茎和趾间的裂隙。皮肤的任何炎症，尤其是有皲裂或溃疡的炎症为致丹毒的病菌提供了侵入的途径。

偏方01 泥鳅涎

【用料】泥鳅若干尾，红糖适量。

【做法】将活泥鳅养于清水中，漂去泥土，置碗中，加入红糖，用筷子不断搅动，待泥鳅涎液溶于糖中，去泥鳅。用此泥糖液厚涂患处，干则换之。

【功效】祛湿，消炎。用治丹毒、急性关节炎红肿疼痛、疔疮等。

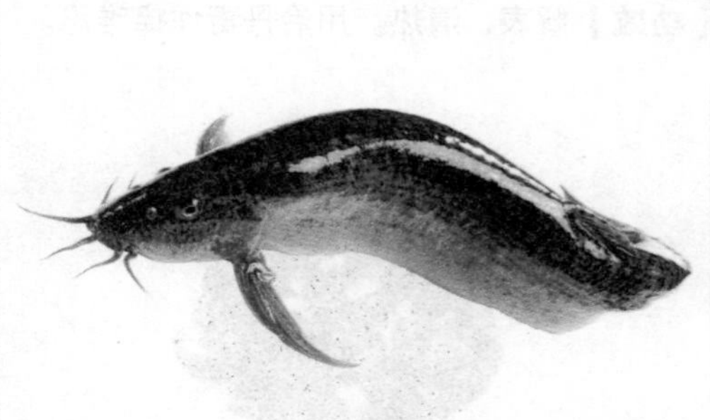

◎泥鳅

偏方02 红糖蚯蚓水

【用料】红蚯蚓、金银花各20克，红糖适量。

【做法】活红蚯蚓用水洗净，放入小盆里，再将红糖放入搅拌，待化成水后即成。金银花加水煎，用时先以金银花水洗净患部，再用棉球蘸上红糖蚯蚓水涂擦患部，每日数次。

【功效】散寒祛风，活血消肿。用治丹毒。

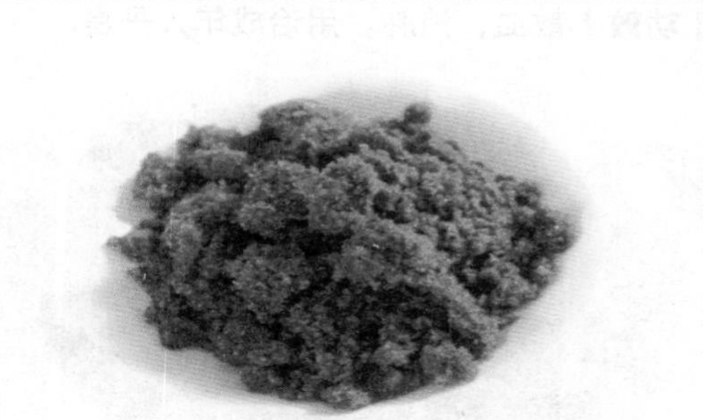

◎红糖

偏方03 苦瓜茎叶汁

【用料】苦瓜茎叶1握。

【做法】洗净，捣烂，绞取其汁。涂于患处，每日2或3次。

【功效】清热，解毒，明目。用治丹毒、热疮。

偏方04 鲫鱼肉赤豆粉

【用料】鲫鱼肉、赤小豆粉各适量。

【做法】将鲜鱼肉捣烂，同赤豆粉调匀，加水和之。敷于患处，每日2或3次。

【功效】清热，解毒，祛湿。用治小儿丹毒。

偏方05 青鱼胆干粉

【用料】青鱼胆、青黛等份，香油少许。
【做法】将青鱼胆晒干，同青黛共研细，以香油调匀。涂于患处，每日 2 ~ 3 次。
【功效】清热解毒。治丹毒、腮腺炎。

偏方06 鲜白菜帮豆芽菜

【用料】鲜白菜帮、绿豆芽菜、马齿苋各等份。
【做法】将菜帮等洗净，共捣如泥状。外敷患处，每日换药 1 或 2 次。
【功效】清热，解毒。用治丹毒等。

偏方07 泥鳅

【用料】活泥鳅。
【做法】将活泥鳅捣烂如泥。敷于患处，每日换药 2 次。
【功效】消炎解毒。用治丹毒及疔疮等红肿炎症。

偏方08 绿豆大黄

【用料】绿豆 25 克，大黄 10 克，生薄荷汁、蜂蜜少许。
【做法】将绿豆与大黄研成末，用生薄荷汁加蜂蜜调匀。涂于患处，每日更换 2 或 3 次。
【功效】解毒，泻热。用治小儿丹毒。

偏方09 油菜叶

【用料】油菜叶适量。
【做法】将油菜叶洗净，捣烂为泥敷于患处，每日更换 2 ~ 3 次。
【功效】散血，消肿。用治成年人丹毒。

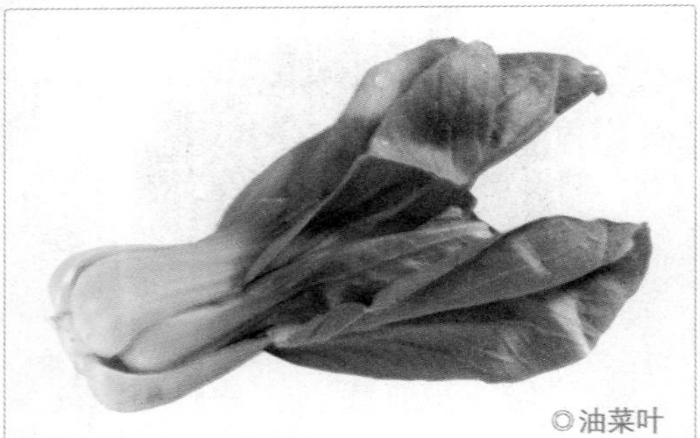

◎油菜叶

偏方介绍

油菜叶性凉，味甘，归肝、脾、肺经。具有活血化瘀，解毒消肿，宽肠通便的功效。用于游风丹毒、手足疖肿、乳痈、习惯性便秘、老年人缺钙等。中医认为油菜叶能活血化瘀，用于治疗疖肿、丹毒。

偏方10 香油豆豉

【用料】豆豉、香油各适量。
【做法】豆豉炒焦研成细末，以香油调和匀。涂擦患处，每日 2 次。
【功效】解表，清热。用治丹毒作痒难忍。

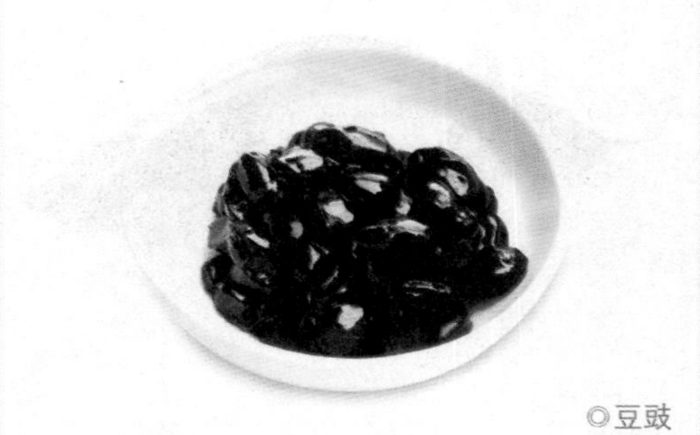

◎豆豉

偏方介绍

豆豉性平，味苦、辛，归肺经、胃、心、膀胱经。具有解肌发表，宣郁除烦的功效，用于外感表证、寒热头痛、心烦、胸闷等。外用能治小儿丹毒破作疮，黄水出。

外用偏方

外科

痈疽疔疖 >>

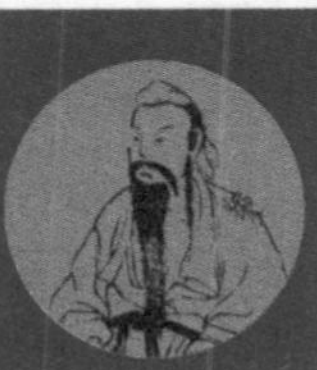

痈疽疔疖是不同类型的炎症，“痈”是感染毒邪，气血壅塞不通而致的局部化脓性疾病；“疽”是为毒邪阻滞而致的化脓性疾病；“疔”又称疔疮，该病发病迅速，且病情较重，疔疮发无定所，随处可生；“疖”又称疖疮，发于皮肤浅表，随处可生，多生于头、面、颈、项及臂臀等处。

偏方01 柳叶膏

【**用料**】鲜柳树叶或嫩芽。

【**做法**】鲜柳树叶或嫩芽洗净，加水浸煮，2～4小时后过滤，如此浸煮2次，合并2次滤液，浓缩成膏状，即可装入瓶中密封备用。使用时将患处用医用酒精消毒，涂敷柳叶膏，然后用纱布包扎固定，每天换药1次。

【**功效**】外敷对疔疮疖肿及外伤感染诸疾有治疗作用。

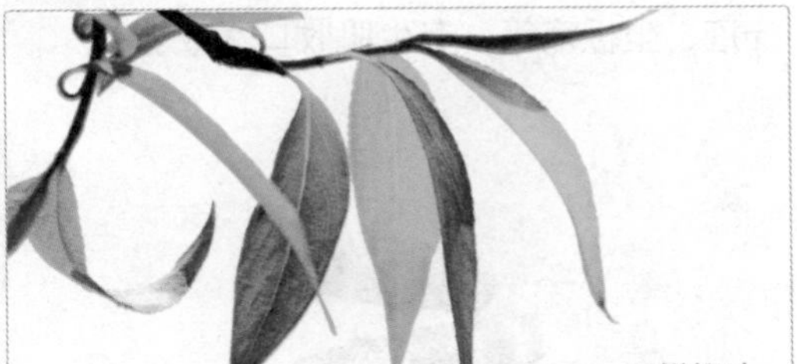

◎鲜柳叶

偏方02 黄豆泥

【**用料**】黄豆适量。

【**做法**】将黄豆洗净，煮至豆粒饱胀半熟，捞出搅拌，令其皮脱除掉，然后将豆捣如泥即成。敷于患部，并用纱布包扎固定，每日换药1次。

【**功效**】活血解毒。

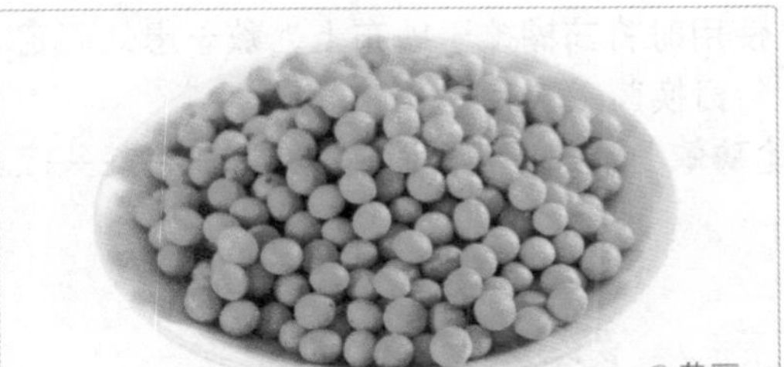

◎黄豆

偏方03 生芋头

【**用料**】生芋头1个，食盐少许。

【**做法**】将芋头洗净，加食盐捣烂。敷于患部，每日更换2次。

【**功效**】消炎，消肿，镇痛。用治无名肿毒、指头疔，对小儿头部毛囊炎也有较好疗效。

偏方04 老辣椒粉

【**用料**】老红尖辣椒。

【**做法**】将老红尖辣椒放于锅内焙焦，研成极细粉末。将粉末撒于疮面，每日1次。或用食油调粉末成糊状，敷于患处，每日2次。

【**功效**】对腮腺炎、蜂窝织炎、下肢溃疡、多发性疖肿等有治疗作用。

偏方05 芜菁叶猪油膏

【用料】芜菁叶、猪油各适量。

【做法】将芜菁叶晾干，烧灰存性，用猪油调和。患处用浓茶汁洗净后涂之，每日换1次。

【功效】凉血，解毒。用治小儿头疮、头癣。

偏方06 芝麻油

【用料】芝麻油、大葱白(根部以上)各适量。

【做法】将芝麻油加热，待起泡冒烟后倒出凉凉，用葱白蘸芝麻油涂患处。每次涂20～30分钟，连涂3日，有奇效。

【功效】解毒凉肌，消炎散肿。

偏方07 南瓜蒂

【用料】南瓜蒂（即倭瓜把）1个，香油少许。

【做法】将瓜蒂烧炭研为细末，用香油调匀，敷于患处。

【功效】消瘀化结。用治乳房经络阻滞致乳头红肿疼痛、生疮及阴囊湿疹等。

偏方08 醋和鲤鱼灰

【用料】鲤鱼、醋各适量。

【做法】将鲤鱼烧成灰，以醋调和成稠状。敷于患处，每日更换1次，至愈为止。

【功效】止痛消肿。用治一切红肿毒疮。

偏方09 蒲公英糊

【用料】干蒲公英适量，甘油、体积浓度为75%酒精以1：3的比例适量准备。

【做法】干蒲公英研为细末与甘油、体积浓度为75%酒精调成糊状，装瓶密封备用。使用时将药糊摊于纱布上，敷于患处固定。每日换药1次。

【功效】清热解毒，消肿散结。主治蛇头疔。

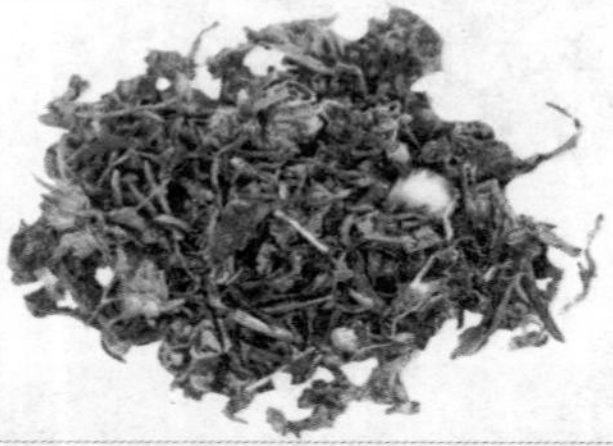

◎蒲公英

偏方介绍

蒲公英性寒，味苦、甘，归肝、胃经。具有清热解毒，消肿散结的功效。

偏方10 紫甘蔗皮

【用料】紫甘蔗皮、香油各适量。

【做法】甘蔗皮煅烧存性，研细末，以香油调匀。涂于患处，每日更换1次。

【功效】清热,消肿,生肌。用治对口疽、背疽、疔疮、坐板疮等，有生肌收口之效。

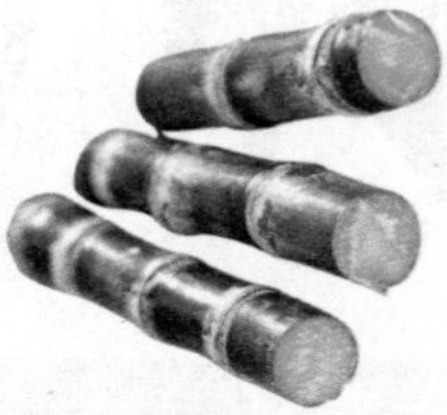

◎甘蔗

偏方介绍

甘蔗属于“补益药”，归肺、胃经，具有清热、生津、下气、润燥、补肺益胃的特殊效果。甘蔗可治疗因热病引起的伤津、心烦口渴、反胃呕吐、肺燥引发的咳嗽气喘。外用治小儿口疳、秃疮等。

偏方11 绿豆血余炭

【用料】绿豆30克，血余炭（即人的头发煅烧成的炭）30克。

【做法】绿豆碾碎，研成细粉末，血余炭烧成灰，将两味用水调成糊状，敷患处。每日换1次。

【功效】清热解毒。用治乳痈初起。

偏方12 芜菁根

【用料】芜菁（又名大头菜、蔓青）鲜根，食盐。

【做法】将鲜根洗净，切碎，同食盐共捣烂。涂于患部，每日3次。

【功效】清热,解毒,消肿。用治热毒疮肿、乳痈。

偏方13 黄酒浸黑芝麻

【用料】黄酒、黑芝麻各适量。

【做法】黄酒浸芝麻2日后，将芝麻放到蒸锅中蒸熟，捣烂，涂于布上，敷贴患处，每日换1次。

【功效】清热，消肿。用治小儿头面热疖、疱疮。

偏方14 绿豆油

【用料】绿豆500克。

【做法】将绿豆装入瓷瓶中，用谷糠烧，流出油。将油抹于患处，每日数次。

【功效】清热解毒。用治溃疡性皮肤病。用后可使脓性分泌物减少，溃疡早期愈合。

偏方15 烟叶樟脑

【用料】烟叶5克，樟脑3克，蜂蜜适量。

【做法】烟叶切丝，焙干研细末，和樟脑调匀，以蜂蜜拌如糊状。贴于患处。

【功效】解毒，活血，镇痛。用治项痈（蜂窝疮）、背痛。

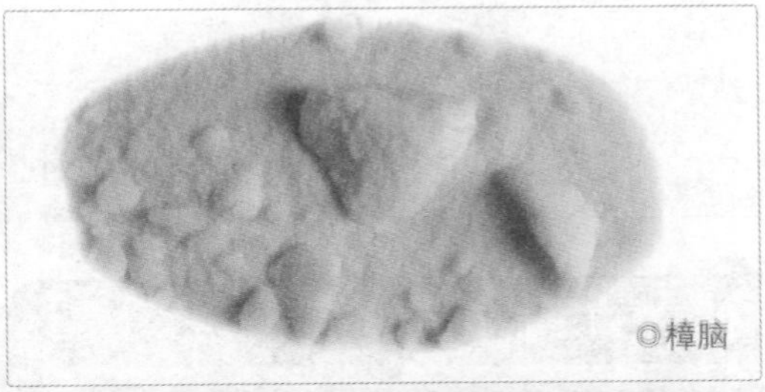

◎樟脑

偏方介绍

樟脑性热，味辛，有毒，归心经。主治疥癣瘙痒、跌打伤痛、牙痛。

偏方16 鲜葵花

【用料】鲜葵花、葵叶、蜂蜜各适量。

【做法】将葵花和叶洗净，捣烂如泥，加蜂蜜调匀备用。取适量药膏摊在纱布上，敷患处包扎固定，每日换药1次。

【功效】凉血解毒。主治疔疮疖肿。初起敷后可消散，脓肿者可消炎排脓。

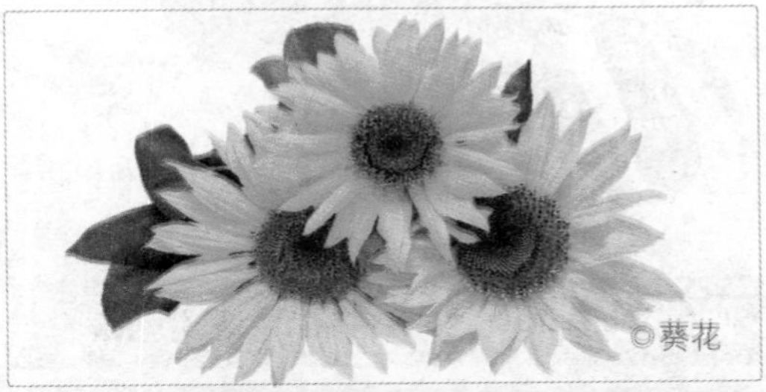

◎葵花

偏方介绍

葵花性平，味甘，葵花种子、花盘、茎叶、茎髓、根、花等均可入药。葵花的花适量，酒水各半煎服，可治疗乳痈。葵花的花适量，捣烂外敷或烘干研末，麻油调敷，可治疗疮痈疖肿、乳腺炎。

外用偏方

外科

蛇虫兽咬伤 >>

人们在野外活动时，难免会遇到被蛇虫兽叮、咬、蜇伤等状况，这些叮、咬、蜇伤如不及时处理，轻者可引起伤者伤处疼痛、发炎，活动受限，重者还可引起全身过敏、中毒，甚至死亡。这里给大家提供一些能就地取材的紧急处理小妙方，防止病情扩散。

偏方01 鲜桃树叶

【用料】鲜桃树叶。

【做法】洗净，嚼烂成饼状。伤口未化脓者将药饼敷于伤口，1贴可愈。伤口化脓者切不可将药敷于伤口上，只宜敷在创口周围，每日换药，直至痊愈。用药量视创面大小而定。用药前应用盐水洗净伤口。

【功效】解毒，敛疮。用治狗咬伤。

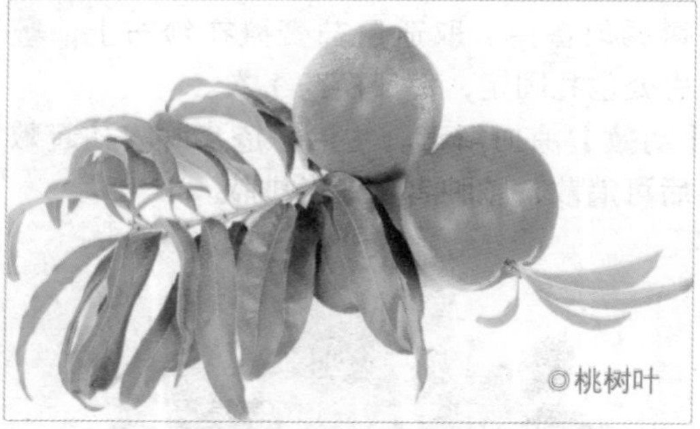

◎桃树叶

偏方02 白矾液

【用料】白矾适量。

【做法】将白矾放于热锅中溶化。趁热将白矾液滴于伤处。

【功效】清热解毒，消炎定痛。用治蛇咬伤。

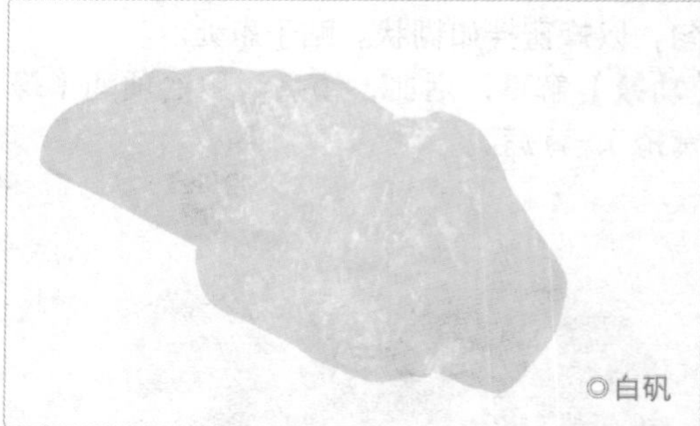

◎白矾

偏方03 香椿南瓜泥

【用料】香椿叶适量，明矾15克，瓦松15克，嫩南瓜1个。

【做法】以上4味共捣烂如泥，敷伤处。

【功效】对毒蛇咬伤有治疗作用。

偏方04 蜂蜜葱泥

【用料】蜂蜜30克，大葱2根。

【做法】将大葱洗净，捣成烂泥，调以蜂蜜搅匀。敷于患处，每日换药1次，约3日可愈。

【功效】清热，解毒，止痛。用治蛇咬伤，蝎、蜂蜇伤。

偏方05 番薯叶番木鳖

【用料】番薯叶、番木鳖各适量。

【做法】同捣烂。敷于伤处。

【功效】解毒。用治狂犬咬伤。

偏方06 蕹菜

【用料】蕹菜适量，盐少许。

【做法】将鲜蕹菜洗净，加盐捣烂。敷患处，每日换药1次。

【功效】凉血，解毒。用治蜈蚣咬伤。

偏方07 番薯苗

【用料】番薯嫩苗1把，红糖少许。

【做法】番薯嫩苗捣烂，加入红糖搅拌直至糖成稀水样。敷于伤口。

【功效】清热，解毒。用治毒蛇、毒虫、蜈蚣、蜂、蝎咬、蜇伤。

偏方08 杏仁雄黄

【用料】鲜杏仁、雄黄各等份。

【做法】将鲜杏仁捣烂如泥，调入雄黄和匀。将伤口洗净，敷上药泥，包扎固定。

【功效】解毒，生肌。用治狗咬伤。

偏方09 鲜茄子

【用料】鲜茄子1条。

【做法】将鲜茄子切开，涂擦患处。或加白糖适量，一并捣烂涂敷患处。

【功效】解毒、止痛。用治野蜂蜇伤、蜈蚣咬伤。

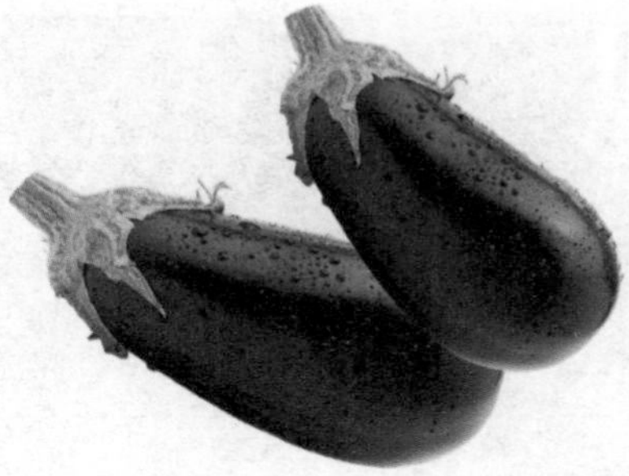

◎茄子

偏方介绍

茄子性寒，味甘，无毒，归脾、胃、大肠经。具有清热止血，消肿止痛的功效，用于热毒痈疮、皮肤溃疡、口舌生疮、痔疮下血、便血、衄血等。

偏方10 梨树叶汤

【用料】梨树叶2把（干鲜不拘）。

【做法】将梨树叶洗净，加水煎汤。饮服1大碗，出汗，并以梨树叶水洗伤口。

【功效】清热解毒。用治蛇咬伤。

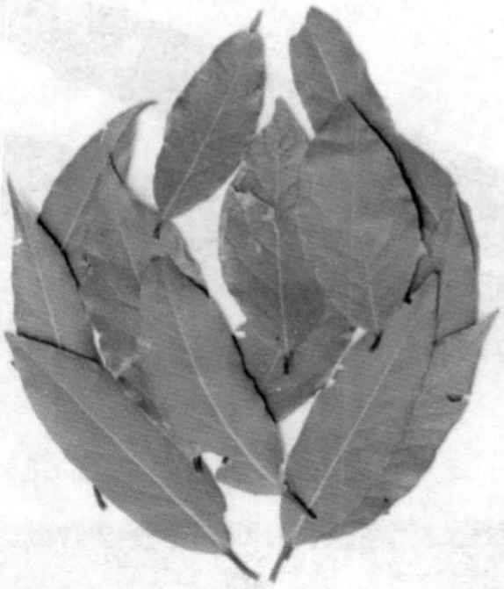

◎梨树叶

偏方介绍

梨树叶为白梨、沙梨或秋子梨等的叶。梨树叶性凉，味苦、涩，归肺、脾、膀胱经。能清热解毒，理气止痛，主治食菌中毒、疝气、肝气郁滞、皮肤湿疹、腹痛腹泻，对蛇虫咬伤也可外敷使用。

外用偏方

外科

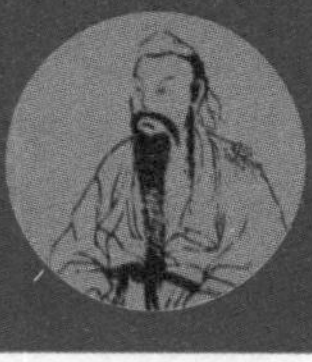

烫伤 >>

烧烫伤是沸水、滚油、蒸汽、烈火、电、化学物质或放射物质等作用于人体，引起的急性损伤性外科疾病。水火烫伤处理的原则是首先除去热源，迅速离开现场，用各种灭火方法，如水浸、水淋、就地卧倒翻滚、立即将湿衣服脱去或剪破、淋水，将肢体浸泡在冷水中，直到疼痛消失为止。

偏方01 黄瓜汁

【用料】黄瓜两条。

【做法】将黄瓜（老黄瓜）切开去子，用纱布挤压取汁，过滤，将汁装入瓶内备用。蘸汁涂于患处。

【功效】清热，止痛。用治水烫伤、火灼伤、蜂蜇伤。

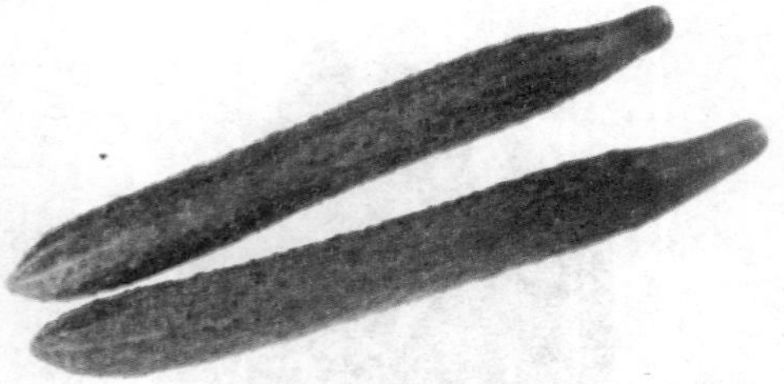

◎黄瓜

偏方02 西瓜水

【用料】大西瓜1个（选熟透者为佳）。

【做法】西瓜切开去子，取瓜瓤和汁装入玻璃瓶内密封，存放3个月，等产生似酸梅汤气味时过滤后即可使用。用时先洗净伤口，以消毒棉球蘸西瓜液（浸透）敷于患处。每日更换2次，轻者1周可愈，较重者2周即愈。

【功效】清热，生肌，用治烫伤、灼伤。

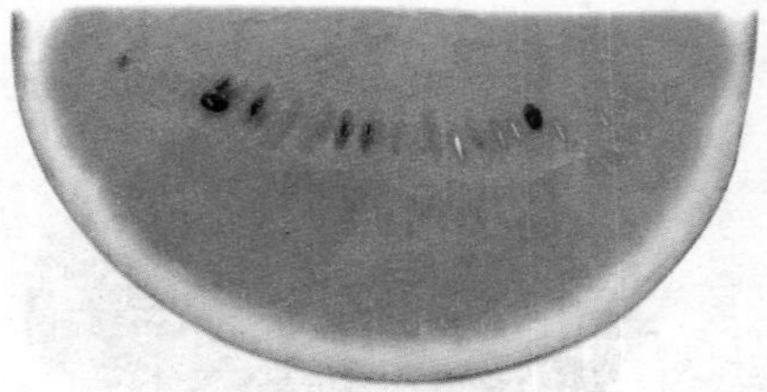

◎西瓜

偏方03 泡桐叶

【用料】泡桐叶、芝麻香油各适量。

【做法】将泡桐叶洗净晒干，研末，过筛备用。用时取香油少许与泡桐叶粉调成糊状，清洁创面后将药敷于创面，每日换药3次。

【功效】清热，止痛，消肿。

偏方04 蛋清白酒

【用料】鸡蛋1个，白酒15克。

【做法】取蛋清与白酒同调匀。敷患处，每日3～4次。

【功效】消炎止痛。用治烫、灼伤，有收敛、营养和促进创面愈合的作用。

偏方05 糯米热熨方

【用料】糯米500克。

【做法】将糯米入锅内炒热，以布袋盛之。趁热熨痛处，冷则再炒再熨，内服八角、茴香细末，白酒调服，每日1次。

【功效】对虚寒腰痛，伴有腰痛酸软，畏寒，喜揉喜按有治疗作用。

偏方06 天麻腰痛方

【用料】天麻、半夏、细辛各适量。

【做法】上药打碎备用。上药装入布袋蒸，热熨疼痛部。药袋冷则更换。每日1～3次，每次20～30分钟。

【功效】对风湿腰痛有治疗作用。多用于腰部冷痛。

偏方07 大豆热熨方

【用料】大豆9000克。

【做法】将大豆用水拌湿，炒热布裹。于腰部熨之，冷即换布。

【功效】对猝然腰痛，痛处固定者有治疗作用。

偏方08 散瘀腰痛方

【用料】当归50克，红花30克，乳香20克，没药20克，川牛膝15克，醋300毫升。

【做法】诸药放入醋内浸泡4小时，放锅内加热数十沸，以纱布放醋内浸透备用。趁热浸塌腰眼穴，如冷再换，1日1次，1次4～6小时。

【功效】多用于腰部刺痛，活动不利者。

偏方09 细沙热腰袋

【用料】细沙1000克。

【做法】将细沙入锅炒热，用布包裹，分装数袋。熨于肾俞、秩边、环跳、委中、承山等穴。

【功效】对寒型腰痛，腰部冷痛重着，痛处喜温者有治疗作用。

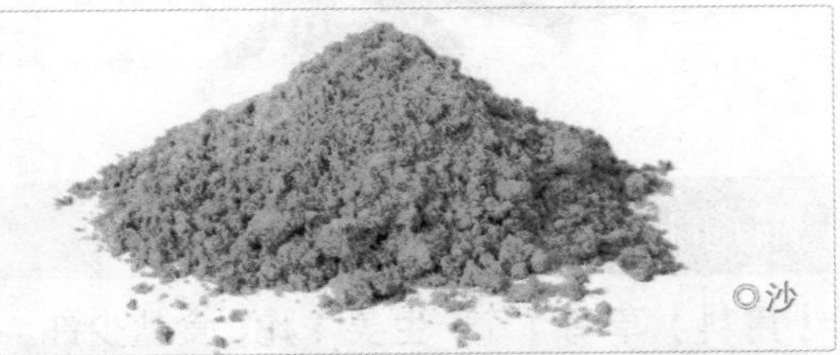

◎沙

偏方介绍

寒湿性腰痛主要是腰部受风寒侵袭引起，痛感为局部（腰部偏上）疼痛，表现为冷痛。此时使用将细沙炒热，装袋，针对腰痛的位置进行敷、熨，对缓解这类型的腰痛有很好的效果。

偏方10 二活二乌腰痛贴

【用料】羌活、独活、细辛各15克，川乌、草乌、桂枝各10克，威灵仙、伸筋草、透骨草各30克。

【做法】上药研为粗末，加白酒适量拌炒，以布包裹。热熨患处。

【功效】对各类型腰痛有治疗作用。

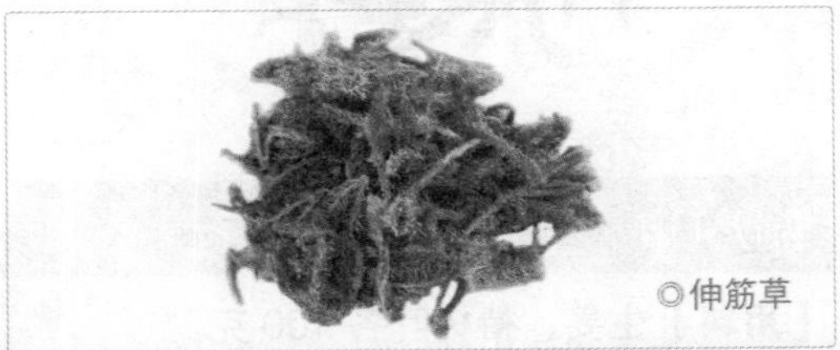

◎伸筋草

偏方介绍

伸筋草性温，味苦、辛，归肝经。具有祛风散寒，除湿消肿，舒筋活络的功效，多用于风寒湿痹、筋脉拘挛疼痛，外用治跌打扭伤、各类疼痛、肿痛。

外用偏方

外科

腰痛 >>

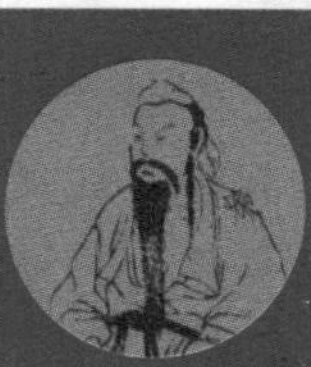

腰痛是一个症状，不是一个独立的疾病，引起腰痛的原因是比较复杂的，临床以腰部一侧或两侧发生疼痛为主要症状。中医认为，缠腰疼痛多由肾阳不足，寒凝带脉，或肝经湿热侵及带脉，经行之际，阳虚气弱，以致带脉气结不通而出现疼痛；或冲任气血充盛，以致带脉壅滞，湿热滞留而疼痛。

偏方01 寒湿腰痛贴

【用料】肉桂5克，川芎10克，乳香10克，蜀椒10克，樟脑1克。

【做法】将上药研末，装瓶备用。治疗时取适量药末用白酒炒热贴敷于肾俞、命门、次髎，外用玻璃纸和胶布固定，2日换药1次。

【功效】对寒湿肾虚、瘀血腰痛有治疗作用。

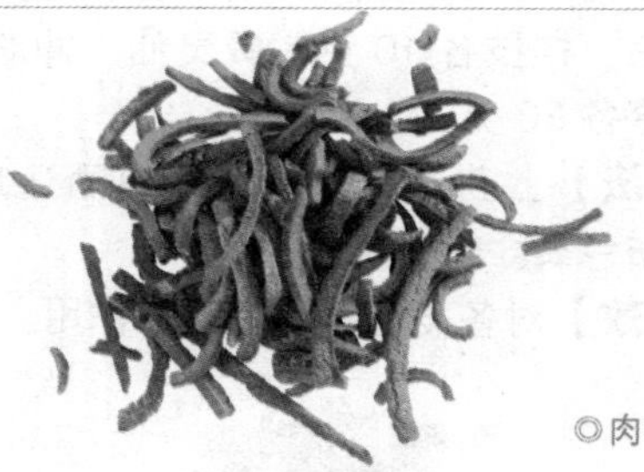

◎肉桂

偏方02 腰扭伤药膏

【用料】马钱子12克，骨碎补20克，生南星10克，三七20克，威灵仙12克，羌活10克，独活10克，乳香12克，桃仁12克，红花6克，大黄10克。

【做法】将上诸药研细末，调拌凡士林。外敷腰部，每日1～2次。

【功效】对扭伤腰痛有治疗作用。

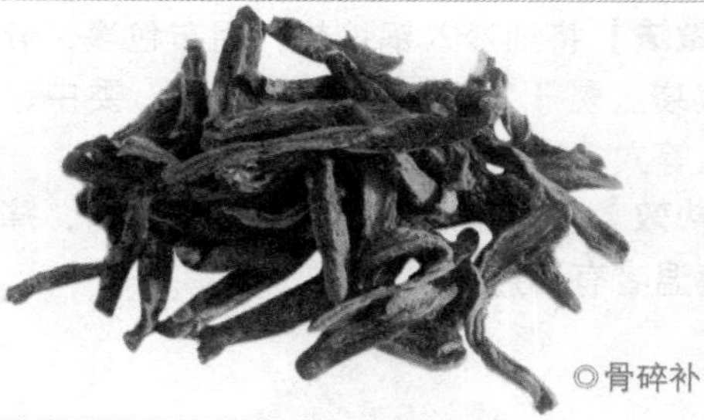

◎骨碎补

偏方03 生姜椿叶敷方

【用料】生姜、椿树叶各100克。

【做法】将药捣烂，敷腰部。每日1次。

【功效】对腰部冷痛重，转动不利，遇寒冷加剧，静卧痛不减等症有治疗作用。

偏方04 草乌生姜敷方

【用料】草乌1个，生姜1坨，食盐少许。

【做法】上药共捣烂研细，用酒炒热，布包。敷熨腰部痛处，冷则再炒再敷。

【功效】对寒湿腰痛，遇阴雨天或感寒后加剧者宜用，伴有腰骶部疼痛，沉重不适，压痛点不明显，喜暖畏寒，舌淡脉弱有治疗作用。

偏方05 狗骨粉

【用料】狗骨、香油各适量。

【做法】将狗骨烧成炭状，取出碾成细粉，过箩，用香油调匀。敷涂患处。

【功效】收敛，生肌，解热毒。用治火烧伤、水烫伤、肌肉溃烂。

偏方06 南瓜露

【用料】老南瓜1个。

【做法】将瓜切片装入罐内密封，埋于地下，候其自然腐烂化水（越久越好），然后过滤，即为南瓜露。每日2或3次涂于患处，连涂数天即愈。

【功效】清热解毒。用治水烫伤、火灼伤。

偏方07 马铃薯汁

【用料】马铃薯适量。

【做法】将马铃薯去皮，洗净，切碎，捣烂如泥，用纱布挤汁。以汁涂于患处。

【功效】清热，防腐。用治轻度烧伤及皮肤破损。

偏方08 陈年小麦粉

【用料】陈年小麦粉。

【做法】将陈年小麦粉炒至黑色，用筛过细。如皮肤溃烂，干敷于患处。如水泡尚未破，用陈菜油拌匀调涂。

【功效】清热凉血，止痛。用治火、油烫伤。

偏方09 海螺灰

【用料】海螺壳。

【做法】海螺壳烧灰研成细末，放在瓷瓶中密封，存于井内水中，3日后可使用。用前先将患部用硼酸水洗净，再将海螺壳灰撒布创面，然后以纱布绷带包扎，每日上药2次。

【功效】清热收湿，消肿止痛。治水火烫伤。

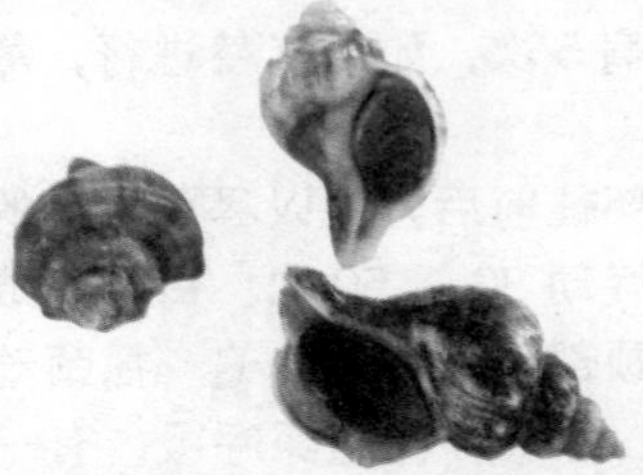

◎海螺壳

偏方介绍

海螺壳为骨螺科动物红螺的贝壳，洗净晒干。海螺壳性寒，味甘，能制酸，化痰，软坚，止痉。用于胃痛、吐酸、淋巴结结核、手足拘挛。外用治水火烫伤有很好的疗效。

偏方10 蜂房

【用料】蜂房30克，清水1000毫升。

【做法】用水煮蜂房，沸15分钟，过滤去渣。用于冲洗或浸泡创面，洗净创面脓液、污物，然后将患处用消毒纱布包扎。每日1次。

【功效】祛腐，生肌，消炎，止痛。

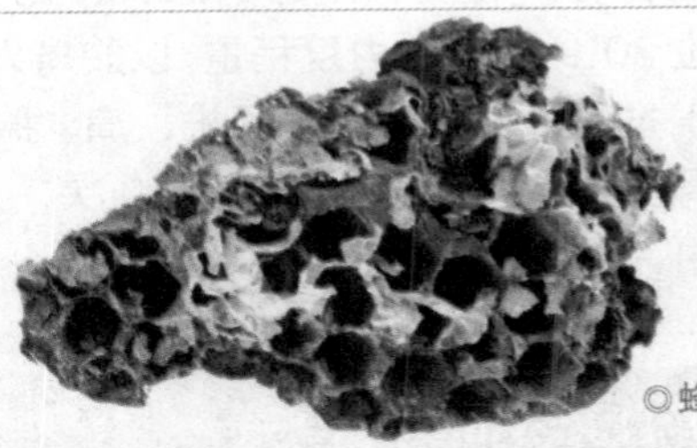

◎蜂房

偏方介绍

蜂房性平，味甘，归胃经。具有祛风，攻毒，杀虫，止痛，抗过敏的功效，用于龋齿牙痛、疮疡肿毒、乳痈、瘰疬、皮肤顽癣、鹅掌风、过敏性体质等。

外用偏方

外科
颈椎病 >>

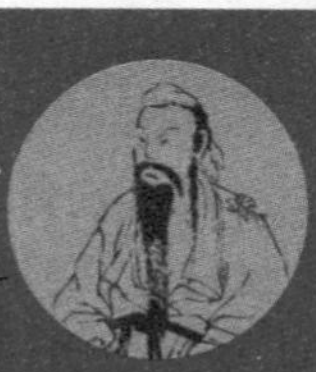

颈椎病指颈椎间盘组织退行性改变及椎间结构继发性改变，刺激或压迫神经根、脊髓、椎动脉、交感神经等周围组织，出现相应的各种症状或体征。一些人有脖子发僵发硬、疼痛、肩背部沉重、上肢无力、手中握物不自觉落下等表现；有些人出现头痛头晕、视力减退、恶心等异常感觉；少数人出现大小便失控、甚至四肢瘫痪等。

偏方01 按摩疗法

【取穴】颈部的风池、风府、天柱、翳风，肩部的大椎、肩中俞、肩井、肩髃，背部的天宗，肘、手部的曲池、合谷、后溪，腋下的极泉，足部的内尾骨、外尾骨、肩、颈椎、腰椎、胸椎、骶骨等反射区和足部的昆仑、悬钟穴等。

【操作】（1）按揉天柱、风池、风府、翳风各穴位30～50次，力度轻缓平稳，以酸胀为宜。（2）按压肩部的肩井、大椎、肩中俞穴各30～50次，力度适中。（3）掐按肘部的曲池，腋下的极泉，手部的合谷、后溪和足部的悬钟、昆仑各穴位30～50次，力度稍重，以酸痛为佳。（4）推压足部的颈椎、腰椎、肩、胸椎、骶骨及内、外尾骨各反射区50次，力度适中，平稳，以有胀痛感为宜。

偏方03 刮痧疗法

【取穴】风池、天柱、大椎、肩井、天宗、大杼、膈俞、肾俞、曲池、列缺、合谷。

【操作】取俯卧位刮风池、天柱、大椎、肩井、大杼、天宗穴，至出痧为度；刮膈俞、肾俞2个穴位，至出痧即止；刮曲池、列缺、合谷穴，至出痧即止。

偏方02 脊疗法

（1）先松弛颈肩部及上肢肌肉软组织。

（2）患者取坐位，双臂下垂，全身放松。术者立于患者身后，一手扶住患者下颌部，另一手拇指触及偏歪的棘突。患者后枕部紧靠术者前胸。复位时，术者用手引导患者头部缓缓向左右两侧转动，当转到某一恰当位置，术者指下棘突可有松弛感，再稍用力向一侧推动。此时，多可听到关节复位时弹响。再用手指沿棘突，自上而下，分左右两侧轻轻按揉，以把项韧带贴附在棘突上。

（3）将颈部向左压向左肩5次，再向右压向右肩5次，如此交替进行，每侧做15次。

（4）颈部往前后方向以尽可能大的角度画弧状旋动30～50次。每天完成4个方向的颈部活动1～2遍。摇颈动作务必均匀、徐缓，伴随深呼吸，有一定的节律，幅度和强度不宜过大。活动的目的在于松弛颈椎附近韧带，减轻骨质增生对血管的压迫。此外，还可以按揉颈椎旁的压痛点，每穴按揉压30下。

外用偏方

外科

腰椎间盘突出 >>

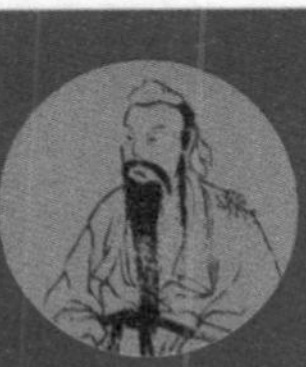

腰椎间盘突出在中医归于“腰痛”“腰腿痛”范畴。腰痛和一侧下肢放射痛，并伴有麻木感是该病的主要症状。患者卧床休息后症状多可缓解，下床活动一段时间后又出现疼痛，咳嗽、打喷嚏或提重物时疼痛可突然加重。外伤如突然负重或闪腰，受湿邪侵袭都会引起腰椎间盘突出。

偏方01 祛风热敷方

【用料】秦艽、防风、川椒、桂枝、小茴香、当归、川芎、羌活、独活、干姜、乳香、没药、红花、艾叶、桑寄生、千年健、苍术、桃仁、鸡血藤、伸筋草、透骨草各10～30克，白酒适量。

【做法】将药物粉碎成粗末，治疗时用适量白酒拌药末，装入纱布袋内将口扎紧。把药袋平稳地放在患处，将热水袋装入热水放在药袋上面，若患处部位小，药袋周围可用纱布或毛巾保护皮肤，以免烫伤。热敷温度以热而不烫为佳，治疗时间每次为20～30分钟，视药袋温度及时更换热水，以保持一定温度，每天2～3次。根据患处部位、病情每袋药可连续使用5～8次后更换药末。7～10天为1个疗程。

偏方03 针灸疗法

【取穴】取人中、委中、然谷、压痛点、殷门。

【操作】人中用强刺激，委中、然谷可点刺出血，不留针，每天1次；压痛点直刺2～3厘米，用提插手法，产生触电样感觉效果好；再针刺殷门，强刺激，留针2～3分钟，每天1次。

偏方02 脊疗法

(1)先松弛腰骶部软组织。

(2)患者双腿伸直，坐于床上，双手指交叉置于颈后。术者站在患者身后，双手抓住其肘部，双膝顶住其肩背部。术者双手用力下压患者的肘部，使患者上身前俯。同时，术者双膝顶压在患者的脊柱两侧自然地向下滑压，从肩背滑压到腰骶部。

(3)患者左侧卧，左下肢伸直，右下肢屈髂、屈膝，放于左大腿内侧上，左手放于枕上，右手屈肘放于身旁，头略后仰。术者立于患者左侧，右肘顶压住患者右肩锁骨部，左手拇指按于患者腰4棘突处，左肘稍屈按压于其右臀部，嘱其全身放松。术者双手同时轻松地将患者右肩、右臀部前后扭转推摇2～3次，待感到已放松后，右手将其肩推向后固定，左肘用力将其臀部向前搬按至最大角度。术者紧收左肘，加上身按压的闪动力，常可听到腰后关节声响或拇指触及其腰4后关节还原时的弹跳感。患者再转右侧卧，重复上述手法。

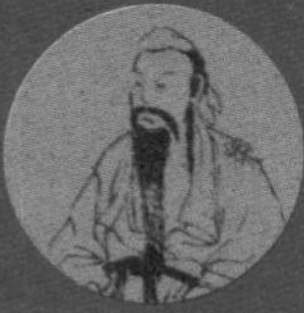

外用偏方

皮肤科

痱子 >>

痱子多发于炎夏，初起时为针尖大小红色斑疹，接着出现成群红色小丘疹或小水疱，有瘙痒或烧灼感，在天气转凉后数天内很快消退。其好发于颈、胸、背、腹、女性乳房下及小儿头面部、臀部，消退后病变部位皮肤有轻度脱屑。

偏方01 丝瓜叶黄柏末

【用料】丝瓜叶 100 克，黄柏 20 克。

【做法】将丝瓜叶洗净晒干，研为细末，黄柏晒干研末，将两种粉末混合后撒于患处即可，每日 1 ~ 2 次。

【功效】对痱子有治疗作用。

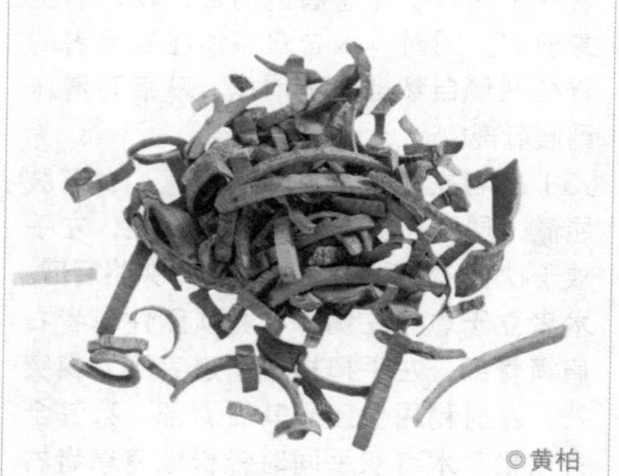

◎黄柏

偏方02 鱼腥草汤

【用料】鲜鱼腥草 120 克。

【做法】取适量鱼腥草煎水，(水量可适当偏多，以能坐浴为宜)，适当凉凉，待温后倒入澡盆中，给患儿洗澡。1 日 1 次。

【功效】对小儿热痱有治疗作用。

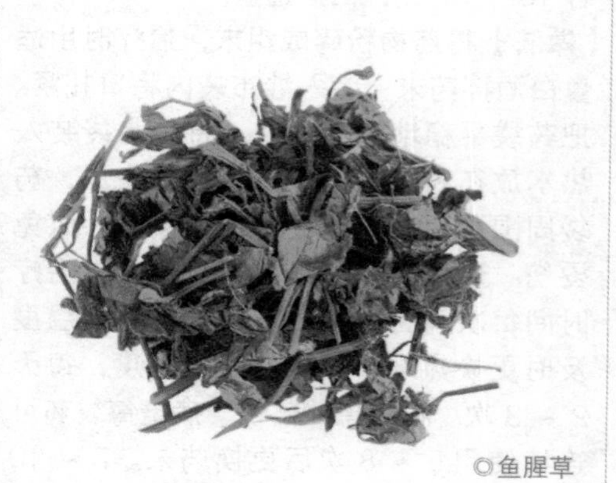

◎鱼腥草

偏方03 苦瓜汁

【用料】鲜苦瓜 1 个。

【做法】将鲜苦瓜切成丝，装在碗中，加食盐 1 撮（0.3 ~ 0.5 克），搅拌，腌渍几分钟，揉汁搽患处，每日 1 ~ 2 次。

【功效】清热解毒。治痱子，1 ~ 2 天即可见效。

偏方04 丝瓜叶汁

【用料】鲜嫩的丝瓜叶。

【做法】将鲜嫩丝瓜叶洗净，切碎，捣成泥状，用干净的纱布绞挤汁液。以汁液涂搽患处，每日 1 ~ 2 次。

【功效】对痱子、疖肿、癣等有治疗作用。

偏方05 马齿苋汤

【用料】鲜马齿苋150克。

【做法】将鲜马齿苋切碎，加水200克，煎15分钟，只取汁，放凉后外涂，每日5～6次。

【功效】清热解毒。治痱子。

偏方06 绿豆粉

【用料】绿豆粉30克，滑石15克，黄柏9克，轻粉6克。

【做法】上药为细末。以软绢帛蘸药扑于患处。

【功效】止痛收干。治痤疮、痱子作痒，抓之皮损，随后疼痛者。

偏方07 花椒水

【用料】花椒30克。

【做法】将花椒加水3000毫升，煎煮，待温后洗患处。

【功效】杀虫止痒。治痱子。

偏方08 寒水石末

【用料】寒水石、滑石粉、甘草粉各等份。

【做法】研成极细末即可使用。沐浴后，将患处擦干，洒上此种药粉，每日2～3次。

【功效】对痱子有治疗作用。

偏方09 枸杞梗叶汤

【用料】枸杞梗带叶适量。

【做法】将枸杞梗及叶洗净，放入盆内加水煮1小时，晾晒。冲洗身上的痱子，每日2次。

【功效】清血热，止痛痒。治夏日皮肤长痱子、疮疖。

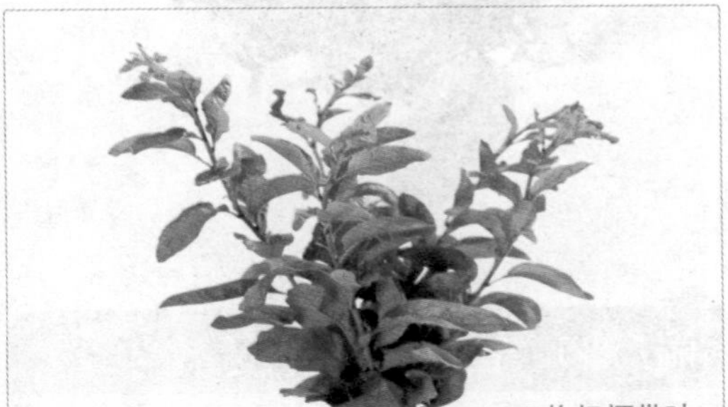

◎枸杞梗带叶

偏方介绍

枸杞梗带叶为枸杞或宁夏枸杞的嫩茎叶。性凉，味苦甘，归心、肺、脾、肾经。具有补肝益肾，生津止渴，祛风除湿，活血化瘀的功效，用于虚劳发热、烦渴、目赤昏痛、障翳夜盲、热毒疮肿等。

偏方10 滑石粉冰片

【用料】滑石粉35克，冰片10克，天花粉30克。

【做法】共同和匀，沐浴后敷用，每日2～3次。

【功效】对痱子有治疗作用。

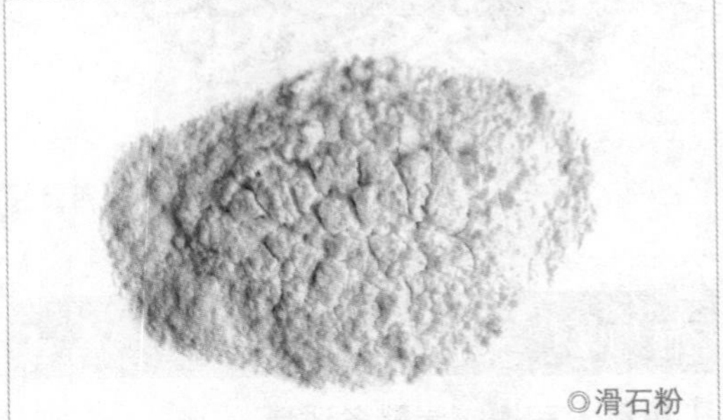

◎滑石粉

偏方介绍

滑石粉性寒，味甘、淡，归膀胱、肺、胃经。具有利尿通淋，清热解暑，祛湿敛疮的功效，用于热淋、石淋、尿热涩痛、暑湿烦渴、湿热水泻，外治湿疹、湿疮、痱子。

外用偏方

皮肤科

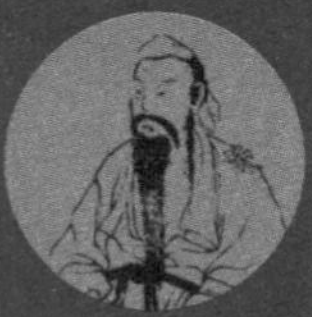

皮炎 >>

皮炎是一种常见而顽固的疾病，反复性大，在治疗上颇为棘手。皮炎最为常见的特征是瘙痒、流水、脱屑等。常见的皮炎有神经性皮炎、脂溢性皮炎、接触性皮炎等。

偏方01 苦参陈醋汤

【用料】陈醋 500 毫升，苦参 200 克。

【做法】先将苦参用水洗净，放入陈醋中浸泡 5 天。用前先将患处洗净，用棉签蘸药液涂搽患处，每日早晚各 1 次。

【功效】止痒去屑。用治神经性皮炎。

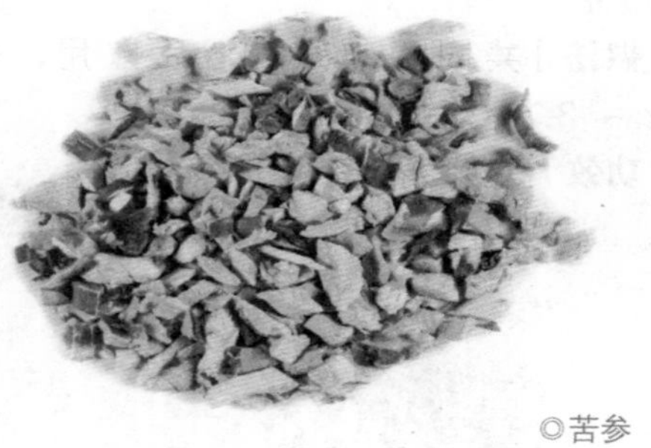

◎苦参

偏方02 茶叶明矾汤

【用料】茶叶 60 克，明矾 60 克。

【做法】先用 500 毫升水将上述两味浸泡半小时，然后煎煮半小时。下水田前用此水将手脚浸泡 10 分钟，不用布擦，令其自然干。

【功效】清热，化湿，收敛。预防和治疗下水田引起的皮炎。

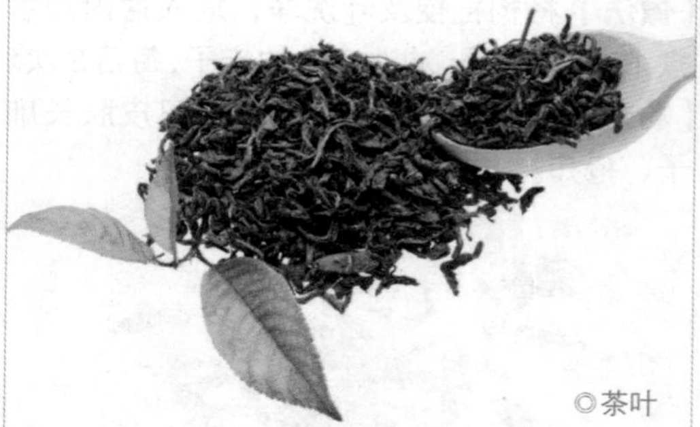

◎茶叶

偏方03 醋蒜汁

【用料】蒜瓣、米醋各适量。

【做法】将较鲜蒜瓣洗净捣烂，用纱布包扎浸于米醋内，2 ~ 3 小时取出。以纱布包擦洗患处，每日 2 次，每次 10 ~ 20 分钟。

【功效】散瘀，解毒，杀虫。用治神经性皮炎。

偏方04 香油豆腐皮

【用料】豆腐皮、香油各适量。

【做法】豆腐皮烧存性，研成细末，以香油调和匀。涂患处，每日 2 次。

【功效】清热，润燥，止痒。用治变应性皮炎之湿痒难忍。

外用偏方

皮肤科

湿疹 >>

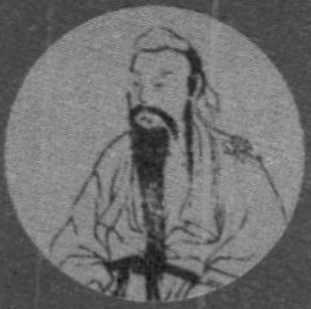

湿疹是一种常见的变态反应性、非传染性表皮炎症，是由多种内外因素引起的表皮及真皮浅层的炎症性皮肤病。其具有对称性、渗出性、瘙痒性、多形性和复发性等特点。本病可发生于任何年龄、任何部位、任何季节，但常在冬季复发或加剧，有渗出倾向，慢性病程，易反复发作。

偏方01 绿豆粉蜂蜜冰片膏

【用料】绿豆粉30克，蜂蜜9克，冰片3克，醋30克。

【做法】将绿豆粉用锅炒成灰黑色，同蜂蜜、冰片、醋共调和为胶状，摊油纸上，当中留孔。敷于患处。

【功效】清热，解毒，防腐。用治湿疹、疮疖、痈疽。

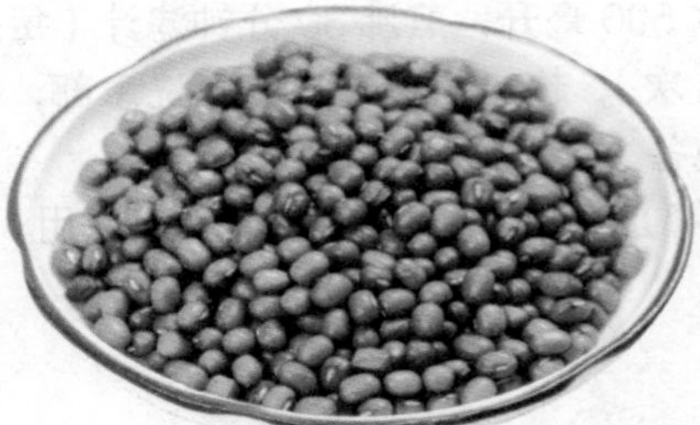

◎绿豆

偏方02 蝉蜕龙骨膏

【用料】蝉蜕30克，龙骨15克，凡士林30克。

【做法】将蝉蜕、龙骨研为末，用凡士林调为软膏，涂患处。

【功效】散风祛湿。治湿疹。

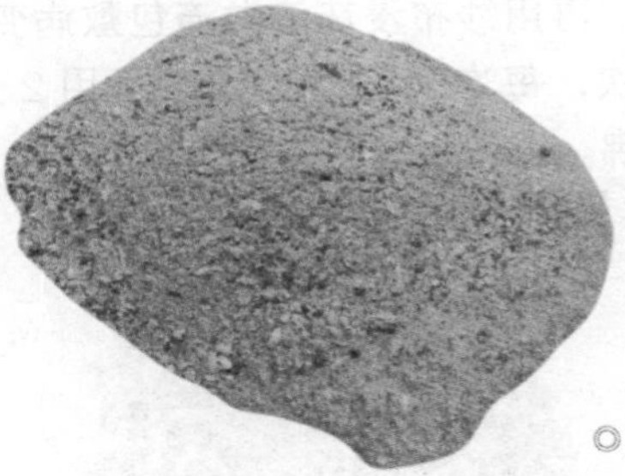

◎龙骨

偏方03 黄连蜂巢膏

【用料】川黄连6克，蜂巢3个，凡士林80克。

【做法】将川黄连研极细，蜂巢研末，前二者再加凡士林，文火溶化，搅拌成油膏，先用2%温盐水洗净患处，后涂油膏。注意不可用热水烫，越烫越坏。

【功效】散风祛湿。治湿疹。

偏方04 胡桃仁

【用料】胡桃仁适量。

【做法】将胡桃仁捣碎，炒至焦黑出油为度，研成糊状。敷患处，连用可痊愈。

【功效】滋阴润燥，解毒，祛湿。治各种湿疹。

偏方05 玉米须

【用料】玉米须适量。

【做法】将玉米须烧灰存性，研为末，以香油调拌，外敷患处。

【功效】清利湿热。治湿疹。

偏方06 地榆马赤苋汤

【用料】生地榆、马齿苋各10克。

【做法】水煎200毫升，用纱布取液于患部湿敷。干后再行浸药，每天敷3～6次。

【功效】对婴儿湿疹有治疗作用。用于渗出液多的患儿。

偏方07 米糠油

【用料】米糠适量。

【做法】以碗1只，用粗纸糊好，在纸上刺无数小孔，再将米糠放上，加炭火1小块缓缓烧，等烧至接近纸面时，将米糠拨去，勿使纸烧破，油即下入碗中，用时取油涂患处。

【功效】对湿疹有治疗作用。

偏方08 生首乌汤

【用料】生首乌、土茯苓各15克，赤芍、白蒺藜、薏米仁、晚蚕沙各12克，丹皮、苦参各10克。荆芥穗、蝉蜕各5克，藿香6克。

【做法】上药用水泡30分钟，煎煮30分钟，每剂煎3次，每次200毫升。分3次服。

【功效】对湿疹、浸淫疮等有治疗作用。

偏方09 生艾叶水

【用料】生艾叶30克，花椒、石菖蒲、蛇床子、地肤子各15克，苦参12克，白矾5克。

【做法】加水2000毫升，煎煮20分钟，不去渣，再用纱布浸药液做淹包敷病变处，1日3次，每次20分钟，1剂可用2天，用前煮沸。

【功效】对湿疹、肢癣等有治疗作用。

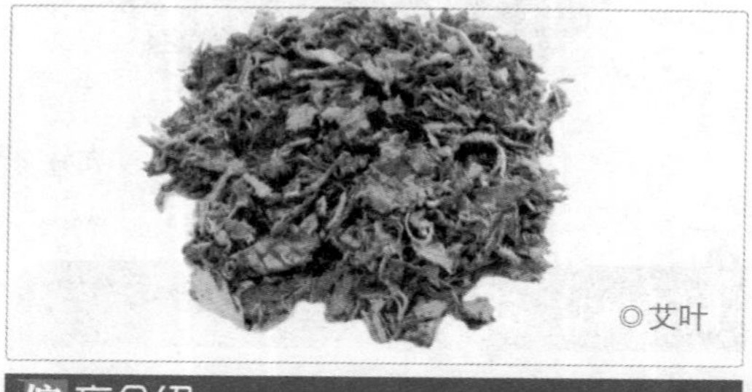
◎艾叶

偏方介绍

艾叶性温，味苦、辛，归脾、肝、肾经。具有散寒止痛，温经止血的功效。用于少腹冷痛、经寒不调、痛经、宫冷不孕、胎动不安、吐血、衄血、崩漏经多、妊娠下血；外治皮肤瘙痒，脱皮。

偏方10 三叶汤

【用料】核桃树叶100克，麻柳树叶80克，艾叶50克。

【做法】上3种叶用水洗净剪碎，入砂锅内加水500毫升，煎沸30分钟滤汁（每剂药煎3次）。趁热用纱布反复蘸洗患部，每日早晚各1次。

【功效】对老年性阴囊湿疹有治疗作用。

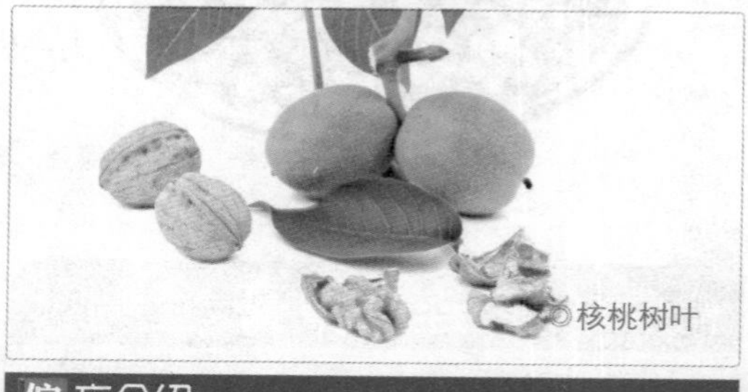
◎核桃树叶

偏方介绍

核桃树叶为胡桃科植物胡桃的叶。多鲜用，随用随采。核桃树叶性平，味苦、涩，有毒，具有解毒，消肿的功效。可用于象皮种、白带过多、疥癣等；外用适量，用鲜品捣烂敷患处。

偏方11 蕹菜水

【用料】蕹菜适量。

【做法】将蕹菜洗净，加水煮数沸。趁热烫洗患处。在治疗皮肤瘙痒期间，辛辣刺激性食物如葱、姜、辣椒、胡椒等不宜长期或大量食用。

【功效】清热，祛湿，止痒。用治皮肤湿痒。

偏方12 大蒜头

【用料】大蒜1头。

【做法】大蒜去皮，捣碎成浆，装在小碗里备用。用时取蒜浆1/3放在脱皮手掌上，双手合掌相搓，约半分钟，手掌出现灼热感即可。依照此法3～4小时1次，数天可愈。

【功效】清热，消炎。治湿疹，手掌脱皮。

偏方13 黑豆油膏

【用料】黑豆适量。

【做法】黑豆入砂壶，嘴向下，以木柴烧壶，半小时有黑油汁自壶嘴滴出。用黑豆油10克，氧化锌90克配成10%的黑豆油氧化锌膏。用时直接涂患部，每日或隔日换药1次。

【功效】对湿疹有治疗作用。疗效理想。

偏方14 青鱼胆汁

【用料】青鱼胆、黄柏等份。

【做法】将青鱼胆剪破，取胆汁，与黄柏粉末调匀，晒干研细。用纱布包裹敷于患处。治疗期间应忌食吃煎、熏、烤食品，以免内火加重，让皮疹易发或加重病情。

【功效】对皮肤湿疹久治不愈者有治疗作用。

偏方15 车前草汤

【用料】车前草15克，龙胆草9克，羊蹄9克，乌蔹莓9克，黄柏6克，地肤子12克，明矾6克，野菊花9克。

【做法】碎成粗末，水煎洗患处，1日2次。

【功效】清热燥湿，杀虫止痒。治急性肛门湿疹。

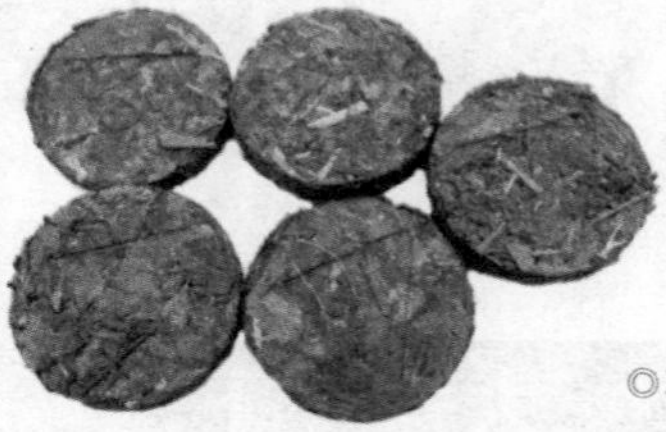

◎车前草

偏方介绍

车前草性微寒，味甘、淡，归肺、肝、肾、膀胱经。具有清热利尿，渗湿止泻，明目，祛痰的功效，用于小便不利、淋浊带下、目赤障翳、痰热咳喘等。

偏方16 按摩疗法

【取穴】头顶的百会，颈后的天柱，肩部的肩井，背部的肺俞、三焦俞、肾俞、大肠俞、上髎、次髎、中髎、下髎，腹部的巨阙、期门、天枢、肓俞、大巨、关元，手部的阳池，足部的太溪等穴位。

【操作】

（1）按压头顶的百会，肩部的肩井，背部的肺俞、三焦俞、肾俞、大肠俞、上髎、次髎、中髎、下髎穴各30次，力度重，以胀痛为宜。

（2）按揉颈后的天柱，腹部的巨阙、期门、天枢、肓俞、大巨、关元穴各30～50次，力度轻柔。

（3）掐按手部的阳池和足部的太溪穴各30～50次，力度适中，以酸痛为佳。

外用偏方

皮肤科

头癣 >>

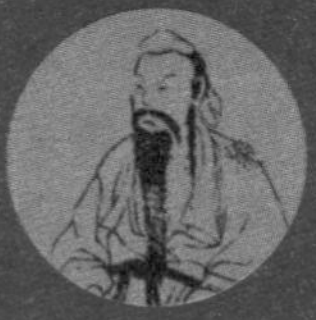

头癣是头皮和头发的浅部真菌感染，根据病原菌和临床表现的不同可分为黄癣、白癣和黑点癣3种。头癣好发于儿童，传染性较强，易在托儿所、幼稚园、小学校及家庭中互相传染。

偏方01 明矾松香方

【用料】明矾 750 克，嫩松香 90 克，鲜板油（猪油）250 克。

【做法】明矾经火煅成枯矾研末。松香研末装入板油内，用松明柴点燃板油，溶化滴下冷却后加入枯矾末调匀。涂患处，连续使用三四次即愈。

【功效】清热解毒。用治头癣。

◎松香

偏方02 烟叶治头癣

【用料】烟叶 150 克。

【做法】水煎。涂拭患处，每日 2 或 3 次。

【功效】解毒，消肿，杀虫。用治头癣。

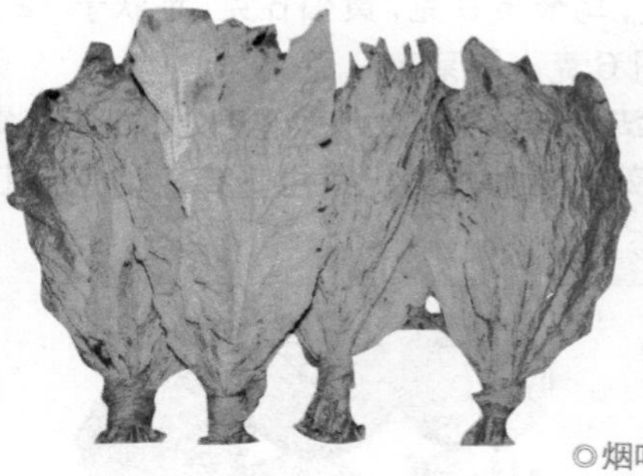

◎烟叶

偏方03 猪胆汁雄黄粉

【用料】猪苦胆 1 个，雄黄粉 15 克。

【做法】苦胆取汁，放入雄黄调匀。涂抹患处，每日 1 次。

【功效】清热，解毒，杀虫。用治头癣。

偏方04 大蒜油膏

【用料】大蒜适量。

【做法】大蒜去皮捣烂如泥，调香油或凡士林软膏。将患者头发剃去，敷药。每日或隔日换药 1 次，敷后有灼热感。

【功效】杀菌驱虫。用治头癣。

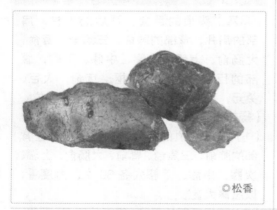

偏方05 轻粉苦参汤

【用料】轻粉3克，冰片5克，硼砂30克，苦参30克，白鲜皮20克，土茯苓20克，黄柏20克，雄黄20克，蜈蚣1条。

【做法】后6味药加水2500毫升，煎至八成去火，入前3味药搅匀先熏后洗头皮，每日1次。

【功效】治头癣。

偏方06 芦荟甘草方

【用料】芦荟30克，炙甘草15克。

【做法】将芦荟晒干，和炙甘草共为细末，用热水将患处洗净，敷药粉于患处，连涂数次。

【功效】泻热导积，杀虫消炎。用于治疗头癣。

偏方07 野菊花汤

【用料】野菊花适量。

【做法】将野菊花根茎叶用清水洗净。按60克野菊花，水500克的比例，放在锅里煮开1～2小时，去渣后用煎出的水洗头癣，洗时一定要把癣皮洗去，连洗3天。

【功效】杀虫治癣。用于治疗头癣。

偏方08 苦楝皮方

【用料】鲜苦楝子（打碎）适量。

【做法】将苦楝子放在植物油内（最好棉籽油）熬煎，冷后用上面浮油搽头癣，隔天搽1次。先剃光头，用苦楝皮煎水洗头后搽药。

【功效】对头癣有治疗作用。

偏方09 白头翁方

【用料】白头翁60克。

【做法】水煎洗患处，每日1次。

【功效】对头癣有治疗作用。

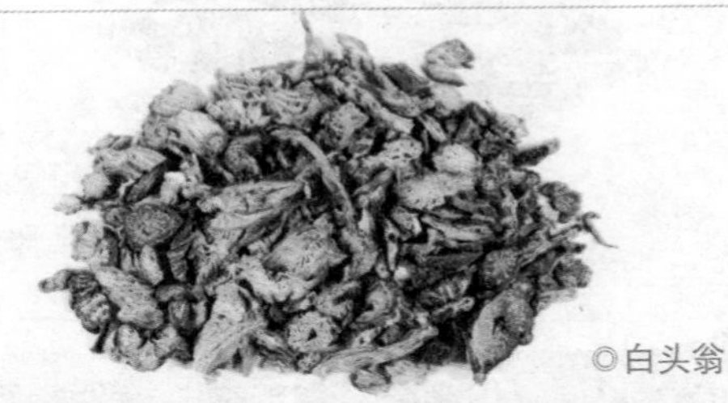

◎白头翁

偏方介绍

白头翁性寒，味苦，归胃、大肠经。具有清热解毒，凉血止痢，燥湿杀虫的功效，用于热毒痢疾、鼻衄、血痔、带下、阴痒、痈疮、瘰疬等。

偏方10 紫草麻油方

【用料】紫草9克，老芝麻油15克。

【做法】先将老芝麻油烧热，将紫草炸焦后，放冷，把头癣痂洗净，再将此油搽于患处，连搽数次。

【功效】凉血解毒。用于治疗头癣。

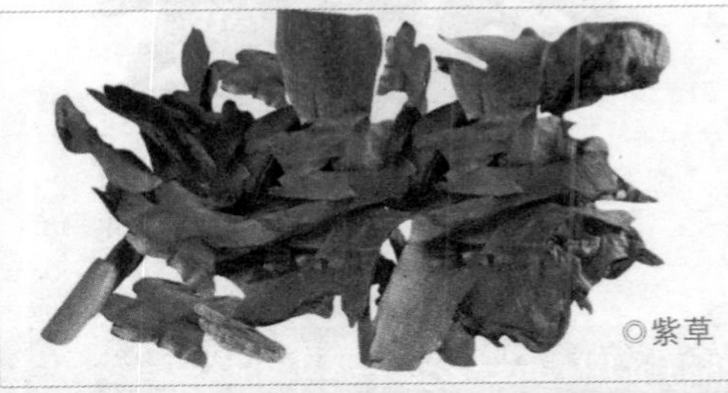

◎紫草

偏方介绍

紫草为紫草科植物紫草、新藏假紫草或滇紫草的根。紫草性寒，味甘、咸，归心、肝经，具有凉血，活血，解毒透疹的功效。用于血热毒盛、斑疹紫黑、麻疹不透、疮疡、湿疹、水火烫伤。

外用偏方

皮肤科

手癣 >>

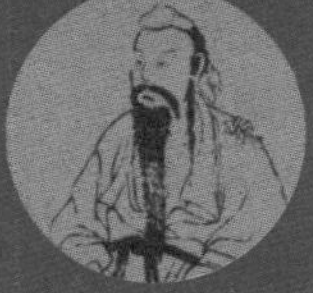

手癣，中医称之为鹅掌风，是由真菌引起的皮肤病，多以足部传染而来，亦可直接发病。其临床表现以水泡、脱皮、皲裂为主，自觉痒，轻重不等。中医认为手癣是由湿、热、虫三邪所致，治宜除湿杀虫。

偏方01 紫荆皮方

【用料】紫荆皮 100 克。

【做法】将药打为粗末，加水煎煮 30 分钟，用药液浸泡患部 30 分钟。1 日 2 次。连续浸泡 3 日可治愈。

【功效】对手癣有治疗作用。

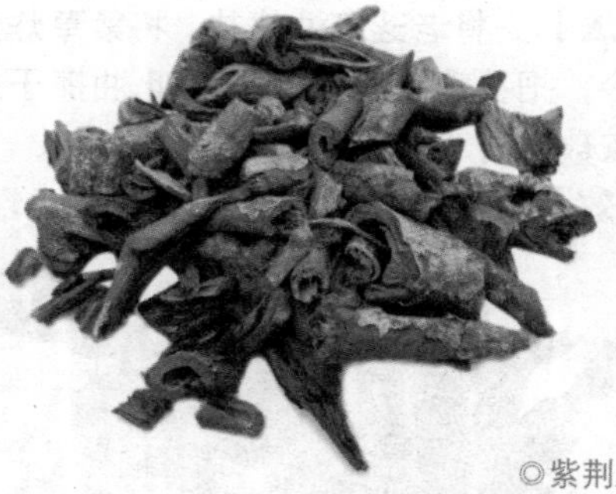

◎紫荆皮

偏方02 地骨皮白矾方

【用料】地骨皮 30 克，白矾 15 克。

【做法】将地骨皮、白矾同时放入盆中，加沸水 2000 毫升，盖严闷 10 分钟，趁热先熏，再浸泡患处,约 30 分钟,每日 1 次。阴虚内热，舌红少苔者，在外洗的同时，用生地黄 20 克，水煎内服，1 日 2 次，疗效更佳。

【功效】对手癣有治疗作用。

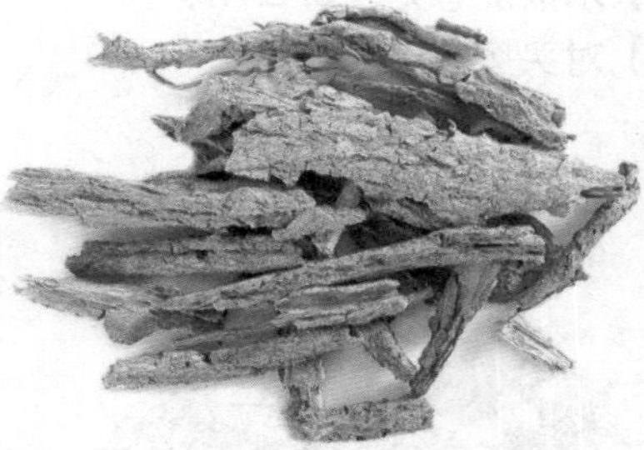

◎地骨皮

偏方03 苦参千只眼方

【用料】苦参、千只眼、千里光各 100 克，地肤子 50 克,苦胆 3 枚,酒精 1000 毫升。

【做法】将前 4 味药用 75% 酒精浸泡 7 天，取出，对苦胆入内搅匀，外搽患处。

【功效】对手癣有治疗作用。

偏方04 公丁香汤

【用料】公丁香 20 克，地肤子 20 克。

【做法】加水 3000 毫升，煮沸 20 ~ 30 分钟，待温后浸泡患处，每次 20 ~ 30 分钟，每日 1 ~ 2 次。

【功效】对手癣有治疗作用。

外用偏方

皮肤科

足癣 >>

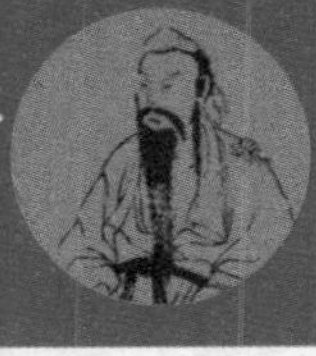

足癣俗称“脚气”，临床表现为趾间起水泡、糜烂、脱皮，瘙痒时轻时重，时疼时痒，容易复发。由于此病病程长、难根治，给患者带来极大的烦恼。本病多为湿热侵袭生虫，邪毒下注足部所致，也可由接触染毒而得，当以清热利湿，解毒杀虫为治。

偏方01 椰壳油

【用料】椰子壳。

【做法】取椰子壳半边与小锡碗对扣，接缝以黄泥封固，置火炭烧10分钟，使椰壳被烧一小穴，然后将椰壳及黄泥去掉，锡碗内即有椰油。用时足洗净，拭干，以鸡毛蘸油涂患处，干了再涂，隔日再涂2次。

【功效】清热利湿。用治脚癣之脚及趾部溃烂。

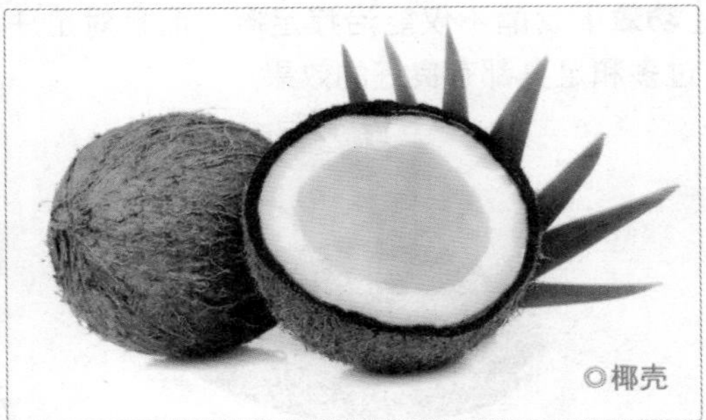

◎椰壳

偏方02 蜗尿藤黄浆

【用料】青蜗牛、藤黄适量。

【做法】用竹筷轻击青蜗牛尾，蜗便排尿，把蜗尿倒在粗碗内，将嫩藤黄枝杈磨成浆，浓度适当，不宜过淡。用时患处先以75%酒精消毒，再用棉签蘸药涂搽，每日3或4次。

【功效】解毒杀虫，燥湿止痒。

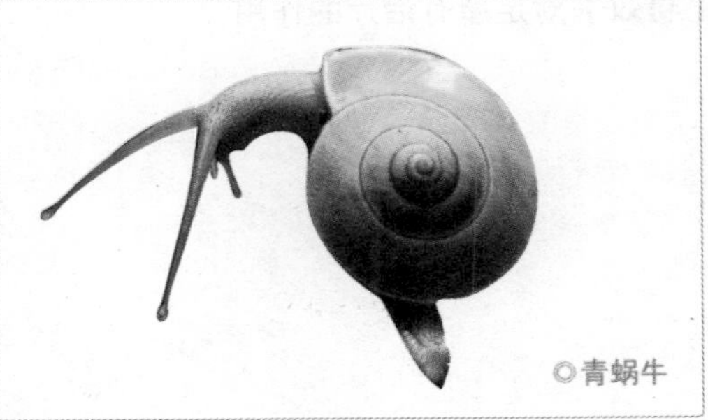

◎青蜗牛

偏方03 黄豆水

【用料】黄豆150克。

【做法】将黄豆砸成碎粒，加水煎煮。常用此法洗脚，效果良好。

【功效】除水湿，祛风热。用治脚癣、湿疹。

偏方04 蒸热盐方

【用料】盐3千克。

【做法】蒸热倒在布上。将足裹紧，以足踏盐，令脚心热，以踏至盐不热为度。每晚1次。

【功效】凉血解毒。用治脚癣。

偏方05 白萝卜水

【用料】大白萝卜适量。

【做法】将大白萝卜洗净，切片加水煮。以水洗烫脚，每日 2 次。

【功效】对足癣有治疗的作用。

偏方06 霍香正气水治足癣

【用料】藿香正气水 1 瓶。

【做法】置患足于温热水中浸泡洗净，擦干，再将藿香正气水涂于趾间患处，早、中、晚各 1 次。5 日为 1 疗程。

【功效】对足癣有治疗的作用。

偏方07 猪蹄甲

【用料】猪蹄甲 5 个。

【做法】将猪蹄甲焙焦黄，为末，以凡士林配成 20% 的软膏，敷患处，每日 1 次。

【功效】对足癣有治疗的作用。

偏方08 葛根治足癣

【用料】葛根、白矾、千里光各 70 克。

【做法】烘干研为细末，密封包装每袋 40 克。患者每晚取药粉 1 袋倒入盆中，加温水约 3000 毫升混匀，浸泡患足 20 分钟，7 日为 1 疗程。

【功效】对足癣有治疗的作用。

偏方09 鳝鱼骨冰片

【用料】生鳝鱼骨 100 克，冰片末 3 克。

【做法】将生鳝鱼骨烘干研末，与冰片末混合后贮瓶备用。用时以麻油调敷患处，每日 1 次。

【功效】对足癣有治疗的作用。

◎冰片

偏方介绍

冰片性凉，味辛、苦，归心、肺经。具有通诸窍，散郁火，去翳明目，消肿止痛的功效，用于中风口噤、热病神昏、惊痫痰迷、气闭耳聋、喉痹、口疮、中耳炎、痔疮、目赤翳膜、蛲虫病等。

偏方10 食醋泡脚水

【用料】150 毫升食醋兑 250 毫升凉开水。

【做法】温水将双脚洗净，往盆里倒入 150 毫升食醋兑 250 毫升凉开水，将双脚浸入盆中。每次浸泡 20 分钟左右，每日 1 次。

【功效】食醋不仅能治疗足癣，而且对足汗过多和足臭都有良好的效果。

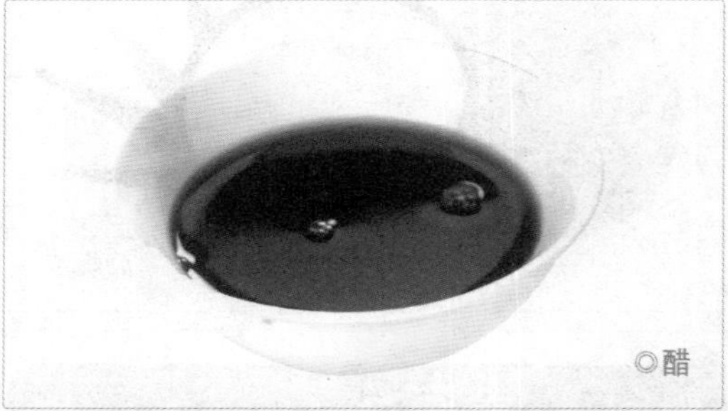

◎醋

偏方介绍

醋性温，味酸、苦，归肝、胃经。具有散瘀，止血，解毒，杀虫的功效，可用于黄疸、黄汗、吐血、衄血、大便下血、阴部瘙痒、痈疽疮肿。对足汗多、足臭、足癣具有良好疗效。

外用偏方

皮肤科

汗斑 >>

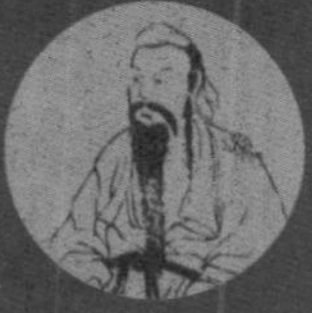

汗斑也称花斑癣，是由糠秕马拉色菌感染表皮角质层引起的一种浅表性真菌病。其常见于相对湿度较高的热带和温带地区。汗斑还多见于应用皮质类固醇激素的人，因这类人的表皮细胞更换周期延长，有利于真菌生长，若停用激素后汗斑即好转。

偏方01 玉容散

【用料】樟脑、藿香、密陀僧、茯苓各30克，白芷15克，胡粉、花粉各3克。

【做法】上药共为细末，每用少许，临卧时水调搽面上，次早洗去，数日可治愈。

【功效】治男女雀斑、汗斑等症。

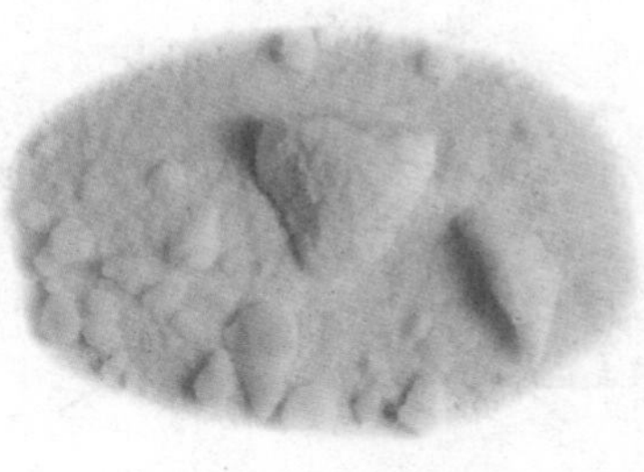

◎樟脑

偏方02 密陀僧苦瓜方

【用料】苦瓜2条，密陀僧10克。

【做法】将密陀僧研细末，去尽苦瓜的心、子。取密陀僧末灌入苦瓜内，放火上烧熟，切片，擦患处，每日1～2次。

【功效】对汗斑有治疗作用。

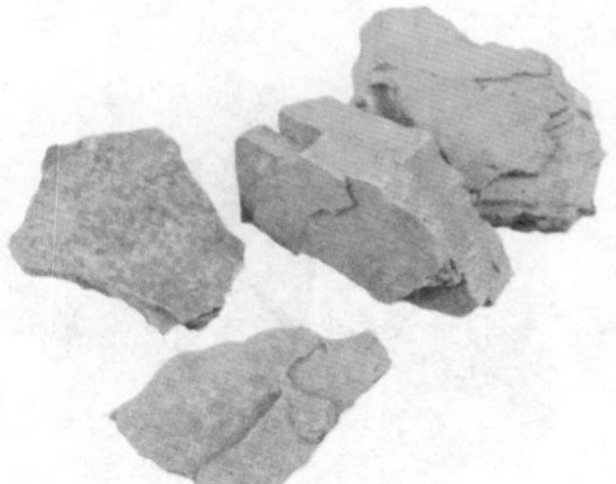

◎密陀僧

偏方03 香黄百部酒

【用料】丁香、雄黄、百部各10克，酒300毫升。

【做法】前3味浸酒中1周后去渣，外搽患处。

【功效】对汗斑有治疗作用。

偏方04 山姜米醋方

【用料】鲜山姜20克，米醋100毫升。

【做法】将鲜山姜捣碎，放入米醋内浸泡12小时，密封保存备用。先以肥皂水洗净患处，用棉签蘸药水涂患处，每日1次，连用3日。

【功效】对汗斑有治疗作用。

外用偏方

皮肤科

痤疮 >>

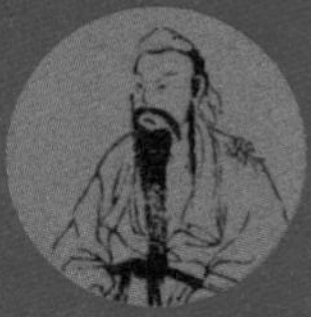

痤疮是美容皮肤科的最常见的病种之一，多发于青春期，又叫青春痘、粉刺、毛囊炎。其通常好发于面部、颈部、胸背部、肩膀和上臂。临床以白头粉刺、黑头粉刺、炎性丘疹、脓疱、结节、囊肿等为主要表现。痤疮是发生在毛囊皮脂腺的慢性皮肤病，发生的因素多种多样，但最直接的因素就是毛孔堵塞。

偏方01 白果仁方

【用料】白果仁适量。

【做法】每晚睡前用温水将患部洗净（不能用肥皂或香皂）然后将白果仁切成片，反复擦患部，边擦边削去用过的部分，每次按病程和数目的多少用 1 ~ 2 粒即可。

【功效】解毒排脓。用于治疗痤疮，据观察，一般用药后 7 ~ 10 次即可收到效果。

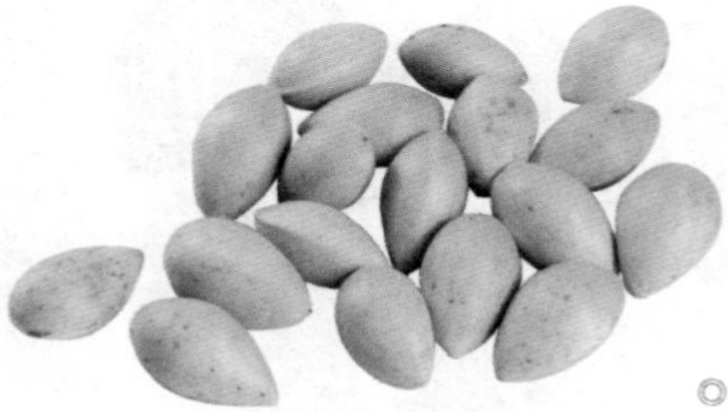

◎白果

偏方02 皂角刺米醋膏

【用料】皂角刺（即皂荚的嫩棘刺）30 克，米醋 120 克。

【做法】用米醋煎煮皂角刺，后改用文火煎，以浓稠为度。取药液涂擦于患处。

【功效】排毒，排脓。治青春痘。

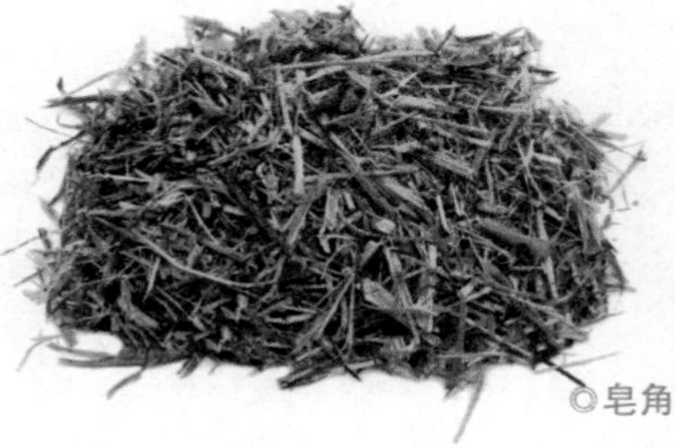

◎皂角刺

偏方03 丝瓜藤水

【用料】丝瓜藤水适量。

【做法】丝瓜藤生长旺盛时期，在离地 1 米以上处将茎剪断，把根部剪断部分插入瓶中（勿着瓶底），以胶布护住瓶口，放置 1 昼夜，藤茎中有清汁滴出，即可得丝瓜藤水擦患处。

【功效】清热润肤。治痤疮。

偏方04 盐水洗脸

【用料】盐适量。

【做法】往盆里倒入稍热的水，放入 1 大匙盐使之溶化，然后用盐水洗脸，使用多次可祛除青春痘。

【功效】活血，祛痘，美容。治青春痘。

偏方05 绿豆霜

【用料】绿豆适量。

【做法】将绿豆洗净，磨成粉末，加入适量温水拌匀。每晚临睡前将脸洗净，用此霜敷于面部，次日清晨用温水洗净，痘净为止。

【功效】消炎，除痘。治青春痘。

偏方06 枯矾水

【用料】枯矾 10 克，硫黄、大黄各 5 克，黄连、黄柏各 3 克。

【做法】冷开水 70 ~ 100 毫升，浸 1 昼夜。每晚睡前将药液摇匀，涂于面部。

【功效】对痤疮有治疗作用。

偏方07 枇杷叶煎汤

【用料】枇杷叶适量。

【做法】将枇杷叶洗净，加水煎汤，取药液洗擦患处，每日 2~3 次。

【功效】活血，通络。治青春痘。

偏方08 桃花南瓜子方

【用料】干桃花、南瓜子各适量。

【做法】将南瓜子去皮，与桃花混合研成细末，加入适量蜂蜜调和均匀，涂擦干患处，每日 1 ~ 2 次。

【功效】活血，通络，排毒。治青春痘。

偏方09 杏仁鸡蛋方

【用料】杏仁 60 克，鸡蛋 1 个。

【做法】将杏仁去皮，捣成如泥状，用鸡蛋清调成糊状。睡前清洁面部后，取其涂于患处，轻微摩擦片刻，第 2 日清晨用清水洗掉。

【功效】活血，排毒。治青春痘。

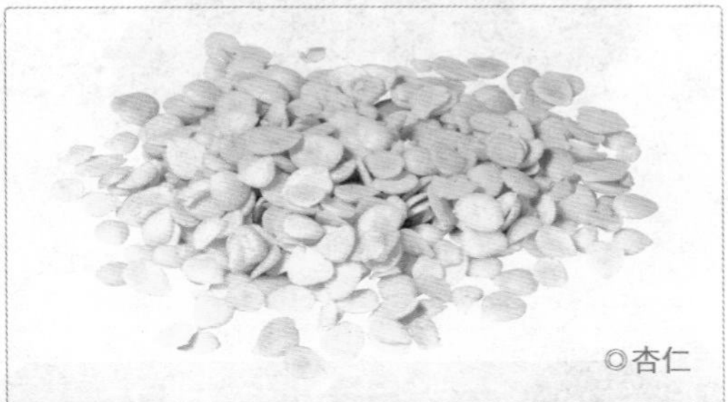

◎杏仁

偏方介绍

杏仁性温，味苦，归肺、脾、大肠经。杏仁苦温宣肺，润肠通便，适宜于风邪、肠燥等实证之患。但凡阴亏、郁火者不宜单味药长期内服，如肺结核、支气管炎、慢性肠炎等禁忌单味药久服。

偏方10 双白辛夷糊

【用料】白及、白芷、辛夷各 10 克，黄芩 5 克。

【做法】上药共研成细末装入瓶中，用蜡或胶纸封好。每晚睡前洗脸，将药末加水调成糊状，擦于患处。坚持使用，愈后每星期至少再涂 1 ~ 2 次，以做保养与预防之用。

【功效】清热解毒。治青春痘。

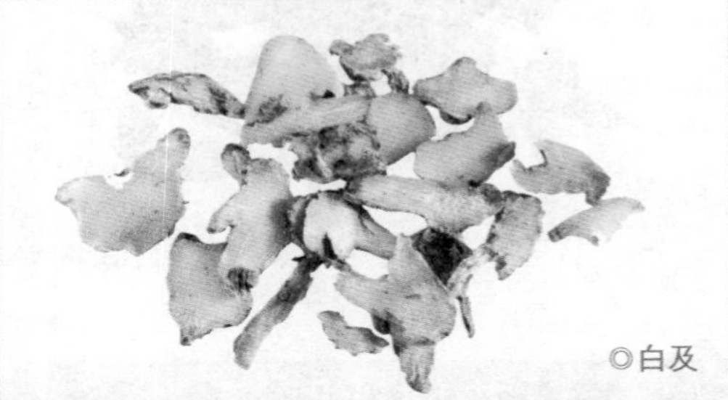

◎白及

偏方介绍

白及性微寒，味苦、甘、涩，归肺、肝、胃经。具有补肺，止血，消肿，生肌，敛疮的功效，用于肺伤咳血、金疮出血、痈疽肿毒、汤火灼伤、手足皲裂等。使用白及期间如感到发痒或有其他不良反应，应减量。

外用偏方

皮肤科

疥疮 >>

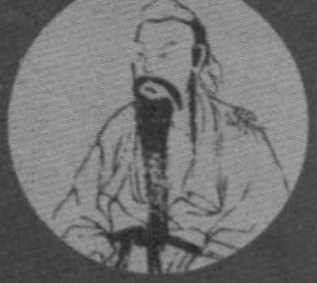

疥疮是由于疥虫（或称疥螨）感染皮肤引起的皮肤病。疥虫寄生于皮肤中，其在挖掘“隧道”中产生的机械刺激，及其分泌物和排泄物引起过敏反应，导致感染者皮肤剧烈刺痒，夜间尤甚（因疥虫在晚间活动力较强）。本病多发生于冬季，病程长短不一，有的可迁延数月。

偏方01 黑狗脊雄黄方

【**用料**】黑狗脊 15 克，寒水石 15 克，炒蛇床子 15 克，雄黄 15 克，另研硫黄 15 克，斑蝥 3 个（去翅足）。

【**做法**】研末，油调搽患处。

【**功效**】对疥疮有治疗作用。

◎黑狗脊

偏方02 雄黄硫黄治疥疮

【**用料**】雄黄、硫黄、三仙丹各 25 克。

【**做法**】研成粉末，用布包起来，蘸樟脑油擦在患处，3 天后，即可全好，有脓的疥疮，擦过 5 天，也可消除。

【**功效**】对疥疮有治疗作用。

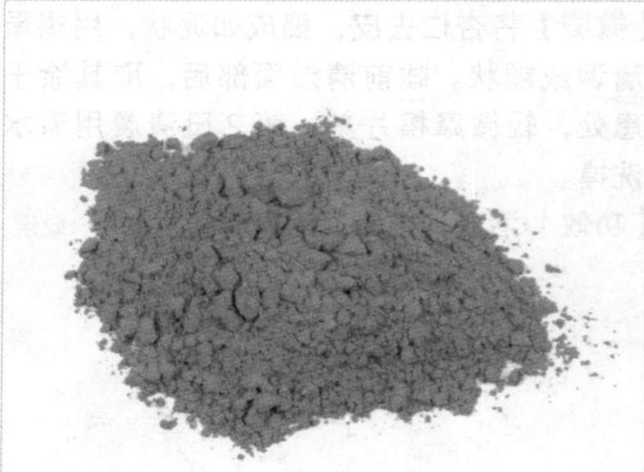

◎雄黄

偏方03 花椒地肤汤

【**用料**】花椒 10 克，地肤子 30 克。

【**做法**】煎汤洗浴，将疥洗去，再将 5% ~ 10% 的硫黄膏搽于患处，每日早晚各 1 次。

【**功效**】对疥疮有治疗作用。

偏方04 硫黄末油核桃方

【**用料**】硫黄末、油核桃、生猪脂油各 30 克，水银 3 克。

【**做法**】捣药成膏，擦患处。

【**功效**】对脓湿疥有治疗作用。

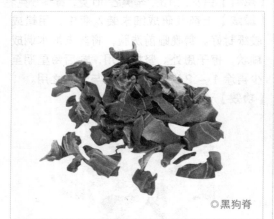

外用偏方

皮肤科

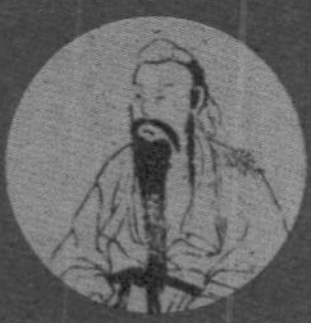

冻疮 >>

冻疮是指局部皮肤、肌肉因寒气侵袭，血脉凝滞，形成局部血液循环障碍，而致皮肉损伤的疾患。其常由患者耐寒性差，或暴冷着热与暴热着冷等引起。本病多患于手、足、耳郭等暴露部位，初起局部皮肤呈苍白漫肿、麻木冷感，继则呈青紫色，或有斑块、边沿赤红、自觉灼痛、瘙痒。

偏方01 荆芥苏叶汤

【用料】荆芥、苏叶、桂枝各15克。

【做法】将上3味药加清水2000～3000毫升，煮沸后温洗患处，每日1～2次。

【功效】对冻疮有治疗作用。

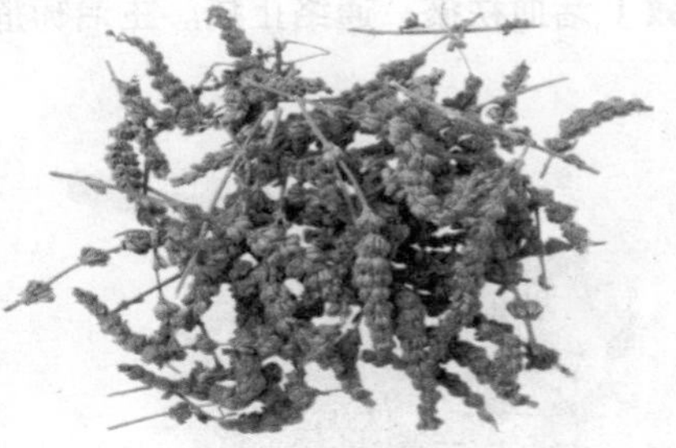

◎荆芥

偏方02 蛋黄油

【用料】鸡蛋1个。

【做法】将鸡蛋煮熟，取出蛋黄放在铁勺中，以文火烤熬。取析出的蛋黄油敷患处，并用纱布包扎，几天后，溃烂处即会愈合结痂。

【功效】解热毒，补阴血。用治冻疮溃烂。

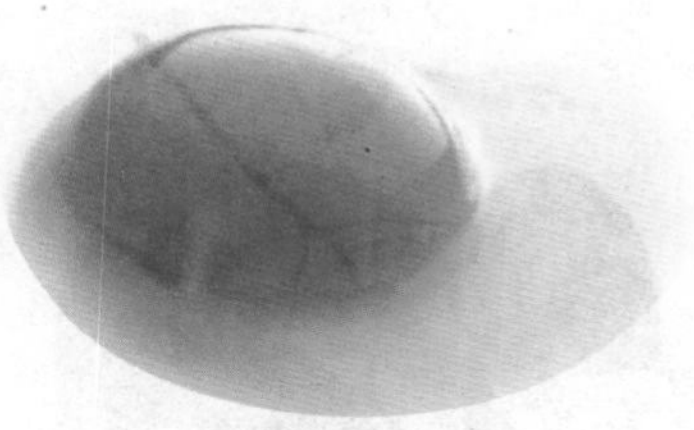

◎蛋黄

偏方03 辣椒油膏

【用料】尖辣椒、凡士林（用量为2：8）。

【做法】将尖辣椒焙干，研细粉，同凡士林搅匀即成。擦于耳轮、手背、足跟等处。

【功效】活血，消肿。预防冻伤。

偏方04 热醋散瘀消肿

【用料】醋适量。

【做法】将醋煮热。趁温用毛巾或纱布浸醋湿敷，每日3次，连用1周即消。

【功效】对冻疮初起未溃、红肿刺痒有治疗作用。

外用偏方

皮肤科

褥疮 >>

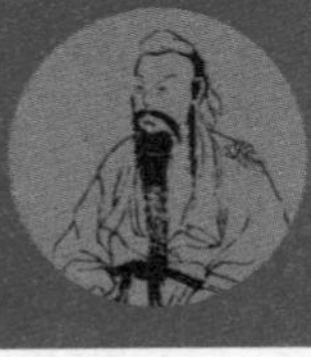

褥疮是因久病卧床，气血运行失畅，护理不周致皮肤溃疡、疮口经久难愈的严重外科疾病，是一种重病或慢性消耗性疾病引起的并发症。其特点是：受压部初起红斑，继而溃烂，坏死难敛，甚至累及皮下组织、肌肉、骨骼。其好发于尾骶部、肩胛部及股骨大粗隆等部位。

偏方01 白杨叶水

【用料】白杨叶 1 把。

【做法】白杨叶洗净加水，以水没叶子两指为度，待水熬开 10 分钟即可。待温热时，反复用布蘸药水敷于患处，至水将凉，用温热的叶子贴在患处，十几分钟后拿下。1 日 4 次。几日即可痊愈。

【功效】活血祛瘀，主治褥疮。

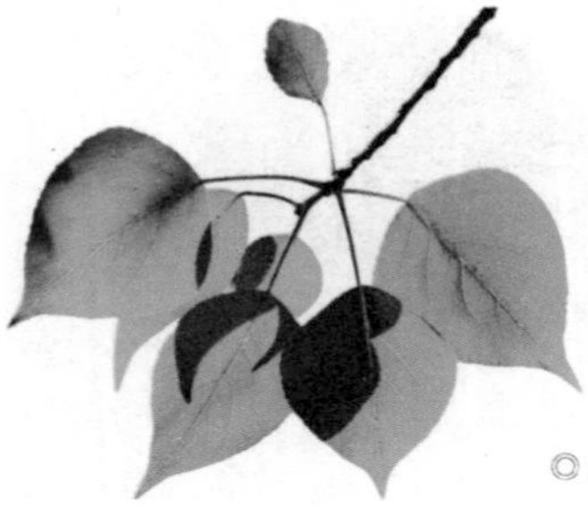

◎白杨叶

偏方02 红当酒

【用料】红花 30g，当归 30g，50% 乙醇（酒精）1000 毫升。

【做法】上两药浸入乙醇中浸泡 1 个月，滤取清液。用时将红花酒少许涂于受压部位，用大小鱼际肌在受压部位由轻至重做环形按摩 3 ~ 5 分钟，再涂滑石粉或爽身粉，每日 4 ~ 6 次。

【功效】活血祛瘀，通络止痛。主治褥疮。

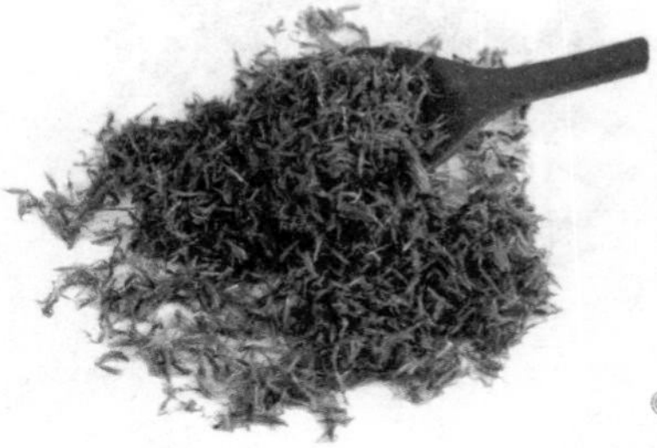

◎红花

偏方03 葡萄糖粉

【用料】葡萄糖粉适量。

【做法】葡萄糖粉直接涂在破溃处，上面用凡士林膏涂上 1 层，包扎，每日 1 次。

【功效】对褥疮有治疗作用。

偏方04 按摩疗法

用手掌大、小鱼际部按摩患处，由外向内，手法由轻到重，以使患者感到舒适为度，每次按摩 10 ~ 15 分钟，每日 3 ~ 4 次，皮肤未破，按摩前涂 50% 酒精于患部效果更好。

外用偏方

皮肤科

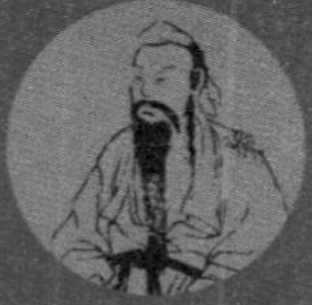

脱发 >>

脱发是指头发脱落的现象。正常脱落的头发都是处于退行期及休止期的毛发。正常人进入退行期与新进入生长期的毛发处于动态平衡状态。病理性脱发是指头发异常或过度的脱落，其原因很多。中医认为，脱发多由肾虚，血虚，不能上荣于毛发；或血热风燥，湿热上蒸所致。其主要治疗方法是生血补血。

偏方01 辣椒柏枝方

【用料】辣椒、干柏枝、半夏各 90 克，蜂蜜、生姜汁各适量。

【做法】将上药细切，加两碗水，煎至半碗。然后加入少许蜂蜜，再煎沸。用时，加入生姜汁少许，调和均匀，擦于无发处，每日 1 次。

【功效】祛风，生发。治脱发。

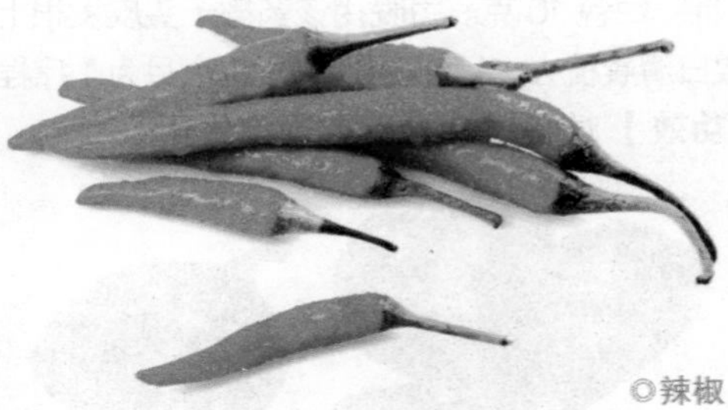

◎辣椒

偏方02 蒜姜方

【用料】大蒜两瓣，姜适量。

【做法】将大蒜以及少量姜研成泥状，充分搅拌后，用其擦患处，20 ~ 50 分钟后用水冲掉。隔 2 日 1 次，最好在睡前擦，连续擦 2~3 个月。

【功效】杀菌，生发。治脱发、秃头。

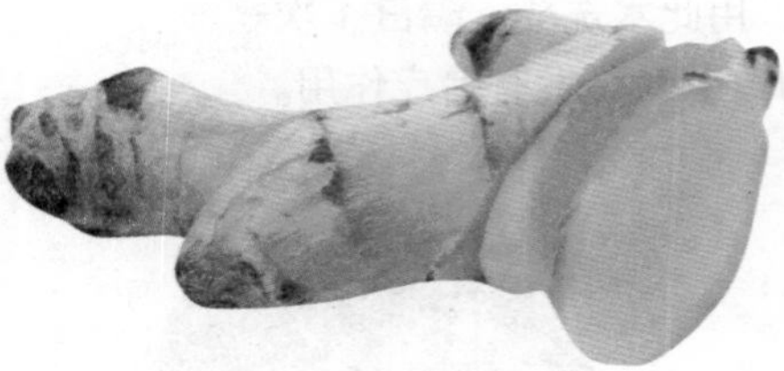

◎姜

偏方03 侧柏叶泡乙醇

【用料】鲜侧柏叶 32 克，75 % 乙醇 100 毫升。

【做法】将鲜侧柏叶放入乙醇中浸泡 7 日。用棉签蘸取药液涂擦于患处，每日 3 次。

【功效】对脱发有治疗作用。

偏方04 山柰侧柏叶方

【用料】山柰 45 克，鲜侧柏叶 90 克，75%乙醇 700 毫升。

【做法】将上药放入瓶中浸泡 7~10 日。将生姜切成片蘸药液，用力涂擦患处。

【功效】对脱发有治疗作用。

偏方05 黄柏苦参方

【用料】黄柏60克，苦参60克，川芎60克，枯矾30克，百部30克，川椒30克，75%乙醇1000毫升。

【做法】将上药浸泡7日，过滤，去渣。取药液涂擦于患处，每日2～3次。

【功效】对脂溢性脱发有治疗作用。

偏方06 侧柏叶方

【用料】侧柏叶若干，椿油、猪胆汁各适量。

【做法】将柏叶阴干研细，以椿油浸之。每朝蘸刷头，头发长出后，用猪胆汁入汤洗头。

【功效】对妇女脱发有治疗作用。

偏方07 柚子核

【用料】柚子核25克。

【做法】将柚子核用开水浸泡约1昼夜。用核及核液涂拭患处，每日2～3次。

【功效】对头发枯黄、脱发及斑秃有治疗作用。

偏方08 麻桑叶方

【用料】麻叶100克，桑叶100克，75%乙醇1000毫升。

【做法】将上药研成细末，放入75%乙醇内浸泡1周。过滤，去渣。取本品涂擦于患处，并按摩3～5分钟，每日2次。

【功效】对脂溢性脱发有治疗作用。

偏方09 淘米水

【用料】芝麻叶、鲜桑叶、淘米水各适量。

【做法】用适量淘米水煎煮鲜桑叶、芝麻叶，沸后再用文火煮10~15分钟。待温度适宜时，用此水洗头，隔日1次。

【功效】对脱发有治疗作用。

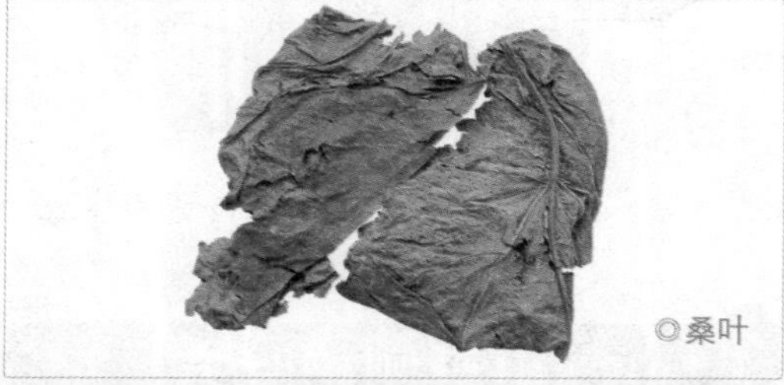

◎桑叶

偏方介绍

桑叶性寒，味苦、甘，归肺、肝经。具有疏散风热，清肺，明目的功效，用于风热感冒、风温初起、发热头痛、汗出恶风、咳嗽胸痛、肺燥干咳无痰、咽干口渴、风热及肝阳上扰。

偏方10 当归何首乌方

【用料】当归、何首乌、白鲜皮、王不留行、白芷各等份。

【做法】上药经粉碎、笼蒸消毒后密封保存，包装，每包10克。每晚用该药撒于头皮发根上，次日清晨梳去。1包可用3次。1个月为1疗程。

【功效】对脂溢性脱发有治疗作用。

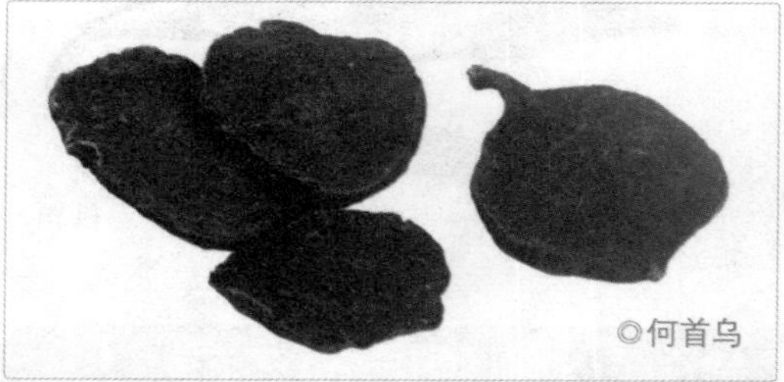

◎何首乌

偏方介绍

何首乌性微温，味苦、甘、涩，归肝，肾经。具有补益精血，乌须发，强筋骨，补肝肾的功效。能补血生发，对斑秃、脱发有很好的疗效。

外用偏方

皮肤科

赘疣 >>

寻常疣俗称刺瘊、千日疮。皮疹为黄豆大或更大的灰褐色、棕色或正常皮色的丘疹；跖疣是发生于足底的寻常疣。初起为角质小丘疹，逐渐增至黄豆大或更大，因在足底受压而形成角化性淡黄或褐黄色胼胝样斑块或扁平丘疹；扁平疣好发于青少年。皮疹为帽针头至黄豆大小扁平光滑丘疹，呈圆形或椭圆形，肤色正常或淡褐；尖锐湿疣是由人类乳头瘤病毒感染所致的生殖器、会阴、肛门等部位表皮的瘤样增生。

偏方01 丝瓜叶搽剂

【用料】鲜丝瓜叶数张。

【做法】鲜丝瓜叶洗净后反复擦搓患处，以叶片搓烂、水汁渗出为度，每日2次，每次10分钟左右。

【功效】此方治疗寻常疣。

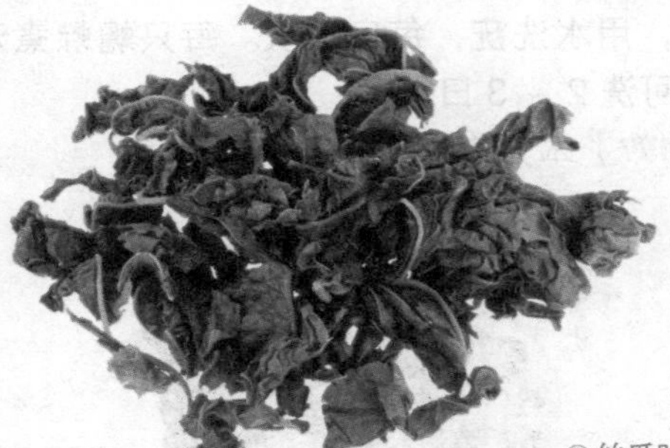

◎丝瓜叶

偏方02 茄子外擦方

【用料】茄子适量。

【做法】将茄子切开，用切口擦患部，每日1～2次。

【功效】主治赘疣。

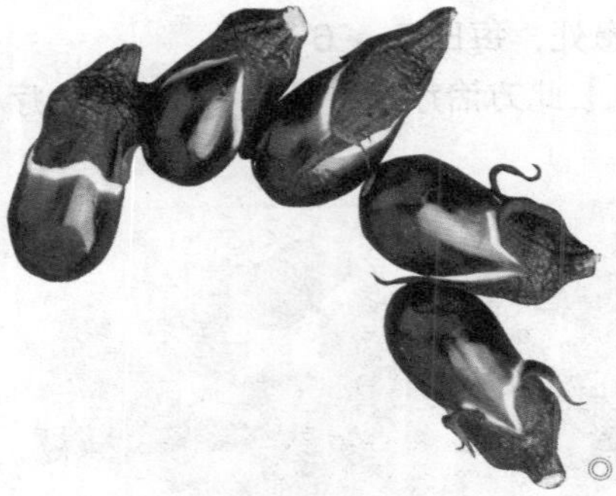

◎茄子

偏方03 雄黄散

【用料】雄黄、鲜茄子各适量。

【做法】茄子切片，雄黄研细末。患部用温水洗净，用刀将疣表面修平，以不出血为度。用茄片蘸雄黄末擦2～3分钟，每日1次。

【功效】主治寻常疣。

偏方04 天南星方

【用料】天南星适量，醋少许。

【做法】天南星研末，以醋调为膏，贴涂患处，每日1～2次。

【功效】主治寻常疣。

偏方05 薏苡仁霜

【用料】薏苡仁 100 克，雪花膏适量。

【做法】薏苡仁研末，用雪花膏调和，洗脸后用此霜涂擦患处，每日早、晚各 1 次。

【功效】主治扁平疣。

偏方06 芝麻花搽剂

【用料】新鲜芝麻花适量。

【做法】以芝麻花揉搽患处，每日 3 次，连用 7 ~ 10 日。如为干品，可用水浸泡 30 分钟后煎沸，冷却后以汁涂擦患处。

【功效】主治寻常疣。

偏方07 鱼香草搽剂

【用料】鱼香草、75% 酒精各适量。

【做法】先用酒精消毒疣体及周围皮肤，用消毒刀片将疣的表面削去一部分，后取适量鲜鱼香草（土薄荷）搓绒擦疣体表面，每日 3 次。

【功效】此方治疗寻常疣。

偏方08 鲜半夏搽剂

【用料】鲜半夏（7 ~ 9月间采挖的最佳）适量。

【做法】将疣局部用温水泡洗 10 ~ 20 分钟，用消毒刀片轻轻刮去表面角化层；再将鲜半夏洗净去皮，在疣表面涂擦 1 ~ 2 分钟，每日 3 ~ 4 次。

【功效】主治寻常疣。

偏方09 鸡内金搽剂

【用料】生鸡内金 20 克。

【做法】上药加水 200 毫升，浸泡 2 ~ 3 日，外搽患处，每日 5 ~ 6 次。

【功效】此方治疗扁平疣，10 日为 1 个疗程。

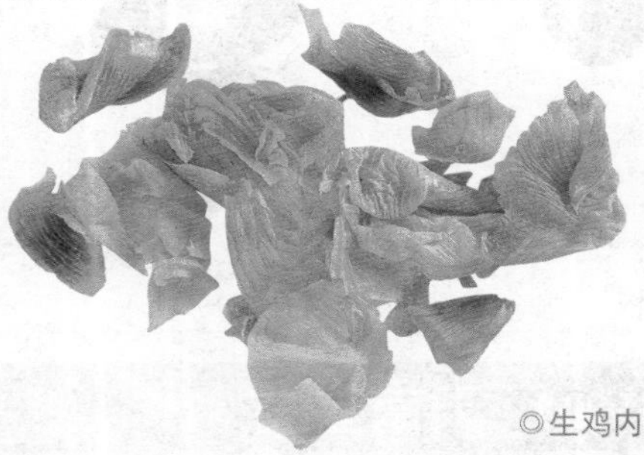

◎生鸡内金

偏方介绍

鸡内金性寒，归脾、胃、小肠、膀胱经，具有消食健胃，涩精止遗，利小便，除热止烦的功效。用于食积胀满、呕吐反胃、泻痢、疳积、消渴、遗溺、喉痹乳蛾、牙疳口疮等。

偏方10 蟾蜍汤洗剂

【用料】蟾蜍 1 只。

【做法】将蟾蜍置开水中煮 10 分钟，去蟾蜍，用水洗疣，每日数次。每只蟾蜍煮沸液可洗 2 ~ 3 日。

【功效】本方治疗寻常疣、扁平疣。

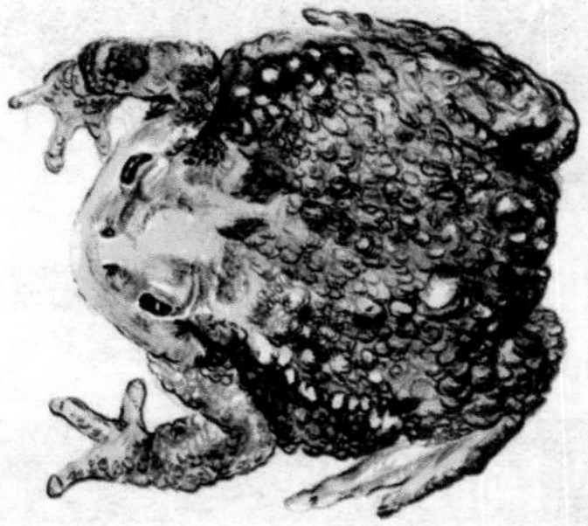

◎蟾蜍

偏方介绍

蟾蜍俗称癞蛤蟆，癞蛤蟆性凉，味辛，有毒，归心经。具有解毒，利水，消肿，止痛，强心，开窍等功效，用于疔疮发背、无名肿毒、咽喉肿痛、龋齿痛、狂犬咬伤、小儿疳疾、心力衰竭等。

外用偏方

皮肤科

鸡眼 >>

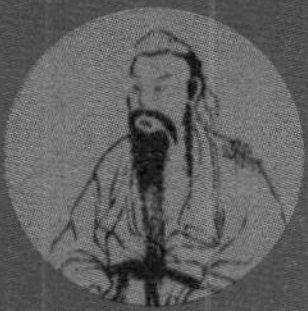

鸡眼就是局部皮肤角质层增生，常常发生在脚心前 5 趾下方或脚趾间，初生时往往会误认为是鞋底摩擦所长的老皮，稍久会有不平的感觉，且渐粗硬，行走时如垫脚般很不方便，甚而疼痛不已。其形状透明浑圆，中有绿豆般大小的颗粒，左右脚常对称发生。

偏方01 乌桕叶柄汁

【用料】乌桕嫩叶（春季采）适量。

【做法】折断乌桕叶柄，取断叶柄渗出之乳白色汁液直接搽鸡眼，每只鸡眼搽 5 分钟，每日上午搽 2 次（因上午其汁最多），晚上用热水泡脚，并刮去软化之角质，连用 10 ~ 15 日。

【功效】主治鸡眼。

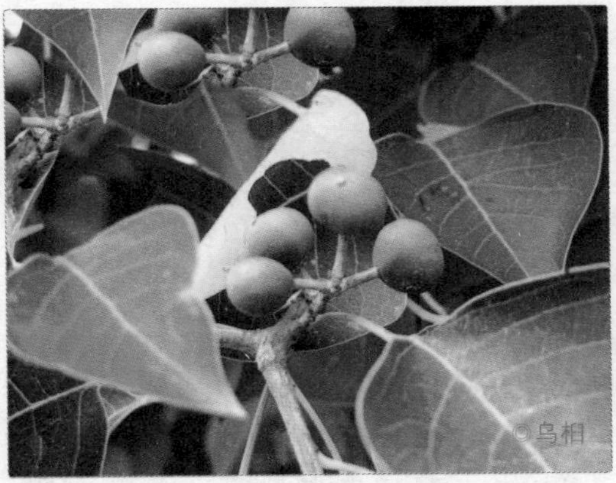

偏方02 银杏叶方

【用料】银杏叶 20 ~ 30 片，米饭少量。

【做法】银杏叶放入平底锅中用文火烧，然后把烧焦的叶子研成粉，加入饭粒使之带黏性，将其敷于患处，以纱布扎牢，几天后换去。

【功效】主治鸡眼，连用几次即可见效。

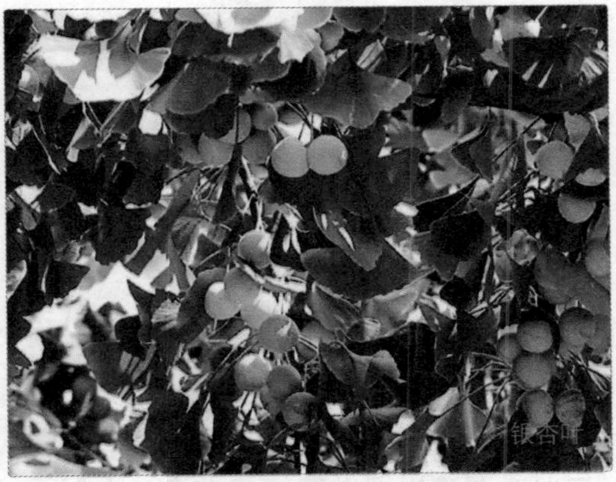

偏方03 大蒜葱白方

【用料】葱白 1 根，紫皮大蒜 1 个

【做法】上 2 物共捣烂，敷鸡眼，绷带固定，每 2 天换药 1 次，连用 3 ~ 5 次。

【功效】主治鸡眼。

偏方04 花茶敷贴方

【用料】一级茉莉花茶 1 ~ 2 克。

【做法】花茶嚼成糊状，敷鸡眼，胶布固定，每 5 日换 1 次，3 ~ 5 次为 1 疗程。

【功效】主治鸡眼。

外用偏方

妇产科

痛经 >>

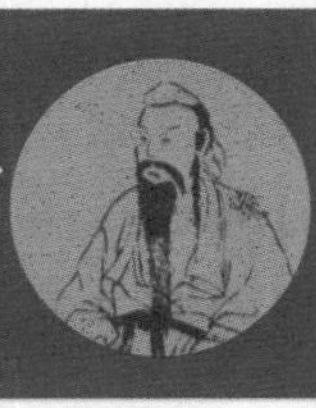

痛经是指女性在经期及其前后，出现小腹或腰部疼痛，甚至痛及腰骶。目前临床常将其分为原发性和继发性两种，原发性痛经多指生殖器官无明显病变者，故又称功能性痛经，多见于青春期、未婚及已婚未育者。此种痛经在正常分娩后疼痛多可缓解或消失。继发性痛经多因生殖器官有器质性病变所致。

偏方01 炒醋盐方

【用料】粗盐（或粗沙）250克，陈醋50毫升。

【做法】将粗盐（或粗沙）爆炒，再将陈醋慢慢地洒入，边洒边炒，洒完后再炒片刻，装入布袋，热熨腰和腰骶部。

【功效】温经，理气止痛。适用于经期小腹痛和腰痛者。

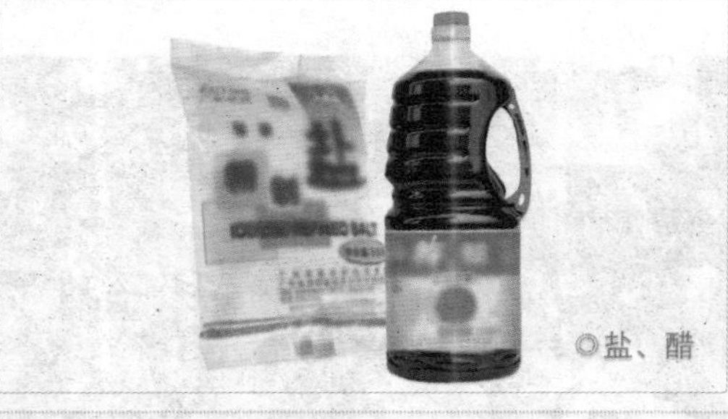

◎盐、醋

偏方02 盐姜葱方

【用料】食盐500克（研细），生姜120克（切碎），葱头1握（洗净）。

【做法】将食盐、生姜、葱头一起炒热熨痛处。

【功效】散寒通经，止痛。治痛经。

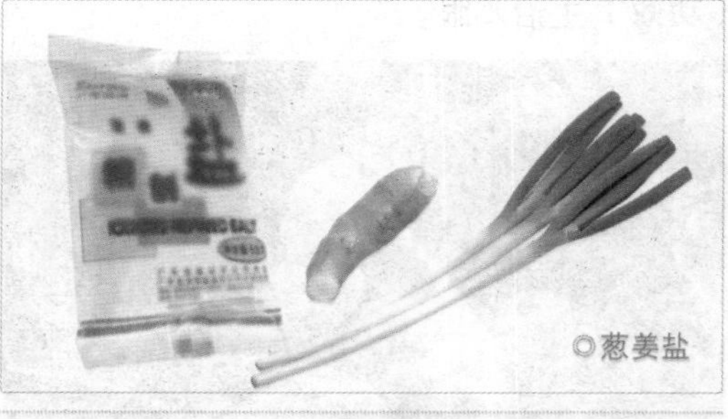

◎葱姜盐

偏方03 按摩疗法

（1）病人仰卧，两膝屈曲，医者站于其旁。用双手在小腹部做拿提法数次，疼痛部位要多施手法，取穴：关元、血海、三阴交、劳宫。

（2）病人俯卧，医者站于其旁。用手掌搓揉腰骶部数次，使局部发热为宜。取穴：腰骶部的痛经放射点（压痛点）、志室、足底部的调经穴。

偏方04 自我按摩法

（1）用手掌揉摩小腹部20～30次。

（2）用手掌揉摩腰骶部、大腿内侧20～30次。

（3）按压血海、三阴交、关元、劳宫穴各1分钟。

【说明】治疗痛经的自我按摩一般主张在经前5～7天开始治疗，月经来潮后停止，待下次月经来潮前再施手法治疗。

外用偏方

妇产科

月经不调 >>

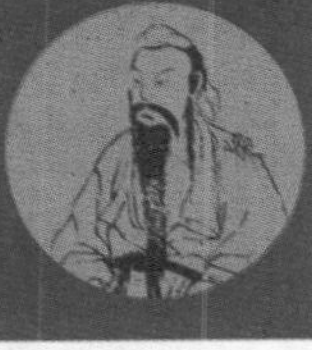

月经失调也称月经不调，是一种常见的妇科疾病。其表现为月经周期或出血量的异常，或是月经前、经期时的腹痛及全身症状。其病因可能是器质性病变或是功能失常。血液病、高血压病、肝病、内分泌病、流产、宫外孕、葡萄胎、生殖道感染、肿瘤（如卵巢肿瘤、子宫肌瘤）等均可引起月经失调。

偏方01 按摩疗法

【功效】腹部的关元穴，背部的肾俞穴是治疗月经不调的特效穴，应重点按揉、反复刺激。另外，足部的三阴交是主脾脏、肝脏、肾脏功能的三经交会的穴位，应重点按摩，对脾肝、肾脏功能有很好的疗效。

【取穴】头部的百会、风池、太阳、印堂，腹部的章门、关元，背部的肝俞、肾俞、命门，手部的合谷、阳池，腿部的地机、三阴交、太冲等穴。

【操作】按压头顶百会、印堂、太阳、风池穴各 30 ~ 50 次，力度以酸痛为宜；按压背部的肝俞、肾俞、命门，腿部的地机各 50 次，力度稍重；按揉腹部的章门、关元，腿部的三阴交、太冲和手部的阳池、合谷各 50 次，力度以胀痛为宜。

偏方03 针灸疗法

【取穴】关元、血海、三阴交。

【随症加减】 气虚者加足三里、脾俞，血虚者加脾俞、膈俞，肾虚者加肾俞、太溪，气郁者加太冲、期门，血热者加行间、地机，血寒者加灸归来、命门。

【操作】诸穴常规操作。

偏方02 脊疗法

（1）先松弛腰骶部软组织。

（2）腰椎错位者患者左侧卧，左下肢伸直，右下肢屈髂屈膝，放于左大腿内侧上，左手放于枕上，右手屈肘放于身旁，头略后仰。术者面对患者立于床边，右手肘顶压患者右肩锁骨部，左手拇指按于患者腰 4 棘突处，右肘稍屈按压于其左臀部，嘱其全身放松，术者双手同时轻松地将患者右肩、右臀部做前后扭转推摇 2 ~ 3 次。待感到已放松后，右手将其肩推向后固定，左肘用力将其臀部向前搬按至最大角度，术者紧收左肘，加上身按压的闪动力，常可听到腰后关节声响或拇指触及其腰 4 后关节还原时的弹跳感。患者再转右侧卧，重复上述手法。（以腰 4 棘突错位为例）

（3）骨盆错位者患者侧卧位，贴床一侧下肢屈髋屈膝，离床一侧下肢向后伸直，术者立于其后，一手抓扶其髂前上棘部，另一手掌根按于其骶椎中部。嘱患者放松腰臀部，术者用爆发力，双手同时一推一拉进行搬按，可重复 2 ~ 4 次。若为双侧骶髂关节错位，另一侧用同样手法治疗。

外用偏方

妇产科

子宫脱垂 >>

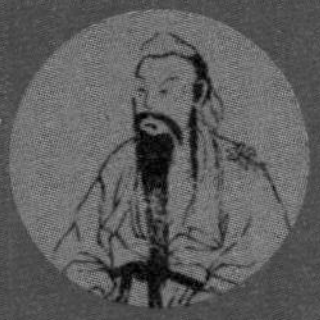

子宫脱垂是指支撑子宫的组织受损伤或薄弱，致使子宫从正常位置沿阴道下降，甚至子宫全部脱出阴道口外的一种生殖器官伴邻近器官变位的综合征。根据其脱垂的程度分为3度。子宫脱垂患者平时就会有腰酸背痛，严重时还会拖累膀胱及直肠，而会有频尿、小便解不干净或大便不顺之感。

偏方01 金银花蒲公英

【用料】金银花、紫花地丁、蒲公英各30克，苦参15克，黄连、黄柏各10克，蛇床子15克，枯矾10克。

【做法】上药加水煎煮，去渣。先熏后洗，并可坐浴。

【功效】对子宫脱垂并发感染者有治疗作用。

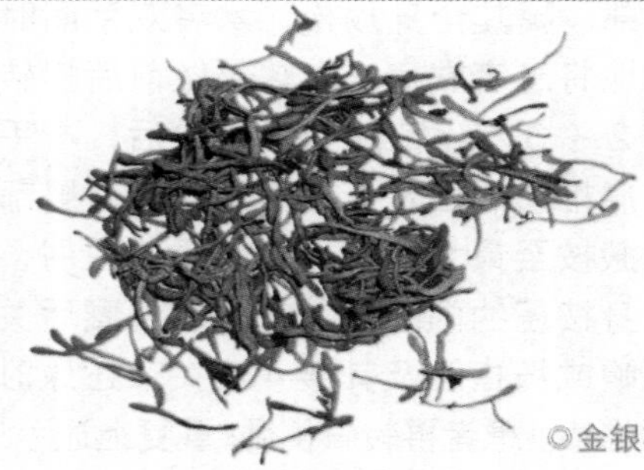

◎金银花

偏方02 无花果叶汤

【用料】无花果枝叶共250克。

【做法】将无花果枝叶洗净，放入锅内，加水3碗煎汤，适当凉凉，将药汁直接擦洗患处。

【功效】对子宫脱垂有治疗作用。

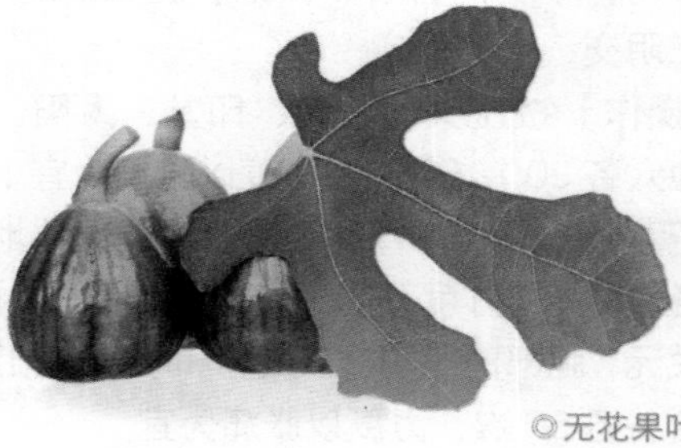

◎无花果叶

偏方03 醋熏法

【用料】醋250毫升。

【做法】痰盂内加醋250毫升，将小铁块或小铁器烧红放入盂内，醋即沸腾，患者坐痰盂上熏15分钟。每日1次。治疗期间注意营养、休息，忌房事。

【功效】收敛破瘕。治子宫脱垂。

偏方04 椿根皮汤

【用料】荆芥穗15克，椿根皮60克，藿香叶15克。

【做法】将荆芥穗、椿根皮、藿香叶洗净，入锅加水煎汤，用煎好的药汤擦洗患处，每日数次。

【功效】对子宫脱垂有治疗作用。

外用偏方

妇产科

带下病 >>

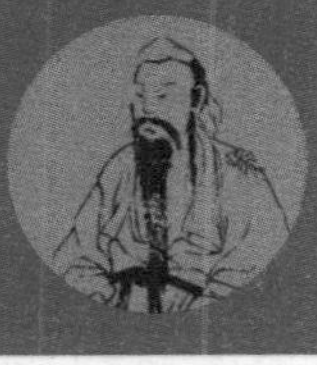

“带下”俗称白带带下，当患者带下量明显增多，并且色、质和气味异常，伴全身或局部症状，称为“带下病”。本病主要由于湿邪影响任、带二脉，以致带脉失约，任脉不应所形成。湿邪有内外之别，外湿指外感温邪，如摄生冷或久居阴湿之地；内湿多因饮食不节，劳倦过度，或素体肾气不足，封藏失职，令脾虚失运，肾虚失固所致。

偏方01 蛇床子苦参汤

【用料】蛇床子30克，苦参120克，雄黄6克，甘草6克。

【做法】将蛇床子、苦参、甘草洗净，入锅加水、加雄黄，此时水可以稍多加一些，将煎取的药汤直接用来冲洗阴道。此药方也可制成坐药使用。在服药期间，应尽量忌食生冷、辣的食物，避免影响药效或使病久治不愈。

【功效】对湿热带下，气味腥臭者有治疗作用。

偏方02 按摩疗法

(1)病人仰卧，医者站于其旁。用手掌推摩小腹部数次。按压气海，用双拇指相对按压带脉。

(2)用手掌按揉大腿内侧数次。痛点部位多施手法，以使皮下组织有热感为度。取穴：血海、阴陵泉、三阴交。

(3)病人俯卧，医者站于其旁。用手掌揉腰骶部数次，然后取阳关穴。

(4)用手掌搓腰骶部2～3分钟，使皮下有热感，并可传至小腹部。

偏方03 拔罐疗法

【取穴】肾俞、小肠俞、命门、关元、气海、血海、三阴交、足三里。

【操作】

(1)用闪罐法将罐吸拔于肾俞、小肠俞、命门穴上，每穴闪拔5～6下，以局部皮肤潮红为度。每日1次，10次为1疗程。

(2)用闪火法将罐具定于关元、气海、血海、三阴交、足三里穴上，留罐15～20分钟。每日1次，10次为1疗程，2个疗程间隔5天。

偏方04 自我按摩法

(1)用手掌在小腹部做环形推摩法40～50次。推摩时应先将掌心搓热再进行，在小腹部做环形推摩法时，最好直接在皮肤上进行。按压：气海、大巨、阴陵泉、三阴交各1分钟。

(2)用手掌搓腰骶部及大腿内侧各20～30次。

(3)以上手法，每日早晚各1次。

外用偏方

妇产科

阴道炎 >>

常见的阴道炎有滴虫性阴道炎和老年性阴道炎两种。滴虫性阴道炎是由阴道毛滴虫生长在阴道内引起的炎症，为常见的阴道炎之一。主要症状为带下增多，呈黄白色，偶为黄绿色或脓性，呈稀薄泡沫状，有腥臭味，重者带下混有血液。外阴、阴道瘙痒或有尿频、尿痛，重者兼有性交痛等。

偏方01 桃树叶水

【用料】鲜桃树叶 30 克，灰藜 25 克。

【做法】用水 1000 毫升，将上述 2 味煮沸 20 分钟。待稍温，用此液冲洗阴道。每日 1 或 2 次，连续 1 周为 1 疗程。

【功效】杀滴虫，止阴痒。用治滴虫性阴道炎。

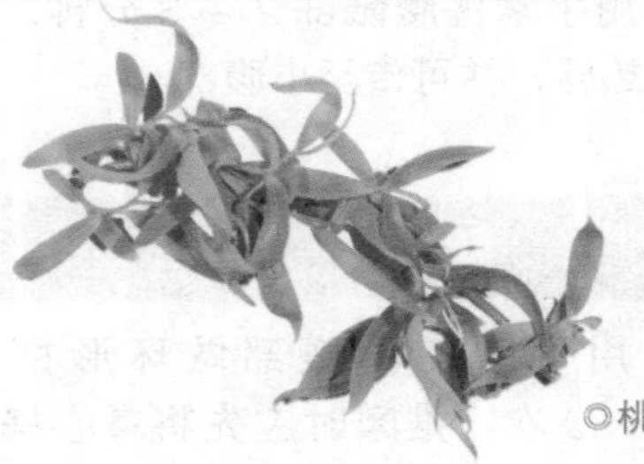

◎桃树叶

偏方02 灭滴栓

【用料】雄黄 1 克，生烟叶 2 克，明矾少许，鲜猪肝 60 克。

【做法】将雄黄、烟叶、明矾共研细末，再将猪肝切成三角形，肝上用粗针扎小孔，把所研细末撒在小孔内。晚上塞入阴道，次晨取出，再用高锰酸钾溶液（1 ：5000）冲洗阴道。

【功效】对治滴虫性阴道炎有治疗作用。

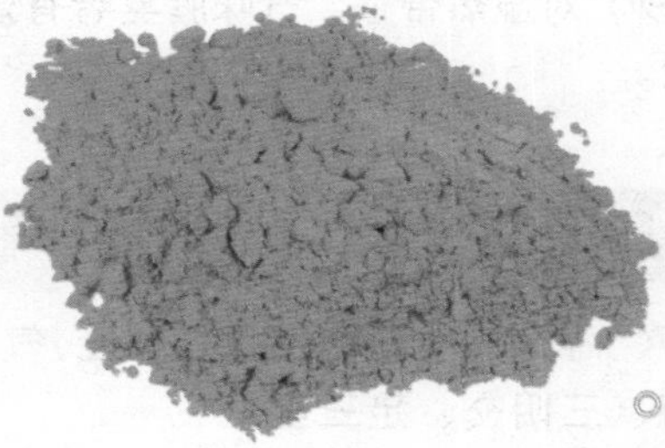

◎雄黄

偏方03 矾蛇汤

【用料】白矾 9 克，蛇床子 30 克，鹤虱、黄柏各 9 克。

【做法】煎汤熏洗，早、晚各 1 次。

【功效】杀虫，清热解毒，健脾和胃，治虫积腹痛、阴道滴虫、阴道炎。

偏方04 鸦胆子汁

【用料】鸦胆子 20 个（去皮）。

【做法】将鸦胆子用水 1 杯半，煎至半杯，将药汁倒入消毒碗内。用消过毒的大注射器将药注入阴道，每次注 20 ～ 40 毫升。轻者 1 次，重者 2 ～ 3 次。

【功效】杀虫祛湿。治滴虫性阴道炎。

外用偏方

妇产科

乳痈 >>

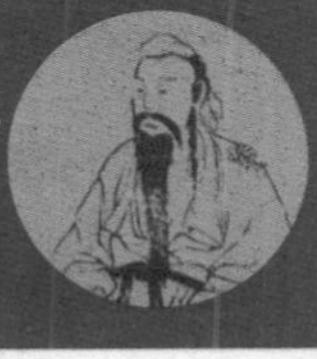

乳痈是指乳房红肿疼痛，乳汁排出不畅，以致结脓成痈的急性化脓性病证。其多发于产后哺乳的产妇，尤其是初产妇更为多见。其发病多在产后2~4周。未分娩时、非哺乳期或妊娠后期也可偶见本病。

偏方01 外用公丁香末

【用料】公丁香 10 ~ 20 颗。

【做法】将丁香研成细末，过细箩后贮于瓶内备用。用时先以淡盐水洗净患部，拭干后用香油调涂；湿疮则撒上粉剂。每日上药 2 或 3 次。应注意在小儿哺乳后上药，哺乳时应洗去药物。

【功效】燥湿止痛，敛疮收口。用治乳头裂。

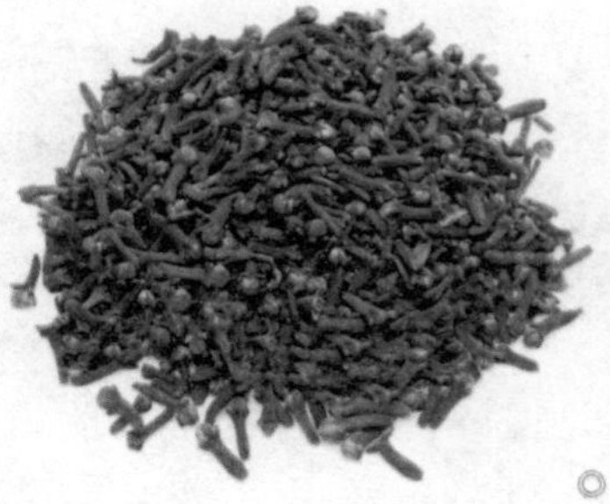

◎公丁香

偏方02 黄芩黄柏方

【用料】黄芩 6 克，黄柏 6 克，干姜 6 克，甘草 6 克，椿白皮 1 克。

【做法】共为细面，用黄米醋调好，涂于患处，再用乌青布绷之，隔 1 ~ 2 日肿消痛止，且无后遗症。

【功效】清热泻火，通经宣络。治妇人乳痈。

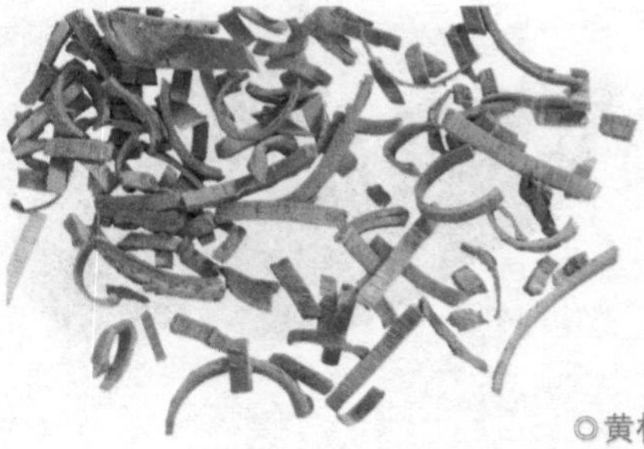

◎黄柏

偏方03 茄子花末

【用料】茄子花（经霜打的）、香油各适量。

【做法】将茄子花焙干，研成细末，用香油调成糊状。涂于患处。

【功效】清热，润燥，生肌。用治乳头裂痛。

偏方04 乳香大黄膏

【用料】乳香、没药、大黄、蜂房各 10 克，蜂蜜适量。

【做法】将前 4 味药混合研细末，再加蜂蜜调成膏状，敷盖于乳房结块处，用布覆盖，胶布固定，每天换药 1 次。

【功效】对乳痈有治疗作用。

外用偏方

男科及泌尿科

阴囊肿痛、湿痒 >>

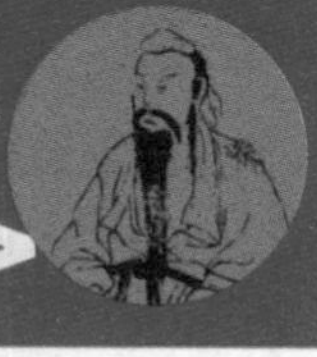

阴囊肿痛是指阴囊皮肤及其内含物（鞘膜睾丸、附睾和精索）有病变，或腹腔内容物（腹水内脏）等下降进入阴囊，致使阴囊体积增大、胀痛。阴囊湿痒是指由于脾虚肾虚、药物过敏、缺乏维生素、真菌滋生等原因引起的男性阴囊糜烂、潮湿、瘙痒等症状，是一种男性特有的皮肤病。

偏方01 茄根叶汤

【用料】茄子1个，茄根、叶适量。

【做法】将茄子、茄子根、茄叶分别洗净，入锅加水共煎。用煎好的药汤熏洗患处，每日2或3次。

【功效】清热除湿。用治阴囊奇痒不止。

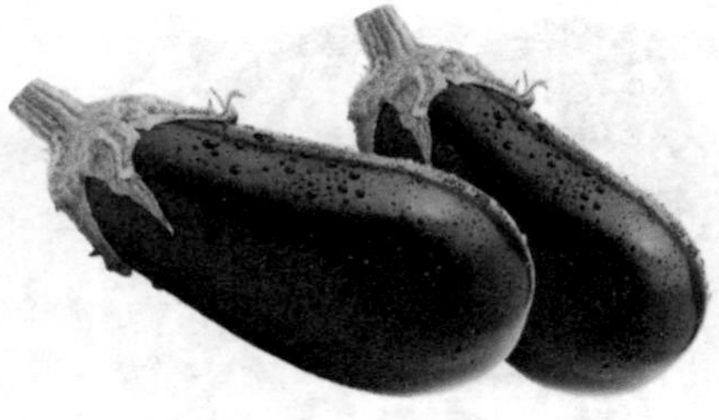

◎茄子

偏方02 搽鸡蛋油

【用料】鸡蛋2个。

【做法】将鸡蛋煮熟，去皮及蛋白，留蛋黄放在铝勺内，以文火煎至出油。每日以此油涂搽患处2次，7日可愈。

【功效】清热解毒。用治阴囊湿痒及烧灼伤。

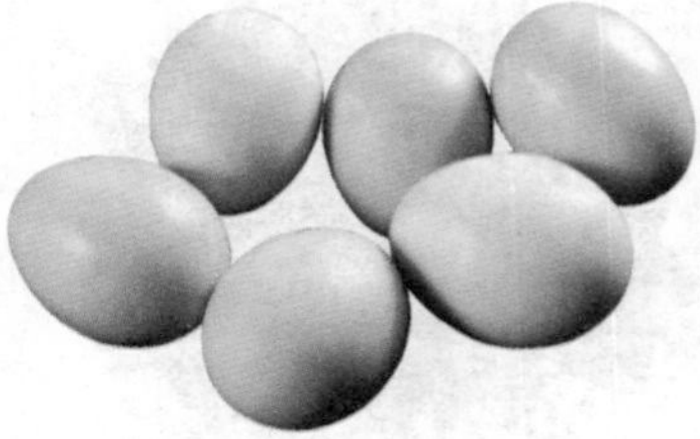

◎鸡蛋

偏方03 葱白液

【用料】葱白液（即葱叶内带黏性的汁液）。

【做法】选用新葱叶剖开，将内有黏液的一面包扎阴茎2小时，4小时后即愈。

【功效】润燥，消肿。用治阴茎、阴囊肿痛。

偏方04 姜片方

【用料】老生姜（选肥大者）适量。

【做法】将老生姜洗净切片。每次8～10片外敷于患侧阴囊，以纱布将阴囊兜起，每日更换1次。阴囊局部有创面或睾丸有溃脓者禁用。

【功效】解毒消炎。用于阴囊肿痛。

外用偏方

男科及泌尿科

附睾炎 >>

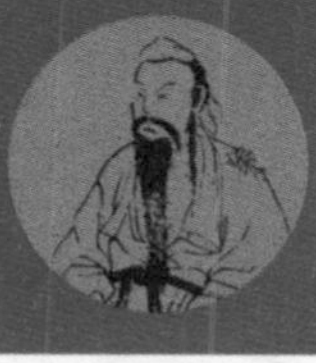

附睾炎是常见的男性生殖系统疾病之一，有急性和慢性之分。急性附睾炎多继发于尿道、前列腺或精囊感染；慢性附睾炎常由急性期治疗不彻底而引起。本病属中医子痈范围，临床表现多为突然发病，阴囊内疼痛、坠胀，并伴有发热、恶寒等全身感染症状，疼痛可放射至腹股沟、下腹部及会阴部。

偏方01 白茅根汤

【用料】白茅根100克，青苔30克，酸浆草50克，苦菜根30克，鸡蛋1个。

【做法】将白茅根、青苔、酸浆草、苦菜根分别洗净，入锅加水，打入鸡蛋，共煎。用煎好的药汤浸洗患部。

【功效】清热祛湿。

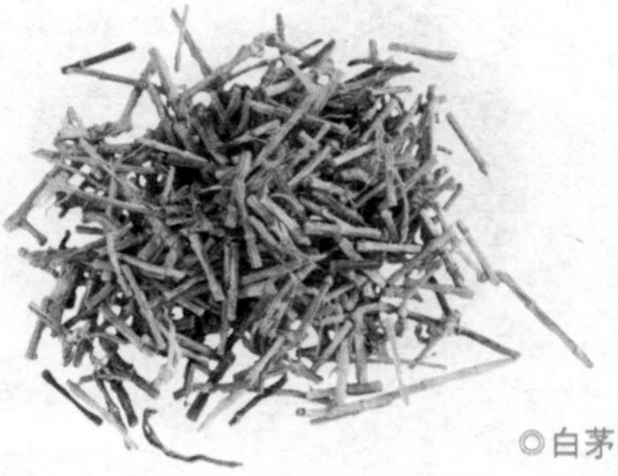

◎白茅根

偏方02 蝉蜕汤

【用料】蝉蜕10克，冰片1克。

【做法】将蝉蜕加水300毫升，文火煎10分钟，下火后趁热将冰片捻碎加入药液中，随即熏洗患处，注意水温适度，以免烫伤。

【功效】治睾丸炎、附睾炎、鞘膜积液肿胀等。

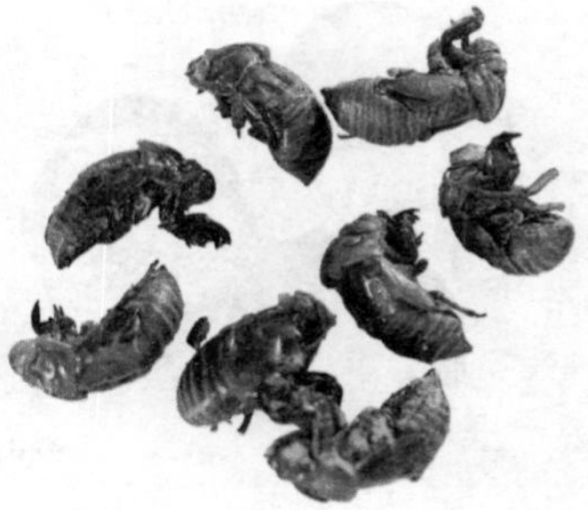

◎蝉蜕

偏方03 芦荟蓖蒲散

【用料】芦荟30克，白相思豆20克，胡椒10克，丁香30克，豆蔻30克，石菖蒲35克，姜汁适量。

【做法】将上7味药研粉后，加姜汁拌匀，用棉花蘸药涂搽患部。每日早、晚各1次。

【功效】疏肝散寒，祛湿消肿。

偏方04 红花黄芩散

【用料】红花、姜黄各5克，朱砂3克，巴豆6克，黄芩5克，蜂蜜适量。

【做法】将上5味药研成细末，过筛，用蜂蜜调成糊状，外敷，每日1次。

【功效】消炎止痛。

外用偏方

男科及泌尿科

慢性肾炎 >>

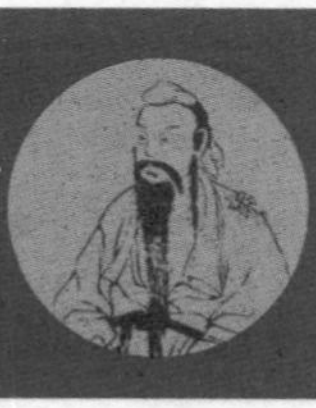

慢性肾小球肾炎可发生于任何年龄，但以青、中年男性为主。起病方式和临床表现多样。多数起病隐袭、缓慢，以血尿、蛋白尿、高血压、水肿为其基本临床表现。慢性肾炎早期应该针对其病理类型给予相应的治疗，抑制免疫介导炎症、抑制细胞增殖、减轻肾脏硬化。

偏方01 独头蒜蓖麻仁汤

【用料】紫皮独头蒜1枚，蓖麻仁60～70粒。

【做法】同捣为糊状，敷双足涌泉穴，外衬玻璃纸覆盖，绷带包扎。涂敷7日，无效再敷。

【功效】对肾炎水肿有治疗作用。

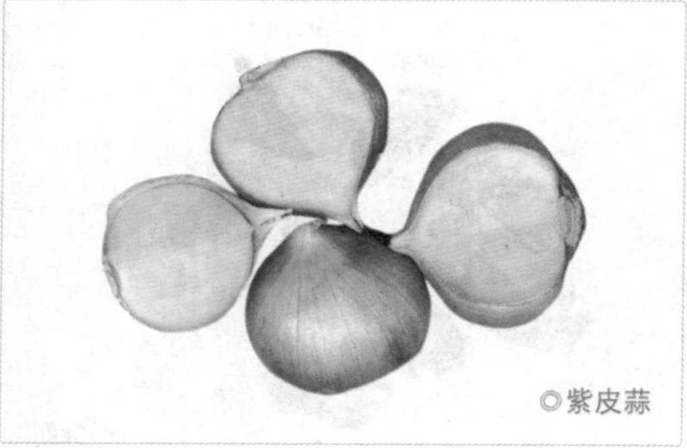

◎紫皮蒜

偏方02 白芥子汤

【用料】白芥子15克，丁香10克，肉桂10克，白胡椒10克，车前子10克。

【做法】上药研为细末，分次醋调敷脐，2小时1次。

【功效】对急、慢性肾炎及水肿腹胀有治疗作用。

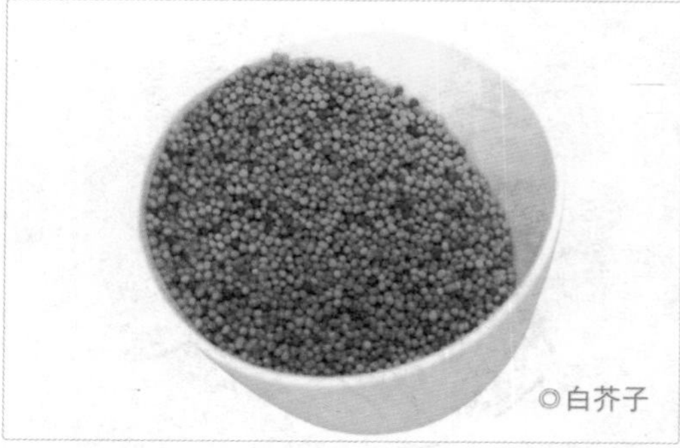

◎白芥子

偏方03 马兰君达菜方

【用料】马兰君达菜7棵。

【做法】多加水煎汤，放入盆内，患者坐盆内，围上棉被使之发汗，然后再洗腹部与四肢。

【功效】对慢性肾炎有治疗作用。

偏方04 按摩疗法

【取穴】三阴交、太溪、阴陵泉、足三里、内庭、涌泉等穴位。

【操作】

（1）点按三阴交、太溪、阴陵泉、足三里、内庭各穴位50～100次，以局部胀痛为宜。

（2）单指扣拳按揉涌泉穴50～100次，有得气感为宜。

外用偏方

五官科

沙眼 >>

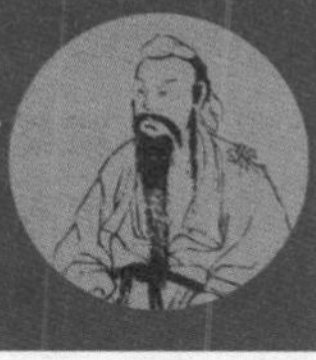

沙眼是由沙眼衣原体引起的一种慢性传染性结膜炎，是致盲眼病之一。因其在睑结膜表面形成粗糙不平的外观，形似沙粒，故名沙眼。本病病变过程早期结膜有浸润如乳头、滤泡增生，同时发生角膜血管翳；晚期由于受累的睑结膜发生瘢痕，以致眼睑内翻畸形，加重角膜的损害，可严重影响视力甚至造成失明。

偏方01 冰片硼砂猪胆散

【用料】鲜猪胆1枚，冰片、硼砂各1.5克，黄连3克。

【做法】将后3味药，共研细末，纳入胆内，阴干，再研极细粉末。装瓶，密封，勿使漏气。每用少许点眼，每日2～3次。

【功效】对沙眼有治疗作用。

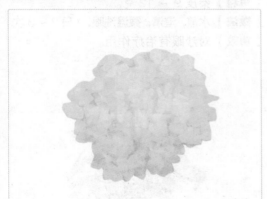

◎冰片

偏方02 夜凤汤

【用料】夜明砂9克，凤凰壳6克，草决明、蝉蜕各9克，米醋适量。

【做法】以米醋将药煎洗服，每天2次，7天愈。

【功效】对一切新老沙眼痒甚有治疗作用。

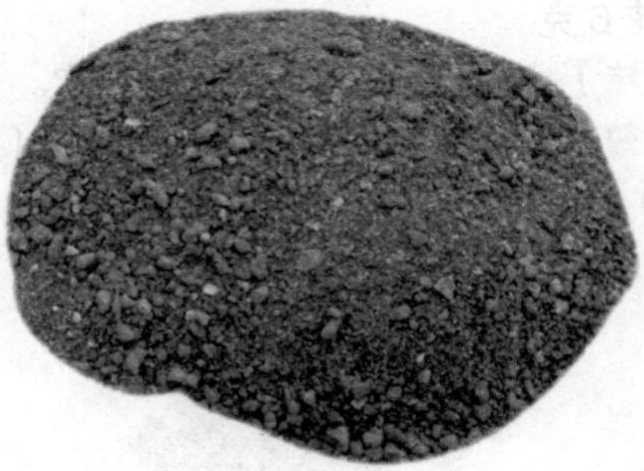

◎夜明砂

偏方03 黄连西瓜霜

【用料】黄连、西瓜霜各5克，西月石0.2克。

【做法】加水2杯，煮沸1小时后，过滤。取成药100毫升，每日洗眼3～4次。

【功效】对沙眼有治疗作用。

偏方04 黄柏汤

【用料】黄柏30克。

【做法】加水500克，煮沸半小时，过滤，1日点眼3～4次，每次1～2滴。

【功效】对沙眼有治疗作用。

偏方05 桑菊汤

【用料】霜桑叶、野菊花、白朴硝各 6 克。

【做法】水煎取 1 大碗，澄清，分 3 次洗眼。

【功效】对沙眼有治疗作用。

偏方06 归芎汤

【用料】当归6克，川芎4.5克，生地黄6克，泗水防风、川羌活各 9 克，沙蒺藜、杭白芍、红花各 6 克。

【做法】水煎服。

【功效】主治沙眼二期，内眼板形成沙粒，滤泡增生。

偏方07 连瓜汤治沙眼

【用料】黄连、西瓜霜各 5 克，西月石 0.2 克。

【做法】加水 200 毫升，煮沸 1 小时，过滤后约剩 100 毫升。1 日洗眼 3 ~ 4 次。

【功效】对沙眼有治疗作用。

偏方08 浮水甘石汤

【用料】浮水甘石 10 克，胆矾 4 克，铜绿 2 克，绿豆粉（千里光水浸）6 克，梅片 0.5 片。

【做法】水煎去渣，外用。

【功效】收湿止痒。治沙眼、泪囊炎、睑缘炎。

偏方09 夏地汤

【用料】夏枯草 30 克，生地黄 9 克，杭白芍 15 克，当归、熟大黄各 9 克，草决明 15 克，红花 6 克。

【做法】水煎，早、晚饭后各服 1 次。

【功效】对沙眼初期目昏涩局部充血（眼内皮）有治疗作用。

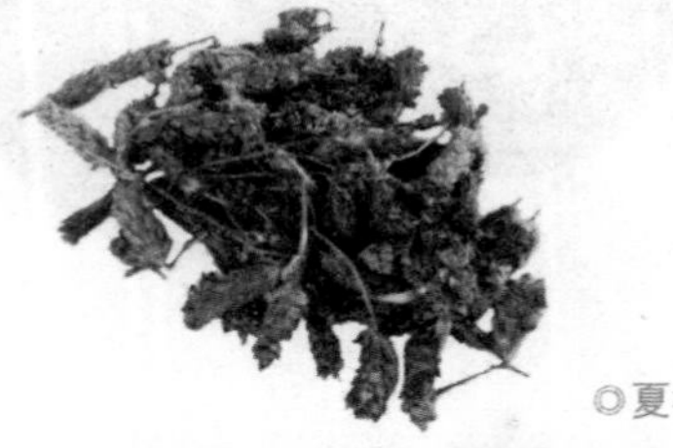

◎夏枯草

偏方介绍

夏枯草性寒，味苦、辛，归肝、胆经。具有清肝明目，散瘀消瘤、散结、利尿的功效。用于瘟病、乳痈、目痛、黄疸、淋病、高血压等，叶可代茶。

偏方10 秦皮汤

【用料】秦皮 9 ~ 12 克。

【做法】水煎，澄清，微温洗眼，1 日 2 ~ 3 次。

【功效】对沙眼有治疗作用。

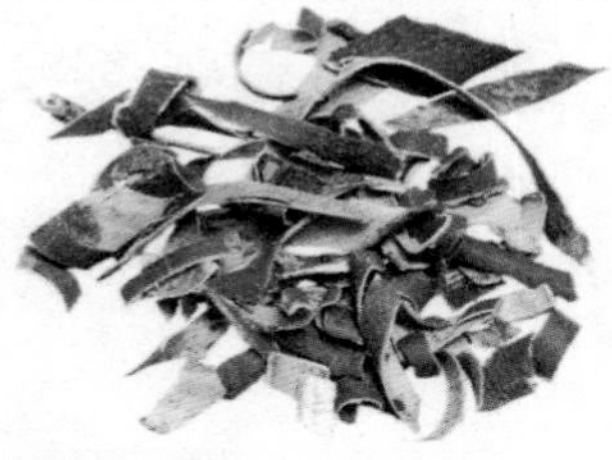

◎秦皮

偏方介绍

秦皮为木樨科植物白蜡树的树皮，秦皮性寒，味苦，归肝、胆、大肠经。具有清热燥湿，清肝明目，收涩止痢，止带的功效，用于热毒泻痢、带下阴痒、肝热目赤肿痛、目生翳障等。

外用偏方

五官科

鼻窦炎 >>

鼻窦炎是一种常见病，以鼻塞、多脓涕、头痛及嗅觉障碍为主要特征。鼻窦炎可分为急性、慢性鼻窦炎两种。急性鼻窦炎多由上呼吸道感染引起，细菌与病毒感染可同时并发。慢性鼻窦炎较急性者多见，常为多个鼻窦同时受累。

偏方01 青苔塞鼻

【用料】新鲜青苔适量。

【做法】将鲜青苔涮洗干净，用纱布包好，备用。使用时将青苔塞入鼻腔，十余小时更换新鲜青苔。若双侧鼻窦炎者应两侧交替使用。

【功效】消炎排脓。用治鼻窦炎。

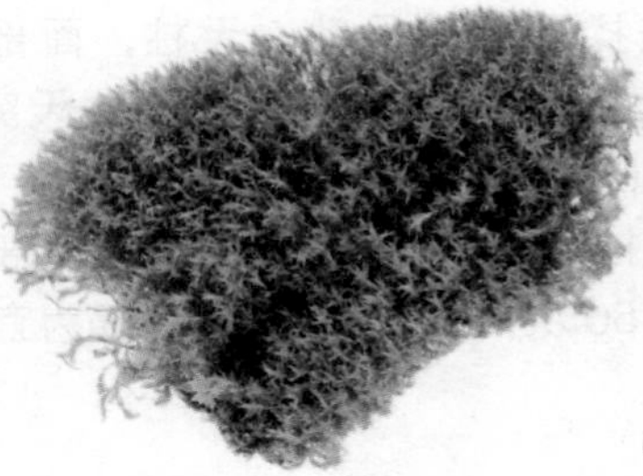

◎青苔

偏方02 白芷黄芩汤

【用料】白芷、黄芩各15克，辛夷花、苍耳子、鹅不食草各9克。

【做法】上药加清水1000毫升，煎数沸后，将药液倒入脚盆内，先趁热熏鼻（患侧），并用鼻吸之，后浸泡双脚。每日1～2次，每次20～30分钟，5次为1个疗程。

【功效】清热燥湿，祛风通窍。主治鼻窦炎。

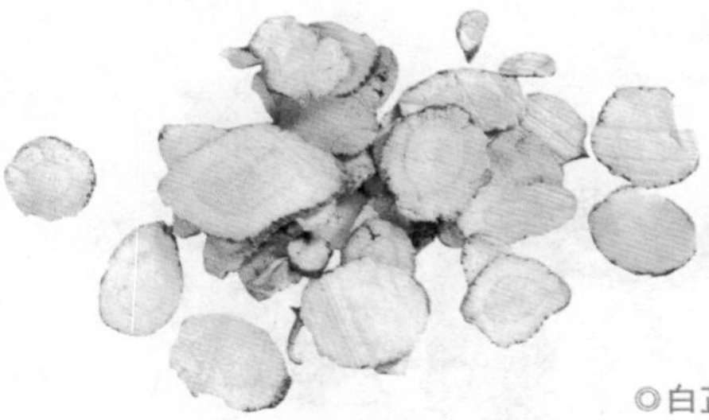

◎白芷

偏方03 白芷辛夷散

【用料】芙蓉叶15克，香白芷15克，辛夷花15克，细辛3克，冰片1克。

【做法】上药共研细末，装入瓷瓶，勿泄气，备用。用时先将鼻腔清理干净，后用器具吹此散，每次吹3下，每日2～3次，用15～20天痊愈。

【功效】对鼻窦炎有治疗作用，疗效明显。

偏方04 刮痧疗法

（1）头颈部：百会、囟会、前顶、上星、印堂、太阳、攒竹、睛明、迎香、四白、风池。

（2）背部：肺俞。

（3）上肢部：曲池、列缺、合谷。

（4）下肢部：足三里、行间。

外用偏方

五官科

鼻炎 >>

鼻炎指的是鼻腔黏膜和黏膜下组织的炎症。其表现为鼻腔黏膜或黏膜下组织充血或者水肿，患者经常会出现鼻塞，流清水涕，鼻痒，喉部不适，咳嗽等症状。中医学认为本病是由于外感六淫之邪，或热邪窒肺使肺气不宣，肺窍闭塞所致。

偏方01 鹅不食草白芷方

【用料】鹅不食草30克，白芷2克，羌活15克，菊花12克，冰片5克。

【做法】研粗末，倒入洗净的空葡萄糖瓶内，加开水，待瓶内放出蒸汽时，将患者鼻孔对准瓶口吸入蒸汽。每日2次，连用3～5天。

【功效】对急性鼻炎有治疗作用。

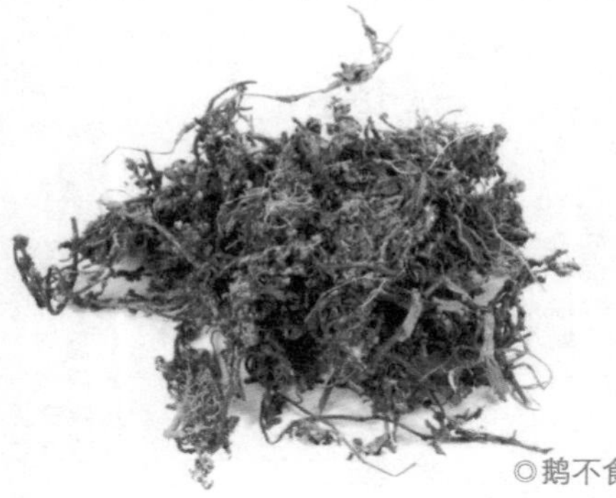

◎鹅不食草

偏方02 按摩疗法

【取穴】头部的百会、通天，颈部的风池、天柱；背部的大杼、风门、肺俞、身柱；面部的印堂、睛明、迎香、巨髎；胸部的天突；手部的少商、二间；足部的足三里等穴。

【操作】

(1)按压头部的百会、通天穴，背部的大杼、风门、肺俞、身柱各30～50次，力度稍重，以胀痛为宜。

(2)按揉颈部的风池、天柱，面部的睛明、迎香、印堂、巨髎和胸部的天突穴各30～50次，力度轻柔平缓。

(3)掐按手部的二间、少商穴和足部的足三里各50次，力度稍重，以酸痛为宜。

偏方03 茄子花末

【用料】茄子花（经霜打的）、香油各适量。

【做法】将茄子花焙干，研成细末，用香油调成糊状。涂于患处。

【功效】清热，润燥，生肌。用治乳头裂痛。

偏方04 斑蝥雄黄方

【用料】斑蝥25克，藜芦20克，雄黄50克，紫草茸50克，诃子50克，栀子50克，白檀香50克。

【做法】以上7味药粉碎成细末过筛，取适量放在无烟炭火上熏鼻。

【功效】对急慢性鼻炎有治疗作用。

外用偏方

五官科

牙痛 >>

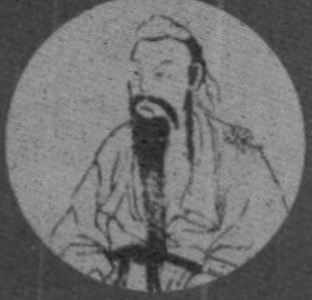

牙痛是口腔科牙齿疾病最常见的症状之一，其表现为牙龈红肿、遇冷热刺激痛、面颊部肿胀等。牙痛大多由牙龈炎、牙周炎、蛀牙或折裂牙而导致牙髓（牙神经）感染所引起的。

偏方01 胡椒绿豆方

【用料】 胡椒、绿豆各10粒。

【做法】 将胡椒、绿豆用布包扎，砸碎，以纱布包做1小球，痛牙咬定，涎水吐出。

【功效】 清热，止痛。治因炎症和龋齿所引起的牙痛。

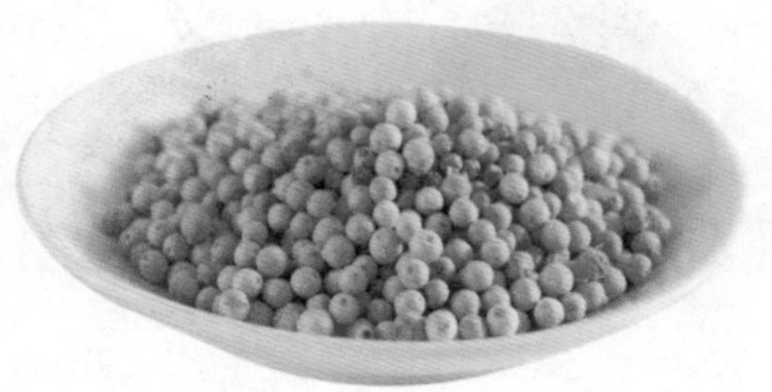

◎胡椒

偏方02 七叶一枝花方

【用料】 七叶一枝花10克，冰片1克，食醋20克。

【做法】 前2味药共研细末，装瓶备用。用时以适量药末，加醋拌匀，成团状，敷于患牙痛处，日数次。

【功效】 对风火牙痛有治疗作用。

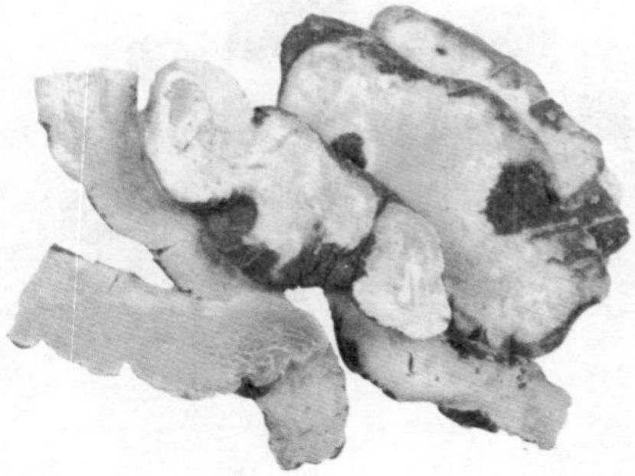

◎七叶一枝花

偏方03 花椒浸酒方

【用料】 花椒15克，白酒50克。

【做法】 将花椒泡在酒内10～15天，过滤去渣。棉球蘸药酒塞蛀孔内可止痛。一般牙痛用药酒漱口亦有效。

【功效】 消炎镇痛。治虫蛀牙痛。

偏方04 白菜根疙瘩方

【用料】 白菜根疙瘩1个。

【做法】 将白菜根疙瘩洗净，捣烂后用纱布挤汁。左牙痛滴汁入左耳，右牙痛滴汁入右耳。

【功效】 清热，散风。治风火牙痛。

外用偏方

五官科

口腔溃疡 >>

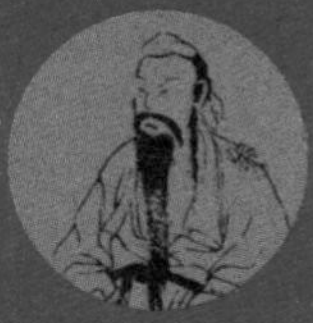

口腔溃疡又称为“口疮”，是发生在口腔黏膜上的表浅性溃疡，大小可从米粒至黄豆大小、成圆形或卵圆形，溃疡面凹陷、周围充血。其诱因可能是局部创伤、精神紧张、食物、药物、激素水平改变及维生素或微量元素缺乏。本病治疗主要以局部治疗为主，严重者需全身治疗。

偏方01 明矾巴豆膏

【用料】明矾1克，巴豆（去壳取净仁）1克。

【做法】上药混合捣融如膏状，制成17丸。取药1丸，放于圆形胶布中间，贴于印堂穴上，24小时取掉，一般2～3天自愈。

【功效】解毒收敛，燥湿。治口腔溃疡、口腔炎。

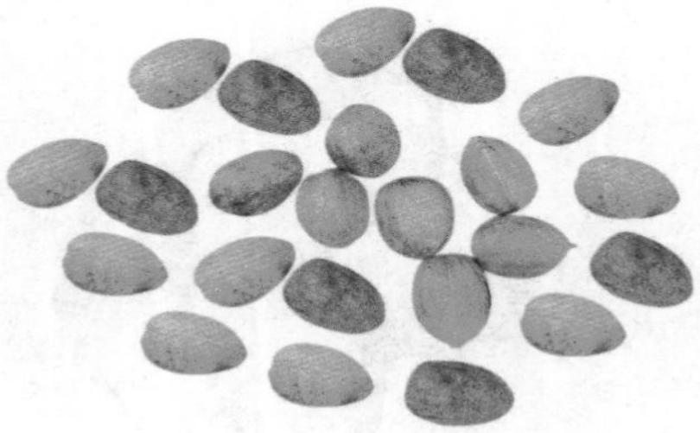

◎巴豆

偏方02 西红柿汁

【用料】西红柿数个。

【做法】西红柿洗净，用沸水泡过剥皮，然后用洁净的纱布绞汁挤液。将西红柿汁含在口内，使其接触疮面，每次数分钟，每日数次。

【功效】清热生津。治口疮。

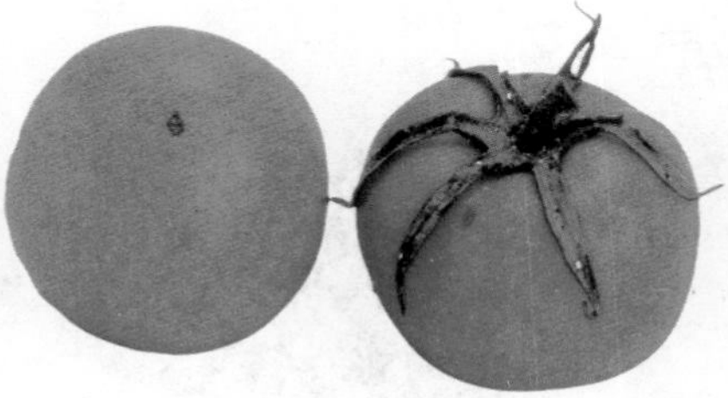

◎西红柿

偏方03 蒸馏水

【用料】蒸馏水适量（一定要是刚刚掀开锅盖的热蒸馏水）。

【做法】用煮饭时锅盖上的蒸馏水均匀地涂在患处，连续2～3次便可见效。

【功效】对口角发炎（俗称火气）有治疗作用。

偏方04 维生素C粉末

【用料】维生素C片适量。

【做法】研成粉末，敷在口腔溃疡处，每天2～3次。如溃疡面较大，应称用刮匙清除溃疡面上的渗出物，再敷维生素C粉末。

【功效】消炎解毒。治口腔溃疡，一般1～3天可痊愈。

外用偏方

五官科

耳鸣 >>

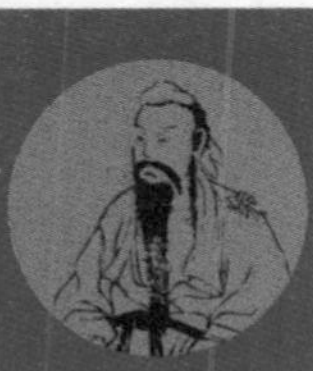

耳鸣是一种常见的临床症状。耳鸣通常是指在无任何外界相应的声源或电刺激时耳内所产生的声音的主观感觉，即主观性耳鸣，简称耳鸣。从广义角度讲，耳鸣也还包括客观性耳鸣，后者有相应的声源，如血管源性或肌源性的杂音等。

偏方01 韭菜汁或猫尿滴耳

【用料】韭菜（或猫尿）适量。

【做法】将韭菜榨汁，取韭菜汁1滴，滴入耳内。或猫尿滴耳也可(用大蒜头擦猫鼻子，猫便撒尿)。

【功效】对耳鸣有治疗作用。

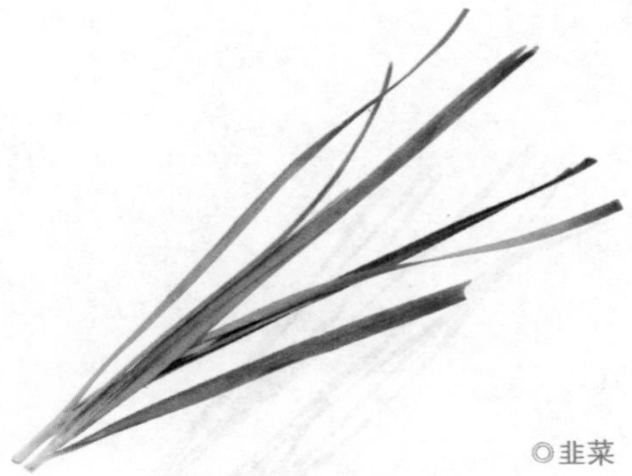

◎韭菜

偏方02 热盐枕耳

【用料】盐适量。

【做法】将盐炒热，装入布袋中。以耳枕之，袋凉则换，坚持数次，即可见效。

【功效】对耳鸣有治疗作用。

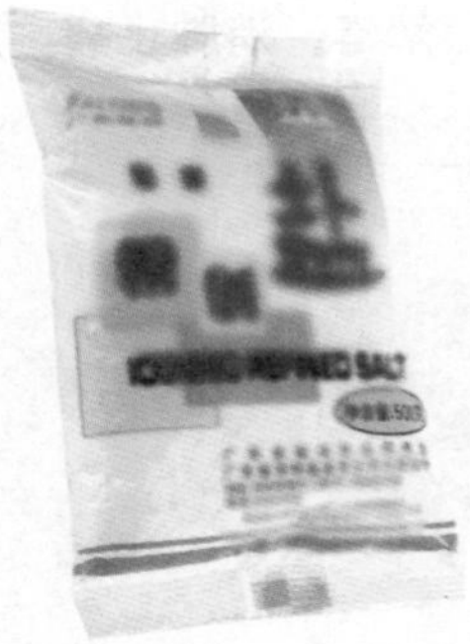

◎盐

偏方03 针灸疗法

【取穴】耳门、听宫、听会、翳风、中渚、侠溪。

【操作】诸穴常规操作。

偏方04 按摩疗法

（1）病人仰卧或坐位，按摩者站于其旁。

（2）用拇、示、中指揉拨耳周围及后颈部数次。取穴:耳门、听宫、翳风、外关。

（3）用拇、示、中指捏住耳郭做牵抖法数次，然后用中指插入耳内做快速的震颤法。与此同时，病人自己用手捏住鼻子，向外鼓气，可反复做2～3次。

外用偏方

五官科

中耳炎 >>

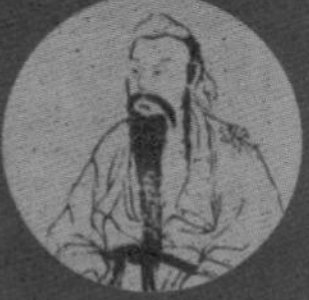

本病在中医属“耳脓”“耳疳”范畴。其有虚实证之分。实证的主要症状为耳内胀闷、耳痛、面色红赤、听力下降、耳鸣、耳道脓液黄稠；虚证的主要症状为耳道流液、脓色清稀、耳聋、耳鸣、面色萎黄、头昏眼花、四肢乏力。中医认为中耳炎是因肝胆湿热、邪气盛行而引起。

偏方01 猪胆白矾末

【用料】猪胆1个，白矾9克。

【做法】将白矾捣碎放入猪胆内，阴干或烘干，研成细末，过箩。用时，先用3%的双氧水洗净耳，拭干脓液，然后用笔管吹入猪胆粉剂。每2～3天用药1次。

【功效】清热解毒，消肿止痛。用治化脓性中耳炎。

◎白矾

偏方02 韭菜汁

【用料】韭菜适量。

【做法】将韭菜洗净，捣烂取汁，吸入滴管内。每日滴耳3次。

【功效】杀菌，排脓。用治慢性耳底发炎、流脓。

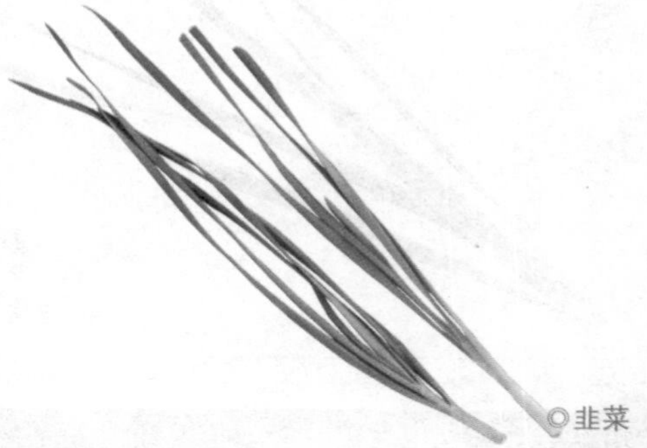

◎韭菜

偏方03 炒蛤粉

【用料】文蛤粉（炒）5克，冰片0.5克，枯矾1克。

【做法】共研极细粉。吹入耳内。

【功效】燥湿，止血，收敛，防腐。用治中耳炎。

偏方04 针灸疗法

【取穴】取听会、丘墟、翳风、足三里、耳门。

【加减】肝肾阴虚、虚火上犯型患者，去耳门，加太溪补肾阴清湿热亦可奏效。

【操作】用提插捻转之泻法施针。

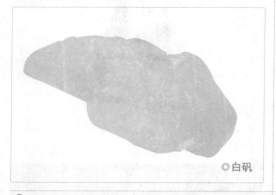

第四篇

不同人群本草调养秘方

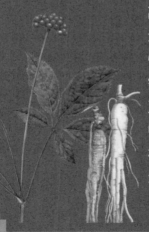

“生”即“生命”“生存”“生长”之意；“养”即“保养”“调养”“补养”之意；而“养生”，简单来说就是通过各种方法来颐养生命、增强体质、预防疾病、延年益寿的一种活动。随着生活水平的不断提高，人们的养生意识也在逐步的增强，养生不再只是老一辈的事情，年轻一代也慢慢的一样，所需要的食物也不尽相同。这里针对女性、男性、孕产妇、儿童、中老年人五类人群，收集整理了相应的本草养生秘方，方便读者速查。

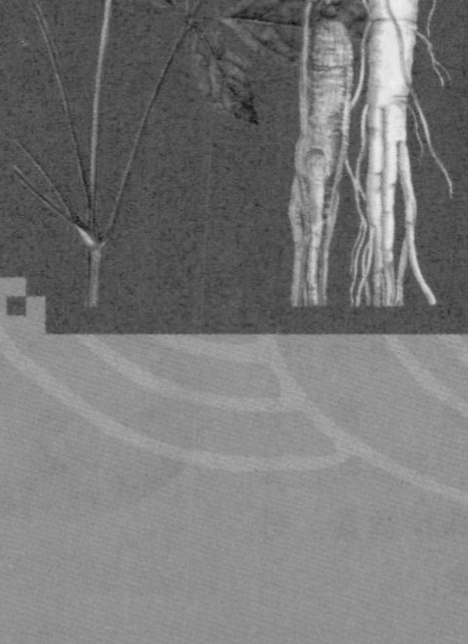

本草秘方 适合女性的本草养生秘方

女人如花，自然需要更多的呵护，而作为女性，更要懂得善待自己、爱惜自己，通过对身体的调养，让自己绽放得更加健康、美丽。说到女性养生，首当其冲是对“气血”的调养，使用本草调养内部，可从“益气补血、养血滋阴”两个方向入手。

人参 *大补元气*

[本草概述] 人参性平，味甘、微苦，归脾、肺经。具有大补元气、复脉固脱、补脾益肺、生津安神等功效。用于体虚欲脱、肢冷脉微、阳痿宫冷、心力衰竭等患者以及惊悸失眠等症患者。人参不宜与藜芦、五灵脂制品同服，与它们同服，会损害、抵消人参的补气效果。

◎本草养生秘方

[人参远志酒] 用于心神不安、失眠多梦、面色无华：将9克人参、6克远志、5克酸枣仁分别捣碎，置于泡酒的容器内，倒入适量的白酒，密封。浸泡14天后，捞去药渣，再加入20克冰糖，和匀即成。

[人参川芎汤] 用于面无血色、手脚冰冷、失眠：取人参、川芎、甘草各9克，洗净，加入适量水煎煮，去渣取汁，温后即可饮用。

[人参鸡汤] 用于体虚欲脱、脾虚食少、肺虚喘咳：将250克山鸡处理干净，斩块，汆水，放入锅中，加入水，下洗净的9克人参、5克姜片、10克枸杞，大火煮滚后用小火煲至熟烂，加入调味料即可。

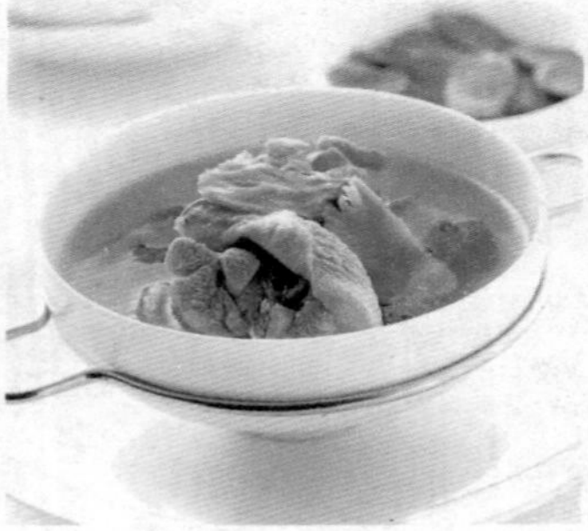

黄芪 *补中益气*

[本草概述] 黄芪性温、味甘，归肝、脾、肺、肾经，是上佳的益气之药。具有益气固表、敛汗固脱、托疮生肌、利水消肿的功效。用于慢性衰弱，尤其适合女性气虚体弱、自汗盗汗、子宫疾患患者以及崩漏带下等症患者。但表实邪盛者、气滞湿阻者、阴虚阳亢者均禁服。

◎本草养生秘方

[黄芪建中汤] 用于气虚里寒、腹中急痛：黄芪15克，红枣20克，白芍15克，桂枝、生姜、甘草各10克，煎水取汁，用药汁融化50克饴糖，调匀后饮用。

[黄芪桂枝五物汤] 用于气虚血滞、肌肤麻木、肢体疼痛：黄芪30克，赤芍、桂枝各15克，生姜10克，大枣10个，煎汤饮用。

[当归黄芪乌鸡汤] 用于气血不足、神疲气短，多梦失眠：乌鸡肉250克洗净，切块，当归15克、黄芪20克洗净，一起放入砂锅内，加水适量，文火煮熟，加适量盐调味即可食用。

[参芪炖牛肉] 用于体质虚弱易感冒者：党参、黄芪各20克，牛肉250克，姜片、黄酒各适量，盐3克，香油、味精适量。砂锅炖食。

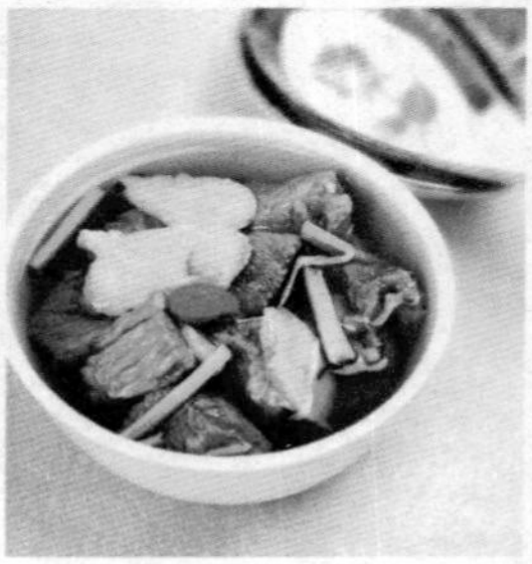

党参

益气生津

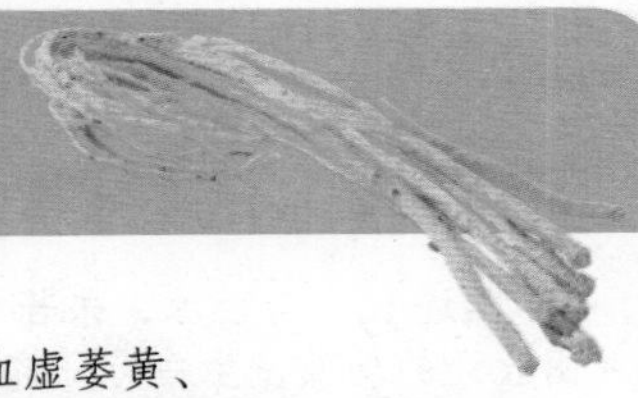

[本草概述] 党参性平，味甘，归脾、肺经。具有补中益气、健脾益肺的功效，用于治疗气血不足、脾肺虚弱，尤其适用于女性血虚萎黄、便血、崩漏等常见病症。气滞和火盛者慎用，有实邪者忌服党参。用党参煎汤时，可酌加陈皮或砂仁，可预防食后腹胀症状。党参不宜与藜芦同用。

◎本草养生秘方

[党参黄芪汤] 用于气血虚弱、血虚萎黄、面唇青紫：15克党参、黄芪、熟地洗净，4枚红枣洗净、去核，10克枸杞、当归洗净，一起入锅，加适量水煎服。

[党参黄精甘草汤] 用于神疲气短、肢体倦怠、面黄少华：党参、黄精各30克，甘草10克，分别洗净，一起入锅，加适量水煎服。

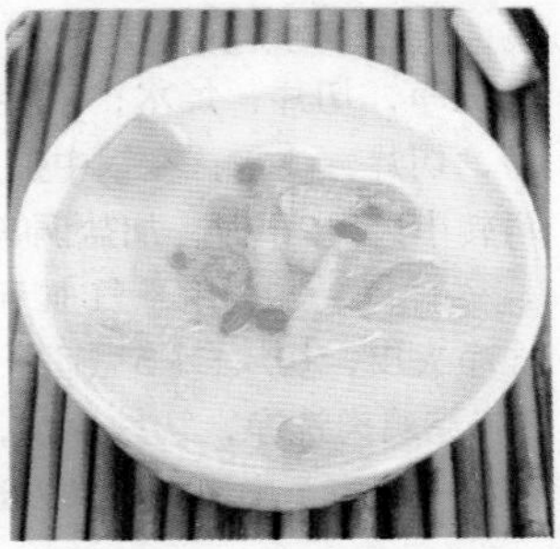

[党参淮山猪肚汤] 用于脾肺虚弱、气短心悸、食少便溏：将250克猪肚洗净，切成条，汆水备用；再把20克党参、淮山，5克黄芪、枸杞，洗净，与猪肚一起放入砂煲内，加适量清水，先用大火煮沸再改为小火煲3小时，调入调味品即可食用。

[淮山党参鹌鹑汤] 用于面色无华、腰膝酸软、神疲乏力：将20克党参、淮山，10克枸杞，分别洗净，备用；把1只鹌鹑洗净，斩块，汆水，置于炖盅内，加水适量，放入党参、淮山、枸杞，先用大火煮沸再改为小火煲3小时，调入调味品即可食用。

红枣

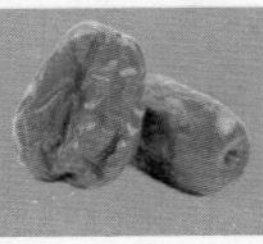

补中益气

[本草概述] 红枣性温，味甘。归脾、胃经。具有补脾和胃、养血益气、调营卫、解药毒等功效。常用于治疗胃虚食少、脾弱便溏、气血津液不足、营卫不和、心悸怔忡等常见病症，是一种药效缓和的强壮剂。龋齿疼痛、腹部胀满、便秘、消化不良、咳嗽、糖尿病等患者不宜常食。

◎本草养生秘方

[红枣小麦饮] 用于心悸失眠、面色萎黄、神疲乏力：红枣10枚，浮小麦30克，甘草9克，洗净，水煎服。

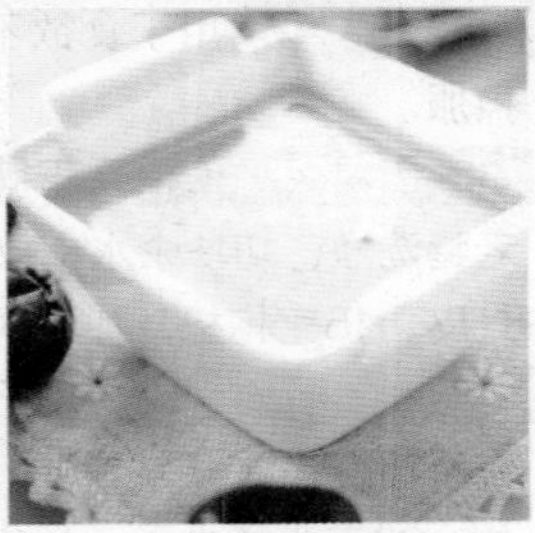

[红枣猪肝冬菇汤] 用于贫血、脾胃虚弱、两目昏花：将250克猪肝洗净，切成条，汆水；30克冬菇洗净，泡发；6颗红枣、适量红枣分别洗净；在炖盅装水，放入所有材料，炖3小时，调入调味料即可。

[红枣炖兔肉] 用于营养不良、阴虚内热、贫血：500克兔肉洗净，切块；红枣洗净去核；马蹄、生姜洗净去皮；将兔肉、红枣、马蹄、生姜一起放入炖盅内，加水炖2小时，加调味料调味即可食用。

[红枣当归鸡腿] 用于头晕目眩、面色无华、疲惫乏力：红枣5克、当归2克放入碗中，倒入米酒浸泡3小时；鸡腿100克用酱油拌匀，放置5分钟入油锅炸至两面呈金黄色，取出，切块；鸡腿块入锅，倒入碗中的米酒、红枣、当归，转中火煮15分钟，捞出转盘；猕猴桃洗净，剥皮，切片，装盘即可食用。

白芍

缓中止痛

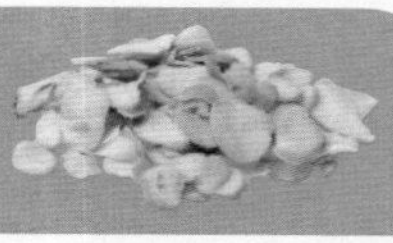

[本草概述] 白芍性凉，味苦、酸，归肝、脾经，是常见的补血良药。具有养血柔肝、缓中止痛、敛阴收汗的功效，生白芍平抑肝阳，炒白芍养血敛阴，酒白芍可用于和中缓急、止痛，具有较强的镇痛效果。多用于治疗胸腹疼痛、泻痢腹痛、自汗盗汗、月经不调、崩漏、带下等病症。

◎本草养生秘方

[白芍百合散] 用于月经不调、血虚、肺虚喘咳：取白芍30克，百合200克，一起研成细末，饭前用白糖开水送服，每日2次。

[白芍当归汤] 用于气血两虚、月经不调、面无血色：取熟地12克，当归12克，白芍9克，川芎4克，各药材分别洗净，一起入锅，加适量水煎服。

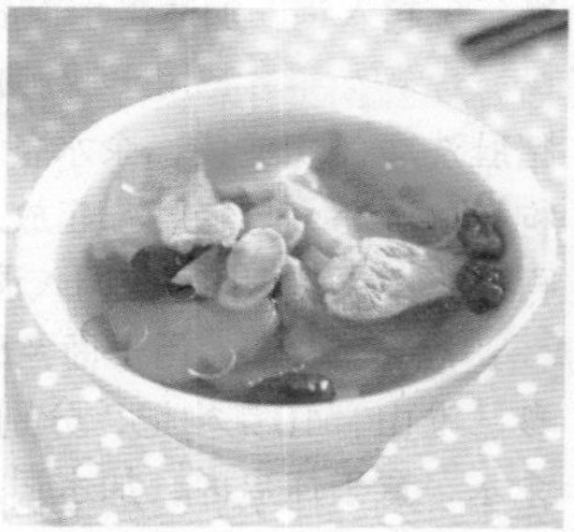

[佛手瓜白芍瘦肉汤] 用于胃痛、消化不良、月经不调：200克佛手瓜洗净，切片，焯水；20克白芍、5颗蜜枣洗净；400克猪瘦肉洗净，切片，飞水；在锅中加滚水，放入所有材料，先用大火煮沸，再转小火煲2小时，加盐调味即可食用。

[白芍山药鸡汤] 用于气血亏虚、神疲乏力、白带量多：25克山药洗净去皮，切块；25克莲子、15克白芍及5克枸杞，洗净备用；把300克鸡肉洗净，切块汆水，放入锅中注入适量清水，再放入所有药材一起煮至肉熟烂，加入适量盐调味即可食用。

山药

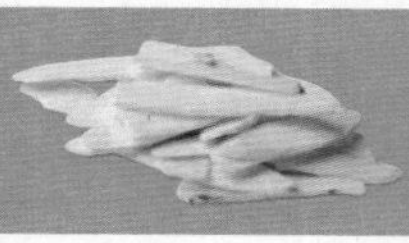

补脾益肺

[本草概述] 山药性平，味甘，归肺、脾、肾经。具有健脾补肺、益胃补肾、固肾益精、聪耳明目、强筋骨、长志安神、延年益寿的功效。对脾胃虚弱、倦怠无力、食欲不振、久泻久痢、肺气虚燥、痰喘咳嗽、下肢痿弱、消渴尿频、遗精早泄、皮肤赤肿、肥胖等病症有食疗作用。

◎本草养生秘方

[山药白术饮] 用于食欲不振、脾胃虚弱、营养不良：砂仁、白术各10克，山药30克，洗净，水煎服。

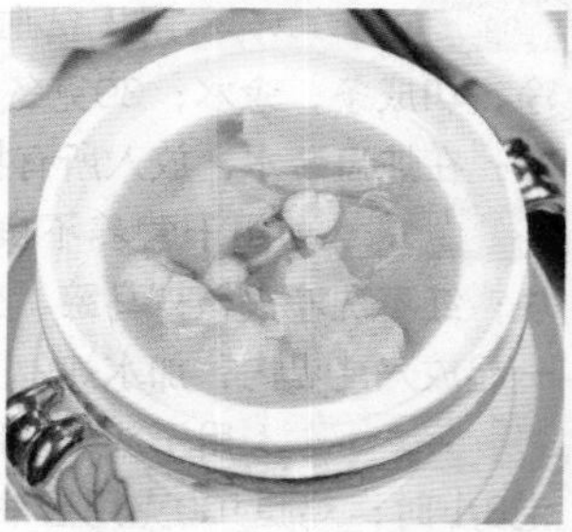

[山药杞子老鸭汤] 用于脾虚食少、肺虚喘咳、虚热消渴：将350克老鸭洗净，切块汆水，放进锅中加入150克洗净去皮的山药块、6克丹皮、15克枸杞，加清水，用小火慢炖2小时，调入调味料即可。

[银耳淮山莲子鸡汤] 用于食欲不振、营养不良、面色微黄：将400克鸡肉洗净，切块汆水；20克银耳洗净泡发；20克淮山洗净，切片；20克莲子去心；10克枸杞洗净；再将炖锅中注水，放入所有材料，用大火煮至莲子变软，最后调入盐调味即可。

[山药莲子粥] 用于脾胃虚弱、高血压：大米、薏米均泡发洗净；山药、麦冬、莲子均洗净，山药去皮，切成小块；葱洗净，切花。锅置火上，倒入清水，放入大米、薏米煮开，再入山药、麦冬、莲子同煮。加入冰糖煮至浓稠状，最后撒上葱花即可食用。

当归

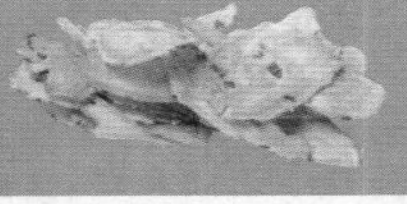

补血活血

[本草概述] 当归性温，味甘、辛，归肝、心、脾经。具有补血和血、调经止痛、润燥滑肠的功效，为调经止痛的理血圣药。多用于治疗月经不调、经闭腹痛、癥瘕积聚崩漏、血虚头痛、眩晕、痿痹、赤痢后重、痈疽疮疡、跌打损伤等症。慢性腹泻、大便溏薄者以及热盛出血等者不宜服用。

◎本草养生秘方

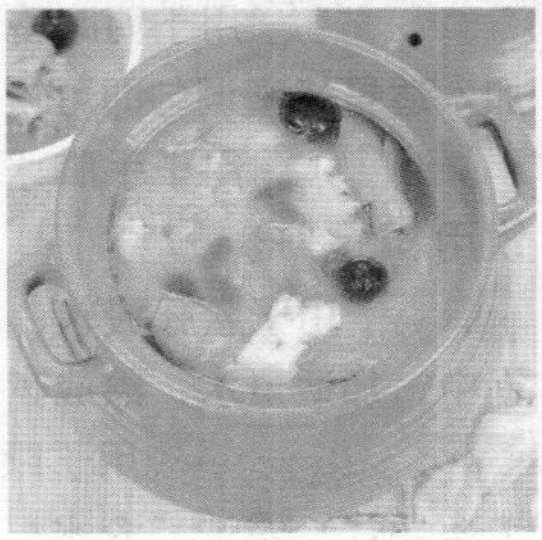

[当归黄芪茶] 用于心肝血虚，面色萎黄，眩晕心悸：将10克当归、15克黄芪，分别洗净，加适量水煎煮，去渣取汁，趁热服用即可。

[当归陈皮汤] 用于食欲不佳、便秘、血虚：当归、黄芪各30克，陈皮10克，火麻仁 100克，洗净，水煎服。

[当归生姜羊肉汤] 用于气血虚弱，阳虚失温：将500克羊肉洗净，切块，汆水；在锅中加上羊肉、10克当归、适量生姜、水，用文火煮沸后改用小火煲3小时即可。

[当归鸡汤] 用于气血虚弱、月经不调、腹痛：将1只土鸡洗净，剁块，汆水；入锅后加入10克当归、6枚红枣，用文火炖3小时，加调味料即可。

[当归生姜羊肉汤] 用于血虚、产后腹痛：将羊肉500克洗净，切成小块，放入沸水锅内汆去血水，捞出凉凉。将当归50克、生姜20克用水洗净，顺切成大片。取砂锅放入适量清水，将羊肉、当归、生姜放入，武火烧沸后，去掉浮沫，改用文火炖至羊肉烂熟，即可食用。

阿胶

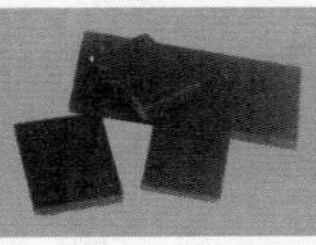

滋阴补血

[本草概述] 阿胶性平，味甘；归肺、肝、肾经，是常用的补血良药。具有滋阴润燥、补血、止血、安胎的功效。尤其适用于女性眩晕、心悸失眠、血虚、月经不调等症状。阿胶质地黏腻，消化能力弱的人不宜应用；素体内热较重，有口干舌燥、潮热盗汗时也不适宜服用阿胶。

◎本草养生秘方

[阿胶当归饮] 用于气血凉血、贫血、两目昏花：川芎、党参、黄芪、当归各10克，分别洗净，加适量清水煎煮，去渣取汁；再把5克阿胶打碎，放进碗中，用药汁冲服，搅拌至溶即可饮用。

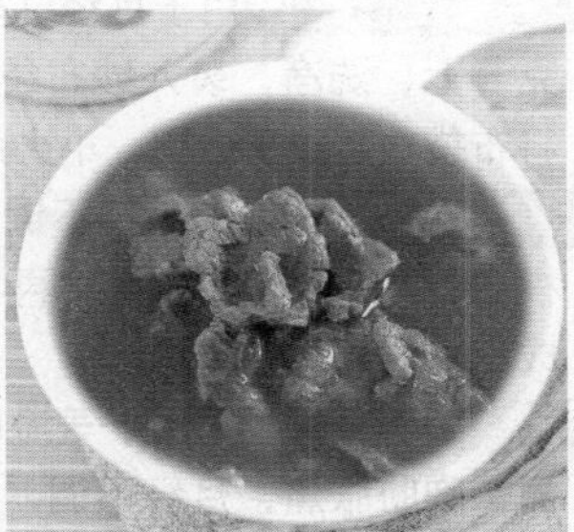

[阿胶地黄汤] 用于气血虚弱、神疲乏力：熟地黄、黄芪各15克，当归10克，分别洗净，加适量清水煎煮，去渣取汁；再把阿胶打碎，放入碗中，倒入药汁，搅拌均匀即可饮用。

[阿胶牛肉汤] 用于气血亏虚、月经不调、失眠多梦：将100克牛肉洗净，去筋，切片；再与10克生姜、20毫升米酒一起放入砂锅，加水，煮半小时后加入阿胶粉，不停搅拌至溶即可。

[阿胶醪糟蛋羹] 用于面色萎黄、神疲乏力、头晕：将1块阿胶打碎，鸡蛋磕开，打成蛋花；再往锅中加适量水，下入醪糟、冰糖、阿胶，煮5分钟；再把鸡蛋液倒入锅中，煮开即可食用。

枸杞 *保肝护肾*

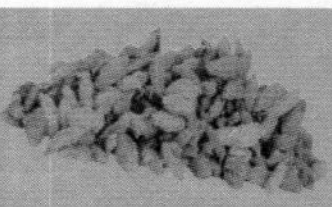

[本草概述] 枸杞性平，味甘，归肝、肾经。具有补肝、明目的功效，多用于治疗肝肾阴亏、腰膝酸软、头晕目眩等症状。枸杞还可降血压、降低胆固醇和防止动脉硬化，并能保护肝细胞的新生，改善肝功能，对于慢性肝炎、中心性视网膜炎、糖尿病、神经衰弱等症均有很好的防治作用。

◎本草养生秘方

[枸杞明目茶] 用于两眼昏花、干涩、血虚：决明子20克，枸杞子10克，分别洗净，用开水泡茶，加入适量蜂蜜调匀即可饮用。

[枸杞红枣茶] 用于手脚冰冷、血虚、两目干涩：枸杞子15克，红枣4枚，用开水泡茶，调匀即可饮用。

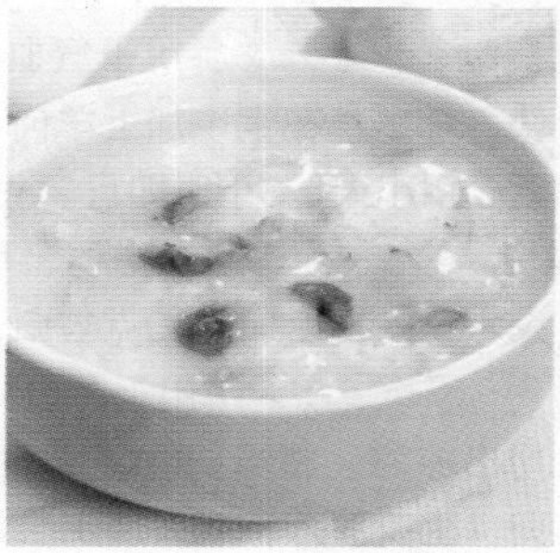

[枸杞粥] 用于腰膝酸软、失眠、两目干涩：将50克大米洗净，放进锅中，加适量水，熬成粥，再加入15克枸杞，稍煮即可食用。

[猪肝枸杞菠菜汤] 用于眼睛疲劳、贫血、面无血色：将150克猪肝洗净切片，漂洗，氽水；在锅中加适量水，放入猪肝、洗净的菠菜段和10克枸杞，一起熬成汤，加盐调味即可食用。

[黄芪枸杞茶] 用于体质虚弱、疲劳乏力、脱肛、子宫下垂：黄芪30克剪碎，同莲子、枸杞各15克一起盛入锅中；加500毫升水以大火煮开，转小火续煮30分钟，调入砂糖调味即可。

丹参 *活血化瘀*

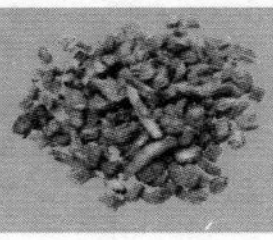

[本草概述] 丹参性微温，味苦，归心、肝经。具有活血祛瘀、安神宁心、排脓、止痛的功效。主要用于治疗心绞痛、月经不调、痛经、经闭、血崩带下、瘀血腹痛、骨节疼痛、惊悸不眠、恶疮肿毒等病症。出血不停的人慎用，服用后有不良反应者，减少用量。

◎本草养生秘方

[丹参黄芪饮] 用于气虚、血瘀：3克黄芪和3克丹参，用开水泡茶，调匀即可。

[丹参茶] 用于血瘀、心烦意躁：将5克银杏叶和9克丹参分别洗净后，加水煎服。

[丹参三七炖鸡] 用于月经过多、痛经、血瘀腹痛：将15克丹参、10克三七，洗净，装入纱布袋中，扎紧袋口；把1只乌鸡洗净切块，将布袋一起放于砂锅，小火炖熟，加调味料即可。

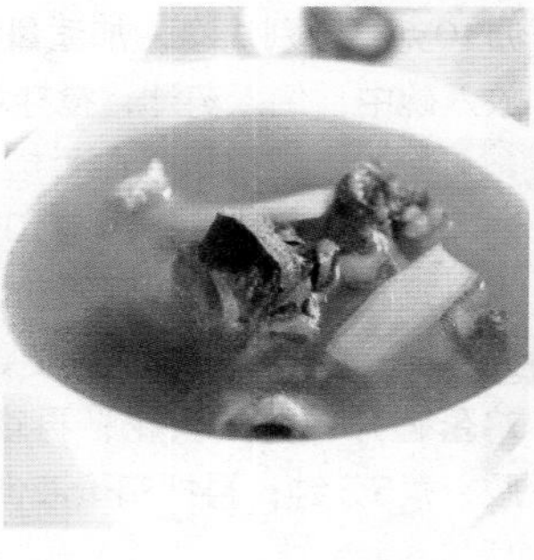

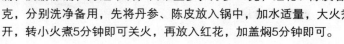

[灵芝丹参粥] 用于月经不调、神经衰弱：将10克灵芝、8克丹参、桃仁，洗净，煎水取汁；再将50克大米洗净，取上药汁，用文火熬成粥，调入白糖即可。

[丹参红花陈皮饮] 用于气滞血瘀型慢性盆腔炎，症见腹部胀痛或刺痛，胸胁胀痛，月经不调，白带量多：丹参10克，红花、陈皮各5克，分别洗净备用，先将丹参、陈皮放入锅中，加水适量，大火煮开，转小火煮5分钟即可关火，再放入红花，加盖焖5分钟即可。

何首乌

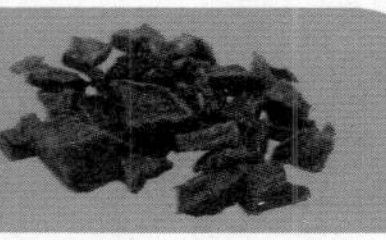

养血补肝

[本草概述] 何首乌性微温，味苦、甘、涩，归肝、肾经，是抗衰护发的滋补佳品。有补肝益肾、养血祛风的功效，常用来治肝肾阴亏、发须早白、血虚头晕、腰膝软弱、筋骨酸痛、遗精、崩带、久疟久痢、慢性肝炎、痈肿、瘰疬、肠风、痔疾等症。大便溏泄及有湿痰者不宜服用。

◎本草养生秘方

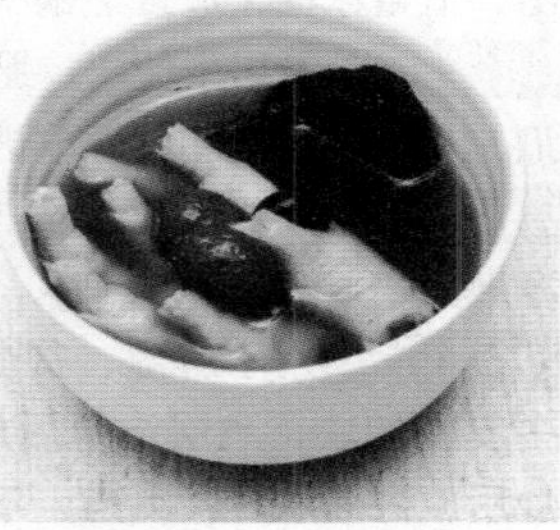

[何首乌旱莲汤] 用于肝肾阴虚、脱发：何首乌30克，旱莲草30克，女贞子30克，生地30克。水煎服。

[首乌山药散] 用于面色萎黄、头晕乏力、畏寒肢冷：山药250克，制何首乌250克，共研成粉末，每次取出25克，用开水冲服。

[何首乌黑豆煲鸡爪] 用于腰膝酸软、烦热失眠、贫血：将8只鸡爪洗净去趾；红枣、黑豆洗净泡发；猪肉洗净切块，汆水；全部材料放入锅，加水煮3小时即可。

[何首乌炒猪肝] 用于头晕耳鸣、腰膝酸软、烦热失眠：将300克猪肝洗净切片，汆水；再把20克何首乌，煎水取汁；起油锅，放入猪肝、洗净的250克韭菜段以及适量姜丝拌炒片刻，加调味料即可。

[何首乌鸡蛋汤] 用于失眠心悸、脱发早衰：鸡蛋1个，何首乌1根。何首乌洗净切段，同鸡蛋、葱、生姜清水大火烧沸，改小火熬至蛋熟，将蛋壳剥去再入锅煮2分钟即可食用。

桑葚

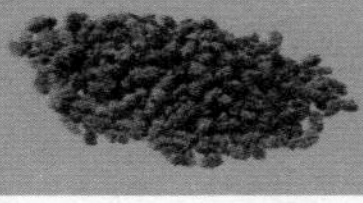

补血滋阴

[本草概述] 桑葚性寒，味甘。归心、肝、肾经。有补血滋阴、生津润燥的功效。用于眩晕耳鸣、心悸失眠、须发早白、津伤口渴、血虚便秘、肝肾阴亏、瘰疬、关节不利等症。尤其适用于女性改善皮肤血液供应、营养肌肤、使皮肤白嫩。糖尿病患者以及平素大便溏薄、脾虚腹泻者不宜食用。

◎本草养生秘方

[桑葚粥] 用于头晕眼花、失眠多梦、耳鸣腰酸：将30克桑葚，洗净；60克糯米洗净浸泡30分钟后与桑葚同煮粥，熟后加冰糖调味即可。

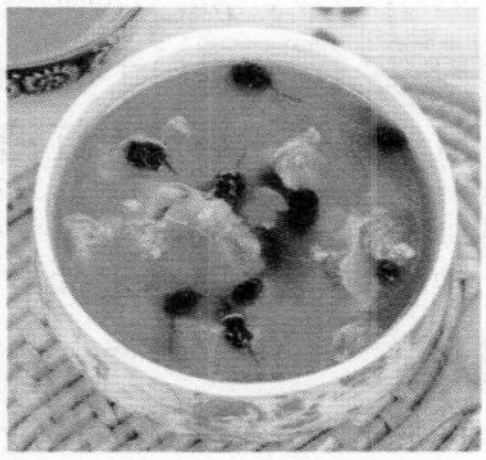

[桑葚蜂蜜膏] 用于须发早白、头晕目眩、月经不调：将适量桑葚洗净后，加适量水煎煮，去渣取汁，文火煎膏，加入适量蜂蜜拌匀即可饮服。

[桑葚杞枣膏] 用于肝肾阴虚、头晕目眩、腰酸腿软：桑葚、枸杞子、红枣各250克，加水煎成膏，再加白糖500克搅拌溶化而成。

[桑葚牛骨汤] 牛排骨350克，桑葚30克，枸杞30克，姜丝5克：食材分别洗净，放入汤锅用大火烧沸后撇去浮沫，然后加入桑葚、枸杞子，改用小火慢炖2小时调入盐拌匀即可。

[桑葚桂圆汤] 用于贫血、气血虚弱、失眠：鲜桑葚子60克，桂圆肉30克，分别清洗干净，锅置火上，倒入适量清水，放入全部食材，以中火炖至熟烂后，加入适量蜂蜜调味即可食用。每日两次。

黑木耳

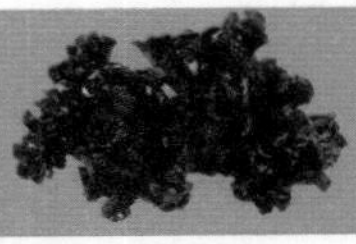

补气养血

[本草概述]黑木耳性平，味甘，归胃、大肠经。具有补血气、活血、滋润、强壮、通便之功效，对痔疮、胆结石、肾结石、膀胱结石等病症有食疗作用。黑木耳可防止血液凝固，有助于减少动脉硬化，经常食用则可预防脑溢血、心肌梗死等致命性疾病的发生。但慢性肠炎患者不宜食用。

◎本草养生秘方

[红枣黑木耳汤]用于贫血、脾胃虚弱：将20克黑木耳洗净泡发，放进碗中，加适量水，20枚红枣、适量冰糖，放置蒸锅中蒸1小时即可。

[凉拌黑木耳]用于便秘、肥胖、贫血：将30克黑木耳洗净泡发，用开水焯熟，撕块；再把少许黄瓜、胡萝卜洗净切丝，放进碗中，加上木耳、适量鸡精、盐、醋，拌匀即可。

[黑木耳粥]用于脾胃虚弱、便秘、贫血：将30克木耳、50克大米，洗净泡发，放进锅中，加水，共煮成粥，待粥成，加适量冰糖即可。

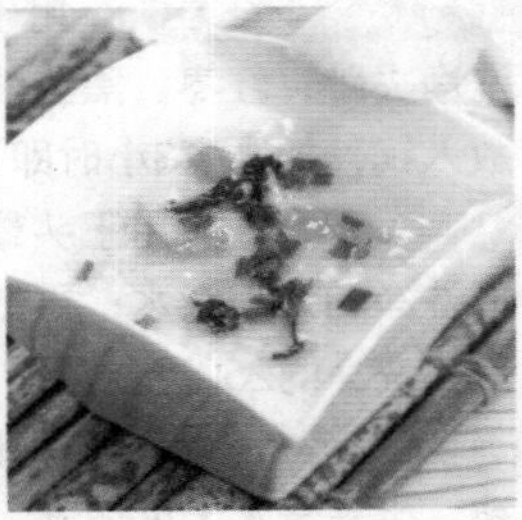

[木耳山药]用于脾虚、贫血：将30克黑木耳洗净泡发；30克山药洗净去皮，切块，裹层淀粉后放进油锅里炸；在炒锅放进葱丝、蒜蓉，爆炒后放进黑木耳、山药，下盐即可食用。

[木耳猪尾汤]用于贫血：黑木耳30克洗净泡发，生地10克洗净，猪尾100克开水氽透，取全部食材入炖盅，同清水大火烧开后改小火煲2小时即可。

红糖

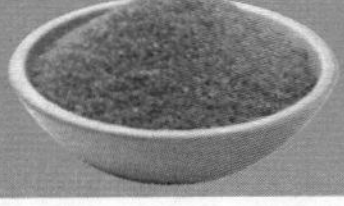

疏肝益气

[本草概述]红糖性温、味甘甜，无毒，归肝、脾经。具有补中疏肝、止痛益气、调经和胃、和血化瘀、健脾暖胃的功效，对风寒感冒、脘腹冷痛、月经不调、产后恶露不尽、喘咳烦热、妇人血虚、食即吐逆等症有食疗作用。红糖中含有较为丰富的铁质，有良好的补血作用。

◎本草养生秘方

[红糖当归益母草饮]用于月经不调、贫血、血瘀头晕：30克当归、8克益母草、5克川芎，洗净，煎水取汁，加入30克红糖，搅拌化开即可。

[双花红糖饮]用于面色晦暗、肝气郁结、月经不调：将6克月季花、5克玫瑰花、3克陈皮，洗净，煎水取汁，再加入红糖，趁热服用。

[红枣红糖水]用于面无血色、贫血、痛经：将15克红枣，洗净、去核，花生米去皮用开水泡10分钟后，加入适量红糖，搅拌均匀即可饮用。

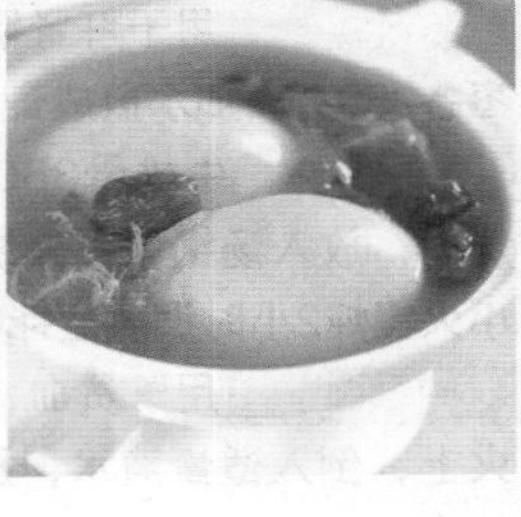

[红糖粥]用于贫血、月经不调、痛经：将100克粳米，洗净，浸泡30分钟后，加适量水，熬成粥，待粥成，加入20克红糖，即可饮用。

[红糖生姜水]用于感冒初起、痛经：姜一块，洗净，切丝；将姜丝放入水中，煮至水色变黄，姜味已渗入到水中；加入适量的红糖，煮化即可饮用。在感冒初起时，喝红糖生姜水即可散寒。

甲鱼

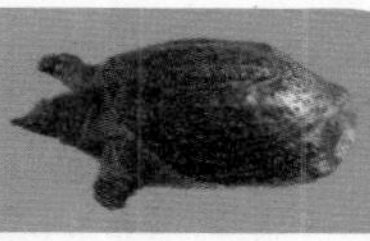

益气补虚

[本草概述] 甲鱼性平、味甘，归肝经。有益气补虚、滋阴壮阳、益肾健体、净血散结等功效，对降低血胆固醇、高血压、冠心病具有一定的辅助疗效。此外，甲鱼肉及其提取物还能提高人体的免疫功能，对预防和抑制胃癌、急性淋巴性白血病和防治因放疗、化疗引起的贫血等症功效显著。

◎本草养生秘方

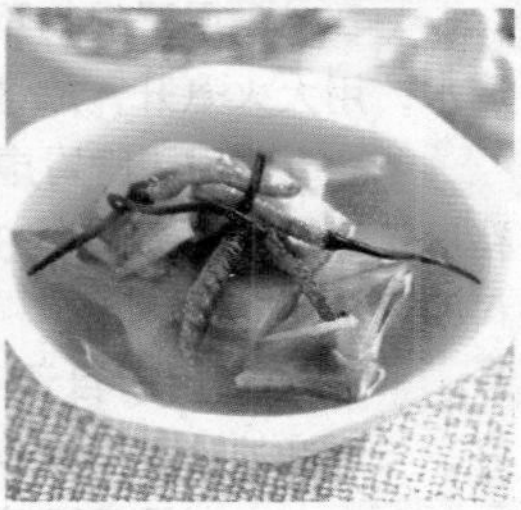

[薏米甲鱼汤] 用于脾胃虚弱、血虚：将1只甲鱼，洗净剁块，汆水，加上洗净的20克枸杞，50克薏米，加水，一起放进锅中，煮烂即可。

[山药桂圆炖甲鱼] 用于肾虚、腰痛、气血虚弱：先将1只甲鱼洗净，剁块，汆水；再放入15克山药、桂圆肉，加适量水，一起放进炖盅，隔水炖熟。

[参麦甲鱼] 用于气血虚弱、烦躁口渴：把1只甲鱼洗净，剁块，汆水；3克人参、6克麦冬洗净，切片；将所有材料放进锅中，加适量水，熬煮2小时，加盐即可。

[虫草红枣炖甲鱼] 用于腰膝酸软、月经不调、乏力：将1只甲鱼洗净，剁块，汆水，放进锅中，加入洗净的10克冬虫夏草、20克红枣和盐、料酒、姜、蒜瓣，炖2小时即可食用。

[当归甲鱼汤] 贫血、口干咽燥、消瘦乏力：甲鱼1只约500克，去头及内脏，切块。用纱布包当归50克、党参50克，与甲鱼共煮至肉烂，去中药加盐及调料即可。

乌鸡

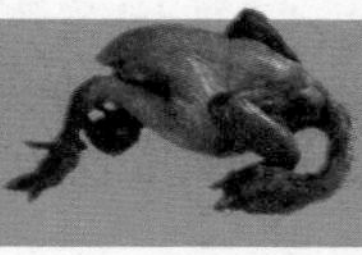

滋阴补肾

[本草概述] 乌鸡性平，味甘，归肝、肾经。具有滋阴、补肾、养血、添精、益肝、退热、补虚作用。乌鸡体内的黑色物质含铁、铜元素较高，对于病后、产后贫血者具有补血、促进康复的食疗自作用。体虚血亏、肝肾不足、脾胃不健、感冒发热、咳嗽多痰、湿热内蕴者不宜食用。

◎本草养生秘方

[四物乌鸡汤] 用于神疲乏力、面色苍白、血瘀：将1只乌骨鸡腿洗净，剁块，汆水，放进锅中，加上洗净的15克熟地、10克当归、5克川芎、10克白芍，加上清水，用大火再用小会煮半小时，调入调味料即可。

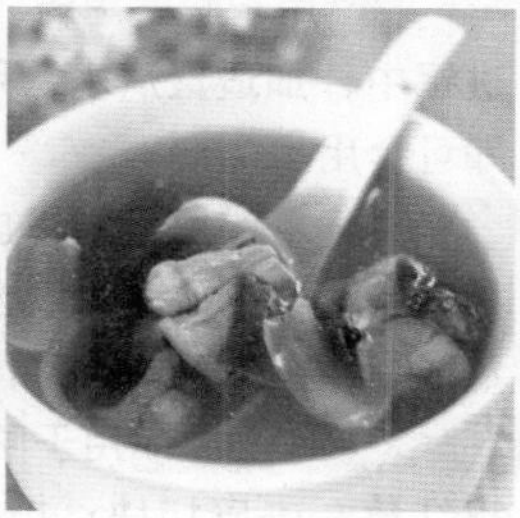

[当归田七乌鸡汤] 用于面无血色、血瘀痛经、贫血：将250克乌鸡，剁块，汆水，放进锅中，加入8克洗净砸碎的田七、20克当归，注水，用文火煮2小时，加调味料即可食用。

[百合乌鸡汤] 用于脾胃虚弱、体虚、面无血气：百合洗净；姜丝洗净切片；葱洗净切段；将1只乌鸡洗净，剁块，汆水，放进锅中，加水适量，下百合、姜、粳米煮2小时，再加入葱花、调味品即可。

[人参雪梨乌鸡汤] 用于气血虚弱、脾胃虚弱：将1个雪梨洗净，切块去核；5枚黑枣洗净，10克人参洗净切段；再把300克乌鸡洗净，剁块，汆水，放入锅中，加入所有材料即可食用。

猪肝

养血补血

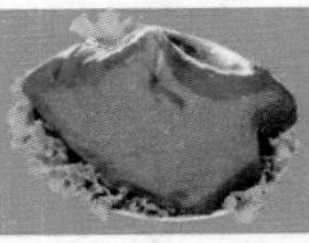

[本草概述] 猪肝性温、味甘、苦，归肝经。具有预防眼睛干涩、疲劳的功效，还可调节和改善贫血病人的造血系统的生理功能、排毒。猪肝中含有一般肉类食品中缺乏的维生素C和微量元素硒，能增强人体的免疫力、抗氧化、防衰老。但高血压、肥胖症、冠心病及高血脂患者不宜多食。

◎本草养生秘方

[猪肝桑叶汤] 用于视物不清、眼睛干涩、眼睛分泌物增多：将猪肝洗净，切片，放进锅中，注入清水，用大火煮开，放进15克桑叶，即可。

[南瓜猪肝汤] 用于脾胃虚弱、两眼干涩、夜盲症：先将250克南瓜去皮、瓤，洗净、切块；250克猪肝洗净、切片放入锅中，加上南瓜和水，煮至瓜烂肉熟，加入调味料即可食用。

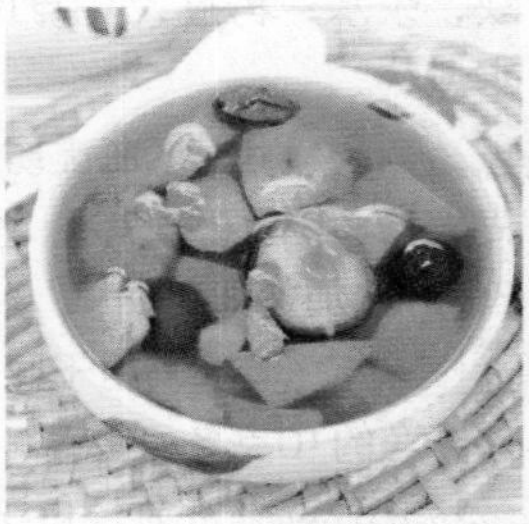

[玄参炖猪肝] 用于目涩昏花、阴虚火旺：将15克玄参洗净用纱布包好，与洗净的猪肝同煮1小时，加盐调味即可。

[猪肝炒胡萝卜] 用于眼睛干涩、食欲不佳、夜盲症：将250克猪肝洗净切片，用适量盐、酒、姜拌匀；再把洗净切丝的胡萝卜放入炒锅内煸炒，然后倒入猪肝，翻炒几下即可食用。

[红枣蒸猪肝] 用于贫血、视力下降：猪肝200克，冬菇30克，红枣6颗，生姜、枸杞各适量。取全部食材，清水上蒸笼蒸3小时即可食用。

红薯

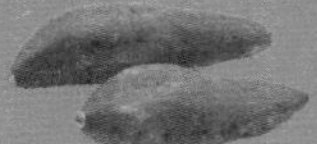

补脾益肺

[本草概述] 红薯性平，生微凉，味甘，归脾、胃经。红薯能供给人体大量的黏液蛋白、糖、维生素C和维生素A，因此具有补虚乏、益气力、健脾胃、强肾阴等功效。常吃红薯能防止肝脏和肾脏中的结缔组织萎缩，预防胶原病的发生。但胃及十二指肠溃疡及胃酸过多的患者不宜多食。

◎本草养生秘方

[红薯小米粥] 用于食欲不佳、便秘、烦躁口渴：将20克红薯洗净，去皮切块；把90克大米泡发洗净，放进锅中，加水，用大火煮至米粒开花，再加入红薯，待粥成，加白糖即可。

[红薯粥] 用于脾胃虚弱、便秘：将30克红薯去皮，洗净切块；再把大米洗净，浸泡30分钟后，放进锅中，加适量清水，用大火煮至米粒开花后，再加入红薯煮至熟，即可食用。

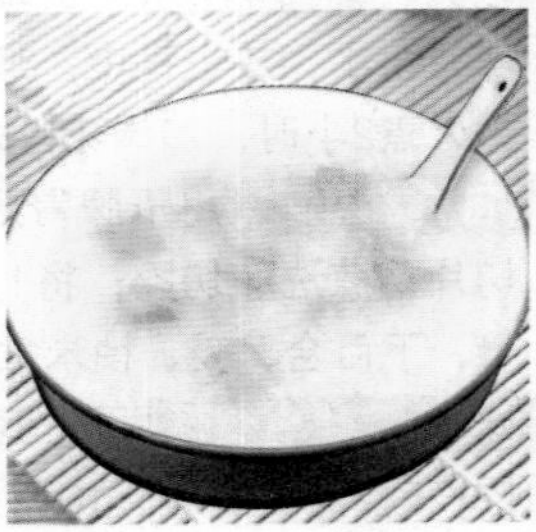

[红薯蛋奶粥] 用于肠胃虚弱、便秘、反复感冒：将鸡蛋煮熟，切块；把50克大米洗净泡发，红薯洗净切块，再一起放进锅中，加适量水，熬成粥，在加入鸡蛋、100克牛奶，加适量白糖即可。

[栗子红薯排骨汤] 用于腰膝酸软、脾虚：将400克栗子，去壳去皮；两根红薯，去皮切块；把400克排骨洗净，剁块，汆水；与栗子、4粒红枣一起放进锅中，用小火煮1小时，放入红薯，再煮20分钟，加盐即可。

本草秘方 适合男性的本草养生秘方

男性在进入一定的年龄阶段中，由于男性的肉体气力一般比女性更大，因此，以劳动为主的人类社会上，男性往往比女性显得更有生产力价值。而男性在社会和家庭的压力下，常常会出现种种毛病，所以男性养生，必先解决的即是“强壮筋骨”，正所谓“筋骨强壮，浑身力量”。

续断

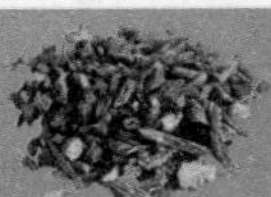

强筋健骨

[本草概述] 续断性微温，味苦、辛，归肝、肾经。具有补肝肾、续筋骨、调血脉等功效。有抗骨质疏松作用 、促进骨损伤愈合、对免疫功能的影响等的药用价值。尤其适用于男性腰背酸痛、肢节麻痹、足膝无力、胎漏崩漏、带下遗精、跌打损伤、金疮痔漏者食用。

本草养生秘方

[续断五加皮汤] 用于慢性腰痛：川续断15克，骨碎补15克，狗脊15克，制川乌6克，刺五加皮15克，洗净，放进锅中，加适量水，大火煮沸，再用中火煎煮，去渣取汁，待温即可饮用。

[续断淫羊藿汤] 用于腰膝酸软，风湿骨痛：川续断20克，淫羊藿8克，放进锅中，加适量水，用中火熬煮，去渣取汁，待温即可饮用。

[续断粥] 用于腰膝酸软，足膝无力：将10克续断洗净，水煎取汁，加上100克洗净的大米，放进锅中加适量水，先用大火煮沸，再用小火共煮成粥，待粥熟时，下适量白糖，再煮1、2沸即可。

[桃仁续断粥] 用于腰背酸痛，足膝无力：将10克桃仁、续断、苏木，15克乳香，洗净，煎水取汁，再与100克洗净的粳米放进锅中，加适量水，先用大火煮沸，再用小火共煮成粥，加盐即可。猕猴桃洗净，剥皮，切片，装盘即可食用。

蛤蜊

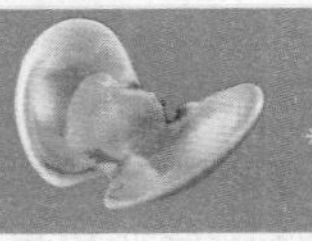

滋阴润燥

[本草概述] 蛤蜊性寒，味咸，归胃经，可滋阴润燥，能用于五脏阴虚消渴、纳汗、干咳、失眠、目干等病症的调理和治疗，对淋巴结肿大、甲状腺肿大也有较好疗效。蛤蜊含蛋白质多而含脂肪少，适合血脂偏高或高胆固醇血症者食用。蛤蜊宜与豆腐、绿豆芽、韭菜、槐花相搭配食用。

本草养生秘方

[蛤蜊肉炒韭菜] 用于阴虚盗汗：50克韭菜洗净，切段；将100克蛤蜊肉洗净，放进炒锅中，再加入韭菜、盐，翻炒至肉熟即可。

[蛤蜊川芎汤] 用于身体虚弱：将10克川芎，放进锅中，加适量水，煎水取汁；200克土豆和150克红萝卜洗净，去皮，切块；再将200克蛤蜊肉洗净，放进锅中，再加入川芎，红萝卜，用大火煮沸，小会煮至肉熟烂，加盐，即可食用。

[蛤蜊姜丝汤] 用于胃纳不佳，耳鸣：将8个蛤蜊洗净；在锅中放水烧开，倒入蛤蜊，用大火煮至蛤蜊张开，加盐，撒上姜丝即可。

[砂仁蛤蜊汤] 用于脾胃虚弱、食欲不佳：250克蛤蜊，洗净；把200克瘦肉洗净，切块，用酒拌匀，备用；再将蛤蜊和瘦肉一起放进锅中，加入适量水、姜，先用大火煮沸，再用中火煮15分钟，最后加上盐调味，撒上葱花即可。

牛大力 *补气强筋*

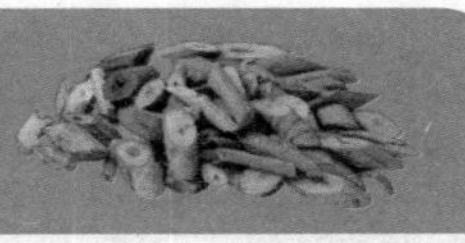

[本草概述] 牛大力性平，味甘，归肺、肾经，民间常用的强筋健骨的药材。具有补气血、壮阳、强筋骨的功效。尤其适用于男子阳痿、下肢软弱无力者、风湿筋骨痛及关节痛食用。牛大力含有生物碱，具有扩张血管、促进循环的功效。凡血少燥热者，不宜食用。

◎本草养生秘方

[牛大力红枣方] 用于双膝酸软乏力：红枣洗净去核，将20克牛大力和5枚红枣，放进锅中，加适量水，煎煮半小时即可。

[杜仲牛大力饮] 用于腰膝酸软：将20克牛大力和15克杜仲，洗净，放进锅中，加适量水，煎水取汁。

[牛大力猪腱汤] 用于腰膝酸软：将50克花生洗净，把20克牛大力与250克猪腱洗净，切块，放进锅中，加入蜜枣2颗、花生和适量水，用大火煮沸，再用小火熬煮成汤，加盐即可。

[牛大力猪骨汤] 腰背酸痛、腰肌劳损：将600克猪脊骨洗净，切块，再与50克牛大力，一起放进锅中，先用大火煮沸，再用小火煮至1小时，加盐即可。

[牛大力栗子汤] 健脾化湿、祛风化痰、舒筋活络：将50克牛大力洗净，放进锅中，加适量水，煎水取汁；100克栗子洗净，去壳，放进锅中，加适量水，用中火煮至栗子熟烂，最后加盐调味即可食用。

骨碎补 *活血壮筋*

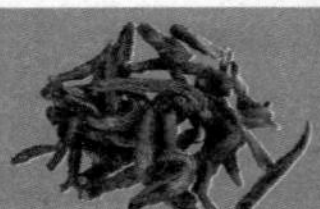

[本草概述] 骨碎补性温，味苦。归肾、肝经。具有补肾镇痛、活血壮筋的功效。尤其适用于男性肾虚腰痛、风湿痹痛、耳鸣耳聋症状者食用，此外，也可治肾虚久泻、耳鸣、足膝痿弱。临床上，也用于改善风湿性腰腿疼痛、瘀肿疼痛等症状。由于实火、血虚等所致的牙痛不宜用；阴虚及无瘀血者慎服。

◎本草养生秘方

[骨碎补川芎散] 用于跌打肿痛：骨碎补65克，川芎20克，田七粉15克，冰片20克，研细末，用开水冲泡，待温即可服用。

[杜仲骨碎补酒] 用于腰膝酸软、风湿：杜仲和骨碎补各200克，洗净，装进密封罐中，用500克黄酒浸泡15天，即可饮用。

[骨碎补猪腰汤] 用于肾虚，腰膝酸软：将6克骨碎补洗净，放进锅中，加适量水，煎水取汁；再把1个猪腰，洗净，去内膜，切块，与骨碎补汁一起放进锅中，先用大火煮沸，再用小火煮至猪腰熟透，加盐即可。

[骨碎补猪脚筋汤] 用于腰膝无力、耳鸣、跌打骨折：将100克猪脚筋洗净，切段；把25克骨碎补、4颗蜜枣和10克陈皮洗净，放进锅中，加适量水，煎水取汁，再与猪脚筋一起放进锅中，用大火煮沸，再用中火煮3小时，加盐，即可食用。

肉苁蓉

温肾补阳

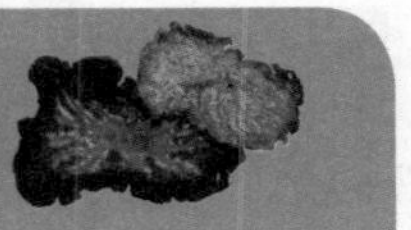

[本草概述] 肉苁蓉性温，味甘、酸、咸，归肾、大肠经，是温肾补阳的珍贵药材。具有补肾阳、益精血、润肠通便的功效。对治疗男子阳痿、腰膝酸软、筋骨无力、肠燥便秘等病症有一定的食疗作用。又可治疗肾虚患者，对肾虚型精神不振、体倦、腰酸的患者尤为适宜。

◎本草养生秘方

[肉苁蓉茶] 用于便秘、倦怠乏力：肉苁蓉5克、当归5克洗净，沥干。再将晒干的药材切碎或研粉，用刚沸开的水150毫升冲调，待温即可服用，早晚空腹服用，连服3～4周。

[苁蓉菟丝子汤] 用于阳痿，肾虚：肉苁蓉、菟丝子、蛇床子、五味子、远志、续 断、杜仲各10克，放进锅中，加适量水，用大火煮开，再用小火煮20分钟，待温即可服用。

[肉苁蓉羊肉羹] 用于肾阳虚、体虚：将15克肉苁蓉，放进锅中，加适量水，煎水取汁；把150克羊肉洗净，切碎，放进砂锅中，加上药汁，用大火煮沸，再用文火炖至羊肉熟烂，加调味料即可。

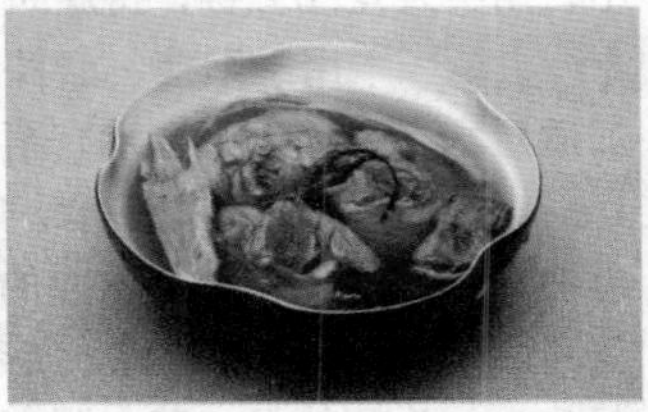

[肉苁蓉鸡汤] 用于神经衰弱、肾阳虚：将1只黑公鸡，除杂洗净，沸水中氽去血水捞出；再将鸡与30克肉苁蓉一起放进砂锅中，用大火煮沸，再用中火煮2小时，加盐、葱、姜即可。

巴戟天

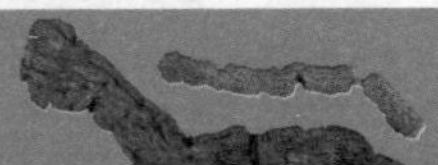

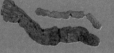

补肾壮阳

[本草概述] 巴戟天性温，味辛、甘，归肝、肾经。具有补肾阳、壮筋骨、祛风湿的功效。对男子阳痿遗精、风寒湿痹、腰膝酸痛等常见症状有一定的食疗作用。火旺泄精、小便不利者忌服。虽可用于治疗肾阳亏损而致的阳痿、腰痛等症，但其强筋骨、逐寒湿之力更好，适宜于寒湿困于下焦、腰膝诸症。

◎本草养生秘方

[巴戟天药丸] 用于腰胯疼痛：巴戟天４５克，牛膝９０克，羌活、桂心、五加皮、炮姜各４５克，杜仲６０克，共为细末，酒糊为丸如梧子大，每次３０丸饭前服，每日两次。

[巴戟天地黄汤] 用于足膝酸软：巴戟天、熟地黄、党参各10克，补骨脂6克，放进锅中，加适量水，用中火煮半小时，待温即可服用。

[巴戟天猪大肠汤] 用于阳痿：将250克猪大肠处理干净，再将巴戟天50克洗净，装入猪大肠内，放在砂锅中，加适量葱、生姜和清水。先用武火煮沸，再用文火炖煮，以猪大肠熟烂为度，调入调味品，即可食用。

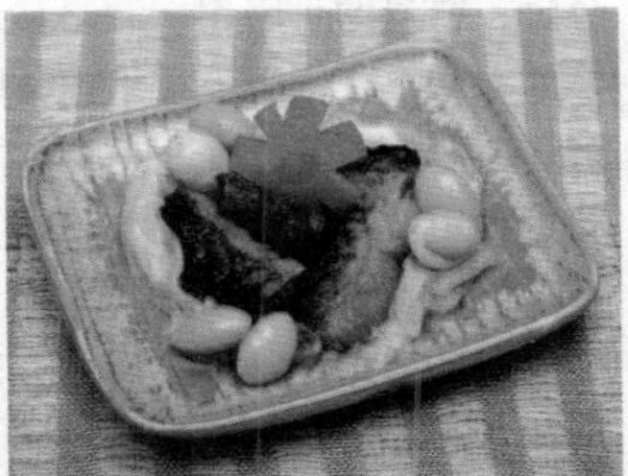

[巴戟天煲海参] 用于遗精早泄、腰膝酸软：将300克海参洗净，氽烫后切块；把80克胡萝卜洗净，切块；再将10克巴戟天洗净，放进锅中，加入海参、胡萝卜，适量清水，用大火煮沸，再用中火煮1小时，加盐，即可。

锁阳

补阳益阴

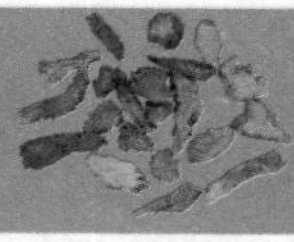

[本草概述] 锁阳性温，味甘，归脾、肾、大肠经，是补阳益阴不老药。具有补肾润肠的功效。锁阳能够促进人体细胞再生和新陈代谢，增强免疫调节能力。尤其适用于男性主治阳痿早泄、气弱阴虚、大便燥结、腰膝酸软、疲乏无力、男子不育、失眠健忘等症状。泄泻及阳易举而精不固者忌用。

◎本草养生秘方

[锁阳枸杞甘草饮]用于体虚，阳痿：锁阳、枸杞各10克，甘草5克，各药材洗净，放进锅中，用中火煮20分钟，待温即可服用。

[熟地锁阳方]用于腰膝酸软，肾虚精亏：15克锁阳、15克熟地黄与龟板，各药材洗净，放进锅中，用中火煮20分钟，待温即可服用。

[锁阳粳米粥]用于阳痿、腰膝酸软：将30克锁阳洗净切碎，加上50克洗净的粳米，放进锅中，加适量水，先用大火煮沸，再用小火煮成粥，加盐即可。

[锁阳胡桃粥]用于肾虚阳痿，腰膝酸软：将15克锁阳，洗净，放进锅中，加适量水，煎水取汁；再把15克胡桃仁捣碎与洗净的100克粳米一起放进锅中，加入锁阳汁和水，放进锅中，先用大火煮沸，再用小火煮至粥成，加盐调味，待温即可食用。

[锁阳酒]益精壮阳，养血强筋：用玻璃瓶将锁阳30克浸泡在38度白酒500毫升中，10天后即可饮用。

淫羊藿

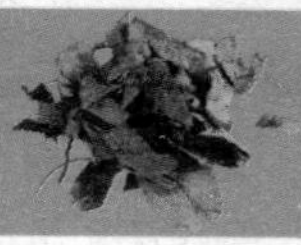

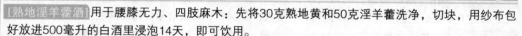

补益肾阳

[本草概述] 淫羊藿性温，味辛、甘，归肝、肾经。具有补肾壮阳、祛风去湿、益气强心等功效。尤其适用于多用于治疗男子不育、阳痿不举、早泄遗精、腰膝无力、风湿痹痛、四肢不仁等症状。还可提高性功能作用、保健抗衰老作用。阴虚火盛、五心烦热、多梦遗精、性欲亢进者忌用。

◎本草养生秘方

[熟地淫羊藿酒]用于腰膝无力、四肢麻木：先将30克熟地黄和50克淫羊藿洗净，切块，用纱布包好放进500毫升的白酒里浸泡14天，即可饮用。

[淫羊藿川芎汤]用于关节疼痛：淫羊藿6克，川芎9克，各药材洗净，放进锅中，加适量水，煮20分钟，待温即可服用。

[淫羊藿仙茅粥]用于肾阳虚，阳痿：将9克淫羊藿和4克仙茅，放进锅中加适量水，煎水取汁；把100克粳米洗净，放进锅中，加入药汁和适量水，用武火煮开再用小火煮至粥成，加冰糖，待温即可食用。

[淫羊藿牡蛎汤]用于心烦口渴，失眠：将9克淫羊藿、20克太子参、少许生姜、大枣，洗净，放进锅中，加适量水，煎水取汁；把60克牡蛎肉洗净，放进锅中，加入药汁和水，先用大火煮沸，再用文火煮2小时，加盐，待温即可食用。

益智仁

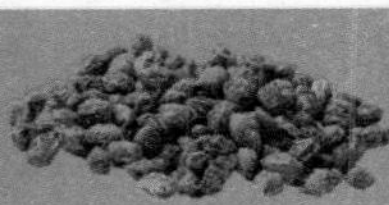

温脾暖肾

[本草概述]益智仁性温，味辛，归脾、肾经。具有温脾暖肾、固气涩精等功效。尤其适用于男子多唾遗精、小便余沥、中气虚寒、夜尿频繁等常见病症食用。益智仁能温补脾肾，可用于遗精、尿频、遗尿及虚寒泄泻等症。阴虚火旺或因热而患遗滑崩带者忌服。

◎本草养生秘方

[益智仁金樱子汤]用于遗尿、肾阳虚：取益智仁9克，金樱子6克，乌药5克，放进锅中，加适量水，用中火煮20分钟，待温即可服用。

[白术智仁汤]用于脾气虚寒：白术、益智仁各15克，红枣20克，水煎服。

[猪肚益智仁]用于肾气不足，遗尿：将1个猪肚洗净，切块，在猪肚里放进15克益智仁，放进锅中，加适量水，先用大火煮沸，再用中火煮至猪肚熟烂，加盐，待温即可食用。

[白术智仁饼]用于脾气虚寒：将20克白术和20克益智仁碾碎成粉末，生姜捣汁，再把药末同适量面粉、50克白糖和匀，加入姜汁和清水和匀，做成小饼即可。

[益智仁茯苓粥]益脾，暖肾，固气：将糯米50克洗净,益智仁30克,茯苓30克，洗净，放进锅中，加适量水，煎水取汁；再把糯米放进锅中，加上适量水和药汁，用大火煮沸，再用小火煮至粥成，待温即可食用。

补骨脂

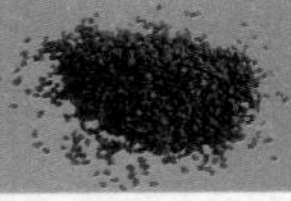

补肾助阳

[本草概述]补骨脂性温，味辛，归肾、心包、脾、胃、肺经。具有补肾助阳的功效。尤其适用于男性肾阳不足、下元虚冷、腰膝冷痛、阳痿、尿频、肾不纳气等症状。外用可治疗白癜风。阴虚火旺、内热烦渴、眩晕气虚、二便结者禁用。

◎本草养生秘方

[补骨脂杜仲丸]用于肾虚腰痛，起坐艰难：补骨脂、炒杜仲各120克，洗净，沥干；核桃仁90克，青盐30克。将药研末，合药末，炼蜜为丸，每丸重9克。每次1丸，温水送服即可。

[补骨脂核桃仁散]用于肾阳虚：补骨脂50克，核桃仁、杜仲各30克。共研细末，每服9克。

[补骨脂山药瘦肉汤]用于顽固性遗尿：补骨脂12克，山药15克，益智仁10克，鸡内金10克，各药材洗净，放进锅中，加适量水，煎水取汁；再把100克瘦肉洗净，放进锅中，倒入药汁，用大火煮沸，再用小火煮至肉熟，加盐即可。

[补骨脂菟丝子瘦肉汤]用于腰膝酸软，头晕耳鸣：将10克补骨脂和15克菟丝子、4个红枣，洗净，放进锅中，加适量水，煎水取汁，再与100克洗净的瘦肉，先用大火煮沸，再用小火煮40分钟，共熬成汤，加盐，即可。

栀子

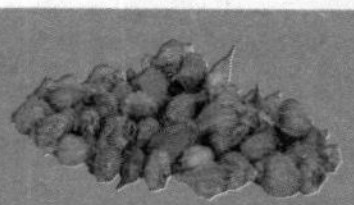

清热泻火

[本草概述]栀子性寒，味苦，归心、肝、肺、胃、三焦经。具有泻火除烦、清热利湿、凉血解毒等功效。对于治疗热病、虚烦不眠、淋病、消渴等病症有一定的食疗作用。受凉感冒、体质阳虚、脾胃虚寒、腹泻便溏、寒性胃痛腹痛等病症患者忌食。

◎本草养生秘方

[栀子茶]用于心火大，心烦口渴：取栀子6克，洗净，放进杯中，加开水500～700毫升沏泡20～30分钟，待温后饮用。代茶频饮。

[栀子豉汤]用于虚烦不得眠，胸脘痞闷：栀子9克，淡豆豉4克。水煎服。

[栀子粥]用于目赤肿痛、心火大：将5克栀子仁碾成细末，加入100克洗净的粳米，放进锅中，加适量水，用大火煮沸，再用小火共煮成粥，加上适量白糖，调匀，待温即可食用。

[莲子栀子茶]用于心火大：用30克莲子，15克栀子，加适量冰糖，水煎，食用。

[香附栀子粥]疏肝理气，清热泻火：将6克香附，10克栀子洗净，放进锅中，加适量水，煎水取汁；再将100克粳米洗净，放进锅中，加适量水和药汁，用大火煮沸，再用小火煮至粥成，待温即可食用。

钩藤

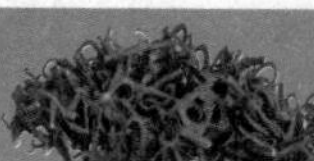

平肝熄风

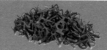

[本草概述]钩藤性凉，味甘。归心、肝经。具有清热平肝、熄风定惊的功效。对治疗大人血压偏高、头晕目眩、治中风瘫痪，口眼㖞斜等病症有一定的食疗作用。体虚者勿用；无火者忌服。钩藤的药用价值有镇静和抗惊厥作用、降压作用、镇静作用。

◎本草养生秘方

[钩藤饮]用于头晕目眩，高血压：钩藤15克，水煎服。

[钩藤首乌汤]用于治疗高血压、头晕：制首乌30克，钩藤20克，洗净，放进锅中，加适量水，煮20分钟，最后加上少许白糖，待温即可服用。

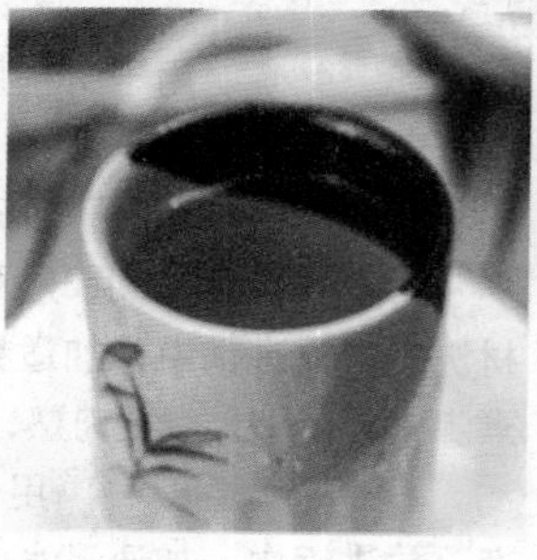

[钩藤牛膝乳鸽煲]用于头晕、肾虚：钩藤10克,牛膝10克,枸杞3克,洗净，再与2只洗净除杂的乳鸽一起放进砂锅中，加上适量水，先用大火煮沸，再用中火煲至2小时，加盐即可。

[天麻钩藤汤]用于头晕目眩、神经衰弱：天麻5克，钩藤6克，绿茶9克，各药材洗净，煎水取汁。

[菊花钩藤决明茶]清热平肝，降血压：杭白菊6克，钩藤6克，生山楂10克，决明子10克，各药材洗净，放进锅中，加适量水，煮20分钟，最后加冰糖适量，搅拌均匀，待温即可服用。

[荷叶钩藤首乌茶]活血通经，补肝肾：将1张荷叶、15克钩藤，20克首乌洗净，水煎服。

菊花

清肝明目

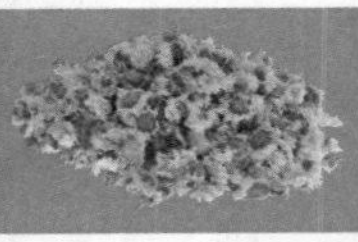

[本草概述]菊花性微寒，味甘、苦。归肺、肝经，是明目解热之佳品。以花朵完整、颜色鲜艳、气清香、无杂质者为佳。具有疏风、清热、明目、解毒的功效。对治疗头痛、眩晕、目赤、心胸烦热等症状有一定的食疗作用。气虚胃寒、食少泄泻患者宜少用。

本草养生秘方

[菊花茶]用于肝火旺盛，头昏脑涨：将15克菊花洗净，用开水冲服即可。

[菊花山楂茶]用于风热头痛，咳嗽有痰：菊花、茶叶各10克，山楂15克，一同放入杯中，用沸水冲泡，加盖闷5分钟即可饮用。

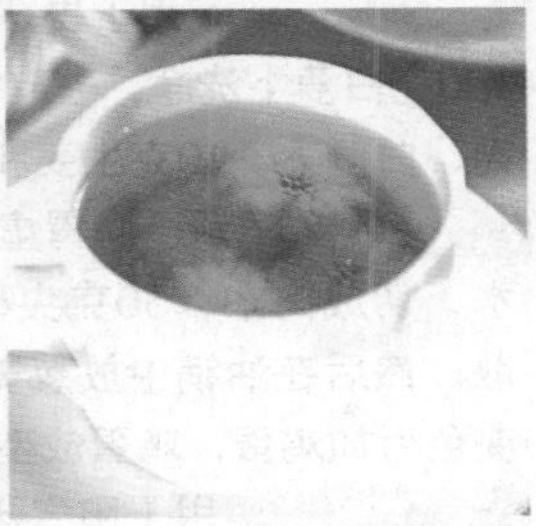

[菊花排骨汤]用于两眼干涩，肝火旺盛：将50克菊花洗净，煎水取汁；再将500克排骨洗净，斩块，放进锅中，与菊花汁一起熬煮成汤，加盐即可。

[菊花蜜饮]用于肝火旺盛，心烦口渴：50克菊花，洗净，加适量水，放进锅中，稍煮15分钟，过滤后加入适量蜂蜜即可。

[红枣菊花粥]健脾补血、清肝明目：将红枣50 g、菊花15 g，洗净，放进锅中，加适量水，煎水取汁。再把洗净的100克粳米一同放入锅内加清水适量大火和药汁，先用大火煮沸，再用小火煮至粥成，待粥煮至浓稠时，放入适量红糖调味食服。

牛肉

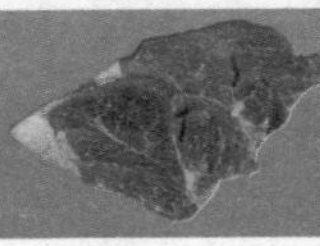

补脾益气

[本草概述]牛肉性平，味甘，归脾、胃经。牛肉具有补脾胃、益气血、强筋骨的功效。对虚损羸瘦、消渴、脾弱不运、癖积、水肿、腰膝酸软、久病体虚、面色萎黄、头晕目眩等病症有食疗作用。牛肉不宜与生姜、白酒、鲶鱼、红糖、橄榄、板栗、田螺同食。

本草养生秘方

[参芪炖牛肉]用于腰膝酸软，反复感冒：将20克党参、黄芪洗净，切段；250克牛肉洗净，切块；再将所有材料一起放进砂锅中，加适量水，大火烧开，加姜丝，慢火炖制牛肉酥烂，加盐即可。

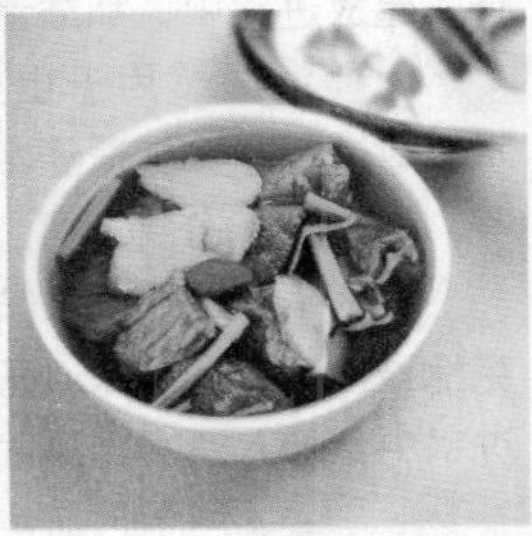

[黑豆牛肉汤]用于倦怠疲劳：将500克牛肉洗净，切块汆水；把200克黑豆洗净，沥干；再将牛肉、黑豆、姜片放进锅中，加适量水，慢火煮1小时，调味即可。

[山药枸杞牛肉汤]形体消瘦、脾胃虚弱：将500克牛肉洗净，切块汆水；600克山药洗净，去皮切块；再把牛肉放进锅中，加适量水，慢火煮1小时，加入山药、10克枸杞，加盐即可。

[百合牛肉]用于失眠、心脾虚弱：将20克百合洗净，浸泡；再把200克牛肉洗净，切块汆水；在油锅中加入食油，待锅热，放入牛肉和百合，炒至牛肉酥烂，加入调味料即可。

羊肉

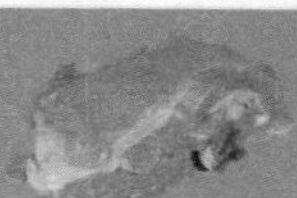

益气补虚

[本草概述] 羊肉性热，味甘，归脾、胃、肾、心经。具有益气补虚、散寒去湿的功效。尤其适用于男性补肾壮阳，有一定的食疗作用。寒冬常吃羊肉可益气补虚、促进血液循环、增强御寒能力。羊肉不宜与乳酪、荞麦、豆瓣酱、南瓜、食醋、竹笋搭配食用。

◎本草养生秘方

[栗子羊肉汤] 用于肝肾不足：将150克羊肉洗净，切块；30克栗子去壳，洗净切块；再锅内加适量水，放入羊肉、栗子、20克枸杞，大火烧沸，改用小火煮20分钟，加盐即可。

[白萝卜煲羊肉] 用于畏寒肢冷：将350克羊肉洗净，切块氽水；100克白萝卜洗净，去皮切块；再炖锅中火注水，烧沸后加入羊肉、白萝卜、10克生姜和枸杞，用小火炖2小时，加盐即可。

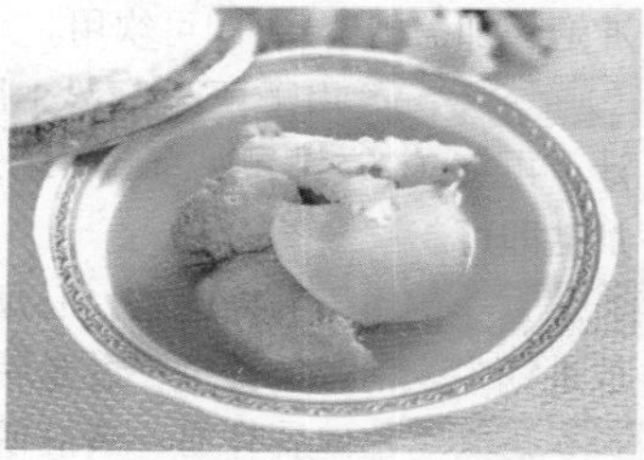

[羊肉炒鸡蛋] 用于脾胃虚弱、身体虚瘦：将300克羊肉洗净，氽水，切成肉末；50克尖椒洗净，切丁；1个鸡蛋磕入碗中，打散；然后在油锅中放葱姜末炝锅，下尖椒和羊肉末，炒至羊肉变色后加鸡蛋，鸡蛋成型即可。

[山药羊肉汤] 用于阳气不足：将500克羊肉洗净，切块氽水；150克山药洗净，去皮切块，与羊肉一起放进锅中，注入适量羊肉汤，投入姜、葱、料酒，先用大火煮沸，再用小火煮2小时，即可。

猪骨

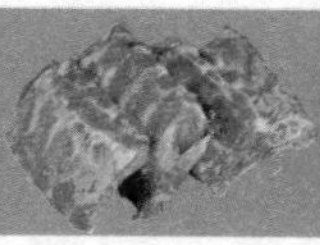

养血健骨

[本草概述] 猪骨性温，味甘、咸，归脾、胃经。具有补脾、润肠胃、生津液、丰肌体、泽皮肤、补中益气、养血健骨的食疗作用。急性肠道炎感染者、感冒者，不宜食用。猪骨不宜与甘草搭配食用，否则易引起中毒；不宜与苦瓜同食易阻碍钙质吸收。

◎本草养生秘方

[两面针猪骨汤] 用于腰部酸痛：将100克两面针洗净，备用；再把猪骨头洗净，切块氽水，与两面针一起放进锅中，加适量水，用武火煮沸，再用慢火煮1小时，加盐即可。

[土茯苓炖猪骨] 用于止虚汗、解口渴：将500克猪骨洗净，切块氽水，放进锅中，加适量水，煮1小时，去渣取汁，下100克洗净的土茯苓，小火煮10分钟即可。

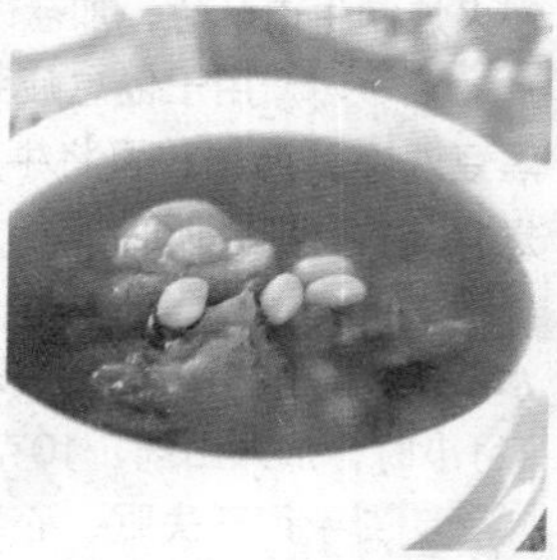

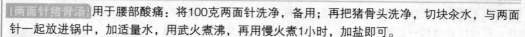

[黄豆猪骨汤] 用于烦热失眠、大便干结：将90克黄豆洗净，浸泡，60克蚝豉洗净；再把250克猪骨洗净，切块氽水；再将所有材料一起放进锅中，加入清水，用武火煮沸，再用小火煮2小时，加盐即可。

[枸杞猪骨汤] 用于气血虚弱、腰痛：将猪骨洗净，切块氽水；黑豆洗净，浸泡；再将两者放进锅中，加适量水，先用大火煮沸，再用慢火煮1小时，再加入30枚大枣、15克枸杞，稍煮即可。

猪腰

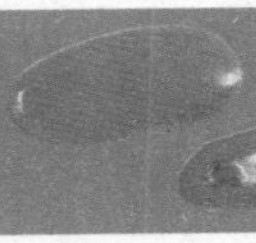

益精固肾

[本草概述]猪腰性平，味甘、咸，归肾经。具有补肾益精、利水的功效，主治肾虚腰痛、遗精盗汗、产后虚羸、身面浮肿等症。尤其适用于男性肾虚腰痛、遗精盗汗等症状。猪腰不宜与茶树菇同食，会影响营养的吸收。高血压、高血脂患者忌食。

◎本草养生秘方

[枸杞猪腰粥]用于肾虚劳损，腰脊疼痛：将一个猪肾洗净，去内膜，切碎；100克粳米洗净，放进锅中，加适量水与猪肾、10克枸杞、少许姜葱，用大火煮沸，再用小火同煮成粥，加盐即可。

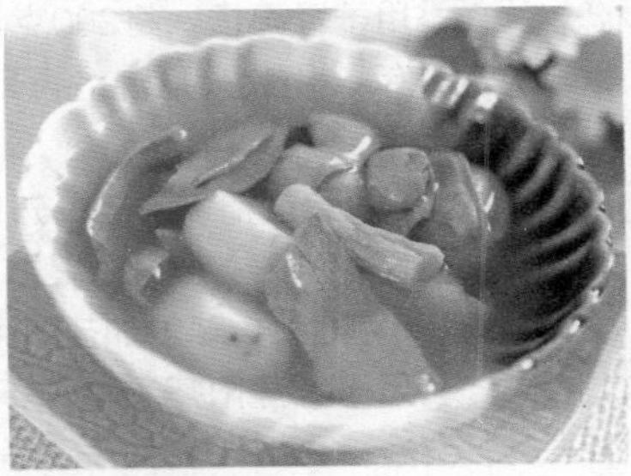

[三子炖猪腰]用于腰酸不适、夜尿多：将20克菟丝子、30克桑葚子、10克韭菜子，洗净，放进锅中，加适量水，煎水取汁；把2个猪腰洗净，去内膜，切厚片；再将所有材料放入炖盅内，加药汁，先用武火煮沸，再用文火炖3小时，加盐即可。

[猪腰汤]用于腰部酸软钝痛，腿膝无力：将15克杜仲、补骨脂，洗净，放进锅中，加适量水，煎水取汁；一对猪腰洗净，去内膜，切块；再将猪腰和药汁一起煎煮，加盐即可。

[马蹄猪腰]用于烦躁口渴，腰腿酸软：将100克马蹄去皮，洗净切块；把1个猪腰洗净，去内膜切块；再把马蹄猪腰一起放进油锅里炒至猪腰熟，下葱花、盐即可。

海参

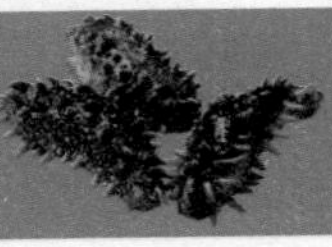

补肾益精

[本草概述]海参性平，味甘、咸，归心、肾经。海参营养价值极高，是菜中珍品。具有降火滋肾、通肠润燥、补肾益精，壮阳疗痿的功效。海参具有提高记忆力、延缓性腺衰老，防止动脉硬化、糖尿病以及抗肿瘤等作用。尤其适用于男性强腰壮骨。

◎本草养生秘方

[海参煲鸭汤]用于肾阴亏虚、肝肾不足之腰膝酸软：将1只老鸭洗净，去毛除杂，切块；再与200克海参一起放进锅中，加适量水，用大火煮沸，再用小火慢炖，待鸭肉熟时，加盐即可。

[海参鸽蛋汤]用于精血亏损、腰腿酸软：将10个鸽蛋煮熟去壳，再与洗净的150克海参、20克肉苁蓉、4枚红枣一起放进瓦煲里，加适量水，先用大火煮沸，再用文火煲3小时，加盐即可。

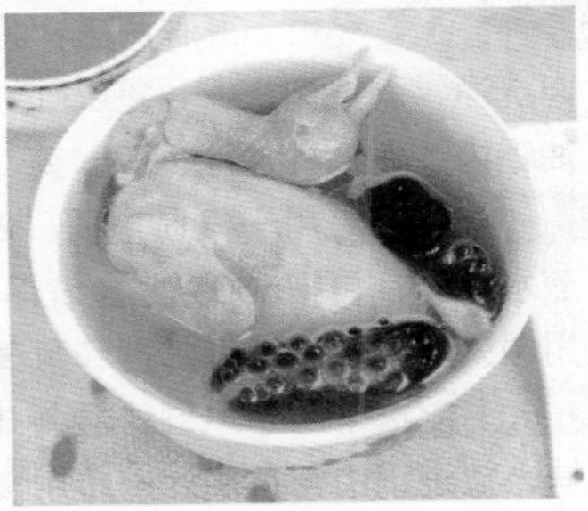

[海参羊肉汤]用于肾阳不足、腰膝发冷：将120克羊肉洗净，切块汆水；再与洗净水发的海参一起放进锅中，加适量水，先用大火煮沸，再用文火煮至羊肉熟，加盐、姜即可食用。

[黄精海参炖乳鸽]用于肾虚阳痿、遗精：将1只乳鸽洗净，除杂，切块汆水，再与适量黄精、海参、枸杞一起放进锅中，先用大火煮沸，再用文火煮2小时，加盐，即可食用。

虾 *滋补肾阳*

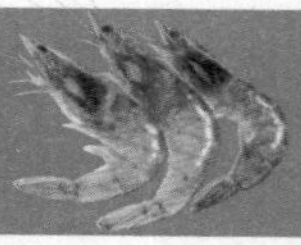

[本草概述] 虾性温，味甘、咸，归脾、肾经。具有补肾、壮阳、通乳之功效。尤其适用于对阳痿体倦、腰痛、腿软、筋骨疼痛、失眠不寐等症。虾不宜与西瓜、猪肉、南瓜、西红柿、猕猴桃、红枣、橄榄、苦瓜、花菜、金瓜、西红柿同食。

◎本草养生秘方

[米酒大虾] 用于肾气不足：将300克对虾去肠去壳，洗净后放入适量米酒中浸泡15分钟，然后取出对虾与生姜一起入锅爆炒，炒至虾熟，加盐调味即可。

[泥鳅虾汤] 用于肾阳虚：将200克泥鳅洗净，剖除内脏，切块；30克虾洗净，去除肠肚；再把泥鳅与虾入砂锅，用武火煮沸，再用小火煮1小时，待熟时，加盐，待温即可食用。

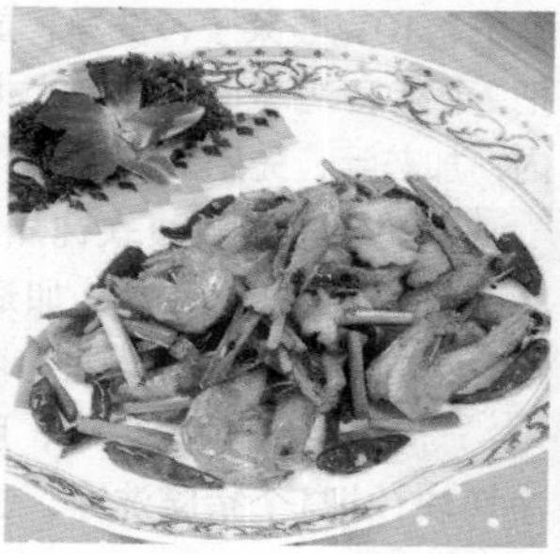

[韭菜炒虾肉] 用于遗精、阳痿：先将250克鲜虾，去肠去壳，洗净，备用；再将3片生姜放入锅中爆香，然后放虾，至八分熟时放入洗净切段的150克韭菜，略炒加盐即可。

[仙茅虾汤] 用于肾虚阳痿、精神不振、腰膝酸软：将250克大虾去壳去肠，洗净；再把20克仙茅洗净，与鲜虾一起放进锅中，加适量水，先用大火煮沸，再用中火煲1小时，加盐即可。

鳝鱼 *养血祛风*

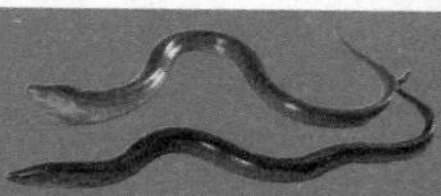

[本草概述] 鳝鱼性温，味甘，入肝、脾、肾经。具有补气养血、祛风湿、强筋骨等功效，还可用于辅助治疗面部神经麻痹、中耳炎、乳房肿痛等病症。尤其对男性壮阳有一定的食疗作用。鳝鱼不宜与南瓜、狗肉、菠菜、葡萄、白果、黄瓜同食。瘙痒性皮肤病、支气管哮喘不宜食用。

◎本草养生秘方

[黄芪鳝鱼汤] 用于气血虚弱、消瘦疲乏：将300克鳝鱼洗净，除杂切块，放进油锅里，加入姜、盐炒至鳝鱼半熟，备用；再将30克黄芪、5枚红枣与鳝鱼一起放进砂锅中，加适量水，用慢火煲1小时，调味即可。

[猪肉鳝鱼羹] 用于肝脾两虚：将15克杜仲洗净，煎水取汁；100克猪肉洗净，剁成肉末；再把250克鳝鱼洗净，除杂，切块，与肉末放进油锅内炒，加杜仲汁、葱、姜、料酒，用文火煮1小时，调味即可。

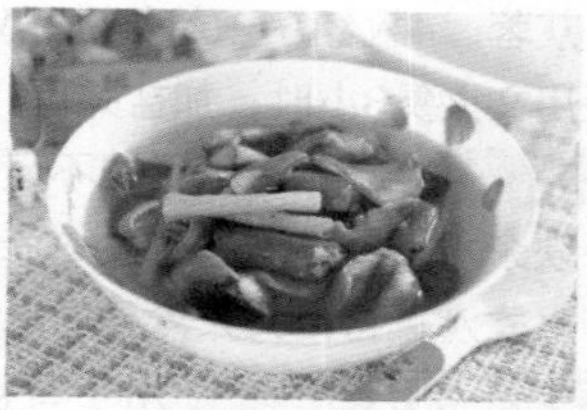

[党归鳝鱼汤] 用于气血虚弱、四肢疼痛：将15克党参、当归洗净，煎水取汁；再把500克鳝鱼洗净，除杂，切块，放进砂锅中与药汁，用慢火一起煮成汤，加盐和葱姜即可。

[鳝鱼黄芪酒] 用于风湿、腰骨痛：将20克黄芪洗净，煎水取汁；再把250克鳝鱼洗净，除杂，切块，放进锅中与黄芪汁一起用慢火煮半小时，再加入适量黄酒，即可。

本草秘方

适合孕产妇的本草养生秘方

人体在生命过程中的不同阶段，对营养的需求也是不同的，针对不同生理时期采取相应的营养措施，可以有效地提高健康水平。本章从备孕期、孕早期、孕中期、孕晚期、产褥期，不同阶段，根据每一个阶段孕产妇的一般特点，分别列举在饮食方面和食用本草方面进行详细的分析。以便真正做到在日常饮食中规避这些食物，远离这些食物，从而确保孕产妇的身体健康，孕育出健康、聪明的宝宝。

猪肉

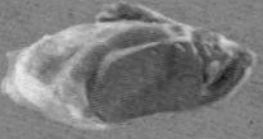

滋阴润燥

[本草概述] 猪肉性温，味甘、咸。归脾、胃、肾经。具有滋阴润燥、补虚养血的功效，对消渴羸瘦、便秘的备孕者有一定的食疗作用。

本草养生秘方

[猪肉鳝鱼羹] 用于脾虚：将250克鳝鱼除杂、洗净切块；100克猪肉洗净，剁成肉末，放入油锅里炒，再加入鳝鱼、葱、姜、料酒和适量水，煮沸后加盐即可。

[白菜炒猪肉] 用于体虚：将300克白菜洗净，切段；把适量猪肉洗净，剁成肉末；再将白菜放进油锅里炒至八成熟，再加入猪肉，炒至肉熟，加盐即可。

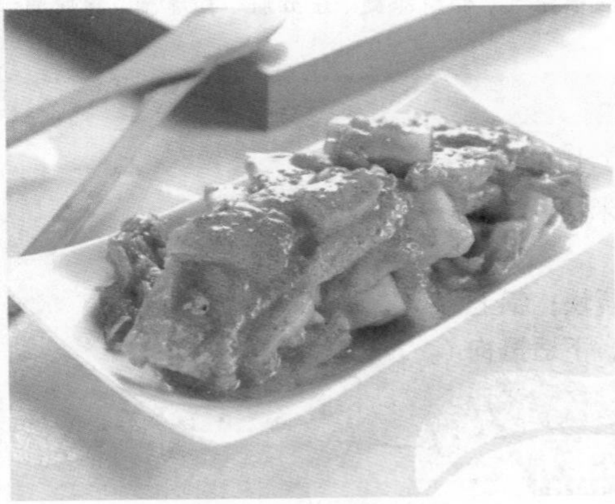

猪蹄

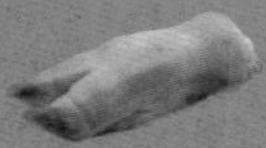

补虚填精

[本草概述] 猪蹄性平，味甘、咸。归肾、胃经，被称为“美容之品”。具有补虚弱、填肾精等功效，还可改善贫血，对于产褥期妈妈有一定的食疗作用。

本草养生秘方

[花生猪蹄汤] 用于乳汁不通：将1只猪蹄洗净，切块汆水；30克花生用温水泡半小时；净锅上火倒入水，下猪蹄、花生煲1小时即可。

[百合猪蹄汤] 用于乳汁不通：将125克水发百合洗净，100克西芹洗净切段，175克猪蹄洗净斩块；净锅上火倒入清汤、盐、葱、姜、猪蹄烧开，再下入其他材料煲熟。

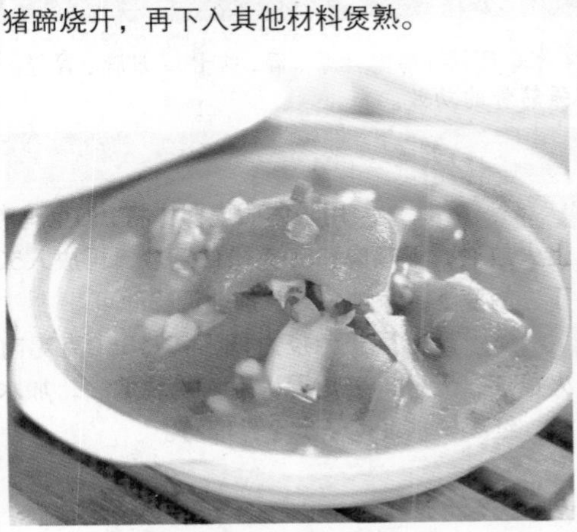

鸭肉

滋阴清热

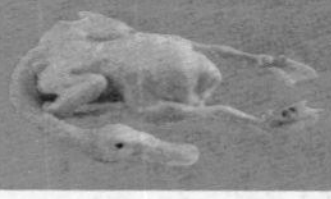

[本草概述]鸭肉性寒、味甘、咸。归脾、胃、肺、肾经。具有养胃滋阴、清肺解热、大补虚劳、利水消肿之功效。

◎本草养生秘方

[老鸭莴笋枸杞煲]用于免疫力低下，便秘：250克莴笋去皮清净切块；150克老鸭处理洗干净，斩块氽水；共入锅，加入盐、葱、姜、蒜煲熟即可。

[老鸭红枣猪蹄煲]用于食欲不振：将250克老鸭和1支猪蹄分别处理干净，斩块氽水；4颗红枣清洗干净；净锅上火倒入水，调入盐，下入老鸭、猪蹄、红枣煲至熟即可。

鸭血

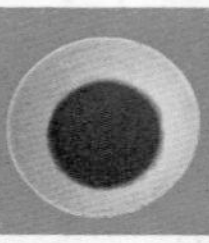

清热解毒

[本草概述]鸭血味咸，性寒，归肝、脾经。具有补血和清热解毒作用。对备孕者有一定的食疗作用。平素脾阳不振，寒湿泻痢之人忌食。

◎本草养生秘方

[韭菜鸭血]用于贫血：将200克鸭血洗净焯水；100克韭菜洗净切末；油锅中加花生油，倒入水，调入盐、鸡精，下鸭血、枸杞煲至入味，撒上韭菜即可。

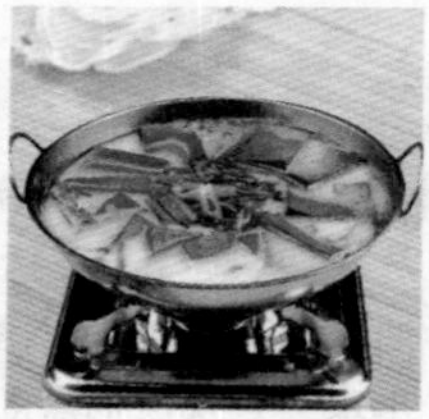

[红白豆腐]将150克豆腐、鸭血洗净，切块焯水；适量红椒生姜洗净备用；将葱、姜、甜椒下油锅爆香后，加鸭血、豆腐，加适量水焖熟后，加盐即可。

鸡肉

温中益气

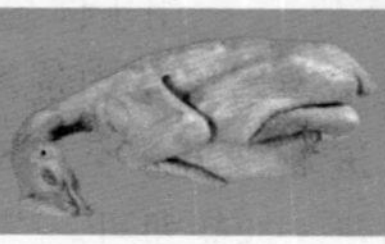

[本草概述]鸡肉性平、温，味甘。归脾、胃经。具有温中益气、补精添髓、益五脏、补虚损、健脾胃、强筋骨的功效。

◎本草养生秘方

[松仁鸡肉炒玉米]用于体质虚弱：将150克鸡肉洗净，切丁，锅上火放油，下鸡肉和50克松仁翻炒，再放入50克玉米粒、黄瓜丁、胡萝卜，煸炒片刻，加盐调味即可。

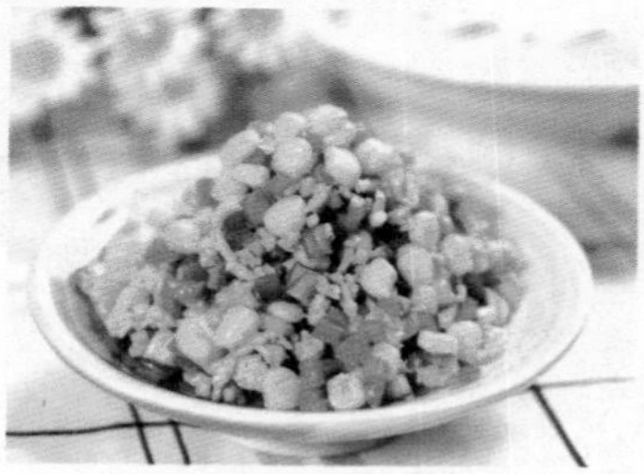

[鸡块多味煲]用于免疫力低下：将350克鸡肉洗净斩块；锅上火放油，下葱、姜炝香，下入鸡块煸炒，加水烧沸，下适量枸杞、红枣、水发莲子煲至熟即可。

鸽肉 *补肾益气*

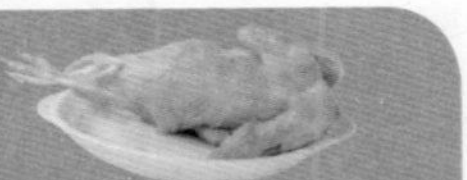

[本草概述]鸽肉性平，味咸。归肝、肾经。具有补肾、益气、养血之功效。食积胃热、先兆流产、尿毒症、体虚乏力患者忌食。

◎本草养生秘方

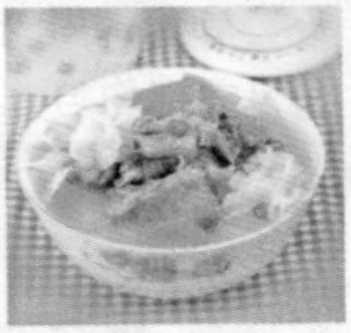

[良姜鸽子煲]用于面少血色：将1只鸽子洗净，斩块汆水；炒锅上火倒入水，下鸽子、姜、枸杞，调入盐小火煲至熟即可。

[鸽子银耳胡萝卜汤]用于消化不良：将1只鸽子洗净，剁块汆水；20克水发银耳洗净，撕成小朵；汤锅上火倒入水，下鸽子、胡萝卜、水发银耳，调入盐煲至熟即可。

带鱼 *补气养血*

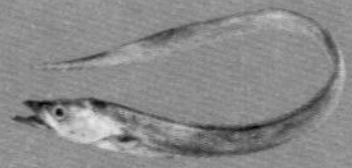

[本草概述]带鱼性温，味甘。归肝、脾经。具有暖胃、泽肤、补气、养血、健美以及强心补肾、舒筋活血、消炎化痰、清脑止泻、消除疲劳之功效。

◎本草养生秘方

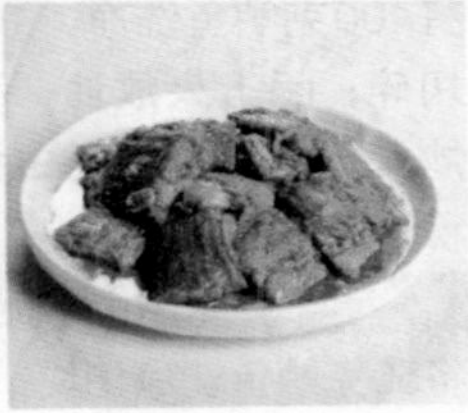

[家常烧带鱼]用于体虚、贫血：将800克带鱼洗净切块，加盐、料酒腌制5分钟，再抹一些淀粉，下油锅炸至金黄色；加水适量，加葱白、蒜片即可。

[手撕带鱼]用于记忆力差：将350克带鱼洗净，汆水捞出，沥干，下油锅炸至金黄色，待凉撕成小块；油锅烧热，下鱼条，调入盐、料酒、酱油炒匀，撒上芝麻、葱花即可。

青鱼 *健脾养胃*

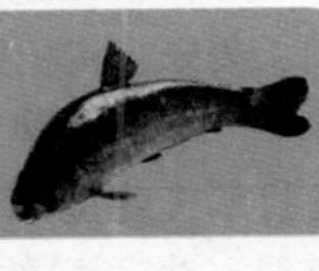

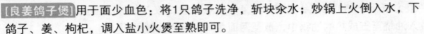

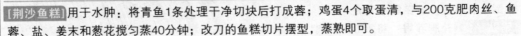

[本草概述]青鱼性平、味甘。归脾、胃经。具有补气、健脾、养胃、化湿、祛风、利水等功效。青鱼中还含有丰富的钾、硒、钙，可促进胰岛素的分泌，调节血糖水平。

◎本草养生秘方

[荆沙鱼糕]用于水肿：将青鱼1条处理干净切块后打成蓉；鸡蛋4个取蛋清，与200克肥肉丝、鱼蓉、盐、姜末和葱花搅匀蒸40分钟；改刀的鱼糕切片摆型，蒸熟即可。

[美味鱼丸]用于水肿：将青鱼1条处理干净，切片，加入蛋清、生姜、葱白和盐、鸡精、胡椒粉，搅打成蓉，挤成丸子，放入开水中煮，待鱼丸浮起时即可盛出装碗。

银鱼

润肺益脾

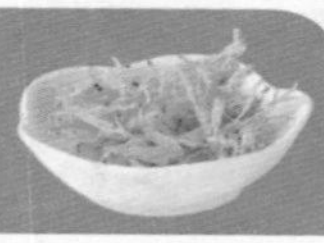

[本草概述]银鱼性平、味甘。归脾、胃经。是上等滋补品。具有益脾、润肺、补肾、增阳的功效。所含的钙还可以促进胎儿骨骼和牙齿的发育。

◎本草养生秘方

[银鱼煎蛋]用于免疫力低下：将150克银鱼洗净；4个鸡蛋打散，放入备好的银鱼，调入盐、味精，搅拌均匀，放入油烧至五成热的油锅中，煎至两面金黄，烹入陈醋即可。

[银鱼枸杞苦瓜汤]用于体质虚弱：将150克银鱼洗净；125克苦瓜洗净，去子切圈；10克枸杞和5克红枣洗净；再将所有材料放进高汤中，调入盐、葱末、姜末，煲至熟即可。

鲈鱼

健脾益肾

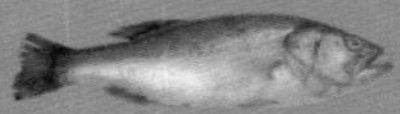

[本草概述]鲈鱼性平、淡，味甘。归肝、脾、肾经。具有健脾益肾、补气安胎、健身补血等功效，对肝肾不足的人有很好的补益作用。

◎本草养生秘方

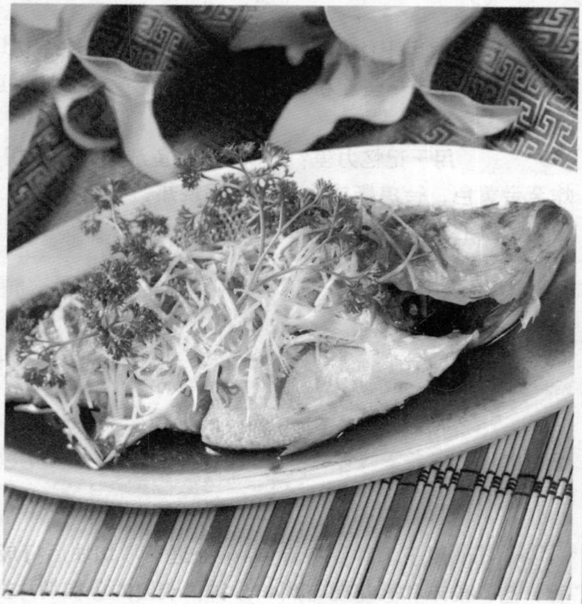

[五爪龙鲈鱼汤]用于胎动不安、少乳：将400克鲈鱼洗净，100克五爪龙洗净，切碎；锅上火放油，下鲈鱼、五爪龙煸炒，倒水煲至汤呈白色，调入盐、胡椒粉，撒入香菜即可。

[鲈鱼西蓝花粥]用于促进胎儿大脑发育：将50克鲈鱼洗净切块，用黄酒腌制；锅上火加水，放80克大米煮至五成熟，下入鱼肉、姜末、枸杞煮熟，加盐调味即可。

[清蒸鲈鱼]益脾胃，补肝肾：将600克鲈鱼打鳞去鳃肠后洗净，在背腹上划两三道痕；生姜切丝，葱切长段后剖开，芫荽洗净切成适当长段。将姜、盐放入鱼肚及背腹划痕中，淋上酱油；放在火上15分钟左右，放上葱、芫荽；将锅烧热倒入油热透，淋在鱼上即成。

[锅贴鲈鱼]补脾养胃：将200克肥肉切片腌过；300克鲈鱼肉切成片放精盐、味精、麻油、胡椒粉拌匀；将3个鸡蛋、适量湿淀粉调成浓糊，用70%涂匀鱼肉，用30%将腌好的肥肉拌匀；用一大盘撒上干淀粉，把肥肉排在盘上，再将鱼肉贴在肥肉上；锅放底油烧热，端离火位，将鱼肉排在锅中，放回炉上半煎半炸至两面呈金黄，倒入漏勺控油；用剪刀剪齐摆放在盘中。另跟鸡汁、椒盐同时上桌。

豆芽

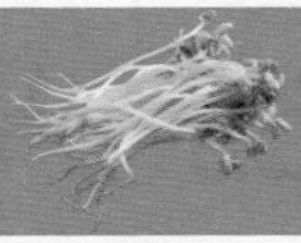

清热通脉

[本草概述]豆芽具有性凉，味甘。归胃经。具有清暑热、通经脉、解诸毒的功效。可以用于滋阴壮阳，美肌肤，适用于备孕期者食用。

◎本草养生秘方

[豆芽青椒韭菜汤]用于解诸毒：将200克豆芽洗净，25克韭菜洗净切段；将炒锅上火烧热，加清汤煮沸，依次加入豆芽、韭菜，煮熟加盐即可。

[平菇豆芽汤]用于贫血：将100克豆芽洗净，80克平菇洗净；将豆芽放进锅中，加上适量水，煮20分钟，加入平菇，稍煮，加盐即可。

西红柿

健胃消食

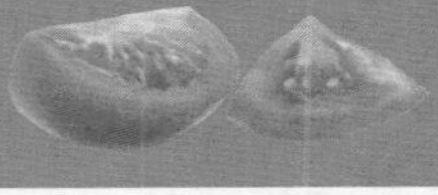

[本草概述]西红柿性凉、味甘、酸。归肺、肝、胃经。具有健胃消食、生津止渴、清热解毒、增进食欲的功效。对孕早期妈妈们食欲不振有一定的食疗作用。

◎本草养生秘方

[西红柿炒鸡蛋]用于食欲不佳：将500克西红柿洗净切块；2个鸡蛋打散，加盐搅匀；入锅炒好备用；另起锅，入西红柿翻炒，加入炒好，加白糖、盐，略炒即可。

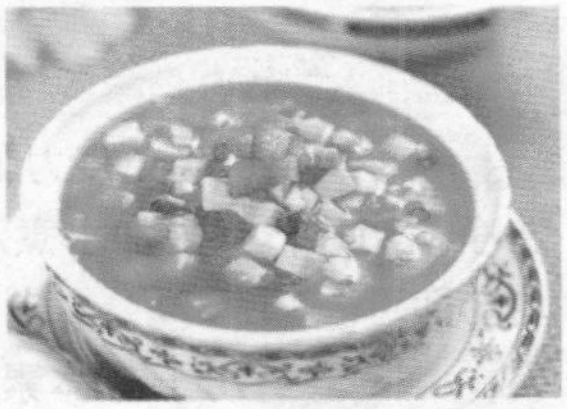

[西红柿豆腐汤]用于消化不良：将250克西红柿洗净焯水，去皮切粒；2块豆腐洗净切粒；共入碗，加盐、胡椒粉、葱花搅匀，入锅加水熬成汤即可。

包菜

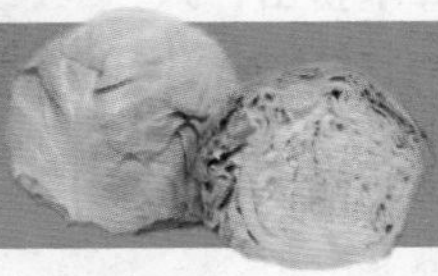

强心健骨

[本草概述]包菜性平、味甘。归脾、胃经。具有补骨髓、润脏腑、益心力、壮筋骨、增强食欲、促进消化、预防便秘的功效。

◎本草养生秘方

[芝麻炒包菜]用于免疫力低下：将500克包菜洗净，切小片；把10克黑芝麻洗净，炒香；再将包菜用旺火炒至包菜熟透发软，加盐、味精，撒上芝麻即可。

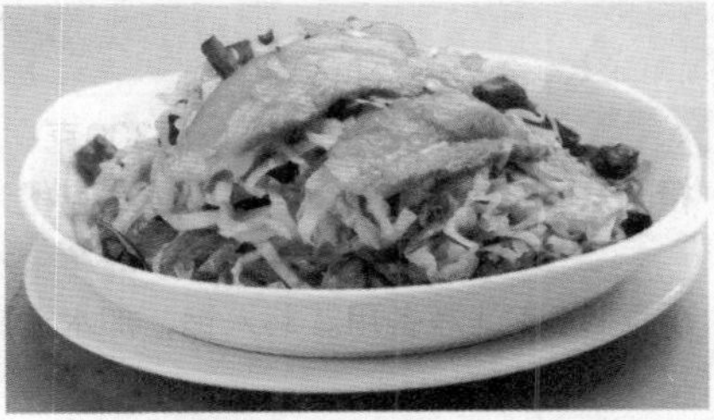

[包菜炒肉片]用于贫血：将200克包菜洗净，切片；150克五花肉，洗净，用盐、蒜末、白糖、酱油、淀粉腌5分钟；再将五花肉放进炒锅里炒片刻，加入包菜，炒熟即可。

芥蓝

利尿化痰

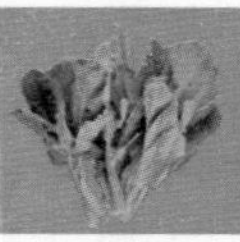

[本草概述]芥蓝性平，味甘。归肝、胃经。具有利尿化痰、解毒祛风、清心明目的功效。芥蓝中富含维生素A和镁元素，不仅能保证胎儿皮肤、胃肠道和肺部的健康，还有助于胎儿骨骼正常发育。

◎本草养生秘方

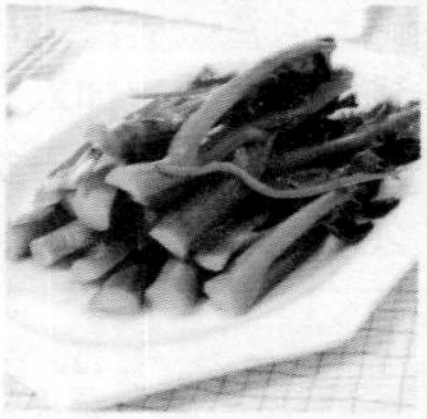

[清炒芥蓝]用于食欲不振：将400克芥蓝洗净，切段；30克胡萝卜洗净，切片；锅中注油烧热，放入芥蓝，再加入胡萝卜片一起炒至熟，加盐即可。

[芥蓝炒核桃]用于缓解孕吐：将350克芥蓝洗净，切段；200克核桃仁洗净，入沸水锅中汆水；锅注油烧热，下入芥蓝爆炒，再倒入核桃仁，炒熟，加盐即可。

西蓝花

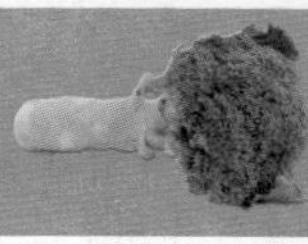

润肺止咳

[本草概述]西蓝花性凉，味甘，归肾、脾、胃经。具有爽喉、开音、润肺、止咳、抗癌的功效。西蓝花还含有丰富的维生素K，可促进血液正常凝固及骨骼生长。

◎本草养生秘方

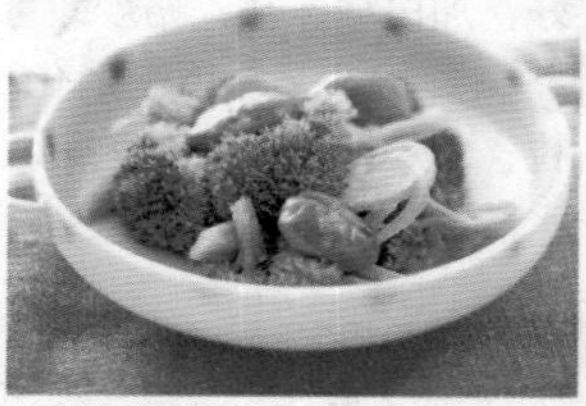

[凉拌西蓝花]用于免疫力低下：用60克西蓝花洗净切朵；15克香菇洗净，切片；锅内加水煮沸，入西蓝花、香菇焯烫，盛盘加盐搅拌均匀即可。

[什锦西蓝花]用于身体素质低：200克西蓝花、50克黄瓜、30克胡萝卜、10克木耳、100克荷兰豆，分别处理好，焯水捞出；入锅炒熟，加盐炒匀至香即可。

莲藕

清热泻火

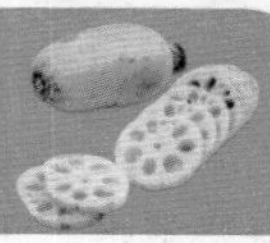

[本草概述]莲藕性凉、味辛、甘。归肺、胃经。具有滋阴养血的功效，生食能清热润肺、凉血行瘀，熟食可健脾开胃、止泄固精。对孕中期妈妈有益。

◎本草养生秘方

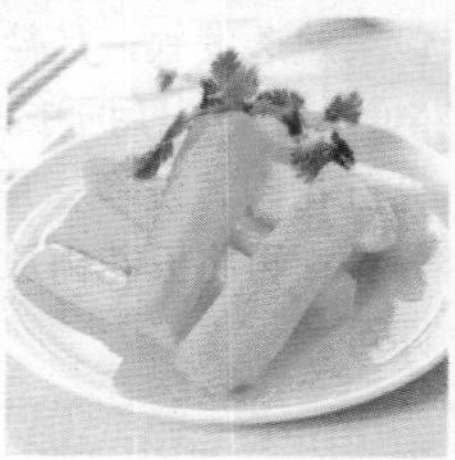

[橙子藕条]用于食欲不振：藕300克，去皮切条，焯水置熟，捞出备用；橙子1个，洗净切片；与藕片、20克橙汁一起拌匀即可。

[莲藕赤小豆汤]猪瘦肉200克，洗净汆水；莲藕300克，洗净去皮切段；赤小豆100克洗净备用。共入锅，加水适量煲汤，加盐调味即可。

玉米
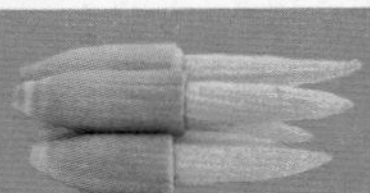

开胃理气

[本草概述]玉米性平，味甘。归脾、肺经。具有开胃益智、宁心活血、调理中气等功效。玉米富含的镁对对胎儿肌肉的健康至关重要。

◎本草养生秘方

[玉米炒蛋]用于脾胃虚弱：100克玉米粒和10克青豆洗净，100克胡萝卜洗净，切粒，与玉米粒、青豆同入沸水煮熟，捞出；1个鸡蛋打散，并加入盐和水淀粉调匀，倒在油锅上，见其凝固时盛出；锅内再放油炒葱白，接着放玉米粒、胡萝卜粒、青豆，炒香时再放蛋块，加盐即可。

豌豆
益气通乳

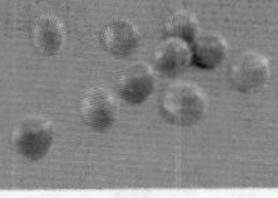

[本草概述]豌豆性温，味甘。归脾、胃、大肠经。具有和中益气、解疮毒、通乳及消肿的功效。豌豆含有丰富的维生素C，可提高免疫功能，预防坏血病。

◎本草养生秘方

[豌豆猪肝汤]用于贫血：将250克猪肝洗净，切片，300克豌豆洗净泡发；锅中加水烧开，下入猪肝、姜片、豌豆一起煮半个小时。待熟时，加盐即可。

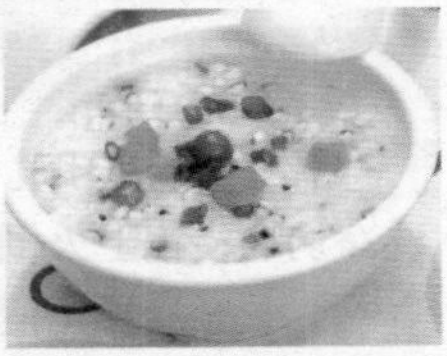

[芝麻豌豆羹]用于便秘：将200克豌豆洗净，泡发，磨成浆，再下锅熬煮，加入炒香的30克黑芝麻，煮至浓稠，加白糖搅拌均匀即可。

黄花菜
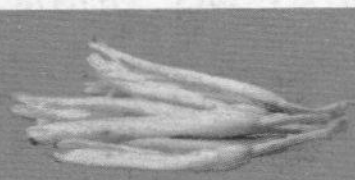

清热止血

[本草概述]黄花菜性微寒、味甘。归心、肝经。具有清热解毒、止血、止渴生津、利尿通乳、解酒毒的功效。皮肤瘙痒症、支气管哮喘患者忌食。

◎本草养生秘方

[上汤黄花菜]用于记忆力减退：将300克黄花菜洗净，放进锅中，烧沸上汤，加上黄花菜，调入盐、鸡精，装盘即可。

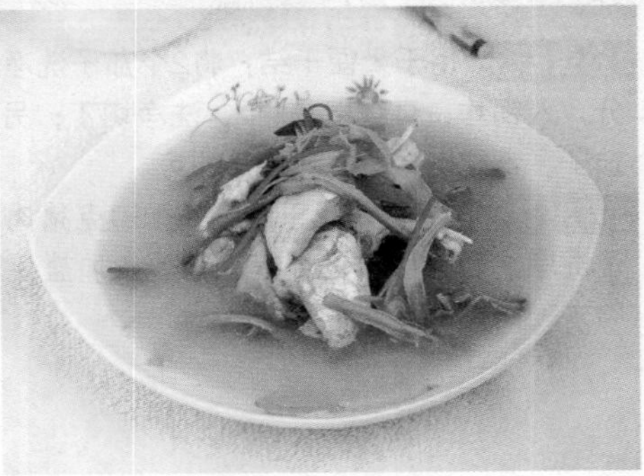

[黄花菜香菜鱼片汤]用于乳汁不通：将30克黄花菜用水浸泡，洗净，切段；20克香菜洗净，切段；100克鱼肉洗净切片；黄花菜放进锅中，加水煮滚后，再加入鱼片煮5分钟，最后加香菜、盐即可。

竹笋

清热化痰

[本草概述]竹笋性微寒、味甘。无毒。归胃、大肠经。具有清热化痰、益气和胃、治消渴、利水道、利膈爽胃、帮助消化、去食积、防便秘等功效。

◎本草养生秘方

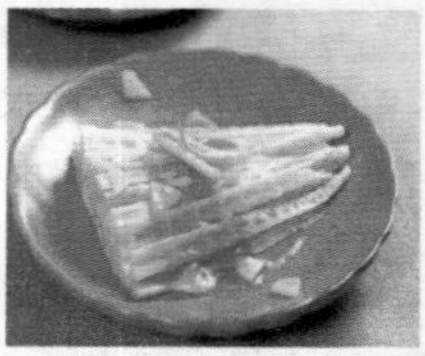

[清炒竹笋]用于消化不良：将250克竹笋，剥去皮，除去老的部分，清洗干净后对半切开备用；将锅烧热，放葱、姜煸香，再加入竹笋、盐，炒至笋熟时，加味精，稍炒即可。

[竹笋鸡汤]用于免疫力低下：将半只鸡洗净剁块；锅中加水，下鸡块和姜片，淋入料酒，改小火煮15分钟。3根竹笋去壳，洗净切片，放入鸡汤内煮至熟软，加调味料即可。

莴笋

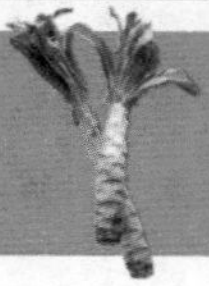

润肠健脾

[本草概述]莴笋性凉、味甘、苦。归胃、膀胱经。有增进食欲、刺激消化液分泌、促进胃肠蠕动等功能。多动症儿童，眼病、痛风、脾胃虚寒、腹泻便溏者忌食。

◎本草养生秘方

[莴笋猪蹄汤]用于乳汁不通：将200克猪蹄洗净，斩块汆水；100克莴笋洗净，切块；30克胡萝卜洗净切块；锅上火倒入高汤，放入所有材料，加姜、盐煲熟，撒上葱花即可。

[花菇炒莴笋]用于便秘：将2根莴笋和20克胡萝卜洗净，切块；20克水发花菇洗净；锅中加油，烧热，放入莴笋、花菇、胡萝卜煸炒，锅中加清汤、盐、味精煮沸即可。

茄子

清热消肿

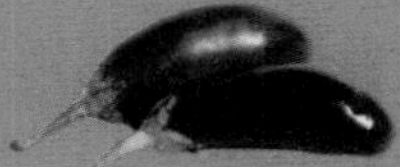

[本草概述]茄子性凉、味甘。归脾、胃、大肠经。具有活血化瘀、清热消肿、宽肠之效。对大便干结的人有一定的食疗作用。

◎本草养生秘方

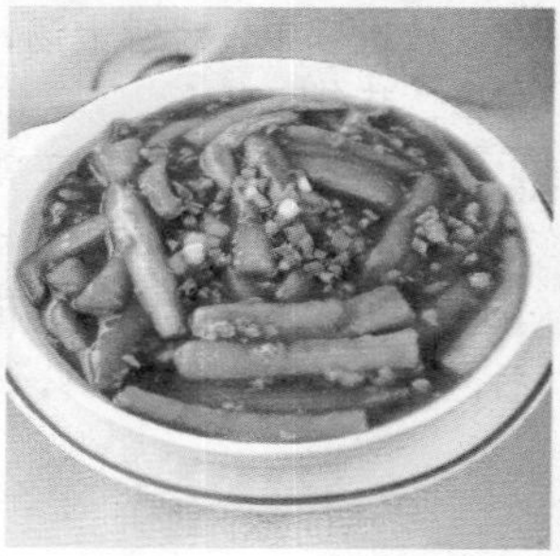

[鱼香茄子]用于大便干结：将2个茄子洗净切条，用盐腌制后挤干水分，入锅炸；青红椒各1个，洗净切丁；另起锅，下葱姜蒜炒香，放茄子、青红椒、鱼香汁炒熟即可。

[肉末茄子]用于大便干结：将150克猪肉洗净，剁成肉末；1根茄子洗净，切条，放进炒锅里翻炒，加盐、鸡精，炒至七分熟，放进肉末，肉熟即可。

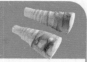

茶树菇 *补肾滋阴*

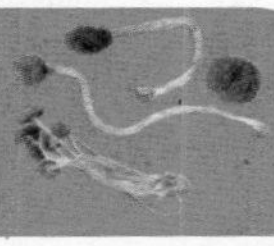

[本草概述]茶树菇性平、味甘，入脾、肺经。民间称之为“神菇”。具有美容保健、补肾滋阴、健脾胃、提高人体免疫力、增强人体防病能力的功效。

◎本草养生秘方

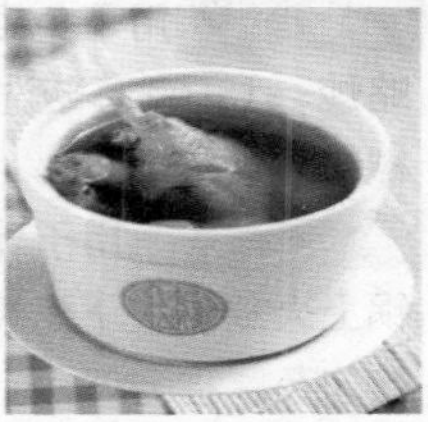

[茶树菇鸭汤]用于体质虚弱：将250克鸭肉斩块，洗净后焯水，再与洗净的100克茶树菇一起放进盅内蒸2小时，最后加盐即可。

[茶树菇红枣乌鸡汤]用于贫血：将半只乌鸡洗净，切块氽水；再与洗净浸泡的150克茶树菇、洗净的10颗红枣和2片姜一起放进煲中，加适量水，用中火煲2小时，加盐即可。

鸡腿菇 *健胃消食*

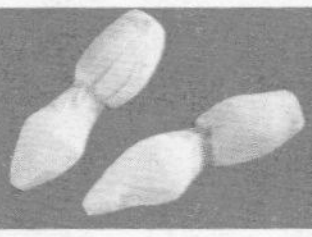

[本草概述]鸡腿菇，性平，味甘，归心、胃二经。有助于增进食欲、消化、增强免疫力，有很好的营养价值，适合孕妈妈食用。

◎本草养生秘方

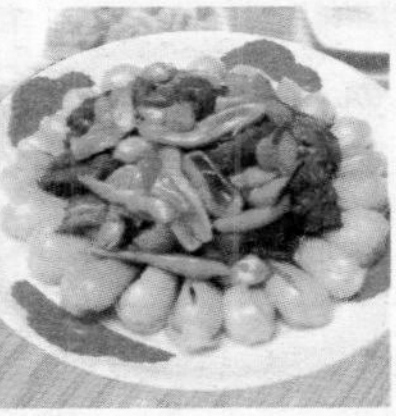

[鸡腿菇煲排骨]用于免疫力低下：把100克鸡腿菇洗净，切片；将250克排骨洗净斩断，用料酒腌制，锅上水加水，加姜、盐、鸡腿菇、排骨煲熟，加盐调味即可。

[鸡腿菇炒牛肉]用于脾胃虚弱：将400克牛肉洗净，用盐、食油腌制5分钟；100克鸡腿菇洗净切片；锅烧热放油，下牛肉炒成5分熟，加鸡腿菇炒熟即可。

香菇 *化痰理气*

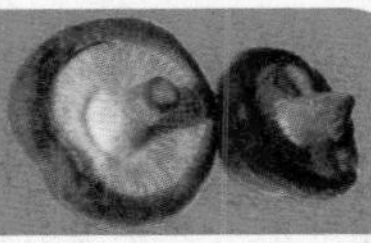

[本草概述]香菇性平，味甘。归脾、胃经。具有化痰理气、益胃和中的功效，对于食欲不振、体弱、便秘者有一定的食疗作用。

◎本草养生秘方

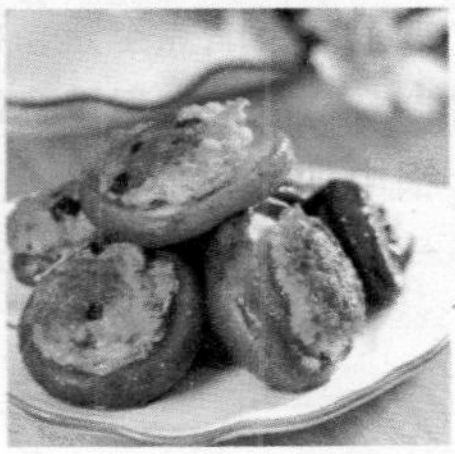

[香菇冬笋煲小鸡]用于水肿：将250克鸡肉洗净，剁块氽水；锅上火放油，下葱、姜爆香，加水，下鸡肉、100克洗净的香菇、65克冬笋片，调入调味料烧沸，淋入香油即可。

[煎酿香菇]用于免疫力低下：将200克香菇洗净；300克肉末加盐、葱末调匀，酿入香菇中；锅中注油烧热，入香菇煎至八成熟，调入蚝油、高汤，煮至入味即可。

草菇

养阴生津

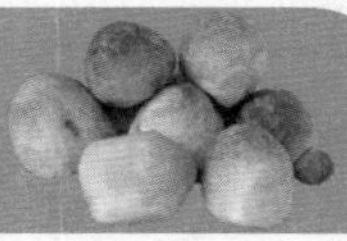

[本草概述]草菇性平，味甘。归脾、胃经。具有清热解暑、降血压、降血脂、滋阴壮阳、增加乳汁等功效。

◎本草养生秘方

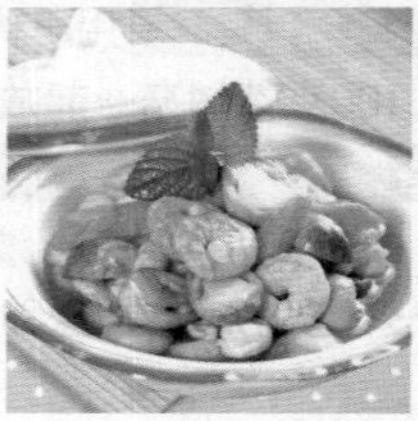

[草菇虾仁]用于免疫力低下：将300克虾仁洗净，加盐、料酒腌制，入油锅略炒；150克草菇洗净，氽烫；另起锅放油，炒草菇，倒进虾仁，加盐、胡椒粉我炒匀即可。

[草菇圣女果]用于乳汁不通：将100克草菇、洗净氽烫；50克圣女果洗净；锅上火放油，下葱煸炒，放草菇、圣女果，加鸡汤煮熟，加盐、味精，水淀粉勾芡，拌匀即可。

平菇

补虚抗癌

[本草概述]平菇性微温，味甘。归脾、胃经。具有补虚抗癌之功效，能改善人体新陈代谢、增强体质。

◎本草养生秘方

[平菇烧腐竹]用于体质低下：将100克腐竹泡软，再放进锅内煮熟，切段；20克青豆洗净，煮熟；150克平菇洗净，切片；炒锅上火，放清水烧热，下腐竹、青豆、平菇，开锅后，沥去水。锅内倒入花生油烧热后，放入姜末、胡萝卜丁煸炒，烹料酒、清汤、盐调好味，下入主配料煨入味后，加味精，淋水淀粉明油，盛盘即成。

生姜

解表散寒

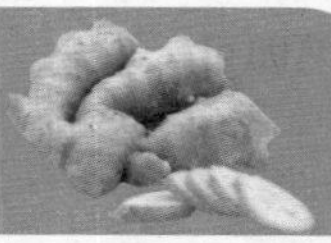

[本草概述]生姜性温，味辛。归肺、脾、胃经。有解表、散寒、止呕、开痰的功效。对于孕妈妈孕吐有一定的食疗作用。

◎本草养生秘方

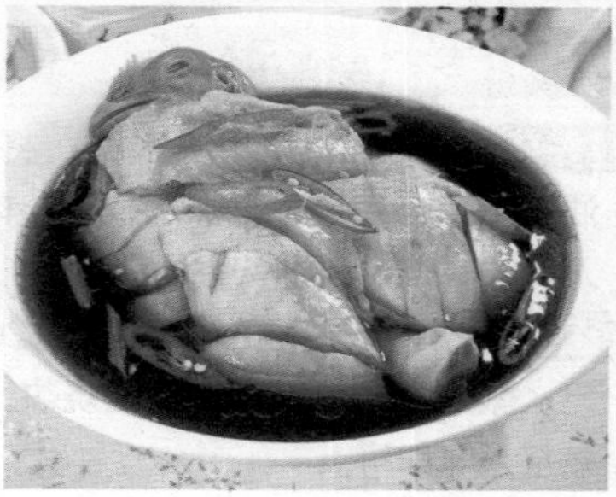

[生姜泡鸡肉]用于孕吐：将400克鸡肉、50克生姜，各洗净，切块；油锅烧热下姜块炒香，入鸡肉炒至变色时注水焖煮。加上盐、醋煮至熟，撒上香菜即可。

[姜橘鲫鱼汤]用于食欲不振、呕吐：将250克鲫鱼处理干净；锅中加水，放入鲫鱼，用小火煨熟，加生姜片、橘皮，稍煨一会儿，再加胡椒、盐调味即可。

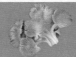

草莓 *润肠通便*

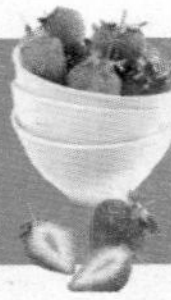

[本草概述]草莓具有性凉，味甘、酸。归肺、脾经。草莓中含有的果胶及纤维素，可促进胃肠蠕动，改善便秘，预防痔疮、肠癌的发生。

◎本草养生秘方

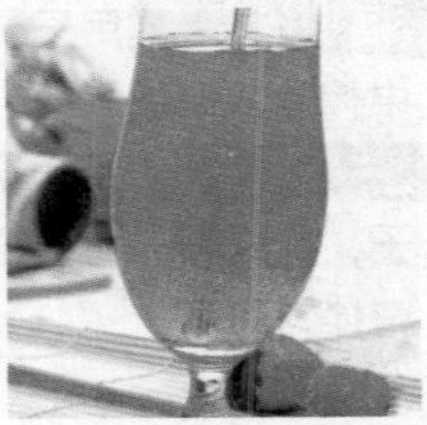

[草莓汁]用于便秘：将100克草莓洗净，放进榨汁器中榨成汁，倒入杯中，搅拌均匀即可。

[优格土豆草莓饼]用于补充维生素：将50克土豆去皮洗净，蒸熟后压成泥；半个杧果去皮挖成球状；10颗草莓洗净，压成果泥，一起入碗拌匀，再淋上蜂蜜，倒入优格，放上小蓝莓即可。

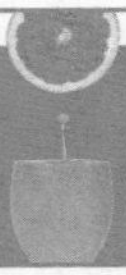

葡萄柚 *补脾强肝*

[本草概述]葡萄柚性寒，味甘、酸、苦。归脾、肾经。具有增进食欲、利尿、美白、强化肝功能的功效。葡萄柚不宜与南瓜同食，会破坏维生素C。

◎本草养生秘方

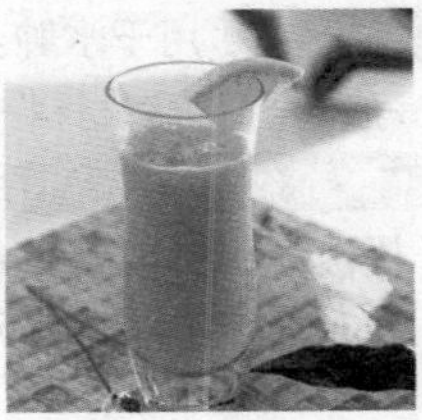

[葡萄柚汁]用于食欲不佳：将1个葡萄柚去皮，掰成几瓣，放进榨汁器中榨汁，倒进杯中，搅拌均匀即可。

[葡萄柚沙拉]用于食欲不佳：将200克葡萄柚果肉备用；适量芹菜撕去粗丝，和适量乳酪都切成小块，连葡萄柚果制成沙拉盛在皮壳中，包上保鲜膜冷藏，将葡萄柚汁和蜂蜜调匀，吃时淋在沙拉上即可。

苹果 *润肺健胃*

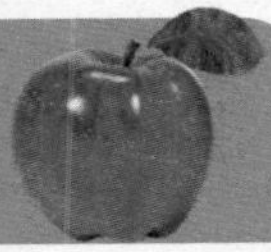

[本草概述]苹果性凉，味甘、微酸。归脾、肺经。具有润肺健胃、生津止渴、消食、顺气、的功能。

◎本草养生秘方

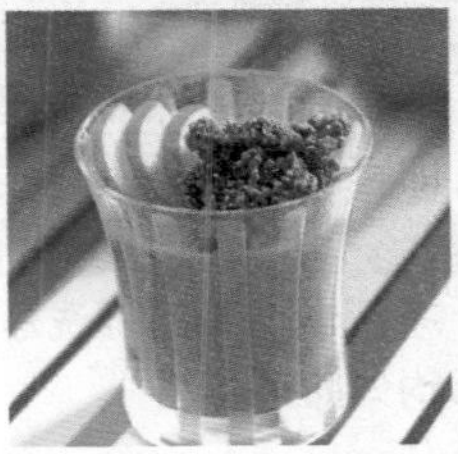

[苹果青提汁]用于孕吐：将150苹果和青提，洗净，去核，切块，一起放进榨汁器中榨汁，倒进杯中，搅拌均匀即可。

[苹果菠萝桃汁]用于便秘：将300克菠萝、1个苹果和桃子，分别洗净去皮，切块，再一起放进榨汁器中榨成汁，倒入杯中加适量柠檬汁，搅拌均匀即可。

橘子 *开胃理气*

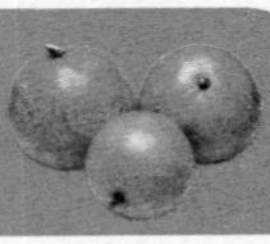

[本草概述]橘子性平，味甘、酸。归肺、脾、胃经。具有开胃理气、生津润肺、化痰止咳等功效。还可以消除疲劳和美容，对孕妈妈有一定的食疗作用。

◎本草养生秘方

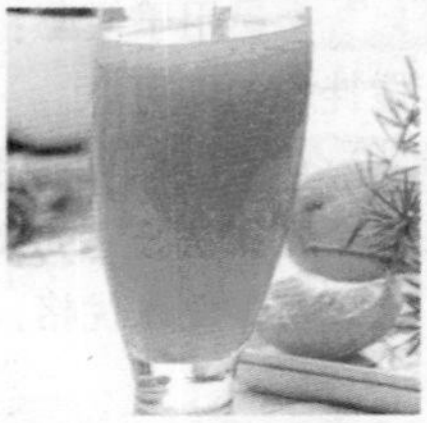

[橘子优酪乳]用于孕吐：将2个橘子洗净，去皮去子，撕成瓣，放进榨汁器中榨汁，倒进杯中，加入优酪乳，搅拌均匀即可。

[芒果橘子汁]用于孕吐：将150克杧果洗净，去皮，切块；1个橘子去皮去子，撕成瓣；再把杧果、橘子一起放进榨汁器中榨成汁，倒进杯中，加入蜂蜜拌匀即可。

葡萄 *滋补肝肾*

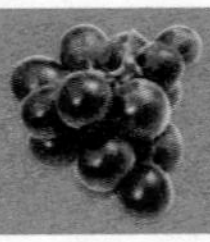

[本草概述]葡萄性平，味甘、酸。归肺、脾、肾经。具有滋补肝肾、养血益气、强壮筋骨、生津除烦的功效。所含维生素C可促进人体对铁质的吸收，可有效预防孕妈妈缺铁性贫血。

◎本草养生秘方

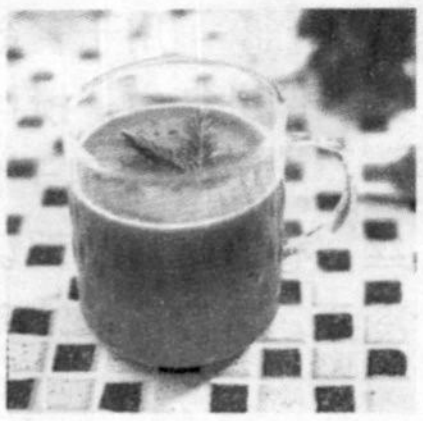

[葡萄汁]用于水肿：将半个葡萄柚去皮，洗净，撕成瓣；1串葡萄去子，洗净；再把所有材料一起放进榨汁器中榨汁，倒入杯中搅拌均匀即可。

[酸甜葡萄菠萝奶]用于消化不良：将50克白葡萄洗净，去皮去子；1/3个柳橙洗净，撕成瓣；1/3个菠萝去皮，切块；所有材料加上30毫升鲜奶一起榨汁，加蜂蜜拌匀即可。

樱桃 *益气健脾*

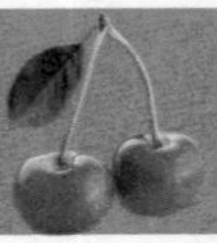

[本草概述]樱桃性热，味甘。归脾、胃经。具有益气、健脾、和胃、祛风湿的功效。樱桃含铁量在水果中较高，可防治缺铁性贫血。

◎本草养生秘方

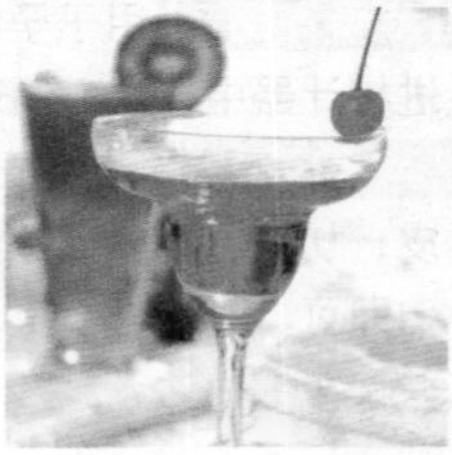

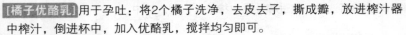

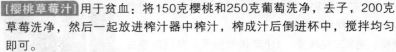

[樱桃草莓汁]用于贫血：将150克樱桃和250克葡萄洗净，去子，200克草莓洗净，然后一起放进榨汁器中榨汁，榨成汁后倒进杯中，搅拌均匀即可。

[樱桃西红柿柳橙汁]用于贫血：1个柳橙洗净对切；300克樱桃去子洗净；半个西红柿洗净切块；所有材料共榨汁，榨成汁后倒进杯中，搅拌均匀即可。

李子

清热生津

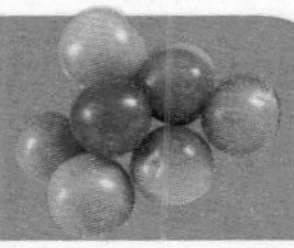

[本草概述]李子性凉，味甘、酸。归肝、肾经。具有清热生津、泻肝涤热、活血解毒、利水消肿的功效。所含的钙，不仅能保证骨骼健康，还能有效预防妊娠高血压。

◎本草养生秘方

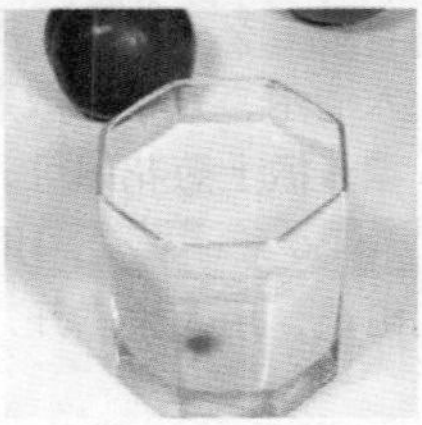

[李子蛋蜜汁]用于贫血、消化不良：将2个李子去核，洗净，切大丁，与1个蛋黄、240毫升牛奶一同放入搅拌机内，搅打2分钟即可。

[李子牛奶饮]用于消化不良、便秘：将6个李子洗净，去核取肉，与1瓶牛奶放入搅拌机中，再加入少许蜂蜜一起搅拌均匀即可。

哈密瓜

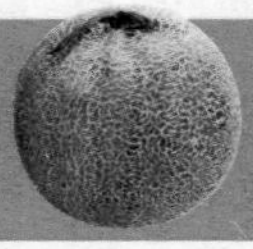

清热益气

[本草概述]哈密瓜性寒、味甘。归肺、胃、膀胱经。是夏季解暑的佳品。具有利便、益气、清肺热、止咳、除烦热、生津止渴的功效。

◎本草养生秘方

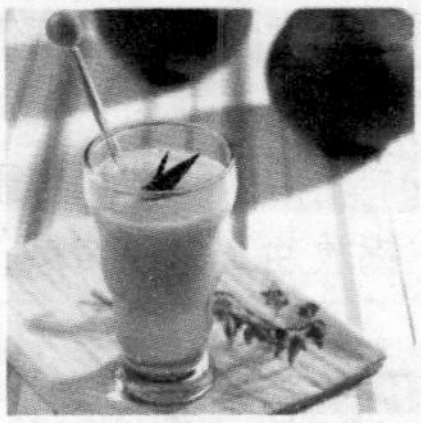

[哈密瓜汁]用于焦躁不安、食欲不振：将1/2个哈密瓜洗净，去子去皮，切块，放进榨汁器中榨汁，榨成汁后倒进杯中，搅拌均匀即可。

[哈密瓜奶]用于贫血、便秘：将100克哈密瓜去皮去子，放进榨汁器中，加入100毫升牛奶和少许水、蜂蜜，搅拌均匀即可。

木瓜

消食清热

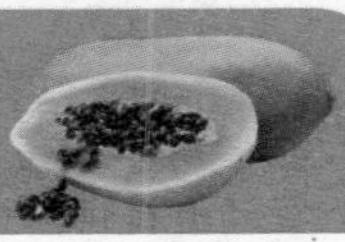

[本草概述]木瓜性平、微寒，味甘。归肝、脾经。具有消食、驱虫、清热、祛风的功效。对产褥期乳汁不通有一定的食疗作用。

◎本草养生秘方

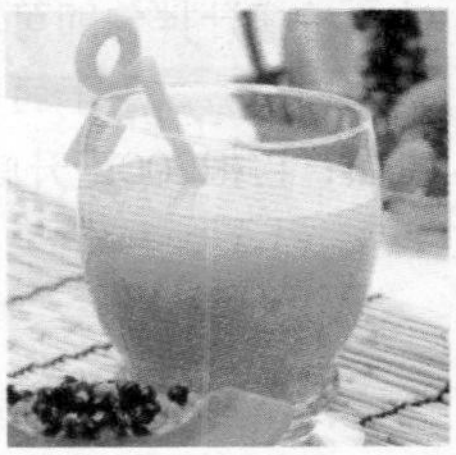

[木瓜汁]用于乳汁不通：将半个木瓜洗净，去皮去子，切块，再放进榨汁器中榨成汁，倒进杯中，搅拌均匀即可。

[木瓜炖雪蛤]用于食欲不佳：将1个木瓜对半切块，去子，洗净；将150克雪蛤装进木瓜内，上火蒸半小时至熟即可。

小米 *健脾和胃*

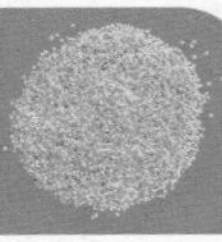

[本草概述]小米性凉，味甘、咸，归脾、肾经。是体弱多病者的滋补保健佳品。具有健脾、和胃、安眠等功效。

◎本草养生秘方

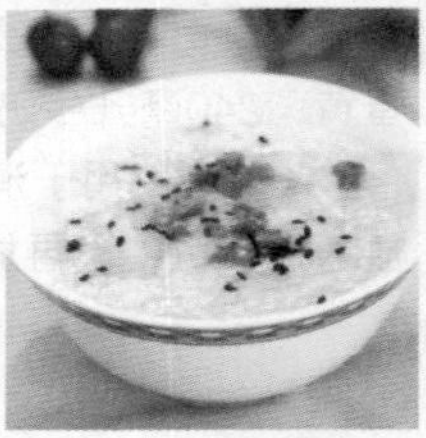

[牛奶鸡蛋小米粥]用于脾胃虚弱：将100克小米洗净，浸泡，放进锅中，注入清水，煮至八成熟，倒入50克牛奶，煮至米烂，再加上1个鸡蛋和适量白糖，撒上葱花即可。

[山药芝麻小米粥]用于脾胃虚弱：将70克小米洗净，放进锅中，加上清水和山药，用大火煮开，放进芝麻同煮至浓稠状，调盐拌匀，撒上葱花即可。

葵花子 *增强免疫力*

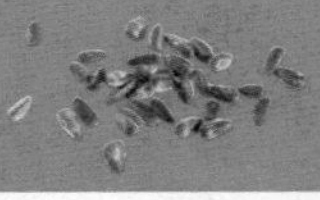

[本草概述]葵花子性平，味甘，归大肠经。具有防止衰老、提高免疫力、预防心血管疾病的作用。对产褥期妈妈有一定的食疗作用。

◎本草养生秘方

[葵花子仁粥]用于便秘：将100克葵花子去壳，取肉；100克粳米洗净，放进锅中，加适量水，煮至米粒开花时，加入葵花子仁，煮至粥成，加盐即可。

[葵花子仁玉米]用于食欲不振：将100玉米粒洗净焯熟；1根黄瓜洗净切丁；葵花子适量炒熟；炒锅放油，先下黄瓜、玉米粒翻炒，加葵花子炒熟即可。

红豆 *清热祛湿*

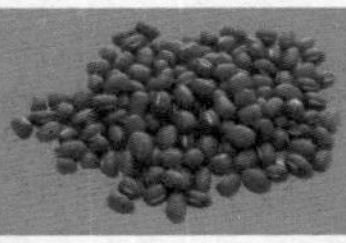

[本草概述]红豆性寒，味微苦，归肺、心、脾经。具有疏风清热，燥湿止痒，润肤养颜的功效。红豆还有提供热量、降低胆固醇、预防贫血等作用。

◎本草养生秘方

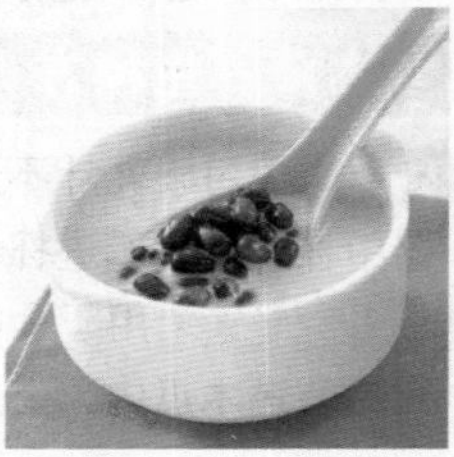

[凉拌西蓝花红豆]用于免疫力低下：将50克红豆洗净煮熟；50克洋葱洗净切丁，250克西蓝花洗净切朵，焯熟；红豆、洋葱、西蓝花摆盘，加橄榄油、柠檬汁拌匀即可。

[红豆牛奶汤]用于面少血色、贫血：将15克红豆洗净，浸泡，放进锅中，煮熟；再把200毫升的牛奶和蜂蜜、红豆放进碗中，搅拌均匀即可食用。

绿豆 *清热利水*

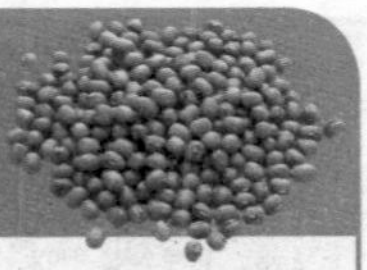

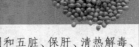

[本草概述]绿豆性凉，味甘。归心、胃经。具有降压、降脂、滋补强壮、调和五脏、保肝、清热解毒、消暑止渴、利水消肿的功效。

◎本草养生秘方

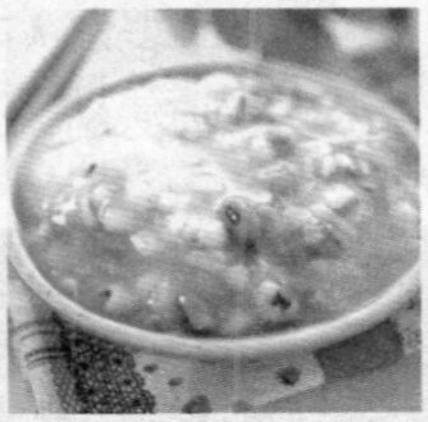

[绿豆鸭子汤]用于水肿：将250克鸭肉洗净，切块；20克绿豆、红豆洗净，浸泡；在净锅上火倒入水，调入盐，下鸭肉、绿豆、红豆煲至熟即可。

[绿豆粥]用于妊娠水肿：将50克大米和80克绿豆洗净，浸泡半小时；锅中放适量水，加绿豆、大米，大火煮开，改用小火煮至大米熟烂，再下红糖，煮至糖化开即可。

糙米 *除烦润燥*

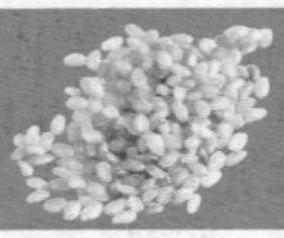

[本草概述]糙米性温，味甘。归脾、胃经。具有提高人体免疫力、加速血液循环、消除烦躁、促进肠道有益菌繁殖、加速肠道蠕动、软化粪便等功效。

◎本草养生秘方

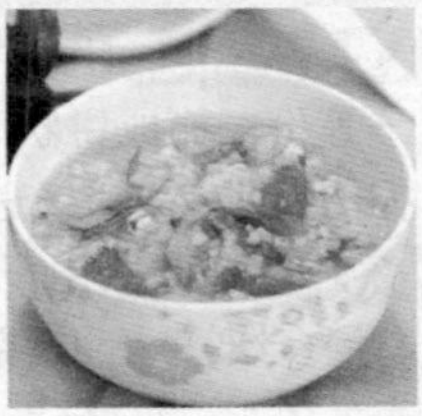

[糙米黑豆排骨汤]用于免疫力低下：将600克糙米和200克黑豆洗净，浸泡1小时；600克排骨洗净，斩块汆水，放进锅中，加适量水、糙米、黑豆，一起熬煮成汤，加盐即可。

[糙米大麦粥]用于便秘：将100克糙米和大麦洗净，用盐、油、水提前腌制8小时；100克菠菜洗净切段；糙米和大麦放进锅中，加水熬制浓稠时加菠菜，加盐即可。

豆腐 *益气宽中*

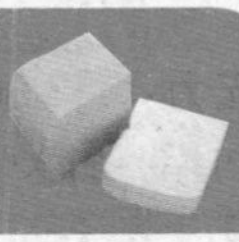

[本草概述]豆腐性凉，味甘。归脾、胃、大肠经。具有能益气宽中、生津润燥、清热解毒、和脾胃的功效。痛风、肾病、缺铁性贫血、腹泻患者忌食。

◎本草养生秘方

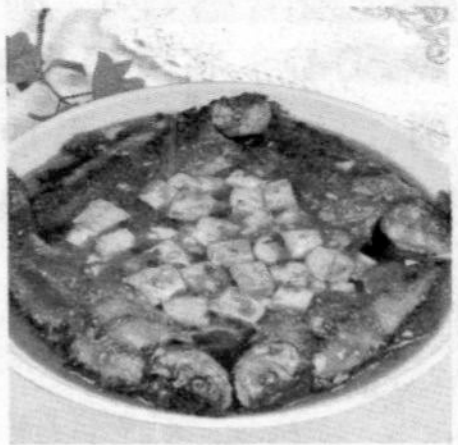

[鲫鱼豆腐汤]用于乳汁稀少：将1条鲫鱼处理干净，入锅煎至两面金黄；另起锅，加葱、姜、蒜、料酒，炒香后加上鸡汤，放鲫鱼、豆腐、香菇煲汤即可。

[家常茄汁豆腐]用于脾胃虚弱：将1块豆腐洗净切块，入锅煎至两面微黄；另起锅放油，下适量西红柿块，加入炒好的豆腐，加番茄汁和适量高汤煮熟，加盐即可。

本草秘方

适合中老年人的本草养生秘方

人到了中老年后，各种问题都会随之出现，所以中老年人的健康受到了更多人的关注。中老年人在日常生活中除了要健康锻炼之外，还需从饮食方面强身健体，中老年养生必须从“补中益气”“养心安神”“滋补强身”“延年益寿”入手。

黄精

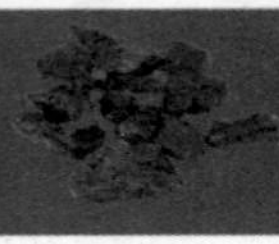

补气养阴

[本草概述]黄精性平，味甘。归肺、脾、肾经，是上好的补气良药。具有补气养阴、健脾、润肺、益肾的功效。可用于治疗虚损寒热、脾胃虚弱、体倦乏力、肺虚燥咳、精血不足、内热消渴以及病后体虚食少、筋骨软弱、风湿疼痛等症。但虚寒泄泻、痰湿、痞满、气滞者忌服。

◎本草养生秘方

[黄精枸杞丸]用于补益精气：用黄精、枸杞子等份，捣成饼状晒干研末，炼蜜做丸如梧桐子大，每次米汤送服五十丸。

[黄精山药汤]用于气阴两虚所致体倦乏力、口渴多饮：黄精 15 克，山药 15 克，知母、玉竹、麦冬各 12 克，分别洗净，加适量水煎服。

[黄精炖瘦肉]用于治疗病后体虚，四肢软弱无力：黄精 30 克，洗净，瘦猪肉 50 克，洗净、切片。加水炖熟，适量加盐，饮汤食肉吃黄精。

[黄精当归鸡蛋汤]用于血虚、面色萎黄无光泽者有较好作用：黄精 20 克，当归 12 克。水煎，再用两个煮熟鸡蛋去壳，放入药汤再煮，饮汤吃蛋。

[黄精冰糖饮]用于肺阴不足：黄精 30 克，冰糖 50 克。将黄精洗净，用冷水泡发 3 ~ 4 小时，放入锅内，再加冰糖、适量清水，用大火煮沸后，改用文火熬至黄精熟烂即可食用。

太子参

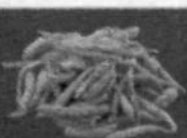

补肺健脾

[本草概述]太子参性平，味甘、微苦。归脾、肺经。具有补肺、健脾的功效。实验证实，太子参有抗衰老的作用，还对淋巴细胞有明显的刺激作用。主治肺虚咳嗽、脾虚食少、心悸自汗、益气健脾、生津润肺等症。用于脾虚体弱、病后虚弱、气阴不足、自汗口渴、肺燥干咳等症。

◎本草养生秘方

[太子参薄荷饮]用于凉心肾、清热解毒、滋养肝肾：太子参 6 克，栀子、生地、甘草、白术、白茅根各 5 克，菊花、薄荷、绿茶各 2 克，知母、柴胡、金银花各 4 克。开水冲泡代茶饮。

[太子参瘦肉汤]用于清肺润燥，益肺生津：太子参 100 克，瘦肉 150 克，百合 50 克，罗汉果半个。药材同入锅，水开后加入肉片，炖 1 小时，加盐调味即可。

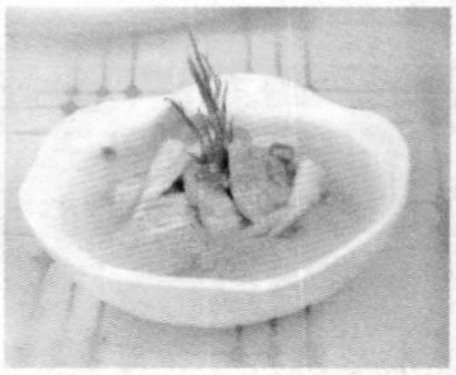

[太子参炖鹌鹑]用于益气补脾、和中健体：鹌鹑 1 只，太子参 15 克，姜片、葱段、料酒、味精、盐各适量。锅上火，热后加入清汤，加入食材炖汤至熟，调味即可。

[太子参无花果炖瘦肉]用于肺虚久咳、神疲乏力：太子参 15 克略洗；无花果 20 克洗净；猪瘦肉 200 克洗净切片；把全部用料放入炖盅内，加滚水适量，盖好，隔滚水炖约 2 小时，调味供用。

灵芝

益气安神

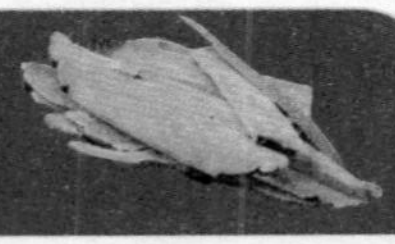

[本草概述] 灵芝性平，味甘，归心、肝、脾、肺、肾经。具有补气养血，养心安神，止咳平咳的功效。主治体虚乏力，饮食减少，头昏；心脾两虚，心悸怔忡，失眠健忘；肺气虚，喘咳短气；高血压病，高脂血症，冠心病；白细胞减少症；慢性病毒性肝炎等症。

◎本草养生秘方

[灵芝酒] 用于治疗神经衰弱、消化不良、咳嗽气喘等：灵芝30克，白酒500毫升。浸泡时间以白酒变成棕红色为度，可加入适量的冰糖或蜂蜜。饭后饮用10毫升。

[灵芝丹参散] 用于补气养血、活血止痛，主治冠心病心绞痛：灵芝、丹参各30克，三七15克，共研细末。每服3克，每日2次。

[灵芝莲子清鸡汤] 用于健脾开胃，补益身体：灵芝6克，莲子50克，陈皮2快，鸡1只。先将药材洗净，放入砂锅内加水浸泡30分钟，鸡洗净放入锅内煮熟调味即可。

[鲫鱼冬瓜灵芝汤] 用于健脾利水，解毒抗癌：灵芝10克，鲫鱼1条，冬瓜块250克。灵芝煎水取汁，将食材和汁液一同入锅煮汤至熟即可。

[灵芝人参汤] 用于肺痨久咳、痰多，肺虚气喘，消化不良：灵芝片50克，人参12克，冰糖适量，一同装入纱布袋置酒坛中，加1500毫升白酒，密封浸10天，每日饮用2次，每次15～20毫升。

莲子

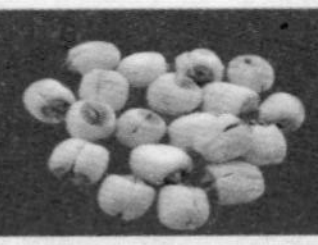

补脾止泻

[本草概述] 莲子性平，味甘、涩，归心、脾、肾经。莲子具有补脾止泻、益肾涩精、养心安神的功效；还能促进凝血，使某些酶活化，维持神经传导性，维持肌肉的伸缩性和心跳的节律等作用。莲子因能补脾、养心安神，尤为老年人心烦失眠食用，不适宜便秘、消化不良、腹胀者食用。

◎本草养生秘方

[莲子黄芪汤] 用于慢性腹泻：莲子15克，黄芪30克，山药20克，茯苓12克，炙升麻10克，炒白术15克，赤石脂20克。水煎服，每日1剂。

[莲子远志汤] 用于心烦失眠：莲子20克，莲子心10克，酸枣仁20克，伏神15克，远志10克，夜交藤20克，黄连6克，肉桂5克。水煎服，每日1剂。

[莲子红枣汤] 用于补血润肤：莲子100克，红枣100克，冰糖适量。将红枣和莲子用水泡软后捞出，一起放入锅中加水熬煮1小时，加冰糖调味即可。

[莲子粥] 用于清心安神：莲子30克，粳米100克，冰糖适量。莲子泡涨后，去心去表皮，煮熟备用；粳米洗净熬粥，熬好后加入莲子，炖熟后加入冰糖调味即可。

[白果莲子乌鸡汤] 用于夜尿频多：鸡腿洗净、剁块，汆烫洗净；莲子50克、白果30克洗净。将鸡腿放入锅中，加水至盖过材料，以大火煮开，转小火煮20分钟。加入莲子，续煮15分钟，再加入白果煮开，加盐调味即成。

柏子仁 *养心安神*

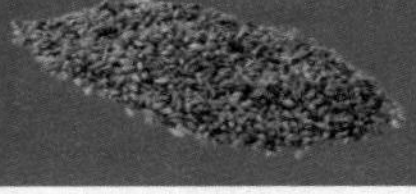

[**本草概述**]柏子仁性平，味甘。归心、肾、大肠经。柏子仁具有养心安神、润肠通便的功效。主治惊悸、失眠、遗精、盗汗、便秘等症。柏子仁因能养心安神，尤为老年人心烦失眠使用。本品为性质平和的安神药，在镇静的同时又有一定的滋补作用，可作为补养药常用。

◎本草养生秘方

[柏子仁养心丸]用于劳欲过度，心血亏虚所致的精神恍惚，多梦，惊悸等症：柏子仁 120 克，枸杞子 90 克，麦冬，石菖蒲，茯神各 30 克，玄参，熟地各 60 克，甘草 15 克，炼蜜为丸，每日 10 克。

[柏子仁丹参汤]用于血虚失眠患者：柏子仁 10 克，丹参、酸枣仁各 15 克，分别洗净。加适量水煎煮，去渣取汁服用，每日 1 剂。

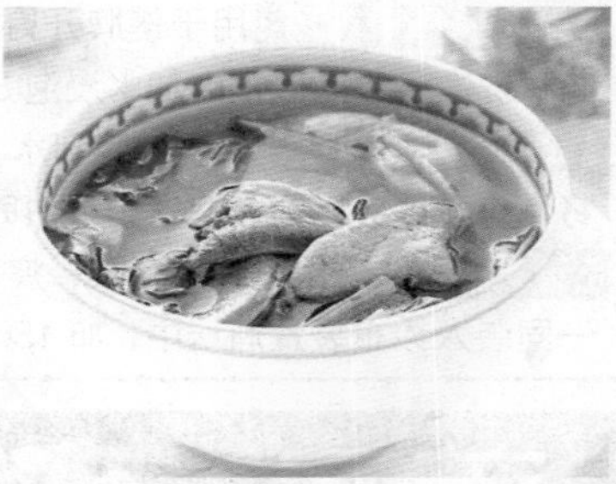

[柏子仁炖猪心]用于心慌气短，失眠盗汗，大便秘结，五心烦热等心阴不足者：柏子仁 15 克，酸枣仁 20 克，猪心 1 个，食盐适量。柏子仁、酸枣仁研成末；猪心洗净血污后，将柏子仁、酸枣仁粉放入猪心中，用砂锅加水适量炖至熟即可食用。

[二仁猪肝汤]用于补肝养血、补虚，提升机体的免疫力：酸枣仁 200 克，柏子仁 10 克，猪肝 200 克，菠菜适量。酸枣仁、柏子仁用纱布扎紧，和猪肝、菠菜一同入锅煮至熟即可食用。

酸枣仁 *养肝宁心*

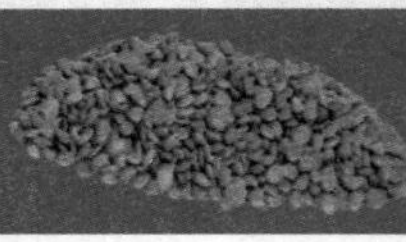

[**本草概述**]酸枣仁性平，味甘。归心、脾、肝、胆经。具有养肝、宁心安神、敛汗的功效。主治虚烦不眠、惊悸怔忡、烦渴、虚汗等症。酸枣仁因能宁心安神，尤为老年人食用。本品药性缓和，在安神的同时又有一定的滋养强壮作用，一般炒用。但是凡有实邪郁火及患有滑泄症者应慎服。

◎本草养生秘方

[酸枣仁茯苓汤]用于治心烦失眠、多梦、易惊醒、头胀痛，烦躁易怒：酸枣仁 10 克，知母 9 克，川芎 3 克，甘草 6 克，茯苓 9 克。水煎服，每日 1 剂。

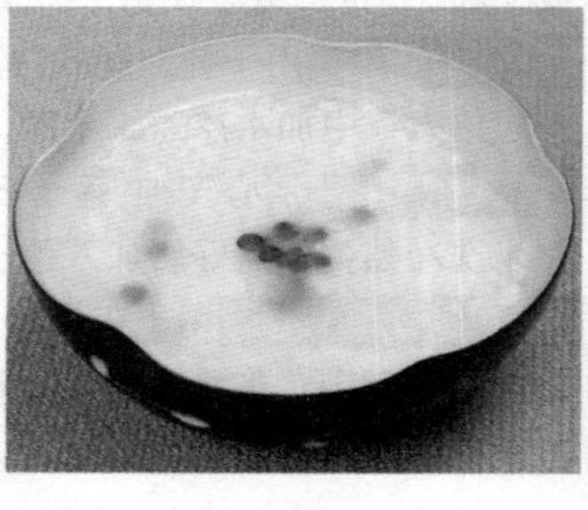

[酸枣仁党参粉]用于治疗睡中盗汗：酸枣仁、党参、茯苓各等份，共研细末，米汤调匀，每次服 4 克。

[酸枣仁粥]用于养肝补血，宁心安神：酸枣仁 50 克，白米 60 克。酸枣仁先放入锅内煎水，去渣留汁，同白米一起熬粥即可。

[酸枣仁煎饼]用于益气养血，安神定志：酸枣仁 3 克，人参、茯神各 2 克，糯米粉、面粉各 20 克。将上药材研磨成粉末，和入糯米粉、面粉，用水调和拌匀，下入油锅，煎成饼食用。

[酸枣仁莲子茶]用于失眠、心烦：干莲子 20 克泡水 10 分钟，酸枣仁 10 克放入棉布袋内备用；将莲子沥干水后放入锅中，放入棉布袋，加入清水，以大火煮沸，再转小火续煮 20 分钟，关火；加入冰糖搅拌至溶化即可。

远志

安神益智

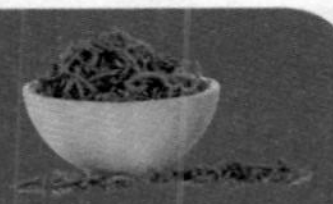

[本草概述]远志性温、味苦。归心、肺、肾经。远志具有安神益智、祛痰、消肿的功效。用于治疗心肾不交引起的失眠多梦、健忘惊悸、神志恍惚、咳痰不爽、疮疡肿毒、乳房肿痛等。远志因能安神益智，尤为老年人食用。但远志不适宜心肾有火、阴虚阳亢者服用。

◎本草养生秘方

[远志地骨皮粉]用于心悸失眠：远志、地骨皮、合欢皮、菟丝子、牛膝、石菖蒲各等量。诸药共研末，蜂蜜炼制为丸。每次10克，分2次服用。

[远志川芎汤]用于治疗神经性头痛：远志10克、川芎15克，分别洗净；大枣7枚，洗净去核。加入适量清水煎煮，每日1剂。

[远志夜交藤粥]用于失眠、养心安神：远志10克，夜交藤20克，粳米100克。远志、夜交藤煎水，去渣留汁，备用；粳米淘洗干净，浸泡30分钟；锅中加适量水，下入粳米和药汁一同煮粥至熟即可。

[远志枣仁粥]用于宁心安神、健脑益智，可治老年人血虚所致的惊悸、失眠、健忘等症：远志15克，炒酸枣仁10克，粳米75克。粳米淘洗干净，浸泡30分钟后，放入装有适量清水的锅中，加入洗净的远志、酸枣仁，用大火烧开转小火煮成粥即可。

菟丝子

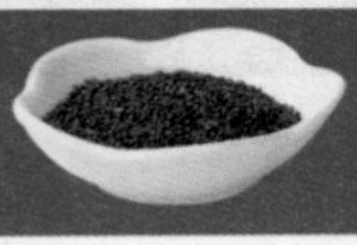

滋补肝肾

[本草概述]菟丝子性平，味辛、甘。归肾、肝、脾经。菟丝子具有滋补肝肾、固精缩尿、安胎、明目、止泻的功效。可用于腰膝酸软、目昏耳鸣、肾虚胎漏、胎动不安、脾肾虚泻、遗精、消渴、尿有余沥、目暗等症。外用可治白癜风。菟丝子因能滋补肝肾、强腰，尤为老年人食用。

◎本草养生秘方

[菟丝子丸]用于阳痿：菟丝子、巴戟天各15克，蜈蚣3克，研末调匀，制成水丸，每次6克，每日2次，黄酒送服。

[菟丝子杜仲丸]用于肾虚所致腰痛：菟丝子（酒浸）、杜仲（炒）等量，共研细末，蜂蜜为丸，如梧桐子大，每服30丸，盐汤送服。

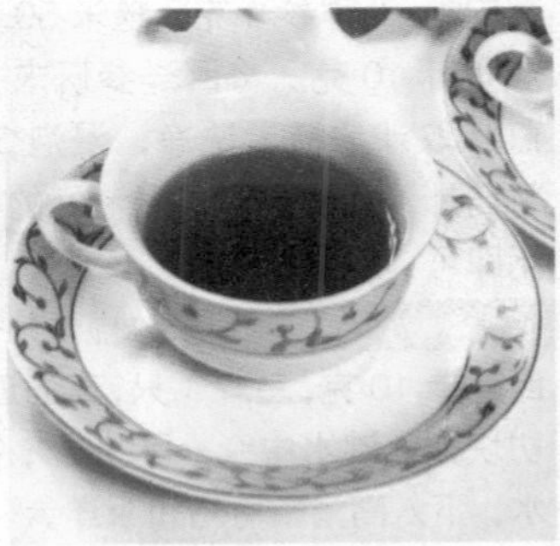

[菟丝子鸭肉汤]用于温肾助阳，益精补虚：鸭肉2000克，菟丝子30克，杜仲10克，淫羊藿5克。先将鸭肉洗净切块，入沸水锅焯一下捞出沥干；菟丝子、杜仲用纱布包紧煎取汁液备用；然后将鸭肉和药液一同入锅煮至鸭肉烂熟调味即可。

[菟丝子饮]用于补益肾气：菟丝子50克，红糖60克。菟丝子煎水，取其汁液，加入红糖调匀即可。

[菟丝子白术丸]用于脾元不足，饮食减少，大便不实：菟丝子200克，黄芪、于白术（土拌炒）。人参、木香各50克，补骨脂、小茴香各40克。饧糖做丸。早晚各服15克，汤酒使下。

狗脊

祛风柔肝

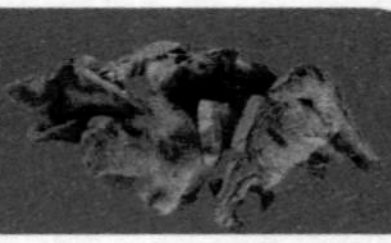

[本草概述]狗脊性温，味苦、甘。归肝、肾经。狗脊具有补肝肾、除风湿、健腰脚、利关节的功效。主治腰背酸疼、膝痛脚弱、寒湿痹痛、失溺、尿频、遗精和白带等症。狗脊因能补益肝肾、强腰，尤为老年人食用。但不适宜阴虚有热、小便不利者服用。

◎本草养生秘方

[狗脊丸]用于各种腰痛、利脚膝：狗脊 60 克，萆薢 60 克，菟丝子 30 克（酒浸）。上述药捣为末，炼蜜和丸，如梧桐子大。每日空腹及晚饭前服 30 丸，以新萆薢渍酒 15 天，取此酒下药。

[狗脊杜仲酒]用于治风湿骨痛、腰膝无力：狗脊根茎 20 克，马鞭草 12 克，杜仲、续断各 15 克，威灵仙 9 克，牛膝 6 克。泡酒服，每日 2 次。

[猪尾狗脊汤]用于治疗腰膝酸痛乏力、小便多，时有头晕或视物不清、遗精、遗尿等：猪尾 1 条，枸杞 6 克，狗脊 30 克。将枸杞、狗脊洗净，猪尾毛刮干净，洗净后斩成小段。把斩成段的猪尾和药材一起放入锅内，加适量清水，大火煮沸后，再转小火煮 2 小时，加入适量盐调味即可食用。

[狗脊汤]用于祛寒行湿，温经通络，治疗风湿腰腿酸痛等症：狗脊 30 克，猪脊骨 500 克。猪脊骨洗净斩段，狗脊洗净，一同放入砂锅内煲汤即可。

西洋参

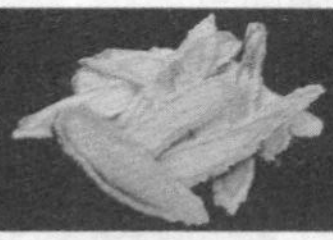

滋阴清凉

[本草概述]西洋参性凉，味甘、微苦。归心、肺、肾经。具有益肺阴、清虚火、生津止渴的功效。治肺虚久嗽、失血、咽干口渴、虚热烦倦、肺结核、伤寒、慢性肝炎、慢性肾炎、红斑性狼疮、再生障碍贫血、白血病、肠热便血，年老体弱者适量服用也能增强体质、延年益寿。

◎本草养生秘方

[西洋参]用于补虚、延年益寿：将无皮西洋参放在饭锅内蒸一下，使其软化，然后用刀将参切成薄片，放在玻璃瓶内，每次口含 1 片，每天用量 3 克，早饭前、晚饭后含于口中，细细咀嚼。

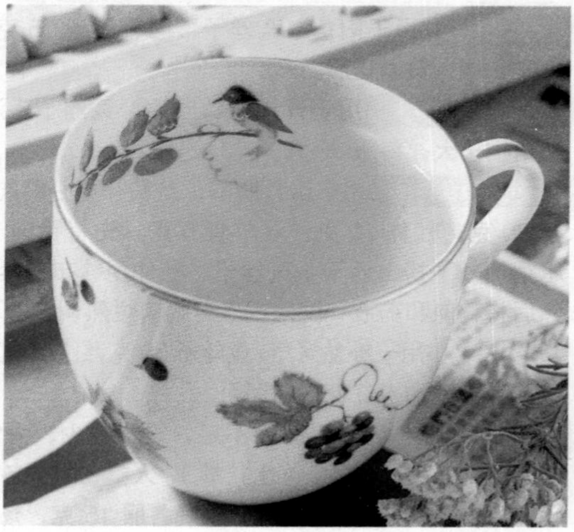

[西洋参粉]用于补虚、延年益寿：取西洋参适量，将其研为细粉状，每次 5 克，放入茶杯内，冲入开水适量，浸泡片刻即可，代茶频饮。

[西洋参糙米粥]用于补气养阴、清火生津、固精安神：西洋参 4 克，糙米 50 克，麦冬 10 克，淡竹叶 10 克。将西洋参研末；麦冬、淡竹叶煎水取汁；糙米洗净，浸泡 30 分钟，备用；将药汁、西洋参末、浸泡好的糙米一同入锅煮粥即可。

[西洋参炖乌鸡]用于体虚烦热口渴、清热生津：西洋参 10 克，乌鸡 1 只，高汤适量。乌鸡洗净，切块，入沸水中氽一下捞起；锅中注入适量清水，下入高汤、乌鸡和西洋参一同煮至熟即可。

饴糖

补虚健脾

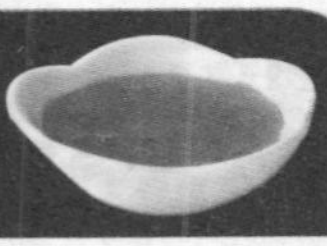

[本草概述]饴糖性温、味甘，归脾、胃、肺经。具有补虚损、健脾胃、润肺止咳的功效。主治劳倦伤脾，里急腹痛，肺燥咳嗽，吐血，口渴，咽痛，便秘等症。适宜虚寒性胃痛，胃及十二指肠溃疡，慢性支气管炎，肺燥干咳无痰，大便干结等人食用。但脾胃湿热、中满呕哕者不宜食用。

◎本草养生秘方

[杏仁百部汤]用于宣化肺气、润肺止咳、润肠：杏仁 10 克，百部 10 克，桔梗 12 克，饴糖 100 克，将上药煎水，取其汁液，调入饴糖拌匀即可。

[番泻叶饴糖饮]用于大便干结、便秘患者：番泻叶 8 克，饴糖 50 克，番泻叶煎水留汁，调入饴糖拌匀即可。

[豆腐饴糖]用于急性支气管哮喘、痰火哮喘：取豆腐一碗，饴糖 100 克，生萝卜汁半杯，混合煮沸即可。

[乌鸡饴糖]用于身体虚弱的脂肪肝患者：乌鸡 1 只，生地 25 克，饴糖 50 克，鸡宰杀洗净后将生地、饴糖调拌后塞入鸡腹内。将鸡腹部朝下置于锅中，于旺火上笼蒸约 3 小时，待其熟烂后，食肉饮汤。

[萝卜蒸饴糖]用于痰热咳嗽、咽干口渴：萝卜 500 克，捣烂，绞取汁液，盛碗中，加饴糖 15~30 克，蒸化，趁热徐徐饮用。

[大建中汤]用于脾胃阳虚、阴寒内盛：人参 9 克，干姜 5 克，花椒 3 克，煎汤取汁；加入饴糖 18 克，煎溶即可。

核桃仁

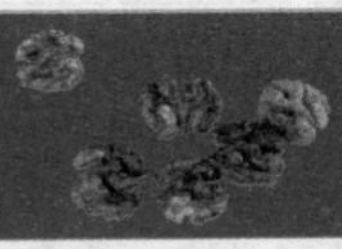

温肺益肾

[本草概述]核桃仁性温，味甘。归肾、肺、大肠经。核桃仁具有温补肺肾、定喘润肠的功效。治疗肝肾亏虚引起的症状，如腰腿酸软、筋骨疼痛、牙齿松动、须发早白、虚劳咳嗽、小便清稀、次数增多、大便燥结，妇女月经和白带过多等。核桃仁因能补肝肾，尤为老年人食用。

◎本草养生秘方

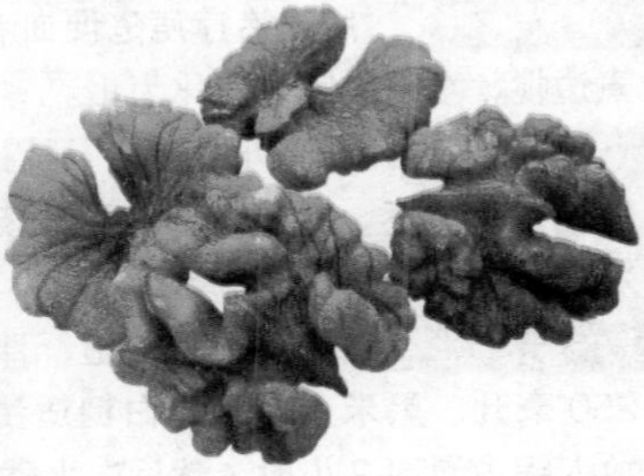

[核桃仁]用于补肾温肺，治疗肾虚腰痛脚弱，或虚寒咳喘及便秘者：核桃仁 10 克，下锅炒香，嚼食。每日 1 次。亦可直接取核桃仁嚼食。

[炒核桃仁]用于治疗肾虚所致的肾结石和失眠：先将菜油倒入锅内，用文火烧热，再将碎至米粒大小的核桃仁 500 克与冰糖 500 克一起倒入锅内，搅拌均匀至冰糖融化后即可上锅食用。

[核桃仁煲猪骨]用于补肾健脾：猪骨 300 克，核桃仁 50 克，莲子 50 克。猪骨洗净斩段，莲子去表皮去心，核桃仁洗净；然后将食材一同放入锅内加水熬汤至熟即可。

[核桃牛奶饮]用于治疗肝肾亏虚、阴血不足、面部斑白不愈等：核桃仁 30 克，牛奶 200 毫升，豆浆 100 毫升，黑芝麻 20 克。

[核桃糖酒]用于治疗肾虚引起的失眠症：核桃仁 6 个，白糖 30 克，捣烂如泥，放入锅里加黄酒 50 毫升，小火煎 30 分钟，每日 1 剂，分两次服。

黑豆

祛风理气

[本草概述]黑豆性平，味甘。归心、肝、肾经。具有祛风除湿、调中下气、活血、解毒、利尿、明目等功效。黑豆含有丰富的维生素 E，能清除体内的自由基，减少皮肤皱纹，养颜美容；此外，其内丰富的膳食纤维，可促进肠胃蠕动，预防便秘。黑豆因能利肝肾，尤为老年人食用。

◎本草养生秘方

[黑米黑豆粥]用于肾虚患者：黑米、香米、小米各 50 克，黑豆、葡萄干、红枣、核桃、枸杞各 100 克。黑豆、小米提前泡 3 小时。其他材料混合洗净。所有材料混合放入锅内，加足量水，烧开后转小火熬成粥即可。

[乌梅黑豆汤]用于滋阴敛汗、养血补肾：乌梅 15 克，黑豆 30 克，小麦 50 克，加清水适量水煎浓汤，去渣取汁，加蜂蜜适量即可。

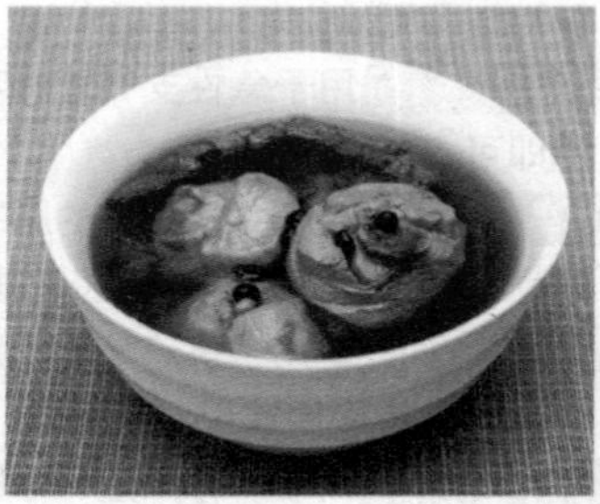

[黑豆]用于治疗脱发：黑豆 2000 克，将黑豆加水，用小火煮熬，以水尽豆粒饱胀为度，取出放盘内阴干，然后撒上细盐，贮于瓶内。每次 6 克，饭后吃，每日 2 次，温开水送服。

[乌鸡黑豆汤]用于补肾养血、乌发养颜：乌鸡 1 只，黑豆 100 克，首乌 20 克，大枣 10 枚，姜片 10 克，食盐适量。将乌鸡宰杀洗净，切成小块。将黑豆放入锅中炒至皮裂后备用，将大枣和首乌洗净。将上食材一同入锅煮熟即可食用。

黑米

滋阴补肾

[本草概述]黑米性平，味甘。归脾、胃经。黑米具有健脾开胃、补肝明目、滋阴补肾、益气强身、养精固泯的功效，是抗衰美容、防病强身的滋补佳品。同时对于脱发、白发、贫血、流感、咳嗽、气管炎、肝病、肾病患者都有食疗保健作用。黑米因能滋补肝肾，尤为老年人食用。

◎本草养生秘方

[阿胶黑米粥]用于治疗痔疮便血者：黑米 50 克，先熬粥，待熟时加入阿胶 6 克，适量红糖，边煮边搅，至阿胶完全溶化为止。

[黑米镶藕]用于补心养血、开胃消瘀：黑米 200 克，藕 3 节。黑糯米水浸透，拌玫瑰酱，藕去皮，灌入黑糯米，放锅中煮熟，凉凉切片，浇白糖淀粉芡汁。

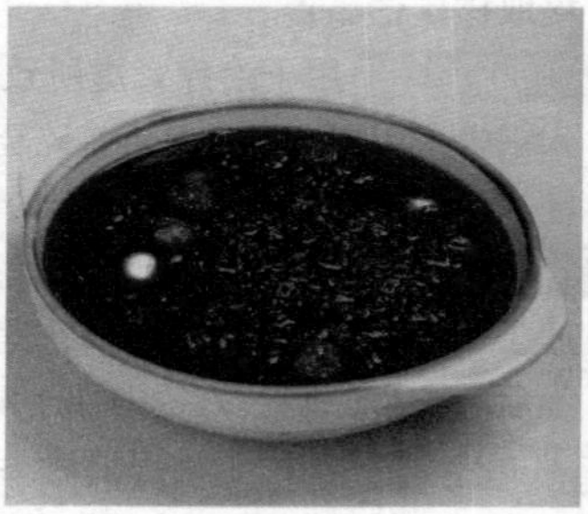

[牛奶黑米粥]用于气血亏虚、津液不足、脾胃虚弱者：牛奶 250 毫升，黑米 100 克，白糖适量。将黑米洗净，加入适量水，放入锅中浸泡 2 小时；然后中火煮至快熟时，加入牛奶、白糖煮至熟，每日 2 次，早晚空腹温热服食。

[黑米黑豆粥]用于肾虚所致诸症者：黑米 100 克，黑豆 50 克，栗子 10 枚，黑芝麻 20 克。先将黑芝麻下锅炒熟，备用；栗子洗净，切碎；黑米、黑豆泡发；将黑米、黑豆、栗子一同下入锅中煮粥，至快好时撒入黑芝麻，最后下入白糖调味即可食用。

板栗

补肾强腰

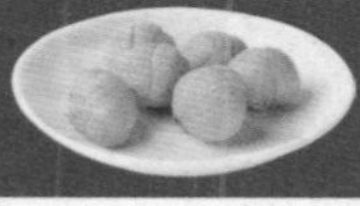

[本草概述]板栗性温，味甘、平。归脾、胃、肾经。具有养胃健脾、补肾强腰之功效，可防治高血压病、冠心病、动脉硬化、骨质疏松等疾病，是抗衰老、延年益寿的滋补佳品。常吃板栗，还可以有效治疗日久难愈的小儿口舌生疮和成人口腔溃疡。板栗因能补肾强腰，尤为老年人食用。

◎本草养生秘方

[栗子山药粥]用于健胃补肾、延年益寿：板栗30克，大枣10个，山药15克，生姜6克，大米100克。加水煮成稀粥，加红糖调味即可。

[板栗红枣烧羊肉]用于补虚益气、健脾胃、强腰肾：羊肉200克，红枣100克，板栗100克。将羊肉洗净，切块，备用；起锅加入适量色拉油烧热，将切好的羊肉块炸熟，捞出控油待用；大枣去核，同板栗焯水待用；锅内放油，放入羊肉、大枣、板栗、调料及鲜汤烧至入味即可食用。

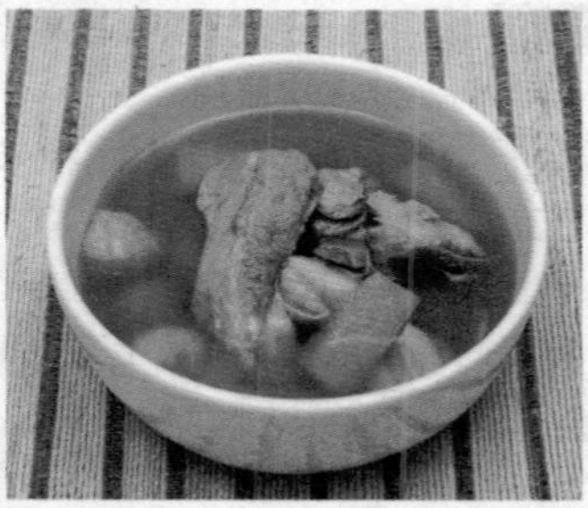

[栗子排骨汤]用于补气健脾，滋阴补肾，强壮筋骨，帮助脂肪代谢，通便排毒：栗子400克（去壳），红薯两根，排骨400克，红枣4粒，姜2片。排骨洗净切块，氽水捞起，待用；红薯去皮，切大块；红枣洗净，拍扁去核；煮沸清水，放入排骨、栗子、红枣和姜片，武火煮20分钟，转小火煲1个小时，放入红薯块，再煲20分钟，调味食用。

糯米

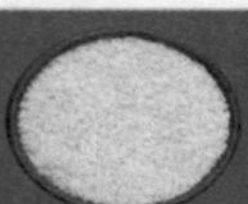

健胃补气

[本草概述]糯米性温，味甘。归脾、肺经。糯米能够补养体气，主要功能是温补脾胃，还能够缓解气虚所导致的盗汗，妊娠后腰腹坠胀，劳动损伤后气短乏力等症状。糯米适宜贫血、腹泻、脾胃虚弱、神经衰弱者食用。但不适宜腹胀、咳嗽、痰黄、发热患者食用。

◎本草养生秘方

[桃仁糯米粥]用于治上气咳嗽，胸满气喘：取桃仁50克去皮、尖，用400毫升水研出汁，加入糯米50克一起煮成粥服食。

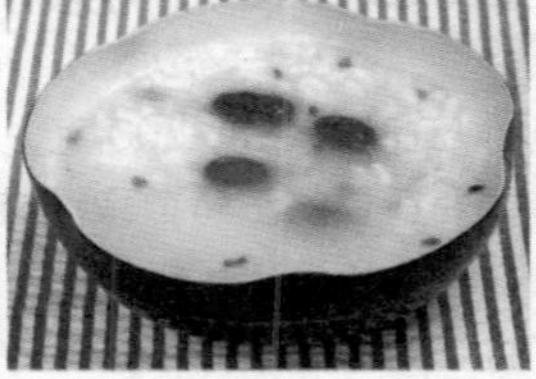

[骨碎补五加皮粥]用于补中、益精、强意志、祛风湿、壮筋骨：骨碎补10克、五加皮10克、赤芍15克、土鳖虫10克、糯米50克，盐3克。煮粥食用。

[红枣双米粥]用于益精气，强意志，利耳目：黑米100克，糯米100克，红枣15克，同煮粥食用。

[人参双米粥]用于补气摄血、气虚月经过多，过期不止：人参10克、升麻3克，糯米30克，粳米30克。人参、升麻煎取汁与粳米同煮为粥食用。

[百合糯米粥]用于失眠、心悸，体虚、久病初愈、脾胃虚弱、烦渴、营养不良：将糯米洗净、泡发，备用；泡发的糯米倒入砂锅内，加适量水，用大火烧沸后，改小火煮40分钟；百合，稍煮片刻，在起锅前，加入冰糖调味即可食用。

小麦

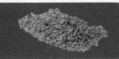

养心敛汗

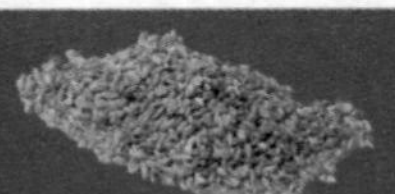

[本草概述] 小麦性凉，味甘。归心、脾、肾经。小麦具有养心神、敛虚汗、生津止汗、养心益肾、镇静益气、健脾厚肠、除热止渴的功效，对于体虚多汗、舌燥口干、心烦失眠等病症患者有一定辅助疗效。小麦因能养心安神，尤为老年人食用。不适宜慢性肝病、糖尿病等病症者。

◎本草养生秘方

[小麦五味子汤] 用于自汗盗汗：小麦 50 克，五味子 10 克。水煎服，每日 1 剂。

[小麦黑豆汤] 用于体虚眩晕：小麦 30 克，黑豆 30 克。水煎服，每日 1 剂。

[小麦柏子仁汤] 用于养心安神，治失眠：小麦 50 克，柏子仁 20 克，夜交藤 25 克，水煎服，每日 1 剂。

[小麦粥] 用于治疗内热消渴：小麦 60 克，加水煎煮成稀粥，每日 1 剂，分 3 次服用。

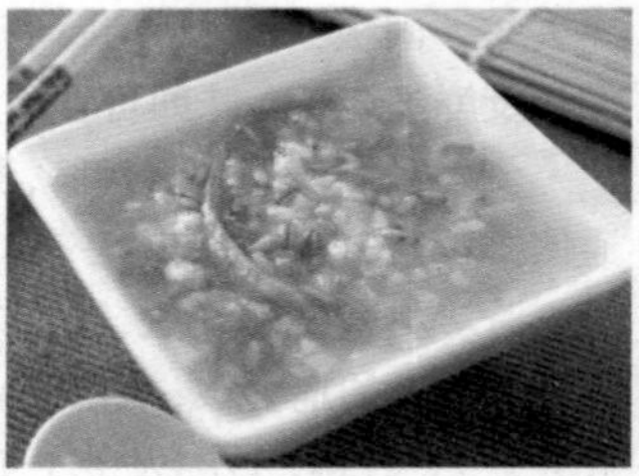

[小麦红枣粳米粥] 麦仁、粳米各 40 克，红枣适量，冰糖、葱各 8 克。麦仁、粳米均泡发洗净；红枣洗净，切片；葱洗净，切花；锅置火上，倒入清水，放入麦仁与粳米，以大火煮开；加入红枣、冰糖同煮至浓稠状，撒上葱花即可。

[小麦猪排粥] 用于气虚失眠：猪排 120 克，小麦 60 克，黑豆 20 克。小麦、黑豆洗净发泡，排骨入清水大火煮沸半小时，入小麦、黑豆小火熬煮成粥即可。

猪心

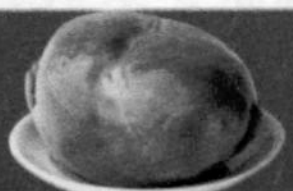

养心补血

[本草概述] 猪心性平，味甘、咸。归心经。猪心具有补虚、安神定惊、养心补血的功效，对心虚多汗、自汗、惊悸恍惚、怔忡、失眠多梦等症有食疗作用。猪心一般人均能食用，因其能安神定惊，尤为老年人食用。但不适宜高胆固醇血症者食用。此外，猪心不宜与吴茱萸同食。

◎本草养生秘方

[猪心羹] 用于心悸恐惊，失眠健忘，烦闷不舒等证：猪心 1 枚，枸杞芽 250 克，葱白、豆豉各适量。猪心洗净血污，切成细丁状；枸杞芽、葱白切碎；豆豉放入锅内，加清水，煮取豉汁；猪心、枸杞菜、葱白放入豉汁中，加黄酒、食盐小火煮成羹食用。

[卤猪心] 用于冠心病、心律不齐以及热病伤阴的干咳烦渴：玉竹 50 克，猪心 500 克，生姜、葱、花椒、食盐、白糖、味精、香油适量。玉竹煎取汁液，将猪心放入汁液中煮熟时捞起晾干；在锅内加卤汁适量，放入食盐、白糖、味精和香油，加热成浓汁，将其均匀地涂在猪心里外即成。

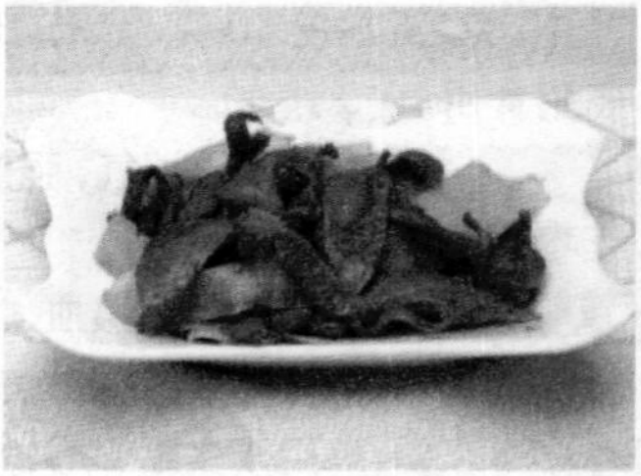

[柏子仁猪心汤] 用于心慌气短，失眠盗汗，大便秘结，五心烦热等心阴不足者：柏子仁 15 克，酸枣仁 20 克，猪心 1 个，食盐适量。柏子仁、酸枣仁冲细成末；猪心洗净血污后，将柏子仁、酸枣仁粉放入猪心中，用砂锅加水适量炖至熟即可食用。

泥鳅

暖脾祛湿

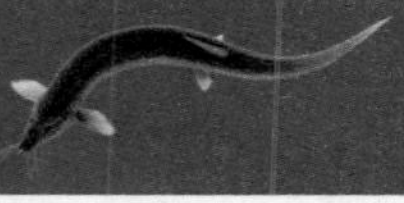

[本草概述]泥鳅性平、味甘。入脾、肝经。有暖脾胃、祛湿、壮阳、止虚汗、补中益气、强精补血之功效，是治疗急慢性肝病、阳痿、痔疮等症的辅助佳品。此外，泥鳅皮肤中分泌的黏液即所谓的“泥鳅滑液”，有较好的抗菌、消炎作用，对小便不通、热淋便血、中耳炎有很好的食疗作用。

◎本草养生秘方

[泥鳅山药汤]用于益气健脾，和胃利湿：泥鳅500克，山药50克，萝卜1个，生姜适量。山药、萝卜洗净，切块，备用。泥鳅去内脏、洗净，锅内放入少许植物油，将泥鳅稍煎，煮熟。随后放入淮山药、萝卜、生姜片煮熟即可食用。

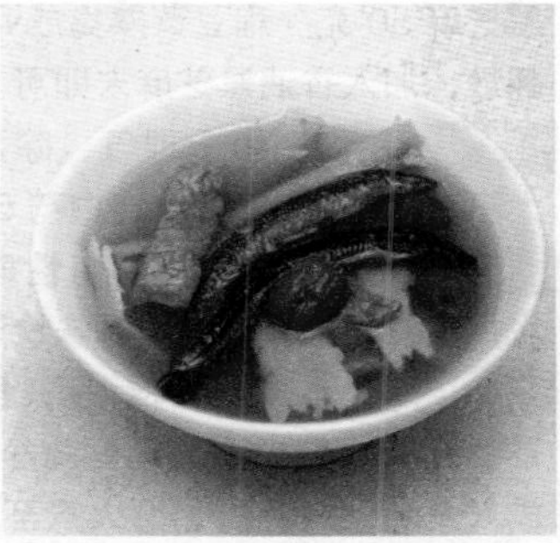

[泥鳅虾汤]用于温阳补肾：泥鳅200克，虾30克。将泥鳅用温水洗干净，剖除内脏；虾洗净；姜洗净，切丝或小片。一同入锅煮熟调味即可。

[泥鳅黑芝麻汤]用于补肾健脾、养血生发：泥鳅300克，黑豆、黑芝麻各50克。将黑豆、黑芝麻洗净；泥鳅放冷水锅内，加盖加热烫死，洗净，干水后下油起锅稍煎黄，铲起。然后把全部用料放入锅内，加清水适量煮熟即可食用。

[泥鳅人参汤]用于肾虚患者：泥鳅数条，剖除内脏，洗净；人参10克，洗净；共煮熟后加红糖少许，连汤带泥鳅均可吃。

南瓜

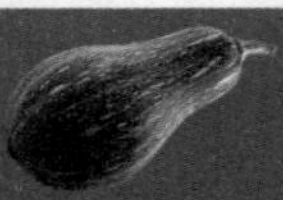

润肺益气

[本草概述]南瓜性温，味甘。归脾、胃经。具有润肺益气、化痰、消炎止痛、降低血糖、驱虫解毒、止喘、美容等功效。可减少粪便中毒素对人体的危害，防止结肠癌的发生，对高血压及肝脏的一些病变也有预防和治疗作用。另外，南瓜盅胡萝卜素含量较高，可保护眼睛。

◎本草养生秘方

[南瓜红枣汤]用于慢性支气管炎：南瓜500克，洗净切小块，红枣20枚，洗净去核，红糖适量。一起入锅同煮，煮成汤即可食用。

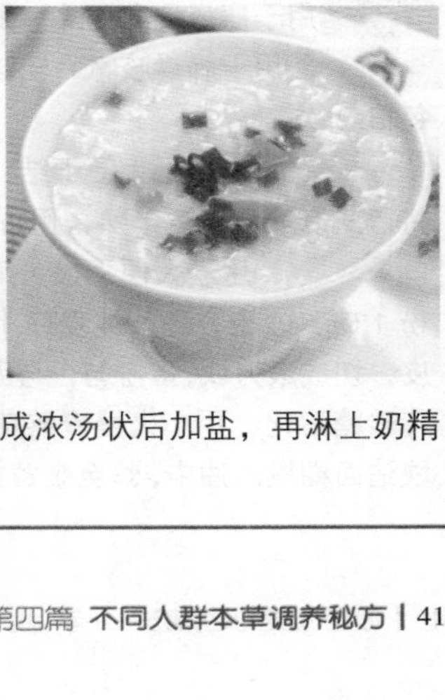

[南瓜豆腐汤]用于补中益气、气虚便秘：南瓜100克，豆腐50克。两种食材同炖，熟后依个人口味调味即可食用。

[南瓜粥]用于养胃，能治胃病、胃及十二指肠溃疡：南瓜50克，粳米50克。共煮粥食用。

[南瓜金银花汤]用于治疗扁桃体炎：南瓜50克、金银花12克、甘草6克。南瓜切块，与金银花、甘草同入锅煎煮至南瓜熟烂即可。

[薏仁南瓜浓汤]薏仁35克，洗净放入果汁机打成薏仁泥；南瓜150克、洋葱60克，洗净切丁，均放入果汁机打成泥；锅炖热，将奶油5克融化，再将南瓜泥、洋葱泥、薏仁泥倒入锅中煮滚并化成浓汤状后加盐，再淋上奶精即可食用。

扁豆

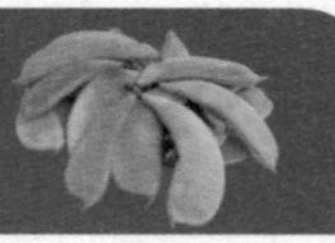

健脾化湿

[本草概述]扁豆性平，味甘。归脾、胃经。扁豆是甘淡温和的健脾化湿药，能健脾和中、消暑清热、解毒消肿、除湿止泻，适用于脾胃虚弱、便溏腹泻、体倦乏力、水肿、白带异常以及夏季暑湿引起的呕吐、腹泻、胸闷等病症。扁豆高钾低钠，经常食有利于保护心脑血管，调节血压。

◎本草养生秘方

[扁豆炒豆腐]用于清热泻火、清肝明目：豆腐1000克，扁豆400克，姜丝、葱花、精盐、淀粉、食用油等适量。炒菜食用。

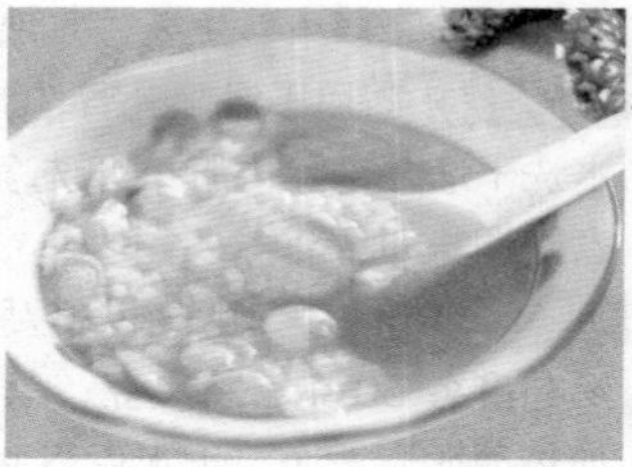

[扁豆核桃泥]用于缓解便秘、润滑肠道：扁豆300克，核桃50克，黑芝麻50克。扁豆蒸熟捣成泥，核桃仁研成粉末，然后入锅一同翻炒，加入香油黑芝麻末即可。

[扁豆陈皮汤]用于理气、除湿、健脾，去除口苦：扁豆25克，大枣20克，陈皮5克，白芍5克。水煎服。

[扁豆汤]用于腹泻、细菌性痢疾：白扁豆30克，红糖适量。加水把豆煮熟烂，加红糖调味饮汁、吃豆。

[淮山扁豆粥]用于暑湿泄泻、食欲不振：淮山25克，白扁豆20克，大米100克、盐2克，味精1克，香油5克，葱少许。扁豆洗净；淮山去皮洗净，切小块；葱洗净，切花；大米洗净。锅内注水，放入大米、白扁豆，用旺火煮至米粒绽开，放入淮山。改用文火煮至粥成闻见香味时，放入盐、味精、香油调味，撒上葱花即可食用。

香蕉

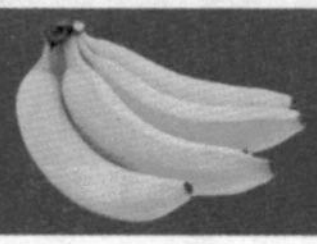

清热通便

[本草概述]香蕉性寒，味甘。归脾、胃、大肠经。具有清热、通便、解酒、降血压、抗癌之功效。香蕉中的钾能降低机体对钠盐的吸收，故其有降血压的作用。纤维素可润肠通便，对于便秘、痔疮患者大有益处。香蕉因能润燥通便、清热、去燥，尤为老年人食用。

◎本草养生秘方

[香蕉皮]用于皮肤瘙痒：香蕉皮适量，洗净以外皮涂擦患部，每天3次。

[香蕉]用于痔疮便血疼痛：鲜半熟香蕉2根。将香蕉连皮洗净，连皮加水炖烂吃，每天2次。

[蒸香蕉]用于肺燥咳嗽、干咳无痰、咳痰带血：香蕉2只，去皮切小段，加冰糖适量，蒸熟食用，每日2次。

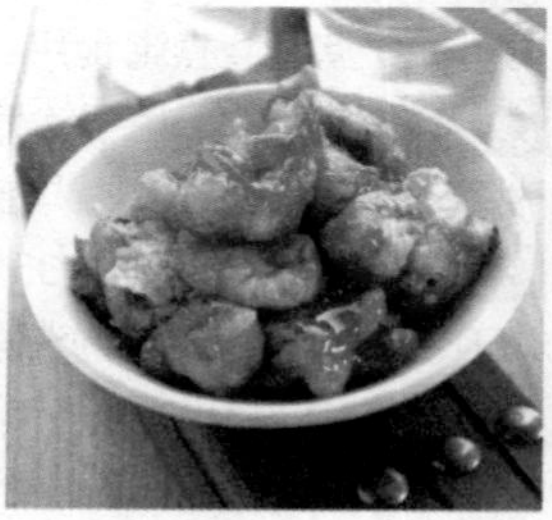

[香蕉黑芝麻]用于大便干结、排出困难：香蕉500克，黑芝麻25克，将黑芝麻炒至半生半熟，用香蕉蘸芝麻嚼吃，每天分3次吃完。

[拔丝香蕉]用于大便干燥、痔疮、大便带血：香蕉3根、蛋2个、面粉1碗、砂糖6匙、纯麦芽1匙、色拉油6碗、黑芝麻2匙。香蕉去皮，切成滚刀块；蛋打匀，与面粉拌和；砂糖、清水、纯麦芽在锅中煮，待砂糖溶化，用小火慢慢熬黄；糖快好时，另锅将色拉油烧热，香蕉块沾面糊投入油中，炸至金黄色时捞出，倒出糖汁中拌匀；稍撒黑芝麻。

本草秘方

适合儿童的本草养生秘方

儿童时期是人生十分重要的阶段，这一时期既是身体生长发育的一个高峰时期，又是接受科学文化知识、形成思想和性格的一个重要时期，各个方面都应该全面健康发展。在饮食方面，家长应提供满足儿童生长发育的营养，善用本草可为儿童补铁补锌、健脑益智、增高助长、增强免疫、保护视力、开胃消食。

鲢鱼

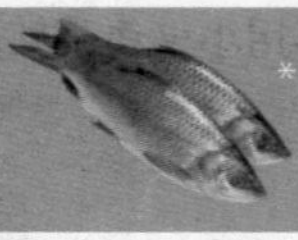

通乳化湿

[本草概述]鲢鱼性温，味甘，归脾、胃经，富含蛋白质及氨基酸、脂肪、烟酸、钙、磷、铁等营养素，具有健脑益智、健脾、利水、温中、益气、通乳、化湿之功效，还能促进智力发展，对于降低胆固醇和预防心脑血管疾病、癌症等具有明显的食疗作用。

◎本草养生秘方

[冻豆腐炖鲢鱼]用于儿童注意力不集中：鲢鱼处理干净，切块；热锅注油，下姜片和葱段爆香，加适量水烧开，入鲢鱼和冻豆腐，先用大火煮沸，再用小火煮至鱼熟，加盐和料酒调味即可。

[香煎鲢鱼]用于生长发育期的儿童：鲢鱼300克，处理干净，切块，加盐、料酒、鸡精拦匀；热锅注油，下鲢鱼块小火煎熟，装盘即可。

[清蒸红目鲢]用于生长发育期的儿童：红目鲢400克，处理干净，装盘，撒上几滴料酒，放入适量姜片，在锅中注入适量水，待水煮开时，将鱼入锅蒸熟，蘸酱油食用即可。

[红烧鲢鱼]用于儿童心烦气躁：鲢鱼400克，处理干净，入热油锅炸至金黄色；锅留底油，加姜末、葱白、蒜末爆香，入鲢鱼，加少许水，放入盐、料酒、酱油、白糖烧入味，勾芡起锅。

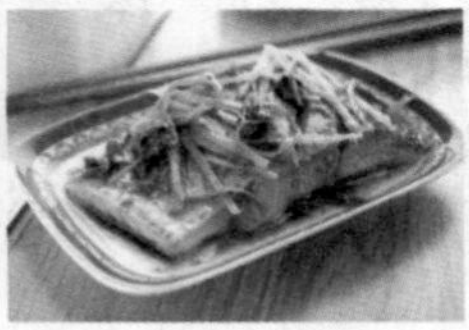

鳙鱼

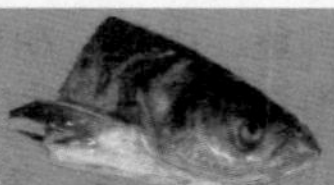

补虚暖脾

[本草概述]鳙鱼性温，味甘，入胃经，属于高蛋白、低脂肪、低胆固醇鱼类，具有补虚弱、暖脾胃、补头眩、益脑髓、疏肝解郁、健脾利肺、祛风寒、益筋骨之功效，还可润泽皮肤。但肥胖、肾衰竭、肝性脑病、中风者要少食鳙鱼。

◎本草养生秘方

[鳙鱼海带汤]用于儿童食欲不佳：鳙鱼300克，处理干净切片；锅置火上，入姜、葱白爆香，下高汤烧沸，放入海带煮软，再放入鳙鱼片，大火煮沸，小火煮熟，加盐、料酒、鸡精调味即可。

[山药鱼头汤]用于儿童反应慢：鳙鱼头1个，洗净切开；山药100克，去皮洗净后切块；油锅烧热，下葱头和姜片爆香，加水烧开，下入鱼头，用大火煮沸，再用小火煮至汤发白，下山药煮熟，加盐调味。

[冬瓜鳙鱼]用于儿童消化不良：鳙鱼150克，处理干净，切块；冬瓜100克，洗净切片；油中加高汤烧开，下鳙鱼片和冬瓜，用大火煮沸，再用小火煮熟，加盐和鸡精调味。

[鳙鱼汤]用于生长发育期的儿童：鳙鱼300克，处理干净，切块；热锅注油，下鳙鱼块稍煎，加水和姜片，用大火煮沸，再用小火煮至汤发白，加盐和料酒调味，起锅即可。

鲫鱼

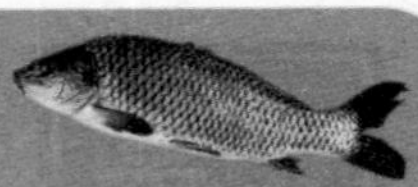

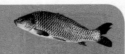

滋阴补虚

[本草概述]鲫鱼性平，味甘，归脾、胃、大肠经，富含蛋白质、脂肪、钙、铁、锌、磷等矿物质及多种维生素，可补阴血、通血脉、补体虚，还有益气健脾、利水消肿、清热解毒、通络下乳、祛风湿病痛之功效。但感冒者、高脂血症患者要少食鲫鱼。

◎本草养生秘方

[红豆炖鲫鱼]用于儿童增高助长：将鲫鱼1条洗净，红豆洗净；鲫鱼和红豆放入锅内，加2000～3000毫升水，用大火煮沸，再用小火清炖，炖至鱼熟豆烂，加盐，待温即可食用。

[胡萝卜山药鲫鱼汤]将鲫鱼1条洗净；40克山药、40克胡萝卜去皮洗净，切块备用；净锅上火倒入水，下入鲫鱼、山药、胡萝卜、葱段、姜片，用大火煮沸，再用小火煲至熟，调入盐即可。

[冬瓜鲫鱼汤]用于儿童缺钙：鲫鱼1条洗净；100克冬瓜去皮洗净，切片备用；起油锅，将葱、姜炝香，下入冬瓜炒至断生，倒入水，下入鲫鱼煮至熟，调入盐、味精，再调入胡椒粉，淋入香油即可。

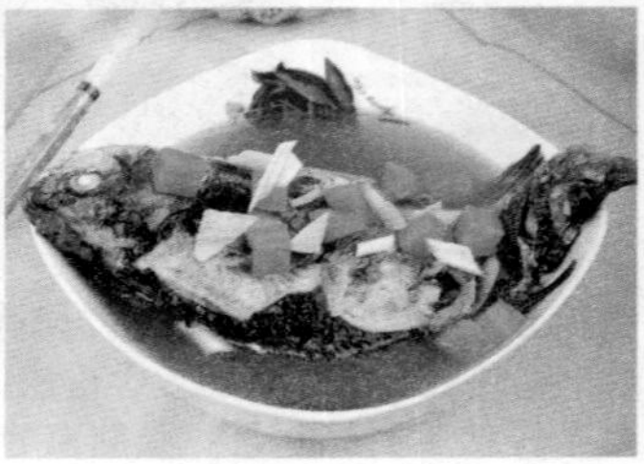

[豆腐鲫鱼]用于儿童烦躁：300克豆腐切块；将鱼处理好，加盐抹匀；锅底留油，爆香姜、蒜、豆瓣酱，倒入肉汤，加入鱼、豆腐块，小火煨沸，下入调味料，起锅，撒上葱花即成。

蛏子

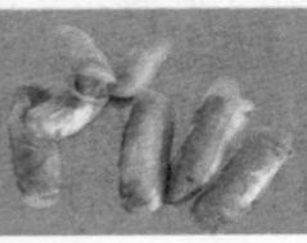

健脑益智

[本草概述]蛏子性寒，味甘咸，归心、肝、肾经，含丰富的蛋白质、钙、铁、硒、维生素A等营养元素，常用于健脑益智、甲状腺功能亢进。蛏子含有锌和锰，常食蛏子有益于脑的营养补充，有健脑益智的作用。对因放射疗法、化学疗法后产生的口干烦热等症有一定的疗效。

◎本草养生秘方

[爆炒蛏子]用于儿童反应慢：蛏子500克，处理干净；将锅置于火上，注油，待油热时，加入葱段、蒜末炒香，再放入蛏子炒熟，加盐、酱油、料酒调味，装盘，撒上葱末即可。

[辣爆蛏子]用于儿童心烦食欲差：蛏子400克，处理干净后汆水备用；热锅注油，下料酒，加入干辣椒段炒香后放入蛏子，再加入盐、酱油、红椒片、青椒片炒熟，加味精炒匀起锅。

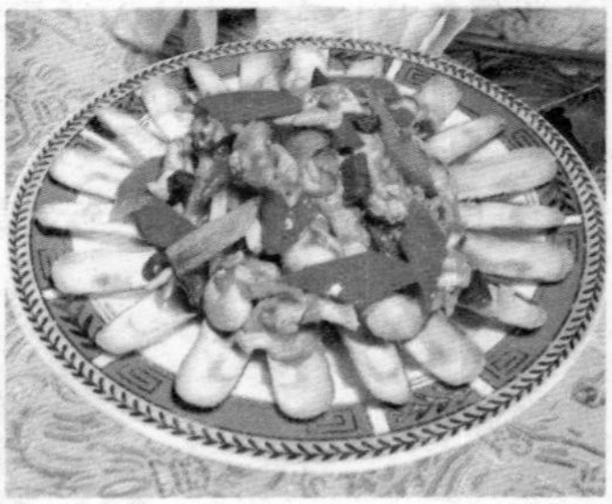

[清蒸蛏子]用于儿童注意力不集中：蛏子400克，处理干净后装盘，撒上几滴料酒，放入锅中蒸熟，蘸酱油食用即可。

[蛏子丝瓜汤]用于儿童心烦意乱：蛏子200克，处理干净；丝瓜200克，去皮洗净；油锅烧热，加姜葱爆香，加水烧开，入蛏子和丝瓜，用大火煮沸，再用小火煮熟，加盐、味精、料酒调味即可。

海带

化痰软坚

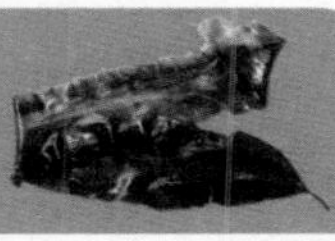

[本草概述] 海带性寒，味咸，归肝、胃、肾三经，富含蛋白质、碘、钾、钙、钠、镁、铁、铜、硒、维生素A、藻多糖，能补铁补锌、化痰、软坚、清热、降血压、预防夜盲症、维持甲状腺正常功能。海带还能抑制乳腺癌的发生。另外，海带没有热量，对于预防肥胖症颇有益。

◎本草养生秘方

[海带拌土豆丝] 用于儿童缺铁缺锌：将500克土豆洗净去皮，切丝后焯熟备用；150克海带洗净切丝，焯水沥干，放在土豆丝上；蒜末、葱丝、酱油、醋、盐、辣椒油调匀，浇入菜盘中，拌匀即可食用。

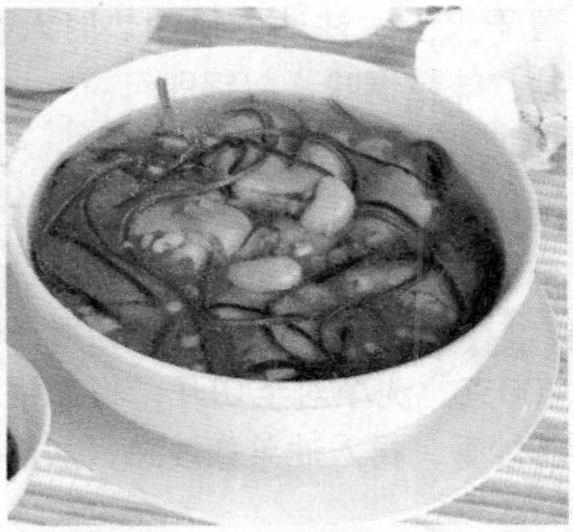

[豆腐海带鱼尾汤] 用于儿童缺铁：将50克海带洗净切片，鱼尾去鳞洗净；热油锅下姜，将鱼尾煎至金黄，加沸水煲20分钟后放入100克豆腐块、海带，煮15分钟，加盐调味即可。

[海带煲猪手] 用于儿童缺锌：将300克鲜猪手洗净斩块，氽水备用；100克海带节洗净；将猪手、15克红枣、海带、绍酒放入瓦煲，加水，用大火煮沸，再用小火煲熟烂，调味即可。

[豆腐海带汤] 用于儿童缺铁：55克豆腐洗净切小丁；锅中入高汤烧开，加入50克洗净的海带片，用大火煮沸，再用小火煮熟，再加入豆腐稍煮；加入少许盐调味，待温即可食用。

花生

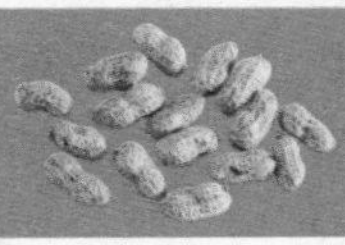

益智抗衰

[本草概述] 花生性平，味甘，归脾、肺经，含有脂肪、糖类、维生素E、维生素K、钙、磷、铁、氨基酸、不饱和脂肪酸、粗纤维等，可以促进人体的新陈代谢、增强记忆力、健脑益智、抗衰老、延长寿命。但胆囊炎、慢性胃炎患者要慎食花生。

◎本草养生秘方

[牛肉粒花生汤] 用于儿童易受惊吓：将250克牛肉洗净切大粒，20克花生米洗净泡好；热锅注入适量高汤，下入牛肉烧开，再下入花生米，调入盐煮至熟，下入适量洗净的上海青即可。

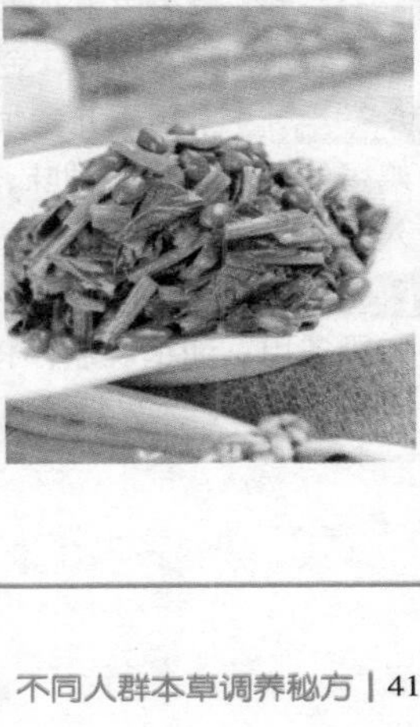

[花生煲凤爪] 用于小儿记忆差：锅中注水烧开，调入料酒，放入洗净的500克鸡爪，水再沸捞出洗净；锅中注水，放入花生米、姜片、料酒、鸡爪，煮至鸡爪软，调入盐、味精即可。

[花生仁拌芹菜] 用于免疫力低下：将250克芹菜洗净，切碎焯水，沥干装盘；200克花生仁洗净沥干；炒锅注油烧热，下入花生仁炸熟，沥油，倒在芹菜中；加入盐和味精调味即可。

[花生米拌豆腐] 用于儿童反慢：600克豆腐洗净，焯水后切丁；皮蛋去壳切丁；油锅烧热，将花生米、红油、盐炒成味汁，将皮蛋放在豆腐上，淋入味汁，撒上葱花和熟芝麻即可。

油菜 *活血化瘀*

[本草概述] 油菜性温，味辛，归肝、肺、脾经，具有活血化瘀、消肿解毒、促进血液循环、润肠通便、美容养颜、强身健体的功效，对儿童缺钙、游风丹毒、手足疖肿、乳痈、习惯性便秘等病证有食疗作用。孕早期妇女、小儿麻疹后期、疥疮患者不宜多食。

◎本草养生秘方

[白果扒油菜] 用于免疫力低下：将300克油菜洗净，对切成两半；炒锅倒油烧热，下入油菜炒熟，加盐和鸡精调好味，出锅装盘；将20克去壳洗净的白果炒熟，装饰在油菜上即可。

[油菜炒香菇] 用于儿童不易入睡：将200克油菜洗净，对半切开；100克鲜香菇洗净切片；将油锅置于火上，注油，待油热时入香菇炒香，再下油菜炒熟，加盐、味精调味，起锅即可。

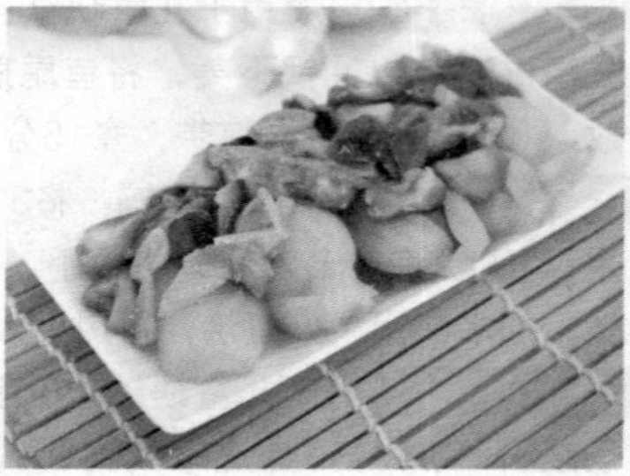

[海米炒油菜] 用于儿童缺钙：先将海米洗净，再将300克油菜洗净对半切开，将油锅置于火上，注油，待油热时，下海米炒香，放入油菜炒熟，加盐、酱油和少许鸡粉调味，起锅即可。

[蒜蓉炒油菜] 用于发热、拉肚子：蒜蓉10克，去皮切末；油菜400克，洗净对半切开；将油锅置于火上，注油，烧热，下蒜蓉炒香，再入油菜翻炒熟，加盐、鸡精调味，炒匀装盘即可。

金针菇 *润肠降脂*

[本草概述] 金针菇性平，味甘，归脾、胃、肾经，所含人体必需氨基酸成分较全，还含量有朴菇素，可抑制血脂升高、降低胆固醇、防治心脑血管疾病，适合气血不足者、营养不良的老人、儿童食用。但脾胃虚寒者不宜过多食用金针菇。

◎本草养生秘方

[金针菇炒火腿] 儿童食欲不佳：200克火腿洗净切成细丝；金针菇撕开洗净，焯水备用；锅加油烧热，下入火腿丝炒熟，再加入金针菇稍炒，最后调入盐、味精，炒匀即可。

[金针菇煎蛋汤] 用于儿童缺钙：将50克金针菇洗净撕开；鸡蛋加少许盐打散，入油锅煎成蛋饼，倒入清水，下入姜片、金针菇煮熟，调入盐、香油、味精，撒上葱花即可。

[金针菇蒸蛋] 用于儿童烦躁：将100克金针菇洗净切末；取2个鸡蛋的蛋清，加盐调味，加适量水拌匀；锅内水烧开，将蛋清入锅中蒸熟；将金针菇入锅炒熟，调味后放在蒸蛋上即可。

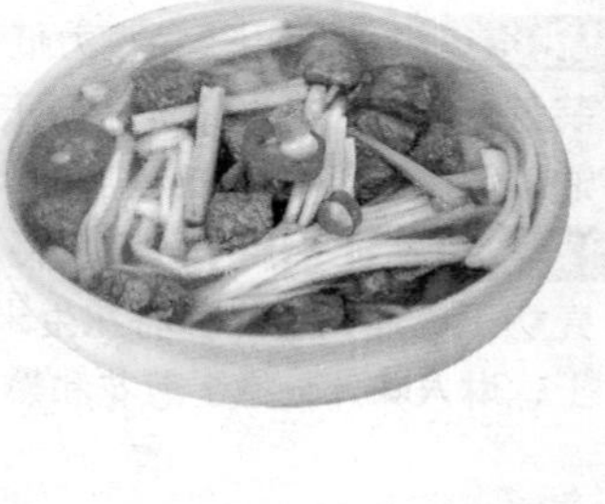

[金针菇瘦肉汤] 将150克猪瘦肉洗净切丁；100克金针菇洗净，切段备用；油锅烧热，将葱、姜爆香，加水，倒入金针菇、瘦肉，调入盐，大火烧开，淋入香油，撒入香菜末即可。

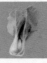

青椒

散寒除湿

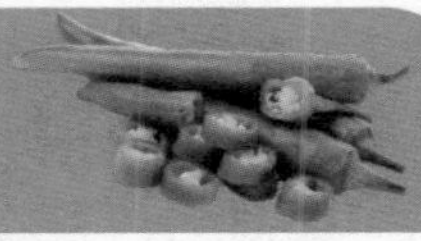

[本草概述]青椒性热，味辛，归心、脾经，含有胡萝卜素、钾、维生素C、钠、磷、镁、碳水化合物，具有温中下气、散寒除湿的功效，还能增强人的体力，缓解因工作、生活压力造成的疲劳。但眼疾、食管炎、胃肠炎患者要慎食青椒。

◎本草养生秘方

[蒜烧青椒]用于儿童补充维生素C：将1根青椒洗净，去子，切成长条；蒜去皮，剁成蓉；将油锅置于火上，注油，油锅烧热，下青椒炒至断生，加入蒜蓉、盐、味精炒匀，出锅后加入酱油拌匀即可。

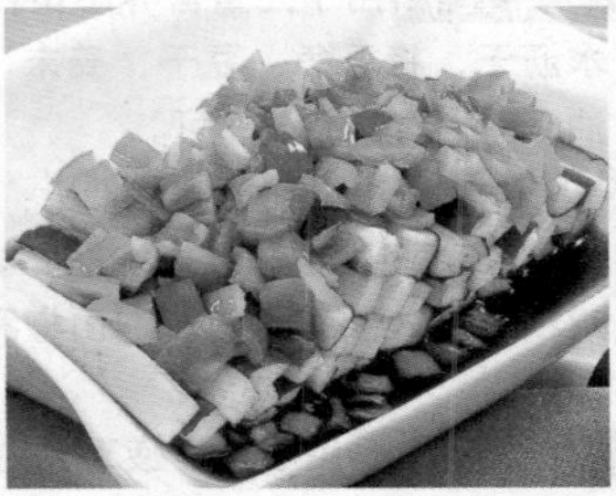

[双椒蒸茄子]用于儿童补充钙：将300克茄子、30克青椒、30克红椒均去蒂洗净，切条状；将切好的茄子、青椒、红椒加盐调味，摆好盘，入蒸锅蒸熟后取出，淋上香油即可。

[青椒蒸芋头]用于儿童缺钙：50克青椒洗净，切条；将芋头去皮，洗净切成条，油炸一下；将炸好的芋头与青椒拌在一起，用调味料调好味，上笼蒸熟，取出即可。

[黑木耳炒青椒]用于儿童烦躁磨人：将150克水发木耳洗净，撕小朵；150克青椒洗净，切块；将油锅置于火上，注油，锅中油烧热，放入水发木耳、青椒炒匀，调入盐，放入葱段，炒熟即可。

胡萝卜

清热补肝

[本草概述]胡萝卜性平，味甘、涩，归心、肺、脾、胃经，有增高助长、健脾和胃、补肝明目、清热解毒、壮阳补肾、透疹、降气止咳等功效，对于肠胃不适、便秘、夜盲症、性功能低下、麻疹、百日咳、小儿营养不良等症状有食疗作用。

◎本草养生秘方

[胡萝卜红枣汤]用于儿童食欲不佳：将200克胡萝卜洗净，切块；红枣10枚洗净；锅中加清水，放入胡萝卜和红枣，用温火煮40分钟，再加冰糖调味即可。

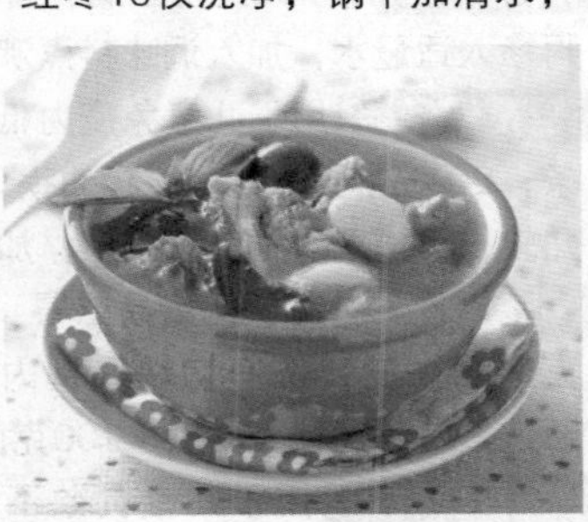

[胡萝卜鸡汤]用于儿童缺钙：将200克鸡肉洗净，斩块汆水；胡萝卜去皮洗净，切块；油锅烧热，入葱、姜炝香，倒入水，加入老鸡、胡萝卜、莲子，调入盐、味精，先用大火煮沸，再用小火煲至熟即可。

[胡萝卜烧羊肉]用于儿童营养不良：油锅烧热，放姜片爆香，倒入600克羊肉块炒5分钟，加料酒炒香后再加盐、酱油和冷水，倒入砂锅，放入100克胡萝卜块、橙皮，慢炖约2小时。

[胡萝卜牛骨汤]用于小儿缺钙：500克牛骨洗净，斩块备用；胡萝卜1根，去皮洗净切大块；洋葱半个洗净切片；将准备好的材料放于瓦煲中，加清水煲2个小时，加胡椒、盐调味即成。

豆角

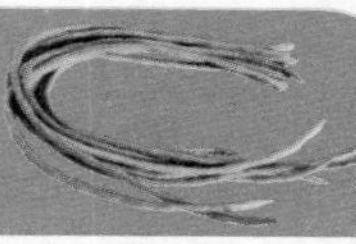

理中益气

[本草概述]豆角性平，味甘，归脾、胃经，含有易于消化吸收的优质蛋白质、适量的碳水化合物以及多种维生素、微量元素等，具有健脾养胃、理中益气、补肾、降血糖、促消化、增食欲、提高免疫力等功效。气滞便结之人应慎食豆角。

◎本草养生秘方

[茶树菇炒豆角]用于儿童体质虚弱：将150克茶树菇洗净，切去头尾；200克豆角洗净切段；锅中倒油烧热，放入茶树菇、豆角、红椒丝翻炒至熟，最后调入盐，炒匀即可。

[豆角豆干]用于儿童营养不良：将150克豆角洗净切段，100克豆干洗净切条，将豆角和豆干焯水沥干，将豆角、豆干、姜末、蒜末、酱油、香油、盐、辣椒油、醋拌匀，装盘即可。

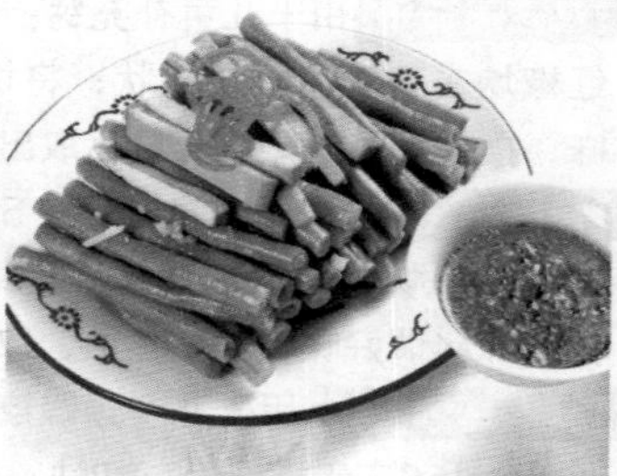

[山椒豆角]用于儿童食欲低下：将200克豆角洗净切段，焯水装盘；25克泡山椒和红椒洗净，切段装盘；将蒜蓉、香油、盐和鸡精调放入装有豆角、泡山椒和红椒片的盘中，搅拌均匀即可食用。

[豆角炒肉末]用于儿童疲乏无力：将300克豆角洗净切碎；150克瘦肉洗净切末；油锅烧热，放入肉末、鲜豆角碎炒香，加入姜末、蒜末、100克红椒碎稍炒，调味即可出锅。

丝瓜

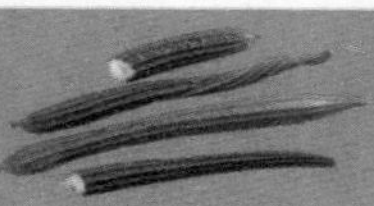

凉血祛风

[本草概述]丝瓜性凉，味甘，归肝、胃经，含皂苷、黏液、木聚糖、脂肪、蛋白质、维生素C、B族维生素等营养素，有增强免疫、清热凉血、解毒通便、祛风化痰、润肌美容、通经络、行血脉、下乳汁、调理月经不顺等功效。但体虚内寒、腹泻者要慎食丝瓜。

◎本草养生秘方

[清炒丝瓜]用于儿童易生病：将300克嫩丝瓜去皮洗净，切块；油锅烧热，下入丝瓜块炒至熟软，再掺入适量水，加入调味料煮沸后即可。

[丝瓜滑子菇]用于儿童免疫力低下：将350克丝瓜洗净，去皮切条；20克滑子菇洗净；起油锅，爆香红椒片，加入丝瓜条炒至熟软，再加入滑子菇炒至熟，加盐和味精炒至入味即可。

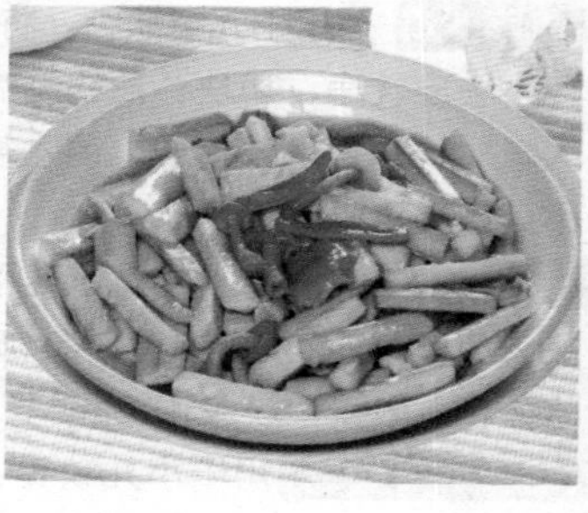

[排骨丝瓜汤]用于儿童易感冒：将150克西红柿洗净切块；200克丝瓜去皮，洗净切块；锅内倒入高汤，调入盐、白糖、料酒，下入西红柿、丝瓜、100克卤排骨煲至熟即可。

[丝瓜炒鸡蛋]用于儿童食欲不佳：将50克丝瓜去皮，洗净切片；鸡蛋2个打散；热锅注油，下鸡蛋液稍炒，起锅备用；起油锅，下蒜末爆香，下丝瓜炒熟，加鸡蛋炒匀，加盐调味即可。

荷兰豆 *调脾利肠*

[本草概述]荷兰豆性寒，味甘，归脾、胃、大肠、小肠经，含有膳食纤维、维生素A、胡萝卜素、蛋白质、脂肪、碳水化合物、叶酸等营养素，具有调和脾胃、利肠、利水的功效，还可以使皮肤柔润光滑，并能抑制黑色素的形成，有美容的功效。

◎本草养生秘方

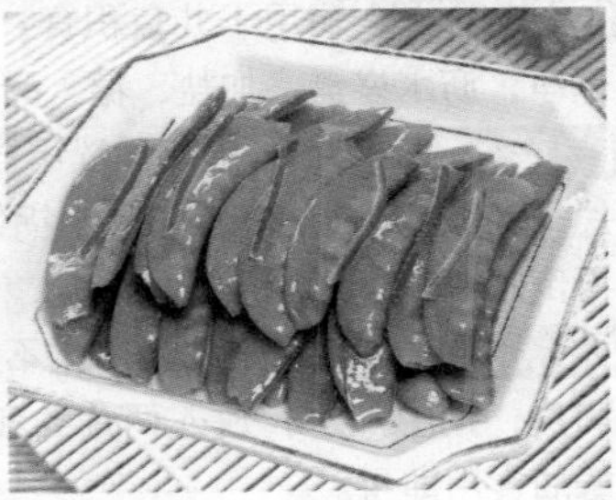

[荷兰豆炒本菇]用于儿童营养不良：将150克荷兰豆择去头尾，洗净焯水；本菇洗净，撕成小朵，焯水；油锅烧热，将20克肉末炒散，下入荷兰豆和本菇，加入调味料一起炒匀即可。

[虾仁荷兰豆]用于儿童免疫力低下：100克虾仁、200克荷兰豆、2朵香菇洗净备用；将荷兰豆、香菇、红椒片焯熟，捞出加盐、蒜末、香油拌匀，摆盘；将虾仁炸至酥脆，捞出摆盘。

[拦荷兰豆]用于儿童反复感冒：将300克荷兰豆去头尾，洗净，焯水，装入碗中，加盐、味精、红椒丝拌匀，装盘即可。

[荷兰豆炒肉]用于儿童体质虚弱：荷兰豆300克，洗净；瘦肉200克，洗净切片；将锅置于火上，注油，待油热时，下瘦肉滑炒，再下入荷兰豆炒熟，加盐、酱油、鸡精调味即可。

蚕豆 *健脾益气*

[本草概述]蚕豆性平，味甘，归脾、胃经，含蛋白质、碳水化合物、粗纤维、磷脂、胆碱、维生素 B_1、维生素 B_2 等营养素，具有健脾益气、祛湿、抗癌等功效，可用于增强免疫、脾胃气虚、胃呆少纳、不思饮食、大便溏薄、慢性肾炎、肾病水肿等。

◎本草养生秘方

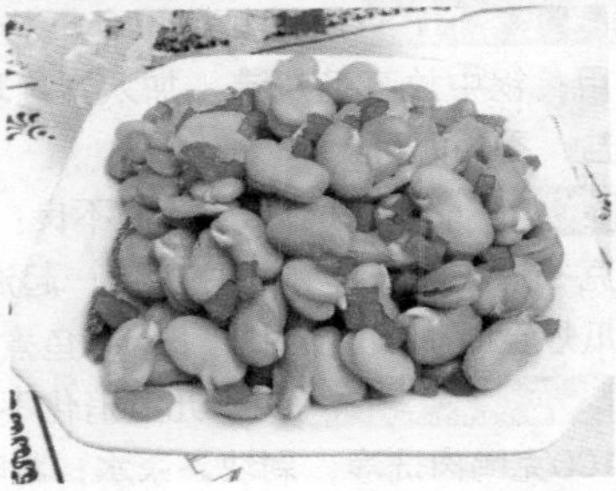

[酸菜蚕豆]用于儿童食欲不佳：将200克蚕豆洗净，焯水后捞出；100克酸菜洗净，切碎；将油锅置于火上，注油，油烧热时，入红椒丝炒香，加入酸菜、蚕豆同炒至熟，调入盐、味精炒匀即可。

[凉拌蚕豆]用于儿童脾胃虚弱：蚕豆300克，洗净焯熟，装入碗中，加入盐、红椒丝、味精、蒜蓉、酱油、香油拌匀，装盘即可。

[蒜苗炒蚕豆]用于儿童便秘：蒜苗100克，洗净切段；蚕豆洗净，焯水备用；将油锅置于火上，注油，待油热时，下入蒜蓉炒香，入蒜苗炒至半熟，下蚕豆炒匀，加盐、味精调味即可。

[清炒蚕豆]用于儿童免疫力低下：蚕豆500克，洗净，入沸水锅煮熟，沥干备用；将油锅置于火上，注油，待油热时，下蒜蓉炒香，入蚕豆炒匀，加盐和味精调味，装盘即可。

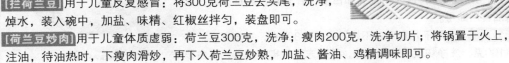

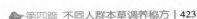

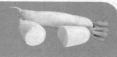

白萝卜 *理气化滞*

[本草概述]白萝卜性凉，味辛、甘，归肺、胃经，能促进新陈代谢、增强食欲、化痰清热、帮助消化、化积滞，对食积腹胀、咳痰失音、吐血、消渴、痢疾、头痛、排尿不利等症有食疗作用。但阴盛偏寒体质者、脾胃虚寒者不宜食用白萝卜。

◎本草养生秘方

[酸甜白萝卜片]用于儿童积食：将300克白萝卜去皮，洗净切片，加盐腌20分钟，用凉开水冲洗干净，沥水盛盘，加盐、糖、醋、酱油调味，撒上干红辣椒丝拌匀即可食用。

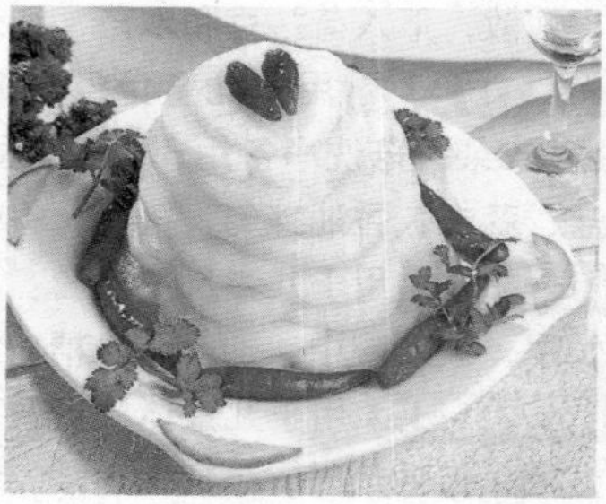

[白萝卜炒肉]用于儿童食欲不佳：500克白萝卜洗净，削皮切片；300克猪肉洗净，切片；锅倒油烧热，放五花肉炒至出油，再倒入白萝卜片炒熟，放入盐、味精、生抽调整味即可。

[清水煮白萝卜]用于儿童消化不良：白萝卜500克，去皮洗净，切片；锅中加水，放入两片姜和白萝卜片煮熟，起锅装碗，蘸酱油食用即可。

[清炒萝卜丝]用于儿童胃口不好：白萝卜300克，去皮切丝；蒜苗100克，洗净切段；热锅注油，下蒜末和红椒丝爆香，入白萝卜炒至半熟，下蒜苗炒熟，加盐和鸡精调味即可。

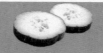

冬瓜 *利水消肿*

[本草概述]冬瓜性凉，味甘，归肺、大肠、小肠、膀胱经，具有清热解毒、利水消肿、减肥美容的功效，能减少体内脂肪，有利于减肥。常吃冬瓜，还可以使皮肤光洁。另外，对慢性支气管炎、肠炎、肺炎等感染性疾病有一定的食疗作用。

◎本草养生秘方

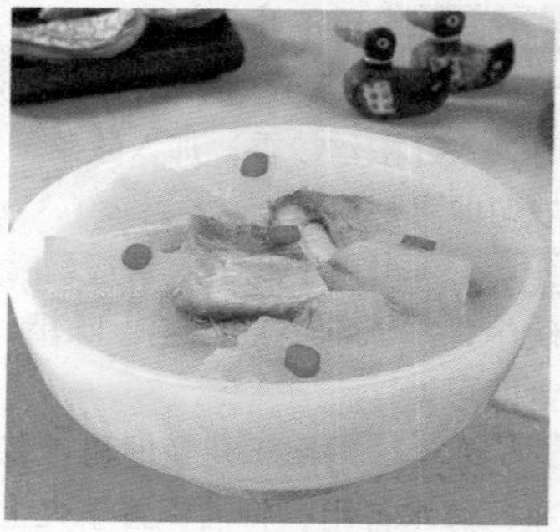

[冬瓜素肉汤]用于儿童积食：将35克素肉泡软，挤干水分备用；锅中放高汤烧沸，加入素肉块、100克冬瓜片煮熟，调入盐、香油即可食用。

[冬瓜草鱼汤]用于儿童营养不良：草鱼400克，处理干净；100克冬瓜去皮洗净，切片备用；起油锅，将葱、姜炝香，下入冬瓜炒至断生，倒入水，下入草鱼煮至熟，调入盐、味精即可。

[冬瓜薏米煲老鸭]用于儿童消化不良：100克冬瓜洗净，切块；100克鸭肉洗净，剁块，汆水；将鸭肉转入砂钵，放入姜片、红枣、薏米煲至半熟，放入冬瓜煲熟，调入盐、鸡精即可。

[甘蔗冬瓜汁]用于儿童胃口不好：将250克甘蔗洗净，切块；200克冬瓜洗净切块；锅中倒水，下甘蔗、冬瓜煮开，放入细砂糖煮化，起锅倒入搅拌器中，搅匀后用筛网滤出汁水即可。

马蹄

清热化痰

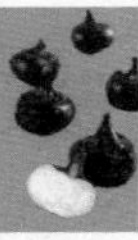

[本草概述]马蹄性微凉，味甘，归肺、胃、大肠经，含有蛋白质、脂肪、粗纤维、胡萝卜素、维生素B、维生素C等营养素，具有清热解毒、凉血生津、利尿通便、化湿祛痰、消食除胀的功效，对黄疸、痢疾小儿麻痹、便秘等疾病有食疗作用。

◎本草养生秘方

[桂花马蹄]用于儿童食欲不佳：将350克马蹄去皮洗净，装盘；起油锅，用桂花糖、水淀粉搅拌均匀调成味汁，均匀地淋在马蹄上，放入红椒粒一起拌匀，用香菜装饰即可。

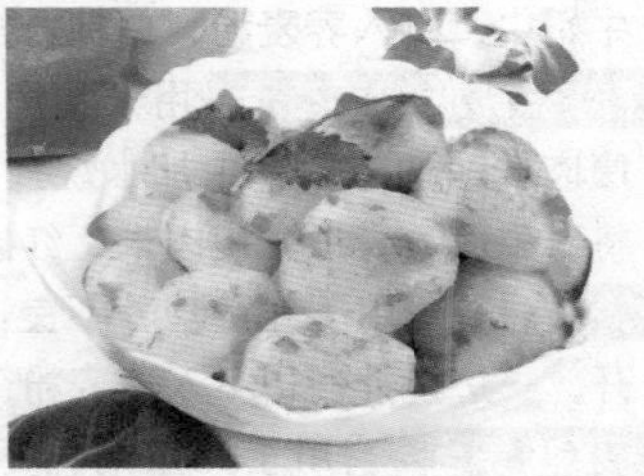

[马蹄排骨汤]用于儿童营养不良：将200克马蹄去皮洗净；将300克排骨洗净，汆水备用；锅中加水和姜片，倒入马蹄、排骨、红枣5枚，煲2小时，加盐调味。

[糖渍马蹄]用于儿童胃口不好：马蹄400克，去皮洗净，装盘，加白糖腌渍10分钟，撒上洗净的枸杞即可。

[清炒马蹄]用于儿童开胃消食：马蹄500克，去皮洗净，切片；锅中注油烧热，下马蹄和红椒丝炒熟，加盐调味即可。

[甘蔗马蹄饮]用于儿童食欲不佳：将适量甘蔗洗净，榨成汁，去渣；适量马蹄去皮，洗净，放进榨汁器中，加上甘蔗汁，倒进杯中，搅拌均匀即可。

山楂

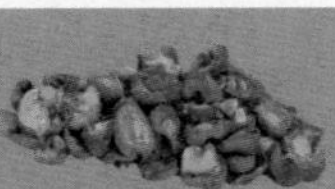

消食理气

[本草概述]山楂性微温，微酸、甘。归肝、胃、大肠经，含有糖分、维生素、胡萝卜素、蛋白质、淀粉、苹果酸、枸橼酸、钙、铁等营养素，具有消食化积、理气散瘀、收敛止泻、杀菌等功效。但各种炎症患者、服用人参者禁食山楂。

◎本草养生秘方

[山楂草莓汁]用于儿童消化不良：将50克山楂洗净，把处理好的40克草莓、1/3个柠檬、山楂、冷开水放入榨汁机内搅打成汁。

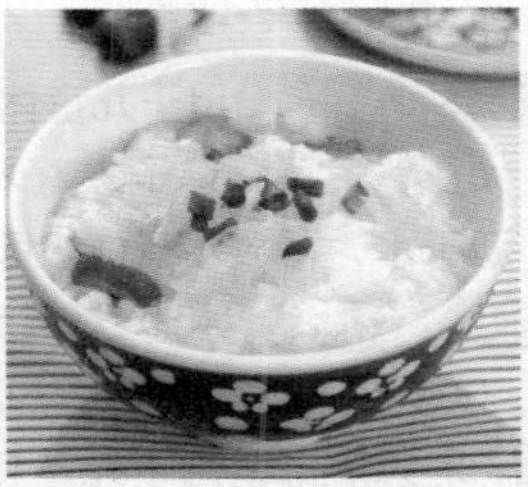

[山楂银耳羹]用于儿童胃口不佳：山楂50克，洗净备用；银耳5克，泡发洗净；将银耳和山楂放入电子炖盅，隔水炖2小时，加白糖调味即可。

[南瓜山楂煲鸭腿]用于儿童开胃消食：南瓜100克，洗净切块；腊鸭腿200克洗净切块；山楂20克，锅中加水，放入南瓜、鸭腿、山楂和生姜片，大火煮沸，小火煲1小时，加盐调味。

[红枣山楂冰糖水]用于儿童营养不良：红枣30克，洗净备用；山楂20克，洗净备用；净锅加水，放入红枣和山楂煮半个小时，加冰糖调味即可。

[山楂拌梨丝]用于儿童食欲不佳：将20克山楂洗净，去核，洗净，切成丝；1个梨洗净，去皮，切成丝；再把山楂和梨，用蜂蜜拌匀，即可食用。

荞麦

调肠益气

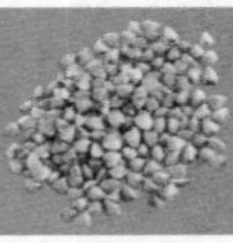

[本草概述]荞麦性平、味甘，入脾、胃、大肠经，富含蛋白质、脂肪、维生素以及多种矿物质等营养成分，具有健胃、消积、止汗的功效，能有效辅助治疗胃痛胃胀、消化不良、食欲不振、肠胃积滞、慢性泄泻等病症。但体虚气弱者、脾胃虚寒者等要慎食荞麦。

◎本草养生秘方

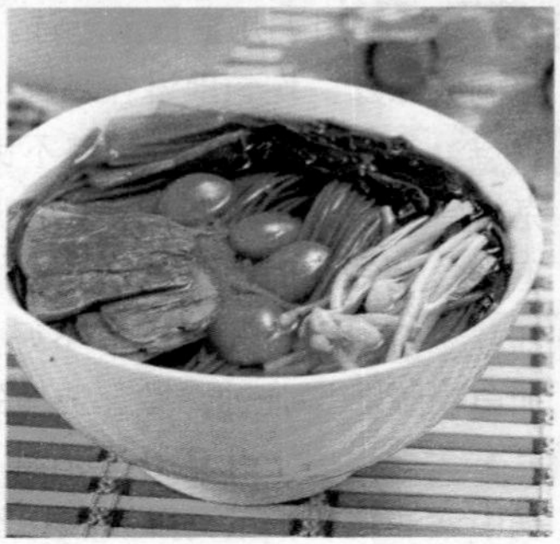

[牛奶煮荞麦]用于儿童便秘：将200克荞麦放入锅中炒香，再放入搅拌机中打成碎末；将鸡蛋打入杯中，冲入开水；把鸡蛋倒入牛奶中，倒入荞麦粉、白糖，拌至入味即可饮用。

[肉末青瓜拌荞麦面]用于儿童胃口不好：青瓜1条，洗净切丝；瘦肉洗净切末；锅中加水烧开，下入150克荞麦面煮熟，捞出；将荞麦面、青瓜、瘦肉末、红椒丝、盐、酱油、拌匀即可。

[荞麦甜糊]用于儿童营养不良：荞麦粉50克，在锅中加适量水烧开，一边搅拌一边下入荞麦粉，煮熟后加糖调味即可。

[真味荞麦面]用于儿童消化不良：将锅置于火上，锅中注油烧热，放胡萝卜粒、香干、菜心炒香，倒入卤汁烧开，起锅备用；荞麦面入沸水中煮熟，捞出装入碗中，倒入炒好的卤料即可。

燕麦

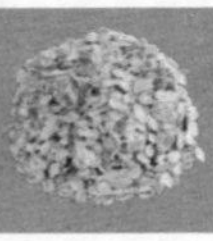

增强免疫

[本草概述]燕麦性温，味甘，归脾、心经，含有亚油酸、蛋白质、脂肪、人体必需的8种氨基酸、维生素E及钙、磷、铁等微量元素，具有增强免疫、健脾、益气、补虚、止汗、养胃、润肠的功效，能预防动脉硬化、脂肪肝、糖尿病、冠心病、便秘以及水肿。

◎本草养生秘方

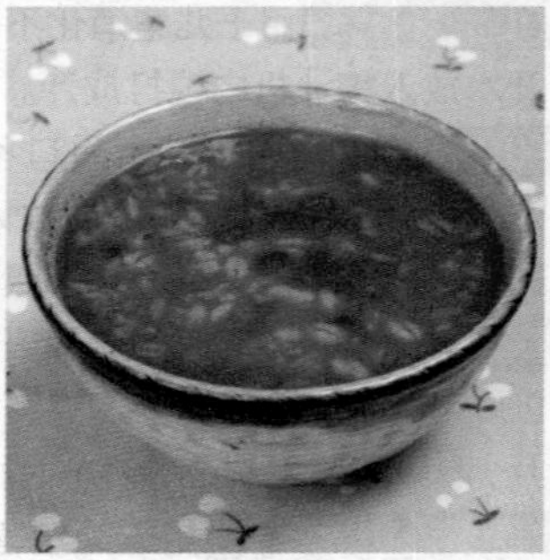

[燕麦枸杞粥]用于儿童免疫力低下：将30克燕麦、100克粳米洗净泡发，入锅加水和枸杞煮成粥，调入白糖，继续煮到糖溶化即可。

[燕麦八宝饭]用于儿童体弱多病：将准备好的燕麦、糯米、糙米、大豆、黄豆、莲子、薏米、红豆放入电饭锅中，加水浸泡1小时，沥干水，再放水煮成饭即可。

[牛奶煮燕麦]用于儿童免疫力低下：燕麦100克，洗净备用；将500克牛奶放入锅中，加燕麦煮熟，加糖调味即可食用。

[芝麻燕麦片]用于儿童食欲不佳：芝麻粉20克，燕麦片50克，准备一个大碗，一边倒入开水一边冲入芝麻粉和燕麦片，加糖调味即可。

[燕麦豆浆]用于儿童食欲不佳：将100克燕麦，洗净，50克小米洗净，将燕麦与小米一起放进豆浆机中，搅拌成汁，放进锅中，煮熟即可。

黄豆

健脾益气

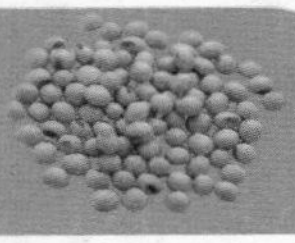

[本草概述]黄豆性平，味甘，归脾、大肠经，具有健脾、益气、宽中、润燥、补血、降低胆固醇、利水、抗癌之功效，常用于糖尿病、缺铁性贫血。消化功能不良、胃脘胀痛、腹胀等有慢性消化道疾病的人应尽量少食黄豆。黄豆中的各种矿物质对缺铁性贫血有益。

◎本草养生秘方

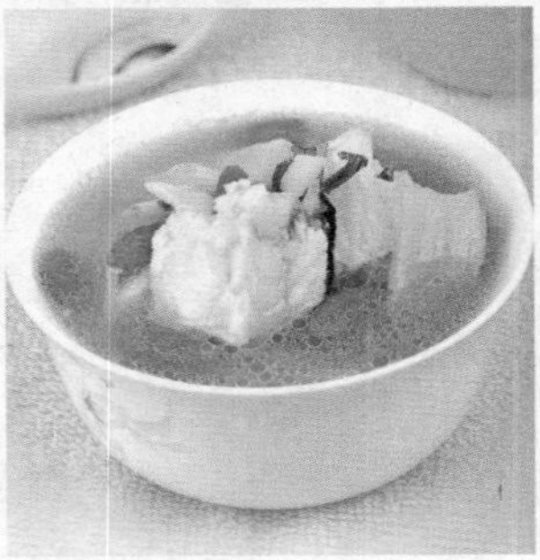

[大米黄豆汁]用于儿童缺铁性贫血：将100克大米洗净，泡软；50克黄豆洗净，泡软；将大米、黄豆放入豆浆机中，添水搅打煮沸成汁，滤出，加入白糖，搅拌均匀即可。

[辣椒炒黄豆]用于儿童免疫力低下：将400克黄豆放入沸水锅中煮软；锅中加底油，放入蒜片、姜末爆香，加入黄豆、红椒丝、青椒丝炒熟，调入盐、鸡精，炒匀即可食用。

[冬瓜双豆]用于儿童抵抗力不强：200克冬瓜去皮，洗净切粒；30克胡萝卜洗净切粒；50克黄豆、青豆洗净，入沸水中煮软；起油锅，入冬瓜、青豆、黄豆、胡萝卜炒熟，加盐、酱油和鸡精，炒匀即可起锅。

[凤爪煲黄豆]用于儿童缺铁缺锌：将100克黄豆，洗净，泡发，150克凤爪洗干净，入沸水汆烫；将材料移入煲锅，加姜片，大火烧开后改小火煲1.5小时，调入盐、味精即可。

毛豆

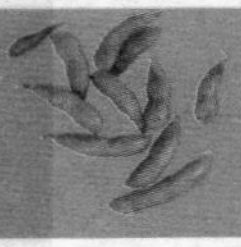

降脂润肺

[本草概述]毛豆性平，味甘，归脾、大肠经，具有健脑益智、降脂、抗癌、润肺、强筋健骨等功效。毛豆所含植物性蛋白质有降低胆固醇的功能，所含丰富的油脂多为不饱和脂肪酸，能清除积存在血管壁上的胆固醇，可预防多种老年性疾病。

◎本草养生秘方

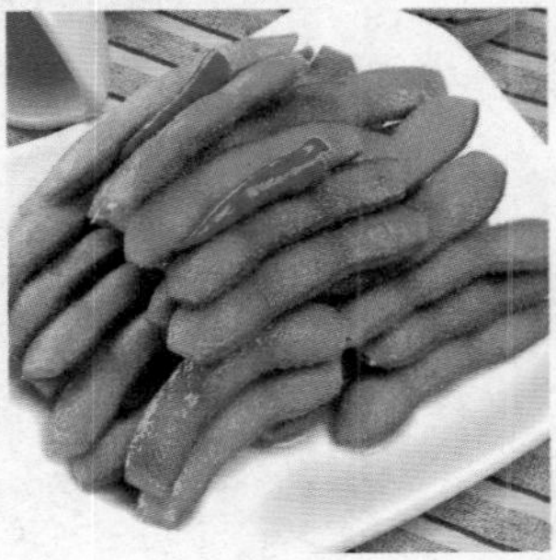

[盐水毛豆瘦肉汤]用于小儿记忆力差：300克鲜毛豆洗净，75克猪瘦肉洗净切块备用；净锅上火倒入水，调入盐、味精、葱、姜片、八角烧开，下入猪肉、鲜毛豆煲至熟即可。

[鸡肉蘑菇毛豆汤]用于儿童焦虑紧张：毛豆100克洗净，蘑菇50克洗净；锅置火上，加入适量高汤，入100克鸡肉块煮沸，再下入毛豆和蘑菇煮熟，加盐和鸡精调味即可。

[凉拌毛豆]用于儿童烦躁不安：毛豆500克，去两头洗净。在锅中加水，煮沸，放进毛豆焯烫，沥干备用；将毛豆装入大碗中，加盐、味精、酱油、白糖、蒜末、红椒丝拌匀，装盘即可食用

[毛豆烧冬瓜]用于儿童注意力不集中：毛豆300克，去壳洗净；冬瓜200克，洗净切块；锅置火上，烧沸后放入毛豆粒和20克虾仁煮至半熟，再入冬瓜煮熟，加盐，即可食用。